主编 · [美] King-Hay Yang

主译 · 李正东 邹冬华

副主译 · 王金明

主审 · 陈忆九 张建华

有限元法基础与损伤生物力学应用

BASIC FINITE ELEMENT METHOD AS APPLIED TO INJURY BIOMECHANICS

上海科学技术出版社

图书在版编目（CIP）数据

有限元法基础与损伤生物力学应用 / （美）杨金海 (King-Hay Yang) 主编 ; 李正东, 邹冬华主译. -- 上海 : 上海科学技术出版社, 2025. 1. -- ISBN 978-7-5478-6817-1

Ⅰ. R318

中国国家版本馆CIP数据核字第20247HX573号

上海市版权局著作权合同登记号　图字：09－2020－359号

封面图由译者提供

有限元法基础与损伤生物力学应用

主　编　［美］King-Hay Yang

主　译　李正东　邹冬华

副主译　王金明

主　审　陈忆九　张建华

上海世纪出版(集团)有限公司
上 海 科 学 技 术 出 版 社 出版、发行

(上海市闵行区号景路159弄A座9F－10F)

邮政编码 201101　www.sstp.cn

上海新华印刷有限公司印刷

开本 787×1092　1/16　印张 33.5　插页 2

字数 750千字

2025年1月第1版　2025年1月第1次印刷

ISBN 978－7－5478－6817－1/R·3098

定价：168.00元

Basic Finite Element Method as Applied to Injury Biomechanics, First Edition
King-Hay Yang
ISBN: 978-0-12-809831-8

Authorized Chinese translation published by Shanghai Scientific & Technical Publishers.

《有限元法基础与损伤生物力学应用》(第 1 版)(李正东 邹冬华 主译)
ISBN: 978-7-5478-6817-1

内容提要

损伤生物力学在交通事故鉴定、汽车研发、运动医学、航空航天等领域均有直接或间接的应用。本书系统介绍损伤生物力学研究与应用中的重要方法——有限元法。

全书分为两部分。第一部分介绍有限元法相关的基本工程原理，以有限元模型的开发顺序编排，涉及构建模型的基本组件、应力和应变的概念、边界条件与加载条件、静态解及动态解等内容。第二部分为有限元模型建模及其在生物力学方面的应用，如人体模型参数化、肌肉建模、人体各解剖部位的建模等，众多示例融合了编者多年来在损伤生物力学研究和教学实践中的独到见解和丰富经验。本书编写简洁、严谨，有大量推导公式和相关图表帮助读者理解、掌握知识重点，具有很强的指导价值和实用性。

本书适合生物医学工程、法医、运动医学等损伤生物力学相关行业从业者阅读，同时可供土木工程、机械工程、汽车工程等专业的人员参考。

译者名单

主　译

李正东　邹冬华

副主译

王金明

主　审

陈忆九　张建华

译　者

（按姓氏笔画排序）

马开军　上海市公安局

王　方　长沙理工大学

王　涛　苏州大学

王金明　司法鉴定科学研究院

任立海　重庆理工大学

刘　勇　遵义医科大学

李　凡　湖南大学

李　奎　重庆医科大学

李正东　司法鉴定科学研究院

李桂兵　湖南科技大学
吴敬杰　贵州警官学院
何光龙　公安部物证鉴定中心
邹冬华　司法鉴定科学研究院
汪家文　赣南医科大学
邵　煜　复旦大学
郑　剑　南昌大学
赵辉林　上海交通大学医学院附属仁济医院
莫富灏　湖南大学
贾梦洋　广东南天司法鉴定所
楼迪栋　贵州中医药大学
裴　明　徐州市公安局
魏智彬　公安部物证鉴定中心

编者名单

主　编

King-Hay Yang

Wayne State University, Detroit, Michigan, United States

编写者

Jeffery Barker

The University of Waterloo, Waterloo, Ontario, Canada

Duane S. Cronin

The University of Waterloo, Waterloo, Ontario, Canada

Donata Gierczycka

The University of Waterloo, Waterloo, Ontario, Canada

Jingwen Hu

University of Michigan, Ann Arbor, Michigan, United States

Masami Iwamoto

Toyota Central Research & Development Laboratories, Inc., Nagakute-city, Japan

Xin Jin

Wayne State University, Detroit, Michigan, United States

Anil Kalra

Ford Motor Company, Dearborn, Michigan, United States

Haojie Mao

Western University, London, Ontario, Canada

Barbara R. Presley

Wayne State University, Detroit, Michigan, United States

David Shen

The University of Waterloo, Waterloo, Ontario, Canada

Dilaver Singh

The University of Waterloo, Waterloo, Ontario, Canada

King H. Yang

Wayne State University, Detroit, Michigan, United States

Feng Zhu

Embry-Riddle Aeronautical University, Daytona Beach, Florida, United States

中文版序

《有限元法基础与损伤生物力学应用》翻译自损伤生物力学经典著作 *Basic Finite Element Method as Applied to Injury Biomechanics*，原著是美国医学及生物工程学会院士 King-Hay Yang（杨金海）教授在有限元分析及损伤生物力学领域数十年研究成果的集萃之作。

本书阐述了有限元基础理论、有限元建模及其在生物力学方面应用，为有志于从事有限元法分析及损伤生物力学研究的学生和学者提供了极为丰富的学习资源。书中融入了编者在多年研究实践中所形成的独到学识见解，具有极强的指导意义与实用价值。

中文版译者团队汇聚了我国医工高校、科研机构中从事有限元建模、分析及损伤生物力学研究工作的中青年学者，正是他们的不懈努力，才使得翻译任务圆满完成。作为长期投身于法医损伤生物力学研究和应用工作的一员，我由衷地期望人体数字模型能够愈发完善、有效，能够得到更为广泛的应用，并能在法庭科学领域发挥积极作用。

我有幸能将此书推荐给广大读者，希望本书的出版对从事相关研究的学者有所裨益和启发。

2024 年 11 月

英文版序

为 King-Hay Yang(杨金海)博士关于损伤生物力学有限元分析的专著作序,既是荣誉也是乐趣。我与 Yang 博士密切合作了 30 多年,开展了大量损伤生物力学项目,涉及实验或建模,或两者兼而有之。Yang 博士是碰撞生物力学建模的先驱,他与他的学生和博士后研究员们一起构建了整个人体的模型,包括头部和脑组织、颈部、肩部、胸部、腹部、骨盆和下肢,他还教授有限元法课程多年。本书是他研究成果和教学经验的顶点,包含了大量与有限元法理论及其在人体碰撞损伤相关应用中的信息。

本书的第一部分是为那些还没有开始学习有限元结构分析的学生而写,通常要用一个学期的课程来学习。该部分内容既简洁又严谨,对于学习过有限元法基础的学生,也是极为优秀的综述资源。本书第二部分,Yang 博士与他的同事和以前的学生合作,阐述了关于人体和动物碰撞响应建模的最新研究进展,包括构建模型的细节。据我所知,本书第二部分所提供的材料既独特又新颖。

他可能没有在书中具体说明,但事实是,他发表过的每一个模型都以某种方式由现有的实验数据进行了验证。从他的职业生涯开始,他就只发布经过验证的模型。这是当前 Yang 博士先进人体模型实验室的一项政策。然而,并不是所有的期刊都需要模型验证,而读者也很难确定一个未经验证的模型的有效度和可靠性。

Stapp Car Crash Journal 只发表经过验证的模型。这不仅提高了期刊的质量,而且也给了读者和用户信心——使用杂志已发表模型的模拟结果至少合理且相当准确。随着模型复杂度和碰撞测试成本的增加,所有建模者都有责任验证自己的

模型,并将验证结果作为发表内容的一部分。

最后,我赞同 Yang 博士所表达的观点,感谢那些将自己的身体捐赠给科学,特别是用于碰撞生物力学研究的人。他们的慷慨使得碰撞测试假人的开发和碰撞模型的验证成为可能。展望未来,我们可以想象有一天人体计算机模型变得比碰撞假人更“像”人。我希望生物力学从业者能够设计出对人安全而不是对假人安全的汽车,并选择使用数字模型来替代所有碰撞测试,包括碰撞假人。

Albert I. King

美国国家工程院院士

译者前言

本书译自 King-Hay Yang（杨金海）教授倾力打造的杰作——*Basic Finite Element Method as Applied to Injury Biomechanics*，旨在为有志于从事损伤生物力学相关领域工作的广大学者、学生提供一本融合理论与实践的案头书。选择将此书译成中文，是因为原作不仅深入浅出地阐述了有限元方法的基础理论，更是巧妙地将这些理论应用于解决损伤生物力学的实际问题。对于没有生物力学背景但却对此领域怀有浓厚兴趣的学者与学生而言，这无疑是一份弥足珍贵的学术宝藏。

Yang 教授在损伤生物力学领域的卓越贡献已享誉国际学界。他不仅是冲击生物力学建模领域的先驱，更是杰出的实践者和推广者。他与其团队共同努力，构建了涵盖颅脑、颈部、肩部、胸腔、腹部、骨盆及下肢等全身各部位的完整人体模型。Yang 教授多年来致力于有限元方法的教学与研究，本书就是他多年教学经验与深入研究的经典成果，其内容丰富、结构严谨。本书第一部分为初涉有限元方法的学者和学生提供简明、系统的理论基础，对已有一定有限元方法基础的读者，亦是一份极佳的深入学习资料；第二部分展示了 Yang 教授及其团队在冲击条件下对人体及动物建模仿真的最新研究成果，包含了丰富的模型细节和实际应用案例。

损伤生物力学技术在法医学中的应用，代表了一个新兴且极具挑战性的交叉学科领域。本书不仅为研究人员提供了一整套模拟和分析各种冲击下的人体损伤响应的有效方法与工具，也为法医学工作人员开辟了一种全新的研究视角，以定量化地理解成伤机制，并有望协助解决一系列关于损伤过程重建、成伤机制分析及致伤物推断等的难点问题。

本书的出版得到了国家重点研发计划“司法鉴定创新技术研究与应用示范”(2016YFC0800700)、“面向公共法律服务的法医学智能化精准鉴识关键技术研究”(2022YFC3302000)、国家自然科学基金(82171872)、上海市自然科学基金(21ZR1464600)、上海市启明星培育扬帆专项(23YF1448700)等的大力支持。在此,我们向所有为本书编译过程付出心力的译者、编辑、校对及设计人员致以诚挚的谢意。

衷心希望本书能引领读者深入理解损伤生物力学知识并融会贯通,使读者不论是将有限元方法应用于学术研究、工程实践还是法医学等领域时,皆能有所裨益。

在本书出版之际,惊闻 Yang 教授已天人永隔。唯愿 Yang 教授的精神与学术遗产不朽,继续激励后来者勇攀高峰,为学科的发展带来更多的创新思考与突破性进展。

李正东　邹冬华　王金明

2024 年 10 月

英文版前言

本书的目的在于提供有限元静态和动态分析方法背后的基本原理,并通过有限元法在生物组织、器官和全身建模中的实际应用来强化对原理的理解。本书旨在帮助高年级本科生和低年级研究生,特别是土木工程、机械工程、生物工程或生物医学工程专业的学生,使用有限元方法来分析研究项目的设计。为了鼓励自学,本书简要复习了早期工程学课程所教授的基本原则,因此本书的受众不需要再复习以往的教科书。

近年来,有限元建模所需的知识已经发生了变化。已发表的研究结果和我们自身的经验表明,由于计算机速度越来越快,使用大量最简单类型的单元比用少量高阶插值函数的单元更为有利。此外,教授学生如何编写有限元分析代码不再像20世纪70年代那样迫切,因为大学生很容易获取先进的有限元软件包,只需要很少甚至不需要成本。因此,本书只提及了对理解有限元公式和解释分析结果所必要的理论。

本书第一部分涵盖了与有限元法相关的基本工程原理。第1章回顾了组成有限元模型的基本组件,以及与有限元分析相关的应变、应力概念。第一部分的其余章节按照开发有限元模型的顺序编排: ① 用理想化几何形状来开发有限元网格,建立各种单元类型和单元形函数(第2章);② 基于等参数公式制订单元形函数并确保高质量网格(第3章);③ 设置单元和全局刚度矩阵(第4章);④ 实现材料准则和属性(第5章);⑤ 建立适当的边界条件和加载条件(第6章);⑥ 使用有限元法进行静态求解(第7章);⑦ 描述与动态求解相关的问题(第8章)。

本书第二部分给出了生物组织的组件和子系统模型的示例。这部分是专门为需要开发有限元模型来解决碰撞生物力学问题的读者设计的。第 9 章介绍了将医学图像转换为有限元网格的一般程序。第 10 章讨论了与人体模型的参数化建模相关的方法。第 11 章介绍了被动肌肉和主动肌肉的建模方法。第 12~16 章,我们讨论了开发人体不同部位有限元模型相关的损伤机制、材料准则和材料属性。第 17 章涵盖了弱势人群的建模。由于近期爆炸损伤的多发,最后在第 18 章介绍爆炸建模的基本原理。

第一部分的部分内容基于我过去 30 年所使用的课堂讲稿,其他内容来自几位杰出同事的贡献,多年来我有幸能与他们合作。非常感谢 Altair、Engineering Technology Associates、ESI Group、ESTECO、LSTC 和 Materialise 为我们提供了教育和研究软件包的支持;感谢韦恩州立大学的研究生为本书所提供的反馈意见。我要特别感谢 Dominic Isopi 先生制作的练习题,以及 Clifford C. Chou 博士提出的宝贵建议。最后,同样重要的是,非常感谢 Jane Yang 女士——我的妻子和最好的朋友,感谢她出色的插图,同样感谢 Barbara R. Presley 女士的编辑和评论。

King H. Yang

Detroit, Michigan

目录

第一部分
有限元法基础及损伤生物力学应用分析 001

1 · 引言 002

1.1 · 有限元法与分析 002

1.2 · 有限元模型计算应变和应力 005

1.2.1 平均应变和点应变 005

1.2.2 法向应变和剪切应变 008

1.2.3 应力的计算 011

1.3 · 矩阵结构分析示例 015

1.3.1 线性弹簧的单元刚度矩阵 015

1.3.2 与 x 轴方向不一致的线性弹簧的单元刚度矩阵 017

1.3.3 均匀线弹性杆的单元刚度矩阵 020

1.3.4 多个串联线性弹簧或杆的整体刚度矩阵 021

1.3.5 简单生物力学问题的整体刚度矩阵 023

1.3.6 简式桁架桥的整体刚度矩阵 026

1.3.7 高斯消元法 028

1.4 · 从 MSA 到有限元模型 031

2 · 网格划分、单元类型和单元形函数 037

2.1 · 结构的理想化和离散化 037

2.2 · 节点 039

2.3 · 单元 040

2.3.1 最简单单元类型 041

2.3.2 一维单元类型 042

2.3.3 二维单元类型 044

2.3.4 三维单元类型 047

2.4 · 有限元网格的生成 048

2.5 · 单元形函数和矩阵[B] 049

2.5.1 一维2节点单元形函数 049

2.5.2 二维3节点线性三角形单元 057

2.5.3 边平行于坐标轴的4节点矩形双线性平面单元 064

2.5.4 边平行于坐标轴的二维4节点板单元形函数 072

2.5.5 三维4节点壳单元 077

2.5.6 三维8节点三线性单元形函数 078

3 · 等参公式和单元质量 082

3.1 · 引言 082

3.2 · 自然坐标系 082

3.3 · 一维单元的等参公式 083

3.3.1 一维线性杆单元的等参形函数 083

3.3.2 一维梁单元的非参形函数 085

3.4 · 二维单元的等参公式 089

3.4.1 二维三角形单元的等参公式 090

3.4.2 二维双线性单元等参公式 091

3.4.3 基于等参公式确定矩阵[B] 092

3.5 · 三维单元的等参公式 095

3.5.1 常应变四面体单元 095

3.5.2 三线性六面体单元 096

3.6 · 二维单元的转换映射函数 098

3.7 · 雅可比矩阵及其行列式 100

3.8 · 单元质量(雅克比、翘曲值、宽高比等) 103

3.8.1 雅可比矩阵和标准化雅可比矩阵 104

3.8.2 内角和倾斜角 107

3.8.3 翘曲值 107

3.8.4 长宽比 107

3.8.5 单元畸变 108

3.8.6 单元拉伸度 108

3.8.7 高质量网格的生成 108

3.9 · 圣维南原理和补丁测试 110

4 · 单元刚度矩阵 113

4.1 · 引言 113

4.2 · 直接法 114

4.2.1 结构刚度矩阵的直接形成 114

4.2.2 节点梁单元的直接法 116

4.3 · 强形式 120

4.4 · 弱形式 122

4.4.1 变分法 123

4.4.2 加权残差法 132

4.4.3 小结 135

4.5 · 由形函数推导单元刚度矩阵 136

4.5.1 高斯求积法 136

4.5.2 采用高斯求积法的一维单元刚度矩阵 139

4.5.3 二维和三维单元的高斯积分点 141

4.5.4 采用高斯求积法的二维和三维单元刚度矩阵 142

4.5.5 完全积分和缩减积分 146

4.5.6 零能模式 147

4.6 · 叠加法 148

4.6.1 二维框架单元的刚度矩阵 149

4.6.2 2节点拟三维框架单元的刚度矩阵 149

4.7 · 坐标转换 150

4.7.1 矢量的二维变换 151

4.7.2 刚度矩阵的二维变换 152

4.7.3 倾斜边界条件的二维变换 155

4.7.4 三维旋转 159

4.8 · 使用一个数字示例作本节摘要 160

5 · 材料准则和属性 174

5.1 · 材料准则 174

5.1.1 线弹性材料 174

5.1.2 弹塑性材料 177

5.1.3 超弹性材料 177

5.1.4 黏弹性材料 178

5.1.5 正交各向异性材料 179

5.1.6 泡沫材料 180

5.1.7 由状态方程定义的材料 181

5.2 · 材料实验策略及相关属性 181

5.2.1 生物组织测试的实验类型 182

5.2.2 逆向工程方法论 186

5.2.3 生物组织的常见材料属性清单 186

5.3 · 建立实验室专用材料库 188

6 · 规定节点边界和加载条件 192

6.1 · 基本和自然边界条件 192

6.2 · 节点约束和预设位移 192

6.2.1 节点约束 193

6.2.2 预设位移 193

6.2.3 罚函数法 194

6.2.4 通过节点约束的对称有限元建模 196

6.3 · 自然边界/载荷条件 196
6.3.1 集中载荷 197
6.3.2 分布式载荷 201
6.3.3 初始速度和加速度 204

7 · 有限元法的分析步骤 207

7.1 · 引言 207

7.2 · 迭代程序与高斯消元法 207
7.2.1 雅可比法或同时位移法 208
7.2.2 高斯-赛德尔法或连续位移法 210

7.3 · 验证和确认 212
7.3.1 历史 213
7.3.2 验证 214
7.3.3 确认 215
7.3.4 确认程度的量化 217
7.3.5 不确定度的量化 221

7.4 · 响应变量 222
7.4.1 主应力 222
7.4.2 最大剪切应力 224
7.4.3 范氏等效应力(von Mises 应力) 224

8 · 模态与瞬态动力学分析 228

8.1 · 引言 228

8.2 · 单元质量矩阵 228
8.2.1 一致质量矩阵 229
8.2.2 集总质量矩阵 235

8.3 · 模态分析 236
8.3.1 质量-弹簧系统的自由振动 236
8.3.2 受迫振动 242
8.3.3 寻找特征值和特征向量的数值方法 244
8.3.4 评论 260

8.4 · 阻尼 261
8.4.1 库仑阻尼 262
8.4.2 黏性阻尼 262

8.5 · 直接积分法 266
8.5.1 中心差分法 267
8.5.2 Newmark 方法 271

8.6 · 隐式和显式求解器 276
8.6.1 隐式求解器 277
8.6.2 显式求解器 277
8.6.3 使用有限元求解器 278

第二部分
人体损伤建模及损伤生物力学分析

281

引言 282

9 · 基于医学图像的人体有限元模型开发 284

9.1 · 引言 284

9.2 · 用于开发有限元网格的生物医学图像 285
9.2.1 X 线成像 285
9.2.2 计算机断层成像 286
9.2.3 磁共振成像 286
9.2.4 正电子发射断层扫描 286
9.2.5 超声成像 286

9.3 · 医学图像 3D 分割背后的物理学 287

9.4 · 人体网格划分 288
9.4.1 预网格阶段 289
9.4.2 有限元网格的划分 293
9.4.3 网格划分后阶段 296

9.5 · 整人有限元网格开发示例 300

10 · 参数化人体建模 303

10.1 · 引言 303
10.1.1 什么是参数化人体模型 303
10.1.2 为什么需要参数化的人体模型 303
10.1.3 参数化人体模型的必要性 306

10.2 · 现有的最先进的有限元人体(全身)模型 306

10.3 · 如何建立参数化的人体模型 308
10.3.1 方法回顾 308
10.3.2 人体几何学统计模型 308
10.3.3 网格变换 313
10.3.4 参数化全身人体模型的示例 317
10.3.5 参数化人体模型中组织材料属性 318

10.4 · 如何验证参数化人体模型 319

10.5 · 总结 320

11 · 肌肉的主动、被动特性建模 326

11.1 · 引言 326

11.2 · 肌肉被动特性建模方法 329

11.3 · 肌肉激活的建模方法 330
11.3.1 基于肌电图数据估计肌肉激活阈值 331
11.3.2 使用 PID 控制器估计肌肉激活阈值 332
11.3.3 使用强化学习评估肌肉激活阈值 334
11.3.4 讨论如何更好地评估肌肉激活 338

11.4 · 肌肉模型的应用 338

11.5 · 总结 340

12 · 头部碰撞有限元建模 342

12.1 · 为什么对人头部的数字建模至关重要 342

12.2 · 相应的解剖学介绍 343

12.2.1 理解人类头部解剖学,同时牢记头部生物力学和损伤概念 343
12.2.2 人头部解剖学 343

12.3 · 损伤机制 349
12.3.1 专注于脑损伤 349
12.3.2 那么,头部的线性和旋转加速度如何影响大脑 350
12.3.3 除线性和旋转加速度外,还有其他因素吗 351
12.3.4 脑组织水平响应的描述,而不是加速度,是理解损伤机制的关键 352

12.4 · 材料模型 353
12.4.1 脑的材料模型 353
12.4.2 颅骨、肌肉和头皮的材料模型 355

12.5 · 材料属性 355

12.6 · 模型验证的测试数值 356
12.6.1 脑压力 356
12.6.2 脑运动 358
12.6.3 颅骨的响应 358
12.6.4 面部响应 360

12.7 · 人头部模型的简要综述 361

12.8 · 讨论 362

12.9 · 总结 363

13 · 颈部碰撞有限元建模 366

13.1 · 引言 366

13.2 · 颈部解剖学 367

13.3 · 颈部人体测量学 369
13.3.1 颈椎曲度 370
13.3.2 椎骨几何结构 371
13.3.3 椎间盘和关节突关节的几何结构 371
13.3.4 体表测量 373

13.4 · 颈部损伤 373

13.5 · 组织的材料模型和属性 374

13.5.1 骨皮质和骨松质 375
13.5.2 韧带 375
13.5.3 椎间盘 376
13.5.4 软骨 377
13.5.5 肌肉组织 377

13.6 · 用于计算模型验证和确认的测试数据 379

13.7 · 颈部计算模型 380

13.8 · 总结 385

14 · 碰撞场景的胸部建模 390

14.1 · 引言及相应的人体解剖学 390

14.2 · 损伤类型和损伤机制 392
14.2.1 骨骼损伤 392
14.2.2 心、肺损伤 393
14.2.3 大血管损伤 393
14.2.4 软组织损伤 394

14.3 · 胸部有限元建模的影响因素 394
14.3.1 几何学变化 394
14.3.2 男性与女性的肋骨角度 396
14.3.3 骨骼的材料属性 398
14.3.4 主动脉的解剖学变异 403

14.4 · 胸部有限元模型 403
14.4.1 2005 年之前的胸部有限元模型 405
14.4.2 2005 年之后的胸部有限元模型 407
14.4.3 肋骨材料属性的选择 415

14.5 · 总结 415

15 · 碰撞场景的躯干下部建模 423

15.1 · 引言及相应的人体解剖学 423

15.2 · 损伤程度及经实验得出的材料属性 425

15.3 · 腹部计算模型 431

15.4 · 可用于模型验证的实验数据 433

15.4.1 正面刚性杆实验 433

15.4.2 正面刚性杆、安全带和分布式载荷实验 433

15.4.3 模拟腹部受到方向盘的正面撞击 435

15.4.4 侧向/斜向摆锤撞击 435

15.4.5 侧向跌落实验 435

15.4.6 侧向台车实验 435

15.4.7 预紧器实验 437

15.5 · 总结 437

16 · 碰撞场景的脊柱和四肢建模 441

16.1 · 引言及相应的解剖学结构 441

16.1.1 脊柱的解剖结构 442

16.1.2 上肢的解剖结构 443

16.1.3 骨盆和下肢的解剖结构 444

16.2 · 损伤类型 446

16.2.1 脊柱和骨盆损伤 446

16.2.2 上、下肢关节附近的损伤 448

16.3 · 影响脊柱和四肢建模的因素 451

16.3.1 椎骨中的骨皮质和骨小梁 451

16.3.2 脊柱角度和椎间关节方向 452

16.3.3 应变率对长骨产生的影响 452

16.4 · 脊柱和四肢有限元模型 453

16.4.1 脊柱模型 453

16.4.2 上肢模型 454

16.4.3 下肢模型 457

16.5 · 总结 464

17 · 弱势受试者的建模 471

17.1 · 引言及背景 471

17.2 · 儿童受试者建模 472
17.2.1 引言 472
17.2.2 几何形状和结构特征 473
17.2.3 网格生成 475
17.2.4 材料属性的测定 477
17.2.5 模型验证 478
17.2.6 小结 481

17.3 · 老年女性受试者的建模 481
17.3.1 引言 481
17.3.2 几何形状和结构特征 483
17.3.3 网格的生成和材料属性的确定 484
17.3.4 模型验证 488
17.3.5 小结 491

17.4 · 总结 491

18 · 爆炸建模及其对人体 / 动物的效应 496

18.1 · 基本爆炸物理学 496

18.2 · 数字仿真中的冲击波数字建模策略 497
18.2.1 直接定义冲击波脉冲时间曲线 497
18.2.2 使用爆炸压力函数定义爆炸载荷 497
18.2.3 将炸药建模为一种材料 497

18.3 · 冲击波致人体损伤的模拟——案例研究 499
18.3.1 案例 1——下肢爆炸冲击的损伤模拟 499
18.3.2 案例 2——爆炸冲击致脑损伤模拟 501

结束语 505

第一部分

有限元法基础
及损伤生物力学应用分析

King H. Yang

1 引　言

King H. Yang
Wayne State University, Detroit, Michigan, United States

1.1　有限元法与分析

有限元(finite element, FE)法包括一整套的数字程序,用来解决很多连续介质力学问题,并保证其准确性可被工程师接受。在经典连续介质力学中,问题通常用偏微分方程来描述。只要几何形状可以用一个简单的方程来描述,使用经典方法找到精确解的概率就相当高。然而,现实世界的问题往往涉及复杂的几何形状和加载条件。因此,大多数现实世界的问题都不能通过解析方法求解。相比之下,有限元法几乎可以求解所有结构力学问题的答案。当然,结果的准确性取决于如何构建表达问题的有限元模型。一般来说,一个由大量相互连接的子区域(在第 2 章中称为"单元")组成的有限元模型的精度更好,但是一个模型的单元越多,需要的计算资源越多。因此,工程师需要平衡可接受的精确度范围和计算成本之间的关系,其中计算成本应包括故障停机时等待结果的成本。

在《剑桥词典》(*Cambridge Dictionary*)中,"连续"一词的定义是"在属性上逐渐或非常细微地发生变化,没有明确的分界线"。与之相对,"离散"的定义则是"具有独立的存在或形式,与其他相似的事物相分离、分开"。在连续介质力学领域中处理和分析一种材料的力学行为时,这种材料应表示为连续体,而不是离散的粒子。因此,无法被视为连续质量块的材料通常不适合用连续介质力学方法进行分析。

连续体并不意味着在一个实例中只能分析一种材料。我们将利用骨小梁(由小梁和骨髓组成)阐释连续体概念在不同情况下的应用。由 3 mm 或更大尺寸的单元组成的有限元模型使建模者无法在一个单元内区分小梁和骨髓。在这种情况下,模型适合分析骨小梁,因为单元尺寸大约是骨小梁尺寸(约 150 μm)的 20 倍。在如此悬殊的比例下,每个单元代表的骨小梁和骨髓的体积大致相同,因此可以将其视为一个连续体。

如果用高倍放大镜[如分辨率为 10 μm 的微型计算机断层扫描(CT)]观察骨小梁切片,骨髓、小梁和空洞的所有特征都将清晰可见。为了准确表示切片的内容,每个小梁和骨髓都需要清楚呈

Basic Finite Element Method as Applied to Injury Biomechanics. http://dx.doi.org/10.1016/B978-0-12-809831-8.00001-5

现，因为这两个部分的材料属性区别很大。在这种情况下，需要一个由 20 μm 或更小尺寸单元构建的有限元模型来准确分析该尺度下的结构，确保不违反连续介质假设。换句话说，我们可以建模一个由两种（或更多）材料组成的结构，只要每一种材料满足其自身的连续介质假设。显然，具有如此详细信息的模型，其计算成本非常昂贵，而且与用连续介质力学方法建模来理解骨小梁的整体响应相比，没有额外的好处。

有限元法有两个前身，第一个是转角-位移法。George A. Maney（1881—1947，American Society of Civil Engineers）推导了分析梁和受弯框架响应的转角-位移法（Maney，1914），该方法被认为是矩阵结构分析（matrix structural analysis，MSA）的前身。MSA 方法始于 20 世纪 30 年代，到 20 世纪 70 年代成熟。当时，这类分析大多借助计算尺和简单的数字计算器手动进行。根据 Felippa（2001）的调查研究，该领域的主要贡献者包括 Duncan 和 Collar（1934），他们将离散空气弹性表述为矩阵形式；Argyris 使用能量定理分析了结构响应（Argyris 和 Kelsey，1960）；Turner（1959）提出了直接刚度法。

尽管有限元法源自 MSA 方法，但近年来它比 MSA 更受欢迎。因为 MSA 仅限于解决一维（one-dimensional，1D）桁架、梁和框架（或桁架和梁组合）问题，而有限元法除了可用于 1D 单元，还能用于二维（two-dimensional，2D）面积单元和三维（three-dimensional，3D）体积单元。最初，有限元法主要用于航空航天工业，因为该领域有足够的财政资源提供大型计算机进行工程分析。在过去的 50 年里，大量发表的研究文章讨论了与有限元法相关的各种基本公式。基于这些新理论的发展，很多公共机构或商业实体开发了众多有限元软件包。更重要的是，大学生可以以极低的成本甚至免费使用这些有限元软件包。

现在有限元分析（finite element analysis，FEA）是很多工程领域常规使用的标准做法。与几十年前相比，当前的通用有限元软件包（求解器）已在学术机构和工程行业中广泛使用。这些软件包不断更新，并将最新研究发展的有限元法纳入其中。考虑到这些强大的有限元软件包的实用性，以及极低成本即可实现计算能力的持续提升，本书在编写时，假定了学生在学习有限元法的理论背景时，能够使用有限元软件包来解决问题。因此，我们将在本书的第一部分（第 1~8 章）逐步介绍有限元法的基础理论。这将根据创建有限元模型所需的步骤来进行阐释，包括识别材料属性、应用边界条件和加载条件，以及使用有限元法求解结果。

第 2~6 章介绍了开发静态有限元模型所需的基础知识。为了加深对知识的理解，我们通过概念和实例展示了理论的应用。在第一部分的其余章节中，重点会放在解决静态和动态问题、验证模型及分析结果上。我们希望读者通过学习本书，不仅能够掌握开发高质量有限元模型的能力，而且能够对有限元法的基础理论和不足有更深入的认识。如果读者是一名希望开发新基础理论以增强现有有限元软件包能力的高级学生，建议阅读其他深入探讨有限元法理论方面的专业出版物。

在现实世界中，桁架桥就是一个模仿有限元网格的实例，如图 1.1 所示。MSA 方法通常用于解决与桁架桥设计有关的问题。有限元网格由“单元”组成，它们的连接点称为“节点”。桁架是仅涉及轴力的结构类型。一维桁架单元包含两个节点。由桁架构件（单元）的连接形成的桥梁可以在数值上理想化为有限元网格。该网格由在节点处互相连接的多个一维线单元组成。因为必须限制单元的数量来保证能用数字计算机进行计算，所以加州大学伯克利分校的 Ray Clough 教授于 1957 年提出了“有限元法”这一术语(Clough 和 Wilson, 1999)，并被沿用至今。

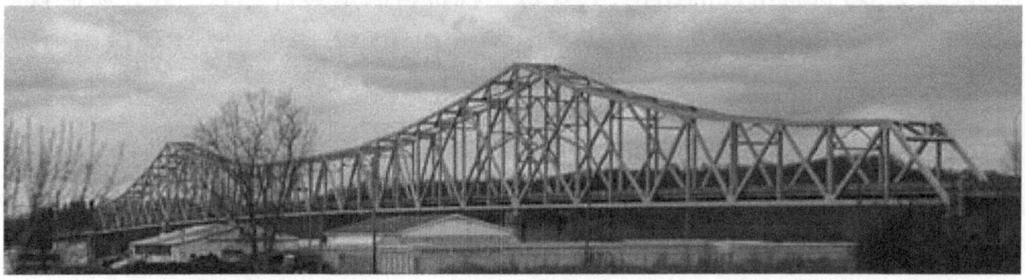

图 1.1 Ravenswood 大桥，一座横跨俄亥俄河的桁架桥，位于美国 33 号公路上。

在理想的桁架桥结构中，所有节点均相互连接(即允许自由旋转)。外力通常比由重力引起的体积力大得多，因此忽略每个桁架构件的重量。对于 MSA 或 FEA，所有的外部载荷都施加在节点上，任何非节点载荷都不能用这两种方法计算。在加载时，每个桁架构件只产生轴力。在现实世界中，桁架构件之间通过螺栓或焊接进行连接，因此每个桁架构件可能承受弯矩和剪力。由于弯矩和剪力比轴力小得多，这些弯矩和剪力在分析过程中通常可以忽略。

有限元法可以解决二维和三维单元的问题，而 MSA 无法做到这一点。此外，有限元法对于解决涉及复杂几何、多种材料组合、复杂边界和加载条件的问题非常有效；这些都不是解析方法容易计算的问题。有限元法的优势还包括显示位移、应变和应力等值线的能力；缩短设计周期；在创建物理原型之前先在计算机上对新设计进行评估以消除或减少开发原型。需要注意的是，只有在极少数情况下(如简单的平面桁架问题)才可以用有限元法求取精确解。不过，如果建立的模型正确，且模型的单元足够多，那么求得的解将非常接近精确解。

如前所述，FEA 目前广泛应用于多个工程领域的问题解决，如结构力学、生物力学、传热、流体动力学和流固体界面问题。为简单起见，除非另有说明，本书中的案例将仅限于与结构力学和损伤生物力学相关的问题。对于这两个领域，FEA 包含了一组离散数值程序来求解应变和应力分布，以及其他的响应变量，如位移、速度、加速度、旋转、von Mises 应力和应变率。此类分析的应用包括评估受撞击人体的损伤风险、设计新零件或零件系统、改进现有产品、增加承载能力的同时减轻重量，以及在制造前确认结构的安全性。由于经常需要进行大量的数值计算，实际的 FEA 需要多核高性能计算机。此外，需要前后处理软件包来划分网格，计算相应的应力和应变并分析结果。

交通事故造成的人员伤亡和相关损失极其巨大，有限元法的上述特点使其成为意外伤害和死亡这一重要领域的风险评估和预防措施研究的理想工具。交通事故是美国十大死亡原因之一。仅在 2010 年，美国因事故就造成 32 999 人死亡和 390 万人受伤(Blincoe 等, 2015)。与死于其他原因的人群相比，致命性汽车事故的受害者往往处于青壮年期，因此减少这类损失的重要性更加突出。此外，这些事故造成的社会和经济损失，包括生产力损失、医疗费用、法律和法院费用、紧急服务费用、保险管理费用、交通拥堵成本、财产损失和工作场所损失，总额估计高达 2 420 亿美元，约占美国年度国内生产总值的 1.6%。

在损伤生物力学和碰撞生物力学领域,力学原理被用来研究生物材料或生物系统在极端载荷条件下的碰撞响应和损伤耐受性。我们需要对这一学科有深入的理解,才能设计出有效的保护装置或制订对策来防止或减少汽车碰撞或其他类型撞击造成的伤害程度。损伤生物力学研究人员会利用实验方法研究整体的反应,如测量身体内目标区域(regions of interest, RoI)的整体或局部冲击力或加速度。这些数据有助于建立身体部位的损伤阈值或安全(或耐受)极限。然而,损伤风险实际上由组织或身体部位对碰撞的内部响应决定,而不是由冲击力或加速度决定。目前,有限元法是研究机体内部响应(如应力和应变)最合适的方法。用于研究损伤风险的同一套程序同样适用于研究骨科植入物设计的完整性;确定体育活动防护装备的有效性;设计针对特定年龄和性别的个性化保护系统,以最大限度地减少由局部碰撞、汽车碰撞造成的伤害。

1.2 有限元模型计算应变和应力

当材料承受外力时,就会产生应力。同时,应力会使材料变形而产生应变。寻找应力/应变分布是大多数结构力学问题的最终目标,这是因为材料的失效取决于其内部响应(例如,在特定点、特定方向达到失效应力),而不是整体的外部输入(如力、加速度等)。在有限元法中,首先计算节点位移,然后利用应变-位移关系计算应变。最后,利用相应的材料本构方程来计算应力。以下几节将阐述应变和应力的不同组成部分。

1.2.1 · 平均应变和点应变

轴向载荷定义为直接沿着结构的轴向施加一个力(F)。对一个由点 P_1 和 P_2 组成的一维桁架结构,初始长度为 L(图 1.2),在施加轴向载荷后,长度变形为 L'。平均轴向工程应变定义为总变形量 $(L'-L)$ 除以桁架结构的初始长度[式(1.1)]。通常,用希腊字母 ε(epsilon)表示应变。根据这个定义,平均轴向应变(也称为法向应变或拉伸应变)的单位是"in/in"或"m/m",或者无量纲。"法向"这个术语可能会引起混淆,因为数学中用"法向量"来定义在一个特定点垂直于曲面的向量。而在力学中,"法向应力/应变"一词是指应力/应变在一维问题中沿轴向的分量,或者在三维问题中沿坐标系 x、y、z 方向的分量。

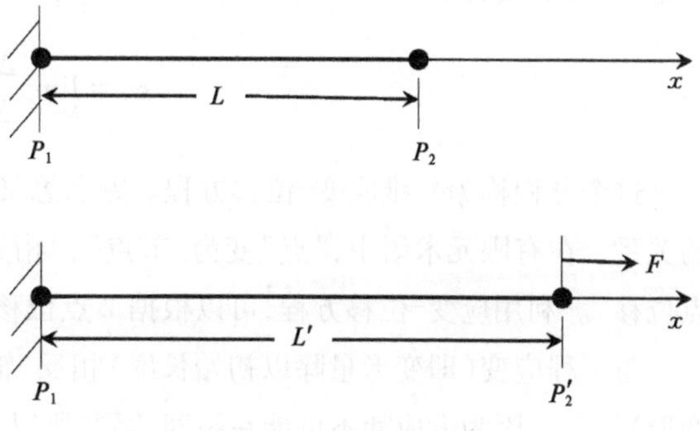

图 1.2　初始(未变形)和变形后的桁架。节点 P_1 固定不动,在节点 P_2 加载一个向右的力。在轴向载荷作用下,桁架变形后长度为 L'。

当轴向加载拉力时,变形后 L' 大于 L。因此,定义拉(拉伸)应变为正值。相反,加载压力会产生负应变。

$$\varepsilon = \frac{L' - L}{L} \tag{1.1}$$

式(1.1)中给出的整体桁架平均应变的概念与点应变的概念不同。点应变定义为在桁架内部某一特定点测得的应变。如图 1.3 所示，桁架结构内部两点（P 和 Q）在未变形状态下有一段小距离（dx）。加载后这两点变形至点 P' 和点 Q'。

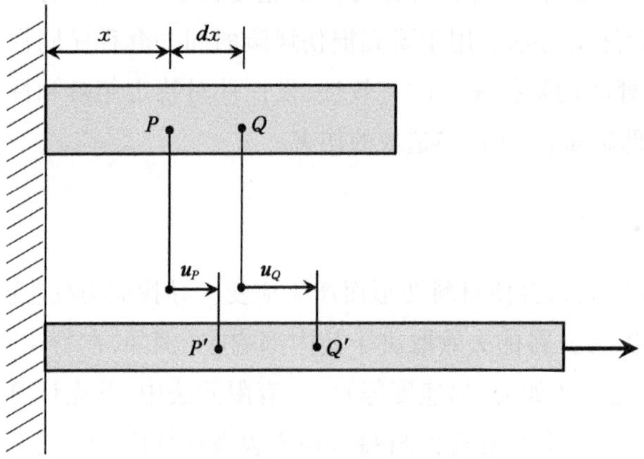

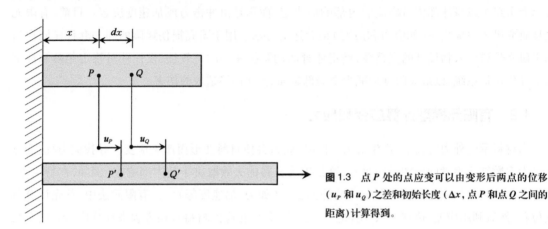

图 1.3　点 P 处的点应变可以由变形后两点的位移（u_P 和 u_Q）之差和初始长度（Δx，点 P 和点 Q 之间的距离）计算得到。

我们将通过逐步添加一些有限元术语来阐释有限元法的概念。在图 1.3 中，分析这个桁架结构，点 P 和点 Q 表示结构内的两个点，单元 $P-Q$ 是构成结构的组成元素之一。我们将从测得的点 P 和点 Q 的位移来分析单元 $P-Q$ 的应变。也就是说，和图 1.2 中通过测量桁架结构的整体 L' 和 L 来确定平均应变不同，我们通过量化图 1.3 中的点 P 和点 Q 的位移（u）来定义点应变。

如图 1.3 所示，点 P 和点 Q 的轴向位移分别为 u_P 和 u_Q。定义 Δu 为轴向位移 u_P 和 u_Q 的差值，即 $\Delta u = u_P - u_Q$。现在要证明 Δu 和 $L_{P'-Q'} - L_{P-Q}$（即 $P'-Q'$ 长度与 $P-Q$ 长度之差）相等。从图中可以看出，$L_{P-Q} = \Delta x$ 并且 $L_{P'-Q'} = \Delta x + u_Q - u_P = \Delta x + \Delta u$。所以 $L_{P'-Q'} - L_{P-Q} = \Delta u$。根据平均应变的定义，可以得到 $\varepsilon = \frac{\Delta u}{\Delta x}$。

当点 P 和点 Q 之间的距离 Δx 趋近于 0 时，点 P 的点应变通过取 $P-Q$ 段上的平均应变的极限来定义，如下式所示。

$$\varepsilon_P = \lim_{\Delta x \to 0} \frac{\Delta u}{\Delta x} = \frac{du}{dx} \tag{1.2}$$

这个方程称为一维应变-位移方程。顾名思义，该方程描述了一维桁架点位移差与点应变之间的关系。在有限元术语中，“点”变为“节点”，“桁架结构”或“段”变为“单元”，“点位移”变为“节点位移”。利用应变-位移方程，可以根据节点位移计算出相应的节点应变。

与工程应变（即变形量除以初始长度）相反，轴向的真应变定义为变形量除以当前（初始加上变形）长度。因为大应变不可能在瞬间达到，所以总体真应变近似地由每一步的真应变（每一步长度变化量除以当前长度）相加。如果加载是连续的（即步长无穷小），则应采用积分法而不是求和法来确定真应变。

$$\varepsilon_T = \int_{L_0}^{L_{当前}} \frac{dL}{L} = \frac{\ln L_{当前}}{L_0} \approx \frac{\sum \Delta L}{L_{当前}}$$

式中 ln 表示自然对数。

使用不同的步长大小来说明用求和法和积分法计算真应变的差异。这里,“步长”一词可以指在动态问题中时间推进的间隔,或与逐步解决非线性问题相关的负载增量。对于工程应变,当使用求和法,步长大小为 x 时,真应变可以近似为:

$$(\varepsilon_T)_i = (\varepsilon_T)_{i-1} + \frac{x}{[1 + (\varepsilon_T)_{i-1}]}$$

式中 i 代表步数,并假设 $(\varepsilon_T)_0 = 0$(即不存在初始应变)。使用求和法,压缩的工程应变增加 5% ($x = -0.05$) 将导致第一步的真应变为 − 5%(− 0.05/1 =− 0.05),第二步真应变为 − 10.26% [− 0.05 +(− 0.05)/(1 − 0.05)=− 0.102 6]。注意,当使用求和法确定工程应变时,方向变化(即从压缩到拉伸)会导致不同的绝对值大小。例如,拉伸应变增加 5%($x = 0.05$),得到第一步的真应变为 5%,第二步为 9.76%。相反,同样为 5% 的压缩应变增量,对于第一步和第二步,则分别产生 − 5% 和 − 10.26% 的真应变。

当连续加载时,积分方法可以准确计算出真应变。步长越小,求和法和积分法之间的结果差异就越小。例如,使用积分方法,初始长度缩短 5% 会导致真应变 $\varepsilon_T = \ln(0.95/1) = -5.13\%$,与从求和法的第一步计算得出的结果,两者差异为 0.13%。如果使用 5 个步骤来计算压缩工程应变,其中每个步骤增量为 1%,而不是前面的 5%,计算得出的真应变约为 − 5.10% (表 1.1)。与通过积分方法计算出结果间的差异仅为 0.03%。

表 1.1 1%~5%(每步增量为 1%)和 5%~25%(每步增量为 5%)两种情形下,采用求和法和积分法计算得出的工程应变与真应变的对比

工程应变(%)	求和法(%)	积分法(%)	工程应变(%)	求和法(%)	积分法(%)
-1	-1.00	-1.01	-5	-5.00	-5.13
-2	-2.02	-2.02	-10	-10.26	-10.54
-3	-3.03	-3.05	-15	-15.83	-16.25
-4	-4.06	-4.08	-20	-21.77	-22.31
-5	-5.10	-5.13	-25	-28.16	-28.77

因为应变是根据有限元法中每一步的节点位移计算得出的,所以这种应变本质上是真实应变。图 1.4 显示了由有限元模型计算得到的应变等值线。该有限元模型模拟一个矩形块,其左侧受均匀的压缩位移载荷,而右侧固定。制定的 4 步加载条件分别是将矩形块压缩 5%、10%、15% 和 20%。根据工程应变的定义,每个载荷步的应变是长度变化的比例(即 − 5%、− 10%、− 15% 和 − 20%)和初始长度(100%)之比,压缩为负。因此,对于 4 个载荷步,工程应变应分别为 − 5%、− 10%、− 15% 和 − 20%。

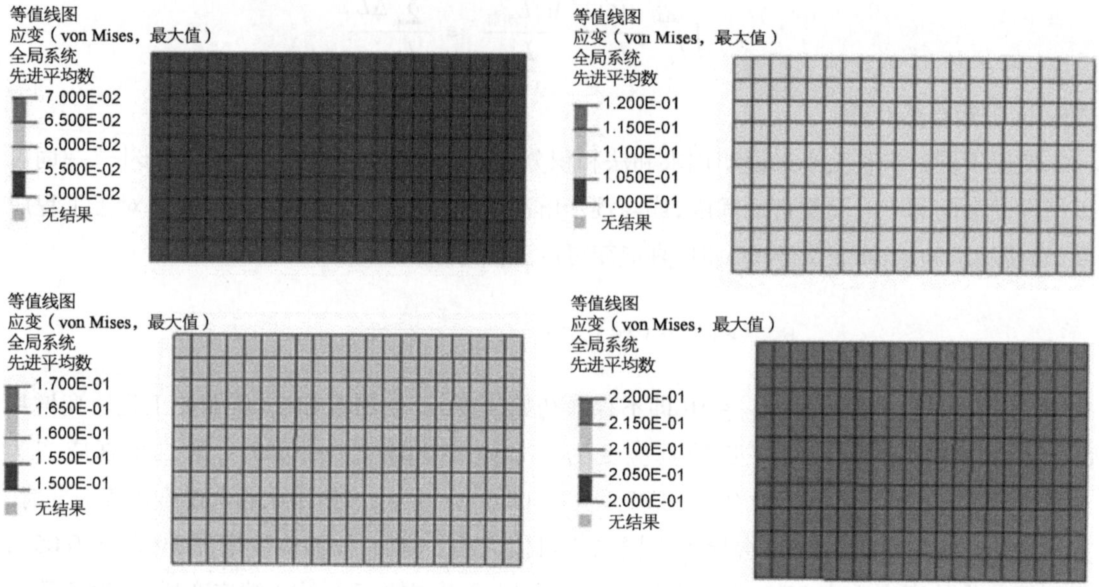

图 1.4　左侧在均布位移载荷作用下，工程应变经过 4 个步长增至 20%时，应变等值线的有限元模型计算结果。从等值线可以清楚地看出，对于第 1 ~ 4 步，用有限元模型计算得到的应变分别约为 - 5%、- 10.5%、- 16% 和 - 21.5%。该实验证明了应用有限元模型计算得到的应变是真实应变，而不是工程应变。

在图 1.4 第一步中，从等值线图可以看出，整个有限元模型的计算应变为 5%。对于第二步，应变为 - 10.5%。对于第三步和第四步，应变分别为 - 16% 和 - 21.5%。这些数值表明使用有限元软件包计算出的应变不是工程应变。相反，在规定的 4 个步长里，它们更接近于通过求和法计算出的真实应变。与表 1.1 相比，由于绘制等值线图时给出的等值线数量有限且选择的总范围较大(2%)，所以图 1.4 中所示的等值线值并不准确。需要注意的一点是，当均质块受到无穷小应变时，工程应变、点应变和真实应变之间的差异可以忽略不计。

1.2.2 · 法向应变和剪切应变

法向应变（也称为拉伸应变）不同于剪切应变，法向应变是沿 x、y 或 z 方向的长度变化量与初始长度的比值，而剪切应变是 $x-y$、$y-z$ 或 $z-x$ 平面角度变化的度量。法向应变是无量纲的，而剪切应变的单位是弧度。对于轴向加载的 1D 单元，只存在法向应变。对于 2D 或 3D 问题，应变需要分解成法向分量和剪切分量。

考虑 2D 无穷小矩形单元的两条边，这两条边由 x 方向上的节点 P_0 和 P_2，以及 y 方向上的节点 P_0 和 P_1 构成。该单元的尺寸沿 x 方向为 dx，沿 y 方向为 dy（图 1.5）。角度 α 和 β 被特意放大来更好地说明角度的变化。变形后，水平边线移动到 $P_0'-P_2'$，垂直边线移动到 $P_0'-P_1'$。图中 u 表示沿 x 轴的位移，v 表示沿 y 轴的位移（即从点 P_0 移动到点 P_0' 所需的位移）。虽然图中未显示，但在处理 3D 问题时，字母表中的下一个字母 w 被选择来表示沿 z 轴的位移。基于毕达哥拉斯定理，变形后长度 $P_0'-P_2'(L_{P_0'-P_2'})$ 可使用以下等式计算：

$$L_{P_0'-P_2'} = \sqrt{\left[dx + \left(u + \frac{\partial u}{\partial x}dx\right) - u\right]^2 + \left[v + \frac{\partial v}{\partial x}dx - v\right]^2} \tag{1.3}$$

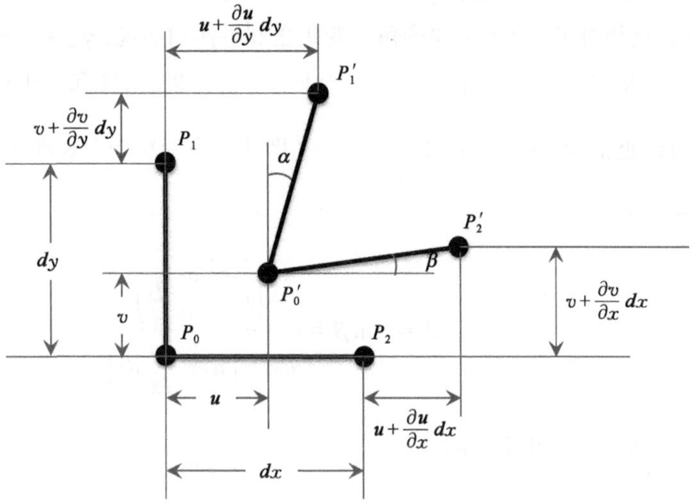

图 1.5　尺寸为 dx 和 dy 的无限小矩形单元的两个边线 P_0-P_2 和 P_0-P_1 变形为 $P_0'-P_2'$ 和 $P_0'-P_1'$。x 轴上的位移标注为 u，y 轴上的位移标注为 v，角 α 和 β 进行了夸大绘制以更好地表现角度的变化。

在 y 方向上，在消除相同的项并消除导数 $\left(\frac{\partial v}{\partial x}dx\right)^2$ 的平方之后，因为角度 β 非常小，所以长度 $P_0'-P_2'$ 可以用 $dx+\frac{\partial u}{\partial x}dx$ 近似表示。将沿 x 方向的法向应变（ε_{xx}）定义为沿 x 轴的长度变化除以初始长度，所以 ε_{xx} 可以由下式计算：

$$\varepsilon_{xx} = \frac{L_{P_0'-P_2'} - L_{p_0-p_2}}{L_{p_0-p_2}} = \frac{\left(dx + \frac{\partial u}{\partial x}dx\right) - dx}{dx} = \frac{\partial u}{\partial x} \tag{1.4}$$

在其他工程书籍中，ε_{xx} 常被写成 ε_x。因为剪切应变需要两个下角标（例如，ε_{yy}）来完全描述它与所涉及的轴的关联性。所以为了一致性，本书选择了双 x 下角标。使用式(1.4)中给出的相同方法，可以确定 $\varepsilon_{yy}=\frac{\partial v}{\partial y}$，其中 v 是沿 y 方向的位移。将 2D 扩展到 3D，可以得到 $\varepsilon_{zz}=\frac{\partial w}{\partial z}$，其中 w 是沿 z 方向的位移。这三个表达式 $\left(\varepsilon_{xx}=\frac{\partial u}{\partial x}、\varepsilon_{yy}=\frac{\partial v}{\partial y} 和 \varepsilon_{zz}=\frac{\partial w}{\partial z}\right)$ 就是 3D 单元的法向应变-位移方程。

如图 1.6 所示，一个简单的剪切可以被认为是一个矩形单元顶面被轻轻推向右边后所发生的变化。从图中可以看出，单元的体积保持不变（即等容）。在这种情况下，变化角（θ）被定义为平均剪切应变 γ_{avg}，即 $\gamma_{avg}=\theta$。正平均剪切应变意味着垂直边线产生顺时针旋转。需要注意的是，一般的

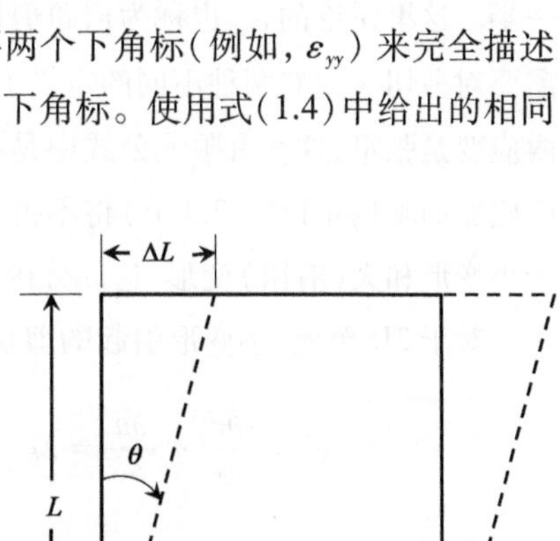

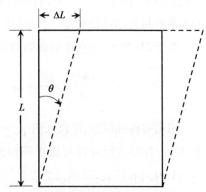

图 1.6　矩形单元（实线）在顶面上被轻轻推向右侧（虚线）。

剪切会涉及两个角度变化(一个相对于 x 轴,一个相对于 y 轴),如图 1.5 所示。图 1.6 是一种简单的特殊情况。

总剪切应变(也称为工程剪切应变)通常用希腊字母 γ (gamma)表示。总剪切应变的 xy 分量 γ_{xy} 是相对于 x 和 y 方向的角度变化之和。换句话说, $\gamma_{xy}=\alpha+\beta$, 如图 1.5 所示。

从三角函数的角度来看,对于非常小的角度,角度和其正切值大致相同。因此,从图 1.5 中, β 可以近似为 $\tan\beta$。如果 $\frac{\partial u}{\partial x} \ll dx$ (即法向应变比轴向长度小得多),可以从图 1.5 中通过式(1.5)导出 β。

$$\beta \approx \tan\beta = \frac{\left(v+\frac{\partial v}{\partial x}dx\right)-v}{dx+\left(u+\frac{\partial u}{\partial x}dx\right)-u} \approx \frac{\frac{\partial v}{\partial x}dx}{dx} = \frac{\partial v}{\partial x} \tag{1.5}$$

同样,可以导出 α:

$$\alpha \approx \tan\alpha = \frac{u+\frac{\partial u}{\partial y}dy-u}{dy} = \frac{\partial u}{\partial y} \tag{1.6}$$

所以得到:

$$\gamma_{xy} = \alpha+\beta = \frac{\partial u}{\partial y}+\frac{\partial v}{\partial x} = 2\varepsilon_{xy} \tag{1.7}$$

式中剪切应变 (ε_{xy}) 是两个应变的平均值,即 $\varepsilon_{xy}=\frac{1}{2}\left(\frac{\partial v}{\partial x}+\frac{\partial u}{\partial y}\right)$, 相当于工程剪切应变 ($\gamma_{xy}$) 的一半。这里讨论的 ε_{xy} 也称为柯西剪切应变,适用于只涉及小变形的问题。学生们可能会想为什么需要对剪切应变有两种不同的定义 (ε_{xy}, γ_{xy})。这是因为工程应变 (γ_{xy}) 不具备张量的性质,而柯西应变是张量,这在有限元公式中是必需的。对于可能出现大变形的材料,如生物软组织,基于柯西应变的本构定律(1.2.3 节)将不再适用。因此,建议学习格林应变和阿尔曼西应变,它们都适用于小变形和大(有限)变形,这部分内容不在本书的讨论范围内。

对于 3D 单元,小变形引起的剪切应变-位移方程如下所示:

$$\gamma_{xy} = \frac{\partial v}{\partial x}+\frac{\partial u}{\partial y} = 2\varepsilon_{xy}, \gamma_{yz} = \frac{\partial v}{\partial z}+\frac{\partial w}{\partial y} = 2\varepsilon_{yz}, \gamma_{zx} = \frac{\partial w}{\partial x}+\frac{\partial u}{\partial z} = 2\varepsilon_{zx} \tag{1.8}$$

根据对称性原理,可以证明 $\gamma_{xy}=\gamma_{yx}$、$\gamma_{yz}=\gamma_{zy}$ 和 $\gamma_{zx}=\gamma_{xz}$。如果将所有法向和剪切分量结合起来,应变-位移方程可以写成矩阵形式,如代表 1D 单元的方程[式(1.9)]、代表 2D 单元的方程[式(1.10)]和代表 3D 单元的方程[式(1.11)]所示,其中 u、v 和 w 分别是沿 x、y 和 z 方向的位移。

$$\varepsilon_{xx} = \frac{du}{dx} \tag{1.9}$$

$$\begin{Bmatrix} \varepsilon_{xx} \\ \varepsilon_{yy} \\ \gamma_{xy} \end{Bmatrix} = \begin{bmatrix} \frac{\partial}{\partial x} & 0 \\ 0 & \frac{\partial}{\partial y} \\ \frac{\partial}{\partial y} & \frac{\partial}{\partial x} \end{bmatrix} \begin{Bmatrix} u \\ v \end{Bmatrix} \tag{1.10}$$

$$\begin{Bmatrix} \varepsilon_{xx} \\ \varepsilon_{yy} \\ \varepsilon_{zz} \\ \gamma_{xy} \\ \gamma_{yz} \\ \gamma_{zx} \end{Bmatrix} = \begin{Bmatrix} \varepsilon_{xx} \\ \varepsilon_{yy} \\ \varepsilon_{zz} \\ 2\varepsilon_{xy} \\ 2\varepsilon_{yz} \\ 2\varepsilon_{zx} \end{Bmatrix} = \begin{bmatrix} \frac{\partial}{\partial x} & 0 & 0 \\ 0 & \frac{\partial}{\partial y} & 0 \\ 0 & 0 & \frac{\partial}{\partial z} \\ \frac{\partial}{\partial y} & \frac{\partial}{\partial x} & 0 \\ 0 & \frac{\partial}{\partial z} & \frac{\partial}{\partial y} \\ \frac{\partial}{\partial z} & 0 & \frac{\partial}{\partial x} \end{bmatrix} \begin{Bmatrix} u \\ v \\ w \end{Bmatrix} \tag{1.11}$$

1.2.3 · 应力的计算

如初级力学课程所述，定义给定横截面上分布的力的强度为该截面上的应力。应力通常用希腊字母 σ (sigma)表示。通常，正号用于表示拉伸应力（处于拉伸状态），负号用于表示压缩应力（处于压缩状态）。正如应变可以具有法向和剪切分量一样，应力也具有法向和剪切分量。在有限元法中，应力是根据本构方程由应变计算得出，而不是根据力分量除以相应的横截面积计算得出。

根据国际单位制（system international, SI），应力的单位是帕斯卡（Pa）。

1 Pascal (Pa) = 1 N/m^2

1 kPa = 10^3 Pa = 10^3 N/m^2

1 MPa = 10^6 Pa = 10^6 N/m^2 = 1 N/mm^2

1 GPa = 10^9 Pa = 10^9 N/m^2

根据美国惯用的英制单位，应力的单位是磅/平方英寸 (psi)。

1 psi = 1 lb/in^2 = 6.895 kPa

1 ksi = 1 kilopounds/in^2 = 6.895 MPa

本构方程描述了特定材料的两个或多个物理量之间的关系（如应力与应变，具有应变率效应的应力与应变关系等）。在材料力学领域，特定类型材料的应力和应变之间的关系被称为该材料的本构关系。通常，本构方程可以用数学方法导出，然而在现实中，我们必须依靠实验数据并利用曲线拟合程序来算出与这些方程关联的材料常数。

假设一种材料的所有应力和应变分量都是线性相关的，那么该材料的本构方程或者说应力-

应变关系具有如下的一般形式：

$$\sigma_{ij} = E_{ijkl}\varepsilon_{kl} \tag{1.12}$$

式中 E_{ijkl} 是材料的四阶张量(也称为材料刚度矩阵)。对于 3D 问题，i、j、k 和 l 的范围是 1~3；对于 2D 问题，它们的范围是 1~2。对于一个 3D 问题，我们可以确定 E_{ijkl} 由 81(3×3×3×3)个独立的分量组成。显然，找到完整描述这种材料所需的 81 个常数是一项艰巨的任务。所以，很少使用这种材料模型。请注意，这里表达的术语“材料刚度矩阵”和 1.3 节和第 4 章中介绍的“单元刚度矩阵”不同但相关。材料刚度矩阵描述了应力-应变关系，而单元刚度矩阵与单元的尺寸和材料属性相关。

标准有限元程序和经典力学之间的重要区别在于，在有限元法中，应力是根据式(1.12)所示的应变计算得出。而在经典力学中，应变根据应力计算得出。式(1.13)中显示了关于应变-应力(与应力-应变相反)关系的相似表达式，其中 C 是材料柔度矩阵的对称张量。通过在式(1.12)的两边乘以 $[E]^{-1}$，可以轻松得到材料刚度和柔度矩阵之间的关系。请注意，在标准有限元程序中，应变是根据节点位移来计算的，而应力是根据应变来计算的；在经典力学中，应变是由应力引起的，而应力是力的结果。因此，在有限元法中很少使用式(1.13)。

$$\begin{aligned} \varepsilon_{kl} &= C_{ijkl}\sigma_{ij} \\ C_{ijkl} &= [E_{ijkl}]^{-1} \end{aligned} \tag{1.13}$$

可以证明剪切应力和剪切应变本质上都是对称的。换句话说，$\sigma_{xy}=\sigma_{yx}$，$\sigma_{yz}=\sigma_{zy}$，$\sigma_{zx}=\sigma_{xz}$；同样有 $\varepsilon_{xy}=\varepsilon_{yx}$，$\varepsilon_{yz}=\varepsilon_{zy}$，$\varepsilon_{zx}=\varepsilon_{xz}$。由于张量的对称性，应力角标 ($i$ 和 j) 可以互换，应变角标 (k 和 l) 也可以互换，所以有 $C_{ijkl}=C_{jikl}=C_{ijlk}=C_{jilk}$。这种对称性使得用来完整描述刚度和柔度张量的独立弹性分量数量从 81 个减少到 36 个。指定 $\sigma_{xx}=\sigma_1$，$\sigma_{yy}=\sigma_2$，$\sigma_{zz}=\sigma_3$，$\sigma_{yz}=\sigma_4$，$\sigma_{xz}=\sigma_5$，$\sigma_{xy}=\sigma_6$ 和 $\varepsilon_{xx}=\varepsilon_1$，$\varepsilon_{yy}=\varepsilon_2$，$\varepsilon_{zz}=\varepsilon_3$，$\gamma_{yz}=2\varepsilon_{yz}=\varepsilon_4$，$\gamma_{xz}=2\varepsilon_{xz}=\varepsilon_5$，$\gamma_{xy}=2\varepsilon_{xy}=\varepsilon_6$。然后式(1.12)可以写成：

$$\sigma_i = E_{ij}\varepsilon_j \tag{1.14}$$

式中 i 和 j 的范围是 1~6。将式(1.14)写成分量形式：

$$\begin{Bmatrix} \sigma_1 \\ \sigma_2 \\ \sigma_3 \\ \sigma_4 \\ \sigma_5 \\ \sigma_6 \end{Bmatrix} = \begin{bmatrix} E_{11} & E_{12} & E_{13} & E_{14} & E_{15} & E_{16} \\ E_{21} & E_{22} & E_{23} & E_{24} & E_{25} & E_{26} \\ E_{31} & E_{32} & E_{33} & E_{34} & E_{35} & E_{36} \\ E_{41} & E_{42} & E_{43} & E_{44} & E_{45} & E_{46} \\ E_{51} & E_{52} & E_{53} & E_{54} & E_{55} & E_{56} \\ E_{61} & E_{62} & E_{63} & E_{64} & E_{65} & E_{66} \end{bmatrix} \begin{Bmatrix} \varepsilon_1 \\ \varepsilon_2 \\ \varepsilon_3 \\ \varepsilon_4 \\ \varepsilon_5 \\ \varepsilon_6 \end{Bmatrix} \tag{1.15}$$

使用张量形式的优点是一个张量方程可以代表一个方程组。此外，以张量形式编写的方程可以轻松地直接整合进计算机代码中。考虑到本书篇幅有限，且目标读者可能对张量不太熟悉，因此本书内容将不会深入探讨张量符号的描述及如何处理张量。除非特别需要张量来进行描述，否则将使用矩阵符号来阐述应力-应变关系。

使用式(1.15)这种复杂的本构方程不是描述应力-应变关系的唯一方法。常用的工程材料可以用简单得多的本构方程来表示。例如,使用最广泛的各向同性线弹性材料源自胡克定律。罗伯特·胡克(Robert Hooke, 1635.7—1703.8)发现,弹簧的伸长与施加在弹簧上的力成正比。胡克的出生和去世日期来自 MacTutor 数学历史档案馆。该档案馆由 O'Connor 和 Robertson 精心建成(O'Connor 和 Robertson, 2017)。通过查看该数据库中人物的出生日期和死亡日期,可以了解到有限元法在工程领域中早已存在。

因为拉伸与应变有关应力和力有关,所以胡克定律成为 1D 线弹性材料的本构方程。为了将 1D 胡克定律扩展到 3D 完全各向同性弹性材料,需要两个非零分量来完整描述应力和应变之间的关系,如式(1.16)所示。其中 λ 和 μ 是拉梅常数,以法国数学家加布里埃尔拉梅(Gabriel Lamé, 1795.7—1870.5)的名字命名。

$$\begin{Bmatrix} \sigma_{xx} \\ \sigma_{yy} \\ \sigma_{zz} \\ \sigma_{xy} \\ \sigma_{yz} \\ \sigma_{zx} \end{Bmatrix} = \begin{bmatrix} \lambda+2\mu & \lambda & \lambda & 0 & 0 & 0 \\ & \lambda+2\mu & \lambda & 0 & 0 & 0 \\ & & \lambda+2\mu & 0 & 0 & 0 \\ & & & \mu & 0 & 0 \\ & Symm & & & \mu & 0 \\ & & & & & \mu \end{bmatrix} \begin{Bmatrix} \varepsilon_{xx} \\ \varepsilon_{yy} \\ \varepsilon_{zz} \\ 2\varepsilon_{xy} \\ 2\varepsilon_{yz} \\ 2\varepsilon_{zx} \end{Bmatrix} \tag{1.16}$$

μ 和 λ 的单位与压力相同(如 Pa)。在弹性理论中,第二个拉梅常数 (μ) 与剪切模量(G)的定义相同。尽管 μ 和 λ 与弹性波的速度有关,但第一个拉梅常数 (λ) 没有具体的物理意义。所以,拉梅常数不能直接测量。因此,当描述各向同性线弹性材料的应力-应变关系时,从实验中直接测得的杨氏(弹性)模量和泊松比比拉梅常数更为常见。拉梅常数与杨氏模量和泊松比的关系是:

$$\mu = G = \frac{E}{2(1+\nu)} \tag{1.17}$$

$$\lambda = \frac{E\nu}{(1+\nu)(1-2\nu)} \tag{1.18}$$

从式(1.16)中,发现三个正应力的总和(即与总体积变化相关的量)是:

$$\begin{aligned} \sigma_{xx} &= (\lambda+2\mu)\varepsilon_{xx} + \lambda(\varepsilon_{yy}+\varepsilon_{zz}) \\ \sigma_{yy} &= (\lambda+2\mu)\varepsilon_{yy} + \lambda(\varepsilon_{xx}+\varepsilon_{zz}) \\ \sigma_{zz} &= (\lambda+2\mu)\varepsilon_{zz} + \lambda(\varepsilon_{yy}+\varepsilon_{xx}) \\ \sigma_{xx}+\sigma_{yy}+\sigma_{zz} &= (3\lambda+2\mu)(\varepsilon_{xx}+\varepsilon_{yy}+\varepsilon_{zz}) \end{aligned} \tag{1.19}$$

诸如水、脑组织或椎间盘髓核之类的流体样材料对剪切载荷没有抵抗力。这种材料的泊松比为 0.5,是一种不可压缩的材料,即在受载时其体积变化为 0。由于静态平衡状态下的流体样材料的法向应力相等 ($\sigma_{xx}=\sigma_{yy}=\sigma_{zz}$),因此通过施加外力引起的压力变化来确定它们的力学响应。

由于液体中的静压力是由重力产生的压力。因此,流体静压力与流体的深度成正比。在大多数实际问题中,静水压力的大小远远小于由外力引起的压力。因此,流体样物质内部的压力是研究它们响应的关键。

根据式(1.18),不可压缩流体样材料的相应 λ 值将无限大($\nu = 0.5$)。因此,用有限元法求解这样的问题在物理上是不可能的。当对诸如水、大脑或椎间盘髓核等材料建模时,为了避免这种困难,很多有限元建模者使用了泊松比 0.499 9,这代表了一种几乎不可压缩的流体。由于泊松比非常接近但不等于 0.5,相应的法向应力分量不相等,即 $\sigma_{xx} \neq \sigma_{yy} \neq \sigma_{zz}$。在这种情况下,压力由公式(1.19)推导得出:

$$P = \frac{1}{3}(\sigma_{xx} + \sigma_{yy} + \sigma_{zz}) = \frac{(3\lambda + 2\mu)}{3}(\varepsilon_{xx} + \varepsilon_{yy} + \varepsilon_{zz}) \tag{1.20}$$

通过式(1.20),发现与零载荷状态相比时,$\Delta P = \frac{3\lambda + 2\mu}{3}(\varepsilon_{xx} + \varepsilon_{yy} + \varepsilon_{zz})$。我们引入一个新术语:体积模量($K$)。它指的是压力变化($\Delta P$)与体积变化量($\Delta V$)除以初始体积($V_0$)的值之比,如式(1.21)所示。忽略所有二阶和高阶项,则有 $\frac{\Delta V}{V_0} \approx \varepsilon_{xx} + \varepsilon_{yy} + \varepsilon_{zz}$。因此,体积模量可以表示为拉梅常数的函数。式(1.21)还根据更常见的弹性模量和泊松比来描述 K。

$$K = \frac{\Delta P}{\Delta V/V_0} = \frac{3\lambda + 2\mu}{3} = \frac{E}{3(1 - 2\nu)} \tag{1.21}$$

体积模量是可测量的,并且经常在流体样材料的工程手册中列出,如油、蜂蜜和汽油。因此,体积模量是流体样材料常用的指定材料属性。式(1.17)和式(1.18)将两个拉梅常数表示为各向同性线弹性材料的弹性模量和泊松比的函数。这两个材料属性在几乎所有的基础教科书中都有讨论,很多工程手册和在线资料中都有各种材料的对应值。因此,这两个常数常用于构建用于结构分析的有限元模型。

对于 2D 分析,有两种情况值得一提,分别是平面应力问题和平面应变问题。对于平面应力问题,不存在垂直于横截面的应力。例如,有一个位于 $x - y$ 平面的平板,载荷力仅限于该平面内。在这种加载条件下,假设 $\sigma_{zz} = \tau_{yz} = \tau_{zx} = 0$。在式(1.16)中,剪切应力 τ_{yz} 和 σ_{yz} 可以互换。τ 强调应力来源于剪切,而 σ 强调应力是应力张量的一个分量。式(1.22)给出了平面应力问题的应力-应变方程。

$$\begin{Bmatrix} \sigma_{xx} \\ \sigma_{yy} \\ \tau_{xy} \end{Bmatrix} = \frac{E}{1 - \nu^2}\begin{bmatrix} 1 & \nu & 0 \\ \nu & 1 & 0 \\ 0 & 0 & \frac{1 - \nu}{2} \end{bmatrix}\begin{Bmatrix} \varepsilon_{xx} \\ \varepsilon_{yy} \\ \gamma_{xy} \end{Bmatrix} \tag{1.22}$$

对于平面应变问题,不存在垂直于横截面的应变。以一个长坝为例,其长轴位于 z 方向。这个大坝在全长上有相同的横截面,并且受到沿表面的水压力加载。在这种加载情况下,所有涉及 z 轴的应变分量都必须为 0,即 $\varepsilon_{zz} = \gamma_{yz} = \gamma_{zx} = 0$。式(1.23)给出了平面应变问题的应力-应变方程：

$$\begin{Bmatrix}\sigma_{xx}\\ \sigma_{yy}\\ \tau_{xy}\end{Bmatrix}=\frac{E}{(1+\nu)(1-2\nu)}\begin{bmatrix}1-\nu & \nu & 0\\ \nu & 1-\nu & 0\\ 0 & 0 & \dfrac{1-2\nu}{2}\end{bmatrix}\begin{Bmatrix}\varepsilon_{xx}\\ \varepsilon_{yy}\\ \gamma_{xy}\end{Bmatrix} \tag{1.23}$$

对于一般的 3D 问题，各向同性线弹性材料的本构方程为：

$$\begin{Bmatrix}\sigma_{xx}\\ \sigma_{yy}\\ \sigma_{zz}\\ \sigma_{xy}\\ \sigma_{yz}\\ \sigma_{zx}\end{Bmatrix}=\frac{E}{(1+\nu)(1-2\nu)}\begin{bmatrix}1-\nu & \nu & \nu & 0 & 0 & 0\\ \nu & 1-\nu & \nu & 0 & 0 & 0\\ \nu & \nu & 1-\nu & 0 & 0 & 0\\ 0 & 0 & 0 & \dfrac{1-2\nu}{2} & 0 & 0\\ 0 & 0 & 0 & 0 & \dfrac{1-2\nu}{2} & 0\\ 0 & 0 & 0 & 0 & 0 & \dfrac{1-2\nu}{2}\end{bmatrix}\begin{Bmatrix}\varepsilon_{xx}\\ \varepsilon_{yy}\\ \varepsilon_{zz}\\ 2\varepsilon_{xy}\\ 2\varepsilon_{yz}\\ 2\varepsilon_{zx}\end{Bmatrix} \tag{1.24}$$

式(1.24)描述了理想化的各向同性线性材料。由于总是存在微观差异，这种材料在现实世界中并不存在。然而，由于其简洁性，这种材料仍然是最常用的材料模型。其他材料比各向同性线弹性材料更为复杂，这些特殊材料的本构方程将在后续章节中列出。

1.3 矩阵结构分析示例

在这一部分中，将通过几个例子来理解 MSA 和 FEA 方法的异同。MSA 方法，也称为直接刚度法，本质上是一种计算结构内各个桁架或框架单元内的力和位移的工具。这种直接刚度法最常用于描述有限元法的基础理论。通过了解组成整个结构的各单元的刚度-力关系，可以将单个单元的刚度矩阵组合出整体刚度矩阵。然后，通过求解整体刚度矩阵和外部作用力之间的平衡关系，以确定结构中所有未知的位移和反作用力。

1.3.1 · 线性弹簧的单元刚度矩阵

考虑一个弹簧常数为 k，没有重量的线性弹簧单元，如图 1.7 所示。这个弹簧单元由两个节点（P_1 和 P_2）组成，总共有两个自由度（degrees of freedom，DOF），每个节点只允许轴向位移。进一步假设正值表示力和位移都向右。基于胡克定律，线性弹簧的静态平衡方程可以写成：

$$F = k \times \Delta x \tag{1.25}$$

式中 F 是施加的外力，Δx 是弹簧的轴向位移。

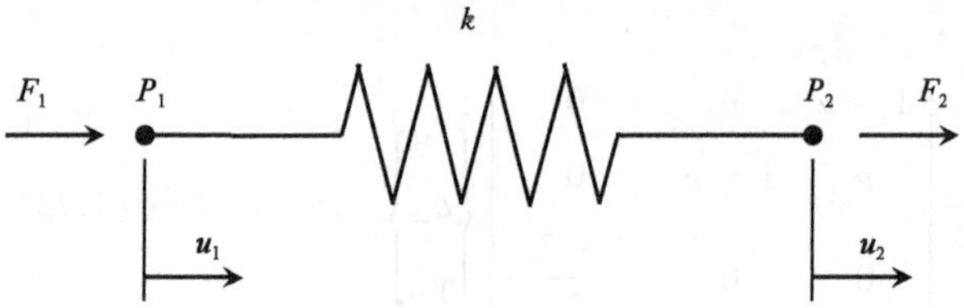

图 1.7 线性弹簧单元的自由体图(示力图)。P_1 和 P_2 代表两个节点，F_1 和 F_2 是节点力。相应的节点位移是 u_1 和 u_2。

假设弹簧左端固定，即 $u_1 = 0$。可以根据胡克定律写出下面的方程：

$$F_2 = k \times u_2 \tag{1.26}$$

然后从静态平衡方程 $\sum F = 0$ 计算反作用力：

$$F_1 = -F_2 = -k \times u_2 \tag{1.27}$$

将这两个方程改写成矩阵形式：

$$\begin{Bmatrix} -k \\ k \end{Bmatrix} u_2 = \begin{Bmatrix} F_1 \\ F_2 \end{Bmatrix} \text{ 或 } \begin{bmatrix} 0 & -k \\ 0 & k \end{bmatrix} \begin{Bmatrix} u_1 = 0 \\ u_2 \end{Bmatrix} = \begin{Bmatrix} F_1 \\ F_2 \end{Bmatrix} \tag{1.28}$$

如果弹簧右端固定，三个相应的方程是：

$$F_1 = k \times u_1 \tag{1.29}$$

$$F_2 = -F_1 = -k \times u_1 \tag{1.30}$$

$$\begin{Bmatrix} k \\ -k \end{Bmatrix} u_1 = \begin{Bmatrix} F_1 \\ F_2 \end{Bmatrix} \text{ 或 } \begin{bmatrix} k & 0 \\ -k & 0 \end{bmatrix} \begin{Bmatrix} u_1 \\ u_2 = 0 \end{Bmatrix} = \begin{Bmatrix} F_1 \\ F_2 \end{Bmatrix} \tag{1.31}$$

式(1.28)和式(1.31)可以组合成矩阵形式的两个联立方程，如式(1.32)所示。为了搞清楚如何得出式(1.32)，将式(1.28)中的矩阵表示为 $\begin{bmatrix} k_{11}^1 & k_{12}^1 \\ k_{21}^1 & k_{22}^1 \end{bmatrix}$，将式(1.31)中的矩阵表示为 $\begin{bmatrix} k_{11}^2 & k_{12}^2 \\ k_{21}^2 & k_{22}^2 \end{bmatrix}$。其中指数位置的数字不是表示指数，而是表示对于式(1.28)有"$u_1 = 0$"，对于式(1.31)有"$u_2 = 0$"。这两个矩阵的组装与矩阵相加结果相同，是 $\begin{bmatrix} k_{11}^1 + k_{11}^2 & k_{12}^1 + k_{12}^2 \\ k_{21}^1 + k_{21}^2 & k_{22}^1 + k_{22}^2 \end{bmatrix}$。然而，这个组装过程并不完全是一个矩阵相加的过程。如果是的话，式(1.32)右侧的结果将是 $2F_1$ 和 $2F_2$。使用术语"组装"的原因是，只有方程的刚度部分在每个相应的矩阵位置相加，而与矢量[来自式(1.28)和式(1.31)的力 F_1 和 F_2]相关的项则没有相加。

另一种理解这种组装过程的方式是，式(1.28)和式(1.31)中的 F_1 和 F_2 仅显示了对合力的部分贡献。每种贡献都与特定情况相关，其中 u_1 和 u_2 在两种不同的情况下分别假定为0。式(1.32)强调了组装过程的本质以方便读者理解。

$$\begin{bmatrix} 0+k & -k+0 \\ 0-k & k+0 \end{bmatrix} \begin{Bmatrix} u_1 \\ u_2 \end{Bmatrix} = \begin{bmatrix} k & -k \\ -k & k \end{bmatrix} \begin{Bmatrix} u_1 \\ u_2 \end{Bmatrix} = \begin{Bmatrix} F_1 \\ F_2 \end{Bmatrix} \tag{1.32}$$

式中对称矩阵 $\begin{bmatrix} k & -k \\ -k & k \end{bmatrix}$ 描述的是力-位移关系,称为单元刚度矩阵 $[k]$。该矩阵不同于整体刚度矩阵 $[K]$,这将在后面介绍。

除了对称之外,矩阵 $[k]$ 的每一列都有特定的物理意义。当假定一个特定的节点自由度具有一个单位值(即 1),而所有其他自由度都为 0 时,特定自由度与单位值相匹配的矩阵 $[k]$ 的列就代表产生该特定变形状态所需的节点载荷。换句话说,如果位移场是 $\begin{Bmatrix} u_1 = 1 \\ u_2 = 0 \end{Bmatrix}$,将 $u_1 = 1$ 和 $u_2 = 0$ 放在式(1.32)的左侧,得到 $\begin{bmatrix} k & -k \\ -k & k \end{bmatrix}_{2\times2} \begin{Bmatrix} 1 \\ 0 \end{Bmatrix}_{2\times1} = \begin{Bmatrix} k \\ -k \end{Bmatrix}$。此时第二列中的元素并不重要,因为 $u_2 = 0$。因此,式(1.32)的第一列 $\begin{Bmatrix} k_{11} \\ k_{21} \end{Bmatrix}$ 代表产生位移场 $\begin{Bmatrix} 1 \\ 0 \end{Bmatrix}$ 所需的力。同样,如果位移场是 $\begin{Bmatrix} 0 \\ 1 \end{Bmatrix}$,式(1.32)的第二列 $\begin{Bmatrix} k_{21} \\ k_{22} \end{Bmatrix}$ 描述了产生这个位移场所需的力。这些特性,连同静态平衡条件,将在后面的几个例子中应用,以导出单元刚度矩阵。

我们注意到式(1.32)是一个奇异矩阵,因此无法找到解。由于需要满足平衡条件 $F_1 = F_2$,构成此矩阵的两个方程本质上是相同的。在确定位移之前,需要建立适当的边界条件。

1.3.2 · 与 x 轴方向不一致的线性弹簧的单元刚度矩阵

在实际问题中,弹簧单元可能并不与全局坐标系中的任何特定轴对齐。图 1.8 展示了一个处于一般位置的线性弹簧单元。旋转角 (θ) 定义为穿过 P_1 的水平线和代表弹簧的点 P_1 和点 P_2 形成的线段之间的夹角。逆时针旋转表示旋转角度为正。这种符号约定将在本书中保持一致,以保证两节点线性单元刚度矩阵的一致性。任何与这个定义不符的情况都将导致单元刚度矩阵的不同表达形式。例如,弹簧单元 $P_1 - P_2$ 的旋转角度是 θ,因为这个角度是由水平线(从点 P_1 画向右手边)和 $P_1 - P_2$ 形成的。如果弹簧单元被标记为 $P_2 - P_1$(第一条水平线将穿过 P_2 向右画出),此时旋转角度将是 $\pi + \theta$。

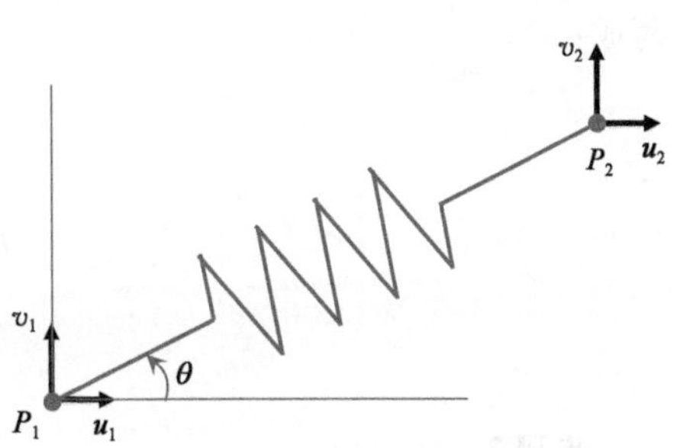

图 1.8　线性弹簧沿 x 轴从其初始位置逆时针方向绕点 P_1 旋转,角度为 θ。虽然一个弹簧单元每个节点只有 1 个自由度,但每个节点使用 2 个伪自由度,以便于与全局坐标系中描述的其他单元组装。

如前所述,弹簧单元每个节点只允许 1 个自由度(轴向位移),但与 x 轴或 y 轴方向不一致的线性弹簧单元每个节点有 2 个伪自由度。这样做是为了简化与 $x - y$ 坐标系中描述的其他单元的组装。因为总共有 4 个自由度（u_1、v_1、u_2 和 v_2），所以相应的单元刚度矩阵 $[k]$ 的尺寸是 4×4。为了计算产生位移场所需的力，该位移场中第 n 个自由度具有单位位移，而其他所有自由度的位移都为 0。得到的力将与单元刚度矩阵的第 n 列相同。通过重复这个过程 4 次，就可以确定完整的 4×4 单元刚度矩阵。

步骤 1

如前所述，首先假设 $u_1 = 1$、$v_1 = 0$、$u_2 = 0$ 和 $v_2 = 0$，然后找到产生这种位移所需的力，就可以确定单元刚度矩阵 $[k]_{4\times4}$ 的第一列（图 1.9）。

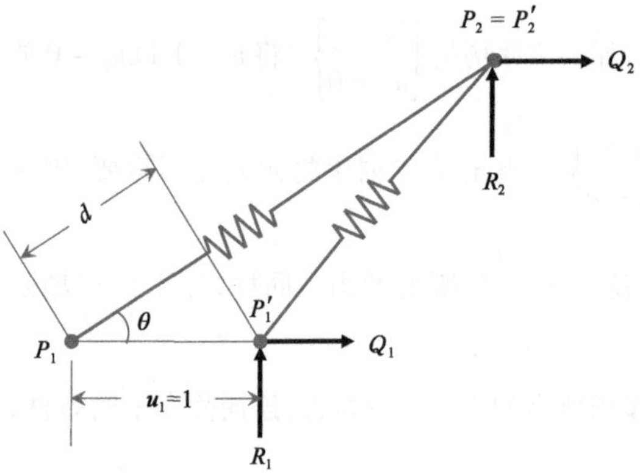

图 1.9　自由体图显示了具有单位水平位移 u_1 的弹簧单元，而其他所有自由度（v_1、u_2 和 v_2）都假定为 0。因为位移被假定为无穷小，所以由未变形弹簧的轴和 x 轴形成的角度 θ 被假定为与由变形弹簧的轴和 x 轴形成的角度相同。此外，在这种加载条件下，弹簧的缩短量近似为 d，其定义为点 P_1 和点 P_1' 相对于初始弹簧轴线（$P_1 - P_2$）的垂直交点之间的距离。

牢记基本三角函数中关于一个角的对边、邻边和斜边的定义，有 $\cos\theta = \dfrac{adj}{hyp}$。因此，弹簧的缩短量 $d = u_1 \times \cos\theta$。产生这种变形结构所需的轴力是 $F = k \times u_1 \times \cos\theta$。这个力可以分解成水平分量 Q_1 和垂直分量 R_1。由于假设水平位移 u_1 非常小，初始状态和变形后状态之间的角度差异可以忽略不计。

从图 1.9 所示的自由体图中，我们发现：

$$Q_1 = -Q_2 = F \times \cos\theta = k \times u_1 \times \cos^2\theta \tag{1.33}$$

$$R_1 = -R_2 = F \times \sin\theta = k \times u_1 \times \cos\theta \times \sin\theta \tag{1.34}$$

如果让 $\cos\theta = C$ 和 $\sin\theta = S$，式（1.33）和式（1.34）所示的静态平衡条件可以以矩阵的形式写成：

$$k\begin{bmatrix} C^2 \\ CS \\ -C^2 \\ -CS \end{bmatrix} u_1 = \begin{Bmatrix} Q_1 \\ R_1 \\ Q_2 \\ R_2 \end{Bmatrix} \tag{1.35}$$

步骤 2

接下来，通过假设 $u_1 = 0$、$v_1 = 1$、$u_2 = 0$ 和 $v_2 = 0$ 找到 $[k]$ 的第二列。图 1.10 显示了变形前、后的状态。

与前一段中唯一的节点位移是 $u_1 = 1$ 类似，根据图 1.10 利用 v_1 和角度 β 计算弹簧的缩短量 d，为 $d = v_1 \times \sin\beta$。因此，产生这种变形所需的力为 $F = k \times v_1 \times \sin\beta$。同样，这个力可以分解成水平分量 Q_1 和垂直分量 R_1，如前所示。从基本三角学中，在图 1.10 中注意到有两个直角三角形。第一个包含 β，由 x 轴、y 轴和点 P'_1 相对于线段 $P_1 - P_2$ 的垂线形成。第二个包含 θ，由 x 轴、点 P'_1 相对于线段 $P_1 - P_2$ 的垂线和线段 $P_1 - P_2$ 形成。这两个直角三角形共享一个公共角度，它与第一个直角三角形的角度 β 为对角，与第二个直角三角形的角度 θ 为对角。又因为一个三角形内角和为 180°，所以 β 和 θ 表示的角度肯定是相等的。所以有 $F = k \times v_1 \times \sin\beta = k \times v_1 \times \sin\theta$。

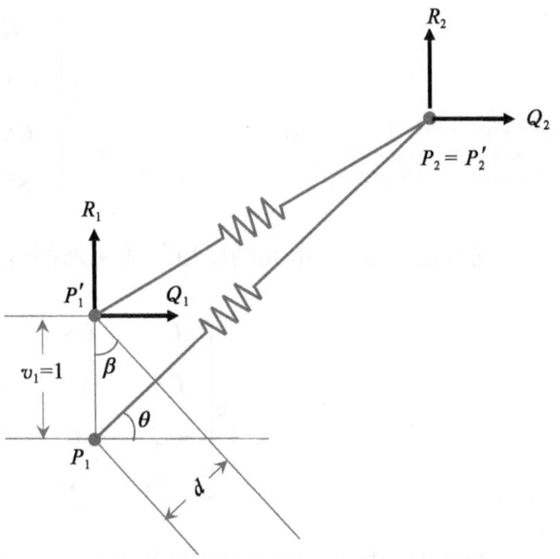

图 1.10　自由体图显示了具有单位竖直位移 v_1 的弹簧单元，而其他所有自由度都假定为 0。角度 θ 由未变形弹簧的轴线和 x 轴形成。可以很容易地从相应的直角三角形中确定角度 β 与角度 θ 的大小相同。

注意，由变形的弹簧和 x 轴形成的角度 θ 类似于图 1.9 所示的角度 θ。与步骤 1 中相同，选择角度 θ 来进行后面的计算。对于剩下的步骤，角度 θ 的相同配置将有利于一致性。根据静态平衡条件把力分解成 4 个分量（$Q_1 = -Q_2$ 和 $R_1 = -R_2$），如下式所示：

$$Q_1 = -Q_2 = F \times \cos\theta = k \times v_1 \times \sin\theta \times \cos\theta \tag{1.36}$$

$$R_1 = -R_2 = F \times \sin\theta = k \times v_1 \times \sin^2\theta \tag{1.37}$$

同样，让 $\cos\theta = C$ 和 $\sin\theta = S$。结合式(1.36)和式(1.37)，并将结果写成矩阵形式得到：

$$k\begin{bmatrix} CS \\ S^2 \\ -CS \\ -S^2 \end{bmatrix} v_1 = \begin{Bmatrix} Q_1 \\ R_1 \\ Q_2 \\ R_2 \end{Bmatrix} \tag{1.38}$$

步骤 3

假设 $u_1 = 0$、$v_1 = 0$、$u_2 = 1$ 和 $v_2 = 0$ 时，将相应的力-位移方程写成：

$$k\begin{bmatrix} -C^2 \\ -CS \\ C^2 \\ CS \end{bmatrix} u_2 = \begin{Bmatrix} Q_1 \\ R_1 \\ Q_2 \\ R_2 \end{Bmatrix} \tag{1.39}$$

步骤 4

如果 $u_1 = 0$、$v_1 = 0$、$u_2 = 0$ 和 $v_2 = 1$ 时，相应的力-位移方程由下式表示：

$$k\begin{bmatrix} -CS \\ -S^2 \\ CS \\ S^2 \end{bmatrix} v_2 = \begin{Bmatrix} Q_1 \\ R_1 \\ Q_2 \\ R_2 \end{Bmatrix} \tag{1.40}$$

完成这 4 步后，单元刚度矩阵的 4 列都得到了。组合这 4 列，就可以写出单元刚度矩阵 $[k]$：

$$k\begin{bmatrix} C^2 & CS & -C^2 & -CS \\ CS & S^2 & -CS & -S^2 \\ -C^2 & -CS & C^2 & CS \\ -CS & -S^2 & CS & S^2 \end{bmatrix}\begin{Bmatrix} u_1 \\ v_1 \\ u_2 \\ v_2 \end{Bmatrix} = \begin{Bmatrix} Q_1 \\ R_1 \\ Q_2 \\ R_2 \end{Bmatrix} \tag{1.41}$$

式(1.41)中所示的单元刚度矩阵和式(1.32)中给出的矩阵一样是一个奇异矩阵。除非施加适当的边界条件，否则无法求出这个方程的解。如果假设 $\theta = 0$（即弹簧沿 x 轴），有 $\cos\theta = 1$ 和 $\sin\theta = 0$，就可以将式(1.41)写成式(1.42)。可以很容易地发现式(1.42)与式(1.32)相同，都是针对沿 x 轴的弹簧。

$$k\begin{bmatrix} 1 & 0 & -1 & 0 \\ 0 & 0 & 0 & 0 \\ -1 & 0 & 1 & 0 \\ 0 & 0 & 0 & 0 \end{bmatrix}\begin{Bmatrix} u_1 \\ v_1 \\ u_2 \\ v_2 \end{Bmatrix} = \begin{Bmatrix} Q_1 \\ R_1 \\ Q_2 \\ R_2 \end{Bmatrix} \tag{1.42}$$

1.3.3 · 均匀线弹性杆的单元刚度矩阵

考虑一个非常相似的问题，有一个沿 x 轴方向，长度为 L，弹性模量为 E，横截面积为 A 的无重力直杆，如图 1.11 所示。这个直杆可以用一个 2 节点单元来表示，每个节点（P_1 和 P_2）只允许一个自由度。也就是说，每个节点有一个轴向位移，每个单元总共有两个自由度。进一步假设正值表示力和位移都指向右边。在该图中，顶部表示未变形（初始）状态的杆，中间表示点 P_1 移位量为 u_1，底部表示点 P_2 移位量为 u_2。

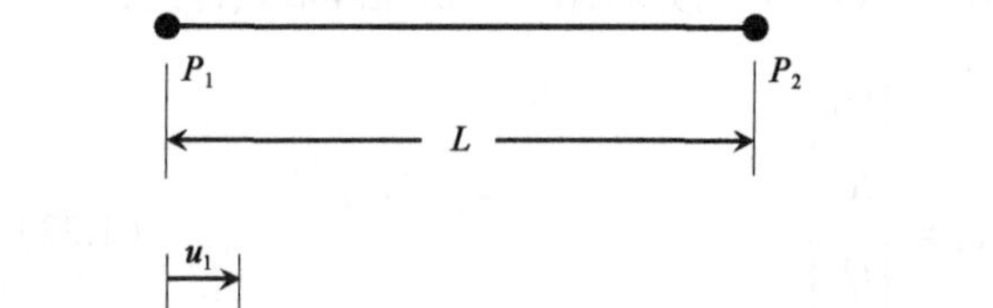

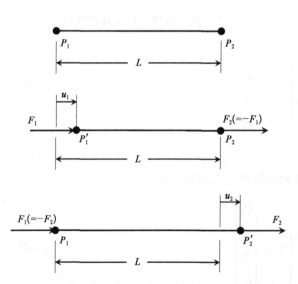

图 1.11　长度为 L 的线性各向同性杆单元由节点 P_1 和 P_2（顶部）表示。P_1 点至 P_1' 变形量为 u_1，点 P_2 固定（中间）。点 P_2 至 P_2' 变形量为 u_2，点 P_1 固定（底部）。

根据初级力学课程，对于任何具有恒定横截面积的均匀线性杆，横截面积、力、长度、应变、应力和杨氏模量具有以下关系：

$$\sigma = E \times \varepsilon,\ \sigma = \frac{F}{A} \text{ 和 } \varepsilon = \frac{\Delta L}{L} \tag{1.43}$$

式中 ΔL 是沿杆轴线方向的变形量。从这些关系中可确定：

$$F = \frac{AE}{L} \times \Delta L \tag{1.44}$$

从式(1.44)可以很容易地看到线性各向同性杆单元和弹簧单元之间的相似性。用 $\frac{AE}{L}$ 代替弹簧常数 k，那么这两个方程就是相同的。同样，假设节点位移 $u_1 = 1$ 和 $u_2 = 0$，可以确定单元刚度矩阵的第一列。假设 $u_1 = 0$ 和 $u_2 = 1$，可以确定单元刚度矩阵的第二列。这样，沿 x 轴方向的线性各向同性杆的力-位移方程可以组合成式(1.45)：

$$\begin{bmatrix} \frac{AE}{L} & -\frac{AE}{L} \\ -\frac{AE}{L} & \frac{AE}{L} \end{bmatrix} \begin{Bmatrix} u_1 \\ u_2 \end{Bmatrix} = \frac{AE}{L} \begin{bmatrix} 1 & -1 \\ -1 & 1 \end{bmatrix} \begin{Bmatrix} F_1 \\ F_2 \end{Bmatrix} \tag{1.45}$$

使用与 1.3.2 节中所示的弹簧单元相同的旋转角度定义，则具有 u_1、v_1、u_2 和 v_2 4 个伪自由度的杆单元力-位移方程可以写成式(1.46)：

$$\frac{AE}{L} \begin{bmatrix} C^2 & CS & -C^2 & -CS \\ CS & S^2 & -CS & -S^2 \\ -C^2 & -CS & C^2 & CS \\ -CS & -S^2 & CS & S^2 \end{bmatrix} \begin{Bmatrix} u_1 \\ v_1 \\ u_2 \\ v_2 \end{Bmatrix} = \begin{Bmatrix} Q_1 \\ R_1 \\ Q_2 \\ R_2 \end{Bmatrix} \tag{1.46}$$

式中 $\cos\theta = C$，$\sin\theta = S$。

1.3.4 · 多个串联线性弹簧或杆的整体刚度矩阵

图 1.12 的顶部显示了由两个串联弹簧组成的结构，弹簧常数分别为 k_1 和 k_2。中间部分显示了由两个串联杆组成的结构，具有恒定的杨氏模量（E_1 和 E_2）和恒定的横截面积（A_1 和 A_2）。两种结构可以用同一个有限元模型来表示，该模型由 3 个节点（P_1、P_2 和 P_3）和两个单元组成，如图的底部所示。力可以通过 3 个节点力 F_1、F_2 和 F_3 的任意组合来施加。最后，施加的力引起的节点位移由 u_1、u_2 和 u_3 表示。

力平衡条件要求 $F_1 + F_2 + F_3 = 0$，可以从代表该系统的自由体图中确定以下内容：

$$F_1 = k_1(u_1 - u_2),\ F_3 = k_2(u_3 - u_2),\ F_2 = -k_1(u_1 - u_2) - k_2(u_3 - u_2) \tag{1.47}$$

将这三个方程写成矩阵形式：

$$\begin{Bmatrix} F_1 \\ F_2 \\ F_3 \end{Bmatrix} = \begin{bmatrix} k_1 & -k_1 & 0 \\ -k_1 & k_1 + k_2 & -k_2 \\ 0 & -k_2 & k_2 \end{bmatrix} \begin{Bmatrix} u_1 \\ u_2 \\ u_3 \end{Bmatrix} \tag{1.48}$$

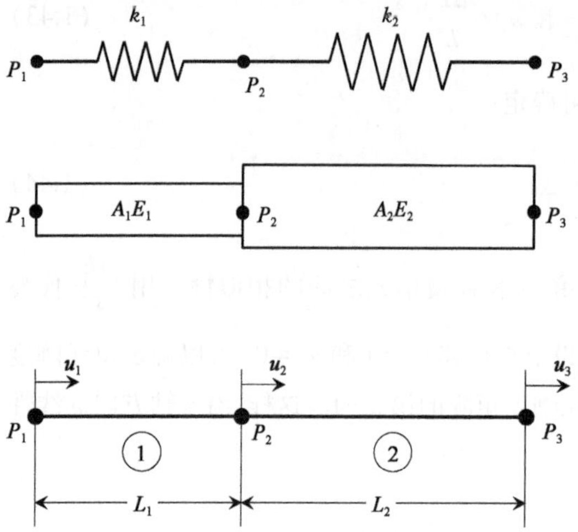

图 1.12　顶部：双弹簧结构，对应的弹簧常数为 k_1 和 k_2。中间：双杆结构，分别具有恒定的横截面积 A_1 和 A_2，以及恒定的弹性模量 E_1 和 E_2。底部：有限元模型，由 3 个节点（P_1、P_2 和 P_3）和两个单元组成，代表上述两种结构。圆圈中的数字表示单元编号。

式(1.48)被称为整体力-位移方程，式中的矩阵称为整体刚度矩阵，表示为 $[K]$。上面提到的计算方法相当直接。然而，随着弹簧数量的增加，从自由体图中写出这些方程将变得复杂。或者，可以根据 1.3.1 节中所示的单个弹簧的例子来写出每个单独单元刚度矩阵 $[k]$。步骤如下：

步骤 1：建立单元刚度矩阵

根据式(1.32)，单元 1 和单元 2 的刚度矩阵为：

$$[k]_{\text{单元1}}\begin{Bmatrix}u_1\\u_2\end{Bmatrix}=\begin{bmatrix}k_1 & -k_1\\-k_1 & k_1\end{bmatrix}\begin{Bmatrix}u_1\\u_2\end{Bmatrix}\Rightarrow\begin{bmatrix}k_1 & -k_1 & 0\\-k_1 & k_1 & 0\\0 & 0 & 0\end{bmatrix}\begin{Bmatrix}u_1\\u_2\\u_3\end{Bmatrix}=\begin{Bmatrix}F_1\\F_2\\0\end{Bmatrix} \tag{1.49}$$

$$[k]_{\text{单元2}}\begin{Bmatrix}u_2\\u_3\end{Bmatrix}=\begin{bmatrix}k_2 & -k_2\\-k_2 & k_2\end{bmatrix}\begin{Bmatrix}u_2\\u_3\end{Bmatrix}\Rightarrow\begin{bmatrix}0 & 0 & 0\\0 & k_2 & -k_2\\0 & -k_2 & k_2\end{bmatrix}\begin{Bmatrix}u_1\\u_2\\u_3\end{Bmatrix}=\begin{Bmatrix}0\\F_2\\F_3\end{Bmatrix} \tag{1.50}$$

步骤 2：将单元刚度矩阵组装为整体刚度矩阵

式(1.49)和式(1.50)的右侧包含在等式左侧看不见的额外一行和额外一列（都由“0”组成）。通过在每个方程式中添加额外的行和列，可以更容易地将这些单元刚度矩阵组装成整体刚度矩阵。我们只需将相应的元素（或输入）放置在矩阵内的适当位置即可。式(1.51)代表通过两个单元刚度矩阵的组装而获得的整个结构的整体力-位移关系。正如所预期，使用两种不同的方法来导出的整体刚度矩阵［式(1.48)和式(1.51)］是相同的。

$$[K]\begin{Bmatrix}u_1\\u_2\\u_3\end{Bmatrix}=\begin{bmatrix}k_1 & -k_1 & 0\\-k_1 & k_1+k_2 & -k_2\\0 & -k_2 & k_2\end{bmatrix}\begin{Bmatrix}u_1\\u_2\\u_3\end{Bmatrix}=\begin{Bmatrix}F_1\\F_2\\F_3\end{Bmatrix} \tag{1.51}$$

正如前面提到的该矩阵的奇异性质，由于没有提供边界和加载条件，因此无法求出式(1.48)或式(1.51)的解。假设这样一个边界条件：结构左端点 P_1 固定（即 $u_1=0$），在点 P_3 施加方向向右的

100 个无量纲单位力（即 $F_3=100$），并且两个无量纲弹簧常数分别为 $k_1=10$ 和 $k_2=15$。那么，可以将力-位移方程写为式(1.52)。注意到 $F_2=0$，是因为在点 P_2 上没有施加力。

$$\begin{bmatrix} 10 & -10 & 0 \\ -10 & 10+15 & -15 \\ 0 & -15 & 15 \end{bmatrix}\begin{Bmatrix} 0 \\ u_2 \\ u_3 \end{Bmatrix}=\begin{Bmatrix} F_1 \\ 0 \\ 100 \end{Bmatrix} \tag{1.52}$$

在点 P_1 处的固定边界条件下，式(1.52)可以分解成 3 个方程：$-10u_2=F_1$，$25u_2-15u_3=0$，$-15u_2+15u_3=100$。

可以清楚地看到，第一个方程无法求解，因为方程的两边都包含未知量。然而，具有两个未知量（u_2 和 u_3）的第二和第三个线性方程可以容易地联立求解。因为 $u_1=0$，所以没有必要求解它。只需要求解第二个和第三个方程，就可以得到所有需要的位移信息（u_2 和 u_3）。从这个例子中推导，当在第 n 个自由度上规定了固定(0)边界条件时，第 n 行和第 n 列可以在进一步的计算中被消去。去掉式(1.52)的第一行和第一列，对于剩下的两个方程，解得 $u_2=10$，$u_3=16.67$。可以通过使用力平衡方程 $\sum F=0$，或者通过使用式(1.52)，将 u_2 和 u_3 的计算结果直接带入整体力-位移方程的第一个方程中来求出反作用力 $F_1=-100$。

对于图 1.12 中所示的具有两个杆的结构，可以用式(1.53)表示相应的力-位移方程。将每个弹簧常数设置为相应杆的刚度 $\frac{AE}{L}$，式(1.53)本质上就是式(1.51)。

$$[K]\begin{Bmatrix} u_1 \\ u_2 \\ u_3 \end{Bmatrix}=\begin{bmatrix} \frac{A_1E_1}{L_1} & -\frac{A_1E_1}{L_1} & 0 \\ -\frac{A_1E_1}{L_1} & \frac{A_1E_1}{L_1}+\frac{A_2E_2}{L_2} & -\frac{A_2E_2}{L_2} \\ 0 & -\frac{A_2E_2}{L_2} & \frac{A_2E_2}{L_2} \end{bmatrix}\begin{Bmatrix} u_1 \\ u_2 \\ u_3 \end{Bmatrix}=\begin{Bmatrix} F_1 \\ F_2 \\ F_3 \end{Bmatrix} \tag{1.53}$$

1.3.5 · 简单生物力学问题的整体刚度矩阵

例 1.1

图 1.13 展示了一个包括肱骨、桡骨（和尺骨）和肘关节的简化手臂。一个重 50 N 的手提包挂在点 P_2。忽略手臂的重量，分别使用在静力学中学习的方法和用杆单元建立的有限元模型来计算维持平衡所需的肱二头肌力。

求解方法

与计算肌肉力量相关的问题通常用静力学中的平衡方程 $\sum F=0$ 和 $\sum M=0$ 来解决。在这里，使用有限元法，建立一个包含 3 个节点，3 个单元的有限元模型来计算肱二头肌的力。

肌肉沿轴向产生力。肱二头肌要绕肘关节旋转前臂，需要一个力矩。在这里，力矩被定义为使物体具有绕特定点或轴旋转的趋势的力大小，它等于力和力臂的乘积。力臂是力的作用线和旋转中心

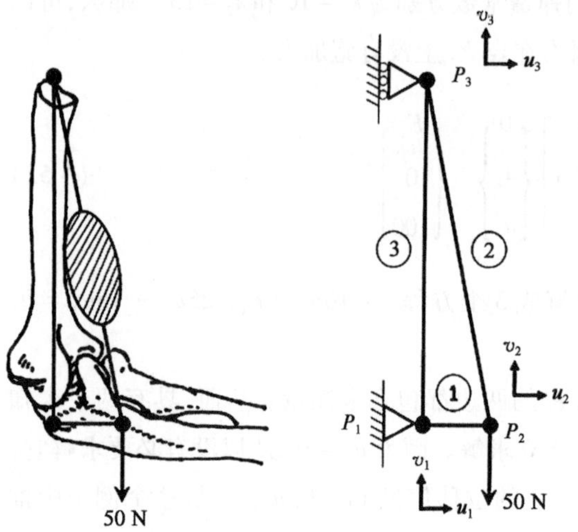

图 1.13 肱二头肌(单元 2)被激活来对抗在点 P_2 施加的 50 N 的垂直载荷。单元 1 和单元 3 分别代表桡骨和肱骨的一部分。肘关节的旋转中心位于点 P_1。点 P_3 是肱二头肌的起点。点 P_1 和点 P_2 之间的距离为 3 cm,P_1 和 P_3 之间的距离为 20 cm。

之间的垂直距离。对于本例,旋转中心位于点 P_1,力臂是线段 $P_2 - P_3$ 和点 P_1 之间的垂直距离。

为了保持静态平衡,手提袋产生的顺时针力矩(通常表示为负力矩)需要被肱二头肌产生的逆时针力矩(表示为正力矩)所抵消。参考图 1.13 右侧所示的自由体图,$P_1 - P_3 - P_2$ 角的计算公式为 $\theta = \tan^{-1}\left(\dfrac{3}{20}\right) = 8.53°$。肱二头肌产生的轴力力臂为 $3 \times \sin(90° - 8.53°) = 2.967$ cm。基于静态平衡方程 $\sum M = 0$,可以从式(1.54)计算出肱二头肌的收缩力为 50.556 N:

$$\sum M = F_{\text{肱二头肌}} \times 2.967 - 50 \times 3 = 0 \text{ 和 } F_{\text{肱二头肌}} = 50.556 \text{ N} \tag{1.54}$$

现在用有限元法来解决这个问题。如前所述,将单元的刚度矩阵组合就能得到整体刚度矩阵 $[K]$。假设桡骨的轴向刚度为 k_1,肱二头肌的轴向刚度为 k_2,肱骨的轴向刚度为 k_3。式(1.55)~式(1.57)显示了 3 个相应自由度下的单元刚度矩阵:

$$[k]_{\text{单元1}}\begin{Bmatrix} u_1 \\ u_2 \end{Bmatrix} = k_1\begin{bmatrix} 1 & -1 \\ -1 & 1 \end{bmatrix}\begin{Bmatrix} u_1 \\ u_2 \end{Bmatrix} \tag{1.55}$$

将值代入式(1.46)时,必须注意保证角度的正确性。对于由点 $P_2 - P_3$ 构成的杆单元,一个确保正确性的办法是:先沿着正水平轴从点 P_2 画一条线,然后测量该水平轴与线段 $P_2 - P_3$ 的夹角。因为单元 2 比竖直轴多出 8.53°,所以单元 2 的旋转角度为 $\theta = 98.53°$。因此,$\cos\theta = -0.148$,$\sin\theta = 0.989$。将这些值代入式(1.46)得到:

$$[k]_{\text{单元2}}\begin{Bmatrix} u_2 \\ v_2 \\ u_3 \\ v_3 \end{Bmatrix} = k_2\begin{bmatrix} 0.022 & -0.146 & -0.022 & 0.146 \\ -0.146 & 0.978 & 0.146 & -0.978 \\ -0.022 & 0.146 & 0.022 & -0.146 \\ 0.146 & -0.978 & -0.146 & 0.978 \end{bmatrix}\begin{Bmatrix} u_2 \\ v_2 \\ u_3 \\ v_3 \end{Bmatrix} \tag{1.56}$$

对于单元 3,旋转角度 θ 为 90°,所以 $\cos\theta = 0$,$\sin\theta = 1$。

$$[k]_{单元3} = k_3\begin{bmatrix} 1 & -1 \\ -1 & 1 \end{bmatrix}\begin{Bmatrix} v_1 \\ v_3 \end{Bmatrix} \tag{1.57}$$

如1.3.4节中步骤1所述，组装的式(1.55)~式(1.57)所示的3个单元刚度矩阵得到整体刚度矩阵。式(1.58)给出了整体刚度矩阵及其相应的节点自由度。

$$\begin{bmatrix} k_1 & 0 & -k_1 & 0 & 0 & 0 \\ 0 & k_3 & 0 & 0 & 0 & -k_3 \\ -k_1 & 0 & k_1+0.022k_2 & -0.146k_2 & -0.022k_2 & 0.146k_2 \\ 0 & 0 & -0.146k_2 & 0.978k_2 & 0.146k_2 & -0.978k_2 \\ 0 & 0 & -0.022k_2 & 0.146k_2 & 0.022k_2 & -0.146k_2 \\ 0 & -k_3 & 0.146k_2 & -0.978k_2 & -0.146k_2 & 0.978k_2+k_3 \end{bmatrix}\begin{Bmatrix} u_1 \\ v_1 \\ u_2 \\ v_2 \\ u_3 \\ v_3 \end{Bmatrix} \tag{1.58}$$

由于本例的目的是确定平衡手提包产生的力矩所需的肱二头肌力量，所以假设肘关节固定，肱骨处为可动铰支座。可以用 u_1、v_1 和 u_3 处的位移为0来表示这样的边界条件。如1.3.4节中步骤2所述，消除第一、第二和第五行和列。将力-位移方程简化为：

$$[K]\begin{Bmatrix} u_2 \\ v_2 \\ v_3 \end{Bmatrix} = \begin{bmatrix} k_1+0.022k_2 & -0.146k_2 & 0.146k_2 \\ -0.146k_2 & 0.978k_2 & -0.978k_2 \\ 0.146k_2 & -0.978k_2 & 0.978k_2+k_3 \end{bmatrix}\begin{Bmatrix} u_2 \\ v_2 \\ v_3 \end{Bmatrix} = \begin{Bmatrix} F_{2H} \\ F_{2V} \\ F_{3V} \end{Bmatrix} = \begin{Bmatrix} 0 \\ -50 \\ 0 \end{Bmatrix} \tag{1.59}$$

其中，下标 H 表示水平方向的力，下标 V 表示竖直方向的力。有很多方法来求解式(1.59)，如克莱默法则、逆矩阵法或高斯消元法。

为简单起见，假设肱二头肌的轴向刚度 (k_2) 为 k，以及两个骨骼的轴向刚度 (k_1 和 k_3) 为 1 000k。通过这些假设，式(1.59)变为：

$$k\begin{bmatrix} 1\,000.022 & -0.146 & 0.146 \\ -0.146 & 0.978 & -0.978 \\ 0.146 & -0.978 & 1\,000.978 \end{bmatrix}\begin{Bmatrix} u_2 \\ v_2 \\ v_3 \end{Bmatrix} = \begin{Bmatrix} F_{2H} \\ F_{2V} \\ F_{3V} \end{Bmatrix} = \begin{Bmatrix} 0 \\ -50 \\ 0 \end{Bmatrix} \tag{1.60}$$

在这个例子中，首先在方程两边同时乘以 $[K]^{-1}$（$[K]$ 的逆矩阵），然后解出 u_2、v_2 和 v_3。因为 $[K]^{-1}$ 为 $\left\{k\begin{bmatrix} 1\,000.022 & -0.146 & 0.146 \\ -0.146 & 0.978 & -0.978 \\ 0.146 & -0.978 & 1\,000.978 \end{bmatrix}\right\}^{-1} = \dfrac{1}{k}\begin{bmatrix} 0.001 & 0.000\,15 & 0 \\ 0.000\,15 & 1.023\,5 & 0.001 \\ 0 & 0.001 & 0.001 \end{bmatrix}$ 所以式(1.60)两边都乘以 $[K]^{-1}$ 得到：

$$\begin{Bmatrix} u_2 \\ v_2 \\ v_3 \end{Bmatrix} = [K]^{-1}\begin{Bmatrix} 0 \\ -50 \\ 0 \end{Bmatrix} = \frac{1}{k}\begin{bmatrix} 0.001 & 0.000\,15 & 0 \\ 0.000\,15 & 1.023\,5 & 0.001 \\ 0 & 0.001 & 0.001 \end{bmatrix}\begin{Bmatrix} 0 \\ -50 \\ 0 \end{Bmatrix} = \frac{1}{k}\begin{Bmatrix} -0.007\,5 \\ -51.176 \\ -0.05 \end{Bmatrix} \tag{1.61}$$

为了确定肱二头肌产生的力，需要首先计算这条肌肉的长度变化量。假设肱二头肌具有单位刚度(如 $k = 1\ \text{N/cm}$),由式(1.61)确定的节点位移为 $u_2 = -0.007\,5$, $v_2 = -51.176$ 和 $v_3 = -0.05$,单位均为 cm。由这些节点位移计算出点 P_2 由初始位置(3, 0)水平移动了 u_2,竖直移动了 v_2 的距离到 P_2'(2.992 5, −51.176),点 P_3 由初始位置(0, 20)竖直移动了 v_3 的距离到 P_3'(0, 19.95)。然后,通过计算肱二头肌的初始长度($P_2 - P_3 = \sqrt{3^2 + 20^2} = 20.224$)和变形长度($P_2' - P_3' = \sqrt{2.992\,5^2 + (-51.176 - 19.95)^2} = 71.19$)来得到长度变化量。

利用胡克定律,计算出肌肉力为 $F_{\text{肌肉}} = k \times (71.17 - 20.224) = 50.966\ \text{N}$。在这个方案中,刚度 k 被假设为具有一个单位值,与使用静力学得到的结果相差 0.41 N(误差小于 1%)。但当 k 值较大时,节点位移会小得多(也更真实),计算结果将更接近静力学的计算结果。式(1.62)表示当假设 k 值为 1 000 时计算得到的节点位移。正如预期的那样,此时相应的肌肉力为 50.3 N,与使用静力学得到的结果非常接近(误差小于 0.5%)。

$$\{u_2 \quad v_2 \quad v_3\}^T = 10^{-3}\{-0.007\,5 \quad -51.176 \quad -0.05\}^T \tag{1.62}$$

这种差异的部分原因是在手动计算时引入了舍入误差。并且,在使用静态平衡方程求解时,假设所有节点的位移为 0,而有限元法基于变形力学,必须允许单元发生些许位移或变形。

1.3.6 · 简式桁架桥的整体刚度矩阵

例 1.2

已知一个简式桁架桥总跨度 8 m,高度 3 m,在点 P_4 处承受竖直向下 50 kN 的力和水平向右 20 kN 的风力。桥点 P_1 固定在支座上,点 P_3 有一可动铰支座。每个桁架构件的截面尺寸为 0.1 m×0.1 m,杨氏模量为 200 GPa,极限强度为 400 MPa。所以,单元 1、单元 2、单元 3、单元 4 和单元 5 的刚度 $\left(\dfrac{AE}{L}\right)$ 值分别为:5×10^8 N/m、5×10^8 N/m、4×10^8 N/m、4×10^8 N/m 和 6.67×10^8 N/m。图 1.14 给出了该桥梁的有限元模型。建立整体力-位移方程。

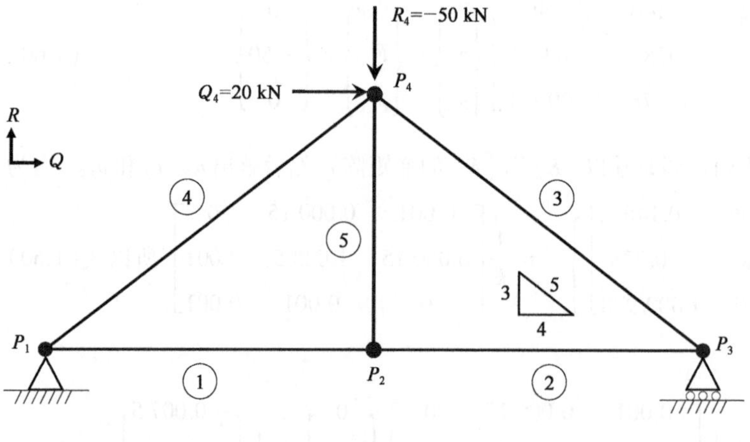

图 1.14　桁架桥有限元模型具有 4 个节点(P_1、P_2、P_3 和 P_4)和 5 个单元。圆圈中的数字表示单元编号。每个节点拥有两个平移自由度,共 8 个自由度。边界条件消除了 3 个自由度(u_1、v_1 和 v_3)。根据几何关系,单元 1 与单元 4 还有单元 2 与单元 3 构成的角度均为 36.9°。

求解方法

根据第 1.3.3 节,由于 $P_1 - P_2$ 和 $P_2 - P_3$ 平行于 x 轴,可以很容易地写出单元 1 和单元 2 的单元刚度矩阵及其相应的自由度。如图所示,由 $P_3 - P_4$ 构成的单元 3 的角度为 126.9°(即 $\cos\theta = -0.6$,

$\sin\theta=0.8$)。同样,P_1-P_4 构成的单元 4 的角度为 36.9°(即 $\cos\theta=0.8$, $\sin\theta=0.6$)。P_2-P_4 构成的单元 5 的角度为 90°(即 $\cos\theta=0$, $\sin\theta=1$)。由式(1.45)和式(1.46)可以得到各单元方程:

$$[k]_{\text{单元}1}\begin{Bmatrix}u_1\\v_1\\u_2\\v_2\end{Bmatrix}=[k]_{\text{单元}P_1-P_2}\begin{Bmatrix}u_1\\v_1\\u_2\\v_2\end{Bmatrix}=5\times10^8\begin{bmatrix}1&0&-1&0\\0&0&0&0\\-1&0&1&0\\0&0&0&0\end{bmatrix}\begin{Bmatrix}u_1\\v_1\\u_2\\v_2\end{Bmatrix}\tag{1.63}$$

$$[k]_{\text{单元}2}\begin{Bmatrix}u_2\\v_2\\u_3\\v_3\end{Bmatrix}=[k]_{\text{单元}P_2-P_3}\begin{Bmatrix}u_2\\v_2\\u_3\\v_3\end{Bmatrix}=5\times10^8\begin{bmatrix}1&0&-1&0\\0&0&0&0\\-1&0&1&0\\0&0&0&0\end{bmatrix}\begin{Bmatrix}u_2\\v_2\\u_3\\v_3\end{Bmatrix}\tag{1.64}$$

$$[k]_{\text{单元}3}\begin{Bmatrix}u_3\\v_3\\u_4\\v_4\end{Bmatrix}=[k]_{\text{单元}P_3-P_4}\begin{Bmatrix}u_3\\v_3\\u_4\\v_4\end{Bmatrix}=4\times10^8\begin{bmatrix}0.36&-0.48&-0.36&0.48\\-0.48&0.64&0.48&-0.64\\-0.36&0.48&0.36&-0.48\\0.48&-0.64&-0.48&0.64\end{bmatrix}\begin{Bmatrix}u_3\\v_3\\u_4\\v_4\end{Bmatrix}\tag{1.65}$$

$$[k]_{\text{单元}4}\begin{Bmatrix}u_1\\v_1\\u_4\\v_4\end{Bmatrix}=[k]_{\text{单元}P_1-P_4}\begin{Bmatrix}u_1\\v_1\\u_4\\v_4\end{Bmatrix}=4\times10^8\begin{bmatrix}0.64&0.48&-0.64&-0.48\\0.48&0.36&-0.48&-0.36\\-0.64&-0.48&0.64&0.48\\-0.48&-0.36&0.48&0.36\end{bmatrix}\begin{Bmatrix}u_1\\v_1\\u_4\\v_4\end{Bmatrix}\tag{1.66}$$

$$[k]_{\text{单元}5}\begin{Bmatrix}u_2\\v_2\\u_4\\v_4\end{Bmatrix}=[k]_{\text{单元}P_2-P_4}\begin{Bmatrix}u_2\\v_2\\u_4\\v_4\end{Bmatrix}=6.67\times10^8\begin{bmatrix}0&0&0&0\\0&1&0&-1\\0&0&0&0\\0&-1&0&1\end{bmatrix}\begin{Bmatrix}u_2\\v_2\\u_4\\v_4\end{Bmatrix}\tag{1.67}$$

建立力-位移方程的第一步是将 5 个单元刚度矩阵组装成一个整体刚度矩阵 $[K]$,如式(1.68)所示。学生们应该养成一个习惯,那就是要首先确保组装得到的整体刚度矩阵是一个对称的矩阵。

$$[K]=10^8\begin{bmatrix}7.56&1.92&-5.00&0.00&0.00&0.00&-2.56&-1.92\\1.92&1.44&0.00&0.00&0.00&0.00&-1.92&-1.44\\-5.00&0.00&10.00&0.00&-5.00&0.00&0.00&0.00\\0.00&0.00&0.00&6.67&0.00&0.00&0.00&-6.67\\0.00&0.00&-5.00&0.00&6.44&-1.92&-1.44&1.92\\0.00&0.00&0.00&0.00&-1.92&2.56&1.92&-2.56\\-2.56&-1.92&0.00&0.00&-1.44&1.92&4.00&0.00\\-1.92&-1.44&0.00&-6.67&1.92&-2.56&0.00&10.67\end{bmatrix}\tag{1.68}$$

第二步是施加边界条件。在固定和可动铰支座的边界条件下，可以消除第一、第二和第六行和列。剩下的 5 × 5 矩阵为：

$$[K]\begin{Bmatrix}u_2\\v_2\\u_3\\u_4\\v_4\end{Bmatrix}=10^8\begin{bmatrix}10&0&-5&0&0\\0&6.67&0&0&-6.67\\-5&0&6.44&-1.44&1.92\\0&0&-1.44&4&0\\0&-6.67&1.92&0&10.67\end{bmatrix}\begin{Bmatrix}u_2\\v_2\\u_3\\u_4\\v_4\end{Bmatrix}=\begin{Bmatrix}F_{2H}\\F_{2V}\\F_{3H}\\F_{4H}\\F_{4V}\end{Bmatrix}=\begin{Bmatrix}0\\0\\0\\20\,000\\-50\,000\end{Bmatrix}\tag{1.69}$$

求解式(1.69)中的 5 个联立方程，就可以得到其余未知的 5 个节点位移，u_2、v_2、u_3、u_4 和 v_4。但是，随着自由度的增加，手动求解这些问题会变得越来越困难。因此，可以通过编写计算机程序来解决此问题。在前面的例子中，将整体刚度矩阵的逆矩阵 $[K]^{-1}$ 与等式的两边相乘进而计算出节点位移。在此例中，可以使用同样的过程。也可以使用在线性代数中学过的高斯消元法（Gaussian elimination method）来计算。下一部分将简要介绍此方法。

1.3.7 · 高斯消元法

高斯消元法是求解形如 $[K]\{u\}=\{F\}$ 的线性方程组的一种常用方法。在矩阵运算中，有三种常见的操作可以产生与原矩阵具有相同特征的新矩阵。

（1）交换任意两行。

（2）将任意行的每一项乘以一个非 0 常数。

（3）将一行的每一项的值加到另一行的每一项中。

使用高斯消元法的目的是得到一个新的矩阵，它的主对角线下方元素全为 0，并且与原来的 $[K]$ 具有相同的性质。以前面 5 × 5 的矩阵为例，上三角矩阵由矩阵右上三角形中的项组成，并包括主对角线中的项，其形式为：$\begin{bmatrix}m_{11}&m_{12}&m_{13}&m_{14}&m_{15}\\0&m_{22}&m_{23}&m_{24}&m_{25}\\0&0&m_{33}&m_{34}&m_{35}\\0&0&0&m_{44}&m_{45}\\0&0&0&0&m_{55}\end{bmatrix}$。

通过适当应用上述三种方法中的一种以达到高斯消元的目的。形成上三角矩阵后，先用后向回代法求出最后一个变量。之所以称此方法为“后向回代”，是因为需要先求解上三角矩阵的最后一行。因为上三角矩阵的最后一行只有一个非 0 项，我们可以通过简单的算术除法来找到未知数，也就是：

$$[K]\begin{Bmatrix}u_2\\v_2\\u_3\\u_4\\v_4\end{Bmatrix}=\begin{bmatrix}m_{11}&m_{12}&m_{13}&m_{14}&m_{15}\\0&m_{22}&m_{23}&m_{24}&m_{25}\\0&0&m_{33}&m_{34}&m_{35}\\0&0&0&m_{44}&m_{45}\\0&0&0&0&m_{55}\end{bmatrix}\begin{Bmatrix}u_2\\v_2\\u_3\\u_4\\v_4\end{Bmatrix}=\begin{Bmatrix}F_{2H}\\F_{2V}\\F_{3H}\\F_{4H}\\F_{4V}\end{Bmatrix}\rightarrow v_4=\frac{F_{4V}}{m_{55}}。$$

有了 v_4 的值,就可以解出倒数第二行的变量 u_4。因为 $m_{44}u_4 + m_{45}v_4 = F_{4H}$,可以解出 $u_4 = \frac{F_{4H} - m_{45}v_4}{m_{44}}$。使用同样的方法,就可以算出剩下所有变量的值。

使用一个典型的 64 位计算机来说明高斯消元法的一个关键问题。众所周知,64 位计算机以 64 位浮点数的格式来存储实数(十进制):1 位用于符号(正或负),52 位用于精确的数字(尾数),11 位表示指数。当一个数字除以另一个非常小的数字时,尾数中可用的位数可能不足以维持所需的精度,即可能出现舍入误差。在高斯消元法中,与主对角线重合的每一行元素称为主元点或主元位置。构建上三角矩阵时,主元点处的值一般被用作分母。为了消除由很小的数被除引起的舍入误差,使用操作一将主元点上数很小的行移动到另一行。通过简单地交换行使大的数字位于主元位置。使用操作二和操作三将矩阵左下部分变为 0 来得到上三角矩阵。

高斯消元法的一个改进版本是高斯-约旦消元法(Gauss-Jordan elimination method)。高斯-约旦消元法的最终目的是得到这样一个矩阵:主对角线上的值均为 1,而矩阵的其他位置上的值均为 0。这是通过使用与高斯消元法相同的三种矩阵操作来完成的。因为这样的矩阵只有对角项中的单位值,所以所有未知数的解都很容易得到。高斯-约旦消元法的一个缺点是计算成本比高斯消元法高。因此,仅在手动计算只有少量联立方程的问题时,才会使用这种方法。通过使用高斯消元法而不是高斯-约旦消元法,可以避免很多额外的步骤。由于有限元法求解的系统通常较大,因此高斯消元法更常使用。

下面将逐步演示高斯消元法的过程。当然,应当编写计算机程序来代替人工计算。以前面的式(1.69)为例子:

$$[K]\begin{Bmatrix} u_2 \\ v_2 \\ u_3 \\ u_4 \\ v_4 \end{Bmatrix} = 10^8 \begin{bmatrix} 10 & 0 & -5 & 0 & 0 \\ 0 & 6.67 & 0 & 0 & -6.67 \\ -5 & 0 & 6.44 & -1.44 & 1.92 \\ 0 & 0 & -1.44 & 4 & 0 \\ 0 & -6.67 & 1.92 & 0 & 10.67 \end{bmatrix} \begin{Bmatrix} u_2 \\ v_2 \\ u_3 \\ u_4 \\ v_4 \end{Bmatrix} = \begin{Bmatrix} F_{2H} \\ F_{2V} \\ F_{3H} \\ F_{4H} \\ F_{4V} \end{Bmatrix} = \begin{Bmatrix} 0 \\ 0 \\ 0 \\ 20\,000 \\ -50\,000 \end{Bmatrix}。$$

第一步是使第一列中除第一项以外的所有项都等于 0。注意到该列的第三行包含非 0 值。为了第一列第三行的值变为 0,必须将现有数字 (−5) 乘以一个值,以便将结果与第一行(10) 相加得到 0。使用操作二,将第三行的每个元素乘以 2:

$$10^8 \begin{bmatrix} 10 & 0 & -5 & 0 & 0 \\ 0 & 6.67 & 0 & 0 & -6.67 \\ -10 & 0 & 12.88 & -2.88 & 3.84 \\ 0 & 0 & -1.44 & 4 & 0 \\ 0 & -6.67 & 1.92 & 0 & 10.67 \end{bmatrix} \begin{Bmatrix} u_2 \\ v_2 \\ u_3 \\ u_4 \\ v_4 \end{Bmatrix} = \begin{Bmatrix} 0 \\ 0 \\ 0 \\ 20\,000 \\ -50\,000 \end{Bmatrix}。$$

接下来,将第一行的值加到第三行,保持第一行不变。得到:

$$10^8\begin{bmatrix}10 & 0 & -5 & 0 & 0\\ 0 & 6.67 & 0 & 0 & -6.67\\ 0 & 0 & 7.88 & -2.88 & 3.84\\ 0 & 0 & -1.44 & 4 & 0\\ 0 & -6.67 & 1.92 & 0 & 10.67\end{bmatrix}\begin{Bmatrix}u_2\\ v_2\\ u_3\\ u_4\\ v_4\end{Bmatrix}=\begin{Bmatrix}0\\ 0\\ 0\\ 20\,000\\ -50\,000\end{Bmatrix}。$$

现在第一列中除了第一个值之外所有值都等于0,对第二列应用类似的方法。希望第二列中除了第二个值之外的所有值都等于0,所以必须处理最后一行的 -6.67。只需将第二行的值加到第五行,即可将其变为0:

$$10^8\begin{bmatrix}10 & 0 & -5 & 0 & 0\\ 0 & 6.67 & 0 & 0 & -6.67\\ 0 & 0 & 7.88 & -2.88 & 3.84\\ 0 & 0 & -1.44 & 4 & 0\\ 0 & 0 & 1.92 & 0 & 4\end{bmatrix}\begin{Bmatrix}u_2\\ v_2\\ u_3\\ u_4\\ v_4\end{Bmatrix}=\begin{Bmatrix}0\\ 0\\ 0\\ 20\,000\\ -50\,000\end{Bmatrix}。$$

需要通过操作二和操作三来将第三列第四行中的值变为0。首先将第四行乘以 $\dfrac{7.88}{1.44}$(注意,这个操作也应用于等式右边的力向量):

$$10^8\begin{bmatrix}10 & 0 & -5 & 0 & 0\\ 0 & 6.67 & 0 & 0 & -6.67\\ 0 & 0 & 7.88 & -2.88 & 3.84\\ 0 & 0 & -7.88 & 21.89 & 0\\ 0 & 0 & 1.92 & 0 & 4\end{bmatrix}\begin{Bmatrix}u_2\\ v_2\\ u_3\\ u_4\\ v_4\end{Bmatrix}=\begin{Bmatrix}0\\ 0\\ 0\\ 1.094\times 10^5\\ -50\,000\end{Bmatrix}。$$

然后将第三行的值加到第四行:

$$10^8\begin{bmatrix}10 & 0 & -5 & 0 & 0\\ 0 & 6.67 & 0 & 0 & -6.67\\ 0 & 0 & 7.88 & -2.88 & 3.84\\ 0 & 0 & 0 & 19.01 & 3.84\\ 0 & 0 & 1.92 & 0 & 4\end{bmatrix}\begin{Bmatrix}u_2\\ v_2\\ u_3\\ u_4\\ v_4\end{Bmatrix}=\begin{Bmatrix}0\\ 0\\ 0\\ 1.094\times 10^5\\ -50\,000\end{Bmatrix}。$$

同样,将第五行乘以 $-\dfrac{7.88}{1.92}$,然后将第三行的值加到新的第五行得到:

$$10^8\begin{bmatrix}10 & 0 & -5 & 0 & 0\\ 0 & 6.67 & 0 & 0 & -6.67\\ 0 & 0 & 7.88 & -2.88 & 3.84\\ 0 & 0 & 0 & 19.01 & 3.84\\ 0 & 0 & 0 & -2.88 & -12.58\end{bmatrix}\begin{Bmatrix}u_2\\ v_2\\ u_3\\ u_4\\ v_4\end{Bmatrix}=\begin{Bmatrix}0\\ 0\\ 0\\ 1.094\times 10^5\\ 2.052\times 10^6\end{Bmatrix}。$$

到目前为止,过程已经很清晰了。就是将当前行中的值乘以另一行中的值,然后除以当前行中的值,得到的结果被另一行的值减去,就得到了想要的结果 0。再来一遍这个过程: 将第五行乘以 $\frac{19.01}{2.88}$, 然后将第四行中的值加到新的第 5 行得到:

$$10^8\begin{bmatrix}10 & 0 & -5 & 0 & 0\\ 0 & 6.67 & 0 & 0 & -6.67\\ 0 & 0 & 7.88 & -2.88 & 3.84\\ 0 & 0 & 0 & 19.01 & 3.84\\ 0 & 0 & 0 & 0 & -79.20\end{bmatrix}\begin{Bmatrix}u_2\\ v_2\\ u_3\\ u_4\\ v_4\end{Bmatrix}=\begin{Bmatrix}0\\ 0\\ 0\\ 1.094\times 10^5\\ 1.464\times 10^6\end{Bmatrix}。$$

这个矩阵现在具有上三角矩阵的形式,也就是说,在主对角线下方和左方的所有值都是 0。此时,应用后向回代法来确定各节点位移。

从最后一行 $10^8[0\quad 0\quad 0\quad 0\quad -79.20]$ 开始,将这一行的序列值与节点位移向量的序列值相乘得到: $10^8[(0)(u_2)+(0)(v_2)+(0)(u_3)+(0)(u_4)+(-79.20)(v_4)]=1.464\times 10^6$。

可以发现,最后一行中只有最后一个值是非 0 的。因此, v_4 就是力向量的最后一个值除以上三角矩阵 $[K]$ 的最后一个元素: $v_4=\frac{(1.464\times 10^6)}{(-79.2\times 10^8)}=-1.849\times 10^{-4}$。

可以使用 v_4 的值来计算 u_4 的值,其余的也类似。以 m 为单位计算得到的各节点位移如下:

$$u_4=\frac{1.094\times 10^5-10^8\times 3.84\times v_4}{19.01\times 10^8}=\frac{1.804\times 10^5}{19.01\times 10^8}=0.949\times 10^{-4}。$$

$$u_3=\frac{10^8\times(2.88)\times u_4-10^8\times 3.84\times v_4}{10^8\times 7.88}=\frac{9.837\times 10^{-4}}{7.88}=1.248\times 10^{-4}。$$

$$v_2=\frac{10^8\times 6.67\times v_4}{10^8\times 6.67}=-1.849\times 10^{-4}。$$

$$u_2=\frac{10^8\times 5\times u_3}{10^8\times 10}=0.624\times 10^{-4}。$$

在与桁架相关的问题中,使用 MSA 或直接刚度法计算得到的节点位移与精确解完全相同。对于非桁架或弹簧单元,节点的解不太可能与精确解完全相同。一个简单的经验法则是,用来构建目标结构的单元越多,计算结果就越接近精确解。第 2 章中提供了其他单元的更多说明。

1.4 从 MSA 到有限元模型

如上一节所示,MSA 方法用于分析框架结构时非常方便。虽然该部分主要用于演示 MSA 方法,但有意嵌入了有限元法中的节点和单元的概念,以突出这两种方法之间的相似性。但是,MSA 方法仅限于求解桁架或框架结构。现实世界中的问题除了框架结构外,还往往包括表面(2D)或实体(3D)组件。对于这些结构,需要采用有限元法。此外,如 1.3 节所示,在组装相应的整体刚度矩阵之前,可以通过使用每个桁架构件的力-位移关系直接用 MSA 和有限元法形成单元刚度矩阵。因此,MSA 和有限元法都能在节点处得到精确的解。对于其他类型的结构,可能无法直接得到这样的位移函数,因此需要其他力学原理,如功-能原理,来建立单元刚度矩阵。这些其他的关系将在第4章探讨。

软件包中都嵌入了用来建立所有单元的单元刚度矩阵和将这些矩阵组装成整体(全局)刚度矩阵的公式,并且对软件用户透明。因此,一些用户可能不太注意公式的细节,这可能会导致软件的误用或结果的误读。前面已经回顾了一个桁架结构的公式,下面将通过四个关键步骤来构建一个桁架结构有限元模型。这四个步骤可以用于构建任何有限元模型。

有限元模型基本上是承受载荷的真实结构的数值示例。任何有限元模型的构建都包含四个关键步骤。

(1) 将结构理想化并离散为网格。

(2) 选择主要材料模型。

(3) 设立边界条件。

(4) 输入载荷条件。

这四个步骤将分别在后面的章节中描述。下面将简要讨论建立用于结构分析和解决损伤生物力学问题的有限元网格的基本概念。

20世纪60年代,很多开源有限元软件程序可免费提供,用于解决航空航天、机械和土木工程领域的实际问题。创建这些程序的初衷是方便将研究成果传递给其他工程师,包括美国国家航空航天局(National Aeronautics and Space Administration, NASA)赞助的由计算机科学公司开发的有限元软件包NASTRAN(NASA STRucture Analysis),以及由加州大学伯克利分校开发的结构分析程序(Structural Analysis Program, SAP)(Wilson, 1970)。由于这些程序的广泛使用,在这些计算机程序开发过程中出现的很多术语至今仍在使用。其中一个术语就是“网格”,它基本上是一个包含了节点、单元、材料类型,以及定义问题的计算域载荷和边界条件的列表。

对于每个节点,所需的信息是空间中的节点坐标和有关节点适当自由度约束的所有描述。虽然载荷条件(如节点力或力矩)也是通过节点施加,但通常在输入数据面板的另一部分(如载荷条件部分)中注明。

对于每个单元,所需的信息是节点的连接顺序和与单元相关的材料模型。连接顺序取决于我们为了建立单元而设定的形函数(第2章)。单元刚度矩阵(第4章)可以由材料模型和相关属性得到,然后将所有单元刚度矩阵组装到整体刚度矩阵中。在完成这些步骤之后,就可以开始计算节点位移了。

当使用有限元分析软件时,需要根据统一的单位制来定义问题,因为没有软件会分配默认单位。有限元法中使用的三个用于描述质量、长度和时间的基本单位。其他单位都是从这三个基本单位衍生而来。例如:

- 1加速度单位 = 1长度单位/(1时间单位)^2。
- 1速度单位 = 1长度单位/(1时间单位)。
- 1力单位 = 1质量单位 × 1加速度单位。
- 1密度单位 = 1质量单位/(1长度单位)^3。
- 1应力单位 = 1质量单位 × 重力常数/(1长度单位)^2。

因此,当选择以千克(kg)、米(m)和秒(s)作为基本单位时,将得到相应的加速度单位(m/s^2)、速度单位(m/s)、力的单位(N)、密度单位(kg/m^3)和应力单位(Pa)。如果选择基本单位为 kg、mm 和 ms,将得到相应的加速度单位(mm/ms^2,等于 1 000 m/s^2)、速度单位(mm/ms)、力的单位(kN)、密度单位(kg/mm^3)和应力单位(kN/mm^2 或 GPa)。

对于密度为 7.88 g/cm^3 的低碳钢,当选择 kg、m 和 s 作为基本单位时,需要在指定空间中输入 7 880 来描述密度,因为 7.88 g/cm^3 相当于 7 880 kg/m^3。同样,当选择 kg、mm 和 ms 作为基本单位时,需要输入 7.88×10^{-6}。

在 1.3.6 节中,由 5 个构件组成的无重量桁架桥的例子规定了长度的基本单位为 m,应力和模量的单位为 Pa($1\ GPa = 10^9\ Pa$),力的单位为 N($1\ kN = 10^3\ N$)。在这个静态问题的计算中,代表质量和时间的单位不用考虑。如果选择 mm 作为长度的基本单位,那么应力/模量的单位应该是 GPa,力的单位应该是 kN。

更好的选择是在构建有限元模型时预设一个统一的单位制。下面的练习旨在让读者熟悉在创建有限元模型时如何选择统一的单位制。对上述的五构件桁架桥问题,建立一个以 kg、m 和 s 为基本单位的输入数据面板,如表 1.2 所示。因为这是一个 2D 问题[即只需要长度(m)中的 x 和 y 坐标],所以它不包括任何动态效应(即只包括静态载荷),并且所有桁架构件的质量都可以忽略不计(即没有重力)。因此,输入力的单位为牛顿(N),杨氏模量的单位是帕斯卡(Pa),横截面积用米的平方(m^2)表示。从该数据面板计算得到的最终节点位移以米为单位。从表 1.2 中,可以看出有限元分析中所需的每个桁架构件的长度和刚度可以通过任何软件程序轻松算出。

表 1.2 五构件桁架桥示例的样本输入数据面板

节点号	x 坐标(m)	y 坐标(m)	z 坐标(m)	边界条件	加载条件(N)
1	0.0	0.0		$\mu_1 = 0$ 且 $\nu_1 = 0$	
2	4.0	0.0			
3	8.0	0.0		$\nu_3 = 0$	
4	4.0	3.0			$F_{4x} = 20\ 000$ $F_{4y} = -50\ 000$
单元号	**1 号节点**	**2 号节点**	**杨氏模量(Pa)**		**面积(m^2)**
1	1	2	200×10^9		0.01
2	2	3	200×10^9		0.01
3	3	4	200×10^9		0.01
4	1	4	200×10^9		0.01
5	2	4	200×10^9		0.01

练习题

(1) 把拉梅常数 λ 分别用 E 和 ν、K 和 G、ν 和 G、K 和 ν 表示。把拉梅常数 μ 分别用 E 和 ν、K 和

λ、ν 和 λ、K 和 ν 表示。

(2) 制作有限元模型的输入数据面板需要一个统一的单位制。根据质量、长度和时间这三个已知的基本单位完成下表。

质量	长度	时间	速度	加速度	力	应力
kg	m	s	m/s	m/s^2	N	Pa
kg	mm	ms				
g	mm	ms				
ton	mm	s				
slug	ft	s				

(3) 一个单元的端点位于 x 轴上的点 1 和点 2。点 1 在 $x=6$ 处，点 2 在 $x=2$ 处。在施加一个力后，点 1 位移至 $x=4$ 处，点 2 位移至 $x=9$ 处。单元的平均应变是多少？

(4) 一个单元由 (0, 0) 处的 P_0 和 (5, 0) 处的 P_2 连接组成。对单元施加一组力后节点 P_0 移动至 (−2, 2)，点 P_2 移动至 (4, 4) 处。用式 (1.3) 计算受力后的单元长度。

(5) 使用练习 1.4 中的例子，计算施加力后单元的法向应变。用两种不同的方式解决这个问题：① 假设单元为无穷小；② 不假设单元无穷小。

(6) 一个矩形 2D 单元，节点位于 (0, 0)、(2, 0)、(2, 4)、(0, 4)。① 施加一组力后，节点分别移动至 (0, 0)、(2, 0)、(3, 4)、(1, 4)。此时剪切应变为多少？② 若节点分别移动至 (0, 0)、(2, 0.1)、(2.1, 4.2)、(0.1, 4.1)，平均剪切应变和总剪切应变是多少？

(7) 利用各向同性弹性材料和式 (1.16) 建立钢的本构矩阵。假设杨氏模量为 200 GPa，泊松比为 0.3。

(8) 弹簧单元由位于 x 轴上的点 P_1 和点 P_2 连接组成。初始情况下，点 P_1 位于 2 m 处，点 P_2 位于 5 m 处。对点 P_1 施加 1 200 N 的力，点 P_2 保持静止。弹簧的刚度为 56 N/m。用直接刚度法求解点 P_1 的位移。

(9) 一根钢质杆有两节点分别位于 P_1 (1, 1) 和 P_2 (6, −0.5)。点 P_1 在 x 和 y 方向上都受到约束。钢的弹性模量是 200 GPa，杆横截面积为 0.1 m^2。在点 P_2 施加一个向水平上方 45° 角的力。杆的 x 和 y 方向位移是多少？

(10) 利用高斯消元法求解下面的方程。

$$\begin{bmatrix} 82 & 64 & 96 & 96 \\ 91 & 10 & 97 & 49 \\ 13 & 28 & 16 & 81 \\ 92 & 55 & 98 & 15 \end{bmatrix} \begin{Bmatrix} u_1 \\ v_1 \\ u_2 \\ v_2 \end{Bmatrix} = \begin{Bmatrix} 43 \\ 92 \\ 80 \\ 96 \end{Bmatrix}$$

(11) 4根铝质杆(弹性模量为70 GPa，泊松比为0.35，横截面积为100 mm^2)按下图所示方式连接。点P_1坐标为(0, 0)，点P_2坐标为(3, 3)，点P_3坐标为(0, 3)，点P_4坐标为(3, 6)。点P_1和点P_3在x和y方向受到约束。若在点P_4上施加一个沿x方向3 000 N的力，求各节点的位移。

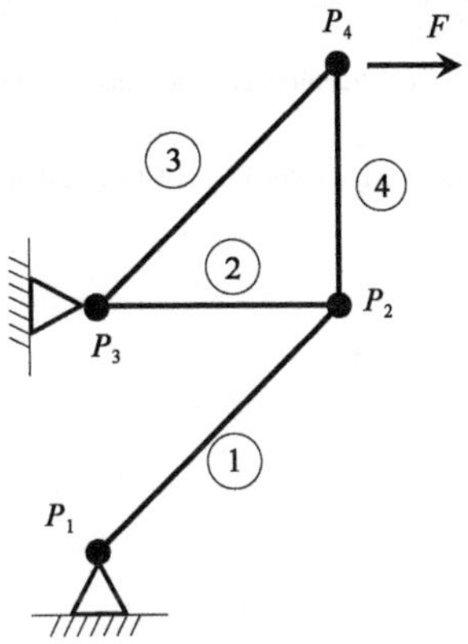

(12) 下图是一个简化的手臂，肱二头肌起点位于肱骨上距肘关节的垂直距离25 cm处。外力作用点位于桡骨远端4 cm处。与例1.1中手提袋施加的50 N的力不同，此时在作用点处放置了一个食品袋，施加的外力为135 N。试计算肱二头肌的力。

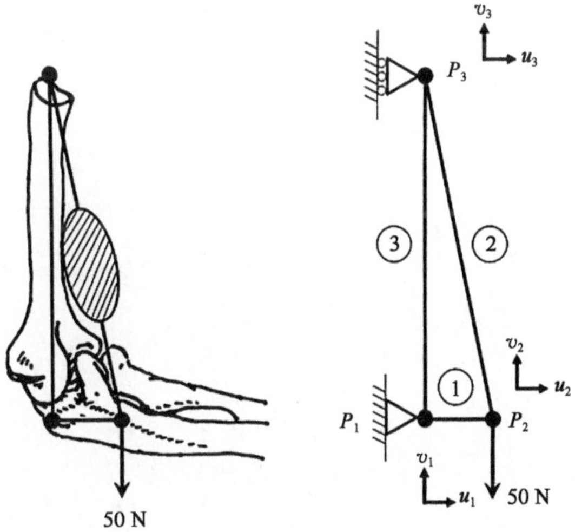

(13) 证明为什么式(1.46)不能用于单个只有两个约束的单元。

参考文献

[1] Argyris, J.H., Kelsey, S., 1960. Energy Theorems and Structural Analysis. Butterworth Scientific, London. ISBN: 978-1-4899-5852-55.

[2] Blincoe, L.J., Miller, T.R., Zaloshnja, E., Lawrence, B.A., 2015. The Economic and Societal Impact of Motor Vehicle Crashes, 2010 (Revised) Report No. DOT HS 812013. National Highway Traffic Safety Administration, Washington, DC.

[3] Clough, R.W., Wilson, E.L., 1999. Early finite element research at Berkeley. In: Proceedings of the Fifth U.S. National Conference on Computational Mechanics, Boulder, Colorado August 4−6, 1999.

[4] Duncan, W.J., Collar, A.R., 1934. A method for the solution of oscillations problems by matrices. Philosophical Magazine Series 7

(17), 865.
[5] Felippa, C.A., 2001. A historical outline of matrix structural analysis: a play in three acts. Computers and Structures 79, 1313 - 1324.
[6] Maney, G.A., 1914. An Investigation of the Stresses in Cantilever Flat Slabs. MS thesis in Theoretical and Applied Mechanics. University of Illinois.
[7] O'Connor, J.J., Robertson, E.F., 2017. MacTutor History of Mathematics Archive. URL: http://www-history.mcs.st-andrews.ac.uk/index.html.
[8] Turner, M.J., 1959. The direct stiffness method of structural analysis. In: Structural and Materials Panel Paper, AGARD Meeting, Aachen, Germany, 1959.
[9] Wilson, E.L., 1970. SAP—a General Structural Analysis Program. UCB/SESM Report No. 70/21. University of California, Berkeley.

2 网格划分、单元类型和单元形函数

King H. Yang

Wayne State University, Detroit, Michigan, United States

2.1 结构的理想化和离散化

在分析受载结构的响应之前,必须创建有限元模型。如表 1.2 所示,计算机软件只能访问输入数据集的节点坐标、单元连接关系、边界条件和载荷条件。软件根据这些数据形成单元刚度矩阵 $[k]$,单元刚度矩阵组合成结构刚度矩阵 $[K]$,加载边界与载荷条件,然后使用高斯消元法或等效方法来求解节点位移。换言之,用户需要将结构离散化,对每个离散后的结构进行数值理想化,设置边界条件并加载载荷条件。在示例 1.2 中,将整个桥结构离散为 5 个桁架构件。每个桁架构件都理想化为一维 2 节点杆单元。对于每一个单元,其节点需要依据单元刚度矩阵的构成方法以特定顺序排列。在有限元术语中,"网格"一词定义为节点(包含与几何位置有关的信息)和单元(规定了节点之间的连接顺序)的集合。创建网格之后,将边界与载荷条件施加于相应的节点。最后,采用高斯消元法来计算节点位移。

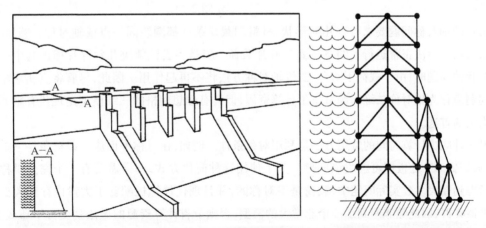

图 2.1　左：储水用的三维长坝示意图。插图：代表坝体最薄弱截面的 A－A 截面图可用于分析该坝体在载荷下的结构完整性。右：此横截面离散为有限数量的三角形平面应变单元。在第 2.3 节中将进一步探讨使用三角形单元类型的优、缺点。

图 2.1 所示为一个数值离散化和理想化的算例,将三维长坝的横截面 A－A 理想化为二维平面应变问题,然后再将其离散为有限数量的三角形单元。如果不考虑模型构建或计算资源相关的成

本问题，也可以建立整个长坝的三维有限元模型。如果这样的话，模拟大型模型的响应需要很长时间，这不可取。由于长坝的强度取决于整个长坝的最薄弱部分，因此只分析整个三维长坝具有代表性的二维截面具有合理性，而且计算效率更高。

假设 z 轴为沿长坝轴向，则可以从长坝的横向切面中看到力施加到 $x-y$ 平面。长坝沿 z 方向比沿横截面方向厚得多，因此可以认为涉及 z 轴的应变分量比涉及 x 轴或 y 轴的应变分量小得多。换言之，可以假设平面应变单元的 $\varepsilon_{zz}=\gamma_{yz}=\gamma_{zx}=0$。需要注意的是，沿 x 轴或 y 轴承受双轴载荷的平面应力单元（在 z 方向上的尺寸比在 x 和 y 方向上的尺寸小得多的板）在 z 轴的应力几乎为 0。换言之，可以假设平面应力单元的 $\sigma_{zz}=\tau_{yz}=\tau_{zx}=0$。在第 1.2.3 节中式（1.22）、式（1.23）中提供了表示平面应力和平面应变单元所需的方程。

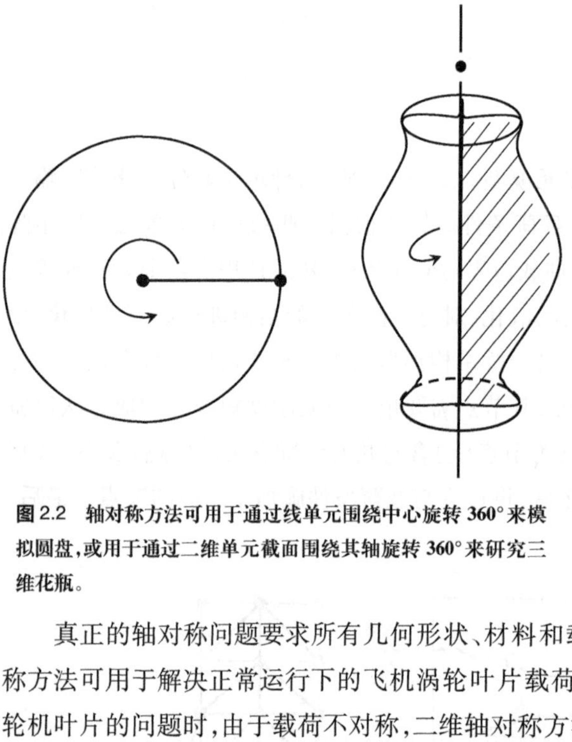

图 2.2　轴对称方法可用于通过线单元围绕中心旋转 360° 来模拟圆盘，或用于通过二维单元截面围绕其轴旋转 360° 来研究三维花瓶。

与上述示例问题不同，所有实际工程问题都是三维的。在现代高性能计算机问世之前，人们开发并发表了大量的研究理论来减少自由度的数量，因此可以使用该时期相对低速、低核心内存的计算机来解决问题。使用轴对称求解原理可以减少总自由度，该原理定义为：通过绕一点旋转一维线段形成结构来解决二维对称问题或通过围绕旋转轴旋转二维边来解决三维问题。例如，可以通过绕原点旋转直线 360° 来简化二维圆盘，并且可以通过二维板绕垂直轴旋转 360° 来简化在垂直长度上具有可变直径的三维圆柱结构（图 2.2）。

真正的轴对称问题要求所有几何形状、材料和载荷条件都围绕同一点或轴对称。例如，轴对称方法可用于解决正常运行下的飞机涡轮叶片载荷。但是当尝试解决几片碎片撞击其中一个涡轮机叶片的问题时，由于载荷不对称，二维轴对称方法将不再起作用。因此，尽管将真实场景中的三维问题简化为轴对称二维问题节省了计算资源，但具有理想网格的三维模型是现代有限元模型开发人员的首选。

另一种减少计算时间的常用方法是利用对称条件。例如，在对称平面应力载荷条件下加载对称板，只需要 1/4 的板即可解决该问题。为了使用这种简化方式，同样需要有一个完全对称的条件。考虑到在大多数实际问题中，载荷是不对称的，并且现代计算机配备了大量内存和大型的高速处理器集群，因此除非遇到了一个非常大的模型，否则节省计算资源的做法就变得不那么重要。使用完整模型而不是基于对称条件的简化模型的另一个优势是能够检测伪像。如果问题确实是对称的，那么结果将是对称的。如果发现不对称结果，则显然存在与不良网格划分相关的数值伪像。

与结构理想化有关的另一个思路是，忽略某些对特定问题无关紧要的细节（如小孔或圆角）。通过忽略这些细节信息，可以更快地创建有限元模型。早期有限元模型都是为特定类型的工程分析创建的。例如,曾经习惯在目标区域附近使用小尺寸单元,而对所有其他单元使用粗网格(图 2.3)。由于缺乏计算资源,有些问题需要使用特殊方法去解决。为一个特定分析而创建的模型只能为该特定目的求解。如果精细网格区域不再是新一轮分析的关注点,则需要重新创建一个新模型。

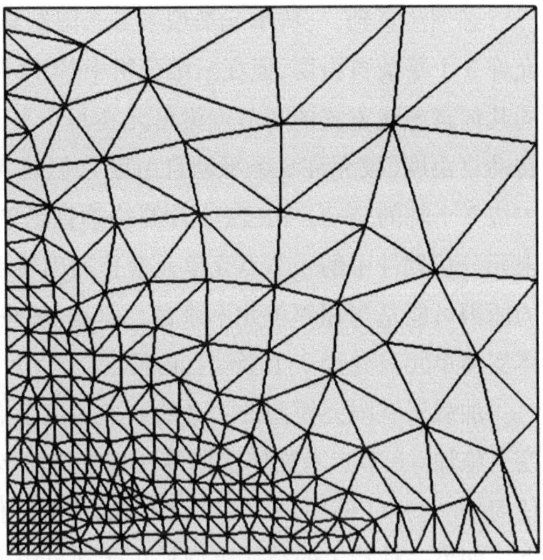

图 2.3 位于左下角的目标区域附近采用更细的网格,以计算由于目标区域附近集中载荷(未显示)而引起的应力增加。对于远离目标区域的地方,网格尺寸要大得多,因为应力变化通常较小。当计算资源有限时,这种方法有效。但是这种方法的缺点是每次更改目标区域后都需要创建一个新模型。

借助网格划分软件,通常使用分布均匀且尺寸细小的网格来创建现代通用有限元模型,因此一个模型足以研究不同的边界与载荷条件。图 2.4 显示了由美国国家碰撞分析中心(National Crash Analysis Center, NCAC)开发的详细的通用汽车有限元模型,用于评估车辆的碰撞能力。与为三个不同的碰撞方向创建三个单独的有限元模型相比,该模型的优势是单个模型即可满足正面、侧面和尾部碰撞仿真的需求。接下来的两节将更加详细地阐述节点和单元的基本性质。

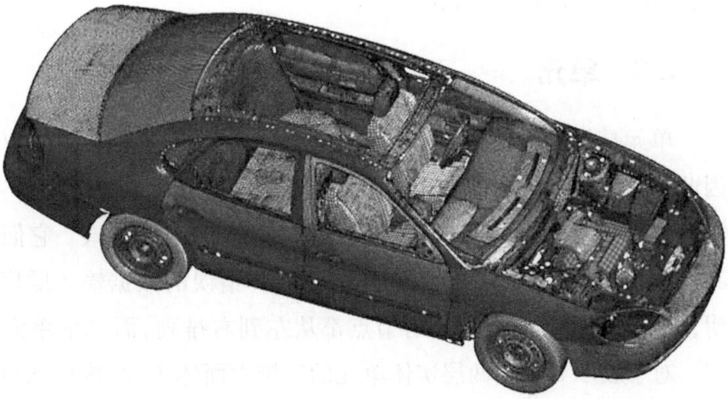

图 2.4 乔治华盛顿大学 NCAC 开发的福特 Taurus 整车有限元模型的剖视图。

2.2 节点

定义节点或称为网格点所需的信息是整体坐标系中的空间位置。节点的位置信息在全局坐标系的矩形或球形空间中定义。常用的坐标系包括笛卡尔坐标系、极坐标系和球坐标系。

在每个节点上,可以约束任意自由度,并且可以计算由于施加的力和力矩而产生的自由度响应。从理论上讲,所有节点都具有 6 个自由度,即沿 x 轴、y 轴和 z 轴的 3 个平动,以及围绕 x 轴、y 轴和 z 轴的 3 个转动自由度。当约束这 6 个自由度时,通常分别标记为 1、2、3、4、5 和 6。例如,1、2、3、5 约束表示沿三个轴(表示为 1、2、3)中的任何一个都没有平动,并且禁止绕 y 轴(表示为 5)转动。

必须注意到，一些单元类型本身会限制某些自由度。例如，一维2节点桁架、弹簧和索单元都允许3个平动自由度，但在三维分析中禁止转动自由度。另一方面，与一维桁架或弹簧单元具有相同几何理想化方式的2节点梁单元在每个节点处即允许6个自由度。同样，4节点膜单元不包含转动自由度（仅允许3个平动自由度），但是4节点板单元允许3个平动自由度和2个在单元平面中绕2个轴的转动自由度（不计算绕垂直于单元表面的轴的转动）。类似于4节点板单元，某些有限元分析软件中的4节点壳单元禁止面内转动，这也称为法线自转自由度。忽略法线自转自由度的原因可能是与相邻单元不兼容。但是，某些有限元软件允许法线自转自由度。最后，8节点六面体实体单元只允许3个平动自由度。

加载于有限元模型的力必须通过相应节点的平动自由度施加，而力矩需要在节点的转动自由度上施加。8节点六面体实体单元禁止任何转动自由度，因此在此单元类型上施加力矩不起作用。任何平动约束（例如，x、y和z轴上的节点零位移）和任何转动约束都只能应用于相应自由度的节点。如果一种特定的单元类型禁止转动自由度，对这些自由度应用任何约束都不会影响有限元分析结果。例如，禁止8节点六面体实体单元的平动和转动运动将产生与只禁止平动自由度相同的结果。在某些情况下，载荷可能是固定的运动量（如将管压缩一定距离）或恒定的速度（如汽车有限元模型以50 km/h的速度撞击刚性壁），这些强制运动也需要应用于节点上。

为了便于使用，某些软件允许用户将分散的力施加到表面。这些软件仍然需要将面载荷重新分配为节点载荷。对于没有这种选择的有限元软件包，用户需要根据相应的单元形函数分配面载荷，这将在第6章中进行介绍。

2.3 单元

单元是将结构理想化的基本构造块。由于构造块可以由任何材料（如金属、木材、骨头）组成，因此单元中必须包含与之相关的材料属性的信息。从几何学上讲，单元可以是线（一维桁架或梁）、平面（二维膜和板）或实体（四面体或六面体）的形式。它们由特定顺序排列的节点连接而成，其依据为节点之间的数学关系（形函数）。错误的数据输入顺序将导致错误的结果。除非另有说明，否则形成一维单元的所有节点都从左到右排列，而二维单元中的所有节点都按逆时针顺序排列。对于表示8节点两层实体单元的三维六面体单元，构成该单元下层（点P_1至点P_4）的节点首先按逆时针顺序排列，而上一层（点P_5至点P_8）随后以相同的逆时针顺序布置。请注意，底层（点P_1）和顶层（点P_5）的起点从同一角开始，但位于z轴的不同高度。

有限元法中的单元形函数是基于单元内已知节点坐标确定非节点物理量所需的多功能插值函数的集合。这些函数还可将均匀或不均匀分布的面载荷重新分配给节点，并得到应力或应变云图。形函数的顺序取决于单元中的节点个数。例如，线性（一阶）插值对于2节点一维杆单元就足够了，而3节点一维杆单元则必需使用二次（第二阶）插值。

早期受限于计算机效率，人们在有限元分析中倾向于使用高阶插值单元以减少单元数量，这反过来又减少了在这些低性能计算机上获得解的自由度总数。尽管它们能够满足更高阶的连续性，但是这些复杂或特殊的高阶单元比低阶单元更难构建。

位移场的简单连续性称为C^0连续性。在大多数结构力学和损伤生物力学问题中，应变是最受关注的响应变量。因为可以从位移场的一阶导数计算应变,所以 C^0 连续性足以解决大多数结构力学和生物力学问题。这里还有其他一些问题,这些问题要求位移场在单元边缘上的一阶导数是连续的。这种连续性称为 C^1 连续性。例如,一些基于 Kirchhoffe - Love 理论的板和壳单元需要 C^1 连续性才能有效。图 2.5 以图形方式说明了 C^0 和 C^1 连续性的本质。

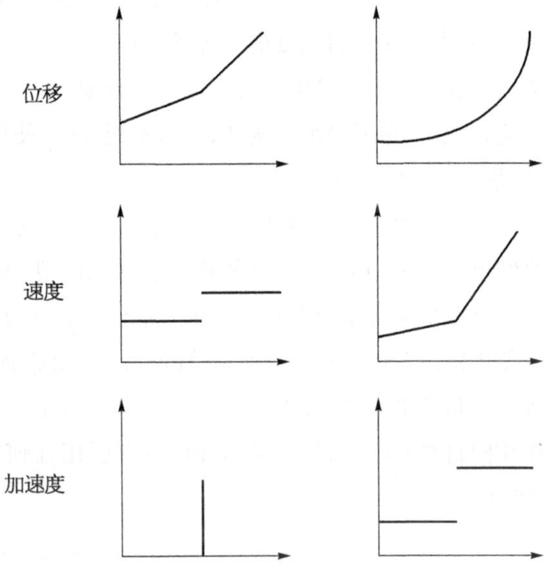

图 2.5　左侧描述了一个具有 C^0 连续性的单元,即位移或挠度场连续,但是速度和斜率场 $\left(\dfrac{du}{dx}\right)$ 不连续。对于具有 C^1 连续性的单元,位移或挠度场和速度或斜率场都是连续的,但加速度或曲率场不连续。

2.3.1 · 最简单单元类型

随着计算能力的不断提高,现代有限元模型使用大量单元来构建,以保证目标结构的相似性。随着单元尺寸越来越小,在大多数情况下使用低阶和高阶单元求解的差异将变得微不足道。因此,现在的有限元建模人员更喜欢使用具有高网格分辨率的简单类型的单元。由于高阶单元在当代有限元分析中并不常用,因此本书将不讨论关于具有高连续性的单元类型的理论,只讨论最简单的单元类型。

在早期设计阶段,粗网格模型可能会有效地获取由于参数变化而出现的响应变量的幅值变化趋势。使用这种粗网格时,仿真可以快速进行,可以在很短的时间内完成许多参数研究。最终,需要使用能够确保数值收敛的精细网格来获取更为准确的计算结果。

在有限元法中,"收敛"一词与连续细化网格的有限元模型计算出的解和通过分析或实验获得的解之间存在多大的差异有关。如果不收敛,我们就无法确定有限元分析结果是否代表了真实结果。两者差异的根源可能是由于缺乏迭代收敛和网格收敛。

迭代收敛是指通过迭代过程(例如将在 7.2 节中介绍的 Jacobi 方法)可以获得一些有限元解。直到两次连续迭代之间的误差小于预设值,迭代过程才会停止。使用这种方法,数值计算结果和分析或实验结果会随着大量的数值迭代变得更为接近。如果允许数值分析运行足够长的时间,则两个解将几乎相同。因此,可以通过减少两个连续迭代之间的允许误差来轻松解决迭代收敛的问题。

在网格收敛方面,有限元模型在创建目标结构网格时需要一定程度的简化。显然,更精细的网格与真实结构更为接近。在这种情况下,可以认为用于创建模型的单元越多,所得到的结果将越准确。经过数次网格细化后,如果细化模型与前模型之间的解之差小于预设值,则将网格视为已收敛。在某些情况下,网格密度的持续增加实际上会使分析结果远离收敛。此现象通常表明模型的设定不准确,一个可能的原因是该模型过于简化。如前所述,忽略一些很小的细节(如不对小孔建模)是减少总自由度的一种常见做法。在这种情况下,除非在网格中明确建模该孔,否则无法表现出在小孔附近发生的高应力集中现象。另外,可能的原因是选择了与目标结构不匹配的(有时是错误的)单元类型。例如,在对梁建模时,使用梁单元类型比其他单元类型更有效(参见 2.5.3 节,图 2.21 和表 2.4)。

除了收敛要求外,使用不同类型或不同排列方式的单元创建有限元模型也可能产生不同的仿真结果。图 2.6 所示为一个矩形板有限元模型,固定模型的右边缘,将一个点载荷(集中的载荷)施加于该模型左边缘的中心。即使三个模型的应力云图看起来非常相似,但峰值应力却不相同。对于使用四边形单元建立的模型,峰值应力(无量纲值为 3.9)是使用直角三角形单元(峰值为 1.8)和等边三角形单元(峰值为 1.7)模型的 2 倍以上。在这里,因为本练习的目的是计算三个模型在使用相同材料特性时的应力相对值,没有引用任何特定的材料,因此这里没有提供应力的单位(如 MPa)。

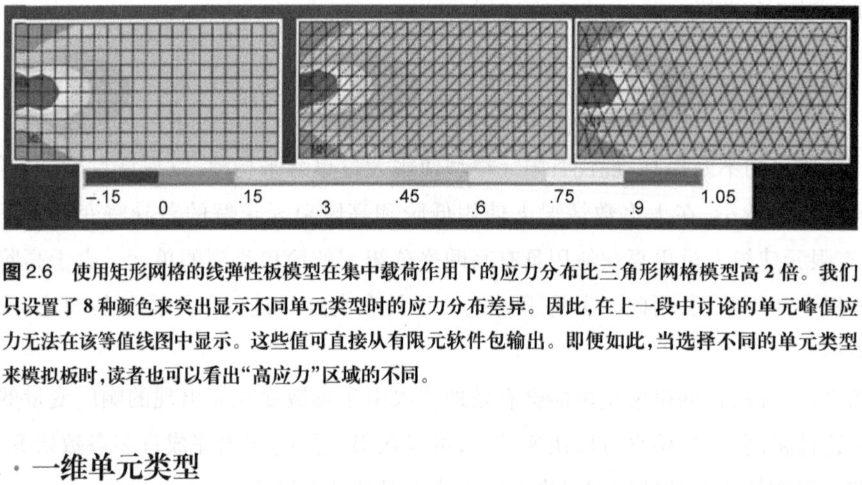

图 2.6 使用矩形网格的线弹性板模型在集中载荷作用下的应力分布比三角形网格模型高 2 倍。我们只设置了 8 种颜色来突出显示不同单元类型时的应力分布差异。因此,在上一段中讨论的单元峰值应力无法在该等值线图中显示。这些值可直接从有限元软件包输出。即便如此,当选择不同的单元类型来模拟板时,读者也可以看出"高应力"区域的不同。

2.3.2 · 一维单元类型

一维单元类型包括但不限于 2 节点线性单元或 3 节点二次单元。2 节点单元是最简单的一维单元类型(或不与全局坐标轴对齐的伪二维或三维线单元),包括桁架、弹簧、索、梁和框架的结构类型。

2 节点桁架构件只能承受轴向载荷(即限制弯曲载荷)。当施加横向力(竖向载荷)时,桁架构件不会产生阻力。然而,当多个桁架构件通过销钉连接在一起时,整体可以抵抗非轴向力。销钉将桁架构件连接在一起,这些构件可绕销钉的轴线自由转动,因此无法抵抗力矩。另外,这种结构类型需要具有恒定的横截面积,恒定的弹性模量,并且可以朝向任意方向。如图 2.7(左)所示,为了理想化横截面积可变的桁架构件,需要使用一系列具有不同横截面积的单元(图 2.7 右)。理想化桁架的单元数量是基于仿真所需的精确度来确定的。

弹簧只能承受轴向载荷(拉伸或压缩),并且沿弹簧轴线的每个节点只有1个自由度。对于二维或三维问题,当弹簧的轴未与全局坐标系任意一轴对准时,每个节点分别假定2个或3个伪自由度。在这种情况下,这2个或3个自由度在数学上是相关的,并且可以根据弹簧轴和全局坐标系任意一轴所形成角度进行计算。弹簧不同于桁架单元,只需要一个弹簧常数就可以生成单元刚度矩阵,而桁架单元需要恒定的横截面积、长度和弹性模量才能计算单元刚度矩阵的所有项。

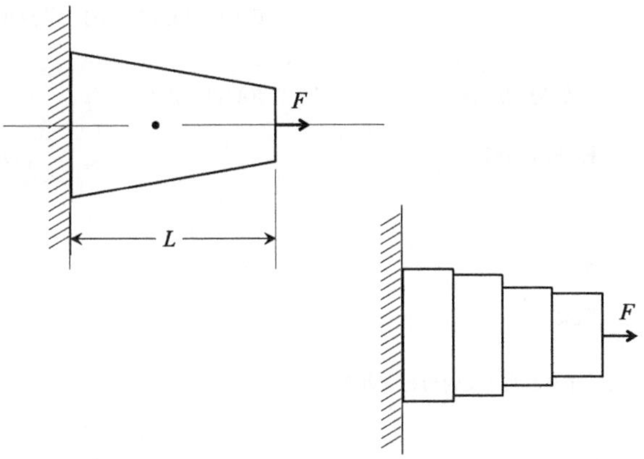

图2.7 锥形桁架结构(左)可以理想化为几个桁架单元(右)的组合,每个单元具有恒定的横截面积。

索单元也可以承受轴向载荷,但可以进一步分成只受拉伸或只受压缩索单元。只受拉伸索单元在伸长时可以提供负载阻力,但在缩短时会变得松软并且不提供负载阻力。在计算上,这是在只受拉伸索单元受压时分离刚度来完成的。只受压缩索单元与只受拉伸索单元具有相反的作用。因为肌肉只在收缩时才能产生力,所以需要使用只受压缩索单元来模拟肌肉活动。

经典力学中,将"梁"定义为一种其中两个维度明显小于第三个维度的三维结构。梁主要是通过弯曲传递横向力,因此梁单元每个节点具有2个自由度,即竖向挠度和平面转动自由度,以同时承受剪切力和弯矩。因此,需要用C^1连续性来构建经典平面梁单元。

梁单元与桁架单元明显不同,桁架单元只能承受轴向载荷。梁和桁架单元的另一个区别是,桁架单元可以单独承受压缩或拉伸,但不能同时承受两者的作用。另一方面,梁单元存在一个中性面(所有应力均为0的平面),该中性面的一侧受拉伸,另一侧受压缩。

尽管只需要2个节点即可完全表示梁单元的几何方向,但是某些软件需要添加第三个参考节点,以便为梁的宽度和高度指定方向。这对于计算合适的截面惯性矩很有帮助。利用该信息可以在截面上沿高度方向的积分点计算梁的内应力。其他软件只需要用户直接输入弹性模量、横截面积和惯性矩,因此不需要此类参考节点。在这种情况下,由于缺乏截面形状,因此无法计算梁的内应力。

用叠加原理构成的框架单元实质上是桁架单元和经典平面梁单元的组合。因为很少有实际结构只承受轴向或横向载荷,所以这种结构比经典的桁架和梁单元更具实际意义。许多软件将框架单元表示为一般的梁单元。

现在的有限元分析软件功能丰富且强大。但是这些软件有时过于复杂,我们很难正确使用它们。为了构建合适的模型,我们需要阅读用户手册和理论手册,以便理解结构类型之间的各种细微差别。表2.1总结了上述一维结构类型的一些重要特征。值得注意的是,这些要点可能不适用于所有有限元软件。

表 2.1　用最简单的二节点单元建模的一维结构类型

结构类型	每个节点的自由度[a]	承受的外部载荷	自由度
杆、桁架、弹簧	1	拉伸和压缩	轴向位移
索	1	拉伸或压缩	轴向位移
梁	2	横向力和弯矩	横向位移和转动
框架	5	拉伸或压缩或弯矩	三向位移和两平面内转动

注：[a] 不包括用于定向的伪自由度。

2.3.3 · 二维单元类型

二维单元类型是其一个方向的尺寸比其他两个方向的尺寸小得多的三维结构(如承受平面载荷的板)。这种单元类型包括但不限于 3 节点线性三角形单元、6 节点二次三角形单元、4 节点双线性四边形单元、9 节点双二次四边形单元和 8 节点四边形单元(图 2.8)。最简单的两种单元类型是 3 节点线性三角形单元和 4 节点双线性四边形单元。3 节点单元是最容易进行网格划分的一种单元类型。但是需要使用更多的 3 节点单元才能达到与 4 节点单元相同的精确度。

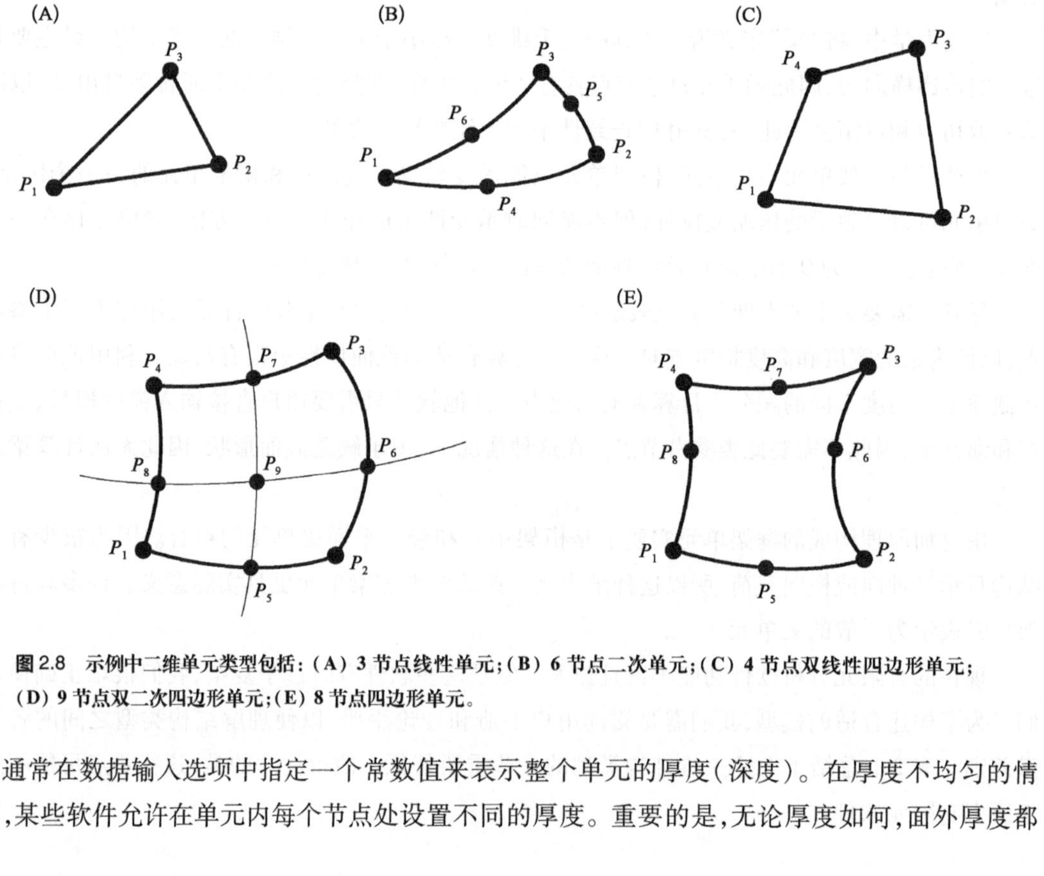

图 2.8　示例中二维单元类型包括：(A) 3 节点线性单元；(B) 6 节点二次单元；(C) 4 节点双线性四边形单元；(D) 9 节点双二次四边形单元；(E) 8 节点四边形单元。

通常在数据输入选项中指定一个常数值来表示整个单元的厚度(深度)。在厚度不均匀的情况下，某些软件允许在单元内每个节点处设置不同的厚度。重要的是，无论厚度如何，面外厚度都不会以图形方式显示在任何前处理和后处理软件中。厚度与平面内横向尺寸(宽度和长度)比值的允许范围取决于实际问题,因此不能明确规定。使用此单元类型的经验法则是沿 z 轴的尺寸小于 x 或 y 方向的 10%。

上述二维面单元类型都可以用来表示膜、平面应力、平面应变、板和壳结构。这五种结构类型之间的区别是,膜、平面应力和平面应变单元只在平面内才具有强度,板单元只有面外刚度(即通过弯曲承受载荷),而壳单元可以提供面内和面外刚度。所有二维单元类型都可以单独使用,或者结合三维单元类型来对三维结构进行建模。例如,椎骨可以由一层二维壳单元来表示薄的外层皮质骨,而三维实体单元则用来表示其中的骨小梁。

一般认为,膜单元太薄而不能承受任何压缩载荷。尽管如此,膜单元和平面应力单元均可承受拉伸载荷。对于平面应力单元,任何涉及平面外轴的应力分量都必须为 0。也就是说,对于位于 $x-y$ 平面上的单元,σ_{zz}、τ_{yz} 和 τ_{zx} 均为 0。同理,$x-y$ 平面中的平面应变单元也可假设 ε_{zz}、ε_{yz} 和 ε_{zx} 均为 0。

经典力学中,壳必须具有一个曲面(如储油罐或潜艇的外表面),而板则必须具有一个平面。然而,由于现代有限元模型中通常会使用大量的单元,因此曲面和平面之间的界线变得模糊。通过连接大量平面可以很好地近似曲面。在某些软件中,允许板单元有抵抗面内和面外载荷的刚度。在现代有限元法中,有时壳与板之间的区别不像使用分析方法时那样清楚,为了选择正确合适的二维单元类型来创建有限元模型,需要充分了解所用软件板单元和壳单元的构建方式。

因为膜、平面应力和平面应变单元只提供面内刚度,所以限制了全部转动自由度,只允许平动自由度。这些单元每个节点具有 2 个自由度(2 个面内位移)。膜单元的典型应用是对薄织物进行建模,如安全带或安全气囊。同样需要使用膜单元对构成胸膜(胸腔)、心包膜(包围心脏的膜)和腹膜(腹腔)的间皮进行建模。另一方面,平面应力单元通常用于解决仅承受面内载荷的薄板问题。如图 2.9 所示,通常使用平面应力单元对安全带扣进行建模,而对安全带使用膜单元建模。

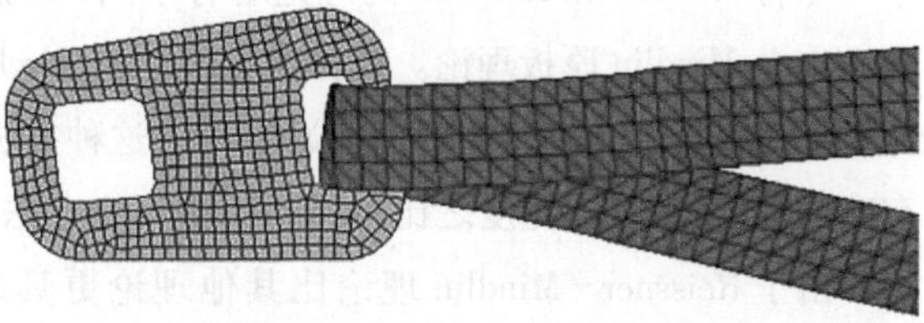

图 2.9 使用平面应力单元建模的安全带扣,使用膜单元建模的安全带。

如上所述,二维板单元通过组合弯曲和剪切来承受与表面正交的载荷。因此,二维板单元的每个节点都具有 3 个自由度(竖向挠度和两个面内转动)。行驶车辆将载荷加载到公共道路检查井的井盖上的事例可以用板单元很好地建模。这是因为施加到该道路结构上的外力通常垂直于井盖的表面,这反过来又会产生弯曲载荷。板单元可以进一步分为薄板和厚板。尽管薄板与厚板之间的区别没有明确定义,但是通常认为厚度与宽度或长度之比小于 10%的是薄板,而大于 10%的是厚板。

用于计算板内变形和应力的 Kirchhoff 板理论或 Kirchhoff－Love 板理论通常是薄板公式的基础。在海德堡大学的 Gustav R. Kirchhoff 教授(1824.3—1887.10)所做的一系列演讲基础上,Augustus Edward Hough Love(1863.4—1940.6)发展了 Love 理论(Love, 1888)。此处的出生和死亡

日期是来于 O'Connor 和 Robertson(2017)汇编的 MacTutor 数学历史档案。除非另有说明,所有出生和死亡日期都来自此。基于 Kirchhoff 建议的假设要求垂直于板中面的直线必须保持笔直并垂直于变形的中面(图 2.10)。这样可以忽略横向剪切变形。

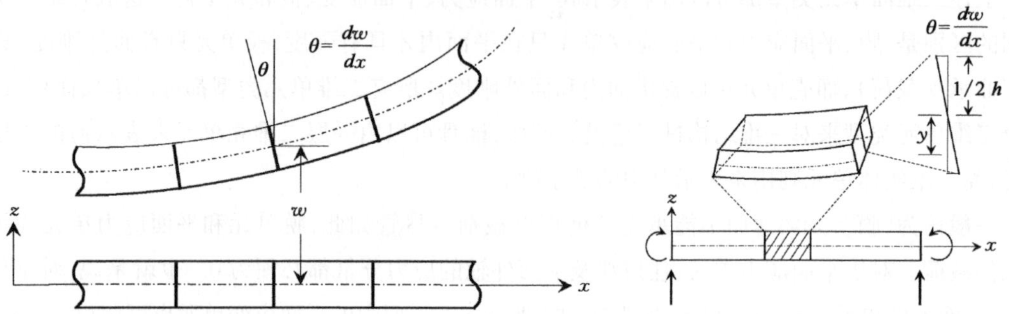

图 2.10　薄板弯曲变形前后的剖视图。Kirchhoff 板理论假设垂直于未变形板的中面的直线保持笔直并垂直于变形后的中面。斜率或转动角度等于挠度的一阶导数 $\left(\theta = \frac{dw}{dx}\right)$。

对于厚板,公式通常遵循 Reissner－Mindlin 板理论,这包含了 Kirchhoff 板理论中未考虑的剪切性能。Mindlin 板和 Reissner 板理论之间的基本区别是:

- Eric Reissner(1913.1—1996.11)假设板的面外位移不是线性的,并且板厚可能会随载荷变化而变化(Reissner, 1945)。
- Raymond D. Mindlin(1906.9—1987.11)假设板厚方向的位移呈线性变化,并且板厚随载荷变化保持不变。此外,忽略了厚度方向上的正应力(Mindlin, 1951)。

尽管 Mindlin 和 Reissner 的理论略有不同,但都认为面外剪切变形不为 0。因此,经常称它为 Reissner－Mindlin 厚板理论。这种厚板理论与 Kirchhoffe－Love 的薄板理论区别明显,后者假设面外变形为 0。通常建议使用厚板公式,因为这种方法计算的结果更加准确。但是,如果存在大量具有高纵横比(长度与宽度之比)的单元,则不应考虑使用厚板公式。

由于 Reissner－Mindlin 理论比其他理论更具通用性,因此几乎所有商业软件(如 ABAQUS、ANSYS、LS－DYNA 和 PAM－CRASH)中的单元库均基于 Reissner－Mindlin 理论。除了在不同板理论的推导过程中使用不同假设外,将这些理论应用到单元库中的方式也有所不同。例如,在 LS－DYNA 中实现的第一种板单元是 Hughes－Liu 壳单元,而计算效率最高的是 Belytschko－Tsay 壳单元(Hallquist, 2006)。作为软件用户,我们需要了解应用哪种单元类型最能接近我们希望获得的解。

本质上,壳单元是由平面应力(2 个自由度)和板单元(3 个自由度)组合成的一个具有 5 个自由度的单元。因此,可以通过叠加平面应力单元和板单元来构建壳单元。如上所述,在某些软件中,板的弯曲变形可能包含板内变形(伸长或缩短)和板外变形。据作者所知,没有任何有限元软件允许用户输出因单独的面内或面外载荷引起的变形。实际上是将面内和面外变形相加并表现为总变形。表 2.2 总结了上述二维结构类型的一些要点。

表 2.2　用最简单的二维 4 节点面单元建模的结构类型

<table>
<tr><th>4 节点面单元</th><th>每个节点的自由度</th><th>可用自由度</th><th>刚度矩阵</th></tr>
<tr><td>膜、平面应力和平面应变</td><td>2
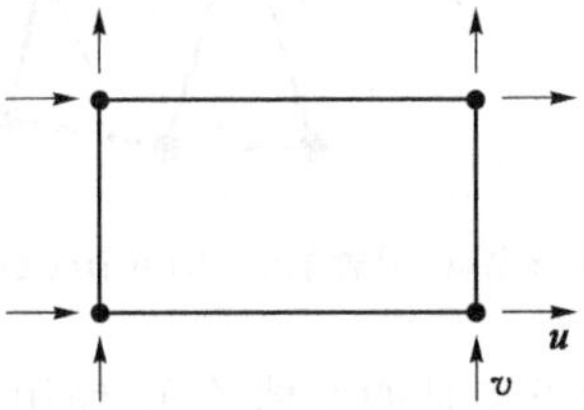
</td><td>面内平移</td><td>8 × 8</td></tr>
<tr><td>板</td><td>3
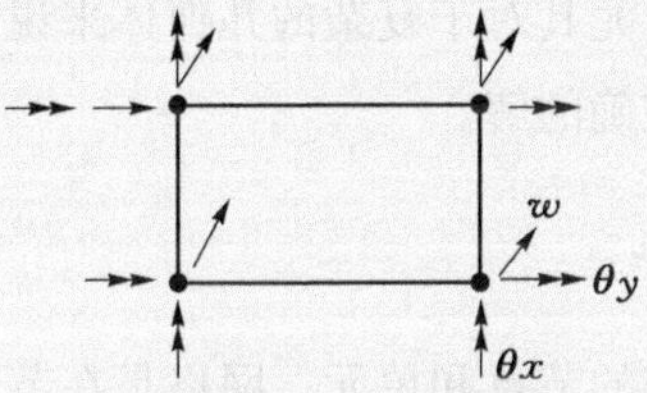
</td><td>一个面外平移和两个面内转动</td><td>12 × 12</td></tr>
<tr><td>壳</td><td>5
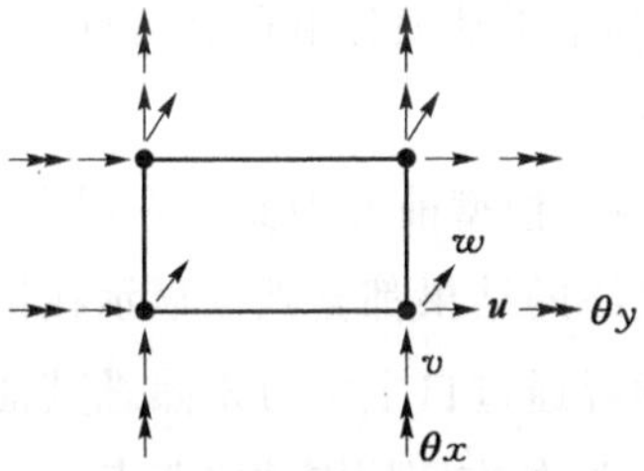
</td><td>三个平移和两个面内转动</td><td>20 × 20</td></tr>
</table>

在显式有限元软件 LS - DYNA(LSCT, Livermore, CA)中,使用壳单元对壳、板、膜、平面应力和平面应变进行建模时,会使用关键字 * ELEMENT_SHELL 并加上大量单元求解积分算法选项(ELFORM),如 Belytschko - Tsay 膜(ELFORM 5)、平面应力(ELFORM 12)、平面应变(ELFORM 13)、Belytschko - Wong - Chiang 壳(ELFORM 10)等。这里要强调的是,作为用户在选择合适的单元类型来构建有限元模型前,需要熟悉软件中的单元积分方法。由于本书内容有限,无法对如何构建各种壳单元类型这一复杂问题进一步讨论。如果读者想深入了解此类问题,建议阅读 LS - DYNA 理论手册(Hallquist, 2006)。

2.3.4 · 三维单元类型

三维实体单元类型包括但不限于 4 节点四面体线性单元、8 节点三线性单元、6 节点棱柱形或楔形单元和 5 节点金字塔形单元(图 2.11)。在此图中未显示的 10 节点二次四面体单元和 20 节点六面体三-二次(巧凑边点)单元等高阶单元将更复杂。三维单元类型的每个节点只有 3 个平移自由度。因此,禁止力矩作用于此单元类型,并且三维单元不会发生转动。建议将最简单的 4 节点四面体和 8 节点三线性单元用于构建有限元模型中的三维实体单元。

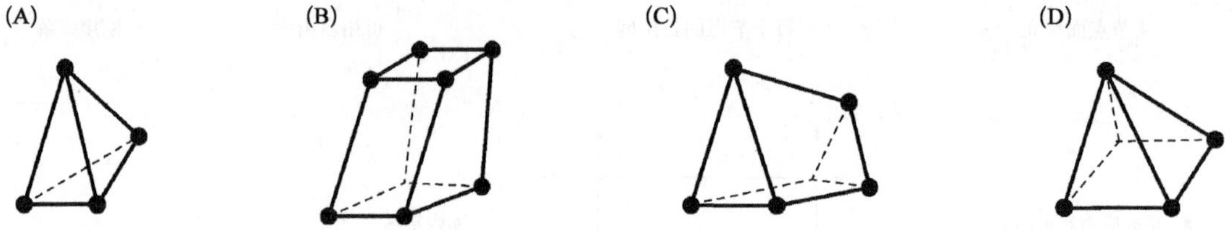

图 2.11 三维单元类型包括:(A) 4 节点四面体单元;(B) 8 节点三线性单元;(C) 6 节点棱柱形单元;(D) 5 节点金字塔形单元。

对于任何三维几何形状,最合适的单元类型是四面体单元,使用自动网格划分算法非常容易生成这些单元。但是,除非使用的单元数量巨大,否则此类单元类型容易出现硬化响应。另一方面,尽管高质量的六面体单元更难以生成,尤其对于复杂的几何体来说,但是高质量的六面体单元通常能在较少数量单元的情况下求得更准确的解。

2.4 有限元网格的生成

前面讲述了生成有限元模型网格所需的节点和单元。网格是在节点上互连的单元集合,用于目标结构的理想化建模。在对网格施加适当的边界条件和载荷后,网格就成为有限元模型。对于图 1.14 中所强调的简单问题,可以比较容易地手动划分出有限元网格(表 1.1 所示)。对于复杂的几何,则需通过有限元前处理器来生成网格。

为了简化模型的构建,大多数现代有限元模型前处理器允许用户选用不同的坐标系(如笛卡尔坐标系、极坐标系、球坐标系)。然而,最终的结果都会默认显示在笛卡尔坐标系中。这里只解释笛卡尔坐标系的一个简明定义。建议读者通过自主学习来熟悉其他坐标系。其他坐标系对识别含有特殊形状物体的节点坐标可能更方便,如在圆周围建立节点。

笛卡尔坐标系,也称直角坐标系,由勒内·笛卡尔(René Descartes, 1596.3—1650.2)首次使用。二维笛卡尔平面由两条相互垂直且原点重合的轴组成。通常横轴称为 x 轴,纵轴称为 y 轴。对于三维笛卡尔空间,第三轴(z 轴)穿过原点且垂直于 $x-y$ 平面。在笛卡尔坐标系中,x、y 和 z 坐标表示该点到原点的距离。

需要强调的是,单元坐标系(element coordinate system)的方向是对该单元最方便的方向。也就是说,单元坐标系的方向可以与确定节点位置的全局坐标系不一致。这个基于单元的坐标系是专门定义的,其与材料属性密切相关。比如,股骨是横向各向同性材料,其沿轴向的弹性模量比在横向平面上的弹性模量更高。在这种情况下,需要一个局部的单元坐标系来定义哪些轴沿着股骨长轴方向,哪些轴确定横向平面。这样才能实现准确的材料属性。

生成有限元网格的软件有很多。在互联网上可以找到由德国工程师 Robert Schneiders 维护的可下载列表(Schneiders, 2017),列表里含有公共领域和大学开发的自动网格生成软件和方法。尽管运用这些软件可以较容易地划分网格,但为了正确构建有限元模型,我们必须了解一些与选择合适单元类型相关的基本背景知识。

在构建有限元模型时,单元与单元之间只能通过节点连接。这意味着不能有"内点"或"边界点”。如图 2.12 所示为两个相邻单元。左边的单元 1 是 4 节点矩形单元；右边的单元 2 是 8 节点二次四边形单元。由图 2.12 可知，公共边（两个单元的连接处）由单元 1 上的 2 个节点和单元 2 上的 3 个节点组成。显然，这里有个内点。因为单元 1 用的是线性插值，而单元 2 用的是二次插值，所以公共边上的应变可能会不协调。虽然有些软件只要检测到内点就会发出警告信息，但是其他软件在用户生成此类模型时可能默认不提示这类潜在的错误。在后一种情况中，输入数据组的方法不正确，输出的结果也就不正确。

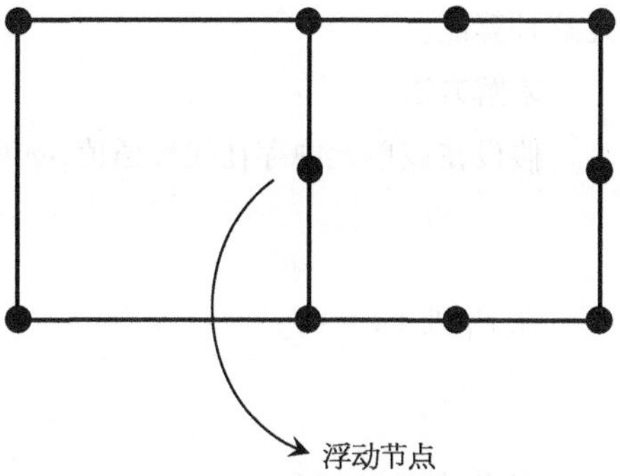

图 2.12　以两个不协调的单元并排连接时产生的内点为例。在这种情况下，位移和应变的连续性存在问题。

2.5　单元形函数和矩阵 [B]

如 2.3 节中所述，单元形函数用于插值节点坐标，以此来确定单元内任意一点的坐标值。同样，形函数也可以用模型计算的节点结果来插值单元内任意位置的物理值。式(2.1)以数学形式解释了形函数的概念：

$$\varphi_{x,y,z} = \sum_1^n N_i \varphi_i \tag{2.1}$$

式中 φ 表示物理量，它可以是节点坐标值、节点温度或节点位移；$\varphi_{x,y,z}$ 是单元内坐标点 (x, y, z) 的值；N_i 是形函数；φ_i 是不同节点的值；n 是构成单元的自由度数。例如，2 节点梁单元的每个节点有 2 个自由度，所以梁单元共有 4 个自由度；而 2 节点桁架单元的每个节点有 1 个自由度，所以一共有 2 个自由度。

2.5.1 · 一维 2 节点单元形函数

最简单的一维桁架、弹簧和索单元都是 2 节点线性单元。类似的两个节点结构也可用来表示梁。然而，这两种单元类型的形函数有很大的区别。

2.5.1.1　2 节点线性杆单元

图 2.13 所示为 P_1 和 P_2 两个节点构成的一维单元。P_1 的位移为 u_1，P_2 的位移为 u_2。对于 2 节点单元，式(2.1)变为：

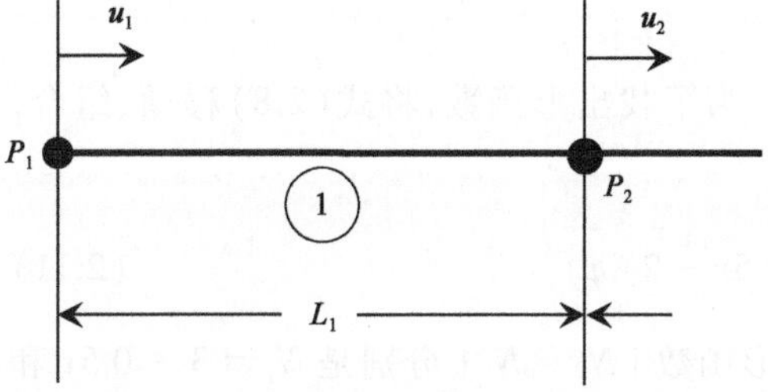

图 2.13　2 节点线性杆单元，其中 P_1 的位移为 u_1，P_2 的位移为 u_2。

$$\varphi_x = N_1 \varphi_1 + N_2 \varphi_2 \tag{2.2}$$

例 2.1

假设 P_1 的 x 坐标为 4，P_2 的 x 坐标为 6。可以直接确定靠左起 1/4 处的坐标为 4.5，中点坐标值为 5，3/4 处的坐标为 5.5。显然，使用计算机程序来计算所需的值会更加容易。这种计算机程序所需的算法嵌入了形函数的思想。为了找出形函数，下面将阐述这种算法。

求解方法

假设在该单元中存在线性插值，φ 可以表示为：

$$\varphi_x = a_0 + a_1 x。\tag{2.3}$$

在 P_1 处（$x = 4$）：

$$\varphi_1 = a_0 + a_1 \times 4 \tag{2.4}$$

在 P_2 处（$x = 6$）：

$$\varphi_2 = a_0 + a_1 \times 6 \tag{2.5}$$

用式(2.5)减去式(2.4)，可求出 a_1：

$$a_1 = \frac{\varphi_2 - \varphi_1}{2} \tag{2.6}$$

将式(2.6)代入式(2.4)或式(2.5)，此处选择式(2.5)，则有：

$$\varphi_1 = a_0 + \frac{\varphi_2 - \varphi_1}{2} \times 4 \Rightarrow a_0 = 3\varphi_1 - 2\varphi_2 \tag{2.7}$$

最后，把 a_0 和 a_1 代回式(2.3)中，可得：

$$\varphi_x = 3\varphi_1 - 2\varphi_2 + \frac{\varphi_2 - \varphi_1}{2}x \tag{2.8}$$

这个方程的物理意义是该单元内（P_1 和P_2 之间）任意 x 位置的物理量 φ 值（如温度、节点坐标或节点位移），并且该值可通过式(2.8)计算出来。例如，假设在 P_1 点的温度为 4°，P_2 点的温度为 6°，当 $x = 5$ 时的温度为多少？将 $x = 5$、$\varphi_1 = 4°$ 和 $\varphi_2 = 6°$ 代入式(2.8)中，结果为：

$$\varphi_{x=5} = 3\varphi_1 - 2\varphi_2 + \frac{\varphi_2 - \varphi_1}{2}x = (3)(4°) - (2)(6°) + \frac{(6°) - (4°)}{2}5 = 5° \tag{2.9}$$

再者，假设位移 $u_1 = \varphi_1 = 35$ mm 和位移 $u_2 = \varphi_2 = 47$ mm，由式(2.8)可得 $x = 5$ 处的位移：

$$\varphi_{x=5} = 3\varphi_1 - 2\varphi_2 + \frac{\varphi_2 - \varphi_1}{2}x = (3)(35) - (2)(47) + \frac{(47) - (35)}{2}5 = 41\text{ mm} \tag{2.10}$$

下一步看似简单，但它却是理解后续内容的关键。为了找出形函数，将式(2.8)移项、组合，则有：

$$\varphi_x = (3 - 0.5x)\varphi_1 + (0.5x - 2)\varphi_2 \tag{2.11}$$

比较式(2.11)和式(2.2)中的各个项，则得出两个形函数［$N_1 \quad N_2$］分别是 $N_1 = 3 - 0.5x$ 和 $N_2 = 0.5x - 2$。将两个 φ 值(35 mm 和 47 mm)和 $x = 5$ 代入式(2.11)中，则有：$\varphi_{x=5} = (3 - 0.5 \times 5)35 + (0.5 \times 5 - 2)47 = 41$ mm。

我们发现在同一坐标下，由式(2.8)和式(2.10)得出的位移值相同。得出相同的结果很正常，因为式(2.11)是式(2.8)的化简形式。将式(2.8)写成式(2.2)或(2.11)的方程形式，单元形函数会变得更简单。

式(2.11)所示的形函数仅对 $P_1(x=4)$、$P_2(x=6)$ 的 2 节点单元有效。对于不同的 P_1 值和 P_2 值，则需要不同的形函数。因为对坐标值不同的每个单元推导形函数非常耗时，若构成有限元模型的单元很多，那么计算成本会非常高。因此，基于单元长度来推导形函数则是更常用的方法。如图 2.13 所示，定义杆的长度为 L，即 $x(P_1)-x(P_2)=L$。

例 2.2

假设局部坐标系：$x(P_1)=0$，$x(P_2)=L$，使用线性插值法求形函数。

求解方法

令 $\varphi_x=a_0+a_1x$，如上述式(2.3)中的线性插值所示：

在 P_1 处：

$$\varphi_1=a_0+a_1\times 0 \tag{2.12}$$

在 P_2 处：

$$\varphi_2=a_0+a_1\times L \tag{2.13}$$

联立两方程求解，得出：

$$a_0=\varphi_1,\ a_1=\frac{\varphi_2-\varphi_1}{L} \tag{2.14}$$

将 a_0 和 a_1 的值代回式(2.3)中，则有：

$$\varphi_x=\varphi_1+\frac{\varphi_2-\varphi_1}{L}x=\left(1-\frac{x}{L}\right)\varphi_1+\frac{x}{L}\varphi_2 \tag{2.15}$$

单元形函数 $[N_1\quad N_2]$ 为式(2.15)中的系数，即：

$$N_1=\frac{L-x}{L},\ N_2=\frac{x}{L} \tag{2.16}$$

例 2.3

同理，假设局部坐标系：$x(P_1)=\frac{-L}{2}$，$x(P_2)=\frac{L}{2}$，即新坐标系的原点位于杆中心。列出算法，从而求出形函数。

求解方法

在 P_1 点：

$$\varphi_1=a_0+a_1\times\frac{-L}{2} \tag{2.17}$$

在 P_2 点：

$$\varphi_2 = a_0 + a_1 \times \frac{L}{2} \tag{2.18}$$

联立两方程求解,可得:

$$a_0 = \frac{\varphi_1 + \varphi_2}{2},\ a_1 = \frac{\varphi_2 - \varphi_1}{2} \tag{2.19}$$

$$\varphi_x = \frac{\varphi_1 + \varphi_2}{2} + \frac{\varphi_2 - \varphi_1}{L}x = \frac{L - 2x}{2L}\varphi_1 + \frac{L + 2x}{2L}\varphi_2 \tag{2.20}$$

根据式(2.2),单元形函数 $[N_1 \quad N_2]$ 分别为:

$$N_1 = \frac{L - 2x}{2L},\ N_2 = \frac{L + 2x}{2L} \tag{2.21}$$

上述例子说明,使用不同的单元坐标系和定义单元长度的方式,会改变单元形函数的表达式。式(2.11)表明,对于 $P_1 = 4$ 和 $P_2 = 6$ 的杆单元,其对应的形函数分别为 $N_1 = 3 - 0.5x$ 和 $N_2 = 0.5x - 2$。由式(2.16)可知,对于 $P_1 = 0$ 和 $P_2 = L$ 的单元,其形函数分别是 $N_1 = \frac{L - x}{L}$ 和 $N_2 = \frac{x}{L}$。最后由式(2.21)可知,对于 $P_1 = -\frac{L}{2}$ 和 $P_2 = \frac{L}{2}$ 的杆单元,其对应的形函数分别是 $N_1 = \frac{L - 2x}{2L}$ 和 $N_2 = \frac{L + 2x}{2L}$。由以上可知,当选用不同的坐标系来表示节点位置时,单元形函数也会相应改变。

对于所选的三个坐标系,N_1 与 N_2 的和为单位值(即 1)。如果求值点位于 P_1,则 $N_1 = 1$ 和 $N_2 = 0$。同样,如果求值点位于 P_2,则 $N_1 = 0$ 和 $N_2 = 1$。由此可知,我们可以推导出 2 节点杆单元的形函数有以下特性:

- 所有的单元形函数之和为 1。
- 对于 P_1 和 P_2 2 个节点,当求值点位于 P_1 时,$N_1 = 1$ 和 $N_2 = 0$;当求值点位于 P_2 时,$N_1 = 0$ 和 $N_2 = 1$。

稍后将验证这些特性同样适用其他单元类型。值得注意的是,节点的排列顺序对形函数的计算结果影响很大。在这三种示例中,第一节点位于单元左侧,第二节点位于单元右侧。式(2.21)相较于式(2.11)和式(2.16)更像一个通式,这是因为其局部坐标系的原点被定义在单元中心。这与高斯积分的条件相同,高斯积分是有限元中用于识别单元相关参数的一种常用数值积分方法(4.5.1 节)。即便使用该局部坐标系,对于不同长度的不同单元,形函数也不同。在 3.2 节中介绍了等参形函数的概念,它可以用来表示同一类型的单元,以便数值运算。

现将式(2.20)中的物理量 φ 换为节点位移 u,并代入式(2.21)中的形函数,可得:

$$u(x) = N_1 u_1 + N_2 u_2 = \frac{L - 2x}{2L}u_1 + \frac{L + 2x}{2L}u_2 = [N_1 \quad N_2]\{u_1 \quad u_2\}^T \tag{2.22}$$

只要已知 N_1 和 N_2,这个方程就可以计算出节点位移 u_1 和 u_2 中任意一点[即 $u(x)$]的位移。通过定义,对于轴向单元的单元应变可由式(2.22)对 x 进行求导计算出来:

$$\varepsilon_{xx}=\frac{du}{dx}=\frac{d\{[N_1\quad N_2]\{u_1\quad u_2\}^T\}}{dx}$$

$$=\frac{d[N_1\quad N_2]}{dx}\begin{Bmatrix}u_1\\u_2\end{Bmatrix}=\begin{bmatrix}\frac{-1}{L} & \frac{1}{L}\end{bmatrix}\begin{Bmatrix}u_1\\u_2\end{Bmatrix}=[B]\begin{Bmatrix}u_1\\u_2\end{Bmatrix} \tag{2.23}$$

节点位移 $\{u_1\quad u_2\}^T$ 和任意一点 $\{u(x)\}$ 的位移要注意区分，以免混淆。根据式(2.23)，单元应变基于位移，更准确地说是基于节点位移。因此，称这个方程为应变-位移方程。根据这个方程，引入了一个常用于有限元模型中的新矩阵 $[B]$。这个矩阵反映了应变与节点位移之间的关系，并可以由以下方程从杆单元的形函数中直接推导出来。

$$[B]=\frac{d}{dx}[N_1\quad N_2]=\frac{d[N]}{dx} \tag{2.24}$$

理论上，矩阵 $[B]$ 应称为应变-节点位移矩阵，而 $\varepsilon_{xx}=\frac{du}{dx}$ 更适合称为应变-位移矩阵。这个差异来源于 $u(x)$ 表示单元内任意一点的位移，而 $\{u_1\quad u_2\}^T$ 是节点位移。然而这一专业术语已经广泛运用，因此我们将继续用应变-位移矩阵表示矩阵 $[B]$。如前所述，方程 $\varepsilon_{xx}=\frac{du}{dx}$ 是应力-位移方程，由于在解方程时需要解析微分，可能难以将所需的全部算法整合到计算机程序中进行计算。式(2.23)表明，轴向应变 ε_{xx} 也可通过对矩阵 $[B]$ 与节点位移 $\{u_1\quad u_2\}^T$ 进行简单的乘法和加法运算计算出来。因此，$\varepsilon_{xx}=[B]\{u_1\quad u_2\}^T$ 通常称为应变-位移方程。

因此，除了插值节点外，单元形函数在有限元中还有其他重要的作用，即可以通过矩阵 $[B]$ 和节点位移来计算单元应变。对杆单元的常数矩阵 $[B]$ 还需注意的是，由式(2.23)可知，2 节点杆单元的轴向应变是常数，其值为 $\varepsilon_{xx}=\frac{u_2-u_1}{L}$。

2.5.1.2 2 节点梁单元

虽然梁单元与杆、桁架和索单元一样都是 2 节点单元，但是插值函数却不同。这是因为其他单元的每个节点只有 1 个自由度，而梁单元的每个节点有 2 个自由度。这 2 个自由度分别是沿 z 轴方向的竖向挠度和绕 y 轴的转动。除了 P_1 和 P_2 两个节点外，还需要第三参考节点来规定 z 轴的方向。如 2.2 节所述，单元类型需要 C^1 连续性，因此需要基于以 Charles Hermite（1822. 12—1901. 1）命名的 Hermite 插值法的形函数。图 2.14 所示为沿 x 轴方向、长度为 L 的梁单元。

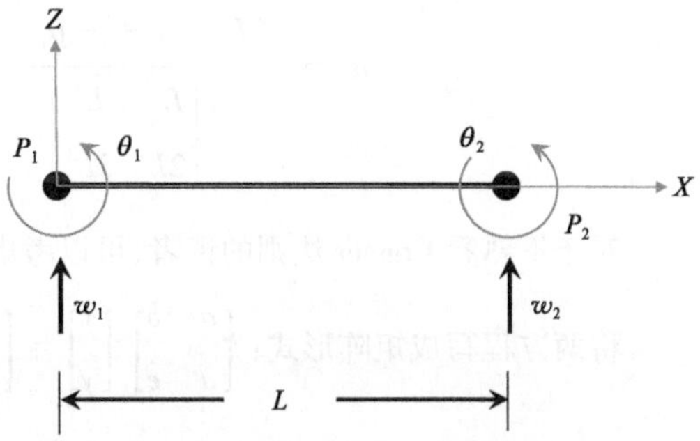

图 2.14 沿 x 轴方向且长度为 L 的 2 节点梁单元，其每个节点都有 2 个自由度（沿 z 轴的竖向挠度和绕 y 轴的转动）。规定绕 y 轴逆时针方向为正力矩或转动方向。同样，力或挠度的正方向与 z 轴正方向同向。

Hermite 插值的表达式如下：

$$\varphi(x)=a_1+a_2x+a_3x^2+a_4x^3 \tag{2.25}$$

将物理量 φ 换为竖向挠度 (w)，则有：

$$w(x) = a_1 + a_2 x + a_3 x^2 + a_4 x^3 = N_1 w_1 + N_2 \theta_1 + N_3 w_2 + N_4 \theta_2 \tag{2.26}$$

由于 C^1 连续性，所以 w 和它的斜率（θ，绕 y 轴的小转角）都是连续的，其中斜率是挠度的一阶导数。如果转角很小，则可以认为 θ 是 w 关于 x 的导数，即 $\theta \approx \tan\theta = \dfrac{dw}{dx}$。因此，为了求出 θ，对式(2.26)求微分：

$$\theta(x) = a_2 + 2a_3 x + 3a_4 x^2 \tag{2.27}$$

应用边界条件，可得：

$$w(x=0) = w_1 = a_1 \tag{2.28}$$

$$\theta(x=0) = \theta_1 = a_2 \tag{2.29}$$

$$w(x=L) = w_2 = a_1 + a_2 L + a_3 L^2 + a_4 L^3 = w_1 + \theta_1 L + a_3 L^2 + a_4 L^3 \tag{2.30}$$

$$\theta(x=L) = \theta_2 = a_2 + 2a_3 L + 3a_4 L^2 = \theta_1 + 2a_3 L + 3a_4 L^2 \tag{2.31}$$

将式(2.30)和式(2.31)写成关于 a_3 和 a_4 的矩阵形式，即 $\begin{bmatrix} L^2 & L^3 \\ 2L & 3L^2 \end{bmatrix} \begin{Bmatrix} a_3 \\ a_4 \end{Bmatrix} = \begin{Bmatrix} w_2 - w_1 - \theta_1 L \\ \theta_2 - \theta_1 \end{Bmatrix}$。

使用以 Gabriel Cramer(1704.7—1752.1)命名的 Cramer 法则，就可以从矩阵形式的式(2.30)和式(2.31)中快速计算出未知数 a_3 和 a_4：

$$a_3 = \frac{\begin{vmatrix} w_2 - w_1 - \theta_1 L & L^3 \\ \theta_2 - \theta_1 & 3L^2 \end{vmatrix}}{\begin{vmatrix} L^2 & L^3 \\ 2L & 3L^2 \end{vmatrix}} = \frac{3w_2 - 3w_1 - 2L\theta_1 - L\theta_2}{L^2} \tag{2.32}$$

$$a_4 = \frac{\begin{vmatrix} L^2 & w_2 - w_1 - \theta_1 L \\ 2L & \theta_2 - \theta_1 \end{vmatrix}}{\begin{vmatrix} L^2 & L^3 \\ 2L & 3L^2 \end{vmatrix}} = \frac{2w_1 - 2w_2 + L\theta_1 + L\theta_2}{L^3} \tag{2.33}$$

对于不熟悉 Cramer 法则的读者，可以考虑联立两个线性方程：$ax + by = c$，$dx + ey = f$。

将两方程写成矩阵形式：$\begin{bmatrix} a & b \\ d & e \end{bmatrix} \begin{bmatrix} x \\ y \end{bmatrix} = \begin{bmatrix} c \\ f \end{bmatrix}$。

根据 Cramer 法则，通过求行列式的比值来求未知数 $\{x \quad y\}^T$，即 $x = \dfrac{\begin{vmatrix} c & b \\ f & e \end{vmatrix}}{\begin{vmatrix} a & b \\ d & e \end{vmatrix}}$，$y = \dfrac{\begin{vmatrix} a & c \\ d & f \end{vmatrix}}{\begin{vmatrix} a & b \\ d & e \end{vmatrix}}$，其

中 $| \ |$ 表示矩阵的行列式。更具体地说,两个未知数的分母是矩阵 $\begin{bmatrix} a & b \\ d & e \end{bmatrix}$ 的行列式。为了求出第一个未知数 x,用矩阵 $\begin{Bmatrix} c \\ f \end{Bmatrix}$ 替换掉分母矩阵 $\begin{bmatrix} a & b \\ d & e \end{bmatrix}$ 的第一列 $\begin{Bmatrix} a \\ d \end{Bmatrix}$ 从而得到一个新矩阵,并将新矩阵的行列式作为分子。同样,通过将分母矩阵的第二列替换为 $\begin{Bmatrix} c \\ f \end{Bmatrix}$,再计算出新矩阵的行列式,从而得到第二个未知数 y 的分子。

将 4 个常量 (a_1、a_2、a_3、a_4) 代回式(2.26)中可得:$w(x) = w_1 + \theta_1 x + \dfrac{3w_2 - 3w_1 - 2L\theta_1 - L\theta_2}{L^2}x^2 + \dfrac{2w_1 - 2w_2 + L\theta_1 + L\theta_2}{L^3}x^3$。

如式(2.26)所示,以 $N_1 w_1 + N_2 \theta_1 + N_3 w_2 + N_4 \theta_2$ 的形式重新组合这些项,则梁单元的形函数可表示为:

$$w(x) = \sum_{i=1}^{4} N_i w_i = \frac{L^3 - 3Lx^2 + 2x^3}{L^3}w_1 + \frac{L^3 x - 2L^2x^2 + Lx^3}{L^3}\theta_1 + \frac{3Lx^2 - 2x^3}{L^3}w_2 + \frac{-L^2x^2 + Lx^3}{L^3}\theta_2 \tag{2.34}$$

其中,$w(x)$ 为广义位移,它包括竖向挠度和转动。由式(2.34)可得出 4 个形函数。为了求出斜率 θ,需要取导数 $\dfrac{\partial_w}{\partial_x} = \dfrac{\partial N_1}{\partial_x}w_1 + \dfrac{\partial N_2}{\partial_x}\theta_1 + \dfrac{\partial N_3}{\partial_x}w_2 + \dfrac{\partial N_4}{\partial_x}\theta_2$。因此,将 N_i 和 $N_{i,x}$(N_i 关于 x 的导数)列出来,以便参考:

$$N_1 = \frac{L^3 - 3Lx^2 + 2x^3}{L^3},\ N_{1,x} = \frac{-6Lx + 6x^2}{L^3} \tag{2.35}$$

$$N_2 = \frac{L^3x - 2L^2x^2 + Lx^3}{L^3},\ N_{2,x} = \frac{L^3 - 4L^2x + 3Lx^2}{L^3} \tag{2.36}$$

$$N_3 = \frac{3Lx^2 - 2x^3}{L^3},\ N_{3,x} = \frac{6Lx - 6x^2}{L^3} \tag{2.37}$$

$$N_4 = \frac{-L^2x^2 + Lx^3}{L^3},\ N_{4,x} = \frac{-2L^2x + 3Lx^2}{L^3} \tag{2.38}$$

如图 2.15 所示,当 x 处于 $0 \sim L$ 时,$N_1 \sim N_4$ 可以分别由式(2.35)~式(2.38)计算出来。由图 2.15 可知,4 条曲线及其斜率都连续。因此,这组形函数具有 C^1 连续性(即挠度和挠度的斜率连续)。如图 2.15 所示,在 $x=0$(即 P_1)处,$N_1=1$、$N_2=0$、$N_3=0$、$N_4=0$。同理,在 $x=L$(即点 P_2)处,$N_1=0$、$N_2=0$、$N_3=1$、$N_4=0$。从 N_1、N_3、N_4 的图可知,这三条形函数曲线在点 P_1 处的斜率(切线)是 0。此外,由 N_2 的图中可知,其在点 P_2 处的斜率为 1(斜率为正,表示旋转方向为逆时针方向)。同理,由 N_4 的图可知,其在点 P_2 处的斜率为 1,而 N_1、N_2、N_3 图中的点 P_2 斜率为 0。因此,这组函数符合形函数的基本特性。

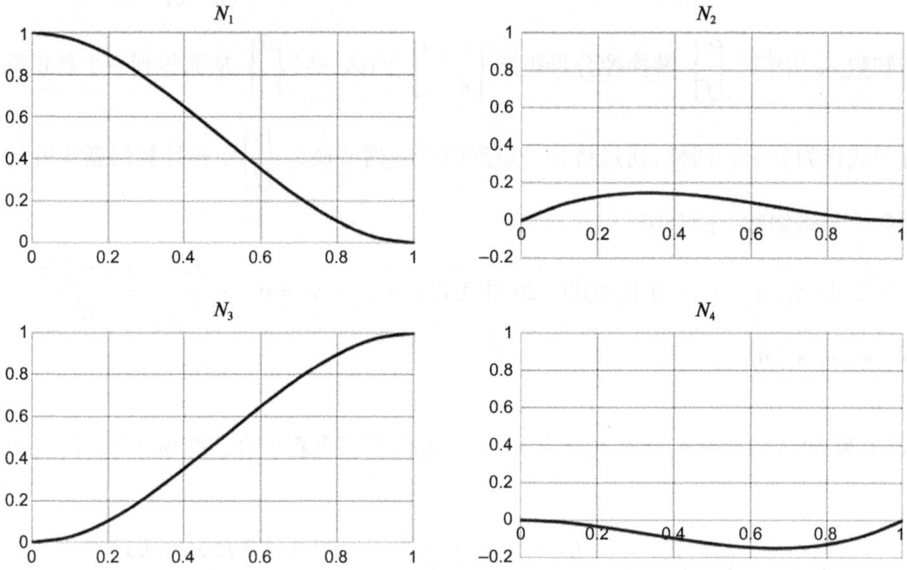

图 2.15　2 节点梁单元的形函数图，其中 x 在 0 ~ L 的区间内。

根据式(2.35)~式(2.38)，可以用以下方程来表示单元内任意一点的竖向挠度和转角：

$$w(x)=\begin{bmatrix}N_1 & N_2 & N_3 & N_4\end{bmatrix}\{w_1\quad \theta_1\quad w_2\quad \theta_2\}^T \tag{2.39}$$

$$\theta(x)=\begin{bmatrix}N_{1,x} & N_{2,x} & N_{3,x} & N_{4,x}\end{bmatrix}\{w_1\quad \theta_1\quad w_2\quad \theta_2\}^T \tag{2.40}$$

现在将研究在弯曲过程中产生的纵向(轴向)应力。如图 2.16 所示，在一根具有弹性和各向同性的直梁右端施加垂直载荷。根据经典力学，可知梁中存在一个纵向应力消失的中性轴。如果梁的横截面是对称的，则中性轴位于梁的中心。在图 2.16 所示的结构中，中性轴上方(凹边)的任意一点受挤压，而中性轴下方(凸边)的点受拉伸。

假设一个梁单元由 2 个节点组成，则可以确定这个线性单元与梁的中性轴重合。因此，在这个单元中没有纵向应力。因为在梁弯曲时确实存在上述所说的压应力和拉应力，所以不能忽略它们。

在图 2.16 中，中性轴位于横梁高度的一半位置且贯穿整个横梁。如果弯曲角度 θ 很小，则这个角度可以近似为梁的斜率，即 $\theta=\dfrac{dw}{dx}$。此时，在受拉一侧，与中性轴相距为 z 的轴向伸长量 u 可以由距离 z 乘以弯曲角度所计算出来：

$$u(x)=z\tan\theta\approx z\times\theta=z\frac{dw}{dx} \tag{2.41}$$

根据式(2.41)，与中性轴相距为 z 处的纵向应变-位移方程可以写为：

$$\begin{aligned}\varepsilon_{xx}&=\frac{du}{dx}=z\frac{d^2w}{dx^2}=z\frac{d^2}{dx^2}\begin{bmatrix}N_1 & N_2 & N_3 & N_4\end{bmatrix}\{w_1\quad \theta_1\quad w_2\quad \theta_2\}^T\\&=z[B]\{w_1\quad \theta_1\quad w_2\quad \theta_2\}^T\end{aligned} \tag{2.42}$$

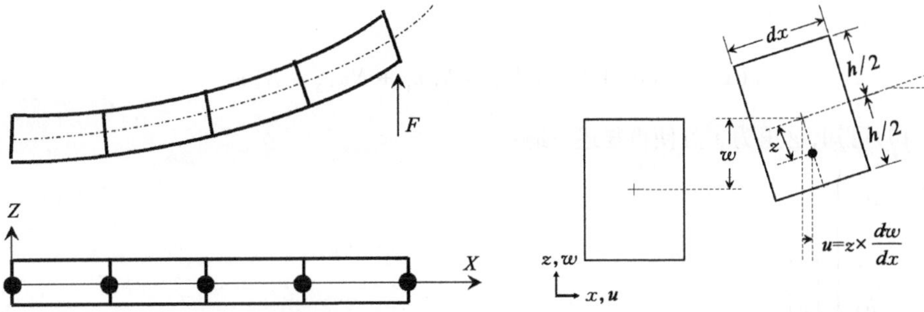

图 2.16　一根高度为 h 的弯曲梁，其竖向挠度为 w。假设在未变形的梁中，垂直于中性轴的一条直线保持竖直并垂直于变形后的中性轴。中性轴变形后的斜率为 $\theta=\frac{dw}{dx}$。对于中性轴下方 z 处的一点，该点的轴向伸长量 $u=z\times\theta$。最大轴向伸长量位于 $z=\frac{h}{2}$ 处且 $u_{max}=\frac{1}{2}h\times\theta$。

上述方程说明了轴向应变与位移的关系。换言之，与中性轴相距为 z 处的轴向应变为 z 和 $\frac{d^2w}{dx^2}$ 的乘积，其中 $\frac{d^2w}{dx^2}$ 也称为曲线的曲率。曲率小说明弯曲角度（斜率）变化小，曲率大说明变化大。2 节点梁单元的应变-位移（或曲率-位移）矩阵 $[B]$ 可以由以下方程计算出来：

$$[B]_{1\times4}=\frac{d^2}{dx^2}[N_1\quad N_2\quad N_3\quad N_4]$$
$$=\left[-\frac{6}{L^2}+\frac{12x}{L^3}\quad -\frac{4}{L}+\frac{6x}{L^2}\quad \frac{6}{L^2}-\frac{12x}{L^3}\quad -\frac{2}{L}+\frac{6x}{L^2}\right] \tag{2.43}$$

2.5.2 · 二维 3 节点线性三角形单元

最简单的二维单元包括 3 节点三角形单元和 4 节点矩形平面应力单元。在平面载荷的作用下，这些单元会提供相应的刚度。

2.5.2.1　3 节点线性三角形单元

图 2.17 所示三角形单元由 P_1、P_2、P_3 三个节点组成，其中每个节点上具有两个方向的自由度（沿 x 轴和 y 轴方向平动，如 u 和 v），单元共有 6 个自由度。如上所述，节点需按照逆时针方向进行排列。

对于三角形内任意一点 (x, y) 的水平位移［即沿 x 轴方向的位移，$u(x, y)$］，可设如下插值函数：

$$u(x, y)=a_1+a_2x+a_3y=N_1u_1+N_2u_2+N_3u_3 \tag{2.44}$$

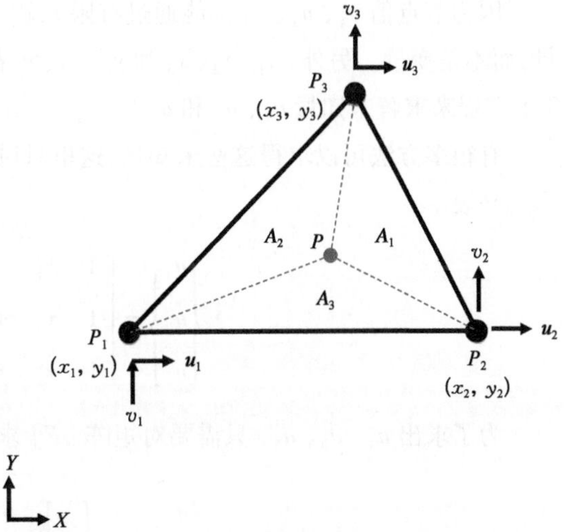

图 2.17　对于 3 节点三角形单元，单元内任意点 P 的坐标 (x, y)、位移 $u(x, y)$ 和 $v(x, y)$ 可由各自的节点值确定。

在单元内任意位置的竖向挠度，也可以设相

同的关系式：

$$v(x,\ y) = b_1 + b_2 x + b_3 y = N_1 v_1 + N_2 v_2 + N_3 v_3 \tag{2.45}$$

由式(1.10)可知,这里为了方便再复述一遍：

$$\begin{Bmatrix} \varepsilon_{xx} \\ \varepsilon_{yy} \\ \gamma_{xy} \end{Bmatrix} = \begin{Bmatrix} \dfrac{\partial}{\partial x} & 0 \\ 0 & \dfrac{\partial}{\partial y} \\ \dfrac{\partial}{\partial y} & \dfrac{\partial}{\partial x} \end{Bmatrix} \begin{Bmatrix} u \\ v \end{Bmatrix}。$$

轴应变和剪切应变计算公式为：$\varepsilon_{xx} = \dfrac{\partial u}{\partial x} = a_2$，$\varepsilon_{yy} = \dfrac{\partial v}{\partial y} = b_3$，$\gamma_{xy} = \dfrac{\partial u}{\partial y} + \dfrac{\partial v}{\partial x} = a_3 + b_2$。由式可知,单元内所有应变分量均为常量。因此,线性 3 节点三角形单元又称为常应变三角形(constant strain triangle, CST)。正因为具有这种特性,所以由线性三角形单元构建的有限元模型通常比实际物理结构具有更高的刚度。需要使用大量的三角形单元来计算结构的应变变化,这是避免产生额外刚度的唯一方法。因此,对于复杂的加载条件,不推荐使用这种类型的单元,除非使用非常精细的网格。这里也没有一般的规律来确定需要多少三角形单元才能得到理想的结果。但从图 2.21 和表 2.4 可以看出,由 1 288 个 CST 单元构建的梁模型仿真结果尚不如由 40 个四边形单元构建的梁模型的仿真结果。

从式(2.44)可以看出，P_1、P_2、P_3 三个节点的位移方程 u_1、u_2 和 u_3，分别可由下列式子得到：

$$u_1 = a_1 + a_2 x_1 + a_3 y_1 \tag{2.46}$$

$$u_2 = a_1 + a_2 x_2 + a_3 y_2 \tag{2.47}$$

$$u_3 = a_1 + a_2 x_3 + a_3 y_3 \tag{2.48}$$

因为节点值 u_1、u_2、u_3 都能通过有限元软件解出,故可以认为 u_1、u_2、u_3 的数值是已知的常量,而不是变量。另外，x_1、x_2、x_3 和 y_1、y_2、y_3 都是节点坐标,因此都是已知的常量。由此可知,有 3 个方程来求解未知量 a_1、a_2 和 a_3。

有很多方法可以求得这些未知量,这里只讨论了矩阵运算的方法,以上 3 个方程也可以用矩阵形式来表示：

$$\begin{Bmatrix} u_1 \\ u_2 \\ u_3 \end{Bmatrix} = \begin{bmatrix} 1 & x_1 & y_1 \\ 1 & x_2 & y_2 \\ 1 & x_3 & y_3 \end{bmatrix} \begin{Bmatrix} a_1 \\ a_2 \\ a_3 \end{Bmatrix} = [F] \begin{Bmatrix} a_1 \\ a_2 \\ a_3 \end{Bmatrix} \tag{2.49}$$

为了求出 a_1、a_2、a_3，只需要对矩阵 $[F]$ 求逆,然后将其乘在等式两边：

$$\begin{Bmatrix} a_1 \\ a_2 \\ a_3 \end{Bmatrix} = [F]^{-1} \begin{Bmatrix} u_1 \\ u_2 \\ u_3 \end{Bmatrix} \tag{2.50}$$

从线性代数有关矩阵运算的课程中了解到，任何矩阵 $[A]^{-1}$ 的逆都可以用它的行列式（*det*）和伴随矩阵（*adj*）来表示，如式(2.51)所示。注意，当矩阵的余子式矩阵是方阵时，余子式矩阵的转置矩阵也称为矩阵的伴随或附加。

$$[A]^{-1}=\frac{1}{det(A)}adj(A) \tag{2.51}$$

$$adj(A)=(A\text{ 的余子式矩阵})^{T} \tag{2.52}$$

为求出一个 3×3 矩阵 $[A]$ 的余子式矩阵，假设它有以下形式：

$$[A]=\begin{bmatrix}a_{11} & a_{12} & a_{13}\\ a_{21} & a_{22} & a_{23}\\ a_{31} & a_{32} & a_{33}\end{bmatrix} \tag{2.53}$$

然后，矩阵 $[A]$ 的余子式矩阵表示为：

$$\text{余子式矩阵}(A)=\begin{bmatrix}A_{11} & A_{12} & A_{13}\\ A_{21} & A_{22} & A_{23}\\ A_{31} & A_{32} & A_{33}\end{bmatrix}$$

$$=\begin{bmatrix}+\begin{vmatrix}a_{22} & a_{23}\\ a_{32} & a_{33}\end{vmatrix} & -\begin{vmatrix}a_{21} & a_{23}\\ a_{31} & a_{33}\end{vmatrix} & +\begin{vmatrix}a_{21} & a_{22}\\ a_{31} & a_{32}\end{vmatrix}\\ -\begin{vmatrix}a_{12} & a_{13}\\ a_{32} & a_{33}\end{vmatrix} & +\begin{vmatrix}a_{11} & a_{13}\\ a_{31} & a_{33}\end{vmatrix} & -\begin{vmatrix}a_{11} & a_{12}\\ a_{31} & a_{32}\end{vmatrix}\\ +\begin{vmatrix}a_{12} & a_{13}\\ a_{22} & a_{23}\end{vmatrix} & -\begin{vmatrix}a_{11} & a_{13}\\ a_{21} & a_{23}\end{vmatrix} & +\begin{vmatrix}a_{11} & a_{12}\\ a_{21} & a_{22}\end{vmatrix}\end{bmatrix} \tag{2.54}$$

注意矩阵中相邻项符号相反。要求解这个余子式矩阵，需要去掉目标项在式(2.54)中所在的行和列。比如，为了得到 A_{11}，需要消去第一行和第一列，然后求出剩下二阶矩阵的行列式 $\begin{vmatrix}a_{22} & a_{23}\\ a_{32} & a_{33}\end{vmatrix}$，并加上正确的符号。同理，通过消去第一行和第二列来计算 A_{12}，求出剩余矩阵的行列式并乘以负一，因此 $A_{12}=-\begin{vmatrix}a_{21} & a_{23}\\ a_{31} & a_{33}\end{vmatrix}$。例 2.4 给出了演算过程。

例 2.4

求矩阵 $[A]=\begin{bmatrix}1 & 2 & 3\\ 6 & 5 & 4\\ 7 & 8 & 9\end{bmatrix}$ 的余子式矩阵。

求解方法

$A_{11}=\begin{vmatrix}5&4\\8&9\end{vmatrix}=13, A_{12}=-\begin{vmatrix}6&4\\7&9\end{vmatrix}=-26, A_{13}=\begin{vmatrix}6&5\\7&8\end{vmatrix}=13$。

$A_{21}=-\begin{vmatrix}2&3\\8&9\end{vmatrix}=6, A_{22}=\begin{vmatrix}1&3\\7&9\end{vmatrix}=-12, A_{23}=-\begin{vmatrix}1&2\\7&8\end{vmatrix}=6$。

$A_{31}=\begin{vmatrix}2&3\\5&4\end{vmatrix}=-7, A_{32}=-\begin{vmatrix}1&3\\6&4\end{vmatrix}=14, A_{33}=\begin{vmatrix}1&2\\6&5\end{vmatrix}=-7$。

因此,余子式矩阵 $(A)=\begin{bmatrix}13&-26&13\\6&-12&6\\-7&14&-7\end{bmatrix}$。

接下来,根据式(2.52)通过转置余子式矩阵来求出伴随矩阵。

$$\text{伴随矩阵}(A)=[\text{余子式矩阵}(A)]^T=\begin{bmatrix}A_{11}&A_{21}&A_{31}\\A_{12}&A_{22}&A_{31}\\A_{13}&A_{23}&A_{31}\end{bmatrix}$$

$$=\begin{bmatrix}\begin{vmatrix}a_{22}&a_{23}\\a_{32}&a_{33}\end{vmatrix}&-\begin{vmatrix}a_{12}&a_{13}\\a_{32}&a_{33}\end{vmatrix}&\begin{vmatrix}a_{12}&a_{13}\\a_{22}&a_{23}\end{vmatrix}\\-\begin{vmatrix}a_{21}&a_{23}\\a_{31}&a_{33}\end{vmatrix}&\begin{vmatrix}a_{11}&a_{13}\\a_{31}&a_{33}\end{vmatrix}&-\begin{vmatrix}a_{11}&a_{13}\\a_{21}&a_{23}\end{vmatrix}\\\begin{vmatrix}a_{21}&a_{22}\\a_{31}&a_{32}\end{vmatrix}&-\begin{vmatrix}a_{11}&a_{12}\\a_{31}&a_{32}\end{vmatrix}&\begin{vmatrix}a_{11}&a_{12}\\a_{21}&a_{22}\end{vmatrix}\end{bmatrix}=\begin{bmatrix}\begin{vmatrix}a_{22}&a_{23}\\a_{32}&a_{33}\end{vmatrix}&\begin{vmatrix}a_{13}&a_{12}\\a_{33}&a_{32}\end{vmatrix}&\begin{vmatrix}a_{12}&a_{13}\\a_{22}&a_{23}\end{vmatrix}\\\begin{vmatrix}a_{23}&a_{21}\\a_{33}&a_{31}\end{vmatrix}&\begin{vmatrix}a_{11}&a_{13}\\a_{31}&a_{33}\end{vmatrix}&\begin{vmatrix}a_{13}&a_{11}\\a_{23}&a_{21}\end{vmatrix}\\\begin{vmatrix}a_{21}&a_{22}\\a_{31}&a_{32}\end{vmatrix}&\begin{vmatrix}a_{12}&a_{11}\\a_{32}&a_{31}\end{vmatrix}&\begin{vmatrix}a_{11}&a_{12}\\a_{21}&a_{22}\end{vmatrix}\end{bmatrix} \tag{2.55}$$

式(2.55)的最后一部分通过列变换来消除负号。如果不是出于对美观的考虑,就没有必要这么做。考虑用一个矩阵的行列式 $\left|\begin{bmatrix}a&b\\c&d\end{bmatrix}\right|=ad-bc$ 来解释运算过程。通过交换第一列和第二列得到 $\begin{vmatrix}b&a\\d&c\end{vmatrix}=-(ad-bc)$,因此交换列的结果是使行列式变号,这样就可以消去负号了。

由式(2.50)可知,三个常数 a_1、a_2 和 a_3 可由下式求得:

$$\begin{Bmatrix}a_1\\a_2\\a_3\end{Bmatrix}=[F]^{-1}\begin{Bmatrix}u_1\\u_2\\u_3\end{Bmatrix}=\begin{bmatrix}1&x_1&y_1\\1&x_2&y_2\\1&x_3&y_3\end{bmatrix}^{-1}\begin{Bmatrix}u_1\\u_2\\u_3\end{Bmatrix} \tag{2.56}$$

通过式(2.51)和式(2.55),可以得到:

$$[F]^{-1}=\frac{1}{det(F)}adj(F)=\frac{1}{det(F)}\begin{bmatrix}\begin{vmatrix}F_{22}&F_{23}\\F_{32}&F_{33}\end{vmatrix}&\begin{vmatrix}F_{13}&F_{12}\\F_{33}&F_{32}\end{vmatrix}&\begin{vmatrix}F_{12}&F_{13}\\F_{22}&F_{23}\end{vmatrix}\\\begin{vmatrix}F_{23}&F_{21}\\F_{33}&F_{31}\end{vmatrix}&\begin{vmatrix}F_{11}&F_{13}\\F_{31}&F_{33}\end{vmatrix}&\begin{vmatrix}F_{13}&F_{11}\\F_{23}&F_{21}\end{vmatrix}\\\begin{vmatrix}F_{21}&F_{22}\\F_{31}&F_{32}\end{vmatrix}&\begin{vmatrix}F_{12}&F_{11}\\F_{32}&F_{31}\end{vmatrix}&\begin{vmatrix}F_{11}&F_{12}\\F_{21}&F_{22}\end{vmatrix}\end{bmatrix}\tag{2.57}$$

将式(2.57)中已知的 F_{11} 替换为 F_{33} 的值,可得:

$$[F]^{-1}=\frac{1}{det(F)}\begin{bmatrix}\begin{vmatrix}x_2&y_2\\x_3&y_3\end{vmatrix}&\begin{vmatrix}y_1&x_1\\y_3&x_3\end{vmatrix}&\begin{vmatrix}x_1&y_1\\x_2&y_2\end{vmatrix}\\\begin{vmatrix}y_2&1\\y_3&1\end{vmatrix}&\begin{vmatrix}1&y_1\\1&y_3\end{vmatrix}&\begin{vmatrix}y_1&1\\y_2&1\end{vmatrix}\\\begin{vmatrix}1&x_2\\1&x_3\end{vmatrix}&\begin{vmatrix}x_1&1\\x_3&1\end{vmatrix}&\begin{vmatrix}1&x_1\\1&x_2\end{vmatrix}\end{bmatrix}\tag{2.58}$$

最后,通过求解每个行列式来对矩阵进行简化,如下所示:

$$[F]^{-1}=\frac{1}{det(F)}\begin{bmatrix}x_2y_3-x_3y_2&x_3y_1-x_1y_3&x_1y_2-x_2y_1\\y_2-y_3&y_3-y_1&y_1-y_2\\x_3-x_2&x_1-x_3&x_2-x_1\end{bmatrix}\tag{2.59}$$

式(2.59)中所示的矩阵 $[F]$ 的行列式与三角形的面积有关,推导公式所涉及的过程相对复杂,本书将不再做介绍,结果如下所示:

$$三角形的面积=A=\frac{1}{2}det[F]=\frac{1}{2}det\begin{bmatrix}1&x_1&y_1\\1&x_2&y_2\\1&x_3&y_3\end{bmatrix}\tag{2.60}$$

根据式(2.56)、式(2.59)和式(2.60)可得:

$$\begin{Bmatrix}a_1\\a_2\\a_3\end{Bmatrix}=[F]^{-1}\begin{Bmatrix}u_1\\u_2\\u_3\end{Bmatrix}$$

$$=\frac{1}{det(F)}\begin{bmatrix}x_2y_3-x_3y_2&x_3y_1-x_1y_3&x_1y_2-x_2y_1\\y_2-y_3&y_3-y_1&y_1-y_2\\x_3-x_2&x_1-x_3&x_2-x_1\end{bmatrix}\begin{Bmatrix}u_1\\u_2\\u_3\end{Bmatrix}$$

$$= \frac{1}{2A}\begin{bmatrix} x_2y_3 - x_3y_2 & x_3y_1 - x_1y_3 & x_1y_2 - x_2y_1 \\ y_2 - y_3 & y_3 - y_1 & y_1 - y_2 \\ x_3 - x_2 & x_1 - x_3 & x_2 - x_1 \end{bmatrix}\begin{Bmatrix} u_1 \\ u_2 \\ u_3 \end{Bmatrix}。$$

将常数 a_1、a_2 和 a_3 代入到式(2.44)中,然后以 $u(x)=N_1u_1+N_2u_2+N_3u_3$ 的形式重新组合这些项,可得:

$$\begin{aligned} u(x) &= a_1 + a_2x + a_3y \\ &= \frac{1}{2A}[(x_2y_3 - x_3y_2)u_1 + (x_3y_1 - x_1y_3)u_2 + (x_1y_2 - x_2y_1)u_3] \\ &\quad + \frac{1}{2A}[(y_2 - y_3)u_1 + (y_3 - y_1)u_2 + (y_1 - y_2)u_3]x \\ &\quad + \frac{1}{2A}[(x_3 - x_2)u_1 + (x_1 - x_3)u_2 + (x_2 - x_1)u_3]y \\ &= \frac{1}{2A}[(x_2y_3 - x_3y_2) + (y_2 - y_3)x + (x_3 - x_2)y]u_1 \\ &\quad + \frac{1}{2A}[(x_3y_1 - x_1y_3) + (y_3 - y_1)x + (x_1 - x_3)y]u_2 \\ &\quad + \frac{1}{2A}[(x_1y_2 - x_2y_1) + (y_1 - y_2)x + (x_2 - x_1)y]u_3。\end{aligned}$$

与式(2.44)相比,线性三角形单元的 3 个形函数可以表示为:

$$N_1 = \frac{1}{2A}\{(x_2y_3 - x_3y_2) + (y_2 - y_3)x + (x_3 - x_2)y\} \tag{2.61}$$

$$N_2 = \frac{1}{2A}\{(x_3y_1 - x_1y_3) + (y_3 - y_1)x + (x_1 - x_3)y\} \tag{2.62}$$

$$N_3 = \frac{1}{2A}\{(x_1y_2 - x_2y_1) + (y_1 - y_2)x + (x_2 - x_1)y\} \tag{2.63}$$

如上所述,同样的一组形函数可以求出单元内任意点 $P(x, y)$ 的坐标、水平位移 $u(x, y)$ 和竖向挠度 $v(x, y)$。这 3 个形函数具有几何意义。如图 2.17 所示,点 $P(x, y)$ 将整个三角形分成 3 个子三角形,其面积分别为 A_1、A_2 和 A_3,并分别对应点 P_1、P_2 和 P_3。由式(2.60)可知:

$$2A_1 = det\begin{bmatrix} 1 & x & y \\ 1 & x_2 & y_2 \\ 1 & x_3 & y_3 \end{bmatrix} = (x_2y_3 - x_3y_2) + (y_2 - y_3)x + (x_3 - x_2)y \tag{2.64}$$

注意,式(2.64)和式(2.61)有相同的特点,换言之:

$$N_1 = \frac{A_1}{A} \tag{2.65}$$

同理，N_2 和 N_3 也可以由 A_2 和 A_3 表示为：

$$N_2 = \frac{A_2}{A} \text{和} N_3 = \frac{A_3}{A} \tag{2.66}$$

这 3 个方程表明了 3 节点线性常应变三角形的形函数与 3 个子区域和整个三角形面积的比值有关，因此将这些形函数称为面积坐标。注意这里只有 3 个形函数，它们一起组成了整个三角形的面积。图 2.18 用图形表示了三角形内不同位置的 3 个区域坐标的大小。

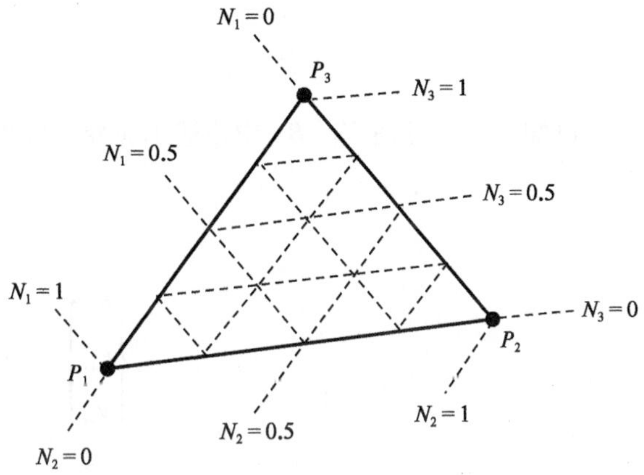

图 2.18　三角形单元的 3 个面积坐标分别为 N_1、N_2 和 N_3。从图中可以看出，$N_1+N_2+N_3=1$，在单元内的任意一点都成立。

由式(1.10)对三角形单元的表述可知，三角形单元的应变-位移方程 $\{\varepsilon\}=[B]\{u\}$ 可由 u 和 v 推导出来：

$$u(x,\ y) = N_1 u_1 + N_2 u_2 + N_3 u_3 \tag{2.67}$$

$$v(x,\ y) = N_1 v_1 + N_2 v_2 + N_3 v_3 \tag{2.68}$$

$$\begin{aligned}\varepsilon_{xx} &= \frac{\partial u}{\partial x} = \frac{\partial N_1}{\partial x}u_1 + \frac{\partial N_2}{\partial x}u_2 + \frac{\partial N_3}{\partial x}u_3 \\ &= \frac{1}{2A}[(y_2-y_3)u_1 + (y_3-y_1)u_2 + (y_1-y_2)u_3]\end{aligned} \tag{2.69}$$

$$\begin{aligned}\varepsilon_{yy} &= \frac{\partial v}{\partial y} = \frac{\partial N_1}{\partial y}v_1 + \frac{\partial N_2}{\partial y}v_2 + \frac{\partial N_3}{\partial y}v_3 \\ &= \frac{1}{2A}[(x_3-x_2)v_1 + (x_1-x_3)v_2 + (x_2-x_1)v_3]\end{aligned} \tag{2.70}$$

$$\begin{aligned}\gamma_{xy} &= \frac{\partial u}{\partial y} + \frac{\partial v}{\partial x} = \frac{\partial N_1}{\partial y}u_1 + \frac{\partial N_2}{\partial y}u_2 + \frac{\partial N_3}{\partial y}u_3 + \frac{\partial N_1}{\partial x}v_1 + \frac{\partial N_2}{\partial x}v_2 \\ &\quad + \frac{\partial N_3}{\partial x}v_3 = \frac{1}{2A}[(x_3-x_2)u_1 + (y_2-y_3)v_1 + (x_1-x_3)u_2 \\ &\quad + (y_3-y_1)v_2 + (x_2-x_1)u_3 + (y_1-y_2)v_3]\end{aligned} \tag{2.71}$$

在矩阵形式中,应变-位移方程和应变-位移矩阵 [B] 可以表示为:

$$\begin{Bmatrix} \varepsilon_{xx} \\ \varepsilon_{yy} \\ \gamma_{xy} \end{Bmatrix} = \frac{1}{2A}\begin{bmatrix} (y_2 - y_3) & 0 & (y_3 - y_1) & 0 & (y_1 - y_2) & 0 \\ 0 & (x_3 - x_2) & 0 & (x_1 - x_3) & 0 & (x_2 - x_1) \\ (x_3 - x_2) & (y_2 - y_3) & (x_1 - x_3) & (y_3 - y_1) & (x_2 - x_1) & (y_1 - y_2) \end{bmatrix} \times \begin{Bmatrix} u_1 \\ v_1 \\ u_2 \\ v_2 \\ u_3 \\ v_3 \end{Bmatrix} \tag{2.72}$$

已知应变-位移矩阵 [B] 中描述了应变张量和节点位移之间的关系,可以表达为:

$$\begin{Bmatrix} \varepsilon_{xx} \\ \varepsilon_{yy} \\ \gamma_{xy} \end{Bmatrix} = [B]\begin{Bmatrix} u_1 \\ v_1 \\ u_2 \\ v_2 \\ u_3 \\ v_3 \end{Bmatrix}$$

$$[B] = \frac{1}{2A}\begin{bmatrix} (y_2 - y_3) & 0 & (y_3 - y_1) & 0 & (y_1 - y_2) & 0 \\ 0 & (x_3 - x_2) & 0 & (x_1 - x_3) & 0 & (x_2 - x_1) \\ (x_3 - x_2) & (y_2 - y_3) & (x_1 - x_3) & (y_3 - y_1) & (x_2 - x_1) & (y_1 - y_2) \end{bmatrix} \tag{2.73}$$

2.5.3 · 边平行于坐标轴的 4 节点矩形双线性平面单元

图 2.19 是由点 P_1、点P_2、点P_3 和点 P_4 组成的 4 节点矩形平面单元,坐标系原点位于该单元的几何中心。同样,如上所述,这 4 个节点按逆时针方向排列。每个节点都有 2 个自由度,分别是沿 x 轴 (u) 方向和 y 轴 (v) 方向平动。此外,假设在对应节点值的单元内任意一点,用相同的形函数插值节点坐标、水平位移 (u) 和竖向挠度 (v)。假设用以下多项式来插值 u 和 v:

$$u(x,\ y) = a_1 + a_2x + a_3y + a_4xy = N_1 u_1 + N_2 u_2 + N_3 u_3 + N_4 u_4 \tag{2.74}$$

$$v(x,\ y) = b_1 + b_2x + b_3y + b_4xy = N_1 v_1 + N_2 v_2 + N_3 v_3 + N_4 v_4 \tag{2.75}$$

其中,a_1、a_2、a_3、a_4 和 b_1、b_2、b_3、b_4 为常量,N_1、N_2、N_3 和 N_4 为单元形函数。值得注意的是,无论选择哪个点作为坐标系原点,涉及常数 a 和 b 的插值方程都具有相同的形式。但是,正如有关杆单元的表述(2.5.1 节),选择不同的坐标系会得到不同的形函数。这种单元类型称为双线性单元,因为当选择 y 坐标为常数时,u 和 v 位移沿 x 轴呈线性变化,而当选择 x 坐标为常数

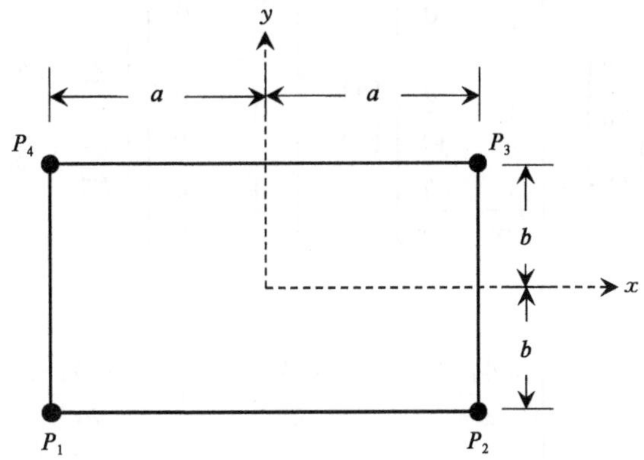

图 2.19　一个尺寸为 $2a \times 2b$ 的 4 节点直角双线性单元，其坐标系原点位于该单元的中心。

时，它沿 y 轴的位移也呈线性变化。对于节点位移 u_1 到 u_4，由式(2.74)代入各自的节点坐标可得：

$$u_1 = u(-a,\ -b) = a_1 + a_2(-a) + a_3(-b) + a_4 ab \tag{2.76}$$

$$u_2 = u(a,\ -b) = a_1 + a_2(a) + a_3(-b) + a_4(-ab) \tag{2.77}$$

$$u_3 = u(a,\ b) = a_1 + a_2(a) + a_3(b) + a_4 ab \tag{2.78}$$

$$u_4 = u(-a,\ b) = a_1 + a_2(-a) + a_3(b) + a_4(-ab) \tag{2.79}$$

可以通过联立这 4 个方程求解这 4 个未知数（a_1、a_2、a_3 和 a_4）。计算出它们的值，$a_1 = \dfrac{u_1 + u_2 + u_3 + u_4}{4}$、$a_2 = \dfrac{-u_1 + u_2 + u_3 - u_4}{4a}$、$a_3 = \dfrac{-u_1 - u_2 + u_3 + u_4}{4b}$ 和 $a_4 = \dfrac{u_1 - u_2 + u_3 - u_4}{4ab}$，然后再代入式(2.74)。接着，按照 u_1、u_2、u_3、u_4 的顺序将所有项重新排列。则在单元内任意一点的水平位移 $u(x,\ y)$ 可以用以下公式求得：

$$u(x,\ y) = N_1 u_1 + N_2 u_2 + N_3 u_3 + N_4 u_4 = \frac{(a-x)(b-y)}{4ab}u_1 + \frac{(a+x)(b-y)}{4ab}u_2 + \frac{(a+x)(b+y)}{4ab}u_3 + \frac{(a-x)(b+y)}{4ab}u_4 \tag{2.80}$$

因此，4 节点双线性单元的形函数表示为：

$$N_1 = \frac{(a-x)(b-y)}{4ab},\ N_2 = \frac{(a+x)(b-y)}{4ab},\ N_3 = \frac{(a+x)(b+y)}{4ab},\ N_4 = \frac{(a-x)(b+y)}{4ab} \tag{2.81}$$

式(2.74)和式(2.75)具有相同的形式，可以很容易地推导出使用相同的一组形函数来求出单元内任意点处的竖向挠度 $v(x,\ y)$。此外，检验这组形函数是否符合以下条件：所有形函数的总和等于 1；在点 $P_1(-a,\ -b)$ 上，$N_1 = 1$，同时 $N_2 = N_3 = N_4 = 0$，等等。

现从式(2.74)、式(2.75)和式(2.81)中推导出应变-位移矩阵 $[B]$：

$$
\begin{Bmatrix} \varepsilon_{xx} \\ \varepsilon_{yy} \\ \gamma_{xy} \end{Bmatrix} = \begin{bmatrix} \frac{\partial}{\partial x} & 0 \\ 0 & \frac{\partial}{\partial y} \\ \frac{\partial}{\partial y} & \frac{\partial}{\partial x} \end{bmatrix} \begin{Bmatrix} u \\ v \end{Bmatrix} = \begin{bmatrix} \frac{\partial}{\partial x} & 0 \\ 0 & \frac{\partial}{\partial y} \\ \frac{\partial}{\partial y} & \frac{\partial}{\partial x} \end{bmatrix} \begin{Bmatrix} \sum_{i=1}^{4} N_i u_i \\ \sum_{i=1}^{4} N_i v_i \end{Bmatrix}
$$

$$
= \begin{bmatrix} \frac{\partial N_1}{\partial x} & 0 & \frac{\partial N_2}{\partial x} & 0 & \frac{\partial N_3}{\partial x} & 0 & \frac{\partial N_4}{\partial x} & 0 \\ 0 & \frac{\partial N_1}{\partial y} & 0 & \frac{\partial N_2}{\partial y} & 0 & \frac{\partial N_3}{\partial y} & 0 & \frac{\partial N_4}{\partial y} \\ \frac{\partial N_1}{\partial y} & \frac{\partial N_1}{\partial x} & \frac{\partial N_2}{\partial y} & \frac{\partial N_2}{\partial x} & \frac{\partial N_3}{\partial y} & \frac{\partial N_3}{\partial x} & \frac{\partial N_4}{\partial y} & \frac{\partial N_4}{\partial x} \end{bmatrix} \begin{Bmatrix} u_1 \\ v_1 \\ u_2 \\ v_2 \\ u_3 \\ v_3 \\ u_4 \\ v_4 \end{Bmatrix}
$$

$$
= \frac{1}{4ab} \begin{bmatrix} -(b-y) & 0 & (b-y) & 0 & (b+y) & 0 & -(b+y) & 0 \\ 0 & -(a-x) & 0 & -(a+x) & 0 & (a+x) & 0 & (a-x) \\ -(a-x) & -(b-y) & -(a+x) & (b-y) & (a+x) & (b+y) & (a-x) & -(b+y) \end{bmatrix} \begin{Bmatrix} u_1 \\ v_1 \\ u_2 \\ v_2 \\ u_3 \\ v_3 \\ u_4 \\ v_4 \end{Bmatrix}
$$

$$
[B] = \frac{1}{4ab} \begin{bmatrix} -(b-y) & 0 & (b-y) & 0 & (b+y) & 0 & -(b+y) & 0 \\ 0 & -(a-x) & 0 & -(a+x) & 0 & (a+x) & 0 & (a-x) \\ -(a-x) & -(b-y) & -(a+x) & (b-y) & (a+x) & (b+y) & (a-x) & -(b+y) \end{bmatrix} \tag{2.82}
$$

另一种求解单元形函数的常用方法是 Joseph - Louis Lagrange(1736.1—1813.6)提出的拉格朗日插值法。根据 Wolfram 数学世界(Wolfram Math World, 2017)可知,拉格朗日插值法最早于 1779 年被 Waring 发现,到 1783 年由 Euler 再次发现,然后由拉格朗日于 1795 年发表了这一插值方法(Jeffreys 和 Jeffreys, 1988)。利用该插值法,通过 $x-y$ 平面上的 n 个数据点集,可以找到一条最高项 $(n-1)$ 次的多项式曲线。例如,一组 3 个数据点需要二次多项式曲线才能通过所有的 3 个点。

假设一组 n 个数据点 (x_1, y_1), (x_2, y_2), …, (x_n, y_n) 位于 $x-y$ 平面上,则可以表示为 $y_i = f(x_i)$。该函数的拉格朗日插值形式为:

$$
f(x) = Q_1 y_1 + Q_2 y_2 + \cdots + Q_n y_n \tag{2.83}
$$

$$Q_1 = \frac{(x - x_2)(x - x_3)\cdots(x - x_n)}{(x_1 - x_2)(x_1 - x_3)\cdots(x_1 - x_n)} \tag{2.84}$$

$$Q_2 = \frac{(x - x_1)(x - x_3)\cdots(x - x_n)}{(x_2 - x_1)(x_2 - x_3)\cdots(x_2 - x_n)} \tag{2.85}$$

$$Q_n = \frac{(x - x_1)(x - x_2)\cdots(x - x_{n-1})}{(x_n - x_1)(x_n - x_2)\cdots(x_n - x_{n-1})} \tag{2.86}$$

注意,如果 $x = x_1$,则式(2.84)中的分子和分母相同,因此 $Q_1 = 1$。当其他方程分子全都出现 $x - x_1$ 时,这使得 Q_2 到 Q_n 都等于0。同时发现这也适用于 $x = x_2$, $x = x_3$, $\cdots$, $x = x_n$。最后,Q_1 到 Q_n 的和等于1。因此,函数 Q_1 至 Q_n 符合形函数的特性。所以常用拉格朗日插值法来定义单元形函数,特别是高阶单元形函数。

例 2.5

求一个在 $x - y$ 平面上通过坐标(1, 1)、(2, 4)和(3, 9)三个点的多项式方程 $f(x)$。

求解方法

因为只涉及 3 个点,所以式(2.84)~(2.86)变为:$Q_1 = \frac{(x - x_2)(x - x_3)}{(x_1 - x_2)(x_1 - x_3)}$, $Q_2 = \frac{(x - x_1)(x - x_3)}{(x_2 - x_1)(x_2 - x_3)}$, $Q_3 = \frac{(x - x_1)(x - x_2)}{(x_3 - x_1)(x_3 - x_2)}$。

再将这三个点代入式(2.84)~式(2.86),得到:$Q_1 = \frac{(x - 2)(x - 3)}{(1 - 2)(1 - 3)} = \frac{x^2 - 5x + 6}{2}$, $Q_2 = \frac{(x - 1)(x - 3)}{(2 - 1)(2 - 3)} = \frac{x^2 - 4x + 3}{-1}$, $Q_3 = \frac{(x - 1)(x - 2)}{(3 - 1)(3 - 2)} = \frac{x^2 - 3x + 2}{2}$。

现有式(2.83)所需的三个 Q 值,同时 y 的值为 $y_1 = 1$、$y_2 = 4$、$y_3 = 9$。将这三个值代入式(2.83),将得到:

$$f(x) = \frac{x^2 - 5x + 6}{2} \times 1 + \frac{x^2 - 4x + 3}{-1} \times 4 + \frac{x^2 - 3x + 2}{2} \times 9$$

$$= \left(\frac{1}{2} - 4 + \frac{9}{2}\right) x^2 + \left(-\frac{5}{2} + 16 - \frac{27}{2}\right) x + (3 - 12 + 9) = x^2$$

在多项式方程中,每个 x 值只有唯一的 y 值与之对应。因此只要多项式方程中没有重复点,$x_1 \neq x_2 \neq x_3 \neq \cdots \neq x_n$,分母不可能为0,也就不用担心出现除以0的相关问题。

为了求出一个二维4节点平面单元的形函数,需要运用两次拉格朗日插值法,先沿 x 轴方向插值,然后再沿 y 轴方向插值;反之,亦然。最后,将从每个轴得到的形函数整合到这个二维单元的一组形函数中,下面将逐步介绍确定二维4节点平面单元形函数的方法。

第一步

首先,为了从左到右对任意物理量 φ 进行插值,需要确定两个形函数。考虑 $x_1 = -a$ 和 $x_2 = a$,沿 x 轴方向进行插值的两个形函数为:

$$N_{1x} = \frac{x - x_2}{x_1 - x_2} = \frac{x - a}{-a - a} = \frac{x - a}{-2a},\ N_{2x} = \frac{x - x_1}{x_2 - x_1} = \frac{x + a}{a + a} = \frac{x + a}{2a} \tag{2.87}$$

其中，N_{1x} 中的 1 表示节点 1，N_{2x} 中的 2 表示节点 2。

第二步

接下来，为了自下而上对任意物理量 φ 进行插值，需要确定两个形函数。考虑 $y_1 = -b$ 和 $y_4 = b$，沿 y 轴方向进行插值的两个形函数为：

$$N_{1y} = \frac{y - y_2}{y_1 - y_2} = \frac{y - b}{-b - b} = \frac{y - b}{-2b},\ N_{4y} = \frac{y - y_1}{y_4 - y_1} = \frac{y + b}{b + b} = \frac{y + b}{2b} \tag{2.88}$$

其中，N_{1y} 中的 1 表示节点 1，N_{4y} 中的 4 表示节点 4。

第三步

对于在 $y = -b$ 处平行于 x 轴的直线（图 2.19 中直线 $P_1 - P_2$），利用形函数 N_{1x} 和 N_{2x}，以及节点 1（φ_1）和节点 2（φ_2）处的物理量，可以求出该线（φ_a）上任意位置的物理量：

$$\varphi_a = \varphi_{\text{直线}P_1-P_2\text{上的任意一点}} = N_{1x}\varphi_1 + N_{2x}\varphi_2 = \frac{x - a}{-2a}\varphi_1 + \frac{x + a}{2a}\varphi_2 \tag{2.89}$$

通过已知节点 4（φ_4）和节点 3（φ_3）处的物理量，可以用相同的两个形函数 N_{1x} 和 N_{2x} 来插值线 $P_4 - P_3$（φ_b）上的任何点的物理量：

$$\varphi_b = \varphi_{\text{直线}P_4-P_3\text{上任意一点}} = N_{1x}\varphi_4 + N_{2x}\varphi_3 = \frac{x - a}{-2a}\varphi_4 + \frac{x + a}{2a}\varphi_3 \tag{2.90}$$

第四步

接下来，沿着 y 轴方向从 φ_a（对应于矩形的底线，即线 $P_1 - P_2$）到 φ_b（对应于矩形的顶线，即线 $P_4 - P_3$）进行插值，以便求出单元内任何一点的物理量：

$$\begin{aligned}
\varphi &= N_{1y}\varphi_a + N_{4y}\varphi_b \\
&= \frac{y - b}{-2b}\left(\frac{x - a}{-2a}\varphi_1 + \frac{x + a}{2a}\varphi_2\right) + \frac{y + b}{2b}\left(\frac{x - a}{-2b}\varphi_4 + \frac{x + a}{2a}\varphi_3\right) \\
&= \frac{(y - b)(x - a)}{4ab}\varphi_1 - \frac{(y - b)(x + a)}{4ab}\varphi_2 - \frac{(y + b)(x - a)}{4ab}\varphi_4 + \frac{(y + b)(x + a)}{4ab}\varphi_3
\end{aligned} \tag{2.91}$$

第五步

最后，处理一下式(2.91)的各项，x 表示第一组括号内的第二分量。y 表示第二组中的第二分量。另外，对 φ_2 和 φ_4 的负号进行修正，完成以上步骤后得到 4 个形函数：

$$N_1 = \frac{(a - x)(b - y)}{4ab} \tag{2.92}$$

$$N_2 = \frac{(a + x)(b - y)}{4ab} \tag{2.93}$$

$$N_3 = \frac{(a+x)(b+y)}{4ab} \tag{2.94}$$

$$N_4 = \frac{(a-x)(b+y)}{4ab} \tag{2.95}$$

这组 4 个形函数与式(2.81)所示的一组相同,但式(2.81)中的形函数是用不同方法得出的。除了上述应用,形函数对于计算任何物理量的分布也很有用,比如天气图上的等温线。

例 2.6

天气预报显示,诺维、罗亚尔奥克、特洛伊和商业镇的气温分别为 60℉、64℉、68℉和 62℉。假设这四个城市的坐标以英里(mi)为单位,分别为(−10, −5)、(10, −5)、(10, 5)、(−10, 5)。然后基于双线内插法,根据当地测得的温度和几何位置绘制等温线[℉=℃×1.8+32 ℃;1 英里(mi)= 1.609 34 千米(km)]。

求解方法

通过这四个城市的坐标可以清楚地看出这四个城市位于矩形的四个角上,而坐标的原点正好位于矩形的中心。因此,四个城市组成的矩形与图 2.19 所示的矩形相似,其中 $a=10$, $b=5$。根据式(2.92)~式(2.95),可以算出:$N_1 = \frac{(10-x)(5-y)}{200}$, $N_2 = \frac{(10+x)(5-y)}{200}$, $N_3 = \frac{(10+x)(5+y)}{200}$, $N_4 = \frac{(10-x)(5+y)}{200}$。

4 个角的物理量(温度)分别为 $\varphi_1 = 60$℉、$\varphi_2 = 64$℉、$\varphi_3 = 68$℉、$\varphi_4 = 62$℉。插值方程为 $T(x, y) = N_1\varphi_1 + N_2\varphi_2 + N_3\varphi_3 + N_4\varphi_4$,将这些值和方程结合起来得到:

$$T(x, y) = \frac{(10-x)(5-y)}{200} \times 60 + \frac{(10+x)(5-y)}{200} \times 64 + \frac{(10+x)(5+y)}{200} \times 68 + \frac{(10-x)(5+y)}{200} \times 62$$

$$= \frac{(50-5x-10y+xy)\times 60 + (50+5x-10y-xy)\times 64 + (50+5x+10y+xy)\times 68 + (50-5x+10y-xy)\times 62}{200}$$

$$= \frac{12\,700 + 50x + 60y + 2xy}{200}。$$

为了绘制等温线,首先根据上面的方程来确定温度相同的位置,并从 62 ℉ 开始:$\frac{12\,700 + 50x + 60y + 2xy}{200} = 62 \Rightarrow 50x + 60y + 2xy = -300$。

因为只有一个方程,但要求解两个未知数,所以用 (x, y) 的多种组合来满足上述方程。将这个方程改写成:$(60+2x)y = -300 - 50x \Rightarrow y = \frac{-300-50x}{60+2x}$。

利用这个式,可以假设 x 的值在 $-10<x<10$ 之间,然后计算相应的 y 值。如果计算出 y 值在 $-5\leqslant y\leqslant 5$ 之外,则此点无效。

为了便于说明,假设 $x=-10,\ -9,\ \cdots,\ 0,\ 1,\ \cdots,\ 10$,然后计算出对应的 y 值。对于 62℉的等温线,表 2.3 所列坐标可以满足上述方程。另外,对于 $x>0$ 的任何位置,对应的 y 值都超出了范围,因此不能使用。重复这一过程以找到与 64℉和 66℉等温线相关的几何点。将这些点连接成等温线得到图 2.20 右侧所示的等高线图。

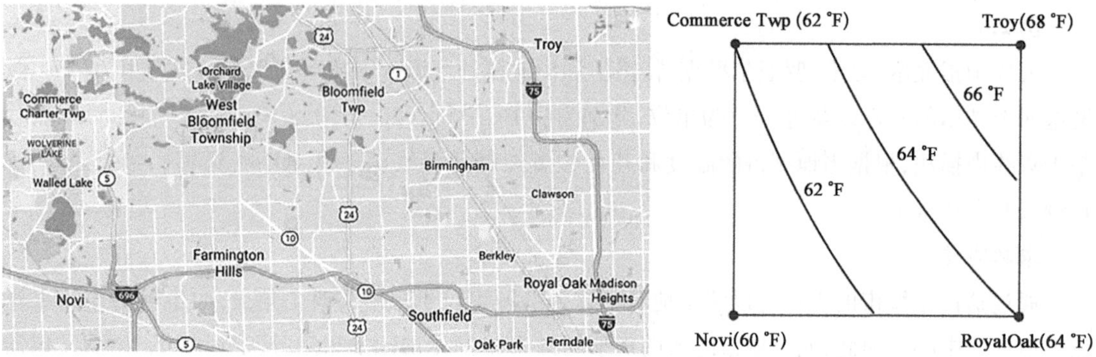

图 2.20 谷歌地图上左边的数字表示底特律西北部的几个郊区,并假设在这四个城市位于一个 20 mi×10 mi 的长方形的四个角上。根据测得四个城市的当地温度,使用四节点平面形函数来得到右侧图中的等温线。

表 2.3 62℉等温线上几何点

x	−10.0	−9.0	−8.0	−7.0	−6.0	−5.0	−4.0	−3.0	−2.0	−1.0	0.0
y	5.0	3.57	2.27	1.09	0.0	−1.0	−1.92	−2.78	−3.57	−4.31	−5.0

2.5.3.1 常应变三角形(CST)单元与双线性四边形单元的比较

例 2.7

假设一根长度 1 m 的悬臂梁在其自由端受到 1 000 N 垂直向下的载荷(图 2.21 顶部)。这根梁的弹性模量为 100 GPa,横截面长度为 0.1 m、宽度为 0.05 m,且具有 $\frac{5}{12}\times 10^{-5}\ m^4$ 的惯性矩。理论上,只用梁单元构建一根梁,就可以确保得到最好的结果。然而在某些情况下,平面单元配合同一结构中的其他单元构建模型将得到更好的结果。通过运用:解析法和由改变单元大小的 2 节点梁单元、3 节点常应变三角形单元和 4 节点双线性四边形单元构成的有限元模型,从而计算出自由端的挠度(最大挠度)。通过有限元软件计算出每一个模型的最大挠度,并将结果以表格形式输出。

求解方法

对于一根悬臂梁(图 2.21 顶部),已知其长度 (L)、弹性模量 (E)、惯性矩 (I) 和自由端载荷 (P),求出基于解析解的最大挠度为 $PL^3/3EI$。因此,该最大挠度的精确解为 0.8 mm。

图 2.21 中间和底部所示为两个悬臂梁有限元模型,分别由 82 个二维三角形面单元和 640 个二

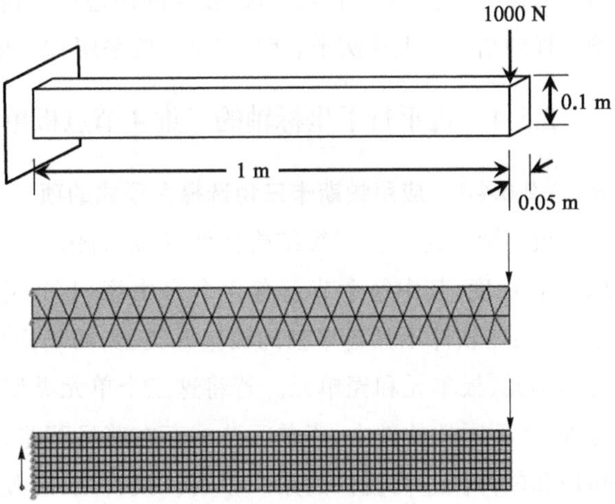

图 2.21　一根悬臂梁(图 2.21 顶部)固定在左侧,右侧受到一个垂直载荷。单独用三角形单元和四边形平面单元分别构建两个有限元模型来表示这根梁。三角形单元构建的模型总共有 82 个单元(图 2.21 中间),而四边形单元构建的模型总共有 640 个单元(图 2.21 底部)。

维四边形面单元构成。如表 2.4 所示,同样可以用 2 节点梁单元、3 节点常应变三角形单元和 4 节点四边形单元构建其他模型。有限元分析软件 ANSYS 14.5(Canonsburg, PA)能够用来计算所有模型的最大挠度,并且将预测结果与解析解(表 2.4)作对比分析。从这些结果中能清楚地看出,采用梁单元最为合适。理论上,运用解析法求解只有梁单元结构的结果和只用梁单元构建的有限元模型的仿真结果应该一致。然而,舍入误差和积分点的选择将使仿真结果具有较小的误差。尽管如此,梁单元依然是构建梁结构最好的单元类型。同时,梁单元构建的模型比常应变三角形单元或双线性单元构建的模型收敛得更快。

表 2.4　有限元模型计算的最大挠度与解析法的比较*

单 元 类 型	行数/单元数	最大挠度(mm)	差异(%)
2 节点梁单元	1/2	0.765 823	−4.27
	1/4	0.796 087	−0.49
	1/8	0.803 653	0.46
3 节点 CST 平面单元	2/82	0.537 724	−32.78
	4/324	0.716 967	−10.34
	8/1 288	0.782 914	−2.14
4 节点双线性平面单元	2/40	0.805 085	0.64
	4/160	0.806 810	0.85
	8/640	0.807 759	0.97

注: * 梁单元组成的模型非常有效,事实证明只需要 4 个单元就能实现 0.5%以内误差的精确度。然而,当选择其他单元类型时,如三角形单元构建的模型,将需要更多的单元才能达到足够的精确度。

对于 CST 单元构建的模型,即使采用 1 288 个单元的精细网格,得到的误差仍然高于 2%。因为这个单元类型收敛慢,所以该单元类型的模型需要构建大量的单元才能得到可接受的预测解。

另一方面,四边形单元收敛更快,较少的四边形单构建的模型就能得到与大量 CST 单元构建的模型一样的结果。上述例子表明,尽量不要采用 CST 单元。

2.5.4 · 边平行于坐标轴的二维 4 节点板单元形函数

2.5.4.1 应用帕斯卡三角选择多项式的项

板实际上是一个三维结构构件,通常简化为二维单元类型。如 2.3 节所述,一个板单元共有 12 个自由度,其中每个节点有 3 个自由度、1 个竖向挠度 (w) 和 2 个平面转动自由度 (θ_x 和 θ_y)。某些软件不具备单独的板单元类型,而是简单地运用“广义壳单元”并附带几个选项来代替膜单元、板单元和壳单元。若将这三个单元类型集中到某个广义壳单元,用户体验将会变差。另外,在不同的软件中,壳单元公式存在着显著差异。因此,用户有必要阅读并理解相关的理论知识和软件供应商提供的用户手册。换言之,在使用软件之前,用户应先理解每一个单元类型背后的基础理论,这样有助于提高用户体验。虽然大量的研究论文已经用不同方法阐述了板单元和壳单元,但是通过本书涵盖所有的方法是不现实的,这里仅列出与板单元相关的最基础的知识。

在本章前部分,用一个二阶四项多项式方程对平面应力单元插值平面位移 u 和 v。如前所述,选择插值方程 ($a_1 + a_2x + a_3y + a_4xy$) 使这个单元类型变为双线性单元。除 xy 这一项,还有其他的二阶项,如图 2.22(右边)所示的 x^2 和 y^2。图 2.22(左边)所示的三角形状的数字通常称为帕斯卡三角(Pascal’s Triangle),这归功于 Blaise Pascal(1623.6—1662.8)提出了这个概念。值得注意的是,在帕斯卡提出此概念之前,许多文明古国(如中国杨辉三角、印度、波斯)早就提出了同样的概念。除帕斯卡三角以外,Blaise Pascal 也因其发现三角形内角和等于 180°和大气压力随着海拔的增加而减小(由于地球外部空间存在真空)等理论而闻名于世。

指数	帕斯卡三角	$(x+y)^n$
0	1	1
1	1 1	x y
2	1 2 1	x^2 xy y^2
3	1 3 3 1	x^3 x^2y xy^2 y^3
4	1 4 6 4 1	x^4 x^3y x^2y^2 xy^3 y^4
5	1 5 10 10 5 1	x^5 x^4y x^3y^2 x^2y^3 xy^4 y^5

图 2.22 帕斯卡三角与其对应 $(x+y)^n$ 多项式的项。

通常利用帕斯卡三角来确定完整 n 阶项的个数、双变量多项式和 $(x+y)^n$ 多项式中所有分量的系数。首先,当给出方程的阶数时,利用图 2.22(右边)的帕斯卡三角来确定完整双变量多项式的项。例如,指数 $n=0$ 时,一个完整多项式只有一个常数项 (a_0),它对应于此三角形中第一行。指数 $n=1$ 时,这里有三项 ($a_0 + a_1x + a_2y$),对应于此三角形中第一行和第二行。指数 $n=2$ 时,如前三行所示,完整多项式的形式为 ($a_0 + a_1x + a_2y + a_3x^3 + a_4xy + a_5y^2$)。在某高阶指数时,确定任何双变量方程的完整多项式的项,上述步骤也同样适用。

利用这一特征选择合适的项,以构成推导单元形函数所需的插值函数。例如,一个 8 节点二次四边形平面单元需要 8 个多项式的项和计算 8 个形函数所需的 8 个有关的系数。然而,对于二阶

指数 ($n=2$) 的完整多项式总共有 6 项,而对于二次四边形单元就少了 2 项。另一方面,三阶指数 ($n=3$) 的完整多项式总共有 10 项,比二次四边形所需的多了 2 项。如果选择了二阶指数中所有的 6 项,那么代码开发人员就能从 (x^3, x^2y, xy^2, y^3) 中选择哪两项来形成插值函数。或者,代码开发人员选择组合形式(比如,x^3+x^2y 和 xy^2+y^3) 来运用在单元形函数的计算中。因此,二次四边形单元的形函数可能会由于选择不同的多项式的项而有很大的差异。

帕斯卡三角的第二个应用是确定部分多项式的系数 (a_0, a_1, a_2, …, a_n)。部分多项式只与同一阶内的项有关,如一个二阶双变量多项式 $(x+y)^2$ 只与 x^2、xy 和 y^2 这三项有关(即图2.22右边的帕斯卡三角的第三行)。在图 2.22 左边的帕斯卡三角的第三行,能找出指数 $n=2$ 时的系数,其值为 1、2 和 1。因此,二阶部分多项式的结果为 $(x+y)^2=x^2+2xy+y^2$。式(2.96)只表示到此概念的三阶。如果指数多项式中包含系数,比如$(2x+y)^2$,在式(2.96)中用 $2x$ 代替 x,也很容易得出相应的系数。基于这个概念,我们发现:

$$(2x+y)^2=(2x)^2+2(2x)y+y^2=4x^2+4xy+y^2$$

$$(x+y)^0=1, (x+y)^1=x+y, (x+y)^2=x^2+2xy+y^2 \tag{2.96}$$

$$(x+y)^3=x^3+3x^2y+3xy^2+y^3 \text{ 等}$$

2.5.4.2 选择多项式函数插值 4 节点板单元

对于一个 4 节点板单元,其中的每个节点有 3 个自由度,所以总共有 12 个自由度。从上节所述的帕斯卡三角可以看出,对于一个完整的 3 阶指数 ($n=3$),$(x+y)^n$ 多项式的项数仅为 10 项。为了得到 4 节点板单元所需的 12 项的多项式,还必须包含两个附加的四阶多项式中的项。由于完整四阶多项式中包含 15 项,为了得到这 12 项,就必须有根据地选择单个或组合的项。如前所述,选择不同的多项式的项将得到不同的插值方程,从而得到不同的形函数。在本小节中,只讨论以下情况。在解决板单元和壳单元中非常重要的问题时,建议多阅读一些关于选择不同多项式的项以构成插值函数的研究论文。现假设含 12 项的多项式插值一个 4 节点板单元的竖向挠度 $w(x, y)$,将得到如下形式:

$$w(x, y)= a_1+a_2x+a_3y+a_4x^2+a_5xy+a_6y^2+a_7x^3+a_8x^2y+a_9xy^2+a_{10}y^3+a_{11}x^3y+a_{12}xy^3 \tag{2.97}$$

然后,关于两个斜率(平面转动)的方程为:

$$\frac{\partial w(x, y)}{\partial y}=a_3+a_5x+2a_6y+a_8x^2+2a_9xy+3a_{10}y^2+a_{11}x^3+3a_{12}xy^2 \tag{2.98}$$

$$\frac{\partial w(x, y)}{\partial x}=a_2+2a_4x+a_5y+3a_7x^2+2a_8xy+a_9y^2+3a_{11}x^2y+a_{12}y^3 \tag{2.99}$$

再将以上三个方程写成矩阵形式:

$$\{w(x,\ y)\}_{3\times1}=[F]_{3\times12}\{a\}_{12\times1}\Rightarrow\begin{Bmatrix}w(x,\ y)\\ \dfrac{\partial w(x,\ y)}{\partial y}\\ \dfrac{\partial w(x,\ y)}{\partial x}\end{Bmatrix}$$

$$=\begin{bmatrix}1 & x & y & x^2 & xy & y^2 & x^3 & x^2y & xy^2 & y^3 & x^3y & xy^3\\ 0 & 0 & 1 & 0 & x & 2y & 0 & x^2 & 2xy & 3y^2 & x^3 & 3xy^2\\ 0 & 1 & 0 & 2x & y & 0 & 3x^2 & 2xy & y^2 & 0 & 3x^2y & y^3\end{bmatrix}\begin{Bmatrix}a_1\\a_2\\a_3\\a_4\\a_5\\a_6\\a_7\\a_8\\a_9\\a_{10}\\a_{11}\\a_{12}\end{Bmatrix} \tag{2.100}$$

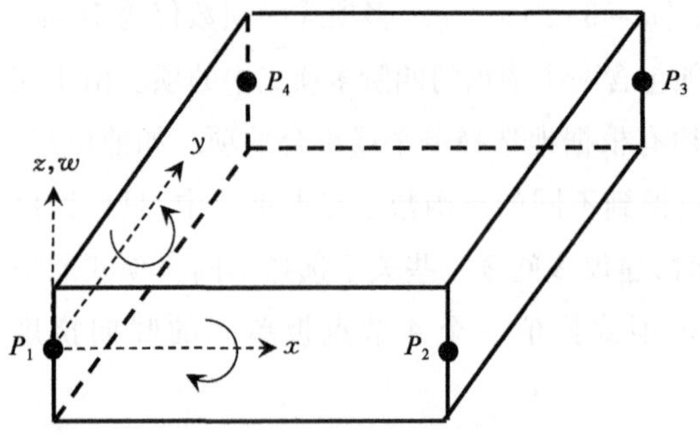

图 2.23　一个厚度 h 的平板由位于 $x-y$ 平面的一个 4 节点面单元表示。其中，每个节点有 3 个自由度：竖向挠度 (w_i)、绕 x 轴的转动自由度 (θ_{ix}) 和绕 y 轴的转动自由度 (θ_{iy})。

其中，$\{w(x,\ y)\}_{3\times1}$ 表示此单元中任意一点 $(x,\ y)$ 的广义位移（一个竖向挠度和两个平面转动）。

2.5.4.3　确定插值多项式的 12 个常数

如图 2.23 所示，选择点 P_1 为坐标系的原点，点 P_2 则位于正 x 轴的某个位置，从而得到 a_1 到 a_{12} 的 12 个常数。为了确定这 12 个常数，首先选择 P_1-P_2 这条边。事实上，在这条边上的所有 y 坐标都为 0。因此，式(2.97)将得到如下形式：

$$w(x,\ y)=a_1+a_2x+a_4x^2+a_7x^3 \tag{2.101}$$

现用一个 4 节点板单元模拟一个 2 节点梁单元。对于 2.5.4 节所述的 2 节点一维梁单元，每个节点有 2 个自由度：竖向挠度 (w) 和平面转动自由度 (θ_y)。位于 $x-y$ 平面的 4 节点二维板单元，每个节点有 3 个自由度：沿 z 轴的竖向挠度和两个平面转动自由度（绕 y 轴的 θ_y 和绕 x 轴的 θ_x）。式(2.101)表示一个 4 节点板单元在边 P_1-P_2 上的竖向挠度，因此它能模拟一个梁单元。另外，对式(2.101)中的竖向挠度 (w) 取关于 x 的偏导数，并且 x 与 P_1-P_2 在同一条边（即 $y=0$）。

$$\frac{\partial w(x,\ y)}{\partial x}=\theta_y=a_2+2a_4x+3a_7x^2 \tag{2.102}$$

式(2.101)和式(2.102)表示在 $y=0$ 的这条边上一个 4 节点板单元的竖向挠度 (w) 和平面转动自由度 (θ_y)。上述两个方程与式(2.25)中的 Hermite 插值一样,可用来构建一个 2 节点梁单元。如前所述,将已知节点的挠度 (w_1 和 w_2) 和绕 y 轴的转动斜率 (θ_{1y} 和 θ_{2y}) 代入插值函数,从而求出这四个所需的常数 a_1、a_2、a_4 和 a_7。

简而言之,用 2 个竖向挠度 (w_1 和 w_2) 和绕 y 轴的 2 个转动自由度 (θ_{1y} 和 θ_{2y}),求出了 4 个常数 a_1、a_2、a_4 和 a_7。现将与 P_1-P_2 同一边的值(即 $y=0$) 代入式(2.98)所示的斜率 $\frac{\partial w}{\partial y}$,结果为:

$$\frac{\partial w(x,\ y)}{\partial y}=\theta_x=a_3+a_5x+a_8x^2+a_{11}x^3 \tag{2.103}$$

在式(2.103)中,有 4 个未知数,但是只有绕 x 轴转动的 2 个斜率 (θ_{1x} 和 θ_{2x}) 可供使用。因为这里未知数比已知等式要多,所以绕 x 轴转动的斜率有可能不连续。因此总结出,沿单元间边界选择式(2.97)中所述的多项式的项,其挠度连续,但是沿相邻单元选择,其斜率有可能不连续。因此,公式法或许得不到最精确的结果。尽管存在不足,但大量的实例表明,这组多项式的项组成的板单元也能得出可接受的解。

从图 2.23 中能看出,正方向的竖向挠度将产生一个绕"负" y 轴的旋转。换言之,正的竖向挠度能产生一个绕 y 轴的逆时针方向的旋转,其旋转方向与右手定则表示的"正"旋转的顺时针方向正好相反。不需要另外增加任何符号去表示绕 x 轴的旋转方向,因为正的竖向挠度将产生一个与右手定则规定方向一样的旋转。因此,负号常用于式(2.100)中 $\frac{\partial w(x,\ y)}{\partial x}$ 部分(即第三行),以满足符号使用法则。

已知式(2.100)是一个 3×12 的矩阵,能计算出板单元中任意一点 $(x,\ y)$ 的 w、θ_x 和 θ_y。同时,已知 4 个节点坐标 $(x_1,\ y_1)$、$(x_2,\ y_2)$、$(x_3,\ y_3)$ 和 $(x_4,\ y_4)$,从而将这 4 组 $(x_i,\ y_i)$ 的值代入式(2.100),得到一个 12×12 的矩阵。然后,用 12 个方程(12×12 矩阵)去解 a_1 到 a_{12} 的 12 个未知数。正如在一个 4 节点矩形单元的形函数中表示,这里不能人为地定义一组特殊的节点来表示这 12 个常数。所以,以下内容将考虑用数值方法来计算这 12 个常数。

计算这 12 个常数的另外一种方法:首先运用 Hermite 插值来定义 a_1、a_2、a_4 和 a_7,并且将矩阵的大小缩小到 8×8,然后再从 8 个方程式中计算出剩余的 8 个常数。一旦计算出所有的常数,就将它们代入式(2.97)中,并且其中的项按节点的值 $\{w_1,\ \theta_{1x},\ \theta_{1y},\ w_2,\ \theta_{2x},\ \cdots,\ \theta_{4y}\}$ 的顺序排列,之后再确定单元形函数。即使为了求出这 8 个未知数而将方程的数量减少为 8 个,但采用人工计算得出板单元形函数的过程仍十分复杂。此处建议使用计算机程序来解决这一问题。下面列出了使用该计算机程序所需的步骤和方法。在计算出这 12 个常数后,找出相应的单元形函数。

2.5.4.4 找出 4 节点板单元的形函数

步骤 1

在式(2.100)中,因为这 4 个节点坐标是已知的物理量,所以将 w、$\frac{\partial w}{\partial y}$ 和 $\frac{\partial w}{\partial x}$ (一个竖向挠度

和两个转动)定义为这 4 个节点中每个节点的 12 个常数的函数。对于节点 1,假设该节点坐标为 (x_1, y_1),并且相应的广义位移为 $(w_1, \theta_{1x}, \theta_{1y})$。然后,将式(2.100)写在式(2.104)的前三行。如前所述,在这个矩阵的第三行添加一个负号,使挠度的方向与产生旋转的方向保持一致。对节点 $2(x_2, y_2)$ 重复相同的步骤,将得到关于 $(w_2, \theta_{2x}, \theta_{2y})$ 的另外 3 个方程。同理,也能得到关于 $(w_3, \theta_{3x}, \theta_{3y})$ 和 $(w_4, \theta_{4x}, \theta_{4y})$ 的另外6 个方程。式(2.104)用矩阵形式表示出这12 个方程的组合形式。换言之,式(2.100)中 3×12 的矩阵将变成一个 12×12 的矩阵,同时将这个新矩阵设为矩阵 $[G]$。

$$\{w\}_{12\times 1} = [G]_{12\times 12}\{a\}_{12\times 1} \Rightarrow \begin{Bmatrix} w_1 \\ \theta_{1x} \\ \theta_{1y} \\ w_2 \\ \theta_{2x} \\ \vdots \\ \theta_{4y} \end{Bmatrix}$$

$$= \begin{bmatrix} 1 & x_1 & y_1 & x_1^2 & x_1 y_1 & y_1^2 & x_1^3 & x_1^2 y_1 & x_1 y_1^2 & y_1^3 & x_1^3 y_1 & x_1 y_1^3 \\ 0 & 0 & 1 & 0 & x_1 & 2y_1 & 0 & x_1^2 & 2x_1 y_1 & 3y_1^2 & x_1^3 & 3x_1 y_1^2 \\ 0 & -1 & 0 & -2x_1 & -y_1 & 0 & -3x_1^2 & -2x_1 y_1 & -y_1^2 & 0 & -3x_1^2 y_1 & -y_1^3 \\ 1 & x_2 & y_2 & x_2^2 & x_2 y_2 & y_2^2 & x_2^3 & x_2^2 y_2 & x_2 y_2^2 & y_2^3 & x_2^3 y_2 & x_2 y_2^3 \\ 0 & 0 & 1 & 0 & x_2 & 2y_2 & 0 & x_2^2 & 2x_2 y_2 & 3y_2^2 & x_2^3 & 3x_2 y_2^2 \\ \vdots & \vdots & \vdots & \vdots & \vdots & \vdots & \vdots & \vdots & \vdots & \vdots & \vdots & \vdots \\ 0 & -1 & 0 & -2x_4 & -y_4 & 0 & -3x_4^2 & -2x_4 y_4 & -y_4^2 & 0 & -3x_4^2 y_4 & -y_4^3 \end{bmatrix} \begin{Bmatrix} a_1 \\ a_2 \\ a_3 \\ a_4 \\ a_5 \\ \vdots \\ a_{12} \end{Bmatrix} \tag{2.104}$$

步骤 2

在式(2.104)中,因为 (x_1, y_1) 到 (x_4, y_4) 的数值是已知的,所以很容易算出用数值表示的 $[G]^{-1}$。另外,式(2.104)两边同时乘以 $[G]^{-1}$,如式(2.105)所示,解出了 a_1 到 a_{12} 的 12 个常数。

$$\{a\} = [G]^{-1}\{w_1\ \theta_{1x}\ \theta_{1y} \cdots \theta_{4y}\}^T \tag{2.105}$$

步骤 3

如式(2.106)所示,将式(2.105)代入式(2.100),并且将 4 节点板单元内任意一点 (x, y) 的广义位移视为节点位移的函数。

$$\{w(x, y)\} = \begin{Bmatrix} w(x, y) \\ \dfrac{\partial w(x, y)}{\partial y} \\ \dfrac{\partial w(x, y)}{\partial x} \end{Bmatrix} = [F]_{3\times 12}\{a\}_{12\times 1}$$

$$= [F]_{3\times 12}[G]^{-1}_{12\times 12}\{w_1\ \theta_{1x}\ \theta_{1y} \cdots \theta_{4y}\}^T_{12\times 1} \tag{2.106}$$

根据定义将用单元形函数来推导该单元内任意一点的物理量，即 $\{w(x,\ y)\} = [N]\{w_1\ \theta_{1x}\ \theta_{1y} \cdots \theta_{4y}\}^T$。如上所述，一个 4 节点板单元选择此插值函数，因此其单元形函数表达为 $[N] = [F][G]^{-1}$。

2.5.4.5 确定应变-位移矩阵

如前面讨论梁单元一样，板单元的应变-位移关系就等同于曲率-位移关系。通过回顾梁单元推导曲率的过程，从而得出板单元的广义曲率有如下形式：

$$\kappa_x = \frac{\partial^2 w}{\partial x^2} = 2a_4 + 6a_7 x + 2a_8 y + 6a_{11} xy \tag{2.107}$$

$$\kappa_y = \frac{\partial^2 w}{\partial y^2} = 2a_6 + 2a_9 x + 6a_{10} y + 6a_{12} xy \tag{2.108}$$

$$\kappa_{xy} = \frac{2\partial^2 w}{\partial x \partial y} = 2a_5 + 4a_8 x + 4a_9 y + 6a_{11} x^2 + 6a_{12} y^2 \tag{2.109}$$

注意在一些书中负号能应用于曲率，但是为了保证与梁单元中矩阵 $[B]$ 的公式定义一致，这里将不采用负号形式。

步骤 4

将式(2.107)~式(2.109)中的广义曲率用矩阵的形式写出来，同时将该广义曲率作为 a_1 到 a_{12} 的 12 个常数的函数。如式(2.110)所示，这个新矩阵 $[H]$ 由所有的系数组成。

$$\{\kappa\} = [H]\{a\} \Rightarrow \begin{Bmatrix} \kappa_x \\ \kappa_y \\ \kappa_{xy} \end{Bmatrix} = \begin{bmatrix} 0 & 0 & 0 & 2 & 0 & 0 & 6x & 2y & 0 & 0 & 6xy & 0 \\ 0 & 0 & 0 & 0 & 0 & 2 & 0 & 0 & 2x & 6y & 0 & 6xy \\ 0 & 0 & 0 & 0 & 2 & 0 & 0 & 4x & 4y & 0 & 6x^2 & 6y^2 \end{bmatrix} \begin{bmatrix} a_1 \\ a_2 \\ a_3 \\ a_4 \\ \vdots \\ a_{12} \end{bmatrix} \tag{2.110}$$

步骤 5：

将式(2.105)中的 $\{a\}$ 代入式(2.110)，得到式(2.111)。

$$\{\kappa\} = [H]\{a\} = [H][G]^{-1}\{w_1\ \theta_{1x}\ \theta_{1y} \cdots \theta_{4y}\}^T = [B]\{w_1\ \theta_{1x}\ \theta_{1y} \cdots \theta_{4y}\}^T \tag{2.111}$$

因此，4 节点板单元的应变-位移或者曲率-位移矩阵 $[B]$ 将写成 $[H][G]^{-1}$。

2.5.5 · 三维 4 节点壳单元

4 节点壳单元通常由 4 节点平面应力单元和 4 节点板单元叠加而成。在平面应力单元中，每个节点有 2 个自由度；在板单元中，每个节点有 3 个自由度；在壳单元中，每个节点有 5 个自由度。同时，壳单元中唯一未考虑的自由度是绕 z 轴的转动自由度（即平面转动自由度），也称为法线自转自由度。

只有 5 个自由度的壳单元存在各种问题，因为实际生活中的结构通常是将壳体与梁或另一个不在同一参考面的壳体连接起来。因此，人为地使壳单元每个节点增加到 6 个自由度（3 个平移自由度和 3 个转动自由度）可以很容易解决这一问题。这种方法使一个 4 节点壳单元具有 24 个自由度，因此这个增强型的壳单元的刚度矩阵的阶数为 24×24。式（2.112）表示平面应力单元、板单元和具有 4 个法线自转自由度的零刚度叠加的结果。

$$[k]_{24\times24}=\begin{bmatrix}[k]_{平面8\times8} & 0 & 0\\ 0 & [k]_{板12\times12} & 0\\ 0 & 0 & 0_{4\times4}\end{bmatrix} \tag{2.112}$$

上述式中的壳单元不包含平面转动的刚度，因此式（2.112）是一个不可逆矩阵。为解决这一问题，常在一些软件中增加少量的人造扭转刚度。一个明显的问题是，人造刚度要小到足以确保模型的准确性。

在确定板单元的过程中，由于选择了不同的多项式的项，所以也相应产生几种板单元。同样，也能相应产生大量的壳单元，Rengarajan 等提出了其中一种方法（Rengarajan 等，1995）。然而，关于用不同方法表述壳单元的讨论已经超出本书的范围。此处建议读者阅读相关的文献或学习软件的理论手册，从而更好地了解如何选择合适的单元类型。

2.5.6 · 三维 8 节点三线性单元形函数

如图 2.24 所示，表示了一个尺寸为 $2a\times2b\times2c$ 的 8 节点实体块单元。这个块单元的原点位于它的几何中心，此外该单元的编号顺序也十分重要。在此实例中，点 P_1 位于底层，坐标为（$-a$，$-b$，$-c$），而点 P_2、点 P_3 和点 P_4 则按逆时针方向排列。点 P_5 位于顶层，坐标为（$-a$，$-b$，$-c$），而点 P_6 到点 P_8 同样按逆时针方向排列。

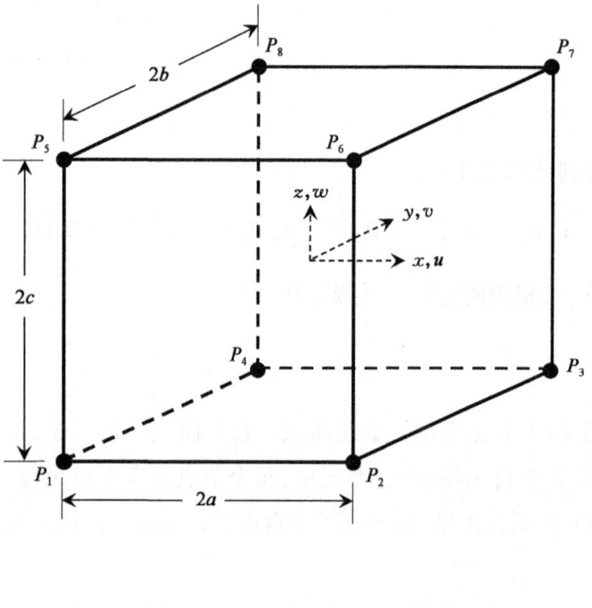

图 2.24　一个尺寸为 $2a\times2b\times2c$ 的 8 节点三线性单元。局部坐标系的原点位于它的几何中心。节点 $P_1\sim P_4$ 位于底层，而节点 $P_5\sim P_8$ 则位于顶层。在这两层中，节点按逆时针方向排列。

假设这个实体单元的插值函数有如下形式：

$$\varphi(x, y, z) = a_1 + a_2x + a_3y + a_4z + a_5xy + a_6yz + a_7zx + a_8xyz = \sum_{i=1}^{8} N_i \varphi_i \tag{2.113}$$

这是一个三线性插值方程，因为在 y 和 z 的值都为常数的情况下，它沿 x 轴呈线性变化。同理，如果 x 和 z 的值都为常数，那么它沿 y 轴也呈线性变化；如果 x 和 y 的值都为常数，那么它沿 z 轴也呈线性变化。

至此，读者已经熟悉了几种用于定义单元形函数的方法。尽管它十分冗长，但是目前读者已有足够的知识和能力推导出这组形函数。因此，没有提供细节性的推导过程，而是在下方直接给出了单元形函数。

$$\begin{aligned}
N_1 &= \frac{(a-x)(b-y)(c-z)}{8abc}, N_2 = \frac{(a+x)(b-y)(c-z)}{8abc} \\
N_3 &= \frac{(a+x)(b+y)(c-z)}{8abc}, N_4 = \frac{(a-x)(b+y)(c-z)}{8abc} \\
N_5 &= \frac{(a-x)(b-y)(c+z)}{8abc}, N_6 = \frac{(a+x)(b-y)(c+z)}{8abc} \\
N_7 &= \frac{(a+x)(b+y)(c+z)}{8abc}, N_8 = \frac{(a-x)(b+y)(c+z)}{8abc}
\end{aligned} \tag{2.114}$$

对这 3 个平动自由度采用相同的形函数，并且把式(2.113)写成矩阵形式：

$$\begin{Bmatrix} u(x, y, z) \\ v(x, y, z) \\ w(x, y, z) \end{Bmatrix} = \begin{bmatrix} N_1 & 0 & 0 & N_2 & 0 & 0 & \cdot & \cdot & 0 \\ 0 & N_1 & 0 & 0 & N_2 & 0 & \cdot & \cdot & 0 \\ 0 & 0 & N_1 & 0 & 0 & N_2 & \cdot & \cdot & N_8 \end{bmatrix}_{3\times 24} \begin{Bmatrix} u_1 \\ v_1 \\ w_1 \\ u_2 \\ \vdots \\ w_8 \end{Bmatrix}_{24\times 1} \tag{2.115}$$

将上述矩阵代入式(1.11)，能构建出以下三维应变-位移方程：

$$\begin{Bmatrix} \varepsilon_{xx} \\ \varepsilon_{yy} \\ \varepsilon_{zz} \\ \gamma_{xy} \\ \gamma_{yz} \\ \gamma_{zx} \end{Bmatrix} = \begin{Bmatrix} \varepsilon_{xx} \\ \varepsilon_{yy} \\ \varepsilon_{zz} \\ 2\varepsilon_{xy} \\ 2\varepsilon_{yz} \\ 2\varepsilon_{zx} \end{Bmatrix} = \begin{bmatrix} \frac{\partial}{\partial x} & 0 & 0 \\ 0 & \frac{\partial}{\partial y} & 0 \\ 0 & 0 & \frac{\partial}{\partial z} \\ \frac{\partial}{\partial y} & \frac{\partial}{\partial x} & 0 \\ 0 & \frac{\partial}{\partial z} & \frac{\partial}{\partial y} \\ \frac{\partial}{\partial z} & 0 & \frac{\partial}{\partial x} \end{bmatrix}_{6\times 3} \begin{bmatrix} N_1 & 0 & 0 & N_2 & 0 & 0 & \cdot & \cdot & 0 \\ 0 & N_1 & 0 & 0 & N_2 & 0 & \cdot & \cdot & 0 \\ 0 & 0 & N_1 & 0 & 0 & N_2 & \cdot & \cdot & N_8 \end{bmatrix}_{3\times 24} \begin{Bmatrix} u_1 \\ v_1 \\ w_1 \\ u_2 \\ \vdots \\ w_8 \end{Bmatrix}_{24\times 1} \tag{2.116}$$

最后,矩阵 $[B]$ 将写成以下形式:

$$[B]=\begin{bmatrix}\frac{\partial}{\partial x} & 0 & 0\\ 0 & \frac{\partial}{\partial y} & 0\\ 0 & 0 & \frac{\partial}{\partial z}\\ \frac{\partial}{\partial y} & \frac{\partial}{\partial x} & 0\\ 0 & \frac{\partial}{\partial z} & \frac{\partial}{\partial y}\\ \frac{\partial}{\partial z} & 0 & \frac{\partial}{\partial x}\end{bmatrix}_{6\times 3}\begin{bmatrix}N_1 & 0 & 0 & N_2 & 0 & 0 & \cdot & \cdot & 0\\ 0 & N_1 & 0 & 0 & N_2 & 0 & \cdot & \cdot & 0\\ 0 & 0 & N_1 & 0 & 0 & N_2 & \cdot & \cdot & N_8\end{bmatrix}_{3\times 24} \tag{2.117}$$

练习题

(1) 将 $P_1\,(0,\ 0)$、$P_2\,(2,\ 0)$、$P_3\,(2,\ 3.1)$ 和 $P_4\,(0,\ 3)$ 代入一个 4 节点面单元,并且在全局坐标系中求出单元形函数。

(2) 一个 4 节点双线性单元的节点坐标为 $P_1\,(0,\ 0)$、$P_2\,(6,\ 0)$、$P_3\,(6,\ 4)$ 和 $P_4\,(0,\ 4)$。

1) 计算变形后的平均剪切应变,并且此变形导致 P_3 和 P_4 的坐标变为(6.1, 4.0)和(0.1, 4.0)。

2) 假设坐标系的原点位于 P_1,并且逐步地写出这 4 个单元形函数 $[N]$ 的推导过程。

3) 确定矩阵 $[B]$,基于下列等式:

$$\begin{Bmatrix}\varepsilon_{xx}\\ \varepsilon_{yy}\\ \gamma_{xy}\end{Bmatrix}=\begin{bmatrix}\frac{\partial}{\partial x} & 0\\ 0 & \frac{\partial}{\partial y}\\ \frac{\partial}{\partial y} & \frac{\partial}{\partial x}\end{bmatrix}\begin{Bmatrix}u\\ v\end{Bmatrix}=\begin{bmatrix}\frac{\partial}{\partial x} & 0\\ 0 & \frac{\partial}{\partial y}\\ \frac{\partial}{\partial y} & \frac{\partial}{\partial x}\end{bmatrix}\begin{Bmatrix}\sum_1^4 N_i\,u_i\\ \sum_1^4 N_i\,v_i\end{Bmatrix}=[B]\begin{Bmatrix}u_1\\ v_1\\ u_2\\ \vdots\\ v_4\end{Bmatrix}$$

4) 当 P_3 和 P_4 的坐标变为(6.1, 4.0)和(0.1, 4.0)时,计算矩阵 $[B]$ 的单元应变。

(3) 构建一个包含一维单元、二维单元和三维单元的表格,并且包括自由度的数量、自由度的类型、承受何种载荷和刚度矩阵的维度。

(4) 已知 P_1 和 P_2 两点的坐标位于 $x=-3$ 和 $x=5$,求出一个一维杆单元的形函数。

(5) 求出题 4 中单元的矩阵 $[B]$。

(6) 求出梁单元端点位于 $x=-3.5$ 和 $x=7.2$ 处的形函数。

(7) 画出梁单元端点位于 $x=-3.5$ 和 $x=7.2$ 处的 4 个形函数的图表。

(8) 求出题 6 和题 7 中梁单元的矩阵 $[B]$。

(9) 已知常应变三角形单元内三个点 P_1 (0, 0)、P_2 (4, 0) 和 P_3 (2, 5)，求这个单元的形函数。

(10) 求一个经过 $x-y$ 平面上三个点(0.6, 12)、(6.2, 3.9)和(10.1, 9)的多项式方程。

(11) 一个大小为 15 m×40 m 的空间，将点 $P_1 \sim P_4$ 按逆时针方向排列在此空间的角上。这些点上的空气压力分别为 100 kPa、105 kPa、108 kPa 和 98 kPa。找出并绘出在空间区域上方空气压力 100 kPa、103 kPa 和 106 kPa 的轮廓线。

(12) 运用拉格朗日插值法求一个大小为 $2a \times 2b \times 2c$ 的三维 8 节点三线性单元的形函数。

参考文献

[1] Hallquist, J.O., 2006. LS-DYNA Theoretical Manual. ISBN: 0-9778540-0-0, Available through LSTC website: http://lstc.com/download/manuals.

[2] Jeffreys, H., Jeffreys, B.S., 1988. Lagrange's interpolation formula. §9.011. In: Methods of Mathematical Physics, third ed. Cambridge University Press, Cambridge, England, p. 260.

[3] Love, A.E.H., 1888. The small free vibrations and deformation of a thin elastic shell. Philosophical Transactions of the Royal Society of London A 179, 491–546.

[4] Mindlin, R.D., 1951. Influence of rotatory inertia and shear on flexural motions of isotropic, elastic plates. ASME Journal of Applied Mechanics 18, 31–38.

[5] O'Connor, J.J., Robertson, E.F., 2017. MacTutor History of Mathematics Archive. URL: http://www-history.mcs.st-andrews.ac.uk/index.html.

[6] Reissner, E., 1945. The effect of transverse shear deformation on the bending of elastic plates. ASME Journal of Applied Mechanics 12, A68–A77.

[7] Rengarajan, G., Aminpour, M.A., Knight Jr., N.F., 1995. Improved assumed-stress hybrid shell element with drilling degrees of freedom for linear stress, buckling and free vibration analyses. International Journal for Numerical Methods in Engineering 38, 1917–1943.

[8] Schneiders, R., 2017. URL: http://www.robertschneiders.de/meshgeneration/software.html. Wolfram Math World, 2017. URL: http://mathworld.wolfram.com.

3 等参公式和单元质量

King H. Yang
Wayne State University, Detroit, Michigan, United States

3.1 引言

对于一个有效的仿真结果而言,有限元模型的网格质量至关重要。然而,建立高质量的有限元网格,需要耗费大量的资源,对于某些不规则结构尤甚,比如人体解剖结构。大多数情况下,网格划分相当耗时且枯燥,因此工程师们普遍不愿意从事这项工作,在实际操作中,网格划分的工作往往被分配给经验浅显的初级工程师;然而由于劣质网格构成的有限元模型得到的计算结果不够可靠,这样的工作分配在实际工作中并不可取。因此,一些科研项目的研究人员也会尝试采用无网格方法,如光滑粒子流体动力学法(smoothed-particle hydrodynamics, SPH)和无网格伽辽金法等(element-free Galerkin, EFG),以减轻有限元网格建模的负担,但这类方法尚不够成熟。因此,高质量的有限元模型在很长一段时间内仍将是确保仿真结果精度的有效手段。

3.2 自然坐标系

1968 年在伦敦召开的皇家航空学会会议上,Bruce Irons(1924—1983.12)和 Olgierd(Olek) Zienkiewicz(1921.5—2009.1)首次提出等参公式(isoparametric formulation)的概念(Irons 和 Zienkiewicz, 1968)。此概念一经提出就得到广泛认可并用于构造有限元形函数 $[N]$、应变-位移矩阵 $[B]$ 和单元刚度矩阵 $[k]$ 等。等参公式的关键在于采用自然坐标系或固有坐标系代替前文 2.5 节中所描述的全局坐标系;自然坐标系无量纲,且根据单元而非全局坐标系来定义。

等参公式是指将一种几何形式用于表征某种类型单元的节点坐标,不受单元尺寸或其在空间内所处位置的影响;同样的,用相应的一组形函数来描述这些单元的几何形状、位移及其他自由度;更重要的是,这个自然坐标系能够接纳那些如 2.5 节中所述的具有复杂几何形状的单元。举例来说,我们往往采用一个节点均处于同一平面的 4 节点矩形单元来获取形函数,且单元的 4 个内角均为 90°,但是当该单元的几何形状发生变化时,其形函数也会发生变化;而如果采用等参公式,由于每个单元具有相同的自然坐标系,计算机程序很容易就能获取不同形状单元的刚度矩阵,而不用对每个单元进行逐个求解。等参公式的另一个优点在于它可以用于带有弧形边缘的几何体,由于该优点仅针对高阶单元类型,因此本书将不对其进行详细阐述。

自然坐标系属于局部坐标系,在该系统中,单元中的任何节点都可以用一组处于±1 之间的无量纲数字表达。对应于笛卡尔坐标系中的 x-、y-和 z-表达方式，自然坐标系中的坐标符号分别为 ξ（xi）、η（eta）和 ζ（zeta）。另外，还有一些其他类型的自然坐标系，如用于表达三角形单元的面积坐标系和用于表达四面体单元的体积坐标系。

正如前文所述，一个单元不管基于何种坐标系建模，其输入参数都基于全局坐标系进行表示。为了有效合理地使用等参公式，需要使用变换函数（也称为转换映射函数）以实现从自然坐标系向全局坐标系的映射。

3.3 一维单元的等参公式

在接下来的描述中，除特殊说明外，每个单元类型的几何都将以 ξ、η 和 ζ 相关坐标表示，且每个坐标值均处于±1 之间。为保持这一数值区间，每个单元类型都被赋予一个固定的形函数，这也是所谓等参公式的由来。

3.3.1 一维线性杆单元的等参形函数

图 3.1 描述了分别定义在全局坐标系和基于 ξ 的自然坐标系中的 2 节点杆单元。自然坐标系的原点位于单元的中点，于是点 P_1 和点 P_2 的坐标值分别为 $\xi=-1$ 和 $\xi=1$。如图中所示，当将其从全局坐标系映射到自然坐标系时，单元的正、负两端的坐标值在两个坐标系中出现差别。这种转换方式的优点对于一维 2 节点单元来说可能不太明显，但是当一个单元的一端需要比另一端体现更多的细节时，这种两端不均衡的表达方式的优势就体现出来了。例如，如果要使一个 3 节点四次单元的左侧长度分辨率小于右侧，它的中间节点（即自然坐标系中的原点）需要设置在靠近左侧节点的位置，以提高其分辨率。

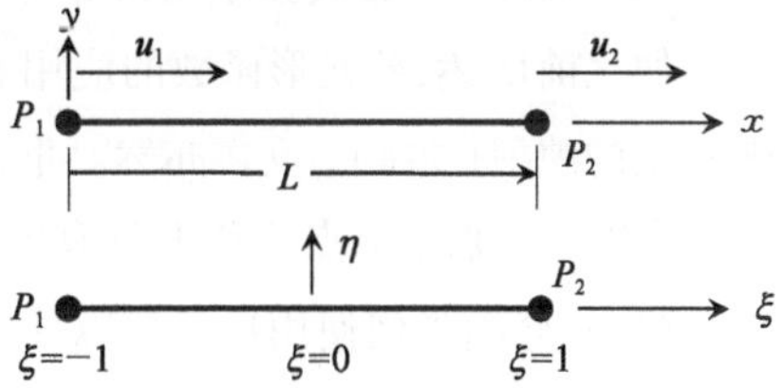

图 3.1 分别使用全局坐标系（上图）和自然坐标系（下图）表示的 2 节点线性一维单元。

正如 2.5.2 节中所述，2 节点杆单元采用线性插值定义。采用同样的方法，一个定义在物理量 φ 的自然坐标系中的线性插值方程可以表示为：

$$\varphi(\xi)=a_0+a_1\xi=N_1\varphi_1+N_2\varphi_2 \tag{3.1}$$

其中，φ 表示位移 $\mu(\xi)$。当 $\xi=-1$ 和 $\xi=1$ 时，相应的位移为：

$$u_1=a_0-a_1 \tag{3.2}$$

$$u_2=a_0+a_1 \tag{3.3}$$

联立以上两个方程可求得：

$$a_0=\frac{u_1+u_2}{2},\ a_1=\frac{u_2-u_1}{2} \tag{3.4}$$

将这两个量代入方程 3.1 中可得：

$$u(\xi)=\frac{u_1+u_2}{2}+\frac{u_2-u_1}{2}\xi=\frac{1-\xi}{2}u_1+\frac{1+\xi}{2}u_2 \tag{3.5}$$

对比方程 3.1 和方程 3.5,可知这个 2 节点一维杆单元的形函数为:

$$N_1=\frac{1-\xi}{2},\ N_2=\frac{1+\xi}{2} \tag{3.6}$$

通过 $\xi=-1(P_1)$ 至 $\xi=1(P_2)$ 计算出 N_1 和 N_2 的数值,可将其表示为图 3.2 中所示。从该图中,可清楚地看到 N_1 和 N_2 满足形函数的特征。

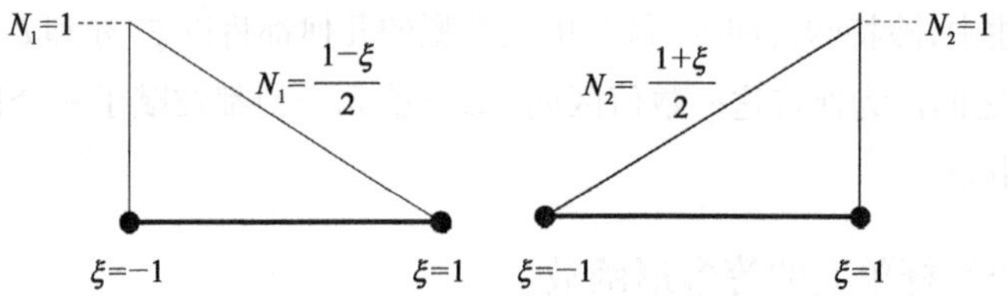

图 3.2　以 ξ 坐标表示的非参二维单元的 N_1 和 N_2 形函数。

3.3.1.1　一维转换映射函数和插值

如之前所述,单元形函数的应用有许多种形式,其中一种形式即从自然坐标系(如 ξ) 向全局坐标系的映射(如 x),反之亦然。形函数亦可用于对单元坐标和位移进行插值或识别应变-位移矩阵 $[B]$,以基于节点位移来获取单元的位移信息。

第一,介绍如何使用形函数以插值的形式来确定单元上任何位置的坐标或位移。基于方程 3.6 中所述 2 节点单元形函数的特性,我们可以得到以下两个形函数

$$\{x\}=[N_1\quad N_2]\begin{Bmatrix}x_1\\x_2\end{Bmatrix}=\left[\frac{1-\xi}{2}\ \frac{1+\xi}{2}\right]\begin{Bmatrix}x_1\\x_2\end{Bmatrix}=\frac{1-\xi}{2}x_1+\frac{1+\xi}{2}x_2 \tag{3.7}$$

$$\{u\}=[N_1\quad N_2]\begin{Bmatrix}u_1\\u_2\end{Bmatrix}=\left[\frac{1-\xi}{2}\ \frac{1+\xi}{2}\right]\begin{Bmatrix}u_1\\u_2\end{Bmatrix}=\frac{1-\xi}{2}u_1+\frac{1+\xi}{2}u_2 \tag{3.8}$$

第二,说明如何采用形函数来识别转换映射函数。从式(3.7)和式(3.8)可知,当 ξ 已知时,可以通过节点值的插值获取单元任意位置的 x 或 u 值。其中,式(3.7)是从 ξ 向 x 坐标系的转换映射函数,通过重置式(3.7),可以得到 $x=\frac{1}{2}[(x_1+x_2)+(x_2-x_1)\xi]$。因此,从 x 到 ξ 坐标系的转换映射函数可表述为 $\xi=\frac{2x-(x_1+x_2)}{x_2-x_1}$。

第三,说明如何采用基于自然坐标系的单元形函数来获取矩阵 $[B]$。从式(2.23)可知,ε_{xx} 是轴向应变,或者说相对 $x\left(\varepsilon_{xx}=\frac{du}{dx}\right)$ 的位移变化;又从 2.5.1 节中可知,矩阵 $[B]=\left[\frac{-1}{L}\ \frac{1}{L}\right]$ 是源于基于全局坐标系的形函数,所以最终可以得到应变的表达形式为 $\varepsilon_{xx}=\frac{du}{dx}=[B]\begin{Bmatrix}u_1\\u_2\end{Bmatrix}$。

在本节中，利用链规则 $\left(\dfrac{du}{dx}=\dfrac{du}{d\xi}\dfrac{d\xi}{dx}\right)$ 来确定基于自然坐标系的矩阵 [B]。为了使用链规则，需要用到式(3.7)和式(3.8)中的信息。通过变换式(3.8)，可以得到 $\{u\}=\dfrac{u_1+u_2}{2}+\dfrac{u_2-u_1}{2}\xi$ 及其积分结果 $\dfrac{du}{d\xi}=\dfrac{u_2-u_1}{2}$；变换式(3.7)，则可以得到 $\{x\}=\dfrac{x_1+x_2}{2}+\dfrac{x_2-x_1}{2}\xi$ 及其积分结果 $\dfrac{dx}{d\xi}=\dfrac{x_2-x_1}{2}$，于是有：

$$\varepsilon_{xx}=\frac{du}{dx}=\frac{du}{d\xi}\frac{d\xi}{dx}=\frac{u_2-u_1}{2}\times\frac{2}{x_2-x_1}=\frac{u_2-u_1}{L} \tag{3.9}$$

通过将式(3.9)变换成矩阵形式 $\varepsilon_{xx}=\dfrac{-1}{L}u_1+\dfrac{1}{L}u_2=\begin{bmatrix}\dfrac{-1}{L} & \dfrac{1}{L}\end{bmatrix}\begin{Bmatrix}u_1\\u_2\end{Bmatrix}$，矩阵 [B] 可以表示为：

$$\{\varepsilon_{xx}\}=\begin{bmatrix}\dfrac{-1}{L} & \dfrac{1}{L}\end{bmatrix}\begin{Bmatrix}u_1\\u_2\end{Bmatrix}=[B]\begin{Bmatrix}u_1\\u_2\end{Bmatrix} \tag{3.10}$$

显然，式(3.10)与式(2.23)形式相同。为获得应力，我们需要用到第 1 章(1.2.3 节)中曾提及的本构方程。

3.3.2 · 一维梁单元的非参形函数

正如 2.5.1 节中所述，一个一维 2 节点梁单元共有 4 个自由度(2 个线性自由度 w_1 和 w_2，2 个旋转自由度 θ_1 和 θ_2)。这种类型的单元需要 4 个形函数和一阶参数连续性来完整表达其响应(图 3.3)；而前文所述的 Hermite 插值可用于确定其形函数。

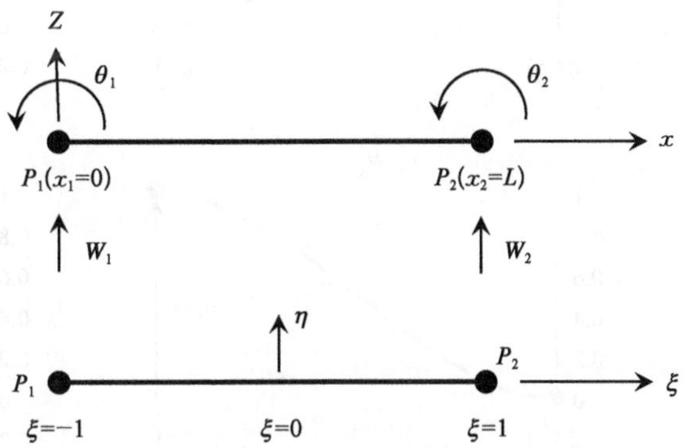

图 3.3 上图：一个用笛卡尔坐标系表示的 2 节点梁单元。该单元有 4 个自由度，2 个线性和 2 个旋转自由度。下图：该梁单元位于自然坐标系时，其节点的非参坐标处于±1 之间。

在求取单元在自然坐标系中形函数时，一个很好的途径是将全局坐标系中的形函数映射至自然坐标系。根据图 3.3，需将 $x_1=0$ 和 $x_2=L$ 转换至 $\xi_1=-1$ 和 $\xi_2=1$。虽然一维梁单元需要一阶参数连续性且要用到 Hermite 插值，但是这两个坐标(x_1 和 x_2)之间的变化仍是线性相关的。当我们将 $x_1=0$ 和 $x_2=L$ 代入式(3.7)时，可以获得如下转换映射函数：

$$x=\frac{L}{2}(1+\xi) \tag{3.11}$$

在本文中，均可以借助式(3.11)和积分形式 $\dfrac{dx}{d\xi}=\dfrac{L}{2}$ 及其倒数形式 $\dfrac{d\xi}{dx}=\dfrac{2}{L}$ 来进行 2 节点杆

单元和梁单元在自然坐标系和全局坐标系之间的转换。现在，将该转换映射函数带入式(2.35)中的 x [式(3.11)中所示]，可以得到：

$$N_1 = \frac{L^3 - 3Lx^2 + 2x^3}{L^3} = 1 - \frac{3\left[\frac{L}{2}(1+\xi)\right]^2}{L^2} + \frac{2\left[\frac{L}{2}(1+\xi)\right]^3}{L^3}$$

$$= 1 - \frac{3}{4}(1+\xi)^2 + \frac{1}{4}(1+\xi)^3 = \frac{2 - 3\xi + \xi^3}{4} \tag{3.12}$$

同样的方法也可以用于自然坐标系中其他所有的单元形函数。以上内容的阐述说明，不管单元形函数源于哪个坐标系，只要能找到合适的转换映射函数，便可以实现形函数在不同坐标系之间的转换。

在本节中，将采用一种不同的方法来更好地了解单元形函数的特性。如前所示，形函数的特征之一是，当在第 n 个节点处评估形函数时，第 n 个形函数将产生一个单位值(1)，而所有其他形函数将得出 0 值。以一个总共有 4 个自由度的 2 节点梁单元为例，我们重复此过程，直到 4 个自由度中的每个都设置为 1。以下(a)～(d)的 4 个设置演示了这一方法的 4 个步骤。图 3.4 以图形方式显示了这些设置方法。

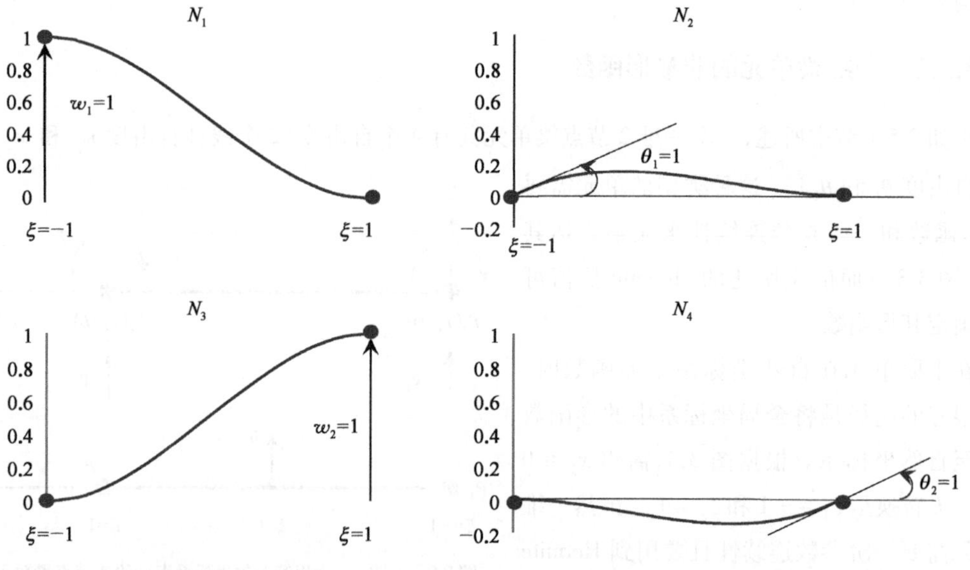

图 3.4　以自然坐标系表示的 2 节点梁单元形函数。该形函数的关键特征之一是将 4 个自由度中的一个设置为 1，而其他自由度为 0。

(a) N_1 可以通过设置 $w_1 = 1$ 和 $\theta_1 = w_2 = \theta_2 = 0$ 得到。

(b) N_2 可以通过设置 $\theta_1 = 1$ 和 $w_1 = w_2 = \theta_2 = 0$ 得到。

(c) N_3 可以通过设置 $w_2 = 1$ 和 $w_1 = \theta_1 = \theta_2 = 0$ 得到。

(d) N_4 可以通过设置 $\theta_2 = 1$ 和 $w_1 = w_2 = \theta_1 = 0$ 得到。

将通过示例来介绍确定 2 节点梁单元形函数的步骤。由于每个步骤中的系数都是唯一的，因此用字母(a)~(d)来代表它们,就像用(a)~(d)来标记求解步骤一样。

步骤(a)

假设 N_1 表示为 $N_1 = a_1 + a_2\xi + a_3\xi^2 + a_4\xi^3$。该方程必须满足如下条件:

(1) 当 $\xi = -1$ 时,$N_1 = w_1 = 1$ 且 $N_{1,x} = \theta_1 = 0$。

(2) 当 $\xi = 1$ 时,$N_1 = w_2 = 0$ 且 $N_{1,x} = \theta_2 = 0$。

从式(3.11)可知 $\dfrac{dx}{d\xi} = \dfrac{L}{2}$ 及 $\dfrac{d\xi}{dx} = \dfrac{2}{L}$。通过将此导数和上述两个条件代入 N_1 的假设插值方程,得到:$N_1(\xi = -1) = 1 = a_1 - a_2 + a_3 - a_4$,$N_{1,x}(\xi = -1) = 0 = \dfrac{dN_1}{d\xi}\dfrac{d\xi}{dx} = (a_2 - 2a_3 + 3a_4)\left(\dfrac{2}{L}\right)$,$N_1(\xi = 1) = 0 = a_1 + a_2 + a_3 + a_4$,$N_{1,x}(\xi = 1) = 0 = (a_2 + 2a_3 + 3a_4)\left(\dfrac{2}{L}\right)$。

求解这 4 个联立方程可得到 $a_1 = 0.5$, $a_2 = -0.75$, $a_3 = 0$, $a_4 = 0.25$。L 项消掉,从而:

$$N_1 = 0.5 - 0.75\xi + 0.25\xi^3 = \frac{2 - 3\xi + \xi^3}{4} = \frac{(1-\xi)^2(2+\xi)}{4} \tag{3.13}$$

如预期的那样,式(3.13)与式(3.12)相同,这是从转换映射过程得出的结论。

步骤(b)

与步骤(a)类似,假设 N_2 表示为 $N_2 = b_1 + b_2\xi + b_3\xi^2 + b_4\xi^3$。该方程必须满足如下条件:

(1) 当 $\xi = -1$ 时,$N_2 = w_1 = 0$ 且 $N_{2,x} = \theta_1 = 1$。

(2) 当 $\xi = 1$ 时,$N_2 = w_2 = 0$ 且 $N_{2,x} = \theta_2 = 0$。

通过将上述两个条件和导数应用到 N_2 的假定方程式中,得到:$N_2(\xi = -1) = 0 = b_1 - b_2 + b_3 - b_4$,$N_{2,x}(\xi = -1) = 1 = \dfrac{dN_2}{d\xi}\dfrac{d\xi}{dx} = (b_2 - 2b_3 + 3b_4)\left(\dfrac{2}{L}\right)$,$N_2(\xi = 1) = 0 = b_1 + b_2 + b_3 + b_4$,$N_{2,x}(\xi = 1) = 0 = \dfrac{dN_2}{d\xi}\dfrac{d\xi}{dx} = (b_2 + 2b_3 + 3b_4)\left(\dfrac{2}{L}\right)$。

求解这 4 个联立方程可得到 $b_1 = \dfrac{L}{8}$, $b_2 = -\dfrac{L}{8}$, $b_3 = -\dfrac{L}{8}$, $b_4 = \dfrac{L}{8}$。因此:

$$N_2 = \frac{L}{8}(1 - \xi - \xi^2 + \xi^3) = \frac{L(1-\xi)^2(1+\xi)}{8} \tag{3.14}$$

步骤(c)

假设 N_3 表示为 $N_3 = c_1 + c_2\xi + c_3\xi^2 + c_4\xi^3$。该方程必须满足以下条件:

(1) 当 $\xi = -1$ 时,$N_3 = w_1 = 0$ 且 $N_{3,x} = \theta_1 = 0$。

(2) 当 $\xi = 1$ 时,$N_3 = w_2 = 1$ 且 $N_{3,x} = \theta_2 = 0$。

再次,通过将上述两个条件应用到 N_3 的假定方程式中,得到:$N_3(\xi = -1) = 0 = c_1 - c_2 + c_3 - c_4$,$N_{3,x}(\xi = -1) = 0 = \dfrac{dN_3}{d\xi}\dfrac{d\xi}{dx} = (c_2 - 2c_3 + 3c_4)\left(\dfrac{2}{L}\right)$,$N_3(\xi = 1) = 1 = c_1 + c_2 + c_3 + c_4$,

$N_{3,x}(\xi=1)=0=\dfrac{dN_3}{d\xi}\dfrac{d\xi}{dx}=(c_2+2c_3+3c_4)\left(\dfrac{2}{L}\right)$。

求解这 4 个联立方程可得到 $c_1=0.5$，$c_2=0.75$，$c_3=0$，$c_4=-0.25$。因此：

$$N_3=0.5+0.75\xi-0.25\xi^3=\frac{2+3\xi-\xi^3}{4}=\frac{(1+\xi)^2(2-\xi)}{4} \tag{3.15}$$

步骤(d)

与步骤(b)类似，假设 N_4 表示为 $N_4=d_1+d_2\xi+d_3\xi^2+d_4\xi^3$。该方程必须满足以下条件：

(1) 当 $\xi=-1$ 时，$N_4=w_1=0$ 且 $N_{4,x}=\theta_1=0$。

(2) 当 $\xi=1$ 时，$N_4=w_2=0$ 且 $N_{4,x}=\theta_2=1$。

最终，通过将上述两个条件应用到 N_4 的假定方程式中，得到：$N_4(\xi=-1)=0=d_1-d_2+d_3-d_4$，$N_{4,x}(\xi=-1)=0=\dfrac{dN_4}{d\xi}\dfrac{d\xi}{dx}=(d_2-2d_3+3d_4)\left(\dfrac{2}{L}\right)$，$N_4(\xi=1)=0=d_1+d_2+d_3+d_4$，$N_{4,x}(\xi=1)=1=\dfrac{dN_4}{d\xi}\dfrac{d\xi}{dx}=(d_2+2d_3+3d_4)\left(\dfrac{2}{L}\right)$。

求解这 4 个联立方程可得到 $d_1=\dfrac{-L}{8}$，$d_2=-\dfrac{L}{8}$，$d_3=\dfrac{L}{8}$，$b_4=\dfrac{L}{8}$。因此：

$$N_4=\frac{L(-1-\xi+\xi^2+\xi^3)}{8}=\frac{L(1+\xi)^2(\xi-1)}{8} \tag{3.16}$$

式(3.13)~式(3.16)是使用等参公式导出的 2 节点梁单元的形函数。它们在此处汇总列出，以供将来参考。

$$\begin{aligned}
N_1&=\frac{2-3\xi+\xi^3}{4}=\frac{(1-\xi)^2(2+\xi)}{4}\\
N_2&=\frac{L(1-\xi-\xi^2+\xi^3)}{8}=\frac{L(1-\xi)^2(1+\xi)}{8}\\
N_3&=\frac{2+3\xi-\xi^3}{4}=\frac{(1+\xi)^2(2-\xi)}{4}\\
N_4&=\frac{L(-1-\xi+\xi^2+\xi^3)}{8}=\frac{L(1+\xi)^2(\xi-1)}{8}
\end{aligned} \tag{3.17}$$

梁单元中的曲率-位移矩阵 $[B]_{1\times4}$ 等效于杆单元中的应变-位移矩阵。因此，可以从 $\dfrac{d^2[N]_i}{dx^2}$ 导出它。此处仅提供与 N_1 相关的推导。同样，当 $x_1=0$ 且 $x_2=L$ 时，可以从式(3.7)的讨论中较容易地得到其转换映射函数为 $\xi=\dfrac{2x-(x_1+x_2)}{x_2-x_1}=\dfrac{2x}{L}-1$。如前所述，从式(3.11)中得到的长度比 $\dfrac{d\xi}{dx}=\dfrac{2}{L}$，无论使用哪个坐标值，都保持不变。

为求解 $B_{11}=\frac{d^2N_1}{dx^2}$，从式(3.17)中的 $N_1=\frac{1}{4}(2-3\xi+\xi^3)$ 开始，对其求导可得 $\frac{dN_1}{d\xi}=\frac{1}{4}(-3+3\xi^2)$。下一步即是相对于是 N_1 对 x 求导，使用链规则执行该导数：$\frac{dN_1}{dx}=\frac{dN_1}{d\xi}\frac{d\xi}{dx}=\frac{1}{4}(-3+3\xi^2)\frac{2}{L}=\frac{-3+3\xi^2}{2L}$。

再次使用链规则，得到 $\frac{d}{dx}\left(\frac{-3+3\xi^2}{2L}\right)=\frac{d}{d\xi}\left(\frac{-3+3\xi^2}{2L}\right)\frac{d\xi}{dx}$，以及 $\frac{d}{d\xi}\left(\frac{-3+3\xi^2}{2L}\right)\frac{2}{L}=\frac{6\xi}{L^2}$。总结为：

$$B_{11}=\frac{d^2N_1}{dx^2}=\frac{d}{dx}\left(\frac{d\left[\frac{1}{4}(2-3\xi+\xi^3)\right]}{d\xi}\frac{2}{L}\right)=\frac{d}{dx}\left(\frac{-3+3\xi^2}{2L}\right)$$
$$=\frac{d}{d\xi}\left(\frac{-3+3\xi^2}{2L}\right)\frac{d\xi}{dx}=\frac{6\xi}{L^2} \tag{3.18}$$

如前所述，梁单元中的曲率-位移矩阵等效于杆单元中的应变-位移矩阵，且这两个矩阵统称为矩阵[B]。从式(3.11)中，$x=\frac{L}{2}(1+\xi)$，找到了从 $\xi\left(\xi=\frac{L}{2}-1\right)$ 到 x 的转换映射函数。通过将 ξ 替换进式(3.18)，可以很容易看到如下的曲率位移矩阵 B_{11} 具有与前面式(2.43)中所示相同的形式：$\frac{6\xi}{L^2}=\frac{6}{L^2}\left(\frac{2x}{L}-1\right)=-\frac{6}{L^2}+\frac{12x}{L^3}$。

鼓励读者自己使用转换映射函数 $x=\frac{L}{2}(1+\xi)$ 从全局坐标系中导出自然坐标系中矩阵[B]的其余部分。如果读者在有足够的信心之前需要更多帮助，请参阅本章练习 1 中的推导。还可以通过采用 $\xi=\frac{2x}{L}-1$ 从自然坐标系中如式(3.19)顶部所示的矩阵[B]转换至全局坐标系来练习算术技能。这里列出了基于自然坐标系和全局坐标系的矩阵[B]，供读者确认计算结果。

$$[B]^{自然}_{1\times4}=\begin{bmatrix}\frac{6\xi}{L^2} & \frac{3\xi-1}{L} & \frac{-6\xi}{L^2} & \frac{3\xi+1}{L}\end{bmatrix}$$

$$[B]^{全局}_{1\times4}=\begin{bmatrix}-\frac{6}{L^2}+\frac{12x}{L^3} & -\frac{4}{L}+\frac{6x}{L^2} & \frac{6}{L^2}-\frac{12x}{L^3} & -\frac{2}{L}+\frac{6x}{L^2}\end{bmatrix} \tag{3.19}$$

3.4 二维单元的等参公式

二维单元的最基本类型包括 3 节点三角形单元和 4 节点平面单元，本小节将讲述这两种单元的等参公式。

3.4.1 · 二维三角形单元的等参公式

如图 3.5 所示，将三角形内的点 $P(x, y)$ 连接到三个顶点将得到三个子区域 A_1、A_2 和 A_3，其中 A_1 是点 P_1 对面的三角形区域，A_2 是点 P_2 对面的区域，A_3 是点 P_3 对面的区域。三个区域的面积坐标分别定义为 A_1、A_2 和 A_3 与全部三角形面积之比[式(3.20)]。换句话说，笛卡尔坐标系中的 $P(x, y)$ 等于面积坐标系中的 $P(\xi_1, \xi_2, \xi_3)$。巧合的是，这组面积坐标 ξ_1、ξ_2 和 ξ_3，也可以用作三角形的自然坐标及其形函数。

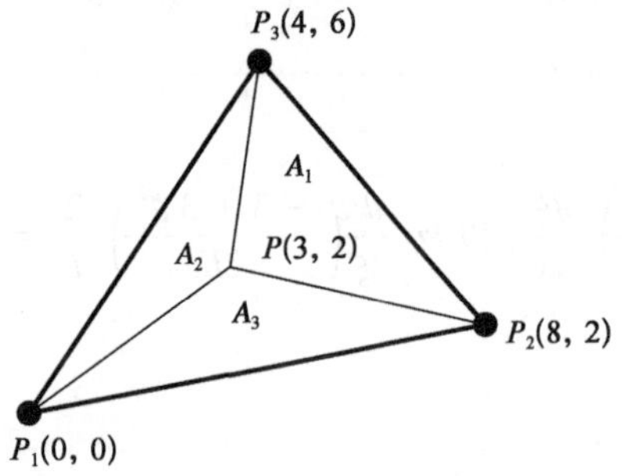

图 3.5　示例 3.1 中的三角形平面单元的三个顶点的全局坐标。

$$\xi_1 = N_1 = \frac{A_1}{A},\ \xi_2 = N_2 = \frac{A_2}{A},\ \xi_3 = N_3 = \frac{A_3}{A} \quad (3.20)$$

请注意，这三个自然坐标的总和等于 1，也就是说，这些函数满足形函数的第一个特征。如果点 P 与点 P_1 重合，则从式(3.20)可得出 $\xi_1 = 1$，$\xi_2 = 0$，$\xi_3 = 0$。同样，如果点 P 与点 P_2 重合，则可知 $\xi_1 = 0$，$\xi_2 = 1$，$\xi_3 = 0$，如果点 P 与点 P_3 重合，则 $\xi_1 = 0$，$\xi_2 = 0$，$\xi_3 = 1$。这些计算表明，三个自然坐标也满足形函数的第二个特征。

例 3.1

图 3.5 为由点 $P_1(0, 0)$、点 $P_2(8, 2)$ 和点 $P_3(4, 6)$ 三个点组成的三角形，其中点 $P(3, 2)$ 位于三角形内部。通过数值方法可找到三角形内点 P 的面积坐标，证明这三个面积坐标可以用于单元形函数。

求解方法

三角形的总面积可以使用通用公式 A 计算

$$2A = det\begin{bmatrix} 1 & x_1 & y_1 \\ 1 & x_2 & y_2 \\ 1 & x_3 & y_3 \end{bmatrix} \Rightarrow A = \frac{1}{2}det\begin{bmatrix} 1 & x_1 & y_1 \\ 1 & x_2 & y_2 \\ 1 & x_3 & y_3 \end{bmatrix}。$$

较大的外部三角形的面积 A 可以根据点 P_1、点 P_2 和点 P_3 的 3 节点坐标来计算。类似地，可以使用以下方程式，通过将点 P_1、点 P_2 和点 P_3 作为第一、二、三坐标节点一起替换，来计算三个相应的子区域 A_1、A_2 和 A_3：

$$A = \frac{1}{2}det\begin{bmatrix} 1 & x_1 & y_1 \\ 1 & x_2 & y_2 \\ 1 & x_3 & y_3 \end{bmatrix} = \frac{1}{2}det\begin{bmatrix} 1 & 0 & 0 \\ 1 & 8 & 2 \\ 1 & 4 & 6 \end{bmatrix} = 20 \quad (3.21)$$

$$A_1 = \frac{1}{2}det\begin{bmatrix} 1 & x & y \\ 1 & x_2 & y_2 \\ 1 & x_3 & y_3 \end{bmatrix} = \frac{1}{2}det\begin{bmatrix} 1 & 3 & 2 \\ 1 & 8 & 2 \\ 1 & 4 & 6 \end{bmatrix} = 10 \quad (3.22)$$

$$A_2 = \frac{1}{2}det\begin{bmatrix}1 & x & y\\ 1 & x_3 & y_3\\ 1 & x_1 & y_1\end{bmatrix} = \frac{1}{2}det\begin{bmatrix}1 & 3 & 2\\ 1 & 4 & 6\\ 1 & 0 & 0\end{bmatrix} = 5 \tag{3.23}$$

$$A_3 = \frac{1}{2}det\begin{bmatrix}1 & x & y\\ 1 & x_1 & y_1\\ 1 & x_2 & y_2\end{bmatrix} = \frac{1}{2}det\begin{bmatrix}1 & 3 & 2\\ 1 & 0 & 0\\ 1 & 8 & 2\end{bmatrix} = 5 \tag{3.24}$$

请注意,三个内部三角形的面积之和等于大三角形的面积:10+5+5=20。

现在每个 ξ 值代表每个内三角形面积与外三角形面积的比例:

$$\xi_1 = \frac{10}{20} = 0.5,\ \xi_2 = \frac{5}{20} = 0.25,\ \xi_3 = \frac{5}{20} = 0.25 \tag{3.25}$$

$$x = \xi_1 x_1 + \xi_2 x_2 + \xi_3 x_3 = 3,\ y = \xi_1 y_1 + \xi_2 x_2 + \xi_3 x_3 = 2 \tag{3.26}$$

这些计算结果表明,确实可以使用面积坐标来找到三角形内任何位置的坐标值,而这正是形函数的一个重要应用。读者亦可尝试选择三角形内的其他位置,且这些位置都将符合形函数的表达方式。借助形函数的特征,以下式(3.27)和式(3.28)表明节点坐标和位移都可以直接通过面积坐标和节点值来确定。

请注意 3 节点三角形单元是一个常应变三角形,因此无需推导其矩阵 [B]。

$$\begin{Bmatrix}x\\ y\end{Bmatrix} = \begin{bmatrix}\xi_1 & 0 & \xi_2 & 0 & \xi_3 & 0\\ 0 & \xi_1 & 0 & \xi_2 & 0 & \xi_3\end{bmatrix}\begin{Bmatrix}x_1\\ y_1\\ x_2\\ y_2\\ x_3\\ y_3\end{Bmatrix} \tag{3.27}$$

$$\begin{Bmatrix}u\\ v\end{Bmatrix} = \begin{bmatrix}\xi_1 & 0 & \xi_2 & 0 & \xi_3 & 0\\ 0 & \xi_1 & 0 & \xi_2 & 0 & \xi_3\end{bmatrix}\begin{Bmatrix}u_1\\ v_1\\ u_2\\ v_2\\ u_3\\ v_3\end{Bmatrix} \tag{3.28}$$

3.4.2 · 二维双线性单元等参公式

使用等参公式可以消除全局坐标系中非矩形单元形函数可能出现的一些困难。如前所述,对于一个 4 节点平面应力单元而言,每个节点允许 2 个自由度,整个单元允许 8 个自由度。图 3.6 为一个典型的非矩形四边形面单元从全局坐标系向自然坐标系的映射。在这个示例中,没有一个内角是全局坐标系中所述的直角(90°)。可以想象,这个四边形单元的形函数将不同于如 2.5.2 节中所描述的尺寸为 $2a \times 2b$ 形式的规则四边形单元的形函数。与规则四边形单元相比,非矩形四边形单元需要更多的计算资源来计算和存储模型中每个单元的所有形函数。该问题在自然坐标中的等参公式中不存在,因为可以将每个单元通过转换映射过程转成相同的理想几何形状,在这些几何形状中,ξ 和 η 分别沿水平和垂直轴在±1 的范围内变化。

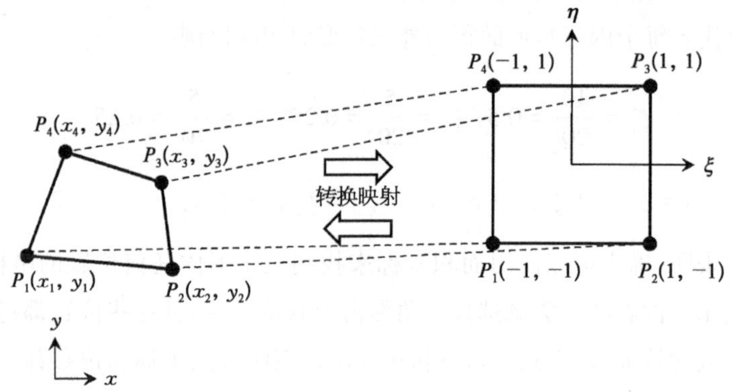

图 3.6 典型的四边形单元向 $\xi - \eta$ 平面内的正方形单元的映射。

从图 3.6 可以看到,无论全局坐标系中 x 和 y 的实际值如何变化,左下角的点都被映射至点 $P_1 = (-1, -1)$;然后逆时针移动,右下角的点将映射到点 $P_2 = (1, -1)$。同理,右上角映射到点 $P_3 = (1, 1)$,而左上角映射到点 $P_4 = (-1, 1)$。

到目前为止,本文已使用了多种方法来导出单元形函数 N_i,从中可以直观地看到形函数和点即 N_i 与 P_1 之间的关系,由此,对应每个坐标负值的 ξ 和 η 被消除。但是,建议读者自己动手证明自然坐标系中 4 节点双线性单元具有如下的形函数:

$$N_1 = \frac{1}{4}(1 - \xi)(1 - \eta) \tag{3.29}$$

$$N_2 = \frac{1}{4}(1 + \xi)(1 - \eta) \tag{3.30}$$

$$N_3 = \frac{1}{4}(1 + \xi)(1 + \eta) \tag{3.31}$$

$$N_4 = \frac{1}{4}(1 - \xi)(1 + \eta) \tag{3.32}$$

3.4.3 · 基于等参公式确定矩阵[**B**]

根据单元形函数的特性,单元内任意点的位移是单元形函数(自然坐标系中)和节点位移的乘

积,如下所示:

$$\begin{Bmatrix} u(\xi \quad \eta) \\ v(\xi \quad \eta) \end{Bmatrix} = \begin{bmatrix} N_1 & 0 & N_2 & 0 & N_3 & 0 & N_4 & 0 \\ 0 & N_1 & 0 & N_2 & 0 & N_3 & 0 & N_4 \end{bmatrix} \begin{Bmatrix} u_1 \\ v_1 \\ u_2 \\ \vdots \\ v_4 \end{Bmatrix} \tag{3.33}$$

从式(1, 10) $\begin{Bmatrix} \varepsilon_{xx} \\ \varepsilon_{yy} \\ \gamma_{xy} \end{Bmatrix} = \begin{bmatrix} \frac{\partial}{\partial x} & 0 \\ 0 & \frac{\partial}{\partial y} \\ \frac{\partial}{\partial y} & \frac{\partial}{\partial x} \end{bmatrix} \begin{Bmatrix} u \\ v \end{Bmatrix}$ 可知,在确定自然坐标系中的矩阵 [B] 前,有必要首先评估 $\frac{\partial u}{\partial x}$、$\frac{\partial v}{\partial y}$、$\frac{\partial u}{\partial y}$ 和 $\frac{\partial v}{\partial x}$,因为式(3.33)中的 ξ 和 η 都是用 u 和 v 都表示,需先确定 $\frac{\partial u}{\partial \xi}$、$\frac{\partial u}{\partial \eta}$、$\frac{\partial v}{\partial \xi}$ 和 $\frac{\partial v}{\partial \eta}$。这里,本文将通过链式规则的应用来找到 $\frac{\partial u}{\partial \xi}$ 和 $\frac{\partial u}{\partial \eta}$。

$$\frac{\partial u}{\partial \xi} = \frac{\partial u}{\partial x}\frac{\partial x}{\partial \xi} + \frac{\partial u}{\partial y}\frac{\partial y}{\partial \xi}, \quad \frac{\partial u}{\partial \eta} = \frac{\partial u}{\partial x}\frac{\partial x}{\partial \eta} + \frac{\partial u}{\partial y}\frac{\partial y}{\partial \eta} \tag{3.34}$$

式(3.34)中列出的两个方程可以用矩阵形式表达为:

$$\begin{Bmatrix} \frac{\partial u}{\partial \xi} \\ \frac{\partial u}{\partial \eta} \end{Bmatrix} = \begin{bmatrix} \frac{\partial x}{\partial \xi} & \frac{\partial y}{\partial \xi} \\ \frac{\partial x}{\partial \eta} & \frac{\partial y}{\partial \eta} \end{bmatrix} \begin{Bmatrix} \frac{\partial u}{\partial x} \\ \frac{\partial u}{\partial y} \end{Bmatrix} \tag{3.35}$$

这里式(3.35)右边的矩阵,即 $\begin{bmatrix} \frac{\partial x}{\partial \xi} & \frac{\partial y}{\partial \xi} \\ \frac{\partial x}{\partial \eta} & \frac{\partial y}{\partial \eta} \end{bmatrix}$,称为二维雅可比矩阵 [$J$]。通过检查雅可比矩阵,可看到所有条目都和 x 和 y 坐标与其对应 ξ 和 η 坐标间的比例因子有关。式(3.35)中的两个未知数 $\frac{\partial u}{\partial x}$ 和 $\frac{\partial u}{\partial y}$ 可用多种方法求得,这里将使用 2.5.1 节中所述的 Cramer 法则来求解,如下所示:

$$\frac{\partial u}{\partial x} = \frac{\begin{vmatrix} \frac{\partial u}{\partial \xi} & \frac{\partial y}{\partial \xi} \\ \frac{\partial u}{\partial \eta} & \frac{\partial y}{\partial \eta} \end{vmatrix}}{\begin{vmatrix} \frac{\partial x}{\partial \xi} & \frac{\partial y}{\partial \xi} \\ \frac{\partial x}{\partial \eta} & \frac{\partial y}{\partial \eta} \end{vmatrix}}, \quad \frac{\partial u}{\partial y} = \frac{\begin{vmatrix} \frac{\partial x}{\partial \xi} & \frac{\partial u}{\partial \xi} \\ \frac{\partial x}{\partial \eta} & \frac{\partial u}{\partial \eta} \end{vmatrix}}{\begin{vmatrix} \frac{\partial x}{\partial \xi} & \frac{\partial y}{\partial \xi} \\ \frac{\partial x}{\partial \eta} & \frac{\partial y}{\partial \eta} \end{vmatrix}} \tag{3.36}$$

使用相同的方法,将式(3.36)中的 u 用 v 替换,得到 $\frac{\partial v}{\partial x}$ 和 $\frac{\partial v}{\partial y}$ 为:

$$\frac{\partial v}{\partial x}=\frac{\begin{vmatrix}\frac{\partial v}{\partial \xi} & \frac{\partial y}{\partial \xi}\\ \frac{\partial v}{\partial \eta} & \frac{\partial y}{\partial \eta}\end{vmatrix}}{\begin{vmatrix}\frac{\partial x}{\partial \xi} & \frac{\partial y}{\partial \xi}\\ \frac{\partial x}{\partial \eta} & \frac{\partial y}{\partial \eta}\end{vmatrix}},\quad \frac{\partial v}{\partial y}=\frac{\begin{vmatrix}\frac{\partial x}{\partial \xi} & \frac{\partial v}{\partial \xi}\\ \frac{\partial x}{\partial \eta} & \frac{\partial v}{\partial \eta}\end{vmatrix}}{\begin{vmatrix}\frac{\partial x}{\partial \xi} & \frac{\partial y}{\partial \xi}\\ \frac{\partial x}{\partial \eta} & \frac{\partial y}{\partial \eta}\end{vmatrix}} \tag{3.37}$$

上述 4 个方程[式(3.36)和式(3.37)]涉及一个公共分母 $\begin{vmatrix}\frac{\partial x}{\partial \xi} & \frac{\partial y}{\partial \xi}\\ \frac{\partial x}{\partial \eta} & \frac{\partial y}{\partial \eta}\end{vmatrix}$,称为雅可比矩阵的行列式 $|[J]|$。已知矩阵 $\begin{vmatrix}a & b\\ c & d\end{vmatrix}$ 的行列等式等于 $ad-bd$,式(3.36)和式(3.37)中所示的 4 个方程可表示为:

$$\frac{\partial u}{\partial x}=\frac{1}{|[J]|}\left(\frac{\partial u}{\partial \xi}\frac{\partial y}{\partial \eta}-\frac{\partial u}{\partial \eta}\frac{\partial y}{\partial \xi}\right) \tag{3.38}$$

$$\frac{\partial u}{\partial y}=\frac{1}{|[J]|}\left(\frac{\partial u}{\partial \eta}\frac{\partial x}{\partial \xi}-\frac{\partial u}{\partial \xi}\frac{\partial x}{\partial \eta}\right) \tag{3.39}$$

$$\frac{\partial v}{\partial x}=\frac{1}{|[J]|}\left(\frac{\partial v}{\partial \xi}\frac{\partial y}{\partial \eta}-\frac{\partial v}{\partial \eta}\frac{\partial y}{\partial \xi}\right) \tag{3.40}$$

$$\frac{\partial v}{\partial y}=\frac{1}{|[J]|}\left(\frac{\partial v}{\partial \eta}\frac{\partial x}{\partial \xi}-\frac{\partial v}{\partial \xi}\frac{\partial x}{\partial \eta}\right) \tag{3.41}$$

请注意,u 和 v 是单元内任何一个位置的水平和垂直位移,u_i 和 v_i 是沿水平和垂直方向的节点位移,对于一个 4 节点双线性单元来说,$u=\sum_{i=1}^{4}N_i u_i$ 且 $v=\sum_{i=1}^{4}N_i v_i$。根据式(3.38)~式(3.41)中描述的衍生式,可以用一种循序渐进的方式通过式(1.10)写出应变向量 $\{\varepsilon_{xx}\quad \varepsilon_{yy}\quad \gamma_{xy}\}^T$,并在对应矩阵的底部注明相应的注释:

$$\begin{Bmatrix}\varepsilon_{xx}\\ \varepsilon_{yy}\\ \gamma_{xy}\end{Bmatrix}=\begin{bmatrix}\frac{\partial}{\partial x} & 0\\ 0 & \frac{\partial}{\partial y}\\ \frac{\partial}{\partial y} & \frac{\partial}{\partial x}\end{bmatrix}\begin{Bmatrix}u\\ v\end{Bmatrix}=\frac{1}{|[J]|}\begin{bmatrix}\frac{\partial y}{\partial \eta}\frac{\partial}{\partial \xi}-\frac{\partial y}{\partial \xi}\frac{\partial}{\partial \eta} & 0\\ 0 & \frac{\partial x}{\partial \xi}\frac{\partial}{\partial \eta}-\frac{\partial x}{\partial \eta}\frac{\partial}{\partial \xi}\\ \frac{\partial x}{\partial \xi}\frac{\partial}{\partial \eta}-\frac{\partial x}{\partial \eta}\frac{\partial}{\partial \xi} & \frac{\partial y}{\partial \eta}\frac{\partial}{\partial \xi}-\frac{\partial y}{\partial \xi}\frac{\partial}{\partial \eta}\end{bmatrix}\begin{Bmatrix}\sum_{i=1}^{4}N_i u_i\\ \sum_{i=1}^{4}N_i v_i\end{Bmatrix}$$

$$u=\sum N_i u_i$$

$$v=\sum N_i v_i$$

$$
= \frac{1}{|[J]|} \begin{bmatrix} \frac{\partial y}{\partial \eta}\frac{\partial}{\partial \xi} - \frac{\partial y}{\partial \xi}\frac{\partial}{\partial \eta} & 0 \\ 0 & \frac{\partial x}{\partial \xi}\frac{\partial}{\partial \eta} - \frac{\partial x}{\partial \eta}\frac{\partial}{\partial \xi} \\ \frac{\partial x}{\partial \xi}\frac{\partial}{\partial \eta} - \frac{\partial x}{\partial \eta}\frac{\partial}{\partial \xi} & \frac{\partial y}{\partial \eta}\frac{\partial}{\partial \xi} - \frac{\partial y}{\partial \xi}\frac{\partial}{\partial \eta} \end{bmatrix}_{3\times 2} \begin{bmatrix} N_1 & 0 & N_2 & \cdot & \cdot & 0 \\ 0 & N_1 & 0 & \cdot & \cdot & N_4 \end{bmatrix}_{2\times 8} \begin{Bmatrix} u_1 \\ v_1 \\ u_2 \\ \vdots \\ v_4 \end{Bmatrix}_{8\times 1}
$$

$$
u = N_1 u_1 + N_2 u_2 + N_3 u_3 + N_4 u_4
$$

$$
v = N_1 v_1 + N_2 v_2 + N_3 v_3 + N_4 v_4 \tag{3.42}
$$

因此,矩阵 $[B]$ 可表示为:

$$
[B]_{3\times 8} = \frac{1}{|[J]|} \begin{bmatrix} \frac{\partial y}{\partial \eta}\frac{\partial}{\partial \xi} - \frac{\partial y}{\partial \xi}\frac{\partial}{\partial \eta} & 0 \\ 0 & \frac{\partial x}{\partial \xi}\frac{\partial}{\partial \eta} - \frac{\partial x}{\partial \eta}\frac{\partial}{\partial \xi} \\ \frac{\partial x}{\partial \xi}\frac{\partial}{\partial \eta} - \frac{\partial x}{\partial \eta}\frac{\partial}{\partial \xi} & \frac{\partial y}{\partial \eta}\frac{\partial}{\partial \xi} - \frac{\partial y}{\partial \xi}\frac{\partial}{\partial \eta} \end{bmatrix}_{3\times 2} \begin{bmatrix} N_1 & 0 & N_2 & \cdot & \cdot & 0 \\ 0 & N_1 & 0 & \cdot & \cdot & N_4 \end{bmatrix}_{2\times 8} \tag{3.43}
$$

详细描述矩阵 $[B]$ 非常繁琐,且可以使用计算机来完成这些工作,因此这里不再对式(3.43)进行扩展,而是将其作为练习,并附上答案以供读者验算。

3.5 三维单元的等参公式

3.5.1 · 常应变四面体单元

四面体和三线性六面体实体单元是最常见的两种三维单元。三维四面体单元中的自然坐标系基于体积比(volume ratio)而来,这类似于二维三角形单元中的面积比(area ratio)。四面体单元在表达非常复杂的几何形状时可以保证单元的质量,是一种常见好用的单元类型;而且,大多数软件均能自动生成四面体单元。但是,像常应变三角形单元一样,四面体单元也有其缺陷。因此,在进行非常精细的有限元分析时,并不太常用到四面体单元。

四面体单元的每个节点都具有 3 个平动自由度(u、v 和 w),单元共 12 个自由度。四面体的编号方案以底部三角形(点P_1、点P_2 和点 P_3)为基础遵循逆时针方向法则,在垂直方向上的另一层(在四面体单元中只有一个点)由下往上添加,顶部节点定义为点 P_4(图 3.7)。

为创建自然坐标,从点 P_4 往四面体单元内某个位置点 P 拉一条直线,如图 3.7(左),$P-P_1-P_2-P_4$ 形成一个子四面体。请注意,此时 $P-P_1-P_2$ 构成底部的基础,因此认为这些点在同一垂直层上,而点 P_4 为顶点。类似地,亦可得到另外 3 个子四面体单元 $P-P_2-P_3-P_4$、$P-P_3-P_1-P_4$ 和 $P-P_1-P_2-P_3$。如果假设四面体的总体积为 V,且每个子四面体的体积为 V_i,其中 $i=1\sim 4$,则体积比 $\frac{V_i}{V}=\xi_i$ 可表示为四面体的自然坐标。显然,$\sum_{i=1}^{4}\xi_i=1$。

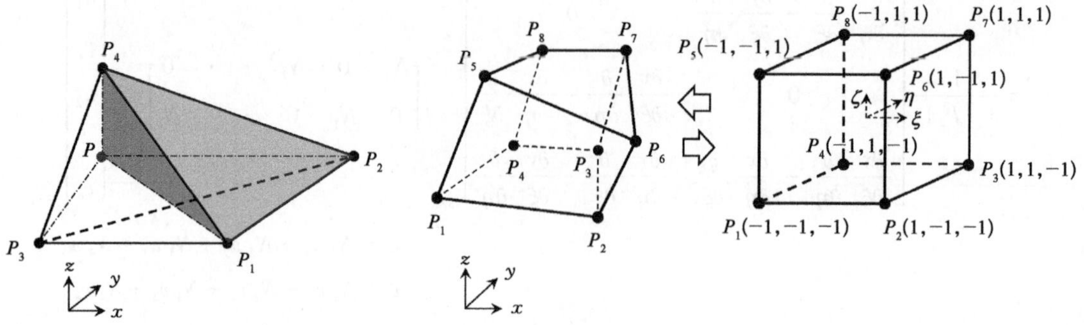

图 3.7　左：一个四面体分为 4 个子四面体，用体积比来定义其自然坐标系。右：全局坐标系中的三维 8 节点六面体实体单元映射到自然坐标系中的立方体单元上，还有其反映射过程。

3.5.2 · 三线性六面体单元

图 3.7(右)所示为全局坐标系中的三维六面体实体单元向自然坐标系中对应立方体单元的映射。由于六面体实体单元需要 8 个节点，因此必须选择一个 8 项多项式方程才能从节点值对单元内的物理量 φ 进行插值。这种实体单元的每个节点都具有 3 个平动自由度，因此，单元共有 24 个自由度。

式(3.44)为该单元类型的插值多项式方程。如前所述，导出单元形函数的方法有很多种，读者可以根据自己的要求来选择单元形函数的导出方法。式(3.45)为 8 节点六面体单元的形函数，在该公式中，选择使用正号或负号取决于节点所在位置的正值或负值。例如，点 P_1 的自然坐标为 $\xi=-1$、$\eta=-1$ 和 $\zeta=-1$，因此其形函数为 $N_1=\frac{1}{8}(1-\xi)(1-\eta)(1-\zeta)$。类似地，点 P_6 具有自然坐标 $\xi=1$、$\eta=-1$ 和 $\zeta=1$，则其形函数为 $N_6=\frac{1}{8}(1+\xi)(1-\eta)(1+\zeta)$。

$$\varphi(\xi,\eta,\zeta)=a_1+a_2\xi+a_3\eta+a_4\zeta+a_5\xi\eta+a_6\eta\zeta+a_7\zeta\xi+a_8\xi\eta\zeta=\sum_{i=1}^{8}N_i\varphi_i \quad (3.44)$$

$$N_1=\frac{1}{8}(1-\xi)(1-\eta)(1-\zeta)$$

$$N_2=\frac{1}{8}(1+\xi)(1-\eta)(1-\zeta)$$

$$N_3=\frac{1}{8}(1+\xi)(1+\eta)(1-\zeta)$$

$$N_4=\frac{1}{8}(1-\xi)(1+\eta)(1-\zeta) \quad (3.45)$$

$$N_5=\frac{1}{8}(1-\xi)(1-\eta)(1+\zeta)$$

$$N_6 = \frac{1}{8}(1 + \xi)(1 - \eta)(1 + \zeta)$$

$$N_7 = \frac{1}{8}(1 + \xi)(1 + \eta)(1 + \zeta)$$

$$N_8 = \frac{1}{8}(1 - \xi)(1 + \eta)(1 + \zeta)$$

单元内任意点的位移具有以下形式：

$$\begin{Bmatrix} u(\xi, \eta, \zeta) \\ v(\xi, \eta, \zeta) \\ w(\xi, \eta, \zeta) \end{Bmatrix}_{3\times1} = \begin{bmatrix} N_1 & 0 & 0 & N_2 & 0 & 0 & \cdot & \cdot & N_8 & 0 & 0 \\ 0 & N_1 & 0 & 0 & N_2 & 0 & \cdot & \cdot & 0 & N_8 & 0 \\ 0 & 0 & N_1 & 0 & 0 & N_2 & \cdot & \cdot & 0 & 0 & N_8 \end{bmatrix}_{3\times24} \begin{Bmatrix} u_1 \\ v_1 \\ w_1 \\ u_1 \\ \vdots \\ v_8 \\ w_8 \end{Bmatrix}_{24\times1} \tag{3.46}$$

雅可比矩阵具有以下形式：

$$[J] = \begin{bmatrix} \frac{\partial x}{\partial \xi} & \frac{\partial y}{\partial \xi} & \frac{\partial z}{\partial \xi} \\ \frac{\partial x}{\partial \eta} & \frac{\partial y}{\partial \eta} & \frac{\partial z}{\partial \eta} \\ \frac{\partial x}{\partial \zeta} & \frac{\partial y}{\partial \zeta} & \frac{\partial z}{\partial \zeta} \end{bmatrix} = \begin{bmatrix} \frac{\partial\left(\sum N_i x_i\right)}{\partial \xi} & \frac{\partial\left(\sum N_i y_i\right)}{\partial \xi} & \frac{\partial\left(\sum N_i z_i\right)}{\partial \xi} \\ \frac{\partial\left(\sum N_i x_i\right)}{\partial \eta} & \frac{\partial\left(\sum N_i y_i\right)}{\partial \eta} & \frac{\partial\left(\sum N_i z_i\right)}{\partial \eta} \\ \frac{\partial\left(\sum N_i x_i\right)}{\partial \zeta} & \frac{\partial\left(\sum N_i y_i\right)}{\partial \zeta} & \frac{\partial\left(\sum N_i z_i\right)}{\partial \zeta} \end{bmatrix} \tag{3.47}$$

联立式(1.11)和式(3.46)，应变-位移方程可写为：

$$\begin{Bmatrix} \varepsilon_{xx} \\ \varepsilon_{yy} \\ \varepsilon_{zz} \\ \gamma_{xy} \\ \gamma_{yz} \\ \gamma_{zx} \end{Bmatrix} = \begin{Bmatrix} \varepsilon_{xx} \\ \varepsilon_{yy} \\ \varepsilon_{zz} \\ 2\varepsilon_{xy} \\ 2\varepsilon_{yz} \\ 2\varepsilon_{zx} \end{Bmatrix} = \begin{bmatrix} \frac{\partial}{\partial x} & 0 & 0 \\ 0 & \frac{\partial}{\partial y} & 0 \\ 0 & 0 & \frac{\partial}{\partial z} \\ \frac{\partial}{\partial y} & \frac{\partial}{\partial x} & 0 \\ 0 & \frac{\partial}{\partial z} & \frac{\partial}{\partial y} \\ \frac{\partial}{\partial z} & 0 & \frac{\partial}{\partial x} \end{bmatrix} \begin{Bmatrix} u \\ v \\ w \end{Bmatrix} = \begin{bmatrix} \frac{\partial}{\partial x} & 0 & 0 \\ 0 & \frac{\partial}{\partial y} & 0 \\ 0 & 0 & \frac{\partial}{\partial z} \\ \frac{\partial}{\partial y} & \frac{\partial}{\partial x} & 0 \\ 0 & \frac{\partial}{\partial z} & \frac{\partial}{\partial y} \\ \frac{\partial}{\partial z} & 0 & \frac{\partial}{\partial x} \end{bmatrix} \begin{Bmatrix} \sum_{i=1}^{8} N_i u_i \\ \sum_{i=1}^{8} N_i v_i \\ \sum_{i=1}^{8} N_i w_i \end{Bmatrix} \Rightarrow$$

$$\begin{Bmatrix} \varepsilon_{xx} \\ \varepsilon_{yy} \\ \varepsilon_{zz} \\ \gamma_{xy} \\ \gamma_{yz} \\ \gamma_{zx} \end{Bmatrix} = \begin{bmatrix} \frac{\partial}{\partial x} & 0 & 0 \\ 0 & \frac{\partial}{\partial y} & 0 \\ 0 & 0 & \frac{\partial}{\partial z} \\ \frac{\partial}{\partial y} & \frac{\partial}{\partial x} & 0 \\ 0 & \frac{\partial}{\partial z} & \frac{\partial}{\partial y} \\ \frac{\partial}{\partial z} & 0 & \frac{\partial}{\partial x} \end{bmatrix}_{6\times 3} \begin{bmatrix} N_1 & 0 & 0 & N_2 & \cdot & \cdot & N_8 & 0 & 0 \\ 0 & N_1 & 0 & 0 & \cdot & \cdot & 0 & N_8 & 0 \\ 0 & 0 & N_1 & 0 & \cdot & \cdot & 0 & 0 & N_8 \end{bmatrix}_{3\times 24} \begin{Bmatrix} u_1 \\ v_1 \\ w_1 \\ u_2 \\ \vdots \\ v_8 \\ w_8 \end{Bmatrix}_{24\times 1} \tag{3.48}$$

矩阵 $[B]_{6\times 24}$ 是式(3.48)中右边前两项的乘积。由于 N_i 以 $\xi-\eta-\zeta$ 的形式表达,因此需应用链式规则来完成偏微分计算。

3.6 二维单元的转换映射函数

转换映射函数的目的在于,可将单元从全局坐标系映射到自然坐标系,反之亦然。例如,3.4 节中的图 3.6 展示了 4 节点平面四边形单元的双向转换映射过程。而此功能实际上可以从单元形函数中导出。

根据式(3.7),可基于点 P_1 和点 P_2 的 x 坐标计算得到相应的自然坐标,也可将等式求逆以将自然坐标 x 映射到全局坐标系中的对应 x 坐标。式(3.49)所示两个方程即为一维 2 节点单元的转换映射函数。

$$\xi = \frac{2x-(x_1+x_2)}{x_2-x_1} \Leftrightarrow = \frac{1}{2}[(x_1+x_2)+(x_2-x_1)\xi] \tag{3.49}$$

3.3.1.1 节讨论了 $x_1=0$ 且 $x_2=L$ 的特殊情况。在该情况下,转换映射函数为 $x=\frac{L}{2}(1+\xi)$ 或 $\xi=\frac{2x}{L}-1$。要获得二维 4 节点平面单元的转换映射函数,读者须记住,单元形函数可用于确定单元内任何位置点的坐标及其水平和垂直位移。因此,一个点 $P(x,y)$ 的坐标值可通过节点坐标来求得,如下所示:

$$\begin{Bmatrix} x \\ y \end{Bmatrix} = \begin{bmatrix} N_1 & 0 & N_2 & 0 & N_3 & 0 & N_4 & 0 \\ 0 & N_1 & 0 & N_2 & 0 & N_3 & 0 & N_4 \end{bmatrix} \begin{Bmatrix} x_1 \\ y_1 \\ x_2 \\ y_2 \\ x_3 \\ y_3 \\ x_4 \\ y_4 \end{Bmatrix} \Rightarrow$$

$$x=\frac{1}{4}[(1-\xi)(1-\eta)x_1+(1+\xi)(1-\eta)x_2+(1+\xi)(1+\eta)x_3+(1-\xi)(1+\eta)x_4] \tag{3.50}$$

$$y=\frac{1}{4}[(1-\xi)(1-\eta)y_1+(1+\xi)(1-\eta)y_2+(1+\xi)(1+\eta)y_3+(1-\xi)(1+\eta)y_4] \tag{3.51}$$

例 3.2

本例列出了一个 4 节点四边形平面单元,其在全局坐标系中的节点分别为 $P_1(0,\ 0)$、$P_2(5,\ 0)$、$P_3(5.5,\ 3)$ 和 $P_4(0,\ 3)$。

(1) 确定自然坐标系中对应于 $\xi=0.6$ 和 $\eta=0.4$ 的点 $P(x,\ y)$ 的全局坐标。

(2) 确定全局坐标系中对应于 $x=4.28$ 和 $y=2.1$ 的点的自然坐标。

求解方法

(1) 从式(3.50)和式(3.51)可以得到:

$$\begin{aligned}x&=\frac{1}{4}[(1-0.6)(1-0.4)(x_1=0)+(1+0.6)(1-0.4)(x_2=5)]\\&\quad+(1+0.6)(1+0.4)(x_3=5)+(1-0.6)(1+0.4)(x_4=0)\\&=4.28\end{aligned}$$

$$\begin{aligned}y&=\frac{1}{4}[(1-0.6)(1-0.4)(y_1=0)+(1+0.6)(1-0.4)(y_2=0)]\\&\quad+(1+0.6)(1+0.4)(y_3=3)+(1-0.6)(1+0.4)(y_4=3)=2.1。\end{aligned}$$

或者,式(3.50)可以扩展为:

$$\begin{aligned}x&=\frac{1}{4}[x_1(1-\xi-\eta+\xi\eta)+x_2(1+\xi-\eta-\xi\eta)+x_3(1+\xi+\eta+\xi\eta)\\&\quad+x_4(1-\xi+\eta-\xi\eta)]\Rightarrow\end{aligned}$$

$$\begin{aligned}x&=\frac{1}{4}[(x_1+x_2+x_3+x_4)+(-x_1+x_2+x_3-x_4)\xi+(-x_1-x_2+x_3+x_4)\eta\\&\quad+(x_1-x_2+x_3-x_4)\xi\eta]\end{aligned} \tag{3.52}$$

类似地,式(3.51)可以扩展为:

$$\begin{aligned}y&=\frac{1}{4}[(y_1+y_2+y_3+y_4)+(-y_1+y_2+y_3-y_4)\xi+(-y_1-y_2+y_3+y_4)\eta\\&\quad+(y_1-y_2+y_3-y_4)\xi\eta]\end{aligned} \tag{3.53}$$

式(3.52)和式(3.53)中的 $\xi=0.6$ 和 $\eta=0.4$ 也会产生与先前所示相同的全局坐标(4.28, 2.1)。

(2) 为了从全局坐标(4.28, 2.1)中找到自然坐标 $(\xi,\ \eta)$,需将未知坐标 x_1、x_2、x_3 和 x_4 代入式(3.52)和式(3.53)中,得到 $x=4.28=\frac{1}{4}[10.5+10.5\xi+0.5\eta+0.5\xi\eta]$ 和 $y=2.1=\frac{1}{4}[6+6\eta]$。

联立该两个方程求解得到 $\xi = 0.6$ 和 $\eta = 0.4$。

因此,二维 4 节点平面单元的转换映射函数可表示为式(3.50)~式(3.53)。鼓励读者基于形函数自行求解三维 8 节点单元的转换映射函数。

3.7 雅可比矩阵及其行列式

雅可比矩阵 $[J]$ 以 19 世纪德国数学家卡尔 · 雅可比(Carl Jacobi, 1804.2—1851.2)的名字命名。雅可比矩阵的众多应用之一是一个坐标系向另一个坐标系的转换映射,如从笛卡尔坐标系到自然坐标系,从球面坐标系到笛卡尔坐标系,从极坐标系到笛卡尔坐标系的转换,及各个转换的反向转换。有限元法中用于一维、二维和三维转换最常见的雅可比矩阵形式如下:

$$[J]_{1D} = \left[\frac{\partial x}{\partial \xi}\right], \ [J]_{2D} = \begin{bmatrix} \dfrac{\partial x}{\partial \xi} & \dfrac{\partial y}{\partial \xi} \\ \dfrac{\partial x}{\partial \eta} & \dfrac{\partial y}{\partial \eta} \end{bmatrix}, \ [J]_{3D} = \begin{bmatrix} \dfrac{\partial x}{\partial \xi} & \dfrac{\partial y}{\partial \xi} & \dfrac{\partial z}{\partial \xi} \\ \dfrac{\partial x}{\partial \eta} & \dfrac{\partial y}{\partial \eta} & \dfrac{\partial z}{\partial \eta} \\ \dfrac{\partial x}{\partial \zeta} & \dfrac{\partial y}{\partial \zeta} & \dfrac{\partial z}{\partial \zeta} \end{bmatrix}$$

从物理学的角度,一维雅可比矩阵 $\left[\dfrac{dy}{d\xi}\right]$ 可以描述为 x 坐标与 ξ 坐标的比值。对于一维杆单元中 $x_1 = 0$ 且 $x_2 = L$ 的情况及前文式(3.49)中所述 $x = \dfrac{1}{2}[(x_1 + x_2) + (x_2 - x_1)\xi]$ 的情况,其雅可比矩阵的计算公式为:

$$\frac{dx}{d\xi} = \frac{-x_1}{2} + \frac{x_2}{2} = \frac{x_2 - x_1}{2} = \frac{L}{2}$$

从该练习中可见,每个单位 ξ 值的比例系数均对应一个相应的 x 值。需注意的是,只要单元的长度保持为 L,那么比例系数 $\dfrac{L}{2}$ 就保持恒定;换句话说,虽然 (x_1, x_2) 可以是 $(3L, 4L)$ 或 $(-L, 0)$,但其雅可比式总是一样。

雅可比矩阵的行列式通常称为雅可比式 $|[J]|$。雅可比矩阵的对角线项与其所涉及的两个坐标之间的比例因子有关(x 对 ξ 和 y 对 η),而非对角线项与单元形状的偏斜度有关。此外,对于一维、二维和三维单元来说,雅可比式分别代表各类型单元的长度、面积和体积比。以下示例对二维单元雅可比式的计算进行了说明。

例 3.3

某二维 4 节点平面单元的节点全局坐标分别为 $P_1(0, 0)$、$P_2(6, 0)$、$P_3(6, 4)$ 和 $P_4(0, 4)$。请使用等参公式将该单元转换至自然坐标系,并确定其雅可比矩阵 $[J]$ 及其行列式 $|[J]|$。

求解方法

将式(3.29)~式(3.32)中列出的相同形函数用于标识单元内任何位置的坐标。输入 4 个节点坐标 [(0, 0)、(6, 0)、(6, 4)、(0, 4)],其二维雅可比矩阵的四项可表示为:

$$\frac{\partial x}{\partial \xi} = \frac{\partial}{\partial \xi}(N_1 x_1 + N_2 x_2 + N_3 x_3 + N_4 x_4)$$

$$= \frac{1}{4}[-(1-\eta)x_1 + (1-\eta)x_2 + (1+\eta)x_3 - (1+\eta)x_4] = 3$$

$$\frac{\partial y}{\partial \xi} = \frac{\partial}{\partial \xi}(N_1 y_1 + N_2 y_2 + N_3 y_3 + N_4 y_4)$$

$$= \frac{1}{4}[-(1-\eta)y_1 + (1-\eta)y_2 + (1+\eta)y_3 - (1+\eta)y_4] = 0$$

$$\frac{\partial x}{\partial \eta} = \frac{\partial}{\partial \eta}(N_1 x_1 + N_2 x_2 + N_3 x_3 + N_4 x_4)$$

$$= \frac{1}{4}[-(1-\xi)x_1 - (1+\xi)x_2 + (1+\xi)x_3 + (1-\xi)x_4] = 0$$

$$\frac{\partial y}{\partial \eta} = \frac{\partial}{\partial \eta}(N_1 y_1 + N_2 y_2 + N_3 y_3 + N_4 y_4)$$

$$= \frac{1}{4}[-(1-\xi)y_1 - (1+\xi)y_2 + (1+\xi)y_3 + (1-\xi)y_4] = 2$$

因此,雅可比矩阵为 $[J] = \begin{bmatrix} 3 & 0 \\ 0 & 2 \end{bmatrix}$,其行列式为 $|[J]| = 6$。

需要注意的是,此处的 $[J]$ 具有其物理意义。J_{11} 是从坐标 ξ 到 x 的比例因子,J_{22} 是从坐标 η 到 y 的比例因子,$|[J]|$ 是在 $x-y$ 坐标系中测量到的面积与在 $\xi-\eta$ 坐标系中的面积之比。由于没有非对角项,这只是从全局坐标系中的矩形到自然坐标系中的正方形的简单映射。值得注意的是,在将矩形单元映射到自然坐标系时,雅可比矩阵不包含 ξ 或 η 项;而如下例所示,若全局坐标系中的单元非矩形,则某些 ξ 或 η 项则不会消除。

例 3.4

重复示例 3.3,将点 P_3 的坐标更改为 (6, 4.1)。

求解方法

用与上一个示例中相同的方法,可以得到:

$$\frac{\partial x}{\partial \xi} = 3, \frac{\partial y}{\partial \xi} = 0.025(1+\eta), \frac{\partial x}{\partial \eta} = 0, \frac{\partial y}{\partial \eta} = 2.025 + 0.025\xi$$

因此,$[J] = \begin{bmatrix} 3 & 0.025(1+\eta) \\ 0 & 2.025 + 0.025\xi \end{bmatrix}$ 和 $|[J]| = 6.075 + 0.075\xi$。

从没有消掉的非对角项 J_{12} 可以看出,此映射不是矩形到正方形单元的映射。计算出梯形的面积为 24.3,所以面积比是 6.075,进而得到雅可比矩阵行列式为 $6.075 + 0.075\xi$。另外,在选择积分点时,还有可能涉及一些 ξ 和 η 其他的相关项,具体内容请见 4.5 节。

例 3.5

取与例 3.3 中相同的 4 个几何点,但按点 $P_1(0, 0)$、点$P_2(0, 4)$、点$P_3(6, 4)$ 和点 $P_4(6, 0)$ 重新排序(图 3.8 左)。换句话说,本例中的 4 个点是由例 3.3 中的 4 个点 $P_1(0, 0)$、$P_2(6, 0)$、$P_3(6, 4)$ 和 $P_4(0, 4)$ 进行逆时针反向旋转而来。试求其雅可比矩阵和行列式。

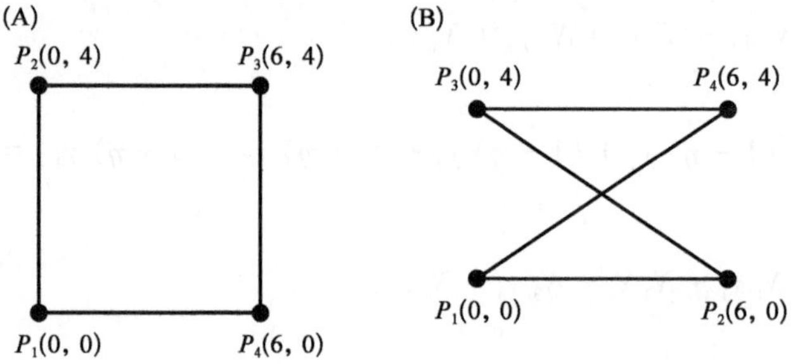

图 3.8 左:某 4 节点单元,其节点按顺时针方向排列;右:对 4 个节点进行错位排列。

求解方法

和以前一样,通过将节点坐标插入适当的方程式,可以得到:

$$\frac{\partial x}{\partial \xi}=\frac{\partial}{\partial \xi}(N_1 x_1+N_2 x_2+N_3 x_3+N_4 x_4)$$
$$=\frac{1}{4}[-(1-\eta)x_1+(1-\eta)x_2+(1+\eta)x_3-(1+\eta)x_4]=0。$$

$$\frac{\partial y}{\partial \xi}=\frac{\partial}{\partial \xi}(N_1 y_1+N_2 y_2+N_3 y_3+N_4 y_4)$$
$$=\frac{1}{4}[-(1-\eta)y_1+(1-\eta)y_2+(1+\eta)y_3-(1+\eta)y_4]=2。$$

$$\frac{\partial x}{\partial \eta}=\frac{\partial}{\partial \eta}(N_1 x_1+N_2 x_2+N_3 x_3+N_4 x_4)$$
$$=\frac{1}{4}[-(1-\xi)x_1-(1+\xi)x_2+(1+\xi)x_3+(1-\xi)x_4]=3。$$

$$\frac{\partial y}{\partial \eta}=\frac{\partial}{\partial \eta}(N_1 y_1+N_2 y_2+N_3 y_3+N_4 y_4)$$
$$=\frac{1}{4}[-(1-\xi)y_1-(1+\xi)y_2+(1+\xi)y_3+(1-\xi)y_4]=0。$$

于是,该雅可比矩阵为 $\begin{bmatrix}0 & 2\\3 & 0\end{bmatrix}$,行列式为-6。从本例可见,若雅可比行列式求解为负,则表示该单元的节点并未按照正确的顺序进行排列。

例 3.6

图 3.8 右所示为一个带详细节点坐标的 4 节点单元。点 P_3 和点 P_4 的位置已进行颠倒,以使其

节点坐标不正确地输入至数据平台。尽管从该图可以明显看出该单元并不是标准的四边形单元，但计算机却无法检测到且在计算过程中不会报错。试求该单元的雅可比矩阵及其行列式。

求解方法

如前述三例所示，首先计算雅可比矩阵的 4 个分项。由于计算机程序无法检测到该单元并不是四边形单元，因此它将按照节点坐标的输入顺序来处理。换句话说，计算机所识别的 4 组节点坐标为 [(0, 0)、(6, 0)、(0, 4)、(6, 4)]。故 $\frac{\partial x}{\partial \xi} = \frac{\partial}{\partial \xi}(N_1 x_1 + N_2 x_2 + N_3 x_3 + N_4 x_4) = \frac{1}{4}[-(1-\eta)(0) + (1-\eta)(6) + (1+\eta)(0) - (1+\eta)(6)] = -3\eta$。

同样，可计算出：$\frac{\partial y}{\partial \xi} = 0$，$\frac{\partial x}{\partial \eta} = -3\xi$ 且 $\frac{\partial y}{\partial \eta} = 2$。所以雅可比矩阵为 $[J] = \begin{bmatrix} -3\eta & 0 \\ -3\xi & 2 \end{bmatrix}$，$|[J]| = -6\eta$。

该结果表明，节点排序错误的单元会产生负的雅可比式。同样，负雅可比式意味着单元节点未按照正确的顺序排列。

3.8 单元质量(雅克比、翘曲值、宽高比等)

从前文 1.4 节表 1.2 可知，本质上说，一个有限元模型的核心要素在于节点(包括节点号和节点坐标)和单元类型(如一维杆单元、二维 4 节点双线性单元等)；节点按照某种顺序进行连接(单元的连接性如例 3.3~例 3.6 中所述)，且单元具有相应的材料属性(包括杨氏模量、泊松比等)。基于以上信息，有限元求解器(即有限元计算程序)逐个求解单元的刚度矩阵，并将求得的所有单元刚度矩阵集合成一个全局(或结构)刚度矩阵。最后，在施加适当的边界和载荷条件后，有限元求解器计算节点位移，进而确定所有单元的应变和应力。

在第 2 章中，本文对一些单元类型做了解释，如一维线单元、二维三角形单元、二维矩形单元、三维四面体单元等。另外也能注意到，每种单元类型都有与之关联的特定几何形状。对于几何形状不符合这些单元类型所规定的任何单元，确定其形函数会比较困难。而采用等参公式，则可以通过将任何几何形状的单元转换映射至标准等参单元来获取单元的形函数。例如，可以将前文例 3.4 中所述的四边形单元转换成等参正方形单元；且从该例中可发现，非矩形单元的雅可比式中包含 ξ 项和或 η 项，而这些项在矩形单元的雅可比式中并未出现，以示该过程并非矩形单元向正方形单元的映射。这个小细节反映出，全局坐标系中单元与理想化单元之间的相似性可以通过某些指标(如雅可比式)来量化。

在等参公式中，单元形函数均基于理想形状(如三角形单元中的等边三角形、四边形单元中的正方形单元)构成，于是，不符合这些理想形状的单元常被称为非完美单元(从可接受的质量到较差质量的单元均可归于这一范畴)。由于实际结构不一定完全采用理想化的几何形式，几乎所有现有的有限元求解器均采用等参公式，很大程度上是因为它在构建非完美单元时具有较好的灵活性；其另一个优势在于，从形函数和单元刚度矩阵 $[k]$ (将在第 4 章中讨论)等导出的数学公式易于直接导入到有限元软件中。而另一方面，使用等参单元的缺点是，某些质量极差的单元会导致计算不准确甚至计算错误，这在工程分析中是不能接受的。正因如此，单元的整体质量是有限元建模中的一个重要课题,在有限元分析过程中务必加以重视。

对于有限元模型的网格质量,并没有严格统一的或者最低要求的量化标准,一方面是因为评估网格质量的方法多种多样;同时,质量是一个相对量,用有限元模型解决不同的问题时,其网格质量的要求可能会有差别;最后,网格质量只是有限元分析的一部分,正如本文所多次强调的,有限元模型只能提供可接受的但并非绝对精确结果的解决方案。

在对形状很不规则的结构(如人体)进行建模时,使用少量质量较差的单元可以接受。例如,将某些劣质的单元布置在远离变形区域处,或者其数量占单元总量的比例极小,就不会对分析结果产生明显影响。实际上,这是一个重要的概念,因为要确保所有单元都符合预期要求是一项非常耗时的工作,如果牺牲的模型准确性不太多,那么容许一些质量较差的单元完全可以接受。接下来的几节内容将介绍几种常用的单元质量评价手段。

3.8.1・雅可比矩阵和标准化雅可比矩阵

3.7 节的几个示例表明,扭曲单元的雅可比矩阵中具有非对角项,因此与理想形状单元相比,其雅可比值(雅可比矩阵的行列式)较小,这意味着单元形状的任何改变(可能在有限元分析中导致其他误差)都会降低雅可比值。因此,雅可比值常用于评估网格质量。

3.6 节指出雅可比式是一维单元的长度比,二维单元的面积比和三维单元的体积比,由此可知,单元越大则其雅可比式越大。例如,一个二维的 24×24 正方形单元($J = 144$)和一个二维的 6×6 正方形单元($J = 9$)的雅可比式值完全不同,但是,这两个单元都完全符合理想化的 2×2 等参单元。因此,仅采用雅可比值评价单元质量是不够全面的,于是在许多的有限元前处理软件中均使用标准化的雅可比式值(也称为雅可比比值)代替。这个雅可比比值定义为单元的雅可比矩阵中雅可比式的最小和最大值之比,且可以在节点位置或积分点位置进行评估(本内容将在第 4 章中详细介绍),可见,雅可比比值处于 0~1,1 表示质量最佳。只要构成单元的节点顺序正确且该单元没有严重变形错位,则其最小雅可比比值均会大于 0。当出现负雅可比单元时,大多数有限元求解器都会终止运行(如例 3.5 或 3.6 中所述),其他软件如 Abaqus(Simulia, Providence, RI)则会多做一步尝试,当最小雅可比值低于 0.2 时,才会终止运行。从全局坐标系完美映射至自然坐标系的单元雅可比比值为 1,因此雅可比接近 1 的单元显然质量更好。总的来说,在单元建模时,一般建议最小雅可比值不应低于 0.6,且需注意的是,不同的有限元前处理软件可能使用不同的方法来计算雅可比,虽然差异不大,但读者可尝试去观察各个软件都使用了什么样的方法。

例 3.7

下表为使用 HyperMesh 12.0(Altair, Troy, MI)计算得到的 12 个具有相似几何形状的 4 节点平面单元的雅可比值。为便于查看,在单元上加了边框。试找出 HyperMesh 中的雅可比计算方法。

案例编号	节点坐标	雅可比值	单 元 形 状
1	(0, 0)、(6, 0)、(6, 4)、(0, 4)	1	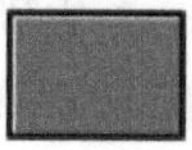

续 表

案例编号	节点坐标	雅可比值	单 元 形 状
2	(0, 0)、(6, 0)、(6, 4.2)、(0, 4)	0.972 2	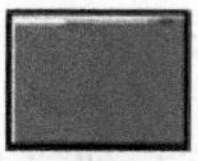
3	(0, 0)、(6, 0)、(6, 4.4)、(0, 4)	0.946 5	
4	(0, 0)、(6, 0)、(6, 4.6)、(0, 4)	0.922 6	
5	(0, 0)、(6, 0)、(6, 4.8)、(0, 4)	0.900 3	
6	(0, 0)、(6, 0)、(6, 5)、(0, 4)	0.879 4	
7	(0, 0)、(5.8, 0)、(6, 4)、(0, 4)	0.980 6	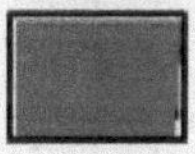
8	(0, 0)、(6.2, 0)、(6, 4)、(0, 4)	0.981 2	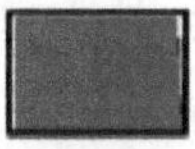
9	(0, 0)、(6.4, 0)、(6, 4)、(0, 4)	0.963 4	
10	(0, 0)、(6.6, 0)、(6, 4)、(0, 4)	0.946 5	
11	(0, 0)、(6.8, 0)、(6, 4)、(0, 4)	0.930 3	
12	(0, 0)、(7, 0)、(6, 4)、(0, 4)	0.915 0	

求解方法

从例 3.4 和例 3.6 中可发现，ξ 和 η 项可能存在于单元的雅可比方程式中，此时，需要一些量来指代 ξ 和 η 用以标准化雅可比式的计算。由于尚未引入高斯积分的概念，此处可暂认为对于二维 4 节点单元来说，应在位于 $\xi,\ \eta = \pm\dfrac{1}{\sqrt{3}} = \pm 0.577\,4$ 处的 4 个高斯积分点上评估 ξ 和 η，也就是说，这 4

个 (2 × 2) 积分点的坐标分别为 ($\xi_1 = -0.5774$, $\eta_1 = -0.5774$)、($\xi_2 = -0.5774$, $\eta_2 = 0.5774$)、($\xi_3 = 0.5774$, $\eta_3 = 0.5774$) 和($\xi_4 = 0.5774$, $\eta_4 = -0.5774$)。需注意,高斯点常以顺时针方式排列。

因为单元 1 具有与例 3.3 中相同的节点坐标,所以雅可比矩阵的 4 个项为 $[J] = \begin{bmatrix} 3 & 0 \\ 0 & 2 \end{bmatrix}$,且雅可比矩阵行列式 $|[J]| = 6$。由于其雅可比矩阵中没有 ξ 或 η 项,很明显 4 个高斯积分点中任意一点的雅可比值均为 6,所以,最大雅可比 (= 6) 与最小雅可比 (= 6) 之比为 1。同时注意到,一个 6 × 4 的矩形单元 (= 24) 面积是理想的 2 × 2 正方形单元 (= 4) 面积的 6 倍,如果 HyperMesh 计算出的雅可比是面积比,则雅可比值应为 6。既然题目中 HyperMesh 求出的一个雅可比为 1,因此我们认为这就是题目中所述的雅可比值。

对于单元 2,在确定雅可比方程之前,先计算雅可比矩阵的 4 个项。如下:

$$J_{11} = \frac{\partial x}{\partial \xi} = \frac{1}{4}[-(1-\eta)x_1 + (1-\eta)x_2 + (1+\eta)x_3 - (1+\eta)x_4] = 3。$$

$$J_{12} = \frac{\partial y}{\partial \xi} = \frac{1}{4}[-(1-\eta)y_1 + (1-\eta)y_2 + (1+\eta)y_3 - (1+\eta)y_4] = 0.05(1+\eta)。$$

$$J_{21} = \frac{\partial x}{\partial \eta} = \frac{1}{4}[-(1-\xi)x_1 - (1+\xi)x_2 + (1+\xi)x_3 + (1-\xi)x_4] = 0。$$

$$J_{22} = \frac{\partial y}{\partial \eta} = \frac{1}{4}[-(1-\xi)y_1 - (1+\xi)y_2 + (1+\xi)y_3 + (1-\xi)y_4] = 2.05 + 0.05\xi。$$

$|[J]| = J_{11} \times J_{22} - J_{12} \times J_{21} = 3 \times (2.05 + 0.05\xi)$。

显然,该方程仅涉及 ξ 项。我们知道高斯积分点 3 和点 4 具有相同的 ξ 值 0.577 4,而点 1 和点 2 具有相同的 ξ 值 −0.577 4。对于 $\xi = 0.5774$,$|[J]| = 6.23661$,对于 $\xi = -0.5774$,$|[J]| = 6.06339$。因此,雅可比比值 $= \frac{6.06339}{6.23661} = 0.9722$。

对于单元 6,$J_{11} = 3$,$J_{12} = 0.25(1+\eta)$,$J_{21} = 0$,$J_{22} = 2.25 + 0.25\xi$;以及 $|[J]| = J_{11} \times J_{22} - J_{12} \times J_{21} = 3 \times (2.25 + 0.25\xi)$。

同样,该方程仅涉及 ξ 项。对于 $\xi = 0.5774$,$|[J]| = 7.18305$,对于 $\xi = -0.5774$,$|[J]| = 6.31695$。因此,雅可比比值 $= \frac{6.31695}{7.18305} = 0.8794$。

对于单元 12,$J_{11} = 3.25 - 0.25\eta$,$J_{12} = 0$,$J_{21} = -0.25(1+\xi)$,$J_{22} = 2$;以及 $|[J]| = J_{11} \times J_{22} - J_{12} \times J_{21} = (3.25 - 0.25\eta) \times 2$。

对于 $\eta = 0.5774$,$|[J]| = 6.2116$,对于 $\xi = -0.5774$,$|[J]| = 6.7887$。因此,雅可比比值 $= \frac{6.2113}{6.7887} = 0.9150$。

可见,基于 2×2 高斯积分点所计算出的 4 个雅可比(即单元 1、单元 2、单元 6 和单元 12)与 HyperMesh 软件计算出的值相互匹配,因此可以认为该软件中应该是使采用高斯积分点来计算雅可比(比值)。亦建议读者自行计算其余单元来印证该结论。

由于三角形和四面体单元本质上是恒应变的,因此在实际建模过程中应谨慎使用这两种单元。当然，如果使用了这两种单元，由于其雅可比始终为 1，则无需对其进行雅可比检查，但除雅可比之外的其他质量参数检查仍必不可少。

3.8.2 · 内角和倾斜角

最大和最小内角（internal angle）是评估单元质量是否理想的两个重要参数。内角表示从单元内部测量到的任意两条边所构成的角度。对于三角形和四面体单元，可接受的内角范围为 30°~120°；对于四边形和六面体单元，内角建议在 45°~135°。

在三角形单元中，倾斜角（skew angle）与单元内部两条线相交形成的 4 个角度有关（图 3.9A），一条线连接三角形的一个顶点与其对侧的中点，另一条线连接另外两条线的中点，得到图中的 4 个角度；将另外两个点作为顶点重复此过程，则共得到 12 个角度。此时，倾斜角即为 90°减去此 12 个角中最小值的差值。而对于四边形单元，两两连接对边的中点，同样形成 4 个角度，如图 3.9B 所示，90°减去 4 个角的最小值的差值即为其倾斜角。对于三维六面体实体单元，则分别将其 6 个面按照上述四边形单元的方式求取倾斜角，取 6 个面中的最小值即可。通常可接受的倾斜角应不大于 45°。

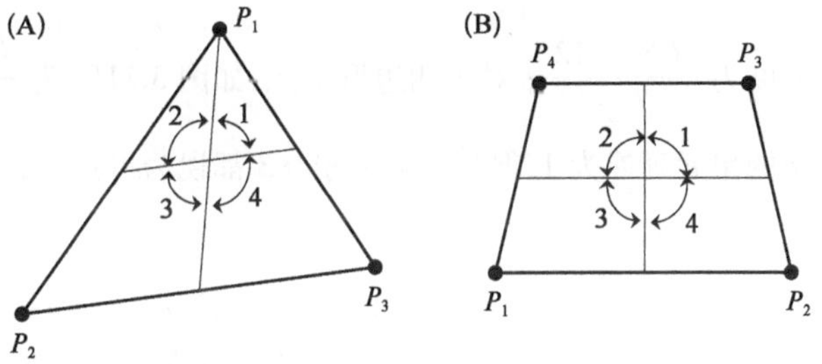

图 3.9　(A) 连接顶点 P_1 的与线 P_2-P_3 的中点的线，与连接 P_1-P_2 和 P_1-P_3 线上两个中点的连接，相交所形成的 4 个角度，对顶点 P_2 和 P_3 重复此过程，得到所有 12 个角度；(B) 连接 4 节点四边形单元的对边两个中点，两条连线相交形成的 4 个角度。

3.8.3 · 翘曲值

翘曲值（warpage）是单元中任意一个面相对于某单一平面的最大偏差角度。从几何学角度，已知三维空间中的任意不处于同一条直线上的三个点可确定一个平面。对于位于同一个平面上的 4 节点面单元，翘曲值为 0；此时，如果第 4 个节点与其他 3 个节点不在同一平面时，认为该单元存在翘曲值。这里，第一个翘曲角是指虚线 P_2-P_4 将单元切分得到的两个相邻三角形单元之间的夹角（图 3.10），即面 $P_3-P_4-P_2$ 与面 $P_1-P_2-P_4$ 的夹角 α。类似地，从点 P_1 到点 P_3 绘制虚线，求得面 $P_4-P_1-P_3$ 与面 $P_1-P_2-P_3$ 的夹角，即第二翘曲值。两者中的较大值即为该 4 节点单元的翘曲值。通过分别测量各个面的翘曲值，该方法亦适用于六面体实体单元。通常可接受翘曲值应不大于 15°。

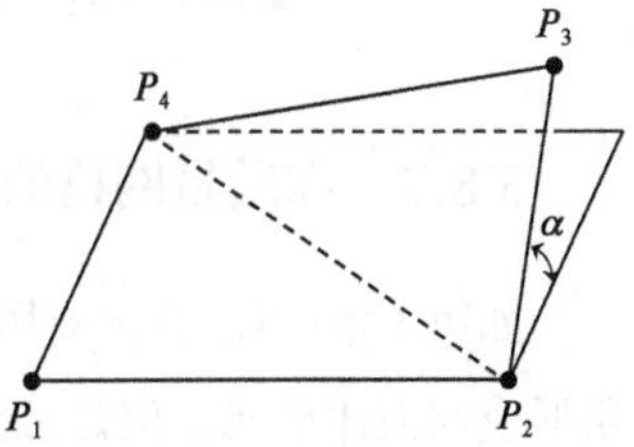

图 3.10　4 节点面单元的翘曲值是指单元中两相邻三角形（$P_1-P_2-P_4$）和（$P_2-P_3-P_4$）平面之间的夹角；以此方法求得的两个翘曲值中的较大值为该单元的翘曲值。

3.8.4 · 长宽比

单元的长宽比是指最长边与最短边的长度比值。对于同一个结构件，长宽比<3 的单元应不少于 95%，且所有单元的长宽比都不大于 5。

3.8.5・单元畸变

如式(3.54)所示,单元畸变定义为最小雅可比式和在自然坐标系中测得的面积(对于4节点曲面单元,等于4)的乘积,与其在全局坐标系中测得面积的比值。如前文中例3.4和例3.6所示,非矩形单元有一些ξ和或η分量,因此其雅可比比值将取决于所选取的高斯积分点。假设某4节点面单元在全局坐标系中测量到的面积为25,最小雅可比值为5.6,则其畸变值为0.896。畸变的理想值是1(即无畸变),但一般≥0.6均可以接受。

$$\text{单元畸变} = \frac{\text{最小雅可比行列式} \times 4}{\text{全局坐标系中的面积}} \tag{3.54}$$

3.8.6・单元拉伸度

单元拉伸度(stretch)在某些方面与长宽比有关,但其涉及单元内部长度的测量。内部长度包含以下典型情况(图3.11):对于三角形单元,假设其内切圆半径为R,最大边长为$L_{\max}$,则其单元拉伸度为$\frac{R \times \sqrt{12}}{L_{\max}}$;对于四边形单元,如图3.11B,为$\frac{L_{\min} \times \sqrt{2}}{D_{\max}}$(其中$D_{\max}$为最大对角线长度)。理想的单元延展为1,但是一般大于0.3都视为可接受的值。

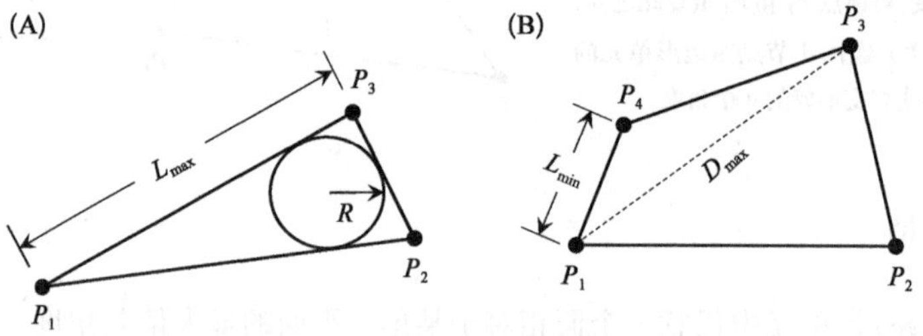

图3.11 (A)三角形单元内切圆半径R示例;(B)四边形单元最大对角线长度$R_{\max}$示例。

3.8.7・高质量网格的生成

如第1章所述,许多有限元前处理软件均可进行有限元网格划分,且都能自动生成恒应变的三角形或四面体单元。但是,这些单元类型相对不易收敛,因此不是有限元建模的首选。而另一方面,构建高质量四边形和六面体单元的难度较大,但其质量往往更佳,计算结果也更准确。

无论选用哪种类型的单元,都存在一个问题,即调整网格大小以使其计算收敛并不是一件容易的事。鉴于这一问题,许多实验室和工程开发用户常使用分块建模的方法。与直接采用软件对工程设计得到的几何文件或人体解剖学影像文件批量建立单元的区别在于,该方法会在构建网格之前新增一个“块(blocking)”的中间步骤。在本书中,以如图3.12 Mao等(2011)构建的人体头部有限元模型为例来说明。如图中所示,他们先用若干个块来代表人体头部的主要结构,包括大脑、小脑和脑干等;然后,将各个块状结构根据其顶点做平移和旋转进行调整,最终使整个模型符合医学影像数据中所反映出来的大脑真实几何形状。

然后，还需要对块状结构进行进一步调整，使其具有较高单元质量并符合解剖学特征，同时也便于使用相关软件进行高质量建模。网格完成后，通过质量检查，找出那些质量较差需进一步优化的单元，对此，有些有限元模型前处理软件具备较完善的网格优化功能，可快速且智能地对网格质量进行优化。当然，尽管类似的功能大大减少了人力投入，但当需要处理较复杂结构（如人体）时，效果往往不太令人满意，这时就需要进行手动调整。从事这类工作都要求工程师具有丰富的经验，且该工作有时艺术性更强于科学性。然而有些遗憾的是，这样经验丰富的工程师，往往并不希望把划分和优化网格作为其终身职业，于是在企业中，这类工作多由新手来完成。可想而知，如果不改变这样的现状，就很难保证有限元仿真分析中的单元质量。

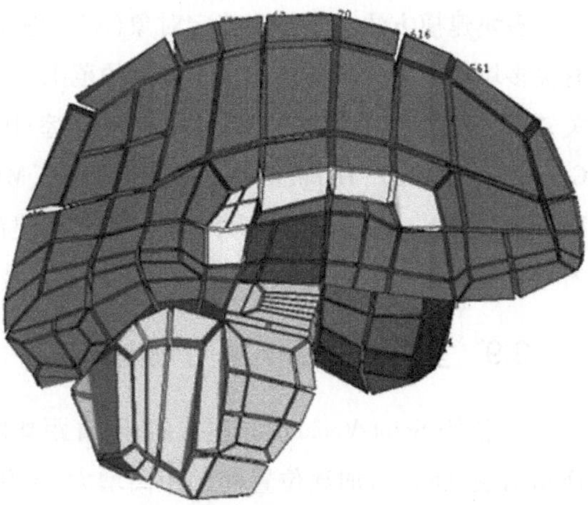

图 3.12　采用多块建模法构建的高质量人体头部有限元模型的块的正中矢状视图。

来源：Mao, H., Gao, H., Cao, L., Genthikattia, V.V., Yang, K. H., 2011. Development of high-quality hexahedral human brain meshes using feature-based multiblock approach. Computer Methods in Biomechanics and Biomedical Engineering, 1-9。

多块建模方法可能会大大增加建模过程中的初始工作量。但当出于精度要求等原因而建立高密度有限元模型时，划分网格就将几乎变得毫不费力。图 3.13 中，下方的两个图片为采用多块建模方法，对某膝关节置换中股骨结构建立的两种不同网格密度的模型。

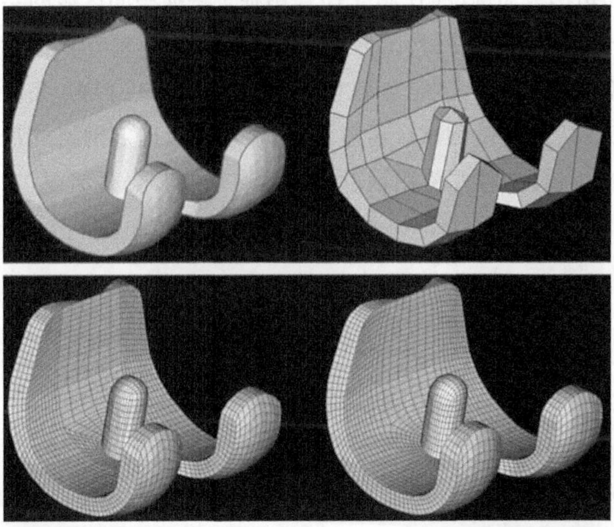

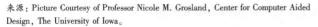

图 3.13　在开发中等密度和高密度有限元网格之前，将计算机辅助计算 CAD 几何文件（左上方）划分为块（右上方），以对膝关节置换术的股骨结构进行建模和仿真分析。

来源：Picture Courtesy of Professor Nicole M. Grosland, Center for Computer Aided Design, The University of Iowa。

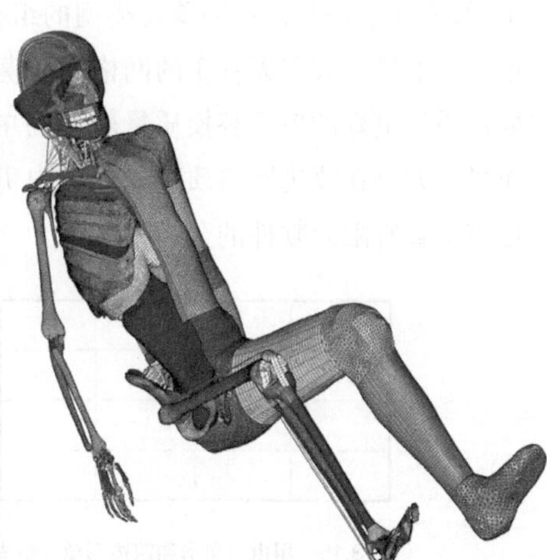

图 3.14　使用多块建模方法构建的 CHARM（Collaborative Human Advanced Research Models，协同式人类高级研究模型）10 岁儿童坐姿有限元模型。

多块建模方法对于构建特定对象(需考虑个体间差异)的有限元人类模型也非常有用。尽管有关多块建模的详细描述超出了本章的范围,但笔者仍鼓励读者通过查阅软件指南以了解更多相关知识。此处列举三个在笔者所在实验室中已应用多年的软件,分别是 ICEM CFD(ANSYS, Canonsburg, PA)、HyperMesh(Altair, Troy, MI)和 TrueGrid(XYZ Scientific Applications, Inc., Houston, TX)。图 3.14 所示为一个采用多块建模方法构建的完整 10 岁儿童坐姿有限元模型。若希望将其用于学术研究中,可通过以下网址免费下载: https://automotivesafety.wayne.edu/models。

3.9 圣维南原理和补丁测试

圣维南(Saint-Venant)原理指出,随着距离的增加,大小相同但分布不同的载荷会很快消失。换句话说,随着与加载位置间的距离增大,载荷的局部效应会减弱,甚至可以认为它们会逐步消失。该原理以法国工程师 Adhémar Jean Claude Barré Saint-Venant(1797.8—1886.1)的名字命名。例如,将两个相同的力分别以点和面的形式进行加载并产生位移,如果在加载点附近区域观察位移的话,两者产生的位移不同;而如果从距离很远的位置来观察位移,则位移几乎没有区别。基于此原理,如图 2.6 所示,不管使用什么类型的单元,当在中心靠左边位置施加一个点载荷时,离其较远处区域却呈现出均布的响应结果。

补丁测试(Patch test)是 Saint-Venant 原理在有限元法中的一种应用。无论单元类型或单元质量如何,有限元模型生成的响应在距载荷加载处一定距离的位置都应呈均匀分布形式。根据 Olgierd(Olek)Cecil Zienkiewicz 教授所述,"补丁测试"是其众多说法之一,如 Bruce Irons 教授称之为等参(Isoparametric)和奇异性(Serendipity)(Zienkiewicz, 1984)。为了对其进行详细说明,此处以一个由规则 4 节点平面应力单元构成的均匀矩形板为例说明(图 3.15),用补丁替换中间区域的某些单元,该补丁是几种不同单元类型的组合,如具有相同材料属性明显形变的四边形单元和三角形单元。如果在有和无补丁的网格之间模型的响应没有差异,则该模型通过补丁测试,否则,我们需要用质量更好的单元替换质量较差的单元,然后重做测试。通过该测试,还可以确定网格的最低质量。如果在改进网格质量的过程中仍产生错误,且在使用该软件前没有确认其分析精度,那么还需检查有限元软件的分析精度。

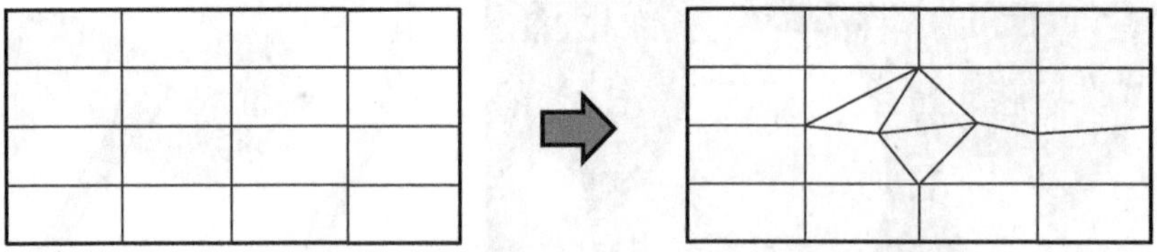

图 3.15 用由三角形和四边形单元组成的补丁(右)替换规则矩形单元构成的有限元模型的一部分单元(左)以进行补丁测试。

有一点需要注意,随着高性能计算机的普及,补丁测试正逐步取消。随着单元尺寸越来越小,人们倾向于采用最简单的单元类型进行有限元模型的构建。同时,有限元网格质量检测技术与模块愈加丰富与成熟,补丁测试的使用仅局限于某些局部结构的单元质量评估。

练习题

(1) 证明从自然坐标系导出的2节点梁单元的形函数与从全局坐标系导出的形函数相同。

(2) 求解：转换映射函数为 $\xi = \dfrac{2x}{L} - 1$，自然坐标系中的矩阵[B]为：

$$[B]^{自然坐标}_{1\times 4} = \begin{bmatrix} \dfrac{6\xi}{L^2} & \dfrac{3\xi - 1}{L} & \dfrac{-6\xi}{L^2} & \dfrac{3\xi + 1}{L} \end{bmatrix}$$

所以：

$$B_{11} = \frac{6\xi}{L^2} = \frac{6\left(\dfrac{2x}{L} - 1\right)}{L^2} = -\frac{6}{L^2} + \frac{12x}{L^3}$$

$$B_{12} = \frac{3\xi - 1}{L} = \frac{3\left(\dfrac{2x}{L} - 1\right) - 1}{L} = -\frac{4}{L} + \frac{6x}{L^2}$$

$$B_{13} = \frac{-6\xi}{L^2} = \frac{-6\left(\dfrac{2x}{L} - 1\right)}{L^2} = \frac{6}{L^2} - \frac{12x}{L^3}$$

$$B_{14} = \frac{3\xi + 1}{L} = \frac{3\left(\dfrac{2x}{L} - 1\right) + 1}{L} = -\frac{2}{L} + \frac{6x}{L^2}$$

(3) 证明从自然坐标系导出的2节点梁单元的矩阵 $[B]$ 与从全局坐标系导出的矩阵 $[B]$ 相同。

(4) 逐步推导4节点双线性单元在自然坐标系中的形函数。

(5) 试列举几个雅可比比值为0.6或更小值的4节点平面单元，并图示其单元形状。

(6) 计算自然坐标系中节点坐标为 $P_1(0, 0)$、$P_2(2, 0)$、$P_3(3, 2)$、$P_4(0, 1.5)$ 的4节点四边形单元的雅可比矩阵。

1) 试求顶点坐标为(−2, −1)、(5, 0)、(4, 3)、(−1, 4)的二维四边形单元在自然坐标系和全局坐标系间的转换函数。

2) 试求自然坐标系坐标为 $\xi = 0.6$ 和 $\eta = 0.4$ 的点 P 的全局坐标。

3) 试求全局坐标系坐标为 $x = 2.67$ 和 $y = 1.05$ 的点 P 的自然坐标。

(7) 将式(3.43)中矩阵 $[B]$ 展开成一个四边形单元方程。

$$[B]_{3\times 8} = \frac{1}{|[J]|} = \begin{bmatrix} \dfrac{\partial y}{\partial \eta}\dfrac{\partial}{\partial \xi} - \dfrac{\partial y}{\partial \xi}\dfrac{\partial}{\partial \eta} & 0 \\ 0 & \dfrac{\partial x}{\partial \xi}\dfrac{\partial}{\partial \eta} - \dfrac{\partial x}{\partial \eta}\dfrac{\partial}{\partial \xi} \\ \dfrac{\partial x}{\partial \xi}\dfrac{\partial}{\partial \eta} - \dfrac{\partial x}{\partial \eta}\dfrac{\partial}{\partial \xi} & \dfrac{\partial y}{\partial \eta}\dfrac{\partial}{\partial \xi} - \dfrac{\partial y}{\partial \xi}\dfrac{\partial}{\partial \eta} \end{bmatrix}_{3\times 2} \begin{bmatrix} N_1 & 0 & N_2 & \cdot & \cdot & 0 \\ 0 & N_1 & 0 & \cdot & \cdot & N_4 \end{bmatrix}_{2\times 8}$$

$$[B]_{3\times8}=\frac{1}{4}\times\frac{1}{|[J]|}\times\begin{bmatrix}\frac{\partial y}{\partial\eta}(\eta-1)-\frac{\partial y}{\partial\xi}(\zeta-1) & 0 & \frac{\partial y}{\partial\eta}(1-\eta)-\frac{\partial y}{\partial\xi}(-1-\xi) & 0 & \frac{\partial y}{\partial\eta}(1+\eta)-\frac{\partial y}{\partial\xi}(1+\xi) & 0 & \frac{\partial y}{\partial\eta}(-1-\eta)-\frac{\partial y}{\partial\xi}(1-\xi) & 0 \\ 0 & \frac{\partial x}{\partial\xi}(\xi-1)-\frac{\partial x}{\partial\eta}(\eta-1) & 0 & \frac{\partial x}{\partial\xi}(-1-\xi)-\frac{\partial x}{\partial\eta}(1-\eta) & 0 & \frac{\partial x}{\partial\xi}(1+\xi)-\frac{\partial x}{\partial\eta}(1+\eta) & 0 & \frac{\partial x}{\partial\xi}(1-\xi)-\frac{\partial x}{\partial\eta}(-\eta-1) \\ \frac{\partial x}{\partial\xi}(\xi-1)-\frac{\partial x}{\partial\eta}(\eta-1) & \frac{\partial y}{\partial\eta}(\eta-1)-\frac{\partial y}{\partial\xi}(\xi-1) & \frac{\partial x}{\partial\xi}(-1-\xi)-\frac{\partial x}{\partial\eta}(1-\eta) & \frac{\partial y}{\partial\eta}(1-\eta)-\frac{\partial y}{\partial\xi}(-1-\xi) & \frac{\partial x}{\partial\xi}(1+\xi)-\frac{\partial x}{\partial\eta}(1+\eta) & \frac{\partial y}{\partial\eta}(1+\eta)-\frac{\partial y}{\partial\xi}(1+\xi) & \frac{\partial x}{\partial\xi}(1-\xi)-\frac{\partial x}{\partial\eta}(-\eta-1) & \frac{\partial y}{\partial\eta}(-1-\eta)-\frac{\partial y}{\partial\xi}(1-\xi)\end{bmatrix}$$

(8) 试证明将一个长度为 $2a$(平行于 x 轴)宽度为 $2b$(平行于 y 轴)的矩形从全局坐标系转换映射至自然坐标系时,其雅可比矩阵中所有非对角项均为 0。

(9) 试写出端点为-2 和 7 的杆单元在自然坐标系和全局坐标系间的转换映射函数。

(10) 求问题 6 中单元的雅可比矩阵和该矩阵的行列式。

(11) 使用 Microsoft Excel 或其他软件计算例 3.7 中的所有算例的雅可比值,并将以下单元添加至列表中。

案例编号	P_1	P_2	P_3	P_4
13	(0, 0)	(6, 0)	(6, 6)	(0, 4)
14	(0, 0)	(10, 0)	(6, 4)	(0, 4)

(12) 使用等参形状函数求解问题 9 中的杆单元。假设点 1 在 x 方向上约束,向点 2 施加 100 N 正方向力;其弹性模量为 70 GPa,横截面为 0.05 m^2。

参考文献

[1] Irons, B.M., Zienkiewicz, O.C., 1968. The isoparametric finite element system — a new concept in finite element analysis. In: Proc. Conf. Recent Advances in Stress Analysis, Royal Aeronautical Society, London.

[2] Mao, H., Gao, H., Cao, L., Genthikattia, V.V., Yang, K.H., 2011. Development of high-quality hexahedral human brain meshes using feature-based multi-block approach. Computer Methods in Biomechanics and Biomedical Engineering 1 - 9.

[3] Zienkiewicz, Olgierd C., 1984. Obituary: Professor Bruce Irons. International Journal for Numerical Methods in Engineering 20, 1167 - 1168. http://dx.doi.org/10.1002/nme.1620200615.

4 单元刚度矩阵

King H. Yang
Wayne State University, Detroit, Michigan, United States

4.1 引言

本书只涉及三种有限元分析类型：静态、模态和瞬时动态。这三种分析的第一步都是为每个单元创建一个单元刚度矩阵 [k]（以下简称矩阵[k]）。为了构造矩阵 [k]，引入了强形式和弱形式。这些单元刚度矩阵一经建立，就可以在静力分析中组合成整体（或结构）刚度矩阵 [K]（以下简称矩阵[K]）。然后根据单元形函数计算载荷条件，用节点载荷向量 $\{f\}$ 表示。最后，利用计算机和软件，采用高斯消元法等方法，对静力分析问题的力-位移方程[式(4.1)]进行数值求解，得到节点位移。

$$[K][u] = \{f\} \tag{4.1}$$

式中 [u] 是 $\{u \quad v \quad w \quad \theta_x \quad \theta_y \quad \theta_z\}^T$ 的节点位移矢量集，其中 u、v 和 w 分别对应于沿 x、y 和 z 轴方向上的三个平移（节点位移），θ_x、θ_y 和 θ_z 对应于围绕 x、y 和 z 轴的三个节点旋转角。

单元刚度矩阵描述了作用（如加载的力）和响应之间的关系，用构成单元节点集的自由度（degrees-of-freedom, DOF）表示。到 20 世纪 50 年代末，单个单元刚度矩阵的核心概念，以及将这些矩阵组合起来形成全局刚度矩阵的核心概念已经存在（Turner, 1959），这些概念至今仍在使用。第 1 章描述了矩阵结构分析（matrix structural analysis, MSA）方法中的单元刚度矩阵。同样的概念也适用于有限元法。常用的计算单元刚度矩阵的方法有三种。

（1）基于强形式的直接法（4.3 节），如力平衡方程。也就是说，刚度矩阵直接由力和力矩平衡条件导出。此方法仅适用于一些非常简单的单元类型，如杆或梁。

（2）基于弱形式的变分法（4.4 节）。这种方法来源于最小势能原理。利用该方法可以导出几种不同的单元刚度矩阵。然而，这种方法仅限于势能方程可用的结构。

（3）基于弱形式的加权残差法。通过假设一组近似解与选择不同的权函数相结合，可以得到与精确解相当接近的近似解，最常用的加权残差法是伽辽金（Galerkin）法。

在接下来的章节中，将解释如何使用直接法来计算简单桁架结构的结构刚度矩阵，以及 2 节点杆单元和 2 节点梁单元的单元刚度矩阵。为了突出变分法和伽辽金弱形式法的本质，本书分别应用这两种方法建立了 2 节点杆单元的刚度矩阵。除直接法外，也可采用第 3 章中描述的等参式和应变-位移矩阵 [B] 来计算单元刚度矩阵。

4.2 直接法

直接法可以直接构造矩阵 [K]，只需要用少量的单元来表征结构的性能。例如，从 FBD（力、边界条件、位移）中生成一个 3 节点、2 弹簧系统的矩阵 [K]，如 1.3.4 节所示。但相同的方法在生成 1.3.6 节中的例 1.2 的五单元系统矩阵 [K] 时，将变得难以使用。当单元的数量远大于例 1.2 所示的数量时，即使此方法不是不可能，也极难使用。相反，在所有单个单元刚度矩阵组合成全局刚度矩阵之前，可以使用直接法先导出单个矩阵 [k]。采用替代性的直接法只能用于一些简单的单元类型，如杆、桁架、索或梁单元。在 1.3 节之前，直接法用于推导弹簧、杆和桁架构件的单元刚度矩阵。这一节提出了直接构造三单元桁架结构的矩阵 [K] 和构造 2 节点梁单元的矩阵 [K] 的方法。

4.2.1 · 结构刚度矩阵的直接形成

思考图 4.1 所示的 3 节点三单元桁架结构。每个桁架构件具有相同的杨氏模量 (E) 和恒定横截面积 (A)。图中标出了每个桁架构件的轴向刚度 (k_i)。请注意，所有桁架构件都固定在连接节点上，因此无法承受旋转载荷。因此，每个节点有 2 个平动自由度，整个桁架结构共有 6 个自由度。矩阵 [K] 必须是 6×6 矩阵。

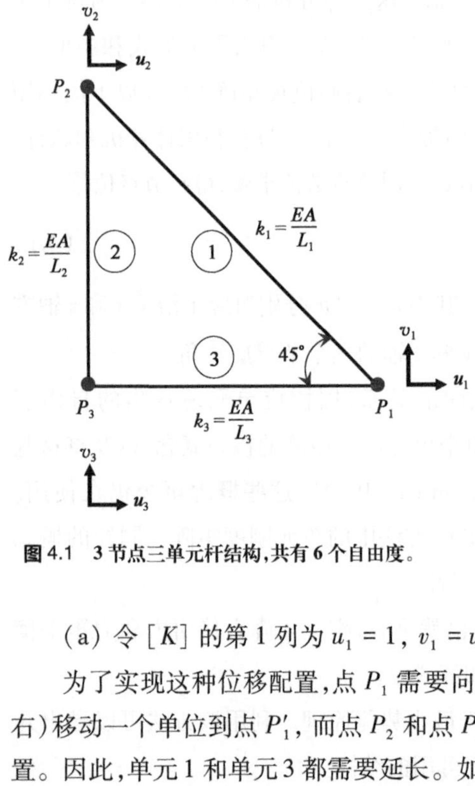

图 4.1 3 节点三单元杆结构，共有 6 个自由度。

如第 1 章所述，刚度矩阵的第一列可以通过求第一个自由度的单位位移所需力来获取，而在所有其他自由度中的位移被指定为 0。注意，与桁架构件的尺寸相比，自由度的单位位移很小。因此，角度没有明显的变化。该原理同样适用于其余的自由度，以获取创建矩阵 [K] 所需的所有其他列。让力-位移方程 $\{F\}_{6\times1}=[K]_{6\times6}\{d\}_{6\times1}$ 代表这个系统，其中 $\{d\}$ 表示 3 个水平位移和 3 个垂直位移，$\{F\}$ 是力矢量，[K] 是结构刚度矩阵。

(a) 令 [K] 的第 1 列为 $u_1=1$，$v_1=u_2=v_2=u_3=v_3=0$。

为了实现这种位移配置，点 P_1 需要向正 x 方向（即向右）移动一个单位到点 P_1'，而点 P_2 和点 P_3 保持在初始位置。因此，单元 1 和单元 3 都需要延长。如前所述，为了说明这一变化，右图中夸大显示了单位位移。因此，所有内角在点 P_1 移动变形后大致不变。当单元 3 向右拉伸 1 个单位 ($u_1=1$) 时，基于上图所示的几何关系，单元 1 的伴随延伸率必须等于 $d\approx u_1\cos(45°)=0.707$。另外，单元 1 在这个配置中固定在点 P_2。因此，根据胡克定律，从点 P_1 到点 P_1' 的位移为 0.707 个单位时，拉伸单元 1 所需的轴向力

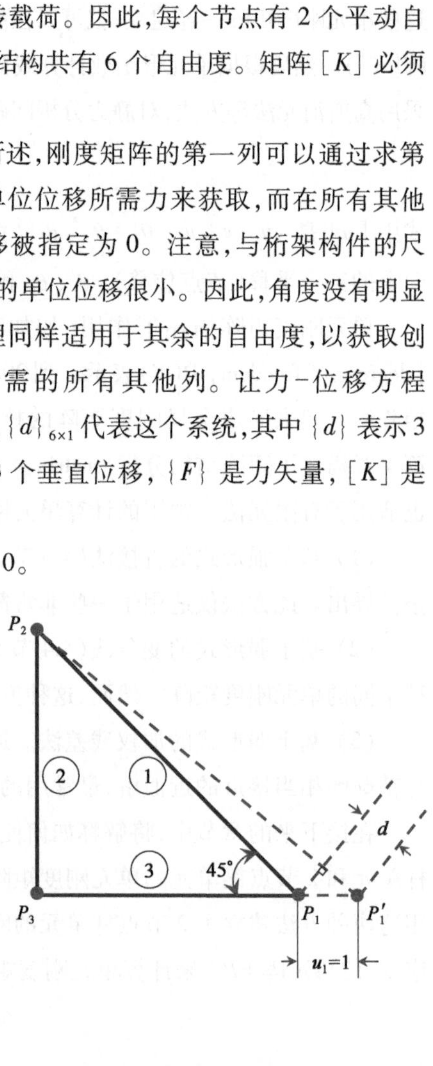

$F_{P_1}=0.707\,k_1$。基于平衡要求,作用在点 P_2 处的反作用力大小相等,但方向相反,即 $F_{P_2}=-0.707\,k_1$。同理,将单元 3 延长 1 个单位所需的轴向力和轴向反力是 $F_{P_1}=k_3$ 和 $F_{P_3}=-k_3$。由于单元 1 和单元 3 的轴向力方向不同,不同方向的矢量不能直接组合,现将这些轴向力分解为单元 1 和单元 3 的水平和垂直分量,如下所示:

单元 1:$F_{1H}=0.707k_1\cos(-45°)=0.5k_1$,$F_{1V}=0.707k_1\sin(-45°)=-0.5k_1$,$F_{2H}=-0.707k_1\cos(45°)=-0.5k_1$,$F_{2V}=0.707k_1\sin(45°)=0.5k_1$。

其中下标 1 或下标 2 用于区分节点 P_1 和 P_2,H 和 V 分别表示水平和垂直分量。

单元 3:$F_{1H}=k_3$,$F_{3H}=-k_3$。

组合 F_{1H}、F_{1V}、F_{2H}、F_{2V} 和 F_{3H} 的力分量,得到对应于 $\{F_{1H}\quad F_{1V}\quad F_{2H}\quad F_{2V}\quad F_{3H}\quad F_{3V}\}^T$ 的全局刚度矩阵的第一列:$[K]_{第一列}=\{0.5k_1+k_3\quad -0.5k_1\quad -0.5k_1\quad 0.5k_1\quad -k_3\quad 0\}^T$。

(b) 令 $[K]$ 的第二列为 $v_1=1$,$u_1=u_2=v_2=u_3=v_3=0$。

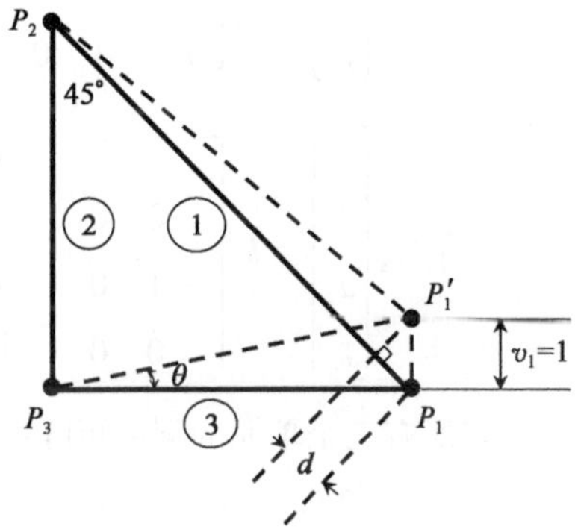

如右图所示,在此位移场中,$P_1(v_1=1)$ 处的单位垂直位移将影响单元 1 和单元 3。同理,由于单位位移比单元 3 的长度小得多,但为了更清楚地显示因此在图中夸大显示。因此,由变形前和变形后的单元 3 所夹的角 θ 将非常小,以至于 $\sin\theta=0$ 和 $\cos\theta=1$。所以,单元 3 的长度变化可以忽略不计,也就是说,单元 3 的这种变形不需要任何力。对于单元 1 来说,基于右图所示的几何关系,单元 1 长度缩短为 $d\approx u_1\cos(45°)=0.707$。因此点 P_1 处缩短该单元所需的轴向力为 $F_{P_1}=0.707\,k_1$,点 P_2 处的反作用力为 $F_{P_2}=-0.707\,k_1$。现将单元 1 节点 P_1 和 P_2 处的轴向力分解为水平和垂直两个分量:$F_{1H}=-0.707k_1\cos(-45°)=-0.5k_1$,$F_{1V}=-0.707k_1\sin(-45°)=0.5k_1$。

同理,$F_{2H}=0.5\,k_1$;$F_{2V}=-0.5\,k_1$;并且 $[K]_{第二列}=\{-0.5k_1\quad 0.5k_1\quad 0.5k_1\quad -0.5k_1\quad 0\quad 0\}^T$。

(c) 令 $[K]$ 的第三列为 $u_2=1$,$u_1=v_1=v_2=u_3=v_3=0$。

$[K]_{第三列}=\{-0.5k_1\quad 0.5k_1\quad 0.5k_1\quad -0.5k_1\quad 0\quad 0\}^T$。

(d) 令 $[K]$ 的第四列设置为 $v_2=1$,$u_1=v_1=u_2=u_3=v_3=0$。

$[K]_{第四列}=\{0.5k_1\quad -0.5k_1\quad -0.5k_1\quad 0.5k_1+k_2\quad 0\quad -k_2\}^T$。

(e) 令 $[K]$ 的第五列为 $u_3=1$,$u_1=v_1=u_2=v_2=v_3=0$。

$[K]_{第五列}=\{-k_3\quad 0\quad 0\quad 0\quad k_3\quad 0\}^T$。

(f) 令 $[K]$ 的第六列为 $v_3=1$,$u_1=v_1=u_2=v_2=u_3=0$。

$[K]_{第六列}=\{0\quad 0\quad 0\quad -k_2\quad 0\quad k_2\}^T$。

因此,完整的矩阵 $[K]$ 变成:

$$[K]=\begin{bmatrix} 0.5k_1+k_3 & -0.5k_1 & -0.5k_1 & 0.5k_1 & -k_3 & 0 \\ -0.5k_1 & 0.5k_1 & 0.5k_1 & -0.5k_1 & 0 & 0 \\ -0.5k_1 & 0.5k_1 & 0.5k_1 & -0.5k_1 & 0 & 0 \\ 0.5k_1 & -0.5k_1 & -0.5k_1 & 0.5k_1+k_2 & 0 & -k_2 \\ -k_3 & 0 & 0 & 0 & k_3 & 0 \\ 0 & 0 & 0 & -k_2 & 0 & k_2 \end{bmatrix}。$$

现将这一结果与第 1 章所示的三元刚度矩阵的结果进行对比。将单元 1 在水平方向旋转 135°,可以得到:$(\cos 135°)^2 = 0.5, (\cos 135°)(\sin 135°) = -0.5, (\sin 135°)^2 = 0.5$。

$$[k]_{单元1}\begin{Bmatrix} u_1 \\ v_1 \\ u_2 \\ v_2 \end{Bmatrix} = k_1 \begin{bmatrix} 0.5 & -0.5 & -0.5 & 0.5 \\ -0.5 & 0.5 & 0.5 & -0.5 \\ -0.5 & 0.5 & 0.5 & -0.5 \\ 0.5 & -0.5 & -0.5 & 0.5 \end{bmatrix} \begin{Bmatrix} u_1 \\ v_1 \\ u_2 \\ v_2 \end{Bmatrix}。$$

对于垂直方向的单元 2 和水平方向的单元 3,我们有:

$$[k]_{单元2}\begin{Bmatrix} u_2 \\ v_2 \\ u_3 \\ v_3 \end{Bmatrix} = k_2 \begin{bmatrix} 0 & 0 & 0 & 0 \\ 0 & 1 & 0 & -1 \\ 0 & 0 & 0 & 0 \\ 0 & -1 & 0 & 1 \end{bmatrix} \begin{Bmatrix} u_2 \\ v_2 \\ u_3 \\ v_3 \end{Bmatrix}。$$

$$[k]_{单元3}\begin{Bmatrix} u_1 \\ v_1 \\ u_3 \\ v_3 \end{Bmatrix} = k_3 \begin{bmatrix} 1 & 0 & -1 & 0 \\ 0 & 0 & 0 & 0 \\ -1 & 0 & 1 & 0 \\ 0 & 0 & 0 & 0 \end{bmatrix} \begin{Bmatrix} u_1 \\ v_1 \\ u_3 \\ v_3 \end{Bmatrix}。$$

将所有三个单元的刚度矩阵组合起来,得到全局刚度矩阵如下:

$$[K] = \begin{bmatrix} 0.5k_1 + k_3 & -0.5k_1 & -0.5k_1 & 0.5k_1 & -k_3 & 0 \\ -0.5k_1 & 0.5k_1 & 0.5k_1 & -0.5k_1 & 0 & 0 \\ -0.5k_1 & 0.5k_1 & 0.5k_1 & -0.5k_1 & 0 & 0 \\ 0.5k_1 & -0.5k_1 & -0.5k_1 & 0.5k_1 + k_2 & 0 & -k_2 \\ -k_3 & 0 & 0 & 0 & k_3 & 0 \\ 0 & 0 & 0 & -k_2 & 0 & k_2 \end{bmatrix}。$$

本练习表明,可以采用直接法导出结构刚度矩阵,但随着节点和单元数量的增加,这种方法可能过于繁琐。然而,通过组合每个单元已知的单元刚度矩阵来创建结构刚度矩阵的方法非常简单,特别是使用计算机程序来实现这一任务的话。因此,后者是开发结构刚度矩阵的首选方法。

4.2.2・节点梁单元的直接法

梁单元具有恒定的杨氏模量 (E)、横截面惯性矩 (I) 和长度 (L)。该梁单元的单元刚度矩阵可以直接从这些物理特性中导出。经典的杆、弹簧或桁架结构可以承受轴向(拉伸或压缩)力,但没有横向载荷。相反,经典梁结构承受横向(弯曲)载荷,但不能承受轴向力。因此,梁单元需要横截面积 (A),而梁单元需要弯曲(横截面)惯性矩 (I) 来定义各自的力学性质。如 2.5.1 节所述,2 节点梁单元在每个节点处有 2 个自由度(垂直偏转和旋转),总共有 4 个自由度(图 4.2)。

4.2.2.1 简要回顾

回顾与材料强度或材料力学有关的课程,在没有轴向或扭转载荷的情况下,2 节点梁单元的静态平衡方程可以表示为：

$$
[k]\begin{Bmatrix} w_1 \\ \theta_1 \\ w_2 \\ \theta_2 \end{Bmatrix} = \begin{Bmatrix} V_1 \\ M_1 \\ V_2 \\ M_2 \end{Bmatrix} = \begin{Bmatrix} EI\dfrac{d^3w(x)}{dx^3}\Bigg|_{x=0} \\ -EI\dfrac{d^2w(x)}{dx^2}\Bigg|_{x=0} \\ -EI\dfrac{d^3w(x)}{dx^3}\Bigg|_{x=L} \\ EI\dfrac{d^2w(x)}{dx^2}\Bigg|_{x=L} \end{Bmatrix} \tag{4.2}
$$

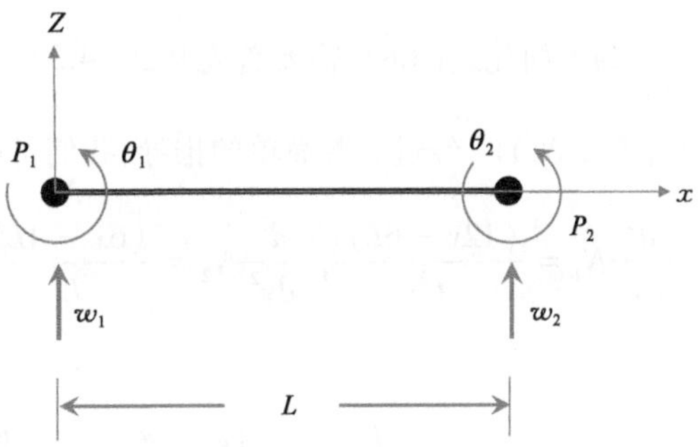

图 4.2　2 节点梁单元，每个节点有 2 个自由度[垂直挠度 (w) 和旋转 (θ)]，总共 4 个自由度。

式中 $[k]$ 为单元刚度矩阵，$w(x)$ 表示垂直挠度，为 x 的函数，$\theta(x)$ 为旋转角度，V 为节点剪切力，M 为节点弯矩，下标 1 和下标 2 表示节点数，E 为杨氏模量，I 为惯性矩，L 为单元长度。如 2.5.1 节所述，使用 Hermite 插值法可以导出该单元的形函数。计算出的单元形函数式(2.35)～式(2.38)在此处重新概括为式(4.3)～式(4.6)：

$$
N_1 = \frac{L^3 - 3Lx^2 + 2x^3}{L^3},\ N_{1,x} = \frac{-6Lx + 6x^2}{L^3} \tag{4.3}
$$

$$
N_2 = \frac{L^3x - 2L^2x^2 + Lx^3}{L^3},\ N_{2,x} = \frac{L^3 - 4L^2x + 3Lx^2}{L^3} \tag{4.4}
$$

$$
N_3 = \frac{3Lx^2 - 2x^3}{L^3},\ N_{3,x} = \frac{6Lx - 6x^2}{L^3} \tag{4.5}
$$

$$
N_4 = \frac{-L^2x^2 + Lx^3}{L^3},\ N_{4,x} = \frac{-2L^2x + 3Lx^2}{L^3} \tag{4.6}
$$

通过指定广义位移函数 $w(x)$ 来表示单元内任意位置的挠度和旋转角，并由单元形函数和 w_i（节点广义位移）可计算出挠度和旋转角。

$$
w(x) = N_1w_1 + N_2\theta_1 + N_3w_2 + N_4\theta_2 = [N_1 \quad N_2 \quad N_3 \quad N_4]\begin{Bmatrix} w_1 \\ \theta_1 \\ w_2 \\ \theta_2 \end{Bmatrix} \tag{4.7}
$$

通过组合式(4.2)和式(4.7)，可以得到：

$$
\begin{Bmatrix} V_1 \\ M_1 \\ V_2 \\ M_2 \end{Bmatrix} = EI\begin{bmatrix} \dfrac{d^3}{dx^3}(N_1w_1 + N_2\theta_1 + N_3w_2 + N_4\theta_2)\,|_{x=0} \\ -\dfrac{d^2}{dx^2}(N_1w_1 + N_2\theta_1 + N_3w_2 + N_4\theta_2)\,|_{x=0} \\ -\dfrac{d^3}{dx^3}(N_1w_1 + N_2\theta_1 + N_3w_2 + N_4\theta_2)\,|_{x=L} \\ \dfrac{d^2}{dx^2}(N_1w_1 + N_2\theta_1 + N_3w_2 + N_4\theta_2)\,|_{x=L} \end{bmatrix} \tag{4.8}
$$

为了简化式(4.8),需要首先从式(4.3)~式(4.6)中确定 $\frac{d^2}{dx^2}(N_1, N_2, N_3, N_4)$ 和 $\frac{d^3}{dx^3}(N_1, N_2, N_3, N_4)$。经过一些简单的推导,我们可以写出以下方程式:

$$\frac{d^2}{dx^2}N_1 = \frac{(12x - 6L)}{L^3},\ \frac{d^2}{dx^2}N_2 = \frac{(6x - 4L)}{L^2},\ \frac{d^2}{dx^2}N_3 = \frac{(-12x + 6L)}{L^3},\ \frac{d^2}{dx^2}N_4 = \frac{(6x - 2L)}{L^2} \tag{4.9}$$

$$\frac{d^3}{dx^3}N_1 = \frac{12}{L^3},\ \frac{d^3}{dx^3}N_2 = \frac{6}{L^2},\ \frac{d^3}{dx^3}N_3 = \frac{-12}{L^3},\ \frac{d^3}{dx^3}N_4 = \frac{6}{L^2} \tag{4.10}$$

现在将式(4.9)和式(4.10)的结果代入式(4.8),并以矩阵形式将其写成式(4.11)。请注意,式(4.8)已将 EI 从矩阵中提取出来,以便简化。为了避免式(4.11)中的矩阵分母中出现 L,因此将 $\frac{1}{L^3}$ 提出到矩阵外。

$$\begin{Bmatrix} V_1 \\ M_1 \\ V_2 \\ M_2 \end{Bmatrix} = \frac{EI}{L^3}\begin{bmatrix} 12 & 6L & -12 & 6L \\ 6L & 4L^2 & -6L & 2L^2 \\ -12 & -6L & 12 & -6L \\ 6L & 2L^2 & -6L & 4L^2 \end{bmatrix}\begin{Bmatrix} w_1 \\ \theta_1 \\ w_2 \\ \theta_2 \end{Bmatrix} \tag{4.11}$$

因此,沿 x 轴对齐的 2 节点梁单元的单元刚度矩阵为:

$$[k] = \frac{EI}{L^3}\begin{bmatrix} 12 & 6L & -12 & 6L \\ 6L & 4L^2 & -6L & 2L^2 \\ -12 & -6L & 12 & -6L \\ 6L & 2L^2 & -6L & 4L^2 \end{bmatrix} \tag{4.12}$$

如前所述,该单元刚度矩阵是一个奇异矩阵,如果没有适当的边界和载荷条件,就无法求出解。请注意,梁单元类型只能承受垂直载荷,而垂直载荷又会产生垂直挠度和旋转角。因此,它不会产生对轴向和扭转载荷的阻力,并且即使梁单元受到轴向或扭转载荷的影响,我们也不期望看到任何轴向或扭转变形。在一些软件包中,除了弯曲外,广义梁单元还允许轴向和扭转载荷。因此,为了避免意外错误,了解单元类型非常重要。最后,如果梁单元未沿全局坐标系的某个轴进行定向,则需要对基于局部坐标系的单元刚度矩阵(将在 4.7 节中介绍)进行转换,然后才能将其与其他单元创建的刚度矩阵合并。

例 4.1

一个悬臂梁长度为 100 in(1 in = 2.54 cm),横截面惯性矩为 100 in^4,杨氏模量为 10×10^6 in^2。注意,在这个例子中选择英制单位是为了证明只要使用一组一致的单位,计算结果是一致的。① 当悬臂梁在中点受到 100 lb(1 lb = 0.453 59 kg)的垂直向下的力时,求出节点 P_2 和 P_3 处的挠度和旋转角(图 4.3A)。② 通过式 $\left\{-\frac{P}{2} \quad -\frac{PL}{8} \quad -\frac{P}{2} \quad -\frac{PL}{8}\right\}^T$ 将同一梁建模为一个 4 个自由

度单元(图 4.3B),其中 $P = 100$ lb, $L = 100$ in。规定逆时针方向的力矩为正力矩。

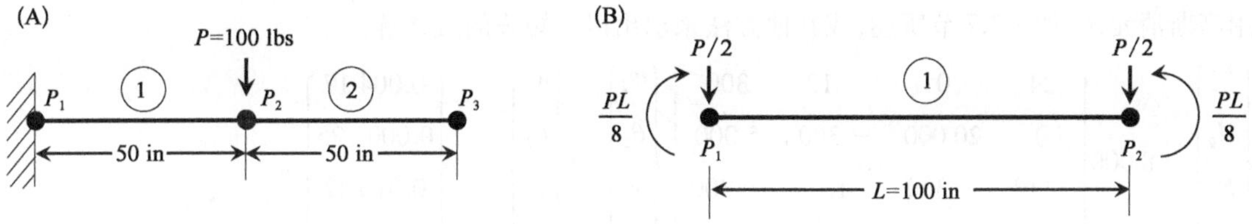

图 4.3 (A) 中心垂直加载的悬臂梁,建模为 3 节点二单元有限元模型;(B) 将同一梁建模为 2 节点一单元有限元模型并加载。

求解方法

(1) 由于只能在存在的节点处施加载荷,因此用两个梁单元对该结构进行理想化,其中单元 1 由 $P_1 - P_2$ 构成,单元 2 由 $P_2 - P_3$ 构成(图 4.3A)。通过将结构分成两部分,长度变为 50 in。可直接在 P_2 上施加载荷。使用式(4.12)中所示的梁单元刚度矩阵,两个单元的刚度矩阵表示为:

$$[k]_{单元1} = \frac{10 \times 10^6 \times 100}{50^3}\begin{bmatrix} 12 & 300 & -12 & 300 \\ 300 & 10\,000 & -300 & 5\,000 \\ -12 & -300 & 12 & -300 \\ 300 & 5\,000 & -300 & 10\,000 \end{bmatrix}$$

$$[k]_{单元2} = \frac{10 \times 10^6 \times 100}{50^3}\begin{bmatrix} 12 & 300 & -12 & 300 \\ 300 & 10\,000 & -300 & 5\,000 \\ -12 & -300 & 12 & -300 \\ 300 & 5\,000 & -300 & 10\,000 \end{bmatrix}。$$

如果通过仔细对齐两个单元相应的自由度,来组合这两个单元的刚度矩阵,就可得到该梁问题的结构刚度矩阵,如下所示:

$$[K] = \frac{10 \times 10^6 \times 100}{50^3}\begin{bmatrix} 12 & 300 & -12 & 300 & 0 & 0 \\ 300 & 10\,000 & -300 & 5\,000 & 0 & 0 \\ -12 & -300 & 24 & 0 & -12 & 300 \\ 300 & 5\,000 & 0 & 20\,000 & -300 & 5\,000 \\ 0 & 0 & -12 & -300 & 12 & -300 \\ 0 & 0 & 300 & 5\,000 & -300 & 10\,000 \end{bmatrix}。$$

力-位移方程变成:

$$\begin{Bmatrix} F_1 \\ M_1 \\ F_2 \\ M_2 \\ F_3 \\ M_3 \end{Bmatrix} = 8\,000\begin{bmatrix} 12 & 300 & -12 & 300 & 0 & 0 \\ 300 & 10\,000 & -300 & 5\,000 & 0 & 0 \\ -12 & -300 & 24 & 0 & -12 & 300 \\ 300 & 5\,000 & 0 & 20\,000 & -300 & 5\,000 \\ 0 & 0 & -12 & -300 & 12 & -300 \\ 0 & 0 & 300 & 5\,000 & -300 & 10\,000 \end{bmatrix}\begin{Bmatrix} w_1 \\ \theta_1 \\ w_2 \\ \theta_2 \\ w_3 \\ \theta_3 \end{Bmatrix}。$$

固定端的边界条件要求 $w_1=\theta_1=0$，因此前两行和前两列可从计算中消除。将 $F_2=-100$ 和 $M_2=F_2=M_3=0$ 代入矩阵方程，则可以非常容易地解算剩下 4 个含有 4 个未知数的方程。可以使用高斯消元法，如 1.3.7 节所述，或其他方法来求出以下矩阵的最终解：

$$\begin{Bmatrix} F_2 \\ M_2 \\ F_3 \\ M_3 \end{Bmatrix} = 8\,000 \begin{bmatrix} 24 & 0 & -12 & 300 \\ 0 & 20\,000 & -300 & 5\,000 \\ -12 & -300 & 12 & -300 \\ 300 & 5\,000 & -300 & 10\,000 \end{bmatrix} \begin{Bmatrix} w_2 \\ \theta_2 \\ w_3 \\ \theta_3 \end{Bmatrix} \Rightarrow \begin{Bmatrix} w_2 \\ \theta_2 \\ w_3 \\ \theta_3 \end{Bmatrix} = -\begin{Bmatrix} 0.004\,17 \\ 0.000\,125 \\ 0.010\,42 \\ 0.000\,125 \end{Bmatrix}。$$

其中挠度以英寸(in)为单位，旋转角度以弧度表示。

(2) 由于该梁仅由一个单元表示(图 4.3B)，因此单元的长度现在为 100 in。因此力-位移方程变成：

$$\begin{Bmatrix} -\dfrac{P}{2} \\ -\dfrac{PL}{8} \\ -\dfrac{P}{2} \\ \dfrac{PL}{8} \end{Bmatrix} = \frac{10\times10^6\times100}{100^3} \begin{bmatrix} 12 & 6L & -12 & 6L \\ 6L & 4L^2 & -6L & 2L^2 \\ -12 & -6L & 12 & -6L \\ 6L & 2L^2 & -6L & 4L^2 \end{bmatrix} \begin{Bmatrix} w_1 \\ \theta_1 \\ w_2 \\ \theta_2 \end{Bmatrix}。$$

应用两个边界条件 $w_1=\theta_1=0$ 可将上述方程简化为：

$$\begin{Bmatrix} -\dfrac{P}{2} \\ \dfrac{PL}{8} \end{Bmatrix} = 1\,000 \begin{bmatrix} 12 & -6L \\ -6L & 4L^2 \end{bmatrix} \begin{Bmatrix} w_2 \\ \theta_2 \end{Bmatrix} \Rightarrow \begin{Bmatrix} -50 \\ 1\,250 \end{Bmatrix} = 1\,000 \begin{bmatrix} 12 & -600 \\ -600 & 40\,000 \end{bmatrix} \begin{Bmatrix} w_2 \\ \theta_2 \end{Bmatrix}。$$

求解这两个方程会得出端部挠度 $w_2=-0.010\,42$ in，旋转角度 $\theta_2=-0.000\,125$ rad。这一结果与第(1)问计算的 w_3 和 θ_3 相同，但其中使用了两个梁单元来表示悬臂结构。而在第(2)问中，仅使用一个 2 节点梁单元来表示悬臂梁，并对点 P_1 和点 P_2 施加垂直力和力矩，如图 4.3B 所示。令人惊讶的是，计算出的端节点挠度和旋转角[第(1)问中的点 P_3 和第(2)问中的点 P_2]相同。施加在中心的集中载荷与施加在两端节点上的两个力和两个力矩具有等效性，这一结论将在 6.3.1 节中进行讨论。目前暂且接受这一结论：点 P 的中点处所受的垂直向下力相当于施加 4 个节点载荷向量，其大小为 $\left\{-\dfrac{P}{2}\quad -\dfrac{PL}{8}\quad -\dfrac{P}{2}\quad \dfrac{PL}{8}\right\}^T$，对应着 4 个自由度，其中 L 是单元的长度。

从这个简单的练习还注意到，只有少数单元足以在所有节点位置得出准确的解。由于单元刚度矩阵的推导方法与解析方法相同，因此梁单元总是得出与解析方法相同的节点解，而不考虑所使用的单元数。显然，当只使用一个单元时，无法计算中点处的挠度和旋转角。因此，必须使用更多的单元来说明梁的挠度和旋转角的弯曲性质。

4.3 强形式

强形式是指用直接法或基于控制微分方程直接公式化的单元刚度矩阵。这些控制微分方程通常根据基本物理原理,如质量、能量和动量守恒。在第 1 章中,基于 MSA 方法,直接从力平衡出发,导出了弹性模量(E)和横截面积(A)的梁单元的刚度矩阵 $[k]$。在此基础上,导出了节点刚度的解析表达式。

梁单元的刚度矩阵 $[k]$ 表示的是具有恒定横截面积的杆件,而具有可变横截面积的杆件需要由几个杆件近似,每个杆件具有不同的恒定横截面积,如图 2.7 所示。现在回顾连续介质力学,以寻找具有不同横截面的杆的解。考虑将长度为 L 的细长杆固定在左边缘,并采用单位长度为 q 的恒定分布载荷加载,如图 4.4 所示。选择一个薄薄的切片,厚度为 Δx,从离固定端 x 处的杆上切下。接下来,画一个这个切片的自由体图。如果让左边的净力为 $Q(x)$(指向左边),右边的净力为 $Q(x+\Delta x)$(指向右边),那么力平衡条件要求:

$$Q(x)=Q(x+\Delta x)+q\Delta x \Rightarrow \frac{Q(x+\Delta x)-Q(x)}{\Delta x}+q=0 \tag{4.13}$$

现在,通过逐渐缩小切片厚度直到 Δx 接近 0,可以得到:

$$\lim_{\Delta x\to 0}\frac{Q(x+\Delta x)-Q(x)}{\Delta x}=\frac{dQ}{dx} \tag{4.14}$$

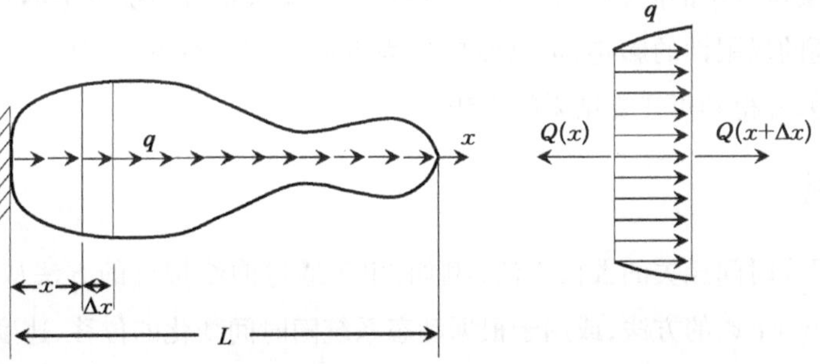

图 4.4　由单位长度 q 恒定分布载荷加载的具有不同横截面积的杆件。自由体图显示了在距固定端 x 距离处取的薄片。注意:正向力指向右侧。

然后,对于单位长度 q 的恒定力,式(4.13)中所示的平衡条件可以改写为:

$$\frac{dQ}{dx}+q=0 \tag{4.15}$$

对于具有恒定弹性模量 E 和点位移 u 的各向同性线弹性杆,此处重新叙述第 1 章中所示的应力-应变关系,如下所示:

$$\sigma=E\varepsilon=E\frac{du}{dx} \tag{4.16}$$

如 1.4 节所述,需要在制定问题之前选择一组基本单位。例如,选择一个以千克、米和秒为基础的单位集,力的单位为 N,应力单位为帕斯卡(Pa)。将式(4.15)中的点力 Q 替换为切片的恒定横截面积 A 和应力 σ 的乘积(即 $Q=A\sigma$),得到 $\frac{dQ}{dx}+q=\frac{dA\sigma}{dx}+q$。

此外,可以用式(4.16)中的 $E\frac{du}{dx}$ 替换 σ,得到 $\frac{dQ}{dx}+q=\frac{d}{dx}\left(AE\frac{du}{dx}\right)+q$。

最后,对式(4.15)和式(4.16)进行组合,并进行简化,得到式(4.17)

$$\frac{dQ}{dx}+q=EA\frac{d^2u}{dx^2}+q=0 \tag{4.17}$$

式(4.17)就是这个杆问题的控制微分方程。需要应用边界条件去求解这个问题。如图 4.4 所示,该变截面杆件的左边缘是固定的,因此该边缘的位移为 0。此外,该杆件的右边缘不受约束,因此,自由端的斜率为 0。因此,边界条件可以概括为:

$$u(x=0)=0,\ \frac{du}{dx}(x=L)=0 \tag{4.18}$$

式(4.17)中所示的控制微分方程和式(4.18)的边界条件的组合称为该杆问题的强形式。学过偏微分方程的读者很容易就能解出这组方程。这种强形式的方法在任何地方都能得出准确的解,但有一个明显的局限性。也就是说,大多数现实世界的结构过于复杂,无法对几何图形进行适当的数学描述。此外,现实世界中的问题通常涉及多种材料、复杂的载荷和边界条件,具有高度复杂性。因此,对于现实世界中的问题分析,强形式的解决方案大部分情况下是不实际的。为了减轻使用强形式解决问题的局限性的影响,可以使用较为近似的解。在下一节中,将讲解一种基于弱形式来解决工程问题,并得到可接受结果的方法。

4.4 弱形式

有许多与位置或时间相关的数值方法(例如,用于通过曲线拟合的方法从实验数据中拟合二次多项式 $y=a+bx+cx^2$ 的方法,或用于根据动态系统随时间变化的位移、速度和作用力求出某个时间点的加速度的方法)可以得出近似解作为几何位置和时间的函数。跟这些数值方法类似,有限元法是否可以得出可接受精度的节点解,取决于问题的形式是强形式还是弱形式。在 4.3 节所述的强形式下,某些几何位置(例如,梁问题的节点挠度或旋转角)自动满足强制解。在这一节中,将介绍一种更普遍的弱形式来解决"平均"意义上的问题。顾名思义,问题的弱形式只是对于一种问题的声明,因为弱形式缺少节点执行,所以其实际上是比同一问题的强形式声明更弱的一种问题解决方案。

求解强形式的控制微分方程是相当严格的,而弱形式被用来简化这种严格性,使问题更容易求解。一些不能通过强形式来解决的问题,在弱形式中变得可解,这是由于单元的公式化方式变得简单了。因此,在有限元法中,弱形式比强形式更受欢迎。

在弱形式化中,有两种常用的方法:变分法和加权残差法。这两种方法都隐含了控制微分方程,因此可以得出可接受的解。变分法的主要目标是找到使得位移最小的目标函数。在大多数情况下,这个函数是基于虚功原理的总势能函数。加权残差法是将一个测试函数乘以由强形式微分方程导出的残差方程。位移可以通过按不同部分进行积分的方式求出,以使残差最小或为 0。当变分原理(如最小势能原理)被证明成立时,这两种方法在本质上相同。由于加权残差法将单元形函数作为问题求解方法的一部分,因此它比变分法更受欢迎。

4.4.1 · 变分法

对于承受轴向载荷的线弹性杆件,加载阶段的力-变形曲线下区域是储存在杆件中的应变能,相当于外力产生的功。类似地,给定应变的应力-应变曲线下的区域称为应变能密度(也称为内能密度),其定义为物体单位体积中的应变能。可以通过找到应变能(例如,基于国际单位制的 N·m) 和体积 (m^3) 的比值来快速检查该定义的有效性。得到的能量密度测量单位为 N/m^2, 相当于应力 (N/m^2) 乘以应变(无量纲)。

对于具有恒定弹性模量(E)和横截面积(A)的各向同性线弹性杆件,如果忽略与剪切变形相关的能量,则应力-应变关系为 $\sigma = E\varepsilon$ 或 $\sigma = E\dfrac{du}{dx}$ [式(4.16)]。因为本书中已经使用了小写字母"u"来表示位移,因此与其他力学书籍中指代应变能密度的符合相反,本书用"s"表示应变能密度,以避免混淆。当材料连续加载时,应变能密度定义为从 0 到预定的应变幅度的应力-应变曲线下包围的面积。对于各向同性线弹性材料,由线性应力-应变曲线、x 轴和给定应变值(即 $x = \varepsilon$) 处垂直线形成的三角形面积可写为:

$$S = \frac{1}{2}\sigma\varepsilon = \frac{1}{2}E\varepsilon^2 \tag{4.19}$$

从另一个角度看式(4.19),如果已知应变能密度,可以用它来找到本构方程。也就是说,应力可以通过将应变能与应变进行微分算出 $\left(\sigma = \dfrac{ds}{d\varepsilon} = E\varepsilon\right)$。对于 $\varepsilon = \dfrac{du}{dx}$, 在一维问题中,总内能 U 可通过将应变(内能)密度 s 在杆的总体积 V 上进行积分得到[如式(4.19)所示]:

$$U = \frac{1}{2}\int_V \sigma\varepsilon dV = \frac{1}{2}\int_0^L E\frac{du}{dx}\varepsilon A dx = \frac{1}{2}\int_0^L \frac{du}{dx}EA\frac{du}{dx}dx \tag{4.20}$$

对于一维问题,每个应力和应变矢量只包含一个分量,分别是 σ_{xx} 和 ε_{xx}。因此,点乘 $\{\sigma\}\cdot\{\varepsilon\} = \sigma\varepsilon$。在二维或三维问题中,应力和应变都是向量形式为 $\{\sigma\} = \{\sigma_{xx} \quad \sigma_{yy} \quad \sigma_{xy}\}^T$ 和 $\{\varepsilon\} = \{\varepsilon_{xx} \quad \varepsilon_{yy} \quad \varepsilon_{xy}\}^T$。显然,不能将 3×1 应力"矢量"与另一个 3×1 应变"矢量"相乘,因为这个乘积无法定义。在这种情况下,应力和应变向量的乘积 $\{\sigma\}\cdot\{\varepsilon\}$ 可以写成 $\{\sigma\}^T\cdot\{\varepsilon\}$。因此,对于二维或三维问题,应变能方程需要写成 $U = \dfrac{1}{2}\int_V \sigma^T\varepsilon dV$。正如用于演示强形式的示例(图 4.4),假设每单位长度有一个恒定的分布载荷,该力用 q 表示。物理上功是力和距离的乘积。在这种情况下,力是分布载荷。对于该载荷,功 (W) 可表示为恒定分布载荷与位移的乘积,位移与 x 有关:

$$W = \int_0^L qu(x)dx \tag{4.21}$$

因此,杆的总势能函数是式(4.20)中的总内能 (U) 和式(4.21)中的功 (W) 之间的差值:

$$\prod_P = U - W = \frac{1}{2}\int_0^L \frac{du}{dx}EA\frac{du}{dx}dx - \int_0^L qu(x)dx \tag{4.22a}$$

式(4.22a)没有考虑集中应力或端面应力的影响,因为强形式中的初始问题仅针对分布载荷设置。如果加载集中或端面应力,需要修正式(4.21)和式(4.22a)以囊括此类载荷的影响。例如,如果在图4.4所示的杆上 $x=L$ 处施加集中力 P(正值表示指向 x 轴正方向的力),则总势能函数变为:

$$\prod_P = U - W_{分布} - W_{集中} = \frac{1}{2}\int_0^L \frac{du}{dx}EA\frac{du}{dx}dx - \int_0^L qu(x)dx - Pu(x=L) \tag{4.22b}$$

根据载荷条件的变化,式(4.22)产生的变化形式太多,无法单独说明。因此,需要处理总势能函数中的附加能量项。注意,式(4.22)中的所有变量都是 $u(x)$ 的函数。因此,可以进一步改写式(4.22),以强调 $u(x)$ 是总内能[式(4.20)]、功[式(4.21)]和总势能函数[式(4.22)]的主要变量:

$$\prod_P[u(x)] = U[u(x)] - W[u(x)] \tag{4.23}$$

必须强调的是,式(4.23)中所示的 $u(x)$ 必须是可容许的,也就是说,$u(x)$ 必须连续(因为这是一根连续的杆件),且必须满足所有必要的边界条件。包括两种不同类型的边界条件,基本边界条件和自然边界条件。第6章将对这两类边界条件作详细的说明。简而言之,基本边界条件描述了与节点直接相关的条件,如固定的节点位移或旋转角。在这个例子中,唯一必要的边界条件是杆件的左端固定。因此,$u(x)$ 的最终解必须满足条件 $u(x=0)=0$。根据最小势能原理,如果总势能函数 $\prod_P$ 能使任何有意义的位移 $u(x)$ 最小化,则该结构将处于稳定平衡状态。根据这个原理,滚动的高尔夫球会慢慢滚到谷底并停在那里,因为谷底的势能最小。随着模型几何的日益复杂,载荷和边界条件变得越来越复杂,这一原理成为寻找近似解的一种方法。在下面所示的例子中,我们得出了弹簧系统的结构刚度矩阵,以阐述该原理的应用。

例 4.2

对于图4.5所示的弹簧系统,使用最小势能原理来确定力-位移方程。

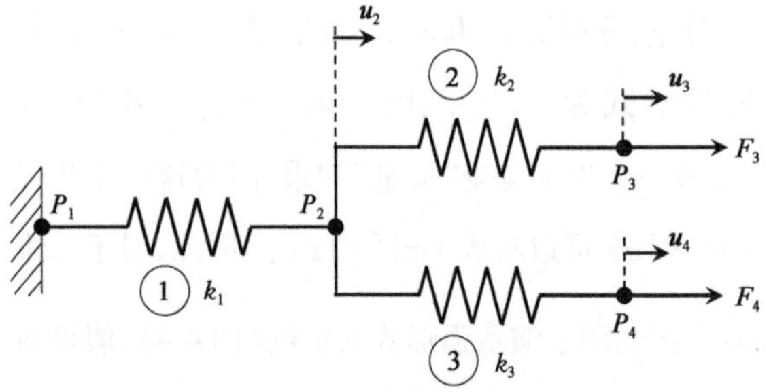

图 4.5　左侧固定的 4 节点 3 单元弹簧系统,在点 P_3 处轴向加载大小为 F_3 的力,在点 P_4 处轴向加载大小为 F_4 的力。

求解方法

回顾一下基础物理,弹簧常数(k)的弹簧中储存的势能为 $PE=\frac{1}{2}kx^2$。因为边界条件 $u_1=0$,可以写出系统的内能(U)、功(W)和总势能($\prod_P$)的方程。总 U 是每个弹簧的内能之和。弹簧1在点 P_2 处被拉长位移 u_2 的长度。因此,$U_1=\frac{1}{2}k_1u_2^2$。弹簧2被点 P_2 和点 P_3 的位移差拉长 u_3-u_2 的长度。因此,$U_2=\frac{1}{2}k_2(u_3-u_2)^2$。同样,$U_3=\frac{1}{2}k_3(u_4-u_2)^2$。系统的总内能为:

$$U = \frac{1}{2}k_1u_2^2 + \frac{1}{2}k_2\,(u_3 - u_2)^2 + \frac{1}{2}k_3\,(u_4 - u_2)^2$$

功是力和位移(即伸长量)的乘积。该系统有两种力，F_3 和 F_4，分别产生 u_3 和 u_4 的伸长量。因此：$W = F_3u_3 + F_4u_4$。

$\prod_P$ 是 U 和 W 的差：$\prod_P = U - W = \frac{1}{2}k_1u_2^2 + \frac{1}{2}k_2\,(u_3 - u_2)^2 + \frac{1}{2}k_3\,(u_4 - u_2)^2 - F_3u_3 - F_4u_4$。

为了使 $\prod_P$ 最小化，必须使关于 u_i 的所有偏导数(其中 $i = 2, 3, 4$)等于 0。也就是说，$\frac{\partial \prod_P}{\partial u_2} = k_1u_2 - k_2(u_3 - u_2) - k_3(u_4 - u_2) = 0$，$\frac{\partial \prod_P}{\partial u_3} = k_2(u_3 - u_2) - F_3 = 0$，$\frac{\partial \prod_P}{\partial u_4} = k_3(u_4 - u_2) - F_4 = 0$。

将这三个方程整理成矩阵形式，我们得到：$\begin{bmatrix} k_1 + k_2 + k_3 & -k_2 & -k_3 \\ -k_2 & k_2 & 0 \\ -k_3 & 0 & k_3 \end{bmatrix} \begin{Bmatrix} u_2 \\ u_3 \\ u_4 \end{Bmatrix} = \begin{Bmatrix} 0 \\ F_3 \\ F_4 \end{Bmatrix}$。

这个例子介绍了直接使用最小势能原理来确定结构力-位移方程的方法。使用这种方法的一个先决条件是计算内能和功所需的方程必须可用。与本例中所示的结构刚度矩阵 $[K]$ 不同，相同的原理可用于推导有限元法中使用的单元刚度矩阵 $[k]$，如下节所示。

根据虚功原理，静态平衡时的所有虚运动均不产生虚功。利用这一虚功原理，通过扰动总势能函数中轴向位移 $u(x)$ 产生一个允许但无穷小的轴向位移 $\delta u(x)$，可以得到总势能 $\delta\prod_P$ 的微小变化。让 $\delta u(x) = \epsilon\psi(x)$，其中 ϵ 是一个非常小的数字(注意这里 ϵ 的含义不同于应变符号"ε")，$\psi(x)$ 是一个满足基本边界条件的容许位移。

在例 4.2 中，$\prod_P$ 是以 u 为唯一变量的函数，即 $\prod_P = \prod_P(u)$。因此，位移的小扰动 (δu) 会导致 $\delta\prod_P$ 的微小变化。换句话说，可以写 $\prod_P(u + \delta u) = \prod_P(u) + \prod_P(\delta u) = \prod_P(u) + \delta\prod_P$。对这个方程的项进行重新排列，得到总势能的微小变化为：

$$\delta\prod_P = \prod_P(u + \delta u) - \prod_P(u) \tag{4.24}$$

位移的微小变化 $\delta u(x)$ 和总势能的微小变化 $\delta\prod_P$ 分别是 $u(x)$ 和 $\prod_P$ 的变分。由于变分是解决这类问题的关键，所以使用了变分法这个词。从式(4.24)可以看出，需要在推导微小势能 $\delta\prod_P$ 变分方程之前找到 $\prod_P(u + \delta u)$ 和 $\prod_P(u)$。因为通过式(4.22)，已经推导出包括杨氏模量 (E) 和横截面积 (A) 的 $\prod_P(u)$ 的方程，可根据式(4.22)将 $\prod_P(u + \delta u)$ 写成

$\prod_P(u + \delta u) = \frac{1}{2}\int_0^L \frac{d(u + \delta u)}{dx} EA \frac{d(u + \delta u)}{dx} dx - \int_0^L q(u + \delta u)\,dx$。

根据上面导出的 $\prod_P(u + \delta u)$ 公式和式(4.22)中导出的 $\prod_P(u)$，通过式(4.24)我们得出

$$\delta\prod_P = \frac{1}{2}\int_0^L \frac{d(u+\delta u)}{dx}EA\frac{d(u+\delta u)}{dx}dx - \int_0^L q(u+\delta u)dx - \frac{1}{2}\int_0^L \frac{du}{dx}EA\frac{du}{dx}dx + \int_0^L qudx。$$

重新排列积分项和因式 $\frac{EA}{2}$ 得到

$$\delta\prod_P = \frac{EA}{2}\left[\int_0^L\left(\frac{d(u+\varepsilon\psi)}{dx}\right)^2dx - \int_0^L\left(\frac{du}{dx}\right)^2dx\right] - \left[\int_0^L q(u+\varepsilon\psi)dx - \int_0^L qudx\right]。$$

接下来,合并共同的积分项:

$$\delta\prod_P = \frac{EA}{2}\left[\int_0^L\left(\frac{du}{dx}+\varepsilon\frac{d\psi}{dx}\right)^2 - \left(\frac{du}{dx}\right)^2\right]dx - \int_0^L q\varepsilon\psi dx。$$

展开项得到:

$$\delta\prod_P = \frac{EA}{2}\int_0^L\left[\left(\frac{du}{dx}\right)^2 + 2\varepsilon\frac{du}{dx}\frac{d\psi}{dx} + \left(\varepsilon\frac{d\psi}{dx}\right)^2 - \left(\frac{du}{dx}\right)^2\right]dx - \int_0^L[qu + q\varepsilon\psi - qu]dx。$$

简化得到:$\delta\prod_P = \frac{EA}{2}\int_0^L\left[2\varepsilon\frac{du}{dx}\frac{d\psi}{dx} + \varepsilon^2\left(\frac{d\psi}{dx}\right)^2\right]dx - \varepsilon\int_0^L q\psi dx$。

最后,再次展开后简化得到:

$$\delta\prod_P = \varepsilon EA\int_0^L\frac{du}{dx}\frac{d\psi}{dx}dx + \frac{\varepsilon^2 EA}{2}\int_0^L\left(\frac{d\psi}{dx}\right)^2dx - \varepsilon\int_0^L q\psi dx \tag{4.25}$$

根据最小势能原理,$\delta\prod_P$ 必须大于0($\delta\prod_P > 0$),因为此时 $\prod_P$ 可取到最小值。因此,任何一个 $\delta\prod_P$ 都会使目前的 $\prod_P$ 值更大。注意式(4.25)右边的第二项,涉及两个平方项 ε^2 和 $\left(\frac{d\psi}{dx}\right)^2$,因此此项只能为正。对于 ε 的任何非0值,满足 $\delta\prod_P > 0$ 的稳定平衡的唯一方法是保证式(4.25)右侧的剩余两项消失。换句话说,$\varepsilon EA\int_0^L\frac{du}{dx}\frac{d\psi}{dx}dx - \varepsilon\int_0^L q\psi dx = 0$。

式两边乘以 $\frac{1}{\varepsilon}$ 得到:

$$EA\int_0^L\frac{du}{dx}\frac{d\psi}{dx}dx - \int_0^L q\psi dx = 0 \tag{4.26}$$

式(4.26)本质上就是虚功原理。根据这一原理,系统从静态平衡点的任何容许的、无穷小的运动不产生虚功。换句话说,内能和功的变化必须相等。现在,展开(4.26)中的积分,我们得到:

$$EA\int_0^L\frac{du}{dx}\frac{d\psi}{dx}dx - \int_0^L q\psi dx = EA\left[\frac{du}{dx}\psi(x)\right]_0^L - EA\int_0^L\left(\frac{d^2u}{dx^2}\right)\psi dx - \int_0^L q\psi dx = 0 \tag{4.27}$$

$\psi(x)$ 必须是可容许的,与 $u(x)$ 的原因相同。因此,杆件左侧的固定边界条件暗含 $\psi(0)=0$。如果让 $\psi(L)=\psi_L$,那么上面的方程变成:

$$EA\frac{du}{dx}\psi_L - \int_0^L\left[EA\left(\frac{d^2u}{dx^2}\right) + q\right]\psi dx = 0 \tag{4.28}$$

因为 $\psi(x)$ 是任意函数，ψ_L 是任意数，满足式(4.28)的唯一条件为：

$$\frac{du}{dx} = 0 \tag{4.29}$$

$$EA\left(\frac{d^2u}{dx^2}\right) + q = 0 \tag{4.30}$$

注意，由最小势能原理导出的式(4.30)与同一问题在强形式下推导出来的式(4.17)相同。同样地，式(4.29)与式(4.18)也相同，但这两个公式是通过两种不同的方法推导而来。本节对杆、弹簧问题的推导表明，变分法产生的方程组与强形式中描述的微分方程组相同。换言之，用强或弱形式表示的有限元法计算的节点位移结果相同。对于除杆或弹簧以外的单元类型，使用两种不同的式无法得出相同的方程组。从式(4.24)~式(4.30)中，可以很容易地推断，如果 $u(x)$ 是精确解，那么 $\delta\prod_P = 0$。另一方面，如果 $u(x)$ 不是精确解，则 $\delta\prod_P > 0$。

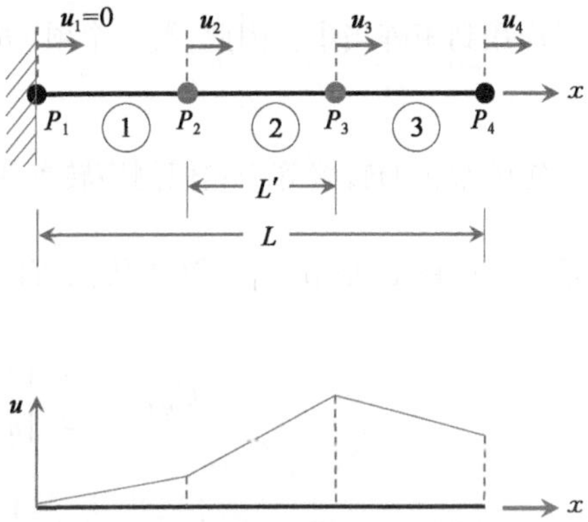

图4.6 上图：将连续杆件离散成有限元网格，其中包含三个2节点单元，共4个节点，每个节点有1个自由度。中间的单元2不受任何边界条件的影响，可用变分法求解2节点梁单元的单元刚度矩阵。下图：假设的轴向位移剖面图表明 u 必须是一个连续函数。注意：轴向位移 u 应沿 x 轴移动。

到目前为止，将整个杆件视为一个连续体。下一步是将连续体划分成有限个单元以用于有限元分析。图4.6中的连续杆件划分为三个2节点的一维杆件。那么，内能、功和总势能可以写成：

$$U = U_{单元1} + U_{单元2} + U_{单元3} \tag{4.31}$$

$$W = W_{单元1} + W_{单元2} + W_{单元3} \tag{4.32}$$

$$\prod_P = \prod_{P\ 单元1} + \prod_{P\ 单元2} + \prod_{P\ 单元3} \tag{4.33}$$

因为所有单元均相同(尽管长度不同，但形状相同)，可以用式(4.31)~式(4.33)进行说明，根据虚功原理，任何单元内的总势能必须为0，即任何单元的 $U=W$。在本例中，选择第二个单元来说明如何应用变分法分析：

$$\prod_{P\ 单元2} = U_{P\ 单元2} - W_{单元2} = 0 \tag{4.34}$$

式(4.34)是有限元法中基于节点自由度建立单元刚度矩阵和一致节点力的基础。现在将单元2的长度指定为 L'，这样就不会与连续杆的总长度 L 混淆。下面所示的两组方程是对2节点线性梁单元的式(3.6)和式(3.10)的概述。① 基于等参式的单元形函数，自变量 x 取-1~1。② 矩阵 $[B]$：$N_1 = \dfrac{1-\xi}{2}$ 和 $N_2 = \dfrac{1+\xi}{2}$，　$[B] = \dfrac{d[N]}{d\xi}\dfrac{d\xi}{dx} = \left[\dfrac{-1}{L'} \quad \dfrac{1}{L'}\right]$，对于单元2的总内能，将式(4.20)中的 L 用 L' 替换，可以写成：$U_{单元2} = \dfrac{1}{2}\displaystyle\int_0^{L'}\dfrac{du}{dx}EA\dfrac{du}{dx}dx$。

请注意，此方程基于全局坐标系。现在将其从全局坐标系转换到局部等参坐标系中。从第3

章开始,雅可比式(长度比)被定义为 $J=\frac{dx}{d\xi}$,即 $d_x=Jd\xi$。此外,应变-位移方程[式(2.23)]变为 $\varepsilon_{xx}=\frac{du}{dx}[B]\begin{Bmatrix}u_1\\u_2\end{Bmatrix}$。最后,需要将 $x=0$ 到 L' 的积分限值改为 $\xi=-1\sim1$。将这些值插入到上面的式中,得到 $U_{单元2}=\frac{1}{2}\int_{-1}^{1}\left[[B]\begin{Bmatrix}u_1\\u_2\end{Bmatrix}\right]^T EA[B]\begin{Bmatrix}u_1\\u_2\end{Bmatrix}(Jd\xi)$。

如前所述,两个向量 $\{q\}$ 和 $\{r\}$ 的内积是 $\{q\}$ 的转置($\{q\}^T$)和 $\{r\}$ 的乘积。同样的概念也可以应用到矩阵当中。因此,第一个项 $[B]\begin{Bmatrix}u_1\\u_2\end{Bmatrix}$ 需要更改为 $\left[[B]\begin{Bmatrix}u_1\\u_2\end{Bmatrix}\right]^T$。另外,在这种情况下,两个矩阵乘积的转置等于它们倒序转置的乘积,即 $(QR)^T=R^TQ^T$,或 $\left[[B]\begin{Bmatrix}u_1\\u_2\end{Bmatrix}\right]^T=\begin{Bmatrix}u_1\\u_2\end{Bmatrix}^T[B]^T$。最后,$u_1$ 和 u_2 是节点位移(常数),可以移出到积分外。综上,我们可以进一步将上式写为:

$$U_{单元2}=\frac{1}{2}\begin{Bmatrix}u_1\\u_2\end{Bmatrix}^T\int_{-1}^{1}[[B]]^T(EA)[B]Jd\xi\begin{Bmatrix}u_1\\u_2\end{Bmatrix}\tag{4.35}$$

对于弹簧来说,其储存的能量为 $\frac{1}{2}kx^2$,其中 k 为弹簧常数,x 为弹簧变形量。式(4.35)与弹簧的储能方程类似,其形式为 $\frac{1}{2}\{u\}^T[k]\{u\}$。也就是说,可以将 $\int_{-1}^{1}[[B]]^T(EA)[B]Jd\xi$ 等同成单元刚度矩阵 $[k]$。因为单元 2 的长度是 L',所以雅可比 $J=\frac{L'}{2}$。将雅可比和 $[B]=\begin{bmatrix}\frac{-1}{L'} & \frac{1}{L'}\end{bmatrix}$ 代入 $\int_{-1}^{1}[[B]]^T(EA)[B]Jd\xi$ 中得到:$[k]=\int_{-1}^{1}\begin{bmatrix}\frac{-1}{L'}\\\frac{1}{L'}\end{bmatrix}EA\begin{bmatrix}\frac{-1}{L'} & \frac{1}{L'}\end{bmatrix}\left(\frac{L'}{2}d\xi\right)$。

因为所有常数项不需要积分,可以把上面的方程写成:

$$[k]=\frac{EAL'}{2}\begin{bmatrix}\frac{-1}{L'}\\\frac{1}{L'}\end{bmatrix}\begin{bmatrix}\frac{-1}{L'} & \frac{1}{L'}\end{bmatrix}\int_{-1}^{1}d\xi$$

$$=\frac{EAL'}{2}\begin{bmatrix}\left(\frac{1}{(L')^2}\right) & \left(\frac{-1}{(L')^2}\right)\\\left(\frac{-1}{(L')^2}\right) & \left(\frac{1}{(L')^2}\right)\end{bmatrix}(2)=\frac{EA}{L'}\begin{bmatrix}1 & -1\\-1 & 1\end{bmatrix}\tag{4.36}$$

回想一下,在这个例子中,选择使用 L' 而不是 L,以避免将连续杆件的一部分与总杆件的计算混淆。除了人为施加的这一微小差异外,式(4.36)与式(1.43)相同,而式(1.43)是使用直接法推导出的 2 节点杆单元刚度矩阵。此外,单元刚度矩阵 $[k]$ 可以用变分法通过矩阵 $[B]$ 的积分得到。因此,单元形函数的另一个应用,除了可以使用它们来寻找坐标(位置向量),还可以用于计算单元内任何位置的广义位移和生成任何物理量的等值线。在更一般的形式中,长度为 L、弹性模量为 E、横截面积为 A 的 2 节点梁单元的单元刚度矩阵可以写成:

$$[k] = \frac{EAL}{2}\int_{-1}^{1}[B]^{T}[B]d\xi \tag{4.37}$$

根据式(4.21),现在将考虑单元2 的功。根据定义,$W_{单元n} = \{u\}^{T}\{f\}_{单元n}$,其中 $\{f\}$ 是单元载荷向量。在节点之间施加载荷的情况下,获取构件载荷向量十分必要。为了更好地理解单元载荷向量,请记住有限元法中的载荷只能通过节点自由度施加。为了避免混淆,请记住 $u(x)$ 表示单元中任意点的位移。也就是说,对于 2 节点杆件,$u(x) = N_1 u_1 + N_2 u_2$ 或 $[N_1 \quad N_2]\begin{Bmatrix}u_1\\u_2\end{Bmatrix}$。

$$W_{单元2} = \int_{0}^{L'} qu(x)dx = \int_{-1}^{1} q[N_1 \quad N_2]\begin{Bmatrix}u_1\\u_2\end{Bmatrix}\frac{L'}{2}d\xi = \{u_1 \quad u_2\}\frac{qL'}{2}\int_{-1}^{1}\begin{bmatrix}N_1\\N_2\end{bmatrix}d\xi$$

$$= \{u_1 \quad u_2\}\frac{qL'}{2}\int_{-1}^{1}\begin{bmatrix}\dfrac{1-\xi}{2}\\\dfrac{1+\xi}{2}\end{bmatrix}d\xi = \{u_1 \quad u_2\}\begin{Bmatrix}\dfrac{qL'}{2}\\\dfrac{qL'}{2}\end{Bmatrix} \Rightarrow \{f\}_{单元2} = \begin{Bmatrix}\dfrac{qL'}{2}\\\dfrac{qL'}{2}\end{Bmatrix} \tag{4.38}$$

可以通过快速检查力的平衡来完成验证上述计算。由于施加的总载荷为 qL',因此每个节点上施加一半的总载荷也满足力平衡方程。在更一般的形式中,对于长度为 L 且受到单位长度为 q 的均匀分布力的 2 节点梁单元的连续载荷向量,其节点自由度的单元载荷向量 (f_e) 可以写成:

$$\{f_e\} = \int_{-1}^{1} q\begin{bmatrix}N_1\\N_2\end{bmatrix}|[J]|d\xi = \begin{Bmatrix}\dfrac{qL}{2}\\\dfrac{qL}{2}\end{Bmatrix} \tag{4.39}$$

式(4.37)表明,单元刚度矩阵可直接由单元矩阵 $[B]$ 导出,后者又可由单元形函数 $[N]$ 导出。同样,式(4.39)证明了单元形函数的另一个应用是确定连续的单元载荷向量。在第 6 章中介绍了更多与未直接应用于节点位置的载荷向量分布相关的示例。迄今对单元形函数用途的简要总结,它们让用户可以:

- 插值节点坐标和位移。
- 绘制物理量的等值线。
- 导出单元刚度矩阵。
- 导出节点力矢量。

现在用一个例子将变分法从一维应力单元扩展到二维平面应力单元。

例 4.3

本例中再次使用图 2.19 中所示的 $2a \times 2b$ 矩形平面应力单元。利用最小势能原理，确定单元刚度矩阵。

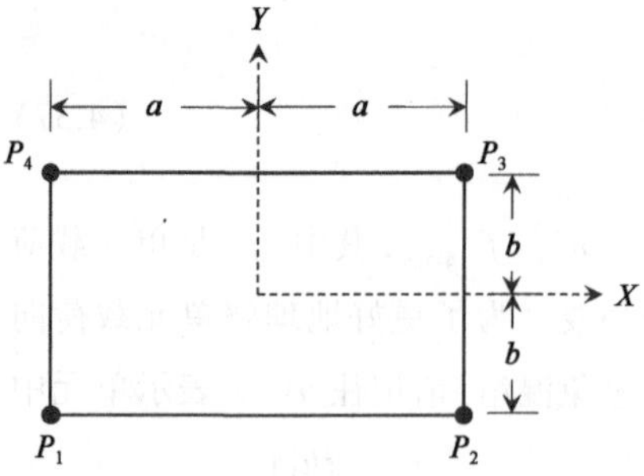

图 2.9

求解方法

对于二维 4 节点平面应力单元，每个节点有 2 个自由度，对应水平位移和垂直位移。也就是说，节点位移 $\{d\} = \{u_1 \quad v_1 \quad u_2 \quad v_2 \quad u_3 \quad v_3 \quad u_4 \quad v_4\}^T$。应变和应力向量的形式变为 $\{\varepsilon\} = \{\varepsilon_{xx} \quad \varepsilon_{yy} \quad \varepsilon_{xy}\}^T$ 和 $\{\sigma\} = \{\sigma_{xx} \quad \sigma_{yy} \quad \sigma_{xy}\}^T$。

该单元内的总势能函数（$\prod_P$）是应变能（U）减去功（W），这可能是由于集中力、体积力和表面牵引力的组合而产生的。在有限元法中，由于在初始平衡时已将其视为预应力，故通常假定为 0。此外，外力通常比体积力大得多，因此由体积引起的影响可以忽略不计。

根据式(1.10)，应变-位移方程为：$\begin{Bmatrix} \varepsilon_{xx} \\ \varepsilon_{yy} \\ \varepsilon_{xy} \end{Bmatrix} = \begin{bmatrix} \dfrac{\partial}{\partial x} & 0 \\ 0 & \dfrac{\partial}{\partial y} \\ \dfrac{\partial}{\partial y} & \dfrac{\partial}{\partial x} \end{bmatrix} \begin{Bmatrix} u \\ v \end{Bmatrix}$，其中 $\{u\}$ 和 $\{v\}$ 分别是单元内任意位置的水平和垂直位移。由于 $\{u\}$ 和 $\{v\}$ 都未知，需根据最小势能原理找出其近似值。分五步来解决这个问题：

步骤 1：将广义位移方程 $\{u\}$ 确定为单元形函数 $[N]$ 的函数

在这一步中，用形函数来近似单元内任何位置的水平和垂直位移。这些插值函数在前面的 2.5 节和 3.4 节中已进行了描述。所以：$u = N_1u_1 + N_2u_2 + N_3u_3 + N_4u_4$，$v = N_1v_1 + N_2v_2 + N_3v_3 + N_4v_4$。

在矩阵形式下，广义位移 $\{u\}$ 可以写成节点位移 $\{d\}$ 的函数，如下所示：

$$\{u\} = \begin{Bmatrix} u \\ v \end{Bmatrix} = [N]\{d\} = \begin{bmatrix} N_1 & 0 & N_2 & 0 & N_3 & 0 & N_4 & 0 \\ 0 & N_1 & 0 & N_2 & 0 & N_3 & 0 & N_4 \end{bmatrix} \begin{Bmatrix} u_1 \\ v_1 \\ u_2 \\ v_2 \\ u_3 \\ v_3 \\ u_4 \\ v_4 \end{Bmatrix}。$$

步骤 2：确定矩阵 $[B]$

通过将步骤 1 中得到的广义位移方程代入到应变-位移方程中，可以得到该单元中的应变矢量近似为：

$$\begin{Bmatrix}\varepsilon_{xx}\\ \varepsilon_{yy}\\ \varepsilon_{xy}\end{Bmatrix}=\begin{bmatrix}\dfrac{\partial}{\partial x} & 0\\ 0 & \dfrac{\partial}{\partial y}\\ \dfrac{\partial}{\partial y} & \dfrac{\partial}{\partial x}\end{bmatrix}\begin{Bmatrix}u\\ v\end{Bmatrix}=\begin{Bmatrix}\dfrac{\partial N_1}{\partial x}u_1+\dfrac{\partial N_2}{\partial x}u_2+\dfrac{\partial N_3}{\partial x}u_3+\dfrac{\partial N_4}{\partial x}u_4\\ \dfrac{\partial N_1}{\partial y}v_1+\dfrac{\partial N_2}{\partial y}v_2+\dfrac{\partial N_3}{\partial y}v_3+\dfrac{\partial N_4}{\partial y}v_4\\ \dfrac{\partial N_1}{\partial y}u_1+\dfrac{\partial N_1}{\partial x}v_1+\dfrac{\partial N_2}{\partial y}u_2+\cdots+\dfrac{\partial N_4}{\partial x}v_4\end{Bmatrix}\text{或}$$

$$\begin{Bmatrix}\varepsilon_{xx}\\ \varepsilon_{yy}\\ \gamma_{xy}\end{Bmatrix}=\begin{bmatrix}\dfrac{\partial N_1}{\partial x} & 0 & \dfrac{\partial N_2}{\partial x} & 0 & \dfrac{\partial N_3}{\partial x} & 0 & \dfrac{\partial N_4}{\partial x} & 0\\ 0 & \dfrac{\partial N_1}{\partial y} & 0 & \dfrac{\partial N_2}{\partial y} & 0 & \dfrac{\partial N_3}{\partial y} & 0 & \dfrac{\partial N_4}{\partial y}\\ \dfrac{\partial N_1}{\partial y} & \dfrac{\partial N_1}{\partial x} & \dfrac{\partial N_2}{\partial y} & \dfrac{\partial N_2}{\partial x} & \dfrac{\partial N_3}{\partial y} & \dfrac{\partial N_3}{\partial x} & \dfrac{\partial N_4}{\partial y} & \dfrac{\partial N_4}{\partial x}\end{bmatrix}\begin{Bmatrix}u_1\\ v_1\\ u_2\\ v_2\\ u_3\\ v_3\\ u_4\\ v_4\end{Bmatrix}=[B]\{d\},$$

其中 $[B]$ 是应变-(节点)位移矩阵，形式如下：

$$[B]_{3\times 8}=\begin{bmatrix}\dfrac{\partial}{\partial x} & 0\\ 0 & \dfrac{\partial}{\partial y}\\ \dfrac{\partial}{\partial y} & \dfrac{\partial}{\partial x}\end{bmatrix}_{3\times 2}\begin{bmatrix}N_1 & 0 & N_2 & 0 & N_3 & 0 & N_4 & 0\\ 0 & N_1 & 0 & N_2 & 0 & N_3 & 0 & N_4\end{bmatrix}_{2\times 8}。$$

步骤 3：计算应变能(U)

通过将步骤 2 中得到的 $\{\varepsilon\}=[B]\{d\}$ 代入到式(1.22)中，即平面应力单元的应力-应变关系式(作为第一个等号方程将在下面重复出现)，单元内的应力矢量为：

$$\begin{Bmatrix}\sigma_{xx}\\ \sigma_{yy}\\ \tau_{xy}\end{Bmatrix}=\frac{E}{1-\nu^2}\begin{bmatrix}1 & \nu & 0\\ \nu & 1 & 0\\ 0 & 0 & \dfrac{1-\nu}{2}\end{bmatrix}\begin{Bmatrix}\varepsilon_{xx}\\ \varepsilon_{yy}\\ \gamma_{xy}\end{Bmatrix}=[D]\begin{Bmatrix}\varepsilon_{xx}\\ \varepsilon_{yy}\\ \gamma_{xy}\end{Bmatrix}=[D][B]_{3\times 8}\{d\}_{8\times 1},$$

其中 $[D]=\dfrac{E}{1-\nu^2}\begin{bmatrix}1 & \nu & 0\\ \nu & 1 & 0\\ 0 & 0 & \dfrac{1-\nu}{2}\end{bmatrix}$。

根据这些信息，确定 U 如下：

$$U=\frac{1}{2}\int_V\{\sigma\}^T\{\varepsilon\}dV$$

$$=\frac{1}{2}\int_V\{\underbrace{([D][B]\{d\})^T}_{\text{i.e.,}\ \{\sigma\}^T}\}\ \{\underbrace{[B]\{d\}}_{\text{i.e.,}\ \{\varepsilon\}}\}dV$$

$$=\frac{1}{2}\{d\}^T\int_V\{([B])^T[D]^T\}\{[B]\}dV\{d\}$$

$$=\frac{1}{2}\{d\}^T[k]\{d\}$$

其中 $[k]_{8\times8}=\int_V[B]^T{}_{8\times3}[D]_{3\times3}[B]_{3\times8}dV$,因为$[D]^T=[D]$。

步骤 4: 计算功(W)

施加在构件上的载荷可以是集中载荷、体积力和表面牵引力的任意组合。有限元法中节点的载荷只能加载到节点自由度上。因为没有提供这些载荷的详细信息,将这些力向量统称为 $\{f\}$。因此,功为: $W=-\{d\}^T\{f\}$。

步骤 5: 确定总势能函数并最小化

总势能函数 $\prod_P$ 是应变能 U 减去功 W。代入步骤 3 和步骤 4 的结果,得到

$$\prod_P=U-W=\frac{1}{2}\{d\}^T[k]\{d\}-\{d\}^T\{f\}。$$

在步骤 2 中,$[B]$ 可以直接从单元形函数 $[N]$ 计算出来。$[D]$ 可以直接从线弹性平面应力单元的结构方程中获得。因此,可以通过积分计算单元刚度矩阵 $[k]$。然而,将这些项进行解析积分不仅容易出错,而且不容易编程到有限元分析软件包中。暂时不去计算 $[k]$,直到在 4.5.1 节中引入高斯求积法后。

为了最小化 $\prod_P$,找到使得 $[d]$ 的导数等于 0 的点,这将导致

$$\frac{\partial\prod_P}{\partial\{d\}}=[k]\{d\}-\{f\}=\{0\}\Rightarrow[k]\{d\}=\{f\}。$$

根据最小总势能原理,所得结果与静态平衡方程具有相同的形式。这一结果再次证明了最小总势能原理可以用来推导单元刚度矩阵。

4.4.2 · 加权残差法

4.2 节中讨论的直接法只适用于少数非常简单的一维单元类型。同样,在 4.3 节中讨论的强形式也难以应用于具有复杂几何结构的实际问题。4.4.1 节所述的变分法是一种基于总势能最小化的常用弱形式化方法,它只适用于能用势能方程描述的问题。有限元法已广泛应用于各种工程问题,可以想象,对于不同类型的单元,还应该有更多其他通用的方法。其中一种方法是加权残差法。

简而言之,对于加权残差法,通过一组试验函数来求解结构力学问题中的节点近似位移。这些近似解虽然不完全精确,但与精确解非常接近,并且满足所有规定的边界条件。第一步,需要给出一组试算解,并将其代入控制微分方程中。由于这组试算解并非确切的答案,因此必定存在一

些非 0 的残值(即残差)。然后将加权函数和残差的乘积进行积分。如果加权函数的选择导致积分值为 0,那么残差必然接近于 0,并且试验解将非常接近精确解。

加权残差法包含很多相关的子方法,这些子方法的区别在于根据加权残差原理选择加权函数的方式。这些子方法包括伽辽金法、子域法、最小二乘法和配置法等。其中,最常用的是伽辽金加权残差法。根据 John J O'Connor 博士和 Edmund F Robertson 博士的 MacTutor 数学史档案中记载,这种方法由俄罗斯数学家 Boris Galerkin(1871.3—1945.6)发明。

对于具有基本边界条件 $u(x=0)=0$ 和自然边界条件 $\left(\frac{du}{dx}\right)_{x=L}=0$ 的杆问题,可采用控制微分方程(强形式) $EA\frac{d^2u}{dx^2}+q=0$[式(4.17)所示]。很容易理解,如果将 $\tilde{u}(x)$ 作为一组不同于精确解的近似解集代入控制微分方程,则必须存在非 0 残差。换句话说,

$$EA\frac{d^2\tilde{u}}{dx^2}+q(x)=R(x) \tag{4.40}$$

其中 $\tilde{u}(x)$ 是近似解集, $q(x)$ 是均匀分布载荷, $R(x)$ 是“残差方程”。在最小化残差 $R(x)$ 以确定杆件问题的解之前,首先要在整个单元长度上积分残差 $R(x)$ 和加权函数 $W(x)$ 的乘积。在第 4.4 节开始时,当介绍强形式和弱形式之间的区别时,没有明确说明使一种形式比其原始形式变“弱”的方法。通过积分运算,强形式就变弱了,这是因为积分趋于平滑响应。因此,只能在平均意义上描述精度,因为计算没有反映出每个点的精度。

从理论上讲,如果强形式的微分方程能够求解,则计算结果必须是精确解。然而,实际问题总是存在缺陷(例如,在描述材料特性时进行了简化),原始方程必然存在缺陷。因此,对于有缺陷方程式的精确解并不能完全反映真实的结果,从弱方程组计算出的平均结果实际上可能比强形式所能提供的结果更接近真实的物理机制。式(4.41)显示了任意加权函数的积分结果 $\int_0^L R(x)W(x)dx$ 等于 0 的条件:

$$\int_0^L\left(EA\frac{d^2\tilde{u}}{dx^2}+q\right)W(x)dx=0$$

$$\Rightarrow\int_0^L EA\left(\frac{d^2\tilde{u}}{dx^2}\right)W(x)dx=-\int_0^L(q)W(x)dx \tag{4.41}$$

如果近似解 $\tilde{u}(x)$ 满足式(4.41),那么 $\tilde{u}(x)$ 就非常接近精确解。虽然加权函数 $W(x)$ 可以是任意函数,但它仍然需要满足所有边界条件。如前所述,有几种选择加权函数的方法。其中伽辽金法采用一组 n 个试验加权函数 $W_i=\psi_i(x)$ 的线性组合作为近似解集 $\tilde{u}(x)$,如下式所示:

$$\tilde{u}(x)=\sum_{i=1}^{n}c_i\psi_i \tag{4.42}$$

其中 c_i 为常数。该试验解与式(2.1)中所示的试验解相同 $\left(\varphi_{x,y,z}=\sum_1^n N_i\varphi_i\right)$,比较式(2.1)和式(4.42),式(2.1)是插值形函数,可用于插值任何物理量 φ, c_i 对应形函数, ψ_i 反映节点物理量。事

实上,这与伽辽金法中使用的概念相同,伽辽金方法是解决有限元问题的基础,本节后面将进一步解释。使用带有常数 E、A 和 q 的分部积分法,以及上面列出的两个边界条件,式(4.41)的左侧和右侧变成:

$$\text{左侧}: EA\int_0^L\left(\frac{d^2\tilde{u}}{dx^2}\right)\psi_i(x)\,dx = EA\left[\psi_i(x)\frac{d\tilde{u}}{dx}\right]\Bigg|_{x\text{从}0\text{至}L} - EA\int_0^L\frac{d\tilde{u}}{dx}\frac{d\psi_i}{dx}dx$$

$$= EA\left[\psi_i(L)\frac{d\tilde{u}}{dx}\right]\Bigg|_{x=L} - EA\left[\psi_i(0)\frac{d\tilde{u}}{dx}\right]\Bigg|_{x=0} - EA\int_0^L\frac{d\tilde{u}}{dx}\frac{d\psi_i}{dx}dx$$

$$= -EA\int_0^L\frac{d\tilde{u}}{dx}\frac{d\psi_i}{dx}dx \tag{4.43}$$

$$\text{右侧}: -\int_0^L q\psi_i(x)\,dx = -q\int_0^L\psi_i(x)\,dx \tag{4.44}$$

在式(4.43)中,根据自然边界条件 $\frac{du}{dx}(x=L)=0$, $EA\left[\psi_i(L)\frac{d\tilde{u}}{dx}\right]\Big|_{x=L}$ 项可以消去,而 $EA\left[\psi_i(0)\frac{d\tilde{u}}{dx}\right]\Big|_{x=0}$ 能够被消去是因为基本边界条件 $u(x=0)=0$。通过组合式(4.43)和式(4.44),可以得到:

$$EA\int_0^L\frac{d\tilde{u}}{dx}\frac{d\psi_i}{dx}dx = q\int_0^L\psi_i(x)\,dx \tag{4.45}$$

从式(4.42)中,可以很容易地看出 $\frac{d\tilde{u}}{dx}=\sum_{i=1}^{N}c_i\frac{d\psi_i}{dx}$。现在通过将 $\frac{d\tilde{u}}{dx}$ 代入式(4.45),得到:

$$EA\int_0^L\left(\sum_{i=1}^{N}c_i\frac{d\psi_i}{dx}\right)\left(\frac{d\psi_j}{dx}\right)dx = q\int_0^L\psi_j(x)\,dx$$

$$\Rightarrow\sum_{i=1}^{N}c_iEA\int_0^L\left(\frac{d\psi_i}{dx}\right)\left(\frac{d\psi_j}{dx}\right)dx = q\int_0^L\psi_j(x)\,dx \tag{4.46}$$

注意,式(4.45)的左侧部分中的 $\frac{d\psi_i}{dx}$ 被改为 $\frac{d\psi_j}{dx}$,用于表示式(4.46)中的第二个 $\frac{d\psi}{dx}$。在索引表示法中,同一索引不允许出现两次。因为索引 i 在项 $c_i\frac{d\psi_i}{dx}$ 中出现了两次以表示求和,因此第二个 $\frac{d\psi}{dx}$ 项就需要变成 $\frac{d\psi_j}{dx}$,如果读者仍然困惑于索引符号的可互换性质,请参考任何一本连续介质力学教科书。

根据索引表示法,任何重复的索引(在本例中为 i)都代表求和。使用这种约定,就没有必要(本质上)在方程中保留求和符号。尽管如此,对于那些还没有研究连续介质力学中常用的指数符号的读者来说,这个求和符号是有意多余的。

式(4.46)底部的 $EA\int_0^L\left(\frac{d\psi_i}{dx}\right)\left(\frac{d\psi_j}{dx}\right)dx$ 项可以解释为梁单元的结构刚度矩阵。在整个结构

中,对于结构离散出的多个单元,同样的理念一次只能应用于一个单元。也就是说,式(4.46)也可用于确定单元刚度矩阵 $[k]$,其方式与变分法所阐述的相同。

现在,回想一下式(3.6)中的2节点线性单元,基于自然坐标 ξ 在−1~1的等参式的形函数表示为 $N_1=\dfrac{1-\xi}{2}$ 和 $N_2=\dfrac{1+\xi}{2}$,一维雅可比表示为 $\dfrac{dx}{d\xi}=\dfrac{L}{2}$。

假设单元内的近似解集 $\tilde{u}$ 为:

$$\tilde{u}(x)=N_1u_1+N_2u_2 \tag{4.47}$$

换言之,试验加权函数 $\psi_i(x)$ 与单元形函数 $N_i(x)$ 相同,节点位移 u_1 和 u_2 为常值。要求出 $[k]$,首先要求出 $N_i(x)$ 的导数:

$$\frac{dN_1}{dx}=\frac{dN_1}{d\xi}\frac{d\xi}{dx}=-\frac{1}{L} \tag{4.48}$$

$$\frac{dN_2}{dx}=\frac{dN_2}{d\xi}\frac{d\xi}{dx}=\frac{1}{L} \tag{4.49}$$

$$\begin{aligned}[k]&=EA\int_0^L\left(\frac{dN_i}{dx}\right)\left(\frac{dN_j}{dx}\right)dx=EA\int_0^L B^TB\,dx\\&=EA\int_0^L\begin{bmatrix}\dfrac{-1}{L}\\\dfrac{1}{L}\end{bmatrix}\begin{bmatrix}\dfrac{-1}{L} & \dfrac{1}{L}\end{bmatrix}dx=EA\begin{bmatrix}\dfrac{x}{L^2} & \dfrac{-x}{L^2}\\\dfrac{-x}{L^2} & \dfrac{x}{L^2}\end{bmatrix}_0^L=EA\begin{bmatrix}1 & -1\\-1 & 1\end{bmatrix}\end{aligned} \tag{4.50}$$

此外,单元的载荷向量为:

$$\{f_e\}=q\int_0^L\psi_j(x)\,dx=q\int_{-1}^{1}\begin{bmatrix}\dfrac{1-\xi}{2}\\\dfrac{1+\xi}{2}\end{bmatrix}\frac{L}{2}d\xi=\begin{Bmatrix}\dfrac{qL}{2}\\\dfrac{qL}{2}\end{Bmatrix} \tag{4.51}$$

如预期,即使使用不同的方法来推导单元刚度矩阵和节点载荷向量,推导出来的式(4.50)和式(4.51)与式(4.36)和式(4.39)相同。

4.4.3 · 小结

基于本节的练习,对结果总结如下:

- 强形式能得出节点位置的精确解,但适用范围很小,主要是因为实际问题复杂的几何结构。
- 弱形式是基于强形式的积分。
- 有限元法中有两种常用的弱形式化方法,分别为变分法和加权残差法。
- 单元形函数可用于推导单元刚度矩阵和节点载荷向量。
- 当两者都适用时,变分法和加权残差法将产生相同的单元刚度矩阵和单元节点载荷向量。

4.5 由形函数推导单元刚度矩阵

结果表明,对于一维 2 节点梁单元,可直接由单元形函数导出单元刚度矩阵。同样的概念也适用于其他单元类型。要证明这种说法需要大量的工作,超出了本书“有限元法基础”的范畴。本节第二个方面是使用数值积分来构建单元刚度矩阵和载荷向量。在 4.4 节中,基于基本微积分方法进行积分,但是使用此方法时可能会需要用到所有的积分规则。然而很难将所有的积分规则编成计算机语言。由于有限元法包含一套数值计算程序,因此只有应用数值积分技术而不是解析方法才具有实际意义。

4.5.1 · 高斯求积法

对于 2 节点梁单元,根据由变分法推导的式(4.37)和由伽辽金法推导的式(4.50)可知,单元刚度矩阵可以由形函数得到,如下式所示:

$$[k] = EA\int_0^L [B]^T[B]dx = EA\mid[J]\mid\int_{-1}^1[B]^T[B]d\xi = \frac{EAL}{2}\int_{-1}^1[B]^T[B]d\xi$$

其中,$[B]=\dfrac{d[N]}{dx}$。同时,式(4.39)和式(4.51)表明由两个单独的弱形式导出的单元节点载荷矢量为 $\{f_e\} = \int_0^L q\begin{bmatrix}N_1\\N_2\end{bmatrix}dx = \int_{-1}^1 q\begin{bmatrix}N_1\\N_2\end{bmatrix}\mid[J]\mid d\xi$。

在 4.4.2 节中,利用目前的知识手工整合 $[k]$ 和 $[f_e]$ 方程,并学习了识别单元形函数和节点载荷向量所需的微积分方法。梁单元的积分非常简单。然而,当矩阵 $[B]$ 变得更加复杂时(如二维 4 节点平面单元),对方程进行积分解析就变得更加困难。由于为复杂的解析微积分创建计算机程序是有问题的,而有限元法本身是一套数学程序,因此只有用数值方法进行积分来确定单元刚度矩阵才是合理的方法。

函数积分的目的,本质是求出曲线下的面积。例如,线性速度-时间函数的积分是行驶的距离。因此,数值积分基本上是一套求积分值的数学程序。本文介绍了许多可用的数值积分方法,如黎曼积分(黎曼和)、梯形法则和辛普森法则。然而,这些方法只适用于整合有许多数据点的表格数据,如在两个相邻数据点之间有一个很小的 Δt(时间间隔)的加速度-时间曲线。使用这些方法,当试图建立所有单元的单元刚度矩阵时,计算成本太高。需要使用一种需要相当少的数据点却能以相当的精度完成积分的方法。此外,该方法需要适应二维区域或三维体积上的积分,以形成二维或三维单元类型。

其中一种方法就是高斯求积法,根据 MacTutor 数学史所述,以德国数学家(Johann)Carl Friedrich Gauss(1777.4—1855.2)命名。历史上,数学术语“求积”是用来描述求面积的方法,因此数值积分也称为求积或数值求积。与其他数值方法一样,高斯求积法则将积分问题转化为简单的乘法和求和问题。

疑似在高斯很小的时候,他就有过把复杂的数学运算变成更容易解决的运算的想法。高斯 7

岁时就能用 $(1+100)\times 50=5\,050$ 快速求出从 1 到 100 的整数序列的和。他的想法是将这些数字列出两次，一个是正向数组（从 1 到 n），另一个是反向数组（从 n 到 1），如下所示：

前向	1	2	3	…	99	100
后向	100	99	98	…	2	1 。
和	101	101	101	…	101	101

通过将两个数组相加形成第三行，他发现每对正向和反向数据都得到一个常数值 $n+1$。因为总共有 n 个单元，并且数组重复了两次，所以从 1 到 n 的这一系列数字的总和为 $\sum_{i=1}^{n} i=\frac{1}{2}[n\times(n+1)]$。

对于函数 $f(\xi)$ 从 −1 到 1 的定积分 I，其形式如下：

$$I=\int_{-1}^{1} f(\xi)\,d\xi \tag{4.52}$$

利用微积分中的黎曼和法，积分可用一次除法逼近为 $2\times f(0)$，若用四次除法则逼近为 $0.25\times[f(-0.75)+f(-0.25)+f(0.25)+f(0.75)]$。为了获得合理的精度，更复杂的函数需要更多的除法运算。高斯求积法与高斯求和法有相似之处，即复杂的运算可以用简单的运算来完成，该法则是基于黎曼和法的一种变化形式。根据这一规律，可以通过乘法和求和来求积分，如下式所示：

$$I=\int_{-1}^{1} f(\xi)\,d\xi \approx \sum_{i=1}^{m} W_i f(\xi_i) \tag{4.53}$$

其中，W_i 为积分点 i 处的权值，$f(\xi_i)$ 为同一积分点 i 处的函数值。只要确定积分点和相关权值 W_i，就可以求出定积分。显然，黎曼和法与高斯求积法的区别在于：① 黎曼和法对每一种除法都采用相等的权值，而高斯求积法对不同的除法采用不同的权值因子；② 高斯求积的除法不需要大小相等。这些内容在后面章节的高斯积分点的选择中会有更多阐述。

对于线性函数 $f(\xi)=a_1+a_2\xi$，从 −1 到 1 积分的精确解是：

$$\int_{-1}^{1} f(\xi)\,d\xi=\int_{-1}^{1}(a_1+a_2\xi)\,d\xi=2a_1 \tag{4.54}$$

高斯求积法则要求，对于 $2m-1$ 阶多项式，必须使用 m 个积分点和 m 个权值。根据这个法则，这个线性多项式积分只需要在积分点 $\xi_1(2m-1=1\Rightarrow m=1)$ 处求值，其中 $f(\xi_1)$ 和积分可以写成：

$$f(\xi_1)=a_1+a_2\xi_1 \tag{4.55}$$

$$\int_{-1}^{1} f(\xi)\,d\xi \approx \sum_{i=1}^{1} W_i f(\xi_i)=a_1W_1+a_1W_1\xi_1 \tag{4.56}$$

为了使式(4.56)与式(4.54)相同，则 $W_1=2$ 和 $\xi_1=0$。因此，对线性函数进行积分的积分点（或高斯点）位于 $\xi=0$，权值为 2。

接下来，假设一个三阶多项式函数 $f(\xi)=a_1+a_2\xi+a_3\xi^2+a_4\xi^3$。高斯求积规则要求使用两个积分点 ξ_1 和 $\xi_2(3=2m-1\Rightarrow m=2)$，权值分别为 W_1 和 W_2。

精确解的形式如下：

$$\int_{-1}^{1} f(\xi)\, d\xi = \int_{-1}^{1} (a_1 + a_2\xi + a_3\xi^2 + a_4\xi^3)\, d\xi = 2a_1 + \frac{2}{3}a_3 \tag{4.57}$$

高斯求积的形式如下：

$$\begin{aligned}\int_{-1}^{1} f(\xi)\, d\xi &\approx \sum_{i=1}^{2} W_i f(\xi_i) = W_1 f(\xi_1) + W_2 f(\xi_2) \\ &= a_1(W_1 + W_2) + a_2(W_1\xi_1 + W_2\xi_2) + a_3(W_1\xi_1^2 + W_2\xi_2^2) + a_4(W_1\xi_1^3 + W_2\xi_2^3)\end{aligned} \tag{4.58}$$

比较式(4.57)和式(4.58)，则要求 $W_1 + W_2 = 2$，$W_1\xi_1 + W_2\xi_2 = 0$，$W_1\xi_1^2 + W_2\xi_2^2 = \frac{2}{3}$，$W_1\xi_1^3 + W_2\xi_2^3 = 0$。

通过解这 4 个方程，得 $W_1 = W_2 = 1$、$\xi_1 = \frac{-1}{\sqrt{3}}$、$\xi_2 = \frac{1}{\sqrt{3}}$。注意 $\frac{1}{\sqrt{3}} \approx 0.577\,35$，这两种表示在数值计算时可以互换使用。

因此，对三次多项式函数进行积分的积分点(或高斯点)位于 $\xi = \pm\frac{1}{\sqrt{3}}$ 处，每个点的权值都为 1。因为在本书的前几章中只描述了最简单的单元类型，表 4.1 列出了高斯点和 2 点高斯求积的相应权值因子。8.2.1 节考虑了最多需要 5 个点的式，其中表 8.1 包含了一个更长的列表。

表 4.1　1 点和 2 点高斯平方的位置和权值因子

高斯点编号	高斯点位置	权重因子
1	$\xi = 0$	2
2	$\xi = \pm\frac{1}{\sqrt{3}} \approx 0.577\,35$	1

例 4.4

用 1 点和 2 点高斯求积法求 $I = \int_{-1}^{1} (2\xi^2 + \xi^2)\, d\xi$。

求解方法

不定积分 $\int x^n dx = \frac{x^{n+1}}{n+1}$，则精确解是 $I = \int_{-1}^{1} (2\xi^2 + \xi^2)\, d\xi = \left[\frac{2}{3}\xi^3 + \frac{1}{4}\xi^4\right] = \frac{4}{3}$。此解仅用于检验高斯积分的精度。

对于 1 点高斯求积，根据表 4.1 计算在 $\xi = 0$ 点处的积分，加权因子为 2。因此 $f(\xi)_{\xi=0} = (2\xi^2 + \xi^3)_{\xi=0}$。因此得到的积分是 $I \approx W_1 f(\xi = 0) = 2 \times f(\xi) = 2 \times 0 = 0$，这显然是不够的。最大的指数是 3，因此类似于前面的例子 $3 = 2m - 1 \Rightarrow m = 2$。需要 2 点高斯求积。

对于 2 点高斯积分，两个加权因子 $W_1 = W_2 = 1$ 和 $\xi = \pm\frac{1}{\sqrt{3}}$，积分是

$$I \approx W_1 f\left(\xi = \frac{-1}{\sqrt{3}}\right) + W_2 f\left(\xi = \frac{1}{\sqrt{3}}\right) = \left(2\left(\frac{-1}{\sqrt{3}}\right)^2 - \left(\frac{-1}{\sqrt{3}}\right)^3\right) + \left(2\left(\frac{1}{\sqrt{3}}\right)^2 + \left(\frac{1}{\sqrt{3}}\right)^3\right),$$

简化为$I \approx \left(\frac{2}{3}-\left(\frac{1}{\sqrt{3}}\right)^3\right)+\left(\frac{2}{3}+\left(\frac{1}{\sqrt{3}}\right)^3\right)=\frac{4}{3}$。

4.5.2 · 采用高斯求积法的一维单元刚度矩阵

4.5.2.1 梁单元刚度矩阵

对于长度为L的梁单元,单元刚度矩阵为$[k]=\frac{EAL}{2}\int_{-1}^{1}[B]^T[B]d\xi$,其中:

$$[B]=\frac{dN}{dx}=\frac{dN}{d\xi}\frac{d\xi}{dx}=\frac{2}{L}\left[\frac{d[(1-\xi)/2]}{d\xi}\quad\frac{d[(1+\xi)/2]}{d\xi}\right]=\left[\frac{-1}{L}\quad\frac{1}{L}\right]\tag{4.59}$$

$$[k]=\frac{EAL}{2}\int_{-1}^{1}[B]^T[B]d\xi=\frac{EAL}{2}\int_{-1}^{1}\begin{bmatrix}\frac{1}{L^2} & \frac{-1}{L^2}\\ \frac{-1}{L^2} & \frac{1}{L^2}\end{bmatrix}d\xi\tag{4.60}$$

因为L是常数,所以式(4.60)可以写为$[k]=\frac{EA}{2L}\int_{-1}^{1}\begin{bmatrix}1 & -1\\ -1 & 1\end{bmatrix}d\xi$。对于1点高斯积分($\xi_1=0,\ W_1=2$),$\int_{-1}^{1}1d\xi\approx 2\times 1=2$和$\int_{-1}^{1}(-1)d\xi\approx 2\times(-1)=-2$。则$[k]=\frac{EA}{L}\begin{bmatrix}1 & -1\\ -1 & 1\end{bmatrix}$。结果表明,用高斯求积法求单元刚度矩阵不需要微积分知识,而且在计算机中很容易编程。

4.5.2.2 梁单元的刚度矩阵

为求梁单元的单元刚度矩阵,可采用式(2.43)或式(3.19)中的应变-位移矩阵$[B]$,如下所示:

$$[B]_{1\times 4}=\left[-\frac{6}{L^2}+\frac{12x}{L^3}\quad -\frac{4}{L}+\frac{6x}{L^2}\quad \frac{6}{L^2}-\frac{12x}{L^3}\quad -\frac{2}{L}+\frac{6x}{L^2}\right]$$

$$[B]=\left[\frac{6\xi}{L^2}\quad\frac{3\xi-1}{L}\quad\frac{-6\xi}{L^2}\quad\frac{3\xi+1}{L}\right]。$$

式(4.20)为应变能函数,式(2.42)为梁内应变。两个方程重复如下:

$$U=\frac{1}{2}\int_V\sigma^T\varepsilon dV$$

$$\varepsilon_{xx}=\frac{du}{dx}=z\frac{d^2w}{dx^2}=z\frac{d^2}{dx^2}[N_1\quad N_2\quad N_3\quad N_4]\{w_1\quad\theta_1\quad w_2\quad\theta_2\}^T=z[B]\{w_1\quad\theta_1\quad w_2\quad\theta_2\}^T。$$

若用广义位移$\{w\}$表示$\{w_1\quad\theta_1\quad w_2\quad\theta_2\}^T$,则线性各向同性梁的应变能函数为:

$$U=\frac{1}{2}\int_V\sigma^T\varepsilon dV=\frac{1}{2}\int_V Ez\{w\}^T[B]^Tz[B]\{w\}dV=\frac{1}{2}[w]^T\left[\int_V[B]^TE[B]z^2dV\right]\{w\}\tag{4.61}$$

对于轴线与x轴重合,横截面位于$y-z$平面上的梁,其面积惯性矩或第二惯性矩可以表示为

$I_{yy}=\int_{-\frac{h}{2}}^{\frac{h}{2}} z^2 dA=\int_{-\frac{h}{2}}^{\frac{h}{2}} z^2 dydz$，其中 h 为梁的高度，$dA=dydz$。由于梁单元的轴线与 x 轴重合，矩阵 $[B]$ 仅为 x 的函数，因此不受 dA 积分的影响 $dV= dAdx$。因此，$\int_V [B]dV=\int_0^L [B]dx$，$\int_V z^2 dV=\int_V z^2 dAdx=\int_0^L\left(\int_{-\frac{h}{2}}^{\frac{h}{2}} z^2 dydz\right)dx=\int_0^L I_{yy}dx$。式(4.61)中的应变能函数为：

$$U=\frac{1}{2}\{w\}^T\left[\int_0^L [B]^T EI[B]dx\right]\{w\} \tag{4.62}$$

式中 I_{yy} 简化为 I，由于 $\{w\}$ 表示梁单元的广义位移，因此梁的应变能形式为 $U=\frac{1}{2}\{w\}^T\{k\}\{w\}$。将该方程与式(4.62)进行比较，得到该 2 节点梁单元的单元刚度矩阵为：

$$[k]=\int_0^L [B]^T EI[B]dx=\int_{-1}^{1}[B]^T EI[B]\mid[J]\mid d\xi \tag{4.63}$$

因为 $[B]^T[B]$ 是二阶多项式，需要进行 2 点高斯积分才能得到这个积分。由式(4.53)可得 $\int_{-1}^{1} f(\xi)d\xi \approx W_1 f(\xi_1)+W_2 f(\xi_2)$，其中 $\xi_1=\frac{-1}{\sqrt{3}}$、$\xi_2=\frac{1}{\sqrt{3}}$ 和 $W_1=W_2=1$，如表 4.1 所示。对于弹性模量和面积惯性矩恒定的梁，首先进行单元刚度矩阵的推导

$$[k]=\frac{EIL}{2}\int_{-1}^{1}[B]^T[B]d\xi=\frac{EIL}{2}\int_{-1}^{1}\begin{bmatrix}\frac{6\xi}{L^2}\\ \frac{3\xi-1}{L}\\ \frac{-6\xi}{L^2}\\ \frac{3\xi+1}{L}\end{bmatrix}\begin{bmatrix}\frac{6\xi}{L^2} & \frac{3\xi-1}{L} & \frac{-6\xi}{L^2} & \frac{3\xi+1}{L}\end{bmatrix}d\xi。$$

接下来，将 $4\times 1\,[B]^T$ 矩阵与 $4\times 1[B]$ 矩阵相乘得到 4×4 矩阵

$$[k]=\frac{EIL}{2}\int_{-1}^{1}\begin{bmatrix}\frac{36\xi^2}{L^4} & \frac{18\xi^2-6\xi}{L^3} & \frac{-36\xi^2}{L^4} & \frac{18\xi^2+6\xi}{L^3}\\ \frac{18\xi^2-6\xi}{L^3} & \frac{(3\xi-1)^2}{L^2} & \frac{-18\xi^2+6\xi}{L^3} & \frac{9\xi^2-1}{L^2}\\ \frac{-36\xi^2}{L^4} & \frac{-18\xi^2+6\xi}{L^3} & \frac{36\xi^2}{L^4} & \frac{-18\xi^2-6\xi}{L^3}\\ \frac{18\xi^2+6\xi}{L^3} & \frac{9\xi^2-1}{L^2} & \frac{-18\xi^2-6\xi}{L^3} & \frac{(3\xi+1)^2}{L^2}\end{bmatrix}d\xi。$$

从这个方程逐步推导出的 2 点高斯求积放在本章练习部分以供参考。由高斯求积计算得到的梁单元最终刚度矩阵为：

$$[k]=\frac{EI}{L^3}\begin{bmatrix}12 & 6L & -12 & 6L\\ 6L & 4L^2 & -6L & 2L^2\\ -12 & -6L & 12 & -6L\\ 6L & 2L^2 & -6L & 4L^2\end{bmatrix} \tag{4.64}$$

不出所料,基于高斯求积的式(4.64)与式(4.11)相同。显然,高斯求积法比4.2节中提到的直接法容易得多,并且可以很容易地用计算机语言进行编程。

4.5.3 · 二维和三维单元的高斯积分点

为定义3节点三角形单元所选择的自然坐标系是面积比坐标系(3.4节)。选择直角三角形作为这个等参映射的模板。图4.7所示为1点和3点高斯积分的映射,其权值分别为1和1/3。

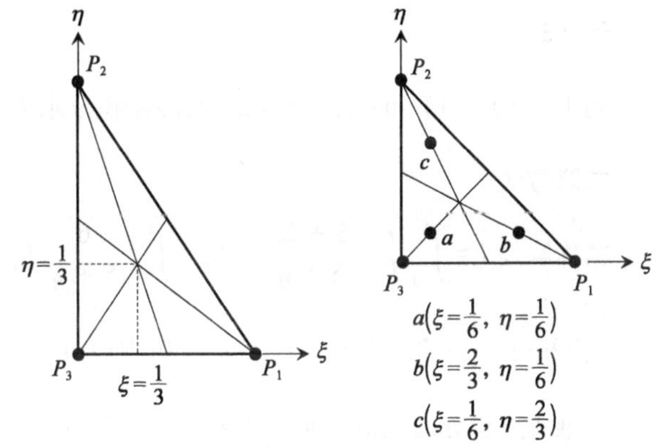

图4.7 三角形单元的1点和3点高斯积分点的位置。

在对二维四边形单元使用高斯积分点时,需要考虑两个轴。考虑到单元的二维性质,高斯求积具有这种形式:

$$\int_{-1}^{1}\int_{-1}^{1} f(\xi,\eta)\,d\xi d\eta \approx \sum_{i=1}^{n}\sum_{j=1}^{m} W_i \times W_j \times f(\xi_i,\eta_j) \tag{4.65}$$

对于三维1点高斯求积,积分点位于$\xi=0$、$\eta=0$处,权值为4(ξ轴权值为2,η轴权值为2,结果为$2\times2=4$)。图4.8为4节点(2×2)和9点(3×3)高斯积分的表示。如式(4.65)所示,需要使用ξ轴和η轴的权值乘积。

与二维四边形单元相似,三维实体单元的高斯求积可以通过简单地扩展得到式(4.65),加上ζ轴,则:

$$\int_{-1}^{1}\int_{-1}^{1}\int_{-1}^{1} f(\xi,\eta,\zeta)\,d\xi d\eta d\zeta \approx \sum_{i=1}^{n}\sum_{j=1}^{m}\sum_{k=1}^{r} W_i \times W_j \times W_k \times f(\xi_i,\eta_j,\zeta_k) \tag{4.66}$$

对于三维1点高斯积分法,积分点位于$\xi=0$、$\eta=0$、$\zeta=0$处,权值为$2\times2\times2=8$。积分点数较高的为8点($2\times2\times2$)和27点($3\times3\times3$)积分。注意,出于演示目的,我们总是为每个轴选择相同数量的积分点。虽然这是可行的,但为了避免沙漏模式(将在4.5.6节中讨论),可能会对某些类型的单元在不同轴上使用不同数量的积分点。

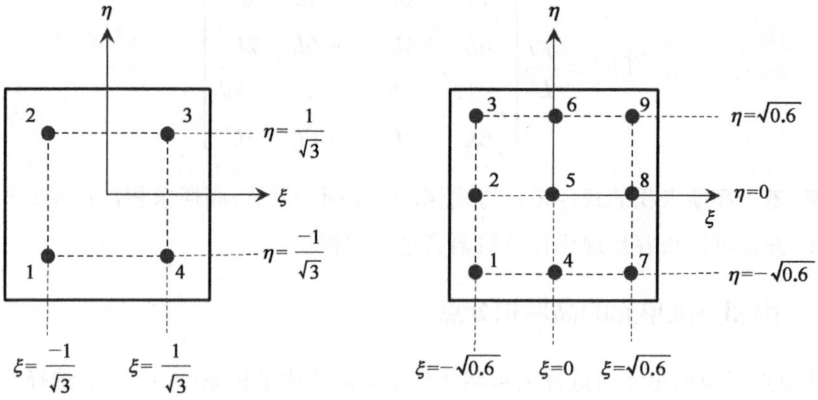

图 4.8　两种积分方案下二维 4 节点平面单元高斯积分点位置。

例 4.5

用 1 点（1 × 1）和 4 点（2 × 2）的高斯积分求 $I=\int_{-1}^{1}\int_{-1}^{1}\frac{3+2\xi}{5+\eta}$ 的积分。

求解方法

精确解是 $I=\int_{-1}^{1}\int_{-1}^{1}\frac{3+2\xi}{5+\eta}d\xi d\eta=\int_{-1}^{1}\frac{6}{5+\eta}d\eta=6\ln(5+\eta)\big|_{-1}^{1}=6[\ln 6-\ln 4]=2.433$。

1 点积分：$w=2\times 2=4$、$\xi_1=\eta_1=0$，则 $I\approx 4\times\frac{3}{5}=2.4$。

二维 4 点积分的权值为 $w_i=1\times 1=1$，高斯点位于

$$G_i=(\xi_m,\ \eta_n)=\left(\frac{-1}{\sqrt{3}},\frac{-1}{\sqrt{3}}\right),\left(\frac{-1}{\sqrt{3}},\frac{1}{\sqrt{3}}\right),\left(\frac{1}{\sqrt{3}},\frac{1}{\sqrt{3}}\right),\left(\frac{1}{\sqrt{3}},\frac{-1}{\sqrt{3}}\right)。$$

因此，积分为

$$I\approx\frac{3-2\times 0.577}{5-0.577}+\frac{3-2\times 0.577}{5+0.577}+\frac{3+2\times 0.577}{5+0.577}+\frac{3+2\times 0.577}{5-0.577}=2.432。$$

4.5.4 · 采用高斯求积法的二维和三维单元刚度矩阵

通过对单元形函数的解析积分来找到梁单元的矩阵 $[B]$ 和刚度矩阵 $[k]$ 很简单，但在二维和三维中通过类似的积分来找到矩阵 $[k]$ 则非常繁琐。造成繁琐的两个主要原因是矩阵 $[B]$ 的维度变大和单元与全局轴不一致。因此，使用高斯求积法来简化这个任务。如前所述，在使用有限元软件计算节点位移之前，所有与单元相关的信息都需要在同一个全局坐标系中进行概述，以便装配成一套全局力-位移方程。在本节中，概述了用自然坐标系中规定的矩阵 $[B]$ 和全局坐标系中提供的节点坐标来表示矩阵 $[k]$ 所需的步骤。

4.5.4.1　二维平面单元刚度矩阵

假设一个四边形平面单元的厚度为常数 t，由于该单元共有 8 个自由度，因此单元刚度矩阵的维数必须为 8 × 8。由应变能式可得单元刚度矩阵为：

$$[k]_{8\times 8}=\int_V[B]^T[E][B]dV=\iint_A[B]^T[E][B]tdA=t\int_{-1}^{1}\int_{-1}^{1}[B]^T[E][B]\,|[J]|\,d\xi d\eta \tag{4.67}$$

其中 $[B]$ 和 $[J]$ 都在 (ξ,η) 处求值,从例 4.4 知道,函数 $f(\xi,\eta)$ 的二维 4 点 (2×2) 高斯求积有这样的形式:

$$\begin{aligned}I&\approx\sum_{i=1}^{2}\sum_{j=1}^{2}W_iW_jf(\xi_i,\eta_j)\\&=W_1W_1f(\xi_1,\eta_1)+W_1W_2f(\xi_1,\eta_2)+W_2W_1f(\xi_2,\eta_1)+W_2W_2f(\xi_2,\eta_2)\end{aligned} \tag{4.68}$$

因为 $W_1=W_2=1$ 对于 (2×2) 高斯的求积,可以绕过前面方程中的权值来写:

$$\begin{aligned}[k]_{8\times 8}=&[B(\xi_1,\eta_1)]^T[E][B(\xi_1,\eta_1)]\,|[J(\xi_1,\eta_1)]|+[B(\xi_1,\eta_2)]^T[E][B(\xi_1,\eta_2)]\\&\times|[J(\xi_1,\eta_2)]|+[B(\xi_2,\eta_1)]^T[E][B(\xi_2,\eta_1)]\,|[J(\xi_2,\eta_1)]|\\&+[B(\xi_2,\eta_2)]^T[E][B(\xi_2,\eta_2)]\,|[J(\xi_2,\eta_2)]|\end{aligned} \tag{4.69}$$

其中 $(\xi_1,\eta_1)=(-0.577,-0.577)$,$(\xi_1,\eta_2)=(-0.577,0.577)$,$(\xi_2,\eta_2)=(0.577,0.577)$,$(\xi_2,\eta_1)=(0.577,-0.577)$。下面的章节描述了根据式(4.69)计算 $[k]$ 所需的每个分量的确定方法。

4.5.4.1.1 矩阵 $[E]$

在式(4.69)中,最简单的项是 $[E]_{3\times 3}$ 矩阵,它直接来自相应物体的本构定律。对于弹性模量 (E) 和泊松比 (ν) 为常数的平面应力单元,可以用杨氏模量和泊松比确定矩阵 $[E]$:

$$\begin{Bmatrix}\sigma_{xx}\\\sigma_{yy}\\\tau_{xy}\end{Bmatrix}=\frac{E}{1-\nu^2}\begin{bmatrix}1&\nu&0\\\nu&1&0\\0&0&\dfrac{1-\nu}{2}\end{bmatrix}\begin{Bmatrix}\varepsilon_{xx}\\\varepsilon_{yy}\\\gamma_{xy}\end{Bmatrix}\Rightarrow[E]=\frac{E}{1-\nu^2}\begin{bmatrix}1&\nu&0\\\nu&1&0\\0&0&\dfrac{1-\nu}{2}\end{bmatrix} \tag{4.70}$$

4.5.4.1.2 雅可比矩阵

在式(4.69)中,第二个最容易计算的项是雅可比矩阵。二维平面单元的雅可比矩阵是 $[J(\xi,\eta)]=\begin{bmatrix}\dfrac{\partial x}{\partial\xi}&\dfrac{\partial y}{\partial\xi}\\\dfrac{\partial x}{\partial\eta}&\dfrac{\partial y}{\partial\eta}\end{bmatrix}$。由于已知 $x=\sum_1^4N_ix_i$ 和 $y=\sum_1^4N_iy_i$,可由已知节点坐标 x_i 和 y_i 计算出雅可比矩阵的所有 4 个分量,如下 4 个方程所示:

$$\begin{aligned}\frac{\partial x}{\partial\xi}&=\frac{\partial}{\partial\xi}(N_1x_1+N_2x_2+N_3x_3+N_4x_4)\\&=\frac{1}{4}[-(1-\eta)x_1+(1-\eta)x_2+(1+\eta)x_3-(1+\eta)x_4]\end{aligned}$$

$$\begin{aligned}\frac{\partial y}{\partial\xi}&=\frac{\partial}{\partial\xi}(N_1y_1+N_2y_2+N_3y_3+N_4y_4)\\&=\frac{1}{4}[-(1-\eta)y_1+(1-\eta)y_2+(1+\eta)y_3-(1+\eta)y_4]\end{aligned}$$

$$\frac{\partial x}{\partial \eta}=\frac{\partial}{\partial \eta}(N_1x_1+N_2x_2+N_3x_3+N_4x_4)$$
$$=\frac{1}{4}[-(1-\xi)x_1-(1+\xi)x_2+(1+\xi)x_3+(1-\xi)x_4]$$
$$\frac{\partial y}{\partial \eta}=\frac{\partial}{\partial \eta}(N_1y_1+N_2y_2+N_3y_3+N_4y_4)$$
$$=\frac{1}{4}[-(1-\xi)y_1-(1+\xi)y_2+(1+\xi)y_3+(1-\xi)y_4]$$

利用方程 $|[J]|=\frac{\partial x}{\partial \xi}\times\frac{\partial y}{\partial \eta}-\frac{\partial x}{\partial \eta}\times\frac{\partial y}{\partial \xi}$，可以求出雅可比矩阵的行列式，或者说雅可比式。利用这个方程，可以从高斯积分点 $|[J(\xi_1, \eta_1)]|$、$|[J(\xi_1, \eta_2)]|$、$|[J(\xi_2, \eta_1)]|$、$|[J(\xi_2, \eta_2)]|$ 计算出 4 个雅可比式。这个练习已经在示例 3.7 中进行过，用于求雅可比式比值。为了求出单元刚度矩阵，需要将 4 个雅可比式的结果代入式(4.69)。这一概念将在下面的数值例子中进一步说明。

例 4.6

考虑上例中节点坐标为 $P_1(0, 0)$、$P_2(6, 0)$、$P_3(6, 4.2)$、$P_4(0, 4)$ 的 4 节点平面单元，使用 (2×2) 高斯求积规则计算 4 个雅可比式。

求解方法

这是一个应该用数值工具来解决的问题，而不是通过手工计算。这些数值工具可以是简单的工具，如电子表格，也可以是更复杂的工具，如 MATLAB(MathWorks, Natick, MA)或 Mathcad(PTC, Needham, MA)。这里列出了首项的手工计算实例，为涉及该过程的情形提供帮助。为了求出 $|[J(\xi_1, \eta_1)]|$，首先将 (ξ, η) 作为 $(\xi_1, \eta_1)=(-0.577, -0.577)$ 代入下列方程，确定雅可比矩阵的 4 个项，就可以得到 (ξ_1, η_1) 处的雅可比式。最后一步是对所有雅可比式求和。

$$\frac{\partial x}{\partial \xi}=\frac{\partial\left(\sum N_ix_i\right)}{\partial \xi}=\frac{1}{4}[-(1-\eta)x_1+(1-\eta)x_2+(1+\eta)x_3-(1+\eta)x_4]=3$$
$$\frac{\partial y}{\partial \xi}=\frac{\partial\left(\sum N_iy_i\right)}{\partial \xi}=\frac{1}{4}[-(1-\eta)y_1+(1-\eta)y_2+(1+\eta)y_3-(1+\eta)y_4]=0.021\,15$$
$$\frac{\partial x}{\partial \eta}=\frac{\partial\left(\sum N_ix_i\right)}{\partial \eta}=\frac{1}{4}[-(1-\xi)x_1-(1+\xi)x_2+(1+\xi)x_3+(1-\xi)x_4]=0$$
$$\frac{\partial y}{\partial \eta}=\frac{\partial\left(\sum N_iy_i\right)}{\partial \eta}=\frac{1}{4}[-(1-\xi)y_1-(1+\xi)y_2+(1+\xi)y_3+(1-\xi)y_4]=2.021\,15$$
$$|[J(\xi_1, \eta_1)]|=\frac{\partial x}{\partial \xi}\frac{\partial y}{\partial \eta}-\frac{\partial y}{\partial \xi}\frac{\partial x}{\partial \eta}=6.063\,45$$
$$|[J(\xi_1, \eta_2)]|=6.063\,45,\ |[J(\xi_2, \eta_2)]|=6.236\,55,\ |[J(\xi_2, \eta_1)]|=6.236\,55$$

注意 $\sum_{i=1}^{4}\det[J]_i=24.6$，它等于这个例子中给定坐标定义的梯形的面积。每个高斯积分点计算的雅可比式与面积比有关，即每个雅可比式所表示的面积与总梯形的面积之比。4 个积分点的雅可比式的和就是这个平面单元的总面积。

4.5.4.1.3　矩阵 $[B]$

在式(4.69)中计算最麻烦的项是矩阵 $[B]^T$ 和矩阵 $[B]$。由式(3.43)可知,前面所示矩阵 $[B]$ 展开为:

$$[B]_{3\times8}=\frac{1}{|[J]|}\begin{bmatrix}\frac{\partial y}{\partial\eta}\frac{\partial}{\partial\xi}-\frac{\partial y}{\partial\xi}\frac{\partial}{\partial\eta} & 0\\ 0 & \frac{\partial x}{\partial\xi}\frac{\partial}{\partial\eta}-\frac{\partial x}{\partial\eta}\frac{\partial}{\partial\xi}\\ \frac{\partial x}{\partial\xi}\frac{\partial}{\partial\eta}-\frac{\partial x}{\partial\eta}\frac{\partial}{\partial\xi} & \frac{\partial y}{\partial\eta}\frac{\partial}{\partial\xi}-\frac{\partial y}{\partial\xi}\frac{\partial}{\partial\eta}\end{bmatrix}\begin{bmatrix}N_1 & 0 & N_2 & \cdot & \cdot & 0\\ 0 & N_1 & 0 & \cdot & \cdot & N_4\end{bmatrix}_{2\times8}$$

$$=\frac{1}{|[J]|}\begin{bmatrix}\frac{\partial y}{\partial\eta}\frac{\partial N_1}{\partial\xi}-\frac{\partial y}{\partial\xi}\frac{\partial N_1}{\partial\eta} & 0 & \cdot\ \cdot & \frac{\partial y}{\partial\eta}\frac{\partial N_4}{\partial\xi}-\frac{\partial y}{\partial\xi}\frac{\partial N_4}{\partial\eta} & 0\\ 0 & \frac{\partial x}{\partial\xi}\frac{\partial N_1}{\partial\eta}-\frac{\partial x}{\partial\eta}\frac{\partial N_1}{\partial\xi} & \cdot\ \cdot & 0 & \frac{\partial x}{\partial\xi}\frac{\partial N_4}{\partial\eta}-\frac{\partial x}{\partial\eta}\frac{\partial N_4}{\partial\xi}\\ \frac{\partial x}{\partial\xi}\frac{\partial N_1}{\partial\eta}-\frac{\partial x}{\partial\eta}\frac{\partial N_1}{\partial\xi} & \frac{\partial y}{\partial\eta}\frac{\partial N_1}{\partial\xi}-\frac{\partial y}{\partial\xi}\frac{\partial N_1}{\partial\eta} & \cdot\ \cdot & \frac{\partial x}{\partial\xi}\frac{\partial N_4}{\partial\eta}-\frac{\partial x}{\partial\eta}\frac{\partial N_4}{\partial\xi} & \frac{\partial y}{\partial\eta}\frac{\partial N_4}{\partial\xi}-\frac{\partial y}{\partial\xi}\frac{\partial N_4}{\partial\eta}\end{bmatrix}_{3\times8} \tag{4.71}$$

因为雅可比矩阵中的4个单元 $\left(\frac{\partial x}{\partial\xi},\frac{\partial y}{\partial\xi},\frac{\partial x}{\partial\eta},\frac{\partial y}{\partial\eta}\right)$ 已经在每个高斯点上计算过了,如例4.5所示,所以剩下要计算的只有 $\frac{\partial N_i}{\partial\xi}$、$\frac{\partial N_i}{\partial\eta}$。

$$\frac{\partial N_1}{\partial\xi}=\frac{-(1-\eta)}{4},\frac{\partial N_2}{\partial\xi}=\frac{(1-\eta)}{4},\frac{\partial N_3}{\partial\xi}=\frac{(1+\eta)}{4},\frac{\partial N_4}{\partial\xi}=\frac{-(1+\eta)}{4}$$

$$\frac{\partial N_1}{\partial\eta}=\frac{-(1-\xi)}{4},\frac{\partial N_2}{\partial\eta}=\frac{-(1+\xi)}{4},\frac{\partial N_3}{\partial\eta}=\frac{(1+\xi)}{4},\frac{\partial N_4}{\partial\eta}=\frac{(1-\xi)}{4}$$

对这类工作进行手工计算时,很容易出错。因此,需要编写一个计算机程序。为了演示这个概念,在式(4.71)中计算 B_{11},使用与例4.5相同的节点坐标。

$$B_{11}(\xi_1,\eta_1)=B_{11}(-0.577,-0.577)=\left[\frac{1}{|[J]|}\left(\frac{\partial y}{\partial\eta}\frac{\partial N_1}{\partial\xi}-\frac{\partial y}{\partial\xi}\frac{\partial N_1}{\partial\eta}\right)\right]_{(\xi_1,\eta_1)}$$

$$=\frac{1}{6.063\ 45}[2.021\ 15\times(-0.394\ 25)-0.021\ 15\times(-0.394\ 25)]=-0.13$$

同样,可以使用相同的程序来确定 B_{12}, B_{13}, …, B_{37}, B_{38},它们是 $[B(\xi_1,\eta_1)]$ 矩阵的剩余组成部分。然后使用相同的程序来确定 $[B(\xi_1,\eta_2)]$、$[B(\xi_2,\eta_2)]$、$[B(\xi_2,\eta_1)]$ 的其他3个高斯积分点。式(4.69)中单元刚度矩阵 $[k]$ 为

$$\begin{aligned}[k]_{8\times8}=&[B(\xi_1,\eta_1)]^T[E][B(\xi_1,\eta_1)]\,|[J(\xi_1,\eta_1)]|+[B(\xi_1,\eta_2)]^T[E][B(\xi_1,\eta_2)]\\&\times|[J(\xi_1,\eta_2)]|+[B(\xi_2,\eta_1)]^T[E][B(\xi_2,\eta_1)]\,|[J(\xi_2,\eta_1)]|\\&+[B(\xi_2,\eta_2)]^T[E][B(\xi_2,\eta_2)]\,|[J(\xi_2,\eta_2)]|。\end{aligned}$$

拥有满足计算所需的所有数值,因此只要所有节点坐标、杨氏模量和泊松比均已知,就可以确定单元刚度矩阵的所有数值项。显然,完成这项任务需要一台计算机。

4.5.4.2 三维单元刚度矩阵

三维六面体单元总共有 24 个自由度。因此,单元刚度矩阵的维数必须为 (24 × 24)。与二维单元一样,三维单元的刚度矩阵可表示为,

$$[k]_{24\times24} = \iiint [B]^{T}[E]_{6\times6}[B]dxdydz = \int_{-1}^{1}\int_{-1}^{1}\int_{-1}^{1}[B]^{T}[E][B]\mid[J]\mid d\xi d\eta d\zeta \quad (4.72)$$

与前面的例子类似,将使用高斯求积法对式(4.72)进行数值积分,以确定雅可比式和单元刚度矩阵。在每个方向取两个高斯点,总共得到 8 个积分点。这 8 个高斯点位于(−0.577, −0.577, −0.577)、(−0.577, 0.577, −0.577)、(0.577, 0.577, −0.577)、(0.577, −0.577, −0.577)、(−0.577, −0.577, 0.577)、(−0.577, 0.577, 0.577)、(0.577, 0.577, 0.577)和(0.577, −0.577, −0.577)。

$$f(\xi, \eta, \zeta) = [B]^{T}[E][B]\mid[J]\mid \quad (4.73)$$

单元刚度矩阵可由下式求得:

$$[k]_{24\times24} = \int_{-1}^{1}\int_{-1}^{1}\int_{-1}^{1} f(\xi, \eta, \zeta) \approx \sum_{i=1}^{2}\sum_{j=1}^{2}\sum_{k=1}^{2} W_iW_jW_k f(\xi_i, \eta_j, \zeta_k) \quad (4.74)$$

4.5.5 · 完全积分和缩减积分

从前面提到的几个例子中,可以清楚地看到,使用较少的高斯点的高斯求积可能会导致结果不准确。高斯点数量的最小要求可以由多项式的阶数确定。如果所选取的高斯点满足这个最小要求,则称为完全积分。如果选择较低的高斯点数,则该积分方案称为缩减积分。显然,为了模型预测的最佳准确性,应该始终使用完全积分。不幸的是,实际情况并非总是如此。因此,需要讨论不同的积分方案。

如例 4.6 所示,雅可比矩阵中的 4 项为 $\frac{\partial x}{\partial \xi} = \frac{\partial(\sum N_i x_i)}{\partial \xi}$, $\frac{\partial y}{\partial \xi} = \frac{\partial(\sum N_i y_i)}{\partial \xi}$, $\frac{\partial x}{\partial \eta} = \frac{\partial(\sum N_i x_i)}{\partial \eta}$, $\frac{\partial y}{\partial \eta} = \frac{\partial(\sum N_i y_i)}{\partial \eta}$。因此,由式(4.71)所示的雅可比矩阵计算得到的矩阵 $[B]$ 只包含线性多项式项。而式(4.73)中的函数 $f(\xi, \eta, \zeta)$ 涉及 $[B]^2$。因此,沿每个方向使用两个高斯点进行积分更为准确,也就是说,三维实体元的完整积分需要 8 个高斯点,对于 (2 × 2 × 2) = 8 点积分,沿 ξ、η 和 ζ 方向各需要 2 个高斯点。另一种积分方案,称为“缩减积分”,仅使用 1 点对一维 2 节点梁单元、二维 4 节点四边形单元和三维 8 节点实体单元进行积分。在用于二维平面或三维实体元的 8 点完全积分方案和 1 点缩减积分方案之间,存在选择性的缩减积分方案,其沿着一个(对于二维或三维问题)或两个(对于三维问题)预选方向从 2 点积分选择性地缩减为 1 点积分。当三维模型在 ξ 轴上要求较高的精度,而在其他两个轴上要求较低的精度时,可以采用 ξ 轴上 2 点高斯积分,在 η 轴和 ζ 轴上仅采用 1 点高斯积分。在这种情况下,高斯点的总数是 2 × 1 × 1 = 2。

从之前用于确定矩阵 [B] 的数值项的练习中，可以很容易地想象，当采用缩减积分方案时，计算代价将会大大降低。在缩减积分方案中，积分点位于单元的中心位置。因此，除非使用解析方法，否则应变/应力仅在单元的中心进行计算。

考虑到使用更多的高斯点会提高多项式方程的积分精度，基于缩减积分方案的有限元模型似乎会减少结果的精确度。然而，情况并非如此，因为在完全积分方案中使用的附加高斯点对那些不被降阶积分方案支持的变形模式提供了一定的阻力。换句话说，基于全积分格式建立的有限元模型通常比基于解析解计算的模型具有更刚性的性能。这种由于全积分方案引起的人工强化效应产生一个小得多的位移场（有时会减少几个数量级）的现象称为网格锁死。许多学术文章都致力于这个主题。感兴趣的读者应该考虑阅读这些文章，以便更好地理解这一现象。

4.5.6 · 零能模式

为了得到更好的精度和更低的计算成本，应始终使用缩减积分方案。不幸的是，这个方案有一个不良影响。如果有限元模型忽略了约束或约束不适当（边界条件），可能会出现所有节点位移相同的情况，导致单元内无应变存在。当单元内存在一些明显的节点位移但实际没有变形，并且单元内产生零应变（即零能量），这个情况称为零能模式。图 4.9 为二维平面单元的“刚体变形”模式。变形包括沿 x 轴或 y 轴的平移和绕 z 轴的旋转。在这些变形模式下，单元的尺寸和形状保持不变。由于所有节点具有相同的位移，单元内不存在应变。如前所述，忽略或使用不适当的模型约束会导致零能模式。通过修正边界条件可消除此问题。

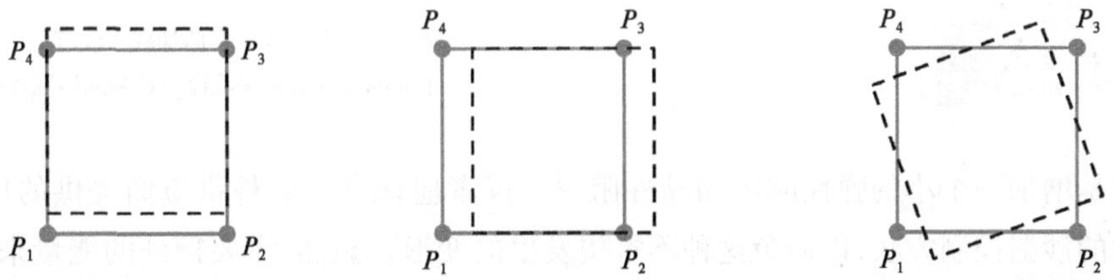

图 4.9　当单元只有刚体运动时，产生零应变能。左：沿 y 轴平移。中间：沿 x 轴平移。右：绕 z 轴旋转。

采用 4 节点平面和 8 节点实体单元的缩减积分方案时，还有一些变形模式不会产生应变能，如图 4.10 所示。一般而言，在高斯点处计算的应变是相当准确的。但是，对于远离积分点的区域，不能做出这样的断言。此外，当采用简化的 1 点积分方案时，单高斯点可能无法抵抗“类弯曲”变形模式，即单元的一侧处于压缩状态，而另一侧处于拉伸状态。在这种情况下，在单高斯点（单元的中心）将没有应变，因此这些变形模式会产生零应变能。这种现象通常用其他术语来描述，包括虚假模式、沙漏模式和不稳定性。

物理上不可能存在的模式叫虚假模式。当一组单元发生弯曲变形时，组合变形后的形状就像一组相互连接的沙漏，因此被称为沙漏模式。图 4.11 演示了股骨三点弯曲加载时的沙漏模式。本例为点加载，它比分布式加载更容易触发沙漏模式的发生。

由于三角形（二维）或四面体（三维）单元的表达方式，这些单元类型不会出现沙漏。为了防止不切实际的沙漏变形模式在其他单元类型中发生，需要进行适当的沙漏控制。减少沙漏发生的最

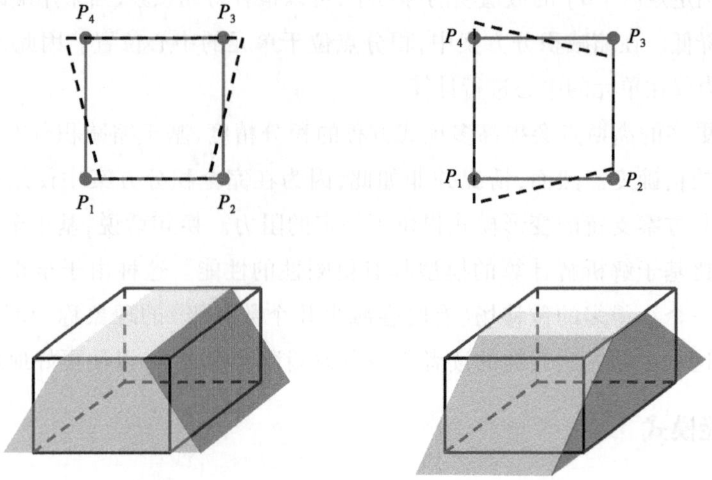

图 4.10 上图：两种弯曲变形模式在 4 节点平面单元中不产生应变能。下图：固体单元的两种典型的零能模式。

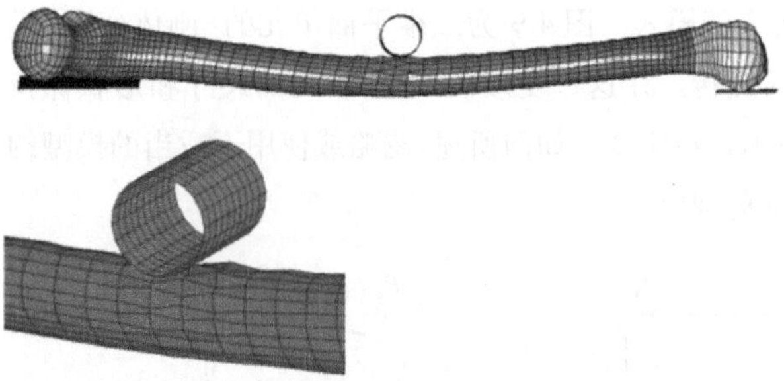

图 4.11 股骨 3 点弯曲加载。没有适当的沙漏控制，单元的形变看起来就像一系列的沙漏连接在一起。

流行的方法是增加一个小的弹性刚度和黏性阻尼。读者应该参考软件供应商提供的用户手册来选择最合适的沙漏控制方法，以避免这种不希望发生的变形。显然，需要额外的能量来防止沙漏，这需要密切监控。一般来说，应该评估沙漏能量与内能峰值的比值，以确定控制沙漏所耗费的能量是否合理。可接受的比值是整个有限元模型的比例<10%或每个部分的比例<10%。考虑这两个比率是为了防止一些特殊情况，即整个模型中的一小部分可能产生了非常高的沙漏百分比，但是由于其体积小，这种局部可见的高沙漏能量在整个模型的总沙漏能量中占的比例应当很小。

4.6 叠加法

到目前为止所讨论的杆、桁架和梁单元都是理想化的、现实世界不常见的结构。例如，一个真实的框架可以抵抗轴向载荷，但梁单元无法做到。此外，真实的梁即可以抵抗垂直的偏转（产生绕中性轴的旋转），也能抵抗扭转载荷（绕梁轴的旋转）。为这些真实结构确定单元刚度矩阵的第一步是从自然坐标系中建立单个等参单元形函数 $[N]$，应变-位移矩阵 $[B]$ 可以由形函数推导出来。通过 $[B]^T[E][B]$ 矩阵的积分，我们计算了单元刚度矩阵 $[k]$，前几节讨论了其公式化过程。举例来说，任何类型的等参单元形函数都可以通过每次将 1 个自由度设为 1 而其他自由度设为 0 来进行推导。这工作很乏味，应用叠加法是实现同样目标的一种更简单的方法。

叠加法隐含的意思是,结构在多种载荷条件下的总体响应可以通过将每种载荷计算出的响应求和而得到。例如,梁受力和力矩作用的变形可以通过单独由力和力矩引起的挠度的结合来进行计算。为了应用这一方法并获得适当的精度,所有涉及的单个系统必须是线性的。

4.6.1 · 二维框架单元的刚度矩阵

应用该原理的一个例子是拟三维 2 节点框架单元的刚度矩阵的推导,该框架单元由梁和杆的特性组合而成。虽然该单元类型实际上是一维单元,但它可以以任何方向定位,以便与三维结构中的其他单元连接。

如前所述,一个一维 2 节点杆单元有 2 个单轴平移自由度,一个一维 2 节点梁单元有 4 个自由度,2 个垂直偏转和 2 个旋转。图 4.12 是一个一维 2 节点的框架单元,其中一个梁单元和一个杆单元组合,总共 6 个自由度,使得每个节点都可以进行平移、挠曲和旋转。由于已知这两种组成单元类型的单元刚度矩阵,可以很容易地确定 $\{u_1 \quad w_1 \quad \theta_1 \quad u_2 \quad \theta_2\}^T$ 对应的单元刚度矩阵。一维 2 节点框架单元的刚度矩阵可表示为:

$$[k]_{框架} = [k]_{杆} + [k]_{梁} = \begin{bmatrix} \frac{AE}{L} & 0 & 0 & -\frac{AE}{L} & 0 & 0 \\ 0 & \frac{12EI}{L^3} & \frac{6EI}{L^2} & 0 & \frac{-12EI}{L^3} & \frac{6EI}{L^2} \\ 0 & \frac{6EI}{L^2} & \frac{4EI}{L} & 0 & \frac{-6EI}{L^2} & \frac{2EI}{L} \\ -\frac{AE}{L} & 0 & 0 & \frac{AE}{L} & 0 & 0 \\ 0 & \frac{-12EI}{L^3} & \frac{-6EI}{L^2} & 0 & \frac{12EI}{L^3} & \frac{-6EI}{L^2} \\ 0 & \frac{6EI}{L^2} & \frac{2EI}{L} & 0 & \frac{-6EI}{L^2} & \frac{4EI}{L} \end{bmatrix} \tag{4.75}$$

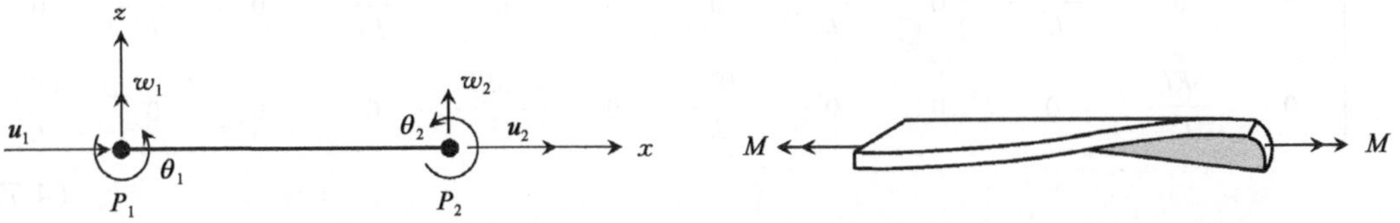

图 4.12 左:一个具有两个轴向位移、两个垂直位移和两个旋转的一维 2 节点框架单元,共 6 个自由度。右:对于一个三维 2 节点框架单元,需添加扭转自由度,对于三维 2 节点框架单元,总共需要 12 个自由度(每个节点 3 个平移和 3 个旋转自由度)。

4.6.2 · 2 节点拟三维框架单元的刚度矩阵

与一共有 6 个自由度的一维框架单元相比,2 节点伪三维框架单元本质上是定位在三维空间中的一维单元。该单元类型可以抵抗所有的 3 种平移变形和 3 种旋转变形,因此总共有 12 个自由度。这里,3 个旋转变形包括 2 个偏转和 1 个扭转。与受轴向载荷作用的杆件类似,由扭转刚度和扭转单元刚度矩阵所决定的控制方程可以写成:

$$M_x = GI_x \frac{d\theta_x}{dx} \text{和}[k] = \int_{-1}^{1} [B]^T GI_x [B] \mid [J] \mid d\xi = \frac{GI_x}{L}\begin{bmatrix} 1 & -1 \\ -1 & 1 \end{bmatrix} \tag{4.76}$$

其中 M_x 为绕 x 轴的扭转力矩,G 为剪切模量,I_x 为含 $I_x = I_y + I_z$ 的转动惯量扭转力矩,θ_x 为扭转力矩。应用叠加原理,对应于 $\{u_1 \quad v_1 \quad w_1 \quad \theta_{x1} \quad \theta_{y1} \quad \theta_{z1} \quad u_2 \quad v_2 \quad w_2 \quad \theta_{x2} \quad \theta_{y2} \quad \theta_{z2}\}^T$ 的 12 节点自由度的三维框架单元的单元刚度矩阵为:

$$[k] = \begin{bmatrix}
\frac{EA}{L} & 0 & 0 & 0 & 0 & 0 & \frac{-EA}{L} & 0 & 0 & 0 & 0 & 0 \\
0 & \frac{12EI_z}{L^3} & 0 & 0 & 0 & \frac{6EI_z}{L^2} & 0 & \frac{-12EI_z}{L^3} & 0 & 0 & 0 & \frac{6EI_z}{L^2} \\
0 & 0 & \frac{12EI_y}{L^3} & 0 & \frac{-6EI_y}{L^2} & 0 & 0 & 0 & \frac{-12EI_y}{L^3} & 0 & \frac{-6EI_y}{L^2} & 0 \\
0 & 0 & 0 & \frac{GI_x}{L} & 0 & 0 & 0 & 0 & 0 & \frac{-GI_x}{L} & 0 & 0 \\
0 & 0 & \frac{-6EI_y}{L^2} & 0 & \frac{4EI_y}{L} & 0 & 0 & 0 & \frac{6EI_y}{L^2} & 0 & \frac{2EI_y}{L} & 0 \\
0 & \frac{6EI_z}{L^2} & 0 & 0 & 0 & \frac{4EI_z}{L} & 0 & \frac{-6EI_z}{L^2} & 0 & 0 & 0 & \frac{2EI_z}{L} \\
\frac{-EA}{L} & 0 & 0 & 0 & 0 & 0 & \frac{EA}{L} & 0 & 0 & 0 & 0 & 0 \\
0 & \frac{-12EI_y}{L^3} & 0 & 0 & 0 & \frac{-6EI_y}{L^2} & 0 & \frac{12EI_z}{L^3} & 0 & 0 & 0 & \frac{-6EI_z}{L^2} \\
0 & 0 & \frac{-12EI_y}{L^3} & 0 & \frac{6EI_y}{L^2} & 0 & 0 & 0 & \frac{12EI_y}{L^3} & 0 & \frac{6EI_y}{L^2} & 0 \\
0 & 0 & 0 & \frac{-GI_x}{L} & 0 & 0 & 0 & 0 & 0 & \frac{GI_x}{L} & 0 & 0 \\
0 & 0 & \frac{-6EI_y}{L^2} & 0 & \frac{2EI_y}{L} & 0 & 0 & 0 & \frac{6EI_y}{L^2} & 0 & \frac{4EI_y}{L} & 0 \\
0 & \frac{6EI_z}{L^2} & 0 & 0 & 0 & \frac{2EI_z}{L} & 0 & \frac{-6EI_z}{L^2} & 0 & 0 & 0 & \frac{4EI_z}{L}
\end{bmatrix} \tag{4.77}$$

4.7 坐标转换

除了第 1 章中讨论的弹簧单元外,到目前为止讨论的所有单元类型都是为了与 x 轴或 y 轴对齐。这种几何排列在实际问题中并不常见。当单元与全局笛卡尔坐标系不一致时,可以将局部自然坐标系中已导出的单元刚度矩阵转换为全局坐标系,以减轻推导新刚度矩阵的负担。

如图 4.13 所示,梁单元 $P_1 - P_2$ 位于 $x - y$ 平面上,但未与 x 轴或 y 轴对齐。输入数据中假设已

知点 $P_1(x_1, y_1)$ 和点 $P_2(x_2, y_2)$ 的坐标、弹性模量(E)和钢筋横截面积(A)。此外,力位移方程以节点载荷矢量、单元刚度矩阵和节点位移的形式在自然坐标系 $\xi-\eta$ 中定义,如式(4.78)所示。

$$\begin{Bmatrix} f_{1\xi} \\ f_{2\xi} \end{Bmatrix} = \frac{EA}{L}\begin{bmatrix} 1 & -1 \\ -1 & 1 \end{bmatrix}\begin{Bmatrix} u_{1\xi} \\ u_{2\xi} \end{Bmatrix} \tag{4.78}$$

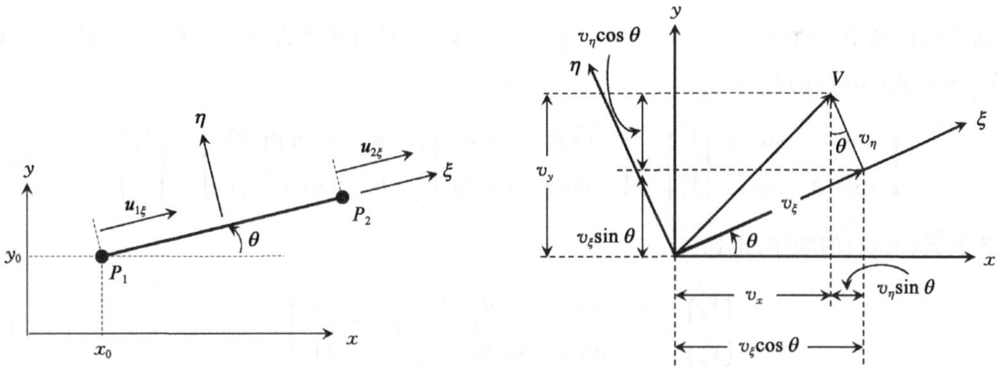

图 4.13 左:$\xi-\eta$ 坐标系中的一个梁单元,由 (x_0, y_0) 平移并逆时针旋转 θ。右:对于向量 V,(V_ξ 和 V_η) 相对于 (V_x 和 V_y) 的几何关系。

在合成所有单元刚度矩阵以形成全局刚度矩阵之前,所有单元刚度矩阵都需要基于同一坐标系。所有节点载荷矢量也必须转换到同一个全局坐标系中。经过这些步骤,可以构造出整体力-位移方程。通过求解整体力-位移方程,可以确定节点位移,这些位移也是在同一个整体坐标系中规定的。为了实现这一目标,引入了将局部 $\xi-\eta$ 系统的载荷矢量和刚度矩阵转换到全局 $x-y$ 系统的方法。

4.7.1 · 矢量的二维变换

在二维空间中,矢量 V 在 $x-y$ 坐标系中可以分解为 $\vec{V}=\overrightarrow{V_X}+\overrightarrow{V_Y}$,在 $\xi-\eta$ 坐标系中是 $\vec{V}=\overrightarrow{V_\xi}+\overrightarrow{V_\eta}$。注意 ξ、η 只是用来表示一个不同的坐标系,且 ξ、η 不受在自然坐标系中-1~1 范围的限制。根据图 4.13 所示的几何关系,V_x 和 V_y 的大小用 V_ξ 和 V_η 来表示可以写成:

$$V_x = V_\xi\cos\theta - V_\eta\sin\theta \tag{4.79}$$

$$V_y = V_\xi\sin\theta + V_\eta\cos\theta \tag{4.80}$$

可以把式(4.79)和式(4.80)写成矩阵形式:

$$\begin{Bmatrix} V_x \\ V_y \end{Bmatrix} = \begin{bmatrix} \cos\theta & -\sin\theta \\ \sin\theta & \cos\theta \end{bmatrix}\begin{Bmatrix} V_\xi \\ V_\eta \end{Bmatrix} \tag{4.81}$$

现在来定义 $[T]^{-1}$,称为逆变换矩阵或逆旋转矩阵,是专用于将二维向量从局部坐标系 $\xi-\eta$ 向全局坐标系 $x-y$ 逆时针旋转角度为 θ 转换矩阵。其中 $[T]^{-1}=\begin{bmatrix} \cos\theta & -\sin\theta \\ \sin\theta & \cos\theta \end{bmatrix}$。

因为 $[T][T]^{-1}=[T]^{-1}[T]=[I]$，其中 $[I]$ 是单位矩阵，可以轻松地计算 $[T]$ 为

$[T]=\begin{bmatrix}\cos\theta & \sin\theta\\ -\sin\theta & \cos\theta\end{bmatrix}$。

从线性代数中，可以确定 $[T]$ 的转置矩阵，$[T]^T$，将给定矩阵的所有行转换成列

$[T]^T=\begin{bmatrix}\cos\theta & -\sin\theta\\ \sin\theta & \cos\theta\end{bmatrix}$。

从这些计算中，注意到 $[T]^{-1}=[T]^T$。在线性代数中，具有此特性的矩阵称为正交矩阵。现在将 $[T]$ 乘以式(4.81)的两边：

$$\begin{bmatrix}\cos\theta & \sin\theta\\ -\sin\theta & \cos\theta\end{bmatrix}\begin{Bmatrix}V_x\\ V_y\end{Bmatrix}=\begin{bmatrix}\cos\theta & \sin\theta\\ -\sin\theta & \cos\theta\end{bmatrix}\begin{bmatrix}\cos\theta & -\sin\theta\\ \sin\theta & \cos\theta\end{bmatrix}\begin{Bmatrix}V_\xi\\ V_\eta\end{Bmatrix}=\begin{Bmatrix}V_\xi\\ V_\eta\end{Bmatrix} \tag{4.82}$$

逆转式(4.82)的顺序，得到：

$$\begin{Bmatrix}V_\xi\\ V_\eta\end{Bmatrix}=\begin{bmatrix}\cos\theta & \sin\theta\\ -\sin\theta & \cos\theta\end{bmatrix}\begin{Bmatrix}V_x\\ V_y\end{Bmatrix}=[T]\begin{Bmatrix}V_x\\ V_y\end{Bmatrix} \tag{4.83}$$

矩阵 $[T]$ 称为转换矩阵或旋转矩阵，它允许将二维向量从全局坐标系转换为局部坐标系。为了便于记忆，式(4.81)和式(4.83)按表4.2格式罗列在一个表格内。

表4.2 从局部坐标系到全局坐标系的矢量转换矩阵，反之亦然

项　目	V_ξ	V_η
V_x	$\cos\theta$	$-\sin\theta$
V_y	$\sin\theta$	$\cos\theta$

例如，使用表4.2如何在局部坐标系 V_ξ 和 V_η 中找到一个单元，请将目标部位局部分量下的列的条目与相应的全局组件向量 V_x 和 V_y 相乘，然后求和。例如，$V_\xi = V_x\cos\theta+V_y\sin\theta$，要查找全局组件的 V_x 和 V_y，请将目标行中的条目乘以相应的局部单元向量 V_ξ 和 V_η，然后求和。例如，$V_x = V_\xi\cos\theta + V_\eta\sin\theta$。

4.7.2 · 刚度矩阵的二维变换

4.7.2.1 二维梁单元刚度矩阵的旋转

由于矢量需要坐标变换，单元刚度矩阵需要先从局部坐标系转换到全局坐标系。对于未与 x 轴或 y 轴对齐的一维双节点梁单元，可以将 ξ 坐标系中的一维力-位移方程展开到二维 $\xi-\eta$ 平面中，如下所示：

$$\begin{Bmatrix}f_{1\xi}\\ f_{2\xi}\end{Bmatrix}=\frac{EA}{L}\begin{bmatrix}1 & -1\\ -1 & 1\end{bmatrix}\begin{Bmatrix}u_{1\xi}\\ u_{2\xi}\end{Bmatrix}\Rightarrow\begin{Bmatrix}f_{1\xi}\\ f_{1\eta}\\ f_{2\xi}\\ f_{2\eta}\end{Bmatrix}$$

$$= \frac{EA}{L}\begin{bmatrix} 1 & 0 & -1 & 0 \\ 0 & 0 & 0 & 0 \\ -1 & 0 & 1 & 0 \\ 0 & 0 & 0 & 0 \end{bmatrix}\begin{Bmatrix} u_{1\xi} \\ v_{1\eta} \\ u_{2\xi} \\ v_{2\eta} \end{Bmatrix} \tag{4.84}$$

从表 4.2 可以用全局坐标系写出在局部坐标系中描述的节点位移，如果 C 表示 $\cos\theta$，S 表示 $\sin\theta$，则节点位移的局部坐标系和全局坐标系之间的关系可以表示为：

$$\begin{Bmatrix} u_{1\xi} \\ v_{1\eta} \\ u_{2\xi} \\ v_{2\eta} \end{Bmatrix} = \begin{bmatrix} C & S & 0 & 0 \\ -S & C & 0 & 0 \\ 0 & 0 & C & S \\ 0 & 0 & -S & C \end{bmatrix}\begin{Bmatrix} u_{1x} \\ v_{1y} \\ u_{2x} \\ v_{2y} \end{Bmatrix} \tag{4.85}$$

注意式(4.85)中所示的变换矩阵可以表示为

$$\begin{bmatrix} C & S & 0 & 0 \\ -S & C & 0 & 0 \\ 0 & 0 & C & S \\ 0 & 0 & -S & C \end{bmatrix} = \begin{bmatrix} [T]_{2\times2} & [0]_{2\times2} \\ [0]_{2\times2} & [T]_{2\times2} \end{bmatrix}。$$

强调一下，这是一个二维变换。

同样，节点载荷向量的局部坐标系和全局坐标系之间的关系可以表示为：

$$\begin{Bmatrix} f_{1x} \\ f_{1y} \\ f_{2x} \\ f_{2y} \end{Bmatrix} = \begin{bmatrix} C & -S & 0 & 0 \\ S & C & 0 & 0 \\ 0 & 0 & C & -S \\ 0 & 0 & S & C \end{bmatrix}\begin{Bmatrix} f_{1\xi} \\ f_{1\eta} \\ f_{2\xi} \\ f_{2\eta} \end{Bmatrix} \tag{4.86}$$

通过将式(4.84)和式(4.85)代入式(4.86)，得到：

$$\begin{Bmatrix} f_{1x} \\ f_{1y} \\ f_{2x} \\ f_{2y} \end{Bmatrix} = \begin{bmatrix} C & -S & 0 & 0 \\ S & C & 0 & 0 \\ 0 & 0 & C & -S \\ 0 & 0 & S & C \end{bmatrix}\frac{EA}{L}\begin{bmatrix} 1 & 0 & -1 & 0 \\ 0 & 0 & 0 & 0 \\ -1 & 0 & 1 & 0 \\ 0 & 0 & 0 & 0 \end{bmatrix}\begin{Bmatrix} u_{1\xi} \\ v_{1\eta} \\ u_{2\xi} \\ v_{2\eta} \end{Bmatrix}$$

$$= \begin{bmatrix} C & -S & 0 & 0 \\ S & C & 0 & 0 \\ 0 & 0 & C & -S \\ 0 & 0 & S & C \end{bmatrix}\frac{EA}{L}\begin{bmatrix} 1 & 0 & -1 & 0 \\ 0 & 0 & 0 & 0 \\ -1 & 0 & 1 & 0 \\ 0 & 0 & 0 & 0 \end{bmatrix}\begin{bmatrix} C & S & 0 & 0 \\ -S & C & 0 & 0 \\ 0 & 0 & C & S \\ 0 & 0 & -S & C \end{bmatrix}\times\begin{Bmatrix} u_{1x} \\ v_{1y} \\ u_{2x} \\ v_{2y} \end{Bmatrix}$$

$$= [T]^T \frac{EA}{L}\begin{bmatrix} 1 & 0 & -1 & 0 \\ 0 & 0 & 0 & 0 \\ -1 & 0 & 1 & 0 \\ 0 & 0 & 0 & 0 \end{bmatrix}[T]\begin{Bmatrix} u_{1x} \\ v_{1y} \\ u_{2x} \\ v_{2y} \end{Bmatrix} \Rightarrow \{k\}_{全局} = [T]^T[k]_{局部}[T] \tag{4.87}$$

式(4.87)表明在全局坐标系中,2 节点梁单元的单元刚度矩阵可以使用旋转矩阵 $[T]$ 和局部坐标系表示的刚度矩阵来确定:

$$[k]_{全局} = [T]^T[k]_{局部}[T] = \frac{EA}{L}\begin{bmatrix} C^2 & CS & -C^2 & -CS \\ CS & S^2 & -CS & -S^2 \\ -C^2 & -CS & C^2 & CS \\ -CS & -S^2 & CS & S^2 \end{bmatrix} \tag{4.88}$$

式(4.88)与式(1.46)相同,式(1.46)中直接法用于推导梁的轴与 x 轴不一致的一维梁单元的刚度矩阵。显然,与直接法相比,矩阵旋转法更易于计算机编程。

4.7.2.2 二维梁单元刚度矩阵的旋转

与一维梁单元从一维域旋转到二维平面一样,梁单元的刚度矩阵可以使用式(4.87)计算。回想一下 2 节点梁单元的单元刚度矩阵是 $[k]_{局部} = \frac{EI}{L^3}\begin{bmatrix} 12 & 6L & -12 & 6L \\ 6L & 4L^2 & -6L & 2L^2 \\ -12 & -6L & 12 & -6L \\ 6L & 2L^2 & -6L & 4L^2 \end{bmatrix}$。

一个 2 节点梁单元逆时针旋转 θ 角,如图 4.14 所示。按照惯例梁单元设置为沿 ξ 轴。这个单元对于每个节点有 2 个自由度,分别为垂直挠曲(在 ζ 方向)和旋转(围绕 η 轴)。根据图中所示的几何关系,2 节点梁单元的垂直挠度和旋转可写成式(4.89),其中 C 表 $\cos\theta$, S 表示 $\sin\theta$。

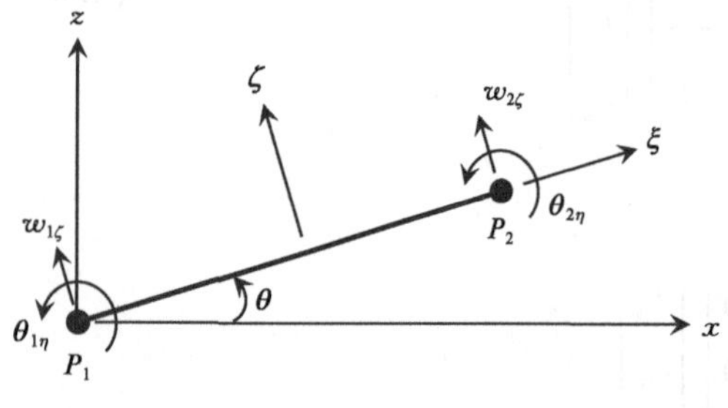

图 4.14 沿逆时针方向旋转的梁单元,角度为 θ。两个点的垂直挠曲添加了下标 ζ,以表示这两个位移处于局部坐标系中,根据几何关系可以确定 $\overrightarrow{W_{1\xi}} = \overrightarrow{W_{1x}} + \overrightarrow{W_{1z}} = -W_{1x}\sin\theta + W_{1z}\cos\theta$。

$$\begin{Bmatrix} w_{1\zeta} \\ w_{2\zeta} \end{Bmatrix} = \begin{bmatrix} -S & C & 0 & 0 \\ 0 & 0 & -S & C \end{bmatrix}\begin{Bmatrix} w_{1x} \\ w_{1z} \\ w_{2x} \\ w_{2z} \end{Bmatrix} \Rightarrow \begin{Bmatrix} w_{1\zeta} \\ \theta_{1\eta} \\ w_{2\zeta} \\ \theta_{2\eta} \end{Bmatrix} = \begin{bmatrix} -S & C & 0 & 0 & 0 & 0 \\ 0 & 0 & 1 & 0 & 0 & 0 \\ 0 & 0 & 0 & -S & C & 0 \\ 0 & 0 & 0 & 0 & 0 & 1 \end{bmatrix}\begin{Bmatrix} w_{1x} \\ w_{1z} \\ \theta_{1\eta} \\ w_{2x} \\ w_{2z} \\ \theta_{2\eta} \end{Bmatrix} \tag{4.89}$$

由式(4.87),可由局部坐标系导出的刚度矩阵计算出全局坐标系中的单元刚度矩阵,如下所示:

$$[k]_{全局}=[T]^T[k]_{局部}[T]$$

$$=\begin{bmatrix}-S&0&0&0\\C&0&0&0\\0&1&0&0\\0&0&-S&0\\0&0&C&0\\0&0&0&1\end{bmatrix}\frac{EI}{L^3}\begin{bmatrix}12&6L&-12&6L\\6L&4L^2&-6L&2L^2\\-12&-6L&12&-6L\\6L&2L^2&-6L&4L^2\end{bmatrix}\begin{bmatrix}-S&C&0&0&0&0\\0&0&1&0&0&0\\0&0&0&-S&C&0\\0&0&0&0&0&1\end{bmatrix}$$

$$=\frac{EI}{L^3}\begin{bmatrix}-12S&-6SL&12S&-6SL\\12C&6CL&-12C&6CL\\6L&4L^2&-6L&2L^2\\12S&6SL&-12S&6SL\\-12C&-6CL&12C&-6CL\\6L&2L^2&-6L&4L^2\end{bmatrix}\begin{bmatrix}-S&C&0&0&0&0\\0&0&1&0&0&0\\0&0&0&-S&C&0\\0&0&0&0&0&1\end{bmatrix}$$

$$=\frac{EI}{L^3}\begin{bmatrix}12S^2&-12SC&-6SL&-12S^2&12CS&-6SL\\-12SC&12C^2&6CL&12SC&-12C^2&6CL\\-6SL&6CL&4L^2&6SL&-6CL&2L^2\\-12S^2&12SC&6SL&12S^2&-12SC&6SL\\12SC&-12C^2&-6CL&-12SC&12C^2&-6CL\\-6SL&6CL&2L^2&6SL&-6CL&4L^2\end{bmatrix} \tag{4.90}$$

在式(4.89)中,当梁的轴线未与全局坐标系的 x 轴对齐时,ω_{1x} 和 ω_{2x} 分别是两个垂直挠度的 x 分量。需要注意不要将这些术语与轴向位移 u_1 和 u_2 混淆。如果想将 u_1 和 u_2 包含在框架单元中,则轴向位移导致的刚度需要叠加到式(4.90)中。

这两个算例表明,在全局坐标系下求单元刚度矩阵首先要正确识别旋转矩阵,得到旋转矩阵后由局部坐标系导出的单元刚度矩阵可以方便地转换到全局坐标系。这样所有与单元相关的信息都可以存储在同一个全局坐标系中,为应用有限元模型求解节点位移做准备。

4.7.3 · 倾斜边界条件的二维变换

边界条件有时不一定按照全局笛卡尔坐标方向来规定。例如,图 4.15 展示出了在 4 节点平面应力单元的 P_2 处应用了 α 度斜辊支座的边界条件。解决这种异常边界条件的方法之一是根据边界条件改变部分原始单元刚度矩阵 $[k]$,从而形成新的单元刚度矩阵 $[k']$(Griffiths, 1990)。然后可使用高斯消元法或其他方法计算节点位移。

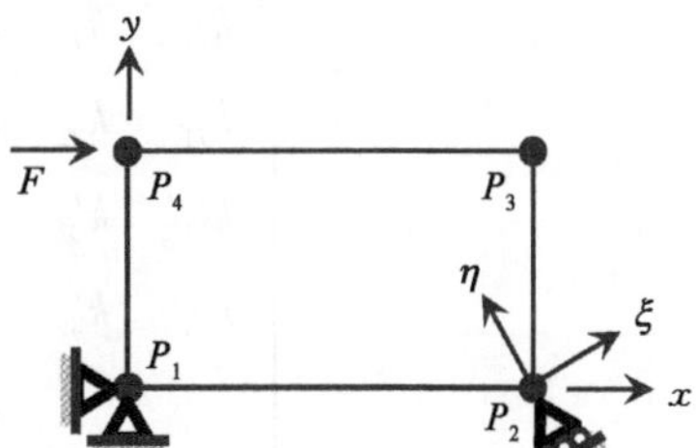

图 4.15　一种二维 4 节点平面应力单元,在 P_1 处有固定的边界条件,在 P_2 处有沿斜面的滚柱支承。

图 4.15 所示的单元允许每个节点有 2 个自由度(U 和 V),总共有 8 个自由度。在笛卡尔坐标系下,该单元的力-位移方程为:

$$\begin{bmatrix} k_{11} & k_{12} & k_{13} & k_{14} & k_{15} & k_{16} & k_{17} & k_{18} \\ & k_{22} & k_{23} & k_{24} & k_{25} & k_{26} & k_{27} & k_{28} \\ & & k_{33} & k_{34} & k_{35} & k_{36} & k_{37} & k_{38} \\ & S & & k_{44} & k_{45} & k_{46} & k_{47} & k_{48} \\ & Y & & & k_{55} & k_{56} & k_{57} & k_{58} \\ & M & & & & k_{66} & k_{67} & k_{68} \\ & M & & & & & k_{77} & k_{78} \\ & & & & & & & k_{88} \end{bmatrix} \begin{Bmatrix} u_1 \\ v_1 \\ u_2 \\ v_2 \\ u_3 \\ v_3 \\ u_4 \\ v_4 \end{Bmatrix} = \begin{Bmatrix} F_{1H} \\ F_{1V} \\ F_{2H} \\ F_{2V} \\ F_{3H} \\ F_{3V} \\ F_{4H} \\ F_{4V} \end{Bmatrix} \tag{4.91}$$

其中 H 表示水平分量,V 表示垂直分量。

可以将 P_1 处的全局坐标系边界条件描述为 $u_1 = v_1 = 0$;然而将局部坐标系中 P_2 处的滚柱支承条件描述为 $\eta_2 = 0$ 更加容易。根据几何关系,将转换和未转换的自由度作如下关联:

$$\begin{aligned} u_2 &= \xi_2 \cos\alpha - \eta_2 \sin\alpha \\ v_2 &= \xi_2 \cos\alpha + \eta_2 \sin\alpha \end{aligned} \tag{4.92}$$

注意,式(4.92)的形式与式(4.81)相同,但角度的振幅从 θ 变为 α,这是因为两个坐标系之间的几何关系相同。当然,同样的边界条件可以根据需要应用于任何节点。因此,可以重写式(4.92),而不是将式中的特定节点 P_2 表示为:

$$\begin{aligned} u &= \xi \cos\alpha - \eta \sin\alpha \\ v &= \xi \sin\alpha + \eta \cos\alpha \end{aligned} \tag{4.93}$$

基于新局部坐标系的边界条件仅适用于 P_2,因此受影响的原始刚度矩阵 $[k]$ 中唯一的条目是与 P_2 相关的自由度(即第三、第四行和第四列)。根据 Griffiths 法,写出变刚度矩阵 $[k']$:

$$\begin{bmatrix} k_{11} & k_{12} & k'_{13} & k'_{14} & k_{15} & k_{16} & k_{17} & k_{18} \\ k_{21} & k_{22} & k'_{23} & k'_{24} & k_{25} & k_{26} & k_{27} & k_{28} \\ k'_{31} & k'_{32} & k'_{33} & k'_{34} & k'_{35} & k'_{36} & k'_{37} & k'_{38} \\ k'_{41} & k'_{42} & k'_{43} & k'_{44} & k'_{45} & k'_{46} & k'_{47} & k'_{48} \\ & & k'_{53} & k'_{54} & k_{55} & k_{56} & k_{57} & k_{58} \\ SYM & & k'_{63} & k'_{64} & & k_{66} & k_{67} & k_{68} \\ & & k'_{73} & k'_{74} & & & k_{77} & k_{78} \\ & & k'_{83} & k'_{84} & & SYM & & k_{88} \end{bmatrix} \begin{Bmatrix} u_1 \\ v_1 \\ \xi_2 \\ \eta_2 \\ u_3 \\ v_3 \\ u_4 \\ v_4 \end{Bmatrix} = \begin{Bmatrix} F_{1H} \\ F_{1V} \\ F_{2\xi} \\ F_{2\eta} \\ F_{3H} \\ F_{3V} \\ F_{4H} \\ F_{4V} \end{Bmatrix} \tag{4.94}$$

式(4.94)中,$i=1, 2, 5, 6, 7, 8$,有:

$$k'_{i3} = k'_{3i} = k_{i3}\cos\alpha + k_{i4}\sin\alpha$$
$$k'_{i4} = k'_{4i} = -k_{i3}\sin\alpha + k_{i4}\cos\alpha \tag{4.95}$$

剩下的($i=3,\ 4$),有:

$$k'_{34} = k'_{43} = (k_{44} - k_{33})\sin\alpha\cos\alpha + k_{34}\cos 2\alpha$$
$$k'_{33} = k_{33}\cos^2\alpha + k_{34}\sin 2\alpha + k_{44}\sin^2\alpha \tag{4.96}$$
$$k'_{44} = k_{33}\sin^2\alpha - k_{34}\sin 2\alpha + k_{44}\cos^2\alpha$$

经过这些改造后,斜辊支座可以像典型的 x 轴或 y 轴方向的辊轴一样处理。因此,通过进一步计算消除第四行和第四列,可用于管理零位移边界条件 $\eta_2 = 0$。式(4.95)和式(4.96)用于将第三个和第四个自由度(对应于 P_2)从 $x-y$ 坐标转换到 $\xi-\eta$ 坐标。一般来说,与 $q\times q$ 刚度矩阵中的第 m 个和第 n 个自由度相关的倾斜支承可以通过替换与第 m 个和第 n 个自由度相关的条目,得到如下式:

$$k'_{im} = k'_{mi} = k_{im}\cos\alpha + k_{in}\sin\alpha$$
$$k'_{in} = k'_{ni} = -k_{im}\sin\alpha + k_{in}\cos\alpha \tag{4.97}$$

式中 $i=1,\ 2,\ \cdots,q$; $i\neq m$ 并且 $i\neq n$。另外:

$$k'_{mn} = k'_{nm} = (k_{nn} - k_{mm})\sin\alpha\cos\alpha + k_{mn}\cos 2\alpha$$
$$k'_{mm} = k_{mm}\cos^2\alpha + k_{mn}\sin 2\alpha + k_{nn}\sin^2\alpha \tag{4.98}$$
$$k'_{nn} = k_{mm}\sin^2\alpha - k_{mn}\sin 2\alpha + k_{nn}\cos^2\alpha$$

当多个节点具有相似的倾斜边界条件时,可以顺次应用相同的步骤进行处理。在传递完所有倾斜边界条件后,可以求解得到的力-位移方程。示例 4.7 演示了 Griffiths 法的应用。

例 4.7

一个 3 节点三单元桁架结构,每个单元具有恒定的 $EA=60$,在 P_1 处固定,在 P_2 处由滚柱支撑,在 P_3 处用 $F=100$ 的力加载,如图 4.16 所示。计算 P_2 和 P_3 处的节点位移。

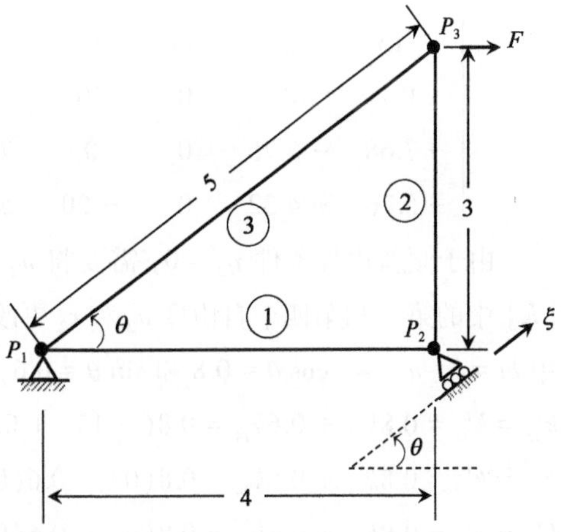

图 4.16 由 3 个节点和 3 个单元表示的三桁架结构。

求解方法

在这个二维桁架问题中,每个节点有 2 个伪自由度,共有 6 个自由度。对于单元 1,对应的 4 个自由度是 u_1、v_1、u_2 和 v_2。单元刚度矩阵写为

$$[k]_1 = \frac{EA}{L_1}\begin{bmatrix} 1 & 0 & -1 & 0 \\ 0 & 0 & 0 & 0 \\ -1 & 0 & 1 & 0 \\ 0 & 0 & 0 & 0 \end{bmatrix} = \begin{bmatrix} 15 & 0 & -15 & 0 \\ 0 & 0 & 0 & 0 \\ -15 & 0 & 15 & 0 \\ 0 & 0 & 0 & 0 \end{bmatrix}。$$

对于单元 2,对应的 4 个自由度是 u_2、v_2、u_3 和 v_3，单元刚度矩阵写为

$$[k]_2=\frac{EA}{L_2}\begin{bmatrix}0&0&0&0\\0&1&0&-1\\0&0&0&0\\0&-1&0&0\end{bmatrix}=\begin{bmatrix}0&0&0&0\\0&20&0&-20\\0&0&0&0\\0&-20&0&20\end{bmatrix}。$$

对于单元 3，$\cos\theta=0.8$ 和 $\sin\theta=0.6$，对应于 u_1、v_1、u_3 和 v_3 的单元刚度矩阵写为

$$[k]_3=\frac{EA}{L_3}\begin{bmatrix}C^2&CS&-C^2&-CS\\CS&S^2&-CS&-S^2\\-C^2&-CS&C^2&CS\\-CS&-S^2&CS&S^2\end{bmatrix}=\begin{bmatrix}7.68&5.76&-7.68&-5.76\\5.76&4.32&-5.76&-4.32\\-7.68&-5.76&7.68&5.76\\-5.76&-4.32&5.76&4.32\end{bmatrix}。$$

将这 3 个单元矩阵组合成全局刚度矩阵

$$[K]=\begin{bmatrix}15+7.68&5.76&-15&0&-7.68&-5.76\\5.76&4.32&0&0&-5.76&-4.32\\-15&0&15&0&0&0\\0&0&0&20&0&-20\\-7.68&-5.76&0&0&7.68&5.76\\-5.76&-4.32&0&-20&5.76&20+4.32\end{bmatrix}$$

$$=\begin{bmatrix}22.68&5.76&-15&0&-7.68&-5.76\\5.76&4.32&0&0&-5.67&-4.32\\-15&0&15&0&0&0\\0&0&0&20&0&-20\\-7.68&-5.76&0&0&7.68&5.76\\-5.76&-4.32&0&-20&5.76&24.32\end{bmatrix}。$$

由于倾斜边界条件 $\eta_2=0$，需要将 u_2 和 v_2 从全局坐标系转移到局部坐标系。因此，需要将 $[K]$ 中的第三和第四个自由度 u_2 和 v_2 更改为对应于 ξ_2 和 η_2 的 $[k']$。用式(4.97)和式(4.98)，其中 $m=3$、$n=4$、$\cos\theta=0.8$ 和 $\sin\theta=0.6$，以及对应于 $[k']$ 的第三、第四行和第四列的下述条目：

$k'_{13}=k'_{31}=0.8k_{13}+0.6k_{14}=0.8(-15)+0.6(0)=-12$

$k'_{23}=k'_{32}=0.8k_{23}+0.6k_{24}=0.8(0)+0.6(0)=0$

$k'_{53}=k'_{35}=0.8k_{53}+0.6k_{54}=0.8(0)+0.6(0)=0$

$k'_{63}=k'_{36}=0.8k_{63}+0.6k_{64}=0.8(0)+0.6(-20)=-12$

$k'_{14}=k'_{41}=-0.6k_{13}+0.8k_{14}=-0.6(-15)+0.8(0)=9$

$k'_{24}=k'_{42}=-0.6k_{23}+0.8k_{24}=-0.6(0)+0.8(0)=0$

$k'_{54}=k'_{45}=-0.6k_{53}+0.8k_{54}=-0.6(0)+0.8(0)=0$

$k'_{64}=k'_{46}=-0.6k_{63}+0.8k_{64}=-0.6(0)+0.8(-20)=-16$

$k'_{34}=k'_{43}=0.48(k_{44}-k_{33})+0.28k_{34}=0.48(20-15)+0.28(0)=2.4$

$k'_{33} = 0.64k_{33} + 0.96k_{34} + 0.36k_{44} = 0.64(15) + 0.96(0) + 0.36(20) = 16.8$

$k'_{44} = 0.36k_{33} - 0.96k_{34} + 0.64k_{44} = 0.36(15) - 0.96(0) + 0.64(20) = 18.2$

将这些对应的值替换为的第三和第四行和第四列 [K]，系统的整体力-位移方程变为

$$\begin{bmatrix} 22.68 & 5.76 & -12 & 9 & -7.68 & -5.76 \\ 5.76 & 4.32 & 0 & 0 & -5.76 & -4.32 \\ -12 & 0 & 16.8 & 2.4 & 0 & -12 \\ 9 & 0 & 2.4 & 18.2 & 0 & -16 \\ -7.68 & -5.76 & 0 & 0 & 7.68 & 5.76 \\ -5.76 & -4.32 & -12 & -16 & 5.76 & 24.32 \end{bmatrix} \begin{Bmatrix} u_1 \\ v_1 \\ \xi_2 \\ \eta_2 \\ u_3 \\ v_3 \end{Bmatrix} = \begin{Bmatrix} 0 \\ 0 \\ 0 \\ 0 \\ 100 \\ 0 \end{Bmatrix}。$$

这组联立方程的边界条件是 $u_1 = v_1 = \eta_2 = 0$；进一步消除第一、第二、第四行和第四列，得到下式：$\begin{bmatrix} 16.8 & 0 & -12 \\ 0 & 7.68 & 5.76 \\ -12 & 5.76 & 24.32 \end{bmatrix} \begin{Bmatrix} \xi_2 \\ u_3 \\ v_3 \end{Bmatrix} = \begin{Bmatrix} 0 \\ 100 \\ 0 \end{Bmatrix}$。

使用高斯消元法，节点位移为：$\begin{Bmatrix} \xi_2 \\ u_3 \\ v_3 \end{Bmatrix} = \begin{Bmatrix} -4.687\,5 \\ 17.942\,7 \\ -6.562\,5 \end{Bmatrix}$。

4.7.4 · 三维旋转

考虑一个三维空间中的向量 V，向量与 x、y 和 z 轴之间的夹角分别为 α、β 和 γ。向量的方向余弦由这 3 个角的余弦定义。类似地，如表 4.3 所示，两坐标系轴的方向余弦分别由 x、y、z 轴与 ξ、η、ζ 轴构成的 9 个角的余弦来定义。

表 4.3　各轴的方向余弦

项目	ξ 轴	η 轴	ζ 轴
x 轴	$l_1 = \cos(\angle x\xi)$	$l_1 = \cos(\angle x\eta)$	$l_1 = \cos(\angle x\zeta)$
y 轴	$m_1 = \cos(\angle y\xi)$	$m_1 = \cos(\angle y\eta)$	$m_1 = \cos(\angle y\zeta)$
z 轴	$n_1 = \cos(\angle z\xi)$	$n_1 = \cos(\angle z\eta)$	$n_1 = \cos(\angle z\zeta)$

例 4.8

在图 4.13 中，识别轴的方向余弦。

求解方法

在 $x-y-z$ 全局坐标系和 $\xi-\eta-\zeta$ 坐标系中，两个轴之间形成的 9 个角分别为：$\angle x\xi = \theta$，$\angle x\eta = \dfrac{\prod}{2} + \theta$，$\angle x\zeta = \dfrac{\prod}{2}$，$\angle y\xi = \dfrac{\prod}{2} - \theta$，$\angle y\eta = \theta$，$\angle y\zeta = \dfrac{\prod}{2}$，$\angle z\xi = \dfrac{\prod}{2}$，$\angle z\eta = \dfrac{\prod}{2}$，$\angle z\zeta = 0$。

因此,各轴的方向余弦如下表所示:

项　目	ξ 轴	η 轴	ζ 轴
x 轴	$l_1 = \cos\theta$	$l_1 = \cos\left(\frac{\pi}{2}+\theta\right) = -\sin\theta$	$l_1 = \cos\left(\frac{\pi}{2}\right) = 0$
y 轴	$m_1 = \cos\left(\frac{\pi}{2}-\theta\right) = \sin\theta$	$m_1 = \cos\theta$	$m_1 = \cos\left(\frac{\pi}{2}\right) = 0$
z 轴	$n_1 = \cos\left(\frac{\pi}{2}\right) = 0$	$n_1 = \cos\left(\frac{\pi}{2}\right) = 0$	$n_1 = \cos(0) = 1$

例 4.6 中的结果与表 4.2 中的结果具有相同的形式。根据表 4.3,可以很容易地将局部坐标系中节点位移与全局坐标系之间的关系写成:

$$\begin{Bmatrix} u(\xi, \eta, \zeta) \\ v(\xi, \eta, \zeta) \\ w(\xi, \eta, \zeta) \end{Bmatrix} = \begin{bmatrix} l_1 & m_1 & n_1 \\ l_2 & m_2 & n_2 \\ l_3 & m_3 & n_3 \end{bmatrix} \begin{Bmatrix} u(x, y, z) \\ v(x, y, z) \\ w(x, y, z) \end{Bmatrix} = [T] \begin{Bmatrix} u(x, y, z) \\ v(x, y, z) \\ w(x, y, z) \end{Bmatrix} \tag{4.99}$$

其中, $[T]$ 是旋转矩阵或变换矩阵, l_1, l_2, l_3, m_1, m_2, m_3 是轴的方向余弦。因为 $[T]$ 是一个正交矩阵,我们也可写成下式:

$$\begin{Bmatrix} u(x, y, z) \\ v(x, y, z) \\ w(x, y, z) \end{Bmatrix} = [T]^T \begin{Bmatrix} u(\xi, \eta, \zeta) \\ v(\xi, \eta, \zeta) \\ w(\xi, \eta, \zeta) \end{Bmatrix} = \begin{bmatrix} l_1 & l_2 & l_3 \\ m_1 & m_2 & m_3 \\ n_1 & n_2 & n_3 \end{bmatrix} \begin{Bmatrix} u(\xi, \eta, \zeta) \\ v(\xi, \eta, \zeta) \\ w(\xi, \eta, \zeta) \end{Bmatrix} \tag{4.100}$$

与式(4.99)和式(4.100)形式相同的方程式可用于其他矢量的传递,如将节点坐标、节点力和运动从一个坐标系传递到另一个坐标系。由局部坐标系中导出的单元刚度矩阵在二维全局坐标系中形成单元刚度矩阵,用类似的方式可以将全局坐标系中的三维单元刚度矩阵描述为 $\{k\}_{全局} = [T]^T[k]_{局部}[T]$, 如式(4.87)所示。

4.8　使用一个数字示例作本节摘要

至此已经给出了所有的解释,读者一定想知道如何使用这些方程来编写一个有限元软件程序以求解一个简单有限元问题的解。示例 4.8 总结了使用高斯求积从单元形函数 $[N]$ 确定矩阵 $[B]$ 和 $[k]$ 的概念。一旦找到所有的单元刚度矩阵,它们就可以组合成全局刚度矩阵。应用边界条件和载荷条件求解节点位移。甚至对于一个非常简单的问题,通过这些过程求解相当繁琐,尤其是手动计算的情况。一旦用计算机程序求解,有限元法的优点就显而易见了。

例 4.9

考虑一个 4 节点的二维平面应力单元,其边缘 $P_1 - P_4$ 与局部 t 轴对齐,如图 4.17A 所示。此外,一组一致的单位中的常数为 $E = 30\,000\,000$、$v = 0.3$ 和厚度 $t = 0.1$。该单元在 P_1 和 P_4 处有固定的边界条件,沿负 t 轴在 P_2 处加载,沿 s 轴在 P_3 处加载。

(1) 求雅可比矩阵和雅可比式。

(2) 从 4 个高斯积分点的全局坐标系建立 4 个矩阵 $[B]$。

(3) 从矩阵 $[B]$ 中确定矩阵 $[k]$。

(4) 装配结构的刚度矩阵 $[K]$。

(5) 计算节点载荷矢量。

(6) 应用边界条件,计算全局坐标系中的节点位移 u_1、v_2、u_3、v_3。

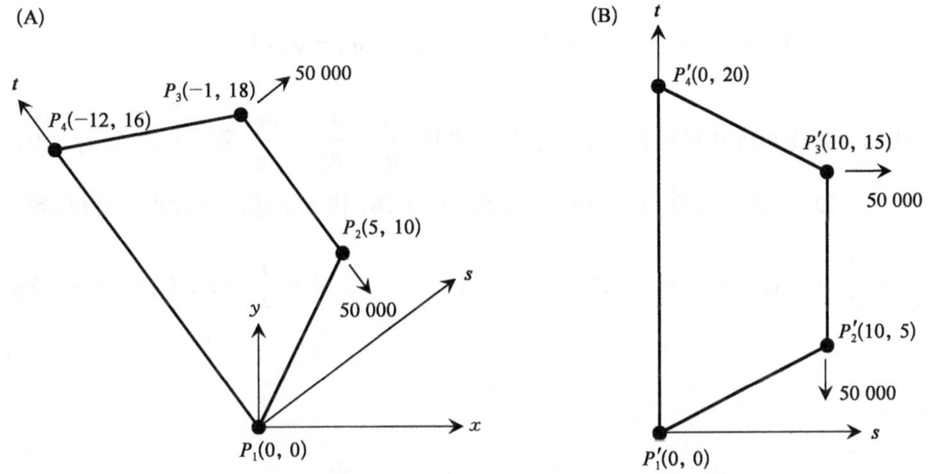

图 4.17 (A) 沿负 t 轴在 P_2 和正 s 轴加载的四边形单元在 P_3 和(B) 处,旋转单元直至 $P'_1 - P'_4$ 边缘与 y 轴对齐。旋转后,载荷沿 P_2 的负 t 轴和 P_3 的正 s 轴。

求解方法

基于等参公式,解决了图 4.17A 中概述的问题。由于采用了雅可比变换,公式变换为全局 $x-y$ 坐标系。因此,计算的所有节点位移也都在全局 $x-y$ 坐标系中。

步骤 1: 在 4 个高斯点上找到 4 个雅可比式

4 节点二维平面应力单元的等参坐标系形函数为:

$$N_1 = \frac{(1-\xi)(1-\eta)}{4}, N_2 = \frac{(1+\xi)(1-\eta)}{4}, N_3 = \frac{(1+\xi)(1+\eta)}{4}, N_4 = \frac{(1-\xi)(1+\eta)}{4} \tag{4.101}$$

从这 4 个形函数中,单元中任何物理量都可以表示为:

$$\varphi = \sum_{i=1}^{4} N_i \varphi_i \tag{4.102}$$

现在导出 $\dfrac{\partial \varphi}{\partial \zeta}$ 和 $\dfrac{\partial \varphi}{\partial \eta}$ 的计算公式:

$$\frac{\partial \varphi}{\partial \xi} = \frac{\partial N_1}{\partial \xi}\varphi_1 + \frac{\partial N_2}{\partial \xi}\varphi_2 + \frac{\partial N_3}{\partial \xi}\varphi_3 + \frac{\partial N_4}{\partial \xi}\varphi_4$$

$$= \frac{1}{4}[(-1+\eta)\varphi_1 + (1-\eta)\varphi_2 + (1+\eta)\varphi_3 - (1+\eta)\varphi_4]$$

$$= \frac{1}{4}[(-\varphi_1 + \varphi_2 + \varphi_3 - \varphi_4) + \eta(\varphi_1 - \varphi_2 + \varphi_3 - \varphi_4)]$$

$$\frac{\partial \varphi}{\partial \eta} = \frac{\partial N_1}{\partial \eta}\varphi_1 + \frac{\partial N_2}{\partial \eta}\varphi_2 + \frac{\partial N_3}{\partial \eta}\varphi_3 + \frac{\partial N_4}{\partial \eta}\varphi_4$$

$$= \frac{1}{4}[(-1+\xi)\varphi_1 - (1+\xi)\varphi_2 + (1+\xi)\varphi_3 + (1-\xi)\varphi_4]$$

$$= \frac{1}{4}[(-\varphi_1 - \varphi_2 + \varphi_3 + \varphi_4) + \xi(\varphi_1 - \varphi_2 + \varphi_3 - \varphi_4)] \tag{4.103}$$

为了找到雅可比矩阵和雅可比式，首先需要找到 $\frac{\partial x}{\partial \zeta}$、$\frac{\partial y}{\partial \zeta}$、$\frac{\partial x}{\partial \eta}$ 和 $\frac{\partial y}{\partial \eta}$。令 $x_1 = 0$、$x_2 = 5$、$x_3 =- 1$、$x_4 =- 12$，以及 $y_1 = 0$、$y_2 = 10$、$y_3 = 18$、$y_4 = 16$，代入上述两个方程，可以得到：

$$\frac{\partial x}{\partial \xi} = \frac{1}{4}[(-x_1 + x_2 + x_3 - x_4) + \eta(x_1 - x_2 + x_3 - x_4)] = \frac{1}{4}(16 + 6\eta) = 4 + 1.5\eta \tag{4.104}$$

同样，

$$\frac{\partial y}{\partial \xi} = 3 - 2\eta, \frac{\partial x}{\partial \eta} =- 4.5 + 1.5\xi, \frac{\partial y}{\partial \eta} = 6 - 2\xi \tag{4.105}$$

把上述4个偏导数带入到雅可比矩阵中，可以得到如下的雅可比矩阵和雅可比式：

$$[J] = \begin{bmatrix} \frac{\partial x}{\partial \xi} & \frac{\partial y}{\partial \xi} \\ \frac{\partial x}{\partial \eta} & \frac{\partial y}{\partial \eta} \end{bmatrix} = \begin{bmatrix} 4 + 1.5\eta & 3 - 2\eta \\ -4.5 + 1.5\xi & 6 - 2\xi \end{bmatrix}, |[J]| = 37.5 - 12.5\xi \tag{4.106}$$

在这个4节点平面应力单元中，同样需要4个高斯积分点来进行全高斯求积。这4个高斯点的自然坐标如下所示：

$$G_1(-0.577\,3,\ -0.577\,3), G_2(-0.577\,3,\ 0.577\,3), G_3(0.577\,3,\ 0.577\,3),\ G_4(0.577\,3,\ -0.577\,3) \tag{4.107}$$

对应于4个高斯点 G_1、G_2、G_3 和 G_4 的4个雅可比式可以通过在雅可比矩阵或雅可比行列式中插入 ζ 和 η 值来计算。为向读者展示计算步骤，我们计算了 $J(G_1)$。在实际应用中，可以编写一个计算机程序来计算雅可比式。

$$|[J]_{G_1}| = \begin{vmatrix} 4 + 1.5\eta & 3 - 2\eta \\ -4.5 + 1.5\xi & 6 - 2\xi \end{vmatrix} = \begin{vmatrix} 4 + 1.5 \times (-0.577\,3) & 3 - 2 \times (-0.577\,3) \\ -4.5 + 1.5 \times (-0.577\,3) & 6 - 2 \times (-0.577\,3) \end{vmatrix}$$

$$= \begin{vmatrix} 3.134\,05 & 4.154\,6 \\ -5.365\,95 & 7.154\,6 \end{vmatrix} = 44.716\,25,$$

或 $|[J]| = 37.5 - 12.5\xi = 37.5 - 12.5 \times (-0.577\,3) = 44.716\,25$ (4.108)

应用同样的计算过程，可以得到 $J(G_2)=44.716\ 25$、$J(G_3)=30.283\ 75$、$J(G_4)=30.283\ 75$。

步骤 2：找到与 4 个高斯积分点相关的 4 个 $[B]$ 矩阵

从式(4.71)可以知道，二维 4 节点等参平面应力单元的 3×8 矩阵 $[B]$ 写为：

$$[B]_{3\times 8}=\frac{1}{|[J]|}\begin{bmatrix} \frac{\partial y}{\partial \eta}\frac{\partial}{\partial \xi}-\frac{\partial y}{\partial \xi}\frac{\partial}{\partial \eta} & 0 \\ 0 & \frac{\partial x}{\partial \xi}\frac{\partial}{\partial \eta}-\frac{\partial x}{\partial \eta}\frac{\partial}{\partial \xi} \\ \frac{\partial x}{\partial \xi}\frac{\partial}{\partial \eta}-\frac{\partial x}{\partial \eta}\frac{\partial}{\partial \xi} & \frac{\partial y}{\partial \eta}\frac{\partial}{\partial \xi}-\frac{\partial y}{\partial \xi}\frac{\partial}{\partial \eta} \end{bmatrix}_{3\times 2}\begin{bmatrix} N_1 & 0 & N_2 & \cdot & \cdot & 0 \\ 0 & N_1 & 0 & \cdot & \cdot & N_4 \end{bmatrix}_{2\times 8}$$

$$[B]_{3\times 8}=\frac{1}{4}\times\frac{1}{|[J]|}\times\begin{bmatrix} \frac{\partial y}{\partial \eta}(\eta-1)-\frac{\partial y}{\partial \xi}(\xi-1) & 0 & \frac{\partial y}{\partial \eta}(1-\eta)-\frac{\partial y}{\partial \xi}(-1-\xi) & 0 & \frac{\partial y}{\partial \eta}(1+\eta)-\frac{\partial y}{\partial \xi}(1+\xi) & 0 & \frac{\partial y}{\partial \eta}(-1-\eta)-\frac{\partial y}{\partial \xi}(1-\xi) & 0 \\ 0 & \frac{\partial x}{\partial \xi}(\xi-1)-\frac{\partial x}{\partial \eta}(\eta-1) & 0 & \frac{\partial x}{\partial \xi}(-1-\xi)-\frac{\partial x}{\partial \eta}(1-\eta) & 0 & \frac{\partial x}{\partial \xi}(1+\xi)-\frac{\partial x}{\partial \eta}(1+\eta) & 0 & \frac{\partial x}{\partial \xi}(1-\xi)-\frac{\partial x}{\partial \eta}(-\eta-1) \\ \frac{\partial x}{\partial \xi}(\xi-1)-\frac{\partial x}{\partial \eta}(\eta-1) & \frac{\partial y}{\partial \eta}(\eta-1)-\frac{\partial y}{\partial \xi}(\xi-1) & \frac{\partial x}{\partial \xi}(-1-\xi)-\frac{\partial x}{\partial \eta}(1-\eta) & \frac{\partial y}{\partial \eta}(1-\eta)-\frac{\partial y}{\partial \xi}(-1-\xi) & \frac{\partial x}{\partial \xi}(1+\xi)-\frac{\partial x}{\partial \eta}(1+\eta) & \frac{\partial y}{\partial \eta}(1+\eta)-\frac{\partial y}{\partial \xi}(1+\xi) & \frac{\partial x}{\partial \xi}(1-\xi)-\frac{\partial x}{\partial \eta}(-\eta-1) & \frac{\partial y}{\partial \eta}(-1-\eta)-\frac{\partial y}{\partial \xi}(1-\xi) \end{bmatrix} \tag{4.109}$$

由于步骤 1 中已经计算了 $\frac{\partial x}{\partial \zeta}$、$\frac{\partial y}{\partial \zeta}$、$\frac{\partial x}{\partial \eta}$ 和 $\frac{\partial y}{\partial \eta}$，因此可以使用计算机程序从上述方程中确定矩阵 $[B]$。在这里，计算 B_{11} 并展示如下：

$$B_{11}=\frac{1}{4}\times\frac{1}{|[J]|}\times\left[\frac{\partial y}{\partial \eta}(\eta-1)-\frac{\partial y}{\partial \xi}(\xi-1)\right]$$

$$=\frac{1}{4|[J]|}\times[(6-2\xi)(\eta-1)-(3-2\eta)(\xi-1)]$$

$$B_{11}(G_1)=\frac{1}{4|[J]|_{G_1}}\times\{[6-2(-0.577\ 3)][(-0.577\ 3)-1]$$
$$-[3-2(-0.577\ 3)][(-0.577\ 3)-1]\}=-0.026\ 455$$

$$B_{11}(G_2)=\frac{1}{4|[J]|_{G_2}}\times\{[6-2(-0.577\ 3)][(0.577\ 3)-1]$$
$$-[3-2(0.577\ 3)][(-0.577\ 3)-1]\}=-0.000\ 635$$

$$B_{11}(G_3)=\frac{1}{4|[J]|_{G_3}}\times\{[6-2(0.577\ 3)][(0.577\ 3)-1]$$
$$-[3-2(0.577\ 3)][(0.577\ 3)-1]\}=-0.010\ 468$$

$$B_{11}(G_4)=\frac{1}{4|[J]|_{G_4}}\times\{[6-2(0.577\ 3)][(-0.577\ 3)-1]$$
$$-[3-2(-0.577\ 3)][(0.577\ 3)-1]\}=-0.048\ 595$$

在完成所有计算后，基于 4 个不同的高斯点可以得到的如下 4 个矩阵 $[B]$。在这里提供给读者，供读者核验自己的计算结果。

$$[B(G_1)]=\begin{bmatrix} -0.0265 & 0.0000 & 0.0729 & 0.0000 & 0.0071 & 0.0000 & -0.0535 & 0.0000\\ 0.0000 & -0.0750 & 0.0000 & 0.0399 & 0.0000 & 0.0201 & 0.0000 & 0.0150\\ -0.0750 & -0.0265 & 0.0399 & 0.0729 & 0.0201 & 0.0071 & 0.0150 & -0.0535 \end{bmatrix}$$

$$[B(G_2)]=\begin{bmatrix} -0.0006 & 0.0000 & 0.0213 & 0.0000 & 0.0587 & 0.0000 & -0.0794 & 0.0000\\ 0.0000 & -0.0556 & 0.0000 & 0.0012 & 0.0000 & 0.0588 & 0.0000 & -0.0044\\ -0.0556 & -0.0006 & 0.0012 & 0.0213 & 0.0588 & 0.0587 & -0.0044 & -0.0794 \end{bmatrix}$$

$$[B(G_3)]=\begin{bmatrix} -0.0105 & 0.0000 & 0.0409 & 0.0000 & 0.0391 & 0.0000 & -0.0695 & 0.0000\\ 0.0000 & -0.02 & 0.0000 & -0.0507 & 0.0000 & 0.1107 & 0.0000 & -0.0303\\ -0.0297 & -0.0105 & -0.0507 & 0.0409 & 0.1107 & 0.0391 & -0.0303 & -0.0695 \end{bmatrix}$$

$$[B(G_4)]=\begin{bmatrix} -0.0486 & 0.0000 & 0.1172 & 0.0000 & -0.0372 & 0.0000 & -0.0314 & 0.0000\\ 0.0000 & -0.0583 & 0.0000 & 0.0065 & 0.0000 & 0.0535 & 0.0000 & -0.0017\\ -0.0583 & -0.0486 & 0.0065 & 0.1172 & 0.0535 & -0.0372 & -0.0017 & -0.0314 \end{bmatrix}$$

步骤 3：找到单元刚度矩阵 $[k]$

从式(4.67)中可以知道，二维 4 节点平面应力单元的刚度矩阵，可以通过高斯求积近似得到为：

$$[k]_{8\times 8}=\int_V [B]^T[E][B]dV=\iint_A [B]^T[E][B]tdA$$
$$=\int_{-1}^{1}\int_{-1}^{1}[B]^T t[E][B]\,|\,[J]\,|\,d\xi d\eta \approx \sum_{i=1}^{4}[B(G_i)]^T t[E][B(G_i)]\,|\,[J(G_i)]\,| \tag{4.110}$$

通过从行到列的转换，可以很容易地从 $[B(G_i)]$ 转换为 $[B(G_i)]^T$。此外，为了方便起见，在此列出先前表示平面应力单元弹性常数的式(1.22)：

$$\begin{Bmatrix}\sigma_{xx}\\ \sigma_{yy}\\ \tau_{xy}\end{Bmatrix}=\frac{E}{1-\nu^2}\begin{bmatrix}1 & \nu & 0\\ \nu & 1 & 0\\ 0 & 0 & \dfrac{1-\nu}{2}\end{bmatrix}\begin{Bmatrix}\varepsilon_{xx}\\ \varepsilon_{yy}\\ \gamma_{xy}\end{Bmatrix}。$$

对于这个问题，可以令 $E=30\times 10^6$，$t=0.1$ 和 $\nu=0.3$，可以得到下式：

$$t[E]=\frac{Et}{1-v^2}\begin{bmatrix}1 & v & 0\\ v & 1 & 0\\ 0 & 0 & \dfrac{1-v}{2}\end{bmatrix}=\frac{30\times 10^6\times 0.1}{1-0.09}\begin{bmatrix}1 & 0.3 & 0\\ 0.3 & 1 & 0\\ 0 & 0 & 0.35\end{bmatrix}=10^6\times\begin{bmatrix}300 & 90 & 0\\ 90 & 300 & 0\\ 0 & 0 & 105\end{bmatrix}。$$

以第一高斯点 G_1 为例，利用式(4.110)计算出 $[k(G_1)]$：

$$[k(G_1)] = [B(G_1)]^T t[E][B(G_1)] \mid [J(G_1)] \mid$$

$$= 10^6 \times \begin{bmatrix} -0.0265 & 0 & -0.0750 \\ 0 & -0.0750 & -0.0265 \\ 0.0729 & 0 & 0.0399 \\ 0 & 0.0399 & 0.0729 \\ 0.0071 & 0 & 0.0201 \\ 0 & 0.0201 & 0.0071 \\ -0.0535 & 0 & 0.0150 \\ 0 & 0.0150 & -0.0535 \end{bmatrix} \times \begin{bmatrix} 300 & 90 & 0 \\ 90 & 300 & 0 \\ 0 & 0 & 105 \end{bmatrix}$$

$$\times \begin{bmatrix} -0.0265 & 0.0000 & 0.0729 & 0.0000 & 0.0071 & 0.0000 & -0.0535 & 0.0000 \\ 0.0000 & -0.0750 & 0.0000 & 0.0399 & 0.0000 & 0.0201 & 0.0000 & 0.0150 \\ -0.0750 & -0.0265 & 0.0399 & 0.0729 & 0.0201 & 0.0071 & 0.0150 & -0.0535 \end{bmatrix} \times [J(G_1)]$$

$$= 10^6 \times \begin{bmatrix} 0.3931 & 0.1900 & -0.4387 & -0.3287 & -0.1053 & -0.0509 & 0.1510 & 0.1896 \\ 0.1900 & 0.8644 & -0.2962 & -0.5405 & -0.0509 & -0.2316 & 0.1571 & -0.0922 \\ -0.4387 & -0.2962 & 0.8658 & 0.2788 & 0.1176 & 0.0794 & -0.0383 & -0.0620 \\ -0.3287 & -0.5405 & 0.2788 & 0.5091 & 0.0881 & 0.1449 & -0.0405 & -0.1134 \\ -0.1053 & -0.0509 & 0.1176 & 0.0881 & 0.0282 & 0.0136 & -0.0405 & -0.0508 \\ -0.0509 & -0.2316 & 0.0794 & 0.1449 & 0.0136 & 0.0621 & -0.0421 & 0.0247 \\ 0.1510 & 0.1571 & -0.5447 & -0.0383 & -0.0405 & -0.0421 & 0.4342 & -0.0767 \\ 0.1896 & -0.0922 & -0.0620 & -0.1134 & -0.0508 & 0.0247 & -0.0767 & 0.1809 \end{bmatrix} \tag{4.111}$$

重复以上的过程可以计算出 $[k(G_2)]$、$[k(G_3)]$ 和 $[k(G_4)]$。一旦完成这些计算之后，可以将 4 个矩阵 $[k(G_i)]$ 相加，以确定单元刚度矩阵 $[k]$。很明显，可以使用计算机程序来进行这些计算。下面列出的结果可以供读者核验其计算结果。

$$[k(G_2)] = 10^6 \times$$

$$\begin{bmatrix} 0.1595 & 0.0034 & -0.0054 & -0.0610 & -0.1701 & -0.1701 & 0.0201 & 0.2278 \\ 0.0034 & 0.4556 & -0.0523 & -0.0104 & -0.1463 & -0.4839 & 0.1953 & 0.0387 \\ -0.0054 & -0.0523 & 0.0668 & 0.0024 & 0.1877 & 0.0589 & -0.2491 & -0.0090 \\ -0.0610 & -0.0104 & 0.0024 & 0.0235 & 0.0676 & 0.0747 & -0.0090 & -0.0879 \\ -0.1742 & -0.1463 & 0.1877 & 0.0676 & 0.6870 & 0.3310 & -0.7005 & -0.2523 \\ -0.1701 & -0.4839 & 0.0589 & 0.0747 & 0.3310 & 0.6880 & -0.2198 & -0.2787 \\ 0.0201 & 0.1953 & -0.2491 & -0.0090 & -0.7005 & -0.2198 & 0.9296 & 0.0335 \\ 0.2278 & 0.0387 & -0.0090 & -0.0879 & -0.2523 & -0.2787 & 0.0335 & 0.3279 \end{bmatrix}$$

$$[k(G_3)] = 10^6 \times$$

$$\begin{bmatrix} 0.041\,7 & 0.020\,1 & 0.009\,7 & -0.026\,5 & -0.155\,5 & -0.075\,2 & 0.104\,1 & 0.081\,6 \\ 0.020\,1 & 0.091\,7 & -0.017\,8 & 0.135\,1 & -0.075\,2 & -0.342\,0 & 0.072\,9 & 0.115\,3 \\ 0.009\,7 & -0.017\,8 & 0.257\,1 & -0.134\,6 & -0.036\,3 & 0.066\,5 & -0.230\,4 & 0.085\,9 \\ -0.026\,5 & 0.135\,1 & -0.134\,6 & 0.315\,0 & 0.099\,0 & -0.504\,1 & 0.062\,1 & 0.054\,0 \\ -0.155\,5 & -0.075\,2 & -0.036\,3 & 0.099\,0 & 0.580\,4 & 0.280\,6 & -0.388\,5 & -0.304\,4 \\ -0.075\,2 & -0.342\,0 & 0.066\,5 & -0.504\,1 & 0.280\,6 & 1.276\,3 & -0.271\,9 & -0.430\,2 \\ 0.104\,1 & 0.072\,9 & -0.230\,4 & 0.062\,1 & -0.388\,5 & -0.271\,9 & 0.514\,8 & 0.136\,9 \\ 0.081\,6 & 0.115\,3 & 0.085\,9 & 0.054\,0 & -0.304\,4 & -0.430\,2 & 0.136\,9 & 0.260\,8 \end{bmatrix}$$

$$[k(G_4)] = 10^6 \times$$

$$\begin{bmatrix} 0.354\,3 & 0.183\,7 & -0.581\,8 & -0.248\,0 & 0.071\,5 & -0.002\,1 & 0.155\,9 & 0.066\,5 \\ 0.183\,7 & 0.421\,3 & -0.215\,5 & -0.236\,9 & -0.025\,9 & -0.247\,9 & 0.057\,8 & 0.063\,5 \\ -0.581\,8 & -0.215\,5 & 1.372\,6 & 0.049\,5 & -0.422\,9 & 0.179\,3 & -0.367\,8 & -0.013\,3 \\ -0.248\,0 & -0.236\,9 & 0.049\,5 & 0.484\,1 & 0.211\,8 & -0.117\,5 & -0.013\,3 & -0.129\,7 \\ 0.071\,5 & -0.025\,9 & -0.422\,9 & 0.211\,8 & 0.238\,1 & -0.129\,1 & 0.113\,3 & -0.056\,8 \\ -0.002\,1 & -0.247\,9 & 0.179\,3 & -0.117\,5 & -0.129\,1 & 0.334\,0 & -0.048\,0 & 0.031\,5 \\ 0.155\,9 & 0.057\,8 & -0.367\,8 & -0.013\,3 & 0.113\,3 & -0.048\,0 & 0.098\,6 & 0.003\,6 \\ 0.066\,5 & 0.063\,5 & -0.013\,3 & -0.129\,7 & -0.056\,8 & 0.031\,5 & 0.003\,6 & 0.034\,8 \end{bmatrix}$$

$$[k]_{8\times8} \approx \sum_{i=1}^{4} [B(G_i)]^T t[E][B(G_i)] \mid [J(G_i)] \mid$$

$$= 10^6 \times$$

$$\begin{bmatrix} 0.948\,6 & 0.397\,2 & -1.016\,1 & -0.664\,3 & -0.363\,5 & -0.298\,4 & 0.431\,1 & 0.565\,4 \\ 0.397\,2 & 1.832\,9 & -0.581\,9 & -0.652\,7 & -0.298\,4 & -1.305\,6 & 0.483\,0 & 0.125\,3 \\ -1.016\,1 & -0.581\,9 & 2.562\,2 & 0.196\,1 & -0.154\,0 & 0.384\,1 & -1.392\,1 & 0.001\,6 \\ -0.664\,3 & -0.652\,7 & 0.196\,1 & 1.331\,7 & 0.466\,5 & -0.402\,1 & 0.001\,6 & -0.277\,0 \\ -0.363\,5 & -0.298\,4 & -0.154\,0 & 0.466\,5 & 1.533\,7 & 0.496\,1 & -1.016\,1 & -0.664\,3 \\ -0.298\,4 & -1.305\,6 & 0.384\,1 & -0.402\,1 & 0.496\,1 & 2.360\,3 & -0.581\,9 & -0.652\,7 \\ 0.431\,1 & 0.483\,0 & -1.392\,1 & 0.001\,6 & -1.016\,1 & -0.581\,9 & 1.977\,2 & 0.097\,2 \\ 0.565\,4 & 0.125\,3 & 0.001\,6 & -0.277\,0 & -0.664\,3 & -0.652\,7 & 0.097\,2 & 0.804\,4 \end{bmatrix} \tag{4.112}$$

步骤 4：找到结构刚度矩阵[*K*]

在这个问题中，整个结构只包含 1 个单元。因此，单元刚度矩阵 [*k*] 与结构刚度矩阵 [*K*] 相同。对于涉及多个单元的问题，需要使用 1.3 节中解释的方法将所有的单元刚度矩阵转换为[*K*]。

步骤 5：找出节点负载向量$\{f\}$

由于载荷条件规定于局部 $s-t$ 坐标系中，首先需要将这些载荷局部坐标系变换到全局 $x-y$ 坐标系中。根据点 P_1 和点 P_4 的坐标，从 y 轴到 t 轴的逆时针旋转角度为 $\theta=\tan^{-1}\dfrac{12}{16}=36.87°$。因此，$\sin\theta=0.6$，$\cos\theta=0.8$。使用 4.7.1 节中的表 4.2，得到：

$$
\begin{aligned}
f_x &= f_s\cos\theta - f_t\sin\theta \\
f_y &= f_s\sin\theta + f_t\cos\theta
\end{aligned}
\tag{4.113}
$$

在 P_2 点时，沿 t 轴的负方向节点载荷向量在全局坐标系中表示为 $f_{2x}=0.8f_s-0.6f_t=0.8(0)-0.6(-50\,000)=30\,000$，$f_{2y}=0.6f_s+0.8f_t=0.6(0)+0.8(-50\,000)=-40\,000$。

在 P_3 点时，沿 s 轴的节点载荷向量在全局坐标系中表示为 $f_{3x}=0.8f_s-0.6f_t=0.8(50\,000)-0.6(0)=40\,000$，$f_{3y}=0.6f_s+0.8f_t=0.6(50\,000)+0.8(0)=30\,000$。

步骤 6：应用边界条件并计算节点位移

在这个问题中，单元/结构固定于 P_1 点和 P_4 点。因此，第一、第二、第七和第八自由度设置为 0。从数学上来讲，消元法或罚函数法可用于确定节点位移。为了便于说明，删除了第一、第二、第七和第八行和列。基于高斯消元法的简化应力-位移方程和节点位移为：

$$
10^6\times\begin{bmatrix}2.562\,2 & 0.196\,1 & -0.154\,0 & 0.384\,1\\ 0.196\,1 & 1.331\,7 & 0.466\,5 & -0.402\,1\\ -0.154\,0 & 0.466\,5 & 1.533\,7 & 0.496\,1\\ 0.384\,1 & -0.402\,1 & 0.496\,1 & 2.360\,3\end{bmatrix}\begin{Bmatrix}u_2\\ v_2\\ u_3\\ v_3\end{Bmatrix}=\begin{Bmatrix}30\,000\\ -40\,000\\ 40\,000\\ 30\,000\end{Bmatrix}\quad\begin{Bmatrix}u_2\\ v_2\\ u_3\\ v_3\end{Bmatrix}=\begin{Bmatrix}0.019\,9\\ -0.052\,2\\ 0.047\,0\\ -0.009\,3\end{Bmatrix}
\tag{4.114}
$$

讨论：可以用不同的方法解决同样的问题。在这种新方法中，单元刚度矩阵$[k]$是在局部坐标系中形成的，而不是以前使用的全局坐标系。图 4.17B 中显示旋转 t 轴以使其与 y 轴重叠。使用 4.7.2 节中所示的方法，将局部坐标系中的$[k]$转换为全球坐标系中的$[k']$。如果所有计算都正确完成，$[k']$应该与式(4.112)相同。

第一步是确定局部 $s-t$ 坐标系中的节点坐标。使用 4.7.1 节中的表 4.2，首先确定将节点坐标从全局 $(x-y)$ 转换到局部坐标系所需的方程：

$$
\begin{aligned}
V_s &= V_x\cos\theta + V_y\sin\theta \\
V_t &= -V_x\sin\theta + V_y\cos\theta
\end{aligned}
\tag{4.115}
$$

对于全局坐标系中的 $P_1(0,\ 0)$，局部坐标系中的 P_1' 坐标也是$(0,\ 0)$。全局坐标系中的 $P_1(5,\ 10)$ 变换到 $P_{2_s}'=0.8\times5+0.6\times10=10$ 和 $P_{2_t}'=-0.6\times5+0.8\times10=5$。同时，将全局坐标系中 $P_3(-1,\ 8)$ 进行变换得到 $P_{3_s}'=0.8\times(-1)+0.6\times18=10$ 和 $P_{3_t}'=-0.6\times(-1)+0.8\times18=15$。最后，将全局坐标系中 $P_4(-12,\ 16)$ 进行变换得到 $P_{4_s}'=0.8\times(-12)+0.6\times16=0$ 和 $P_{4_t}'=-0.6\times(-12)+0.8\times16=20$。根据前面所示的步骤 1~3，现在将使用这 4 个局部坐标来形成单元刚度矩阵$[k']$。假设读者已经编写了完成这些步骤的计算程序，这里只列出了一些关键结果以方便读者进行准确性

核验。

第一步：雅各比式

$$[J]=\begin{bmatrix}5 & -2.5\eta\\ 0 & 7.5-2.5\xi\end{bmatrix}$$

$J(G_1)=44.716\,3$，$J(G_2)=44.716\,3$，$J(G_3)=30.283\,8$，$J(G_4)=30.283\,8$

第二步：矩阵[*B*]

$$B(G_1)=\begin{bmatrix}-0.066\,1 & 0.000\,0 & 0.082\,3 & 0.000\,0 & 0.017\,7 & 0.000\,0 & -0.033\,9 & 0.000\,0\\ 0.000\,0 & -0.044\,1 & 0.000\,0 & -0.011\,8 & 0.000\,0 & 0.011\,8 & 0.000\,0 & 0.044\,1\\ -0.044\,1 & -0.066\,1 & -0.011\,8 & 0.082\,3 & 0.011\,8 & 0.017\,7 & 0.044\,1 & -0.033\,9\end{bmatrix}$$

$$B(G_2)=\begin{bmatrix}-0.033\,9 & 0.000\,0 & 0.017\,7 & 0.000\,0 & 0.082\,3 & 0.000\,0 & -0.066\,1 & 0.000\,0\\ 0.000\,0 & -0.044\,1 & 0.000\,0 & -0.011\,8 & 0.000\,0 & 0.011\,8 & 0.000\,0 & 0.044\,1\\ -0.044\,1 & -0.033\,9 & -0.011\,8 & 0.017\,7 & 0.011\,8 & 0.082\,3 & 0.044\,1 & -0.066\,1\end{bmatrix}$$

$$B(G_3)=\begin{bmatrix}-0.026\,2 & 0.000\,0 & 0.002\,3 & 0.000\,0 & 0.097\,7 & 0.000\,0 & -0.073\,8 & 0.000\,0\\ 0.000\,0 & -0.017\,4 & 0.000\,0 & -0.065\,1 & 0.000\,0 & 0.065\,1 & 0.000\,0 & 0.017\,4\\ -0.017\,4 & -0.026\,2 & -0.065\,1 & 0.002\,3 & 0.065\,1 & 0.097\,7 & 0.017\,4 & -0.073\,8\end{bmatrix}$$

$$B(G_4)=\begin{bmatrix}-0.073\,8 & 0.000\,0 & 0.097\,7 & 0.000\,0 & 0.002\,3 & 0.000\,0 & -0.026\,2 & 0.000\,0\\ 0.000\,0 & -0.017\,4 & 0.000\,0 & -0.065\,1 & 0.000\,0 & 0.065\,1 & 0.000\,0 & 0.017\,4\\ -0.017\,4 & -0.073\,8 & -0.065\,1 & 0.097\,7 & 0.065\,1 & 0.002\,3 & 0.017\,4 & -0.026\,2\end{bmatrix}$$

第三步：矩阵[*k*]

$$[k(G_1)]=10^6\times\begin{bmatrix}0.745\,1 & 0.279\,4 & -0.775\,3 & -0.152\,6 & -0.199\,7 & -0.074\,9 & 0.229\,8 & -0.051\,9\\ 0.279\,4 & 0.512\,3 & -0.120\,1 & -0.204\,0 & -0.074\,9 & -0.137\,3 & -0.084\,4 & -0.171\,0\\ -0.775\,3 & -0.120\,1 & 1.005\,1 & -0.093\,2 & 0.207\,8 & 0.032\,2 & -0.437\,6 & 0.181\,1\\ -0.152\,6 & -0.204\,0 & -0.093\,2 & 0.369\,8 & 0.040\,9 & 0.054\,7 & 0.204\,9 & -0.220\,6\\ -0.199\,7 & -0.074\,9 & 0.207\,8 & 0.040\,9 & 0.053\,5 & 0.020\,1 & -0.061\,6 & 0.013\,9\\ -0.074\,9 & -0.137\,3 & 0.032\,2 & 0.054\,7 & 0.020\,1 & 0.036\,8 & 0.022\,6 & 0.045\,8\\ 0.229\,8 & -0.084\,4 & -0.437\,6 & 0.204\,9 & -0.061\,6 & 0.022\,6 & 0.269\,3 & -0.143\,1\\ -0.051\,9 & -0.171\,0 & 0.181\,1 & -0.220\,6 & 0.013\,9 & 0.045\,8 & -0.143\,1 & 0.345\,8\end{bmatrix}$$

$$[k(G_2)]=10^6\times\begin{bmatrix}0.269\,3 & 0.143\,1 & -0.061\,6 & -0.022\,6 & -0.437\,6 & -0.204\,9 & 0.229\,8 & 0.084\,4\\ 0.143\,1 & 0.345\,8 & -0.013\,9 & 0.045\,8 & -0.181\,1 & -0.220\,6 & 0.051\,9 & -0.171\,0\\ -0.061\,6 & -0.013\,9 & 0.053\,5 & -0.020\,1 & 0.207\,8 & -0.040\,9 & -0.199\,7 & 0.074\,9\\ -0.022\,6 & 0.045\,8 & -0.020\,1 & 0.036\,8 & -0.032\,2 & 0.054\,7 & 0.074\,9 & -0.137\,3\\ -0.437\,6 & -0.181\,1 & 0.207\,8 & -0.032\,2 & 1.005\,1 & 0.093\,2 & -0.775\,3 & 0.120\,1\\ -0.204\,9 & -0.220\,6 & -0.040\,9 & 0.054\,7 & 0.093\,2 & 0.369\,8 & 0.152\,6 & -0.204\,0\\ 0.229\,8 & 0.051\,9 & -0.199\,7 & 0.074\,9 & -0.775\,3 & 0.152\,6 & 0.745\,1 & -0.279\,4\\ 0.084\,4 & -0.171\,0 & 0.074\,9 & -0.137\,3 & 0.120\,1 & -0.204\,0 & -0.279\,4 & 0.512\,3\end{bmatrix}$$

$$[k(G_3)] = 10^6 \times \begin{bmatrix} 0.079\,0 & 0.029\,6 & 0.033\,6 & 0.049\,6 & -0.294\,9 & -0.110\,6 & 0.182\,3 & 0.031\,3 \\ 0.029\,6 & 0.054\,3 & 0.058\,3 & 0.111\,3 & -0.110\,6 & -0.202\,7 & 0.022\,6 & 0.037\,1 \\ 0.033\,6 & 0.058\,3 & 0.148\,7 & -0.009\,9 & -0.125\,3 & -0.217\,6 & -0.057\,0 & 0.169\,2 \\ 0.049\,6 & 0.111\,3 & -0.009\,9 & 0.423\,4 & -0.185\,1 & -0.415\,2 & 0.145\,4 & -0.119\,4 \\ -0.294\,9 & -0.110\,6 & -0.125\,3 & -0.185\,1 & 1.100\,3 & 0.412\,6 & -0.680\,1 & -0.116\,9 \\ -0.110\,6 & -0.202\,7 & -0.217\,6 & -0.415\,2 & 0.412\,6 & 0.756\,4 & -0.084\,4 & -0.138\,5 \\ 0.182\,3 & 0.022\,6 & -0.057\,0 & 0.145\,4 & -0.680\,1 & -0.084\,4 & 0.554\,8 & -0.083\,6 \\ 0.031\,3 & 0.037\,1 & 0.169\,2 & -0.119\,4 & -0.116\,9 & -0.138\,5 & -0.083\,6 & 0.220\,9 \end{bmatrix}$$

$$[k(G_4)] = 10^6 \times \begin{bmatrix} 0.554\,8 & 0.083\,6 & -0.680\,1 & 0.084\,4 & -0.057\,0 & -0.145\,4 & 0.182\,3 & -0.022\,6 \\ 0.083\,6 & 0.220\,9 & 0.116\,9 & -0.138\,5 & -0.169\,2 & -0.119\,4 & -0.031\,3 & 0.037\,1 \\ -0.680\,1 & 0.116\,9 & 1.100\,3 & -0.412\,6 & -0.125\,3 & 0.185\,1 & -0.294\,9 & 0.110\,6 \\ 0.084\,4 & -0.138\,5 & -0.412\,6 & 0.756\,4 & 0.217\,6 & -0.415\,2 & 0.110\,6 & -0.202\,7 \\ -0.057\,0 & -0.169\,2 & -0.125\,3 & 0.217\,6 & 0.148\,7 & 0.009\,9 & 0.033\,6 & -0.058\,3 \\ -0.145\,4 & -0.119\,4 & 0.185\,1 & -0.415\,2 & 0.009\,9 & 0.423\,4 & -0.049\,6 & 0.111\,3 \\ 0.182\,3 & -0.031\,3 & -0.294\,9 & 0.110\,6 & 0.033\,6 & -0.049\,6 & 0.079\,0 & -0.029\,6 \\ -0.022\,6 & 0.037\,1 & 0.110\,6 & -0.202\,7 & -0.058\,3 & 0.111\,3 & -0.029\,6 & 0.054\,3 \end{bmatrix}$$

$$[k] = 10^6 \times \begin{bmatrix} 1.648\,3 & 0.537\,3 & -1.483\,4 & -0.041\,2 & -0.989\,1 & -0.535\,7 & 0.824\,2 & 0.041\,2 \\ 0.535\,7 & 1.133\,2 & 0.041\,2 & -0.185\,4 & -0.535\,7 & -0.680\,0 & -0.041\,2 & -0.267\,8 \\ -1.483\,4 & 0.041\,2 & 2.307\,5 & -0.535\,7 & 0.165\,0 & -0.041\,2 & -0.989\,1 & 0.535\,7 \\ -0.041\,2 & -0.185\,4 & -0.535\,7 & 1.586\,4 & 0.041\,2 & -0.721\,0 & 0.535\,7 & -0.680\,0 \\ -0.989\,1 & -0.535\,7 & 0.165\,0 & 0.041\,2 & 2.307\,5 & 0.535\,7 & -1.483\,4 & -0.041\,2 \\ -0.535\,7 & -0.680\,0 & -0.041\,2 & -0.721\,0 & 0.535\,7 & 1.586\,4 & 0.041\,2 & -0.185\,4 \\ 0.824\,2 & -0.041\,2 & -0.989\,1 & 0.535\,7 & -1.483\,4 & 0.041\,2 & 1.648\,3 & -0.535\,7 \\ 0.041\,2 & -0.267\,8 & 0.535\,7 & -0.680\,0 & -0.041\,2 & -0.185\,4 & -0.535\,7 & 1.133\,2 \end{bmatrix}$$

在添加加载条件后，并删除与点 P_1 和点 P_4 处固定边界条件相关联的行和列之后，得到：

$$10^6 \times \begin{bmatrix} 2.307\,5 & -0.535\,7 & 0.165\,0 & -0.041\,2 \\ -0.537\,5 & 1.586\,4 & 0.041\,2 & -0.721\,0 \\ 0.165\,0 & 0.041\,2 & 2.307\,5 & 0.537\,5 \\ -0.041\,2 & -0.721\,0 & 0.537\,5 & 1.586\,4 \end{bmatrix} \begin{Bmatrix} s_2 \\ t_2 \\ s_3 \\ t_3 \end{Bmatrix} = \begin{Bmatrix} 0 \\ -50\,000 \\ 50\,000 \\ 0 \end{Bmatrix}。$$

这个方程的解是 $\begin{Bmatrix} s_2 \\ t_2 \\ s_3 \\ t_3 \end{Bmatrix} = \begin{Bmatrix} -0.015\,4 \\ -0.053\,7 \\ 0.032\,0 \\ -0.035\,6 \end{Bmatrix}$。

由式(4.113)可以得到 $u_2 = \cos\theta \times s_2 - \sin\theta \times t_2 = 0.8 \times (-0.015\,4) - 0.6 \times (-0.053\,7) = 0.019\,9$，$v_2 = \sin\theta \times s_2 + \cos\theta \times t_2 = 0.6 \times (-0.015\,4) + 0.8 \times (-0.053\,7) = -0.052\,2$，$u_3 = \cos\theta \times s_3 - \sin\theta \times t_3 = 0.8 \times (0.032\,0) - 0.6 \times (-0.035\,6) = 0.047\,0$，$v_3 = \sin\theta \times s_3 + \cos\theta \times t_3 = 0.6 \times$

(0.032 0) + 0.8 × (-0.035 6) = -0.009 3。

正如结果显示,这些答案与式(4.114)结果相同。鼓励读者使用式(4.116)将局部坐标系中的刚度矩阵转换为全局坐标系中的矩阵,作为一个实际的练习。当然这些答案已经在式(4.112)中提供了。

$$\{k\}_{全局} = [T]^T [k]_{局部} [T] \tag{4.116}$$

上面的式中矩阵 [T] 为:$[T] = \begin{bmatrix} C & S & 0 & 0 & 0 & 0 & 0 & 0 \\ -S & C & 0 & 0 & 0 & 0 & 0 & 0 \\ 0 & 0 & C & S & 0 & 0 & 0 & 0 \\ 0 & 0 & -S & C & 0 & 0 & 0 & 0 \\ 0 & 0 & 0 & 0 & C & S & 0 & 0 \\ 0 & 0 & 0 & 0 & -S & C & 0 & 0 \\ 0 & 0 & 0 & 0 & 0 & 0 & C & S \\ 0 & 0 & 0 & 0 & 0 & 0 & -S & C \end{bmatrix}$。

练习题

(1) 编写一个简单的程序,来确定基于 2×2 集成框架的 4 个雅可比式,并且计算出坐标为 $P_1(0, 0)$、$P_2(6, 0)$、$P_3(6.3, 4.2)$ 和 $P_4(0, 4)$ 的四边形单元的 4 个雅可比式之和。

(2) 推导二维框架单元的单元刚度矩阵,该单元提供抵抗轴向位移、垂直挠曲和旋转的刚度。在这里,结构单元以 θ 的角度逆时针方向旋转。

(3) 求解式 $y = \int_{-1}^{1} [x \times \sin(x^2) + \cos(x)] dx$,得出的结果和 2×2 2 点高斯求积法与中点黎曼求和法结果进行比较。

(4) 使用一组 3 根刚度相同的刚体直接建立刚度矩阵,见图 4.1。但是,这些单元按等边三角形而非直角三角形排列。

(5) 求点位于 $P_1(0, 0)$、$P_2(2, 1)$ 和 $P_3(1, 4)$ 的 3 节点二维单元的刚度矩阵。假设弹性模量为 20、厚度为 0.5、泊松比为 0.23 的线弹性材料。

(6) 用变分法(最小势能原理)求出长度为 L 的梁的能量方程,原点为起始单元处。假设没有体积力和表面牵引力。

(7) 利用式(4.64)上的大矩阵,用 2 点高斯求积法导出梁单元在自然坐标系的刚度矩阵。最好写一个程序来计算所有的点,首项已经计算完成。

(8) 编写一个程序,给定角度和刚度矩阵的情况下,它可以将任何梁单元刚度矩阵从局部坐标系变换到全局坐标系。

(9) 一个二维单元的方向如图 4.15 所示，将倾斜边界条件应用于 P_3 而不是 P_2。给定刚度矩阵（如下所示），求出降阶刚度矩阵。$\alpha = 25°$。

$$\begin{bmatrix} 47 & 18 & -19 & -2 & -23 & -18 & -4 & 2 \\ & 61 & 2 & 15 & -18 & -30 & -2 & -46 \\ & & 47 & -18 & -4 & -2 & -23 & 18 \\ & & & 61 & 2 & -46 & 18 & -19 \\ & & & & 47 & 18 & -19 & -2 \\ & & Symm & & & 61 & 2 & 15 \\ & & & & & & 47 & -18 \\ & & & & & & & 61 \end{bmatrix}$$

(10) 编写一个程序来计算 4 节点单元中任意 4 个点的降阶全局刚度矩阵。给定弹性模量、泊松比、厚度和施加力。假设节点 1 在 x 和 y 中受约束，节点 2 的旋转边界条件为 θ_1、在 ξ 方向受约束。用 2 点高斯求和法积分（4 个高斯点）。包括将整个刚度矩阵旋转 θ_2 的变换步骤。

(11) 这里列出梁单元刚度矩阵的逐步推导过程，求解：从 4.5.2 节中，发现刚度矩阵可以描述为

$$[k] = \frac{EIL}{2}\int_{-1}^{1}[B]^T[B]d\xi = \frac{EIL}{2}\int_{-1}^{1}\begin{bmatrix} \dfrac{6\xi}{L^2} \\ \dfrac{3\xi-1}{L} \\ \dfrac{-6\xi}{L^2} \\ \dfrac{3\xi+1}{L} \end{bmatrix}\begin{bmatrix} \dfrac{6\xi}{L^2} & \dfrac{3\xi-1}{L} & \dfrac{-6\xi}{L^2} & \dfrac{3\xi+1}{L} \end{bmatrix}d\xi,$$

两个矩阵相乘可以进一步得到：

$$[k] = \frac{EIL}{2}\int_{-1}^{1}\begin{bmatrix} \dfrac{36\xi^2}{L^4} & \dfrac{18\xi^2-6\xi}{L^3} & \dfrac{-36\xi^2}{L^4} & \dfrac{18\xi^2+6\xi}{L^3} \\ \dfrac{18\xi^2-6\xi}{L^3} & \dfrac{(3\xi-1)^2}{L^2} & \dfrac{-18\xi^2+6\xi}{L^3} & \dfrac{9\xi^2-1}{L^2} \\ \dfrac{-36\xi^2}{L^4} & \dfrac{-18\xi^2+6\xi}{L^3} & \dfrac{36\xi^2}{L^4} & \dfrac{-18\xi^2-6\xi}{L^3} \\ \dfrac{18\xi^2+6\xi}{L^3} & \dfrac{9\xi^2-1}{L^2} & \dfrac{-18\xi^2-6\xi}{L^3} & \dfrac{(3\xi+1)^2}{L^2} \end{bmatrix}d\xi \tag{4.117}$$

为了消除矩阵中的分母以方便简单计算。下一步将 $\dfrac{1}{L^4}$ 从矩阵中提出，请注意，矩阵左侧的分子部分中已经有一个 L，因此左侧部分变成为 $\dfrac{EI}{2L^3}$，把 $\xi = \dfrac{1}{\sqrt{3}}$ 带入矩阵，则矩阵为

$$
\begin{bmatrix}
(36)\left(\frac{1}{\sqrt{3}}\right)^2 & \left(18-(6)\left(\frac{1}{\sqrt{3}}\right)\right)L & -(36)\left(\frac{1}{\sqrt{3}}\right)^2 & \left((18)\left(\frac{1}{\sqrt{3}}\right)^2+(6)\left(\frac{1}{\sqrt{3}}\right)\right)L \\
(18)\left(\frac{1}{\sqrt{3}}\right)^2-(6)\left(\frac{1}{\sqrt{3}}\right) & \left((3)\left(\frac{1}{\sqrt{3}}\right)-1\right)^2L^2 & -(18)\left(\frac{1}{\sqrt{3}}\right)^2+(6)\left(\frac{1}{\sqrt{3}}\right) & \left((9)\left(\frac{1}{\sqrt{3}}\right)^2-1\right)L^2 \\
-(36)\left(\frac{1}{\sqrt{3}}\right)^2 & \left(-(18)\left(\frac{1}{\sqrt{3}}\right)^2+(6)\left(\frac{1}{\sqrt{3}}\right)\right)L & (36)\left(\frac{1}{\sqrt{3}}\right)^2 & \left(-(18)\left(\frac{1}{\sqrt{3}}\right)^2-(6)\left(\frac{1}{\sqrt{3}}\right)\right)L \\
(18)\left(\frac{1}{\sqrt{3}}\right)^2+(6)\left(\frac{1}{\sqrt{3}}\right) & \left((9)\left(\frac{1}{\sqrt{3}}\right)^2-1\right)L^2 & (18)\left(\frac{1}{\sqrt{3}}\right)^2-(6)\left(\frac{1}{\sqrt{3}}\right) & \left((3)\left(\frac{1}{\sqrt{3}}\right)+1\right)^2L^2
\end{bmatrix}
$$

把 $\xi=\frac{-1}{\sqrt{3}}$ 带入矩阵,则矩阵变为

$$
\begin{bmatrix}
(36)\left(-\frac{1}{\sqrt{3}}\right)^2 & \left(18\left(-\frac{1}{\sqrt{3}}\right)^2-(6)\left(\frac{1}{\sqrt{3}}\right)\right)L & -(36)\left(-\frac{1}{\sqrt{3}}\right)^2 & \left((18)\left(-\frac{1}{\sqrt{3}}\right)^2+(6)\left(-\frac{1}{\sqrt{3}}\right)\right)L \\
(18)\left(-\frac{1}{\sqrt{3}}\right)^2-(6)\left(-\frac{1}{\sqrt{3}}\right) & \left((3)\left(-\frac{1}{\sqrt{3}}\right)-1\right)^2L^2 & -(18)\left(-\frac{1}{\sqrt{3}}\right)^2+(6)\left(-\frac{1}{\sqrt{3}}\right) & \left((9)\left(-\frac{1}{\sqrt{3}}\right)^2-1\right)L^2 \\
-(36)\left(-\frac{1}{\sqrt{3}}\right)^2 & \left(-(18)\left(-\frac{1}{\sqrt{3}}\right)^2+(6)\left(-\frac{1}{\sqrt{3}}\right)\right)L & (36)\left(-\frac{1}{\sqrt{3}}\right)^2 & \left(-(18)\left(-\frac{1}{\sqrt{3}}\right)^2-(6)\left(-\frac{1}{\sqrt{3}}\right)\right)L \\
(18)\left(-\frac{1}{\sqrt{3}}\right)^2+(6)\left(-\frac{1}{\sqrt{3}}\right) & \left((9)\left(-\frac{1}{\sqrt{3}}\right)^2-1\right)L^2 & (18)\left(-\frac{1}{\sqrt{3}}\right)^2-(6)\left(-\frac{1}{\sqrt{3}}\right) & \left((3)\left(-\frac{1}{\sqrt{3}}\right)+1\right)^2L^2
\end{bmatrix}
$$

简化这两个矩阵,结果为

$$
\begin{bmatrix}
12 & \left(6-\frac{6}{\sqrt{3}}\right)L & -12 & \left(6+\frac{6}{\sqrt{3}}\right)L \\
\left(6-\frac{6}{\sqrt{3}}\right)L & \left(4-\frac{6}{\sqrt{3}}\right)L^2 & \left(-6+\frac{6}{\sqrt{3}}\right)L & 2L^2 \\
-12 & \left(-6+\frac{6}{\sqrt{3}}\right)L & 12 & \left(-6-\frac{6}{\sqrt{3}}\right)L \\
\left(6+\frac{6}{\sqrt{3}}\right)L & 2L^2 & \left(-6-\frac{6}{\sqrt{3}}\right)L & \left(4+\frac{6}{\sqrt{3}}\right)L^2
\end{bmatrix}
$$

$$
\begin{bmatrix}
12 & \left(6+\frac{6}{\sqrt{3}}\right)L & -12 & \left(6-\frac{6}{\sqrt{3}}\right)L \\
\left(6+\frac{6}{\sqrt{3}}\right)L & \left(4+\frac{6}{\sqrt{3}}\right)L^2 & \left(-6-\frac{6}{\sqrt{3}}\right)L & 2L^2 \\
-12 & \left(-6-\frac{6}{\sqrt{3}}\right)L & 12 & \left(-6+\frac{6}{\sqrt{3}}\right)L \\
\left(6-\frac{6}{\sqrt{3}}\right)L & 2L^2 & \left(-6+\frac{6}{\sqrt{3}}\right)L & \left(4-\frac{6}{\sqrt{3}}\right)L^2
\end{bmatrix}
$$

两个矩阵相加,结果为 $\begin{bmatrix} 24 & 12L & -24 & 12L \\ 12L & 8L^2 & -12L & 4L^2 \\ -24 & -12L & 24 & -12L \\ 12L & 4L^2 & -12L & 8L^2 \end{bmatrix}$。

把这个矩阵代入回方程(4.117)我们可以得到 $[k]=\frac{EI}{2L^3}\begin{bmatrix}24 & 12L & -24 & 12L\\ 12L & 8L^2 & -12L & 4L^2\\ -24 & -12L & 24 & -12L\\ 12L & 4L^2 & -12L & 8L^2\end{bmatrix}$。

在矩阵中除以2,得到最终的式为 $[k]=\frac{EI}{L^3}\begin{bmatrix}12 & 6L & -12 & 6L\\ 6L & 4L^2 & -6L & 2L^2\\ -12 & -6L & 12 & -6L\\ 6L & 2L^2 & -6L & 4L^2\end{bmatrix}$。

参考文献

[1] Griffiths, D.V., 1990. Treatment of skew boundary conditions in finite element analysis. Computers & Structures 36 (6), 1009 – 1012.

[2] Turner, M.J., 1959. The direct stiffness method of structural analysis. In: Structural and Materials Panel Paper, AGARD Meeting, Aachen, Germany.

5 材料准则和属性

King H. Yang
Wayne State University, Detroit, Michigan, United States

5.1 材料准则

目前已知怎样推导单元形函数,以及如何使用形函数和高斯求积法求解各向同性线弹性材料的单元刚度矩阵。在本章中,将讨论一些常用的材料准则(Material Laws)和测试材料属性的方法。

现实世界由各种各样的物质材料组成。典型的工程材料,如钢和铝,具有很好的力学属性,但是许多陶瓷材料、生物组织、合成复合材料和金属合金(如镁合金)相关文献研究还比较少。大多数有限元分析软件中都包含大量的材料准则库,用户可自行选择。例如,LS-DYNA 软件(LSTC, Livermore, CA)的材料库中有超过 100 种材料准则,用户也可以自定义材料准则,以弥补材料库的不足。

对于许多材料来说,力学响应随着拉伸或压缩速率的变化而变化。所以,不受加载速率影响的单一材料准则并不适用于所有的模拟分析。因此,对于不同类型的工程分析,需要应用不同的材料准则才能获得准确的仿真结果。例如,线弹性材料准则足以确保结构设计的有效性或评估结构在载荷作用下失效的风险。然而,研究汽车撞击墙壁的能量吸收能力时就需要弹塑性准则才能准确仿真。在大多数情况下,一般会运用与应变率相关的黏弹性材料准则来模拟生物软组织在高速冲击下的响应(如研究棒球运动员被高速运动的球击中的脑响应的情形)。

如前所述,材料本构方程根据应力-应变关系来表述材料力学属性。从第 4 章可知,可以通过相对于应变的应变能密度的微分来确定应力-应变的关系 $\left[\text{式}(4.19)\ s = \frac{1}{2}\delta\varepsilon = \frac{1}{2}E\varepsilon^2\right]$。然而,只有实验数据才能提供推导出本构所需的应力-应变关系。此外,需要实验数据来推导出本构方程中的必要常数,以完全定义材料力学属性。本章介绍了几种常用的表示工程材料和生物组织的材料准则。除了此处介绍的基本材料准则外,鼓励读者阅读其他 FEA 软件手册中描述的材料准则。

5.1.1 · 线弹性材料

弹性材料在卸载外部载荷后将恢复其原始形状。另外,弹性材料的加载和卸载应力-应变曲线是相同的。对于线弹性材料,应力和应变之间是线性关系,而非线性弹性材料则表现出非线性的应力-应变关系。尽管世界上大多数材料是非线性且非弹性,但是线弹性本构方程可以表示任何承受极小应变的固体材料。

对于非弹性材料而言,目前尚无明确的定义。一些人认为,任何不符合弹性材料定义的材料都是非弹性材料。因此,刚体、塑性材料、不可压缩材料、应变硬化材料、应变软化和黏弹性材料都可以归类为非弹性材料。由于世界上材料类型繁多,引入"非弹性"概念来表明过于复杂的材料属性。同样,当进行有限元分析时,可以将它们近似简化为弹性材料。

在 2.1 节中,已经说明了一维材料的工程应变($\Delta L/L_0$)和真应变($\Delta L/L$)之间的差异。只要变形量(ΔL)"很小",就可忽略这两种应变之间的差异。问题是:有多小才算小?为了部分回答这个问题,必须回到应变的原始定义,即变形量与原长度的比值。

广义形变 $\{D\}$ 可以用广义位移 $\{u\}$ 表示为 $\{D\} = \{u(x+dx) - u(x)\}$。使用泰勒级数展开 $\{u(x+dx)\}$,得到式 $\{u(x+dx)\} \approx u(x) + \frac{\partial u}{\partial x}dx + O(dx^2)$,其中 O 代表所有的二阶项。当 dx 无穷小、dx^2 可以忽略不计时,就可以忽略所有的二阶项。因此,术语无穷小形变也称为线性形变。根据这种线性形变,无穷小应变等于无穷小形变除以微小长度 dx。因此,如式(1.9)~式(1.11)所示,一维单元无穷小应变为 $\{\varepsilon_{xx}\} = \frac{du}{dx}$,三维单元无穷小应变用方程式表示为:

$$\begin{Bmatrix} \varepsilon_{xx} \\ \varepsilon_{yy} \\ \varepsilon_{zz} \\ \gamma_{xy} \\ \gamma_{yz} \\ \gamma_{zx} \end{Bmatrix} = \begin{Bmatrix} \varepsilon_{xx} \\ \varepsilon_{yy} \\ \varepsilon_{zz} \\ 2\,\varepsilon_{xy} \\ 2\,\varepsilon_{yz} \\ 2\,\varepsilon_{zx} \end{Bmatrix} = \begin{bmatrix} \frac{\partial}{\partial x} & 0 & 0 \\ 0 & \frac{\partial}{\partial y} & 0 \\ 0 & 0 & \frac{\partial}{\partial z} \\ \frac{\partial}{\partial y} & \frac{\partial}{\partial x} & 0 \\ 0 & \frac{\partial}{\partial z} & \frac{\partial}{\partial y} \\ \frac{\partial}{\partial z} & 0 & \frac{\partial}{\partial x} \end{bmatrix} \begin{Bmatrix} u \\ v \\ w \end{Bmatrix}。$$

许多研究者认为,"几个"百分点的应变可以使用无穷小应变理论,而不必确定其数值大小。在特殊情况下,实验中不超过 5%的拉伸是小变形。注意在 5%拉伸时,工程应变为 5%,阶梯型真应变为 4.762%,真应变的自然对数为 4.879%。在所有商用软件中,后处理器允许用户输出任何应变测量值。因此,在使用有限元模型时应选择正确的材料准则,并根据材料准则选择相应的响应变量。

图 5.1 给出了典型低碳钢在拉伸状态下理想的工程应力-应变曲线。虽然曲线相当复杂,但当应变相对较小时曲线处于线性区域。在这个区域,曲线的斜率称为杨氏模量,它表示材料的刚度。到目前为止,本书所有的实例都使用了这种材料属性。在注重材料失效风险的问题中,通常使用线弹性材料准则来确定峰值载荷条件下的峰值应力。如果峰值应力与屈服应力之比高于预先设

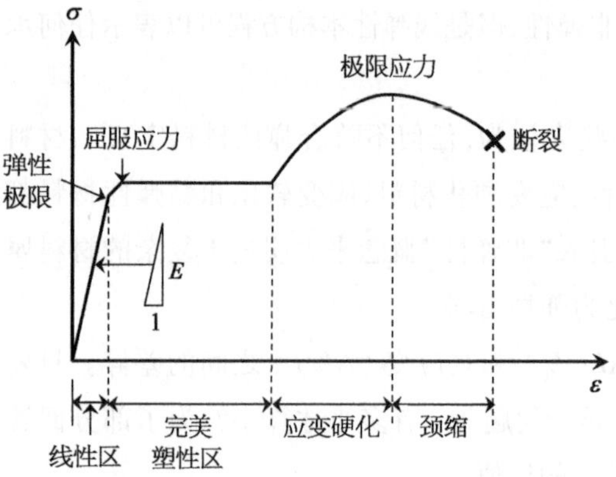

图 5.1　由低碳钢制成的细杆在拉伸载荷下理想的应力-应变图。初始段位于弹性极限内，应力-应变曲线呈线性（线性区）。线性区（*E*）的斜率称为杨氏模量。在标记为“屈服应力”的点上，低碳钢的应变幅值约为 1.25%。在经过“屈服应力”（和相应的屈服应变）点之后，在进入“应变硬化”区域之前，这种理想的材料表现出完美的塑性。经过标记的“极限应力”点之后，试样的直径开始收缩，因此该区域被称为试样的“颈缩”。

定的安全系数，则认为结构安全。在结构力学中“安全系数”定义为屈服应力与设计应力的比值。通常所有发动机部件要求的安全系数为 6~8，桥梁部件为 5~7，钢结构件为 4~6 等。对于核电站和空间飞行器，所需的安全系数甚至更高。注意尽管所有部件的设计安全系数为 n，但整个结构的安全系数可能小于 n，因为装配过程可能会降低安全系数。

在生物系统中，采用线弹性材料准则来模拟由多种组织类型组成的硬组织非常有效。例如，股骨或胫骨在运动中的响应可以用线弹性材料来模拟，因为这些长骨的应变远远低于它们各自的屈服应变。

除了杨氏模量，还需要泊松比来充分表征线弹性材料。弹性试件在单轴载荷的作用下，不仅在加载方向上发生形变，在垂直于载荷方向上也发生形变。根据定义，泊松比等于横向应变与轴向应变之比的负值，即 $\nu = -\varepsilon_{横向}/\varepsilon_{轴向}$。由于大多数材料在受到轴向压缩时会侧向膨胀，所以负号会产生正的泊松比。根据这个定义，几乎所有材料的泊松比都为正值，范围为 0~0.5。但是 Roderic Lakes 教授发现了一个例外，他发现在某些人造泡沫材料中会出现负的泊松比（Lakes, 1987）。

在轴向载荷（$\varepsilon_{lateral} = 0$）下，泊松比接近 0 的材料不产生侧向膨胀或收缩，这些材料包括低密度泡沫、软木和高度骨质疏松的骨小梁。泊松比接近 0 的材料的一个实际应用是于酒瓶的软木塞。软木塞必须易于插入和取出，同时能够抵抗葡萄酒发酵和成熟时产生的内部压力。

橡胶材料和脑组织表现出几乎不可压缩的特性，泊松比非常接近 0.5。许多初学者认为钢是不可压缩的，橡胶是可压缩的。造成这种常见的误解是因为初学者将不可压缩材料定义为在受载时没有体积变化的材料。尽管橡胶在加载时形状变化很大，但只要其体积守恒，橡胶材料仍视为不可压缩材料。体积应变定义为变化的体积除以原体积，即对于尺寸为 $a \times b \times c$ 的立方体，将体积应变表示为：

$$\frac{\Delta V}{V} = \frac{(a + \Delta a)(b + \Delta b)(c + \Delta c) - abc}{abc}$$

$$= (1 + \varepsilon_{xx})(1 + \varepsilon_{yy})(1 + \varepsilon_{zz}) - 1 \approx \varepsilon_{xx} + \varepsilon_{yy} + \varepsilon_{zz}。$$

因此，不可压缩材料必须满足 $\varepsilon_{xx} + \varepsilon_{yy} + \varepsilon_{zz} = 0$。假设立方体沿着 z 轴轴向加载，并且 $\varepsilon_{xx} = \varepsilon_{yy}$，将推导出 $\varepsilon_{xx} = -0.5\,\varepsilon_{zz}$。根据该定义，不可压缩材料的泊松比计算公式如下：

$$V = -\frac{横向应变}{轴向应变} = -\frac{-0.5\,\varepsilon_{zz}}{\varepsilon_{zz}} = 0.5。$$

泊松比为 0.5 仅表明该体积守恒。与软木塞不同，橡胶不能用作酒瓶密封，因为插入密封器所需的压缩力会引起较大的侧向膨胀并堵塞瓶口。

为了测量泊松比,可以简单地将两个应变计连接到轴向加载的试样上,第一个应变计沿轴向对齐,第二个应变计垂直于第一个应变计。在科学文献中还有许多其他测量泊松比的方法,可以自行去探究这些测量方法。

对于各向同性的线弹性材料,只需要杨氏模量和泊松比这两个材料常数就可以充分地描述。可以用这两个常数计算出其他所有常数,如剪切模量和体积模量。对于正交各向异性线弹性材料,需要 9 个材料常数才能充分地描述该材料。分别是 3 个杨氏模量: E_{xx}、E_{yy} 和 E_{zz}; 3 个泊松比: ν_{yz}、ν_{zx} 和 ν_{xy}; 3 个剪切模量: G_{yz}、G_{zx} 和 G_{xy}。 正交各向异性材料在 5.1.5 节中会详细介绍。

5.1.2 · 弹塑性材料

在防撞车辆中,设计的许多构件具有双重用途。例如,底盘在为汽车的其他组件提供主要的结构支撑和固定点的同时,还可以作为主要的安全组件来吸收碰撞能量,从而降低碰撞的严重程度。如第 4 章所述,可以用力-变形曲线下的面积来计算应变能。如图 5.1 所示,因为屈服应变(在屈服点的应变幅值)的幅值非常小,所以力-变形曲线的弹性部分只能吸收非常有限的碰撞能量。为了降低碰撞过程中巨大的动能,力-变形曲线的塑性部分远比弹性部分更为重要。为了模拟这类问题,除了弹性部分外,材料准则还需要考虑塑性区域。图 5.2(左)所示为低碳钢和铝合金理想的应力-应变响应曲线。图 5.2(右)所示的这些材料属性可以简化为理想的弹塑性材料。除了杨氏模量和泊松比,还需要每种材料的屈服应变(应力)和切线模量 (E_t) 来充分确定弹塑性性能。

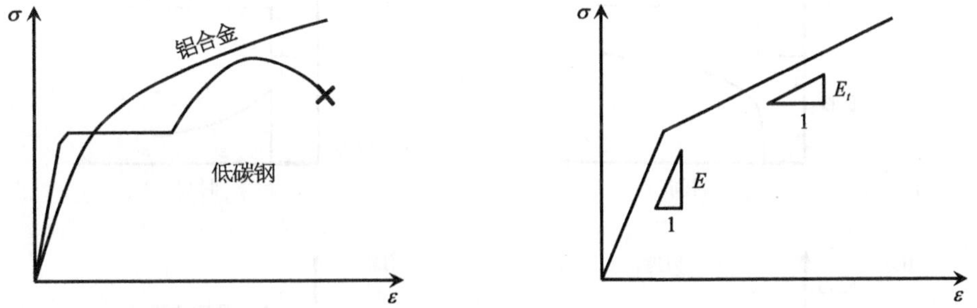

图 5.2 低碳钢和铝合金的理想应力-应变响应曲线(左)。用于表示这些材料的理想弹塑性材料准则,并且它们能够承受较大能量的塑性变形。在有限元模拟开始之前,图中所示的弹性模量 (E) 和切线模量 (E_t) 由模型开发人员提供(右)。

5.1.3 · 超弹性材料

理想的超弹性材料可以承受非常大的变形,并且在移除载荷后能恢复原状(图 5.3)。橡胶和海绵是遵循超弹性本构准则的典型材料。在橡胶硫化的过程中,聚合物链之间形成交联,从而使材料在变形后可以完全恢复。这种类型的材料通常应用在轮胎、发动机支架胶垫和一些用于降低汽车冲击强度的吸能泡沫上。

大多数软件包中都提供了几种基于不同公式方法的超弹性模型。例如,Arruda - Boyce 超弹性橡胶模型(Arruda 和 Boyce, 1993)、Blatz - Ko 超弹性橡胶模型(Blatz 和 Ko, 1962)、Mooney - Rivlin

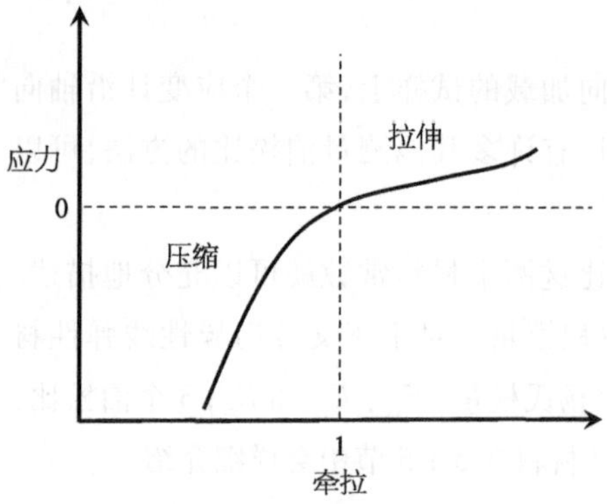

图 5.3 超弹性材料典型的应力-拉伸图。在轴向压缩情况下，材料的刚度通常比拉伸的高。

不可压缩超弹性橡胶模型(Mooney, 1940; Rivlin, 1948)和超黏弹性橡胶模型(Ogden, 1984)。因为超弹性材料本质上几乎不可压缩，所以该材料的体积模量比剪切模量高得多。因此，最关键的参数是剪切模量，其是时间或加载速率的函数。在确定哪一种材料准则最适合于建模的橡胶之前，建议先阅读这些材料准则的说明。

5.1.4 · 黏弹性材料

黏弹性材料在载荷作用下具有黏性和弹性的属性。由弹簧和阻尼器组成的车辆减震器是典型的黏弹性结构部件。阻尼器可以减少冲击并吸收部分能量，而弹簧则使部件回到它初始位置。黏弹性材料具有 3 个主要特征：蠕变、应力松弛和迟滞。在载荷达到恒定状态后，通常用蠕变现象表示黏弹性材料的持续变形(图 5.4A)。在恒定变形下，应力松弛描述了黏弹性材料内部持续减小的应力(图 5.4B)。滞后回线(图 5.4C 中的阴影区域)描述了黏弹性材料的加载和卸载曲线的差异，以及所消耗的能量。基于这 3 个特性可知，以较高速率加载的材料将比以较低速率加载的材料具有更高的峰值应力(图 5.4D)。加载速率越高，应力松弛越小，因此峰值应力也越高。

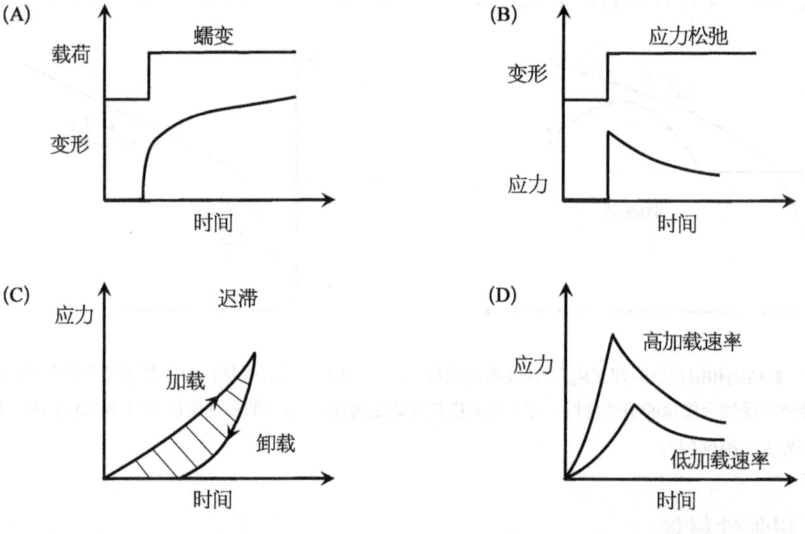

图 5.4 黏弹性材料的特性包括：蠕变(A)、应力松弛(B)、迟滞(C)、黏弹性材料(D)在高加载速率下产生的峰值应力高于低加载速率下的峰值应力，因为低加载速率会使材料在加载过程中有较长的松弛时间。

正如减震器由弹簧和阻尼器组成一样，可以通过弹簧和阻尼器的合理布置来近似模拟黏弹性材料的属性。一些常用的弹簧-阻尼模型有 Kelvin - Voigt 模型(弹簧和阻尼器并联)和 Maxwell 模型(弹簧和阻尼器串联)。

常用的黏弹性材料准则源于 Herrmann 和 Peterson 提出的线性黏弹性报告(Herrmann 和

Peterson, 1968)。这种材料是由线性黏弹性材料和弹性材料在流体静压力下叠加而成。与超弹性材料一样,黏弹性材料的体积模量比剪切模量高。因此,黏弹性材料的特性最好用它的剪切变形来表示,其与时间相关的剪切松弛模量表示为:

$$G(t) = G_{\infty} + (G_0 - G_{\infty})e^{-\beta t} \tag{5.1}$$

其中,G_0 是短时剪切模量;G_{∞} 是长时剪切模量;β 是衰减常数。

因为脑组织含水量很高,所以把大脑视为一种几乎不可压缩的物质。常用超弹性和黏弹性材料准则来模拟大脑的响应。与拉伸状态相比,由于轴向压缩,脑组织也表现出较高的刚度(Jin 等,2013; Miller 和 Chinzei, 2003)。此外,Jin 等提出脑组织与加载速率有关(Jin 等,2013)。为了模拟复杂的大脑材料属性,线性黏弹性材料准则(Mao 等,2013)、超弹性黏弹性材料准则(Kleiven,2007)和非均匀各向异性超弹性黏弹性材料准则(Sahoo 等,2016)均已用于人脑建模。

5.1.5 · 正交各向异性材料

正交各向异性材料在 3 个相互垂直的轴上具有不同的属性。典型的正交各向异性材料包括木材和连续纤维增强复合材料。为了充分表示这类材料,总共需要 9 个材料特性: 3 个弹性模量(E_{xx}、E_{yy}、E_{zz})、3 个剪切模量(G_{yz}、G_{zx}、G_{xy})和 3 个泊松比(ν_{yz}、ν_{zx}、ν_{xy})。正交各向异性材料的本构方程可以写成

$$\begin{Bmatrix} \sigma_{xx} \\ \sigma_{yy} \\ \sigma_{zz} \\ \tau_{xy} \\ \tau_{yz} \\ \tau_{zx} \end{Bmatrix} = \begin{bmatrix} \dfrac{1-\nu_{yz}\nu_{zy}}{E_{yy}E_{zz}\Delta} & \dfrac{\nu_{yx}+\nu_{zx}\nu_{yz}}{E_{yy}E_{zz}\Delta} & \dfrac{\nu_{zx}+\nu_{yx}\nu_{zy}}{E_{yy}E_{zz}\Delta} & 0 & 0 & 0 \\ \dfrac{\nu_{xy}+\nu_{xz}\nu_{zy}}{E_{zz}E_{xx}\Delta} & \dfrac{1-\nu_{zx}\nu_{xz}}{E_{zz}E_{xx}\Delta} & \dfrac{\nu_{zy}+\nu_{zx}\nu_{yx}}{E_{zz}E_{xx}\Delta} & 0 & 0 & 0 \\ \dfrac{\nu_{xz}+\nu_{xy}\nu_{yz}}{E_{xx}E_{yy}\Delta} & \dfrac{\nu_{yz}+\nu_{xz}\nu_{yx}}{E_{xx}E_{yy}\Delta} & \dfrac{1-\nu_{xy}\nu_{yx}}{E_{xx}E_{yy}\Delta} & 0 & 0 & 0 \\ 0 & 0 & 0 & G_{xy} & 0 & 0 \\ 0 & 0 & 0 & 0 & G_{yz} & 0 \\ 0 & 0 & 0 & 0 & 0 & G_{zx} \end{bmatrix} \begin{Bmatrix} \varepsilon_{xx} \\ \varepsilon_{yy} \\ \varepsilon_{zz} \\ \gamma_{xy} \\ \gamma_{yz} \\ \gamma_{zx} \end{Bmatrix} \tag{5.2}$$

$$\Delta = \frac{1-\nu_{xy}\nu_{yx}-\nu_{yz}\nu_{zy}-\nu_{zx}\nu_{xz}-2\nu_{xy}\nu_{yz}\nu_{zx}}{E_{xx}E_{yy}E_{zz}} \tag{5.3}$$

$$\nu_{yx} = \frac{E_{yy}}{E_{xx}}\nu_{zy},\ \nu_{zx} = \frac{E_{zz}}{E_{yy}}\nu_{yz},\ \nu_{xz} = \frac{E_{xx}}{E_{zz}}\nu_{zx} \tag{5.4}$$

正交各向异性材料的一个子集是横向各向同性材料。在这类材料中,横截面的两个弹性模量相同,而轴向的弹性模量则不同。典型的横向各向同性材料包括单向纤维增强复合材料、轧制钢棒和人体腿部长骨。根据 Wolff 定律,骨骼将沿重力方向沉积(Wolff, 1986),这就是人体腿部长骨在横向各向同性的原因。可以理解为与横断面上的这两个方向相比,人的股骨和胫骨在轴向上具有更高的弹性模量。因此,人体长骨经常用横向各向同性的材料来建模。

假设横向各向同性的材料在 $y-z$ 平面上具有相同的弹性模量（$E_{yy}=E_{zz}$），而在轴向具有较高的弹性模量（E_{xx}）。由式(5.4)得 $\nu_{yz}=\nu_{xy}$，因为 $E_{xx}>E_{yy}$，所以 $\nu_{yx}<\nu_{xy}$。此外，横截面的各向同性要求为：$\nu_{xy}=\nu_{xz}$，$G_{xy}=G_{xz}$，且 $G_{yz}=\dfrac{E_{yy}}{2(1+\nu_{yz})}$。把这些值代入式(5.2)中，便可确定横向各向同性材料的本构方程。

5.1.6 · 泡沫材料

泡沫材料通常用于吸收压缩产生的能量。然而，这类材料在承受拉伸或剪切载荷时刚度往往不够。重要的是，此类材料的属性通常取决于加载速率。典型的泡沫材料的应力-应变曲线非常复杂，并且根据材料的种类和空气空间(空隙)的不同而具有很大差异。例如，聚氨酯泡沫的应力-应变曲线具有一个初始的弹性屈服区，接着是一个平台压实区，然后是一个致密区(图5.5)。相反，聚乙烯泡沫具有初始的低刚度(趾)区域，随后是致密区域，该区域中的刚度远高于低刚度区域，韧带的特性与聚乙烯类似。第三种泡沫材料是聚苯乙烯，其初始刚度非常高，但在经过一定的应变后则会降低。

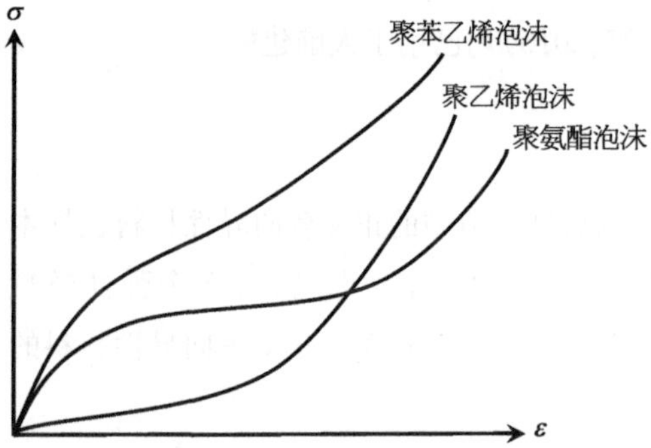

图 5.5 聚苯乙烯、聚乙烯和聚氨酯泡沫典型的应力-应变曲线。人松质骨的拉伸属性类似于聚氨酯泡沫。许多生物软组织的属性类似于聚乙烯泡沫，在失效点之前先是趾区域，然后跟随一个线性区域。

聚乙烯和聚氨酯泡沫是最常见的泡沫材料。为了减轻汽车在事故中头部撞击车内顶梁立柱的严重程度，汽车内饰设计人员通常将聚氨酯泡沫塑料作为填充材料。聚氨酯泡沫也常用于制造商品，如床上用品、沙发和地毯衬垫。在另一方面，聚苯乙烯泡沫常用作汽车保险杠和护膝垫的填充材料，以吸收巨大的冲击能量。

许多可以制成特殊蜂窝形状的工程材料，在变形过程中几乎以恒定的应力来吸收大量的能量。例如，蜂窝纸和蜂窝铝由二维六边形单元挤出成型成为三维结构(Gibson 和 Ashby, 1997)。另一方面，Skydex 材料是由热塑性聚氨酯制成的周期性双半球形微结构组成的三维蜂窝轻质材料。Zhu 等用 0.01 ~ 10/s 的应变率测试 Skydex 材料面板，建立了三维有限元模型，并根据实验数据验证了该模型(Zhu 等,2013)。尽管应力-应变曲线具有高度非线性的特征，但是该模型仍能够捕获低应变率下的特性。具有多孔状结构的人松质骨也可以使用针对各种泡沫材料开发的本构方程进行建模。由 Carter 等报道的松质骨的拉伸应力-应变曲线，其形状与典型的聚氨酯泡沫几乎相同(Carter 等,1980)。

图 5.5 描述了泡沫材料没有典型的统一的应力-应变曲线。因为本构方程只能从实验结果中推导出来，所以很容易理解，每一类不同的泡沫材料都需要一组特定的本构方程来充分描述它们的特性。根据这种理解，可以推断出，对泡沫材料进行建模时所需的材料常数主要取决于材料准则的选择。应力-应变曲线非常复杂，一些软件提供的曲线拟合子程序，允许用户输入实验数据，然后在软件插值过程中使用这些子程序来确定采用哪种类型。在确定最满足要求的材料准则之前，

仔细阅读用户手册十分重要。

5.1.7 · 由状态方程定义的材料

在对安全气囊或爆炸的展开阶段进行建模时，气体体积会迅速膨胀，因此不可能使用实体单元对这种快速发生的事件进行建模。在这种情况下，使用状态方程（equation of state, EOS）来确定气体体积，状态方程将压力和温度等参数与气体体积和气体密度关联起来。最近在伊拉克和阿富汗的冲突中由于爆炸造成了大量的伤亡，所以第 18 章专门介绍了基于状态方程模拟爆炸事件的相关方法。

5.2 材料实验策略及相关属性

为了确定材料的不同属性，美国材料与实验协会（American Society of Testing Materials, ASTM）制定了相当完备的工程材料实验规程。因此，可以很容易确定普通结构材料的属性。常用工程材料的弹性模量和泊松比如表 5.1 所示。

表 5.1 常用工程材料的杨氏模量和泊松比

材　料	杨氏模量（GPa）	泊 松 比
木材	10~20（沿纤维方向）	0.3~0.45
混凝土	15~30	0.1~0.2
镁	40~45	0.28~0.35
铝	65~70	0.32~0.35
铸铁	100~130	0.2~0.3
黄铜	100~125	0.33~0.36
青铜	95~130	0.34~0.36
钛合金	100~120	0.32
纤维增强复合材料	70~400	0.2~0.35
低碳钢	200	0.27~0.3
钨	400	0.25~0.3

不同于工程材料，生物组织的实验标准并不是很完善。生物组织通常表现为非线性，并与年龄和加载速率有关。更关键的是，考虑到伦理道德方面的问题，生物组织通常难以获取。此外，将组织切成特定形状并非是一件易事，如 ASTM 实验标准中要求的各种犬骨标本形状。

与工程材料的应力-应变曲线相比，生物组织的实验结果往往极其依赖实验条件。例如，侧限压缩实验（confined compression test）与无侧限压缩实验（nonconfined compression test）得出的结果截然不同，无摩擦压缩实验和有摩擦时的实验结果完全不同。此外，实验之前还需考虑生物组织所包含的层级结构。如在测量椎骨体的力学属性时,试样的尺寸不能太小,否则就违背了有限元法所依据的连续介质力学假设。相关文献记录了生物组织的各种属性。下面将介绍一些常用的生物组织实验方法。

5.2.1 · 生物组织测试的实验类型

一般而言,确定力学属性的实验可分为两大类: ① 部件,子系统或整个系统实验;② 材料实验。通过设计部件、子系统或整个系统的实验来识别结构的响应和完整性,而材料测试往往用于获得具有简单几何形状的试样的应力-应变曲线。

台车实验系统可用于整个系统在高能量作用下的动态测试(图 5.6)。通过加速度传感器、压力传感器和其他设备与高速摄影机的相互协调工作得到最终测试结果。对于子系统或部件实验,可使用基于重力的落锤架或气动线性冲击系统进行测试(图 5.7)。

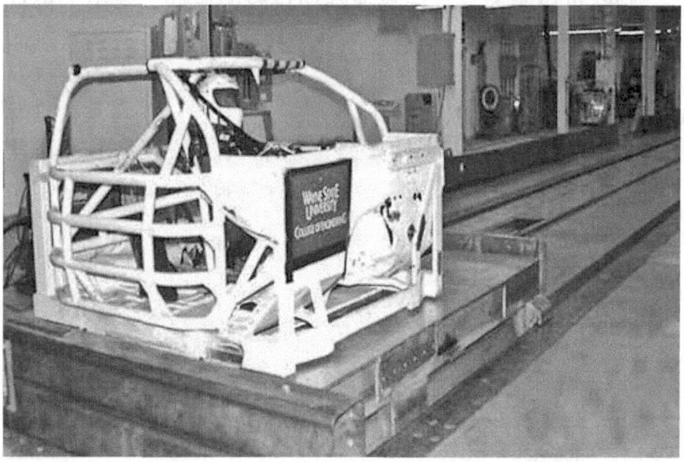

图 5.6　在气动台车测试系统上评估 NASCAR 约束系统。

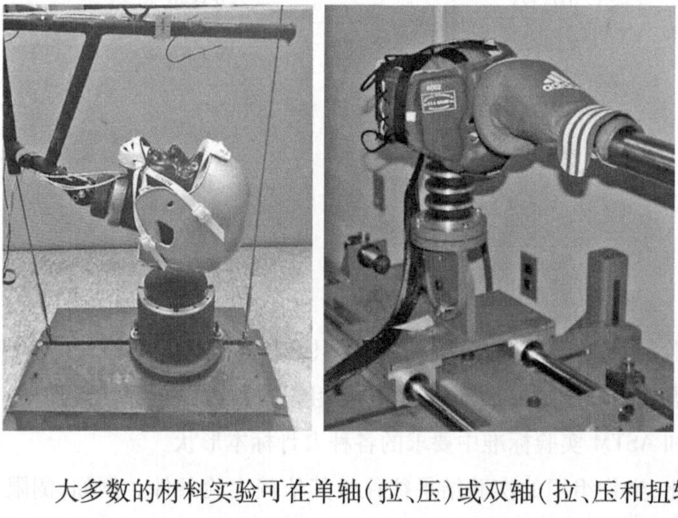

图 5.7　用于测试足球头盔效能的双线跌落实验系统(左)、气动线性冲击系统(右)。

来源:(Left) Photo courtesy of Professor Liying Zhang, Wayne State University, Detroit, MI。

大多数的材料实验可在单轴(拉、压)或双轴(拉、压和扭转)加载的伺服液压通用实验系统上进行。这种系统通常配有力或力矩传感器、线性位移和旋转位移测量装置(图 5.8)。可由该系统获得的数据绘制力-位移($F-d$)和弯矩-角度($M-\theta$)图。如果试样的几何形状规则(如犬骨形状试样),则可由力-变形数据计算应力-应变曲线。此外,其他的许多材料属性参数都可从实验中获得,如杨氏模量、剪切模量、体积模量和泊松比。

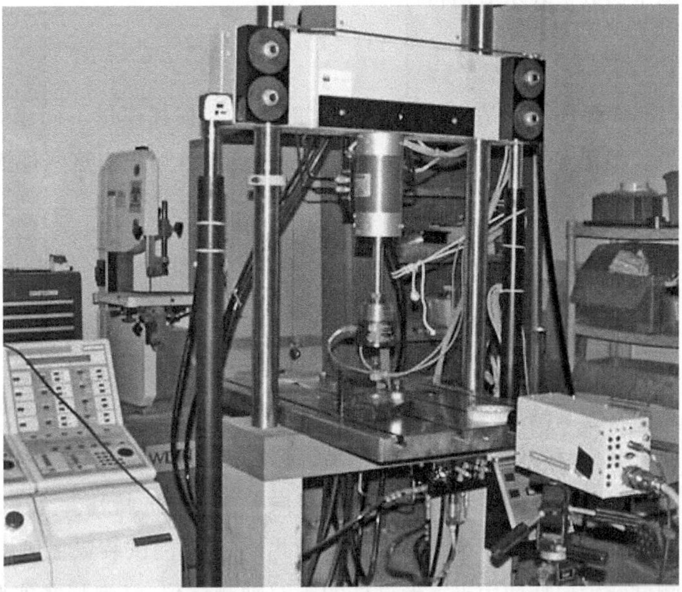

图 5.8 可进行拉伸、压缩和扭转测试的通用材料实验系统。

进行准静态测试(quasi-static testing)时,采用非常慢的加载速率从实验系统中获得数据。准静态加载模式能有效观察材料屈服后的变形行为和失效模式。然而,准静态测试中并没有考虑惯性力和阻尼力的影响。因此,可以使用专门的机器对材料进行高速测试。然而,随着速度的增加,实验系统很难在短距离内停止。对于高速压缩实验,可能因不能及时停止而导致机器损坏,因此只允许进行高速拉伸实验。

许多软组织由于柔韧性太强而不能切成特定形状的试样进行测试。在这种情况下,使用压痕实验(indentation test)来获取材料属性的不错选择(图 5.9)。在这类实验中,把一个小探针(压痕器)推入到预设深度的试样中并同时记录位移和力。可以将探针放置一段时间来获得蠕变响应(creep)。刚度和模量可以依据符合探针形状(球形、圆锥形、抛物面、平面等)的卸载曲线计算得出(Oliver 和 Pharr, 2004)。使用这种实验方法获取活体材料属性非常有效,但是禁止直接从受试者身上切取试样。

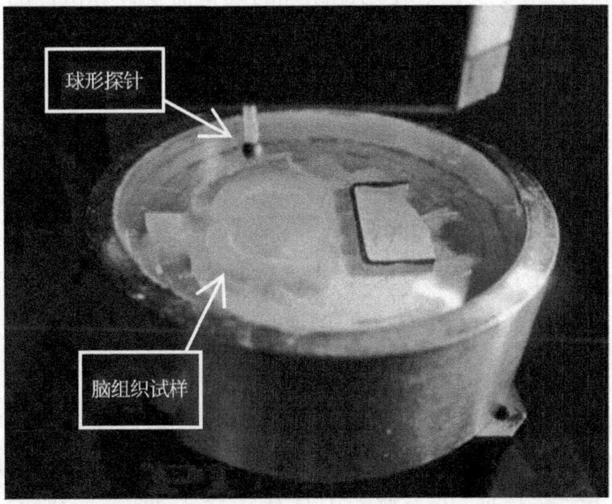

图 5.9 鼠脑组织的压痕实验。

来源: Courtesy of Professor Kurosh Darvish at Temple University, Philadelphia, PA。

在通用实验系统上进行简单的剪切实验可得到剪切模量。此外,还可以使用动态剪切流变仪或振荡模式下的旋转流变仪来获取储能模量(G')和损耗模量(G'')。

对于更像液体的材料,损耗模量大于储能模量;而对于更像凝胶的材料则与之相反。在这些实验中,剪切属性可随着温度的变化而变化,因此控制温度十分重要。通常采用复合模量(G^*)代替这两个参数来表示剪切特性:

$$G^* = G' + iG'' \tag{5.5}$$

需要注意的是,这里描述的储能模量和损耗模量不同于 5.1.4 节中描述的短时模量和长时模量。根据实验材料的频率 ω, 材料的剪切特性可以由这两种描述之间的近似关系表示:

$$G' = G_\infty + (G_0 - G_\infty)\frac{\omega^2}{\omega^2 + \beta^2}$$

$$G'' = (G_0 - G_\infty)\frac{\omega\beta}{\omega^2 + \beta^2} \tag{5.6}$$

其中 β 为衰减常数,如式(5.1)所示。

某些材料沿不同的轴向加载,最终获得材料的力学属性有着本质上的不同。例如,纤维增强复合材料及人的主动脉在轴向和横向上有不同的特性。为了能够充分表征这类材料的属性,需要在单轴实验条件下进行多次实验。此外,双轴测试装置也可用于测试这类材料的力学属性。双轴测试装置包括使用十字形试样的等双轴测试仪、气泡膨胀实验装置及等双轴测试仪,这些是测试生长在基膜上的组织样本的最佳选择。

Mason 等报道了一种高速等双轴测试仪,使用气动凸轮机构沿各轴向以等速拉伸十字试样(图 5.10A)(Mason 等,2005)。十字试样可让所有主要变形发生在中心区域,从而使平面内的应力-应变响应的计算变得容易。可通过激光测量装置来确定三维变形中试样的法向变形量。

将圆形试样夹在底部金属板和顶部金属环之间进行气泡膨胀,通过向底板与试样之间的空隙内注入高压空气,使试件膨胀为圆顶状。利用高速摄影机采集试样变形的时间历程,计算相应的应力-应变关系。使用此原理的设备需要计算试件的空间三维变形模式,因此在数据处理方面可能有些困难。

另一种基于类似原理的实验装置如图 5.10(下)所示。基质膜附着在一个外部的圆孔(well)上,向下拉动该圆孔可使膜(以及附着在其上的组织样本)在表面上均匀拉伸。同样,通过高速摄影机获得膜的变形模式,并从中获取应力-应变关系。由于该设备无需计算三维变形模式,就数据处理而言,它比气泡膨胀装置简单。

由于刚度值较低,在大多数软组织材料测试实验中能够观察到较大的变形。因此,在这些实验中测量真实应力和真实应变非常重要。

上述实验方法在竞技体育和车祸中能较好地测量从准静态到中等加载速率的力学属性。在最近的军事冲突中,简易爆炸装置产生的高速率冲击造成了大量军事人员伤亡和设备损坏。在中等载荷速率下,爆炸材料的属性与典型冲击下的材料属性有很大不同。为了确定这些材料在高速率下的特性,许多研究人员使用了由 Bertram Hopkinson(1874.1—1918.8)提出,Herbert (Harry) Kolsky(1916.9—1992.5)改进的分离式 Hopkinson 压杆系统。

简单地说,一个分离式 Hopkinson 压杆由一个入射杆、一个透射杆及两杆之间的薄试样构成。入射杆能在加压气枪作用下产生弹性压力脉冲(图5.11)。在入射杆与试件的交界处,弹性应力波部分反射、部分传递到薄试样上,引起试样塑性变形。在下一个界面(即试样与透射杆之间),应力波再次部分反射和部分透射。入射杆和透射杆中应变计的应变记录能推导出试样的材料属性。

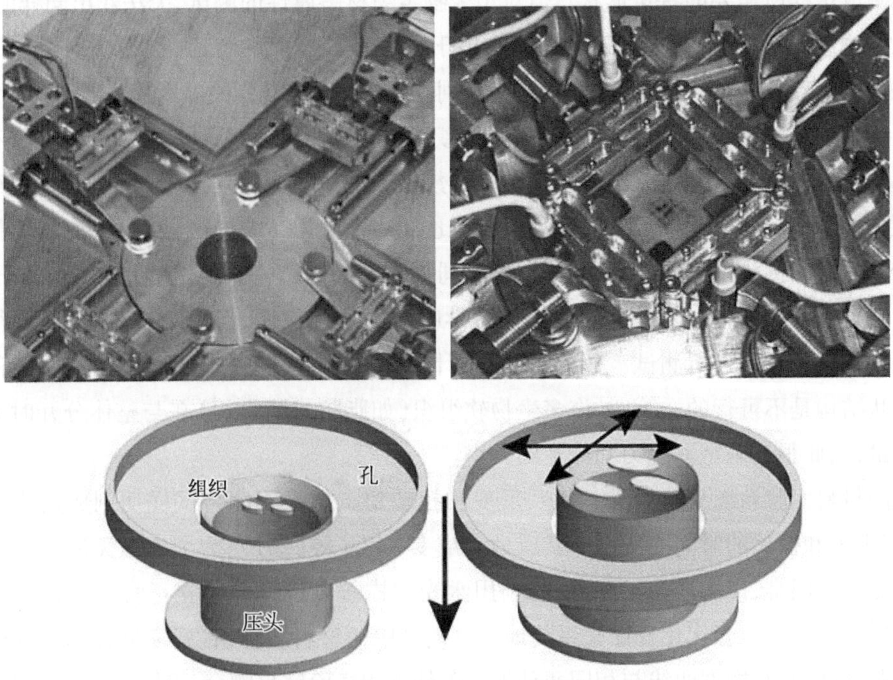

图5.10　可提供相同双轴载荷的气动凸轮驱动测试装置(左上)。每个加载柱具有附着试样的夹具和测量力的测压元件。夹在实验装置中的十字形人体主动脉样本(右上)。用于拉伸膜的等双轴测试仪,三个测试组织样本黏在膜上(左下)。在测试过程中,圆孔向下移动,而压头保持在同一位置以拉伸膜。(右下)当孔向下移动时,在膜和组织样本上施加相等的双轴拉伸。

来源: Bottom figures courtesy of Professor Barclay Morrison Ⅲ at the Columbia University, New York, NY。

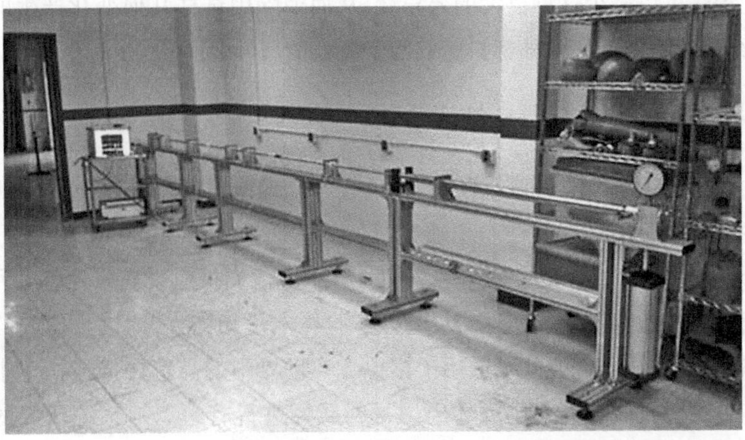

图5.11　用于高速率材料属性测试的分离式 Hopkinson 压杆系统。

5.2.2 · 逆向工程方法论

传统工程材料的特性一般分布均匀、没有方向依赖性,但很多合成材料的方向依赖性很明显,如聚合物和纤维增强复合材料。这些现代材料的测试需要与传统材料不同的方案。然而,这些材料可以切割成试样所需要的特定形状。但对于生物组织材料属性的测试,无法作出同样的声明。

获取生物组织样本存在许多困难。第一,出于伦理道德方面的考虑,很难获得生物的组织样本,尤其是人体组织。第二,生物组织与年龄、性别、方向和应变率有关。因此,需要非常大的样本量来描述每个因素的相对贡献率。第三,生物组织的层级结构极其复杂,同一类材料的不同区域具有不同的属性。比如韧带或肌腱的层级结构由数束组成,每束都包含一些由亚原纤维组成的小纤维,亚原纤维又进一步分成许多微原纤维。再比如关节软骨组织的区域差异,关节软骨组织由浅区、中区、深区和钙化区组成,每个区域包含不同排列的细胞结构。虽然韧带的每一个子结构或软骨的每一个区都在韧带或软骨组织的整体力学响应中发挥作用,但由于其尺寸较小,很难对每个子结构或区域的性能进行测试。此外,由于对计算能力要求过高,想要明确地模拟这种材料的分层或层状结构是不可行的。第四,许多生物软组织(如脂肪或脑组织)在与整体分开时无法承受自身的重量,因此很难确定其应力和应变的大小。

常用的材料实验系统只测量力、力矩、形变和扭转角。如果不能将试样切割成精确的几何形状,则不能由力和位移的时间曲线确定其应力和应变。Zhu 等(2010)为了克服无法得到形状一致的材料样品这一困难,使用逆向工程方法,利用激光扫描每个试样并建立了特定试样的有限元模型。此方法中采用了一套优化程序来系统地调整模型中的材料属性,直到模型计算出的模拟低速和高速加载条件的力-挠度曲线与相同两种加载条件下的实验结果吻合。最后,将前两组实验数据得到的优化结果应用于模型中,模拟在中等加载速率下进行的第三组实验。如果模型预测的力-位移数据与第三组测试结果能很好地吻合,则认为从优化程序中获得的材料属性是准确的。

由于不存在精确解剖软组织的切割技术,所以试样的几何变形相当普遍。因检材形状的不同而导致实验结果的变化,很大程度上混淆了从生物组织获得的实验数据。使用类似于上述规范的特定试样逆向工程法可以减少这种巨大的差异性,从而消除因试样几何变化产生的不确定性。由此,实验和模拟结果之间的任何差异都只能归因于材料的属性,而不是几何变形。

5.2.3 · 生物组织的常见材料属性清单

由于大量生物组织样本昂贵且难以获得,很少有研究提及由年龄和性别导致的生物组织属性差异。涉及年龄和性别属性研究的样本量通常较低。然而,Kalra 等(2015)检测了从 21~87 岁年龄不等的 53 名男性和 29 名女性的 278 个独立肋骨样本。他们报道了皮质骨厚度和以年龄、性别、身高和体重作函数的其他生物力学属性。尽管该实验样本量相当大,但这个研究的生物力学数据仍局限于准静态加载,其结果可能并不适用于模拟真实世界中的高速碰撞或汽车事故。这一事实凸显了对基于年龄、性别、加载速率的人体组织材料属性进行有组织地系统研究的必要性。由于体育活动中采用个性化防护装备似乎是未来的趋势,所以这种考虑十分正确。

由于实验条件的不同,以及年龄、性别的差异,列出生物组织的材料属性并没有实用性。表 5.2

列出了由全球人体模型联盟(Global Human Body Modeling Consortium, GHBMC)发起的50百分位男性人体模型中使用的材料准则和属性,该模型由弗吉尼亚大学、滑铁卢大学、美国韦恩州立大学和维克森林大学联合开发。虽然这组数据代表了最新的选择,但是随着更多研究数据的出现,可能需要更新所选的材料准则和相关属性。

表5.2 全球人体模型联盟(GHBMC)使用的50百分位男性人体模型中标准的材料准则和相关属性*

部　件	材料准则	性　能
密质骨		
颈椎骨皮质外壳	幂函数塑性	E=16.7 GPa, ν=0.3 k=0.45, N=0.3
股骨、胫骨	应变率相关塑性	E=15.5 GPa, ν=0.3 在有效应变率的基础上,使用单独的曲线来定义杨氏模量和屈服应力
肋骨皮质外壳	分段线性塑性	E=10.2 GPa, ν=0.3 E_{tan}=2.3 GPa σ_y=65.3 MPa Cowper Symond 系数 C=2.5 (1/s), P=7
松质骨		
腰椎	线弹性	E=0.02 GPa, ν=0.3
股骨、胫骨	动塑性	E=0.445 GPa, ν=0.3 σ_y=5.3 MPa
软骨		
颈椎终板	线弹性	E=0.4 GPa, ν=0.2
肋间软骨	线弹性	E=0.05 GPa, ν=0.4
股骨、胫骨软骨	线弹性	E=0.2 GPa, ν=0.2
韧带、肌腱		
颈部前纵韧带、后纵韧带	弹性离散梁	基于用户定义的曲线
前交叉韧带 后交叉韧带	软组织	Ci's=0.006 8, 0, 4.2e-4, 58.9, 0.279 3 B=4.315 GPa, L=1.06 Si's=0.153, 0.026, 0.348
髌腱	线弹性	E=1.2 GPa, ν=0.3
内脏器官实质		
心脏组织	心	P=2.482 5 GPa Hi's=24.26, 40.52, 1.63
肺组织	肺	B= 0.002 66 GPa, δ=0.1 α=0.213, β=−0.343 Li's=1.002e-6, 2.04
肝脏	超弹性橡胶	ν=0.49, Vi's=3.5e-6, 2.8e-6 Mi's=4.0e-6, 2.4e-06 Di's=9.7e-4, 1.6e-04

续表

部　件	材料准则	性　能
内脏器官实质		
肾脏	Ogden 橡胶	$\nu=0.49$, R=2.5e−4 GPa $\mu_1=1.5e-4$, $\alpha_1=0.18$ $\mu_2=5.26e-4$, $\alpha_2=0.24$
脾脏	黏性泡沫	Ei=9.8e-5 GPa $N_1=3.0$, $V_2=0.015$ $Ev=8.5e-5$ GPa $N_2=0.2$, $\nu=0.45$
被动肌肉		
腰大肌、竖立肌	黏弹性	$K=0.032\,5$ GPa $G_0=51$ kPa, $G_\infty=26$ kPa
腿部、大腿肌肉	弹性	$E=0.2$ GPa, $\nu=0.2$
足部组织	黏性软组织	$B=0.02$ GPa, $C_1=1.2e-7$ $C_2=2.5e-7$ $S_1=1.162$, $T_1=23.48$ $S_2=0.808$, $T_2=63.25$

注：* B,体积模量;Ci's,超弹性的系数;Di's,衰减常数(第 i/j 项);Ei,初始杨氏模量;Ev,黏弹性模量;Hi's,心脏模型的物性系数;K,刚度系数;k,强度系数;L,纤维拉直时的拉伸比;Li's,肺模型的物性系数;Mi's,剪切松弛模量(第 i/j 项);N,硬化指数;N_1,杨氏模量的幂律指数;N_2,黏度的幂律指数;R,剪切松弛模量;S,Prony 级数松弛核的谱强度;Si's, Prony 级数松弛核的谱强度;T,Prony 级数松弛核的特征时间;Vi's,黏弹性常数;α,指数项;μ,剪切模量。

5.3　建立实验室专用材料库

只有在材料层面和子系统层面进行验证后,构建的系统级有限元模型才能可靠地预测整个系统的行为。低碳钢和铝这类工程材料的本构方程和相关材料属性在文献中均有详细的阐述。尽管做了大量的材料和子系统级的验证,仍能看到模型与真实系统的材料属性之间的差异,这很可能是制造工艺造成的。比如,金属片和金属板就具有不同的力学特性。管理完善的有限元建模实验室应拥有一个材料数据库,对材料准则及相关属性统计分类以供实验室成员快速选择,此外材料数据库还需要随着新材料的出现而更新。

现有的材料准则在某些情况下并不能描述新材料的属性,如特殊的合金材料。例如,能够减轻车辆质量的同时,保证在碰撞事故中拥有足够强度的压铸镁合金 AM60B,其应力-应变响应就不符合任何现有材料准则。如前所述,只能从实验数据当中获得材料的本构准则。一些材料的本构关系(如 AM60B)会随着应变率的变化而变化。为这种材料制定合适的本构准则需要在各种环境下进行动态测试。这会生成大量需要评估的数据,且大量的测试和数据评估非常耗时。在燃油经济性指标提高的时期,迫切需要将 AM60B 集成到汽车生产中。由于该材料与应变率有关,并且尚未在任何碰撞环境下测试,因此在整车计算模型中需要其他替代方案来合理地重现 AM60B 的力学特性。

Zhu 等(2012)为了可以准确、合理地得到 AM60B 的力学特性,系统研究了 LS－DYNA 材料库中提供的 MAT 24、MAT 88、MAT 99 和 MAT 107 材料准则。这些模型都具有不同程度的应变率效应和失效仿真能力。他们对薄壁结构件进行了物理测试,包括从准静态到应变率为 800/s 的试样测试、4 点弯曲和挤压测试。通过设计优化程序来寻找最适合的材料准则和相关属性。笔者最终得出结论: MAT 99 的材料准则适用于静态和动态加载的 AM60B 建模,相关的材料属性目前存储于我们的材料属性库中,以备将来使用。

生物组织类似于合金,如 AM60B,其本构准则和相关属性通常难以获得。因此,选择材料属性通常需要做很多假设。对于大多数的工程材料来说,试样丰富并且可以加工成特定的形状以便在各种加载条件下进行测试,所以能够比较容易地获得其本构准则和相关属性。而生物组织不易获取,并且由于生物组织的年龄、性别、种族等原因,其材料属性存在很大的差异。

尽管成年大鼠是最常用的脑外伤研究动物,但目前关于这方面的研究也很有限,对成年大鼠的头骨材料属性仍很难描述。因为大脑包裹在颅骨当中,所以颅骨的材料属性会影响大脑的冲击响应。Mao 等(2011)以 0.02 mm/s 和 200 mm/s 的加载速度对颅骨样本进行了 3 点弯曲测试。并利用经典梁理论,计算了弹性模量、失效吸收能量、能量密度和弯曲应力。结果表明,弯曲速度(与应变率相关的一个参数)对弹性模量和弯曲应力有显著影响,但对能量和能量密度影响甚微。由于 Mao 研究的属性是基于经典的均匀梁理论,所以并没有考虑到夹在内外表面之间的板障层的变化。考虑到标本之间的差异,Guan 等(2011)对颅骨标本进行了显微 CT 扫描。随后,应用一种优化方法建立了大鼠颅骨的材料属性。这两个例子说明了网格大小会影响材料属性。随着网格尺寸的减小,需要更加详细的属性来准确地表示其结构。

对于动物组织来说,硬组织更容易获取和处理,而确定软组织的属性通常比确定硬组织要困难得多。压痕实验是获得软组织弹性模量的好方法。但是对于柔韧性较好的材料,此方法需要许多假设,因此不能直接用于获取剪切模量。由于软组织柔软的性质,将软组织切割成预定的形状非常困难;软组织的形状会随自身重量的改变而改变。因此,关于软组织这种材料属性差异极大的情况,在文献中有大量的观测和报道。

为了减少软组织的差异性,Zhu 等(2010)提出了一种基于逆向工程的新方法,用来确定超软人类脑组织的材料属性。在这种方法中,用高分辨率激光扫描每个大脑样本并建立特定样本的有限元模型(图 5.12)。利用试样的特定模型来消除试样几何形状的影响,保证只有材料属性对测试结果产生影响。在测试软组织时会发生大的变形,因此使用更可靠的力-挠度曲线(而不是应力-应变曲线)进行优化。用两组不同加载速率下的实验数据来鉴定材料的性能,第三组数据则用于模型的验证。对于软组织的材料属性的构建,可使用这种鉴定超软生物组织及工程材料(如硅凝胶和橡胶)材料常数的新方法。

在一些有限元预处理软件包中,以铁、镍、铝、铜、镁和钛为主要成分的大量合金的属性都列在材料数据库中。即使是使用这样的数据库,在验证子系统模型之前对材料的推荐属性进行验证也很有必要。Yang 和 Chou(2015)概述了在将数值整合到实验室材料库之前验证该材料属性的程序。这种幕后工作决定了实验室建立的有限元模型的准确性。

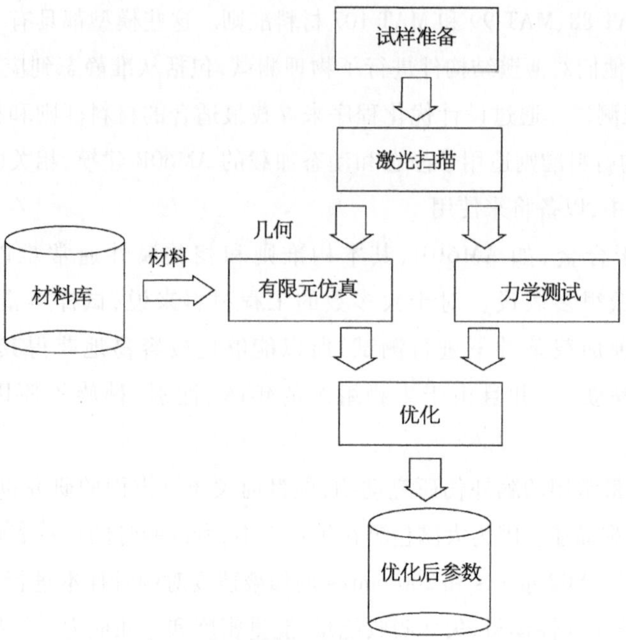

图 5.12　准确鉴定超软生物组织材料属性的程序。高分辨率激光、显微 CT 或微磁共振成像用于识别材料的特定几何形状，而逆向工程与优化程序相结合的方法用于确定高保真材料的属性。

来源：Zhu, F., Jin, X., Guan, F., Zhang, L., Mao, H., Yang, K. H., King, A. I., Identifying the properties of ultra-soft materials using a new methodology of combined specimen-specific finite element model and optimization techniques. Materials and Design, 2010, 31: 4704－4712。

练习题

(1) 查询由 John Hallquist 博士出版的 LS-DYNA 理论手册，在该手册的第 19 节找出本书所涵盖的材料准则。

(2) 简述如何测试脊椎骨皮质的强度。

(3) 为什么同一身体不同部位的皮质骨会有不同的属性?

(4) 阐述泊松比为负数的材料会发生什么变化。

(5) 从图 5.2 的左图中，识别低碳钢和铝合金的下列属性：弹性模量、屈服抗拉强度、极限抗拉强度和极限应变。

(6) 简述为什么不可压缩材料的体积模量比剪切模量高得多。

(7) 简述为什么黏弹性材料随时间而变化。

(8) 写出一个横向各向同性材料本构方程(即应力-应变关系)。

(9) 黏弹性材料和泡沫材料的区别是什么?

(10) 依据以下材料属性计算复合模量(或动态模量)：$G_\infty = 10\ \text{MPa}$，$G_0 = 40\ \text{MPa}$，$\omega = 10\ \text{Hz}$。简述$\beta$如何影响复合模量。

参考文献

[1] Arruda, E.M., Boyce, M.C., 1993. A three-dimensional model for the large stretch behavior of rubber elastic materials. Journal of the Mechanics and Physics of Solids 41 (2), 389 - 412.

[2] Blatz, P.J., Ko, W.L., 1962. Application of finite element theory to the deformation of rubbery materials. Transactions of the Society of Rheology 6, 223 - 251.

[3] Carter, D.R., Schwab, G.H., Spengler, D.M., 1980. Tensile fracture of cancellous bone. Acta Orthopaedica Scandinavica 51, 733 - 741.

[4] Gibson, L.J., Ashby, M.F., 1997. Cellular Solids: Structure and Properties, second ed. Cambridge University Press, Cambridge, ISBN 0521499119.

[5] Guan, F., Mao, H., Han, X., Wagner, C., Yeni, Y.N., Yang, K.H., 2011. Application of optimization methodology and specimen-specific finite element models for investigating material properties of rat skull. Annals of Biomedical Engineering 39, 85 - 95.

[6] Herrmann, L.R., Peterson, F.E., 1968. A numerical procedure for viscoelastic stress analysis. In: Proceedings of the Seventh Meeting of ICRPG Mechanical Behavior Working Group, Orlando, FL (1968).

[7] Jin, X., Zhu, F., Mao, H., Shen, M., Yang, K.H., 2013. A comprehensive experimental study on material properties of human brain tissue. Journal of Biomechanics 46, 2795 - 2801.

[8] Kalra, A., Saif, T., Shen, M., Jin, X., Zhu, F., Begeman, P.C., Millis, S., Yang, K.H., 2015. Characterization of human rib biomechanical responses due to three-point bending. Stapp Car Crash Journal 59, 1 - 18.

[9] Kleiven, S., 2007. Predictors for traumatic brain injuries evaluated through accident reconstructions. Stapp Car Crash Journal 51, 81 - 114.

[10] Lakes, R., 1987. Foam structures with a negative Poisson's ratio. Science 235, 1038 - 1040.

[11] Mao, H., Wagner, C., Guan, F.J., Yeni, Y.N., Yang, K.H., 2011. Material properties of adult rat skull. Journal of Mechanics in Medicine and Biology 11 (5), 1199 - 1212.

[12] Mao, H., Zhang, L., Jiang, B., Genthikatti, V.V., Jin, X., Zhu, F., Makwana, R., Gill, A., Jandir, G., Singh, A., Yang, K. H., 2013. Development of a finite element human head model validated with thirty five experimental cases. ASME Journal of Biomechanical Engineering 135, 111002-1 - 111002-15.

[13] Mason, M.J., Shah, C.S., Maddali, M., Yang, K.H., Hardy, W.N., Van Ee, C.A., Digges, K., 2005. A new device for high-speed biaxial tissue testing: application to traumatic rupture of the aorta. Transactions of the Society of Automotive Engineers, 2005-01-0741.

[14] Miller, K., Chinzei, K., 2003. Constitutive modelling of brain tissue: experiment and theory. Journal of Biomechanics (35), 483 - 490.

[15] Mooney, M., 1940. A theory of large elastic deformation. Journal of Applied Physics 11 (9), 582 - 592.

[16] Ogden, R.W., 1984. Non-linear Elastic Deformations. Ellis Harwood Ltd., Chichester, Great Britain, ISBN 0-486-69648-0.

[17] Oliver, W.C., Pharr, G.M., 2004. Measurement of hardness and elastic modulus by instrumented indentation: advances in understanding and refinements to methodology. Journal of Materials Research 19, 3 - 20.

[18] Rivlin, R.S., 1948. Large elastic deformations of isotropic materials. IV. Further developments of the general theory. Philosophical Transactions of the Royal Society of London. Series A, Mathematical and Physical Sciences 241 (835), 379 - 397.

[19] Sahoo, D., Deck, C., Willinger, R., 2016. Brain injury tolerance limit based on computation of axonal strain. Accident Analysis & Prevention 92, 53 - 70.

[20] Wolff, J., 1986. The Law of Bone Remodelling, English Translation. Springer, ISBN 978-3-642-71031-5.

[21] Yang, K.H., Chou, C.C., 2015. Mathematical models, computer aided design, and occupant safety. In: Yoganandan, N., Nahum, A. M., Melvin, J.W. (Eds.), Accidental Injury, third ed. Springer, ISBN 978-1-4939-1731-0.

[22] Zhu, F., Jin, X., Guan, F., Zhang, L., Mao, H., Yang, K.H., King, A.I., 2010. Identifying the properties of ultra-soft materials using a new methodology of combined specimen-specific finite element model and optimization techniques. Materials and Design 31, 4704 - 4712.

[23] Zhu, F., Chou, C.C., Yang, K.H., Chen, X., Wagner, D., Bilkhu, S., 2012. Application of AM60B magnesium alloy material model to structural component crush analysis. International Journal of Vehicle Safety 6 (2), 178 - 190.

[24] Zhu, F., Jiang, B.H., Yang, K.H., Ruan, D., Boczek, M.S., Tannous, R., 2013. Crushing behavior of SKYDEX® material. Key Engineering Materials 535 - 536, 121 - 124.

6 规定节点边界和加载条件

King H. Yang

Wayne State University, Detroit, Michigan, United States

6.1 基本和自然边界条件

在有限元法中,边界条件指对有限元模型的节点自由度设置一些规定的值或一组方程,以详细说明有限元模型的边界响应。设定的边界包括结构力学中的恒定或预设的位移和旋转运动、传热力学中预设的表面温度和流体力学中稳定的流体流动等。正如第 4 章中简要讨论的内容,任何指定的边界条件都可以归类为基本边界条件。

在 4.4 节中对弱形式的解释中,单元边界处位移函数的导数被视为自然边界条件,换句话说,自然边界条件用于施加特定的变化率。结构力学中自然边界条件的一个典型示例是表面牵引力。自然边界条件的其他示例还包括流体力学中出口处的流体流动梯度为 0 和传热力学中的绝热表面等。在有限元建模中,基本边界条件的优先级高于自然边界条件。

有限元法中的基本边界条件和自然边界条件与数学中求解微分方程的数学中的 Dirichlet 和 Neumann 边界条件有关。Dirichlet 边界条件(以 Johann Peter Gustav Lejeune Dirichlet 的名字命名,1805.2.5—1859.5)在边界处定义一个固定值。而以 Carl Gottfried Neumann(1832.5—1925.3)的名字命名的 Neumann 边界条件则是在边界上定义为一个函数的导数。从以上这些解释来看,Dirichlet 边界条件与基本边界条件相当,而 Neumann 边界条件则相当于自然边界条件。当然,在某些特殊情况下,上述类比不一定成立,但本书不讨论此主题内容。

在结构力学和碰撞生物力学中,其边界条件都与结构的运动学有关,如体积力、位移约束、初始速度和预设加速度等。回顾 4.7 节内容,为解决有限元问题,需要在同一全局坐标系中描述所有节点坐标、边界条件和载荷条件。由于边界条件通常在局部坐标系中设置,需要在有限元求解器中从局部坐标系向全局坐标系进行适当转换,再计算节点位移。

6.2 节点约束和预设位移

在有限元法中,边界条件或载荷条件都只能在适当的节点自由度上加载。为了协助用户开发有限元模型,一些带有图形交互界面的计算机程序可以在拟加载的载荷与实际节点位置不重合的情况下自动计算节点载荷,这种程序称为有限元前处理程序。如 6.1 节所述,基本边界条件可等效于节点约束,这是很多有限元软件使用的术语;而自然边界条件即常说的载荷条件。

6.2.1 · 节点约束

节点约束一般分为两种：单点约束和多点约束。单点约束是对一个节点一个或多个特定的运动自由度进行约束，如一个节点在任何方向上的位移均为0，或者一个节点垂直方向上运动为0，但水平方向可以运动等。多点约束，即用户可以通过预设的方程或一个控制点的运动来定义一组节点的运动。大多数有限元求解器不能对同一个节点进行多重约束，例如，不能对一个节点既进行单点约束，同时又将其定义为多点约束的一部分。

对于单点约束，可以定义为零位移约束（又称均匀约束）和非零约束（又称预设运动或非均匀约束）。对于式(6.1)所示的静态力-位移方程，如果 u_1 为固定自由度（即零位移），则将移除第一行和第一列数据，不进行计算。

$$\begin{bmatrix} k_{11} & k_{12} & \cdot & \cdot & k_{1n} \\ k_{21} & k_{22} & \cdot & \cdot & k_{2n} \\ \cdot & \cdot & \cdot & \cdot & \cdot \\ \cdot & \cdot & \cdot & \cdot & \cdot \\ k_{n1} & k_{n2} & \cdot & \cdot & k_{nn} \end{bmatrix} \begin{Bmatrix} u_1 \\ u_2 \\ \vdots \\ u_n \end{Bmatrix} = \begin{Bmatrix} f_1 \\ f_2 \\ \vdots \\ f_n \end{Bmatrix} \Rightarrow \begin{bmatrix} k_{22} & \cdot & \cdot & k_{2n} \\ \cdot & \cdot & \cdot & \cdot \\ \cdot & \cdot & \cdot & \cdot \\ k_{n2} & \cdot & \cdot & k_{nn} \end{bmatrix} \begin{Bmatrix} u \\ \vdots \\ u_n \end{Bmatrix} = \begin{Bmatrix} f_2 \\ \vdots \\ f_n \end{Bmatrix} \tag{6.1}$$

类似地，对于固定位移边界条件 $u_m = 0$，且 $1 \leqslant m \leqslant n$，在通过 u_{m-1}、u_{m+1} 至 u_n 计算节点位移 u_1 之前，应从式(6.1)所示力-变形方程中删除第 m 行和第 m 列。对于此边界条件，f_m 变成未知的反作用力，且该作用力在确定所有自由度后可通过式(6.2)求解。式(6.2)代表位移限制为0的节点的平衡条件，因此该式称为约束方程。

$$f_m = k_{m1}u_1 + k_{m2}u_2 + \cdots + k_{mn}u_n \tag{6.2}$$

图6.1中展示了处理某些边界条件的方法。对于完全约束的梁单元，两端所有位移（u、v 和 w）和旋转（R_x、R_y 和 R_z）都为0，对于简支梁，固定端没有位移或旋转，唯一的边界条件是滚动支座的零垂直变形（w）。销连接也属于节点约束的一种，该连接方式约束了垂直（w）或水平（u）中一个方向上的位移，但可以绕 y 轴自由旋转。这种约束常用于模拟简化的人体膝关节运动。

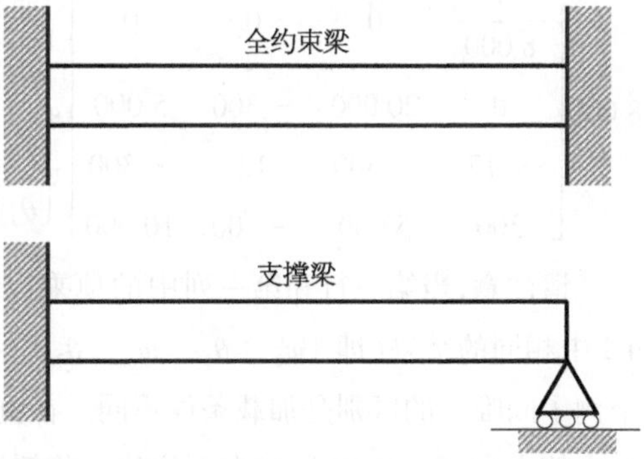

图6.1　使用不同的边界条件来表示完全约束梁和支撑梁。

6.2.2 · 预设位移

为了对式(6.1)中的静态问题施加位移边界条件（如 $u_2 = c$），需重写式中第二行，如式(6.3)所示。换句话说，如果在第 m 个自由度施加一个位移，需设 $k_{mn} = 1$，$k_{mi} = 0(m \neq i)$，然后求解新方程并得到其他所有节点的位移。以下示例为对一个悬臂梁施加了上述位移边界条件。

$$\begin{bmatrix} k_{11} & k_{12} & \cdot & \cdot & k_{1n} \\ 0 & 1 & 0 & \cdot & 0 \\ \cdot & \cdot & \cdot & \cdot & \cdot \\ \cdot & \cdot & \cdot & \cdot & \cdot \\ k_{n1} & k_{n2} & \cdot & \cdot & k_{nn} \end{bmatrix} \begin{Bmatrix} u_1 \\ u_2 \\ \vdots \\ u_n \end{Bmatrix} = \begin{Bmatrix} f_1 \\ c \\ f_3 \\ \cdot \\ f_n \end{Bmatrix} \tag{6.3}$$

例 6.1

考虑一个各向同性线性弹性悬臂梁，其长度为 100 in(1 in = 2.54 cm)，截面惯性矩为 100 in^4，杨氏模量为 10×10^6 psi。在其中点处以施加向下的位移0.004 17 in，如图 6.2。试求其端部变形和旋转角度。

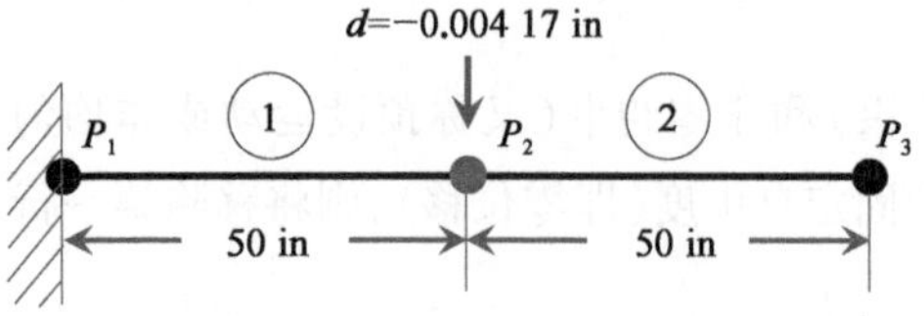

图 6.2 向悬臂梁施加预设的位移载荷。

求解方法

例 6.1 和 4.1 具有相同的几何形式，但载荷条件不同。在例 4.1 中已求出的全局刚度方程基础上，去除第一、二行和第一、二列(由于 P_1 处的边界条件固定)。所得的全局力-位移方程如下：

$$8\,000 \begin{bmatrix} 24 & 0 & -12 & 300 \\ 0 & 20\,000 & -300 & 5\,000 \\ -12 & -300 & 12 & -300 \\ 300 & 5\,000 & -300 & 10\,000 \end{bmatrix} \begin{Bmatrix} w_2 \\ \theta_2 \\ w_3 \\ \theta_3 \end{Bmatrix} = \begin{Bmatrix} F_2 \\ M_2 \\ F_3 \\ M_3 \end{Bmatrix}。$$

由于位移 $w_2 = -0.004\,17$ 是唯一的载荷条件，所以将刚度矩阵的第一行替换成式(6.3)所示。此外，由于没有其他力或力矩载荷，也就是说 $M_2 = F_3 = M_3 = 0$，可将上式变为：

$$8\,000 \begin{bmatrix} \frac{1}{8\,000} & 0 & 0 & 0 \\ 0 & 20\,000 & -300 & 5\,000 \\ -12 & -300 & 12 & -300 \\ 300 & 5\,000 & -300 & 10\,000 \end{bmatrix} \begin{Bmatrix} w_2 \\ \theta_2 \\ w_3 \\ \theta_3 \end{Bmatrix} = \begin{Bmatrix} -0.004\,17 \\ 0 \\ 0 \\ 0 \end{Bmatrix}。$$

请注意，当第一行和第一列中的项乘以矩阵外部的常数时，其值为 1。求解该方程得出与例 4.1 中相同的结果(即 $\{w_2 \quad \theta_2 \quad w_3 \quad \theta_3\}^T = -\{0.004\,17 \quad 0.000\,125 \quad 0.010\,42 \quad 0.000\,125\}^T$)，两个例子间唯一的区别是加载条件不同。在例 4.1 中施加的是 100 lb(1 lb = 0.453 59 kg)向下的力，而本例中为-0.004 17 in 的向下位移。此例说明，力或位移均可作为边界/载荷条件。

6.2.3 · 罚函数法

根据边界条件从全局刚度方程中删除一个或多个行和列，说起来容易做起来难，尤其是当整体刚度矩阵的阶数较大且需手动操作的情况。即便采用计算机完成，也需要大量的计算资源，以实现将旧的全局刚度矩阵重新排列为降阶的新矩阵。罚函数法是解决该问题的一个方法。

这里将用一个示例来解释罚函数法的概念。设式(6.1)中 $u_2 = 0$(第二自由度固定),与前述从全局刚度矩阵中删除第二行和第二列不同的是,这里在执行高斯消元前,将 k_{22} 乘以一个非常大的刚度值(即罚因子)。换句话说,除了将 k_{22} 乘以罚因子外,式(6.1)没有任何其他变化。在选择合适的罚因子时,需保证所得的 u_2 非常接近 0,但不能为 0。罚函数法也可以用于非常复杂的节点约束,例如,如果一群节点的位移线性相关,则可以在刚度矩阵的适当位置添加与位移成比例的罚因子。由于内容所限,本书将不对此主题进行深入讨论。

例 6.2

现有一具有与例 6.1 相同结构、杨氏模量和截面惯性矩的悬臂梁,如图 6.2 所示。其所受载荷由 P_2 处施加 0.004 17 in 的恒定位移改成在该节点处施加 y 轴负方向 100 lb 的集中力。试使用罚函数法计算 P_2 和 P_3 处的广义位移。

求解方法

单元 1 和单元 2 长度均为 50 in,因此 $\dfrac{EI}{L^3} = 8\,000$。两单元的刚度矩阵相同,均为:

$$[k]_{1或2} = 8\,000 \times \begin{bmatrix} 12 & 300 & -12 & 300 \\ 300 & 10\,000 & -300 & 5\,000 \\ -12 & -300 & 12 & -300 \\ 300 & 5\,000 & -300 & 10\,000 \end{bmatrix}。$$

通过合并两个单元刚度矩阵,可得到结构刚度矩阵为:

$$[K] = 8\,000 \times \begin{bmatrix} 12 & 300 & -12 & 300 & 0 & 0 \\ 300 & 10\,000 & -300 & 5\,000 & 0 & 0 \\ -12 & -300 & 24 & 0 & -12 & 300 \\ 300 & 5\,000 & 0 & 20\,000 & -300 & 5\,000 \\ 0 & 0 & -12 & -300 & 12 & -300 \\ 0 & 0 & 300 & 5\,000 & -300 & 10\,000 \end{bmatrix}。$$

在此问题中,使用罚函数法来处理边界条件 $w_1 = 0$ 和 $\theta_1 = 0$。从结构刚度矩阵来看,其中最大项为 1.6×10^8,因此将 k_{11} 和 k_{22}(两个边界条件加载处节点自由度的对角线项)乘以 10^{10} 的系数应比较合理,而所有其他条目保持不变。所得到的力-位移矩阵变为:

$$8\,000 \times \begin{bmatrix} 12 \times 10^{10} & 300 & -12 & 300 & 0 & 0 \\ 300 & 10\,000 \times 10^{10} & -300 & 5\,000 & 0 & 0 \\ -12 & -300 & 24 & 0 & -12 & 300 \\ 300 & 5\,000 & 0 & 20\,000 & -300 & 5\,000 \\ 0 & 0 & -12 & -300 & 12 & -300 \\ 0 & 0 & 300 & 5\,000 & -300 & 10\,000 \end{bmatrix} \begin{Bmatrix} w_1 \\ \theta_1 \\ w_2 \\ \theta_2 \\ w_3 \\ \theta_3 \end{Bmatrix} = \begin{Bmatrix} 0 \\ 0 \\ -100 \\ 0 \\ 0 \\ 0 \end{Bmatrix}。$$

最终,广义节点位移为:

$$\begin{Bmatrix} w_1 \\ \theta_1 \\ w_2 \\ \theta_2 \\ w_3 \\ \theta_3 \end{Bmatrix} = \begin{Bmatrix} -1.042 \times 10^{-13} \\ -6.250 \times 10^{-15} \\ -4.167 \times 10^{-3} \\ -1.25 \times 10^{-4} \\ -1.042 \times 10^{-2} \\ -1.25 \times 10^{-4} \end{Bmatrix}。$$

从以上求解过程可以看出，w_1 和 θ_1 虽都不为 0，但其数值很小，基本可将其视为 0。很容易发现，使用罚函数法的优点无需像使用消元法一样对 $[K]$ 矩阵中的行列进行重新排列，但缺点在于边界节点自由度的广义位移不为 0。该示例中的另一个发现是，在点 P_2 处施加 100 lb 向下的力和 0.004 17 in 向下的位移具有相同的效果，换句话说，这两个“加载”条件相同，且有限元法允许“加载”位移或力。

6.2.4 · 通过节点约束的对称有限元建模

当对一个对称的有限元模型加载对称载荷时，通过合适的节点约束将模型从对称线处划分子模型，对子模型仿真可达到仿真整个模型相同的效果，其主要优点在于节省计算资源并缩短计算时间。

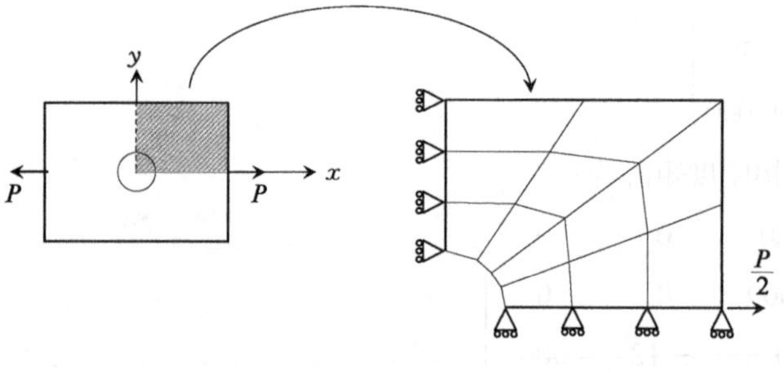

图 6.3　对称的薄矩形平板受对称的拉伸载荷 P。可使用适当节点约束的 1/4 板来模拟此问题。

图 6.3 所示为一个矩形平板，中心有一个圆孔，平板受拉伸载荷。显然，该平板具有两条对称中心线，即 x 轴和 y 轴。另外，所受拉伸载荷关于 y 轴对称。因此，只需模拟平板的 1/4 即可获得整个平板的响应（图 6.3 右）。直观上理解，由于所受两个方向拉力相等且沿一条中心线方向相反，因此 y 轴上的点不会发生 x 方向的位移，同样 x 轴上的点也不会发生 y 方向的位移，于是，这些节点所受的约束条件就等效于图 6.3 所示的滚动支撑。关于 y 轴对称，1/4 模型的载荷条件变为原始拉伸载荷的一半。

在现实世界中对称结构极其常见，但对称加载条件却并不普遍。因此，因对称性而使用适当节点约束的有限元子模型也并不常见。但是，使用对称模型的半个或 1/4 子模型进行有限元分析，对于调试模型是否足够“优秀”非常有用。当受到对称载荷的对称有限元模型无法得到对称的分析结果时，模型开发者应当意识到这个模型可能存在问题。这里使用的术语“优秀”与 3.8 节中讨论的网格质量无关。例如，如果对人体头部的左半部分和右半部分进行对称建模和加载，则其颅内响应应该关于矢状平面对称，如果出现任何偏差，则意味着建模中可能出现了问题。

6.3　自然边界 / 载荷条件

到目前为止，本文中所有示例都与集中力或位移有关，这些力或位移都是直接根据模型的需要施加到相应的节点上。在实际问题中,集中载荷其实并不常见,且可能也不是施加给节点,而更多的是均布式载荷(如大坝墙面上的水压、屋顶的积雪或建筑物所受的风力载荷)。本节中将讨论如何从数学上处理这样的自然边界/载荷条件。

从第2章和第3章可知,单元形函数在有限元法中有诸多应用,如形函数可以与节点值结合,用于对未位于节点位置的物理量进行插值,举例说明,通过节点温度数据,可以得到单元上任意位置的温度。反过来,也可以使用单元形函数将单元上非节点位置的负载重新分配给这个单元上相邻节点适当的自由度。接下来将通过一些示例来详细说明。

6.3.1 · 集中载荷

6.3.1.1 杆单元问题

回顾自然坐标系中2节点线性单元的形函数为:

$$N_1 = \frac{1-\xi}{2},\ N_2 = \frac{1+\xi}{2} \tag{6.4}$$

对于位于该2节点单元内的某物理量 φ,其大小可以根据单元形函数和节点量 φ_1 和 φ_2 确定,如式(6.5)所示。下例展示了使用此方程式的相反方式来确定节点载荷的方法。

$$\varphi = N_1\varphi_1 + N_2\varphi_2 \tag{6.5}$$

例 6.3

图6.4所示为在某2节点杆单元上的 $x=2$ 处施加集中载荷 F。试求 P_1 和 P_2 处节点载荷向量。

求解方法

由于所使用的是从自然坐标系衍生出的形函数,所以第一步需将基于 x 坐标的几何信息更改为处于-1~1的 ξ 坐标值。使用式(3.11)或直接将 $x=0$ 和 $x=6$ 映射至 $\xi=-1$ 和 $\xi=1$,其线性转换映射函数为 $x=\dfrac{L}{2(1+\xi)}$。基于此基本坐标变换,可得本

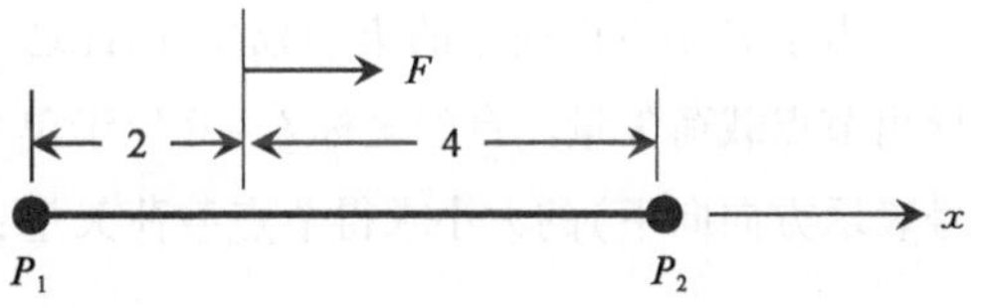

图6.4 某线性杆单元的 $x = 2$ 处加载一集中载荷。

例中的 $\xi-x$ 间的关系为 $\xi=-1+\dfrac{1}{3}x$;在 $x=2$ 处,对应坐标为 $\xi=-\dfrac{1}{3}$。

将此值代入单元形函数,可得到 $N_1\left(\xi=-\dfrac{1}{3}\right)=\dfrac{1-\xi}{2}=\dfrac{2}{3}$ 和 $N_2\left(\xi=-\dfrac{1}{3}\right)=\dfrac{1+\xi}{2}=\dfrac{1}{3}$。

对于集中载荷,其节点载荷矢量(也称为恒定载荷力)是形函数(在施加载荷的位置进行评估,如 $x=2$ 或 $\xi=-1/3$)和载荷大小的乘积。为了确定节点力 f_1 和 f_2,应用此概念计算节点载荷矢量,如式(6.6)所示:

$$\{f_e\} = \begin{Bmatrix} f_1 \\ f_2 \end{Bmatrix} = \begin{bmatrix} N_1(\xi) \\ N_2(\xi) \end{bmatrix}_{x=2\text{或}\xi=-\frac{1}{3}} F = \begin{Bmatrix} \dfrac{2}{3}F \\ \dfrac{1}{3}F \end{Bmatrix} \tag{6.6}$$

6.3.1.2 梁单元问题

梁单元每个节点具有 2 个自由度(垂直偏转和旋转)。将式(3.17)中的 2 节点梁单元的形函数移至此处,并编号为式(6.7)。如下例所示,未处于节点位置的集中载荷和均匀分布载荷可按照节点载荷矢量进行重新分布和表示。

$$
\begin{aligned}
N_1 &= \frac{2-3\xi+\xi^3}{4} = \frac{(1-\xi)^2(2+\xi)}{4} \\
N_2 &= \frac{L(1-\xi-\xi^2+\xi^3)}{8} = \frac{L\,(1-\xi)^2(1+\xi)}{8} \\
N_3 &= \frac{2+3\xi-\xi^3}{4} = \frac{(1+\xi)^2(2-\xi)}{4} \\
N_4 &= \frac{L(-1-\xi+\xi^2+\xi^3)}{8} = \frac{L\,(1+\xi)^2(\xi-1)}{8}
\end{aligned} \tag{6.7}
$$

例 6.4

如前述例 4.1 所示,位于 $x=\dfrac{L}{2}$ 处的集中载荷 P 需重新分配相应的节点自由度,以使有限元软件能够求解该模型。试证明图 6.5 中所示节点载荷向量表示正确。

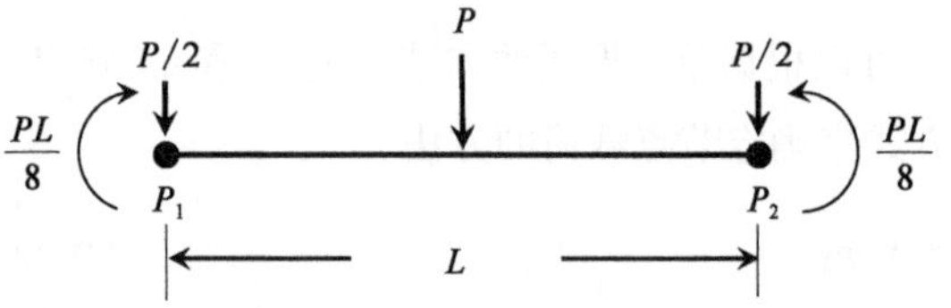

图 6.5 施加在梁单元中点处的集中载荷 P 被分解为 4 个节点载荷矢量。

求解方法

由于 P 是方向向下的集中载荷,因此通过将适当的 ξ 相关的值直接带入式(6.8),从形函数中导出节点载荷矢量。自然坐标 $\xi=0$ 位于单元的中心,因此可通过将每个形函数乘以载荷 $-P$(负号表示方向向下)的大小求得节点载荷矢量:

$$
\{f_e\} = \begin{Bmatrix} V_1 \\ M_1 \\ V_2 \\ M_2 \end{Bmatrix} = (-P)\begin{bmatrix} \dfrac{2-3\xi+\xi^2}{4} \\ \dfrac{L(1-\xi-\xi^2+\xi^3)}{8} \\ \dfrac{2+3\xi-\xi^3}{4} \\ \dfrac{L(-1-\xi+\xi^2+\xi^3)}{8} \end{bmatrix}_{\xi=0} = \begin{Bmatrix} \dfrac{-P}{2} \\ \dfrac{-PL}{8} \\ \dfrac{-P}{2} \\ \dfrac{PL}{8} \end{Bmatrix} \tag{6.8}
$$

同时在计算中,需重点对 $\sum F$ 和 $\sum M$ 进行快速检查,以确保不会因为粗心而出现不必要的错误。从公式中可见,$\sum F=-P$,$\sum M=0$,正如初始加载条件所示。

例 6.5

如图 6.6 所示,试求施加在图 6.6 中 2 节点梁单元中心的集中力矩 M 的节点载荷矢量。

求解方法

回顾第 3 章中：将长度为 L 的单元映射到自然坐标系时，$\frac{d\xi}{dx}=\frac{2}{L}$。同时，在单元的中点，自然坐标为 $\xi=0$。于是，可通过将形函数的导数乘以集中力矩的大小（正值表示该力矩沿逆时针方向施加）求得集中力矩的节点载荷矢量，如式(6.9)。

$$\{f_e\}=\begin{Bmatrix}V_1\\M_1\\V_2\\M_2\end{Bmatrix}=(M)\left[\frac{dN}{dx}\right]^T_{\xi=0}=(M)\left[\frac{\partial N}{\partial\xi}\frac{\partial\xi}{\partial x}\right]^T_{\xi=0}$$

$$=(M)\left(\frac{2}{L}\right)\begin{bmatrix}\dfrac{-3+3\xi^2}{4}\\\dfrac{L(-1-2\xi+3\xi^2)}{8}\\\dfrac{3-3\xi^2}{4}\\\dfrac{L(-1+2\xi+3\xi^2)}{8}\end{bmatrix}_{\xi=0}=\begin{Bmatrix}\dfrac{-3M}{2L}\\\dfrac{-M}{4}\\\dfrac{3M}{2L}\\\dfrac{-M}{4}\end{Bmatrix}\tag{6.9}$$

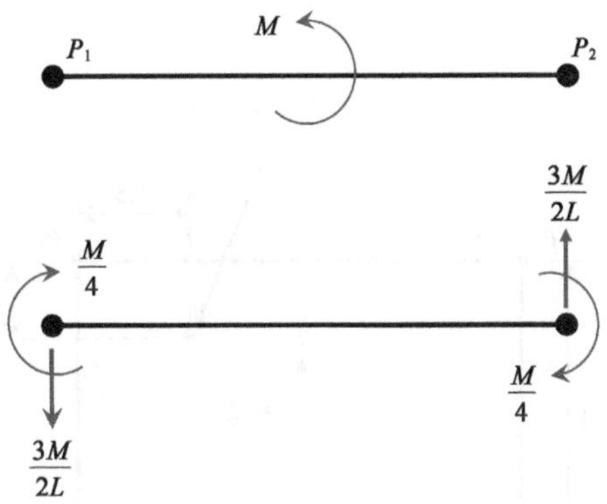

图 6.6　对有 4 个节点自由度的梁单元中点施加集中力矩，其相应节点载荷矢量如图中底部所示。

例 6.6

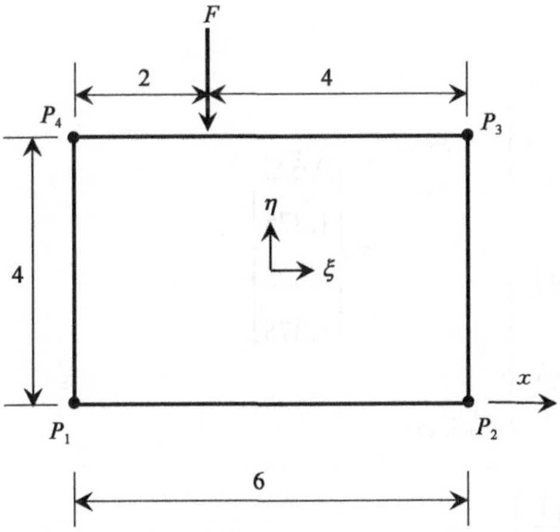

图 6.7　将集中载荷 F 施加至 4 节点双线性单元顶部边缘的 $x=2$、$y=4$ 处。请注意，全局坐标系的原点位于 P_1 处，而局部（自然）坐标系的原点位于单元中心位置。

如图 6.7 所示，将集中载荷 F 施加至如图 6.7 中所示的 4 节点双线性单元的顶部边缘，试求其节点载荷矢量。

求解方法

在此例中，力施加在单元的边缘，对于这种边缘载荷，节点载荷矢量仅涉及 P_4 和 P_3 之间的线段区域，于是，与 4 节点单元形函数相反，只有 2 节点单元的形函数才适用于求解此处的节点载荷矢量。使用与例 6.3 中所述相同步骤，本例中节点载荷矢量如式(6.10)。

$$\{f_e\}=\begin{Bmatrix}f_{4y}\\f_{3y}\end{Bmatrix}=(-F)\begin{bmatrix}N_1(\xi)\\N_2(\xi)\end{bmatrix}_{\xi=-\frac{1}{3}}=\begin{Bmatrix}\dfrac{-2}{3}F\\\dfrac{-1}{3}F\end{Bmatrix}\tag{6.10}$$

其中下标 y 表示载荷沿垂直方向。

对于这种在 4 节点双线性单元内部施加集中载荷的情况，需采用双线性单元形函数计算节点载荷矢量。此处采用第 3 章中所定义的 4 节点双线性单元形函数对其求解，如式(6.11)所示：

$$N_1 = \frac{1}{4}(1-\xi)(1-\eta)$$
$$N_2 = \frac{1}{4}(1+\xi)(1-\eta)$$
$$N_3 = \frac{1}{4}(1+\xi)(1+\eta) \qquad (6.11)$$
$$N_4 = \frac{1}{4}(1-\xi)(1+\eta)$$

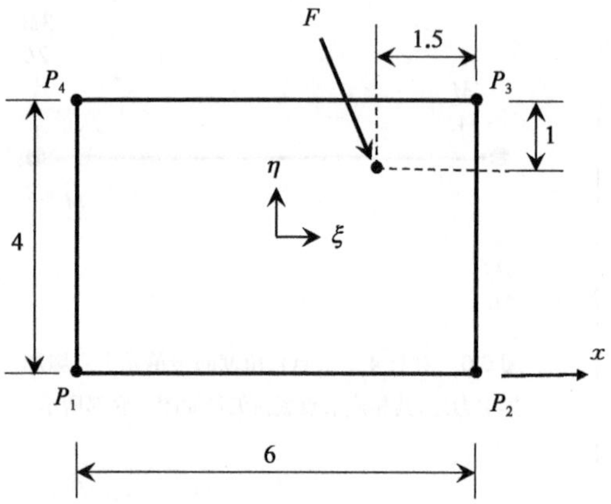

图6.8 在某4节点双线性单元的 $x = 4.5$、$y = 3$ 处施加集中载荷。

例 6.7

如图 6.8 所示，将集中载荷 $\vec{F} = 10\vec{x} - 20\vec{y}$ 施加至一个 4 节点双线性单元的 $x = 4.5$、$y = 3$ 处，试求其节点载荷矢量。

求解方法

与所有等参单元中一样，此处使用同样的形函数来查找由水平方向和垂直方向的载荷所共同形成的节点载荷矢量。通过简单的线性变换可得到：$\xi = \frac{1}{3}x - 1$ 且 $\eta = \frac{1}{2}y - 1$，于是求得 加载点的自然坐标为 (0.5, 0.5)。 最终得到其节点载荷向量如式(6.12)所示：

$$\{f_{e-x}\} = \begin{Bmatrix} f_{1-x} \\ f_{2-x} \\ f_{3-x} \\ f_{4-x} \end{Bmatrix} = (10) \begin{bmatrix} \frac{(1-\xi)(1-\eta)}{4} \\ \frac{(1+\xi)(1-\eta)}{4} \\ \frac{(1+\xi)(1+\eta)}{4} \\ \frac{(1-\xi)(1+\eta)}{4} \end{bmatrix}_{\xi=0.5,\ \eta=0.5} = \begin{Bmatrix} 0.625 \\ 1.875 \\ 5.625 \\ 1.875 \end{Bmatrix}$$

$$\{f_{e-y}\} = \begin{Bmatrix} f_{1-y} \\ f_{2-y} \\ f_{3-y} \\ f_{4-y} \end{Bmatrix} = (-20) \begin{bmatrix} \frac{(1-\xi)(1-\eta)}{4} \\ \frac{(1+\xi)(1-\eta)}{4} \\ \frac{(1+\xi)(1+\eta)}{4} \\ \frac{(1-\xi)(1+\eta)}{4} \end{bmatrix}_{\xi=0.5,\ \eta=0.5} = \begin{Bmatrix} -1.25 \\ -3.75 \\ -11.25 \\ -3.75 \end{Bmatrix} \qquad (6.12)$$

6.3.2 · 分布式载荷

6.3.2.1 体积力

最常见的均布式载荷是体积载荷，也称为体积力，是以单位体积所受的力来度量。体积力的例子包括由于重力载荷、惯性载荷、预应力和离心力形成的载荷。在线单元施加具有恒定强度 q 的体积力（以每单位长度的力来度量），一个 2 节点杆单元的节点载荷向量如式(4.39)所示，此处再次用到式(6.13)。此方程用于将体积力载荷分布到杆单元的节点载荷矢量中。

$$\{f_e\} = \begin{Bmatrix} f_1 \\ f_2 \end{Bmatrix} = \int_{-1}^{1} (q) \begin{bmatrix} N_1 \\ N_2 \end{bmatrix} |\, [J] \,|\, d\xi \tag{6.13}$$

例 6.8

一个质量密度为 500 kg/m^{3}的锥形杆单元承受其自重，将该锥形杆理想化为如图 6.9 所示的 4 个杆元件。试求每个单元的宽度及 P_2、P_3、P_4和 P_5处的节点载荷矢量。

求解方法

由于锥形杆的宽度 (w) 在 z 方向上随着 z 坐标的增加而线性减小，因此可用线性变换的概念来寻求 w 与 z 的关系。换句话说，需要在 $z = 0$ 处映射 $w = 10$，在 $z = 40$ 处映射 $w = 4$。于是可得线性变换方程为 $w = 10 - 0.15z$。然后将锥形杆划分为 4 个长度相等的锥形单元，并通过对单元宽度 (w) 和厚度 (t) 的乘积沿长度方向进行积分计算得到每个单元的体积，如式(6.14)所示：

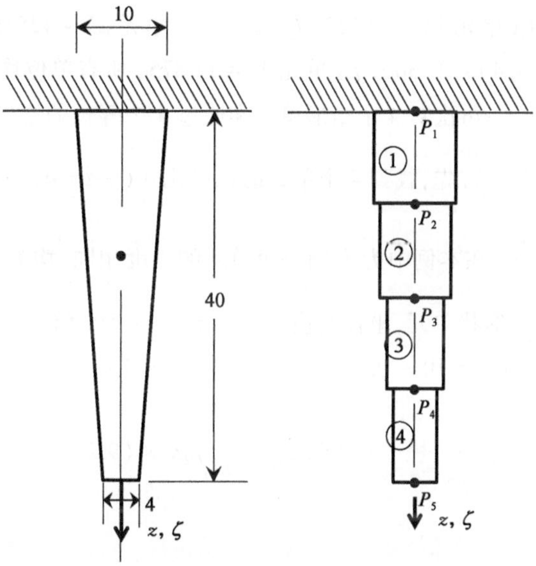

图 6.9 锥形杆底部宽度为 10 m，顶部宽度为 4 m，长度为 40 m，厚度恒定，为 0.1 m（左）。将该锥形杆理想化为 4 个长度相等的杆单元（右）。

$$\begin{aligned}
V_1 &= \int_0^{10} t(10 - 0.15z)\,dz = 0.1\left[10z - \frac{0.15}{2}z^2\right]_0^{10} = 9.25 \\
V_2 &= \int_{10}^{20} t(10 - 0.15z)\,dz = 0.1\left[10z - \frac{0.15}{2}z^2\right]_{10}^{20} = 7.75 \\
V_3 &= \int_{20}^{30} t(10 - 0.15z)\,dz = 0.1\left[10z - \frac{0.15}{2}z^2\right]_{20}^{30} = 6.25 \\
V_4 &= \int_{30}^{40} t(10 - 0.15z)\,dz = 0.1\left[10z - \frac{0.15}{2}z^2\right]_{30}^{40} = 4.75
\end{aligned} \tag{6.14}$$

如果将式(6.14)中各式相加，体积和为 28 m^3。通过分析方法可以很容易得到整个锥形杆的体积为 28 m^3。但是至此，仍未明确 4 个矩形单元的宽度。这里，详细理解式(6.14)中各个值的意义可提供一些启发：通过每个分矩形单元的起始位置宽度，即在 z = 0 m、10 m、20 m、30 m 处分别为

10 m、8.5 m、7 m 和 5.5 m 来计算各单元的体积，则和为 31 m^3。但如果将宽度选择在每个锥形杆的垂直中心处（即 z = 5 m、15 m、25 m、35 m，宽度为 9.25 m、7.75 m、6.25 m 和 4.75 m，其和正好为 28 m^3），这与式（6.14）中各式求得体积相同。

矩形单元的质量（即刚体的惯性，如 1 kg 的质量在地球上重量为 1 kg）由密度乘以体积得到，所以图中所示单元 1 的质量为：$m_1 = 500\times9.25$（宽度）×（长度）×0.1（厚度）= 4 625 kg。同样的 m_2 = 3 875 kg，m_3 = 3 125 kg，m_4 = 2 375 kg。若取近似的重力加速度 10 m/s^2，且设单元质量平均分布于构成单元的两节点之间，与每个单元相关联的单个力为该位置所受力总大小的一半，对于单元 1，f_1（单元 1）= f_2（单元 1）= 23 123N，对于单元 2，f_2（单元 2）= f_3（单元 2）= 19 375N，对于单元 3，f_3（单元 3）= f_4（单元 3）= 15 625N，对于单元 4，f_4（单元 4）= f_5（单元 4）= 11 875N，其中 f_1、f_2、f_3、f_4 和 f_5 是每个单元分别在节点 P_1、P_2、P_3、P_4 和 P_5 处施加的节点力。结合 4 个单元的节点力矢量，可得到：f_1（单元 1）= 23 123，f_2（单元 1 + 单元 2）= 425 000，f_3（单元 2 + 单元 3）= 35 000，f_4（单元 3 + 单元 4）= 27 500，f_5（单元 4）= 11 875，所有单位均为 N。

再次对 4 个矩形单元和通过 4 个等长的锥形杆单元计算所得的节点载荷矢量间的差异进行核验。首先，找到 4 个单元的雅可比式（一维单元的长度比）。回顾 3.7 节，雅可比式 $|[J]| = \dfrac{dz}{d\xi} = \dfrac{L}{2}$，在本例中为 5，因每个单元的长度相同，均为 10 m；然后，使用式（3.50）进行坐标转换，对于第一个形状单元，坐标变换关系为 $z = 5 + 5\xi$，将其带入宽度方程中可得宽度与 ξ 间的函数为 $w = 10 - 0.15z = 10 - 0.15(5 + 5\xi) = 9.25 - 0.75\xi$。最后，用式（6.13）求得单元载荷向量：

$$\{f_e\}_{单元1} = \int_{-1}^{1}\rho gt \times (9.25 - 0.75\xi)\begin{bmatrix} N_1 \\ N_2 \end{bmatrix} \times 5d\xi$$

$$= 5\rho gt \times \int_{-1}^{1}(9.25 - 0.75\xi)\begin{bmatrix} \dfrac{1-\xi}{2} \\ \dfrac{1+\xi}{2} \end{bmatrix} d\xi$$

$$= 5 \times 500 \times 10 \times 0.1 \times \int_{-1}^{1}\begin{bmatrix} 4.625 - 5\xi + 0.375\xi^2 \\ 4.625 + 4.25\xi - 0.375\xi^2 \end{bmatrix} d\xi$$

$$= \begin{bmatrix} 23\,750 \\ 22\,500 \end{bmatrix}$$

对于单元 2，$z = 15 + 5\xi$，$w = 10 - 0.15(15 + 5\xi) = 7.75 - 0.75\xi$

$$\{f_e\}_{单元2} = \int_{-1}^{1}\rho gt \times (7.75 - 0.75\xi)\begin{bmatrix} N_1 \\ N_2 \end{bmatrix} \times 5d\xi$$

$$= 5\rho gt \times \int_{-1}^{1}(7.75 - 0.75\xi)\begin{bmatrix} \dfrac{1-\xi}{2} \\ \dfrac{1+\xi}{2} \end{bmatrix} d\xi$$

$$= 5 \times 500 \times 10 \times 0.1 \times \int_{-1}^{1} \begin{bmatrix} 3.875 - 4.25\xi + 0.375\xi^2 \\ 3.875 + 3.5\xi - 0.375\xi^2 \end{bmatrix} d\xi$$

$$= \begin{bmatrix} 20\,000 \\ 18\,750 \end{bmatrix}$$

相似地，$\{f_e\}_{单元3} = \begin{bmatrix} 16\,250 \\ 15\,000 \end{bmatrix}$ 和 $\{f_e\}_{单元4} = \begin{bmatrix} 12\,500 \\ 11\,250 \end{bmatrix}$。

将所有单元的节点载荷矢量组合,可得 $f_1 = 23\,750$, $f_2 = 42\,500$, $f_3 = 35\,000$, $f_4 = 27\,500$, $f_5 = 11\,250$。如果将其与从单个矩形单元中计算的结果进行比较,发现唯一的区别在于边缘的节点 f_1 和 f_5。尽管存在差异,但使用两种方法计算得到的总力值相同,显然,使用简化的矩形单元要容易得多。

6.3.2.2 分布式载荷

例 6.9

如图 6.10 所示,将强度为 q 的分布式载荷施加到长度为 L 的 2 节点梁单元上,试求其节点载荷矢量。

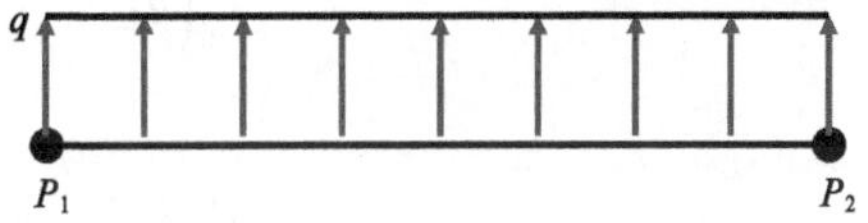

图 6.10 在某 2 节点梁单元上施加强度为 q 分布垂直载荷。

求解方法

如式(6.15)所示,2 节点梁单元的节点载荷矢量(剪切力和弯矩)可通过其形函数计算。在这里,一维雅可比式或长度比为 $\dfrac{dx}{d\xi} = \dfrac{L}{2}$。

$$\{f_e\} = \begin{Bmatrix} V_1 \\ M_1 \\ V_2 \\ M_2 \end{Bmatrix} = \int_{-1}^{1} q[N^T]dx = \int_{-1}^{1} q[N^T]\frac{dx}{d\xi}d\xi$$

$$= \frac{qL}{2}\int_{-1}^{1} \begin{bmatrix} \dfrac{2 - 3\xi + \xi^3}{4} \\ \dfrac{L}{8}(1 - \xi - \xi^2 + \xi^3) \\ \dfrac{2 + 3\xi - \xi^3}{4} \\ \dfrac{L(-1 - \xi + \xi^2 + \xi^3)}{8} \end{bmatrix} d\xi = \begin{Bmatrix} \dfrac{qL}{2} \\ \dfrac{qL^2}{12} \\ \dfrac{qL}{2} \\ \dfrac{-qL^2}{12} \end{Bmatrix} \tag{6.15}$$

例 6.10

如图 6.11 所示,对双线性 4 节点平面单元在边 $P_4 - P_3$ 上施加线性变化的载荷。试求其节点载荷矢量。

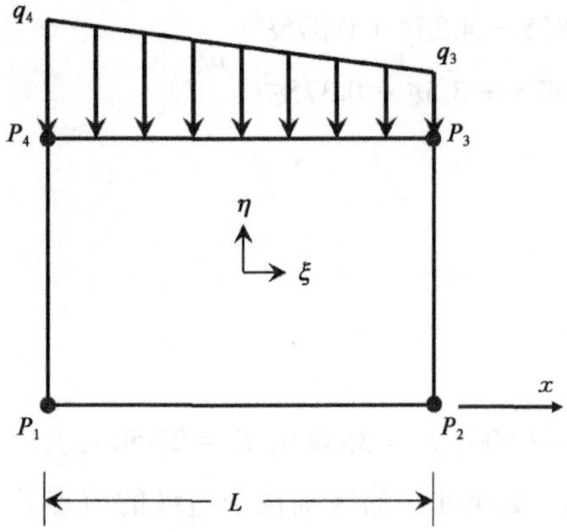

图 6.11 在双线性 4 节点平面单元的边 P_4-P_3 施加线性变化的垂直载荷。

求解方法

载荷垂直于 P_4-P_3 边,意味着其节点载荷向量没有水平分量。针对仅垂直加载的载荷,可得出关于此类问题的重要概念:由于载荷是作用在 4 节点单元的周长上,只需要使用 2 节点线性形函数沿 x 方向重新分配边缘载荷。对于边 P_4-P_3,载荷强度为 $q=q_4+\frac{q_3-q_4}{L}x$,其中 x 的取值介于 0 ~ L,使用线性变换可得 $x=\frac{L}{2}(1+\xi)$。最终求得沿垂直 (y) 方向的节点载荷矢量为:

$$\{f_e\}=\begin{bmatrix}f_{1-y}\\f_{2-y}\end{bmatrix}=\int_0^L q[N^T]dx=\int_0^L\left(q_4+\frac{q_3-q_4}{L}x\right)[N^T]dx$$

$$=\int_0^L\left(q_4+\frac{q_3-q_4}{L}x\right)[N^T]Jd\xi$$

$$=\int_{-1}^1\left\{q_4+\frac{q_3-q_4}{L}\left[\frac{L}{2}(1+\xi)\right]\right\}\begin{bmatrix}\frac{1-\xi}{2}\\\frac{1+\xi}{2}\end{bmatrix}\left(\frac{L}{2}\right)d\xi$$

$$=\frac{L}{2}\begin{bmatrix}\frac{q_3}{3}+\frac{2q_4}{3}\\\frac{2q_3}{3}+\frac{q_4}{3}\end{bmatrix}=\frac{L}{6}\begin{bmatrix}q_3+2q_4\\2q_3+q_4\end{bmatrix}$$

6.3.3 · 初始速度和加速度

在接触-碰撞分析中,如汽车与刚性墙碰撞或鸟撞飞机挡风玻璃,上一节所述的载荷条件多采用初始条件(如初始的碰撞前速度)或加速度-时间曲线(如碰撞脉冲)来定义。在类似的动态仿真中,所用到的速度曲线一般由加速度积分或位移微分获得,然后将其施加于仿真模型上。与动态仿真有关的更多讨论细节详见第 8 章。

练习题

(1) 在某梁单元中心位置施加集中荷载 P 和集中力矩 M,试求其节点载荷矢量。

(2) 请自行举例详细说明(非本书中示例)自然和基本边界条件。

(3) 在 3 节点支撑梁(图 6.1)的中间节点施加 10 kN 向下的力,并在其支撑末端施加 1.7 kN 的指向远离该单元方向的力。支撑梁长度为 100 m,弹性模量为 35×10^6 MPa,面积恒定为 5 m^2,惯性矩为 50 m^4。提示:使用二维单元可以求解此问题。

(4) 下图是一个三单元梁模型。假设 P_3 在 x 和 y 方向上固定,P_1 在 y 方向上受支撑,并在 P_2 沿 x 方向施加 0.017 68 m 的位移载荷。L_2 和 L_3 为 50 m。所有单元杨氏模量均为 70 MPa,截面积为 0.15 m^2。试求其反作用力和 u_1。

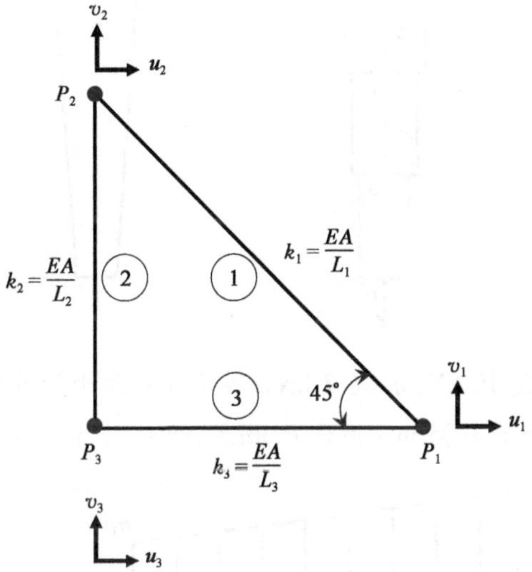

(5) 下图所示为一桁架模型。使用罚函数法构建整体刚度矩阵和施加边界条件。每个桁架构件的横截面尺寸为 0.1 m×0.1 m,杨氏模量为 200 GPa,极限强度为 400 MPa。找到位移后,计算反作用力。

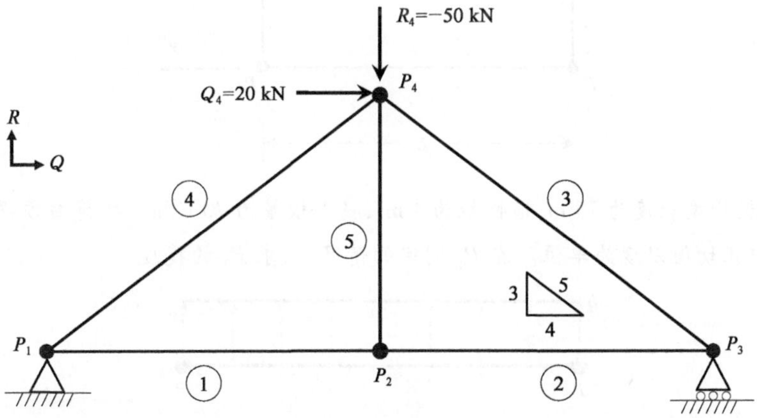

(6) 对于一个对称加载的三维盒子,可以使用多少个对称平面,并且该模型由哪些部分构成?在该模型上可以进行的最大切割次数是多少?

(7) 编写一个函数或创建一个 Excel 电子表格,以使用杆单元形函数确定单元上任意位置的受力。

(8) 如下图所示的锥形梁长度为 60 m,起始端宽度为 12 m,终止端宽度为 3 m,厚度为 0.6 m。用磁铁在其上方施加一个 0.1 kN/m^2的向下的磁力。将梁单元分为 4 个单元,并在这些节点上施加力。试求每个节点上的力和力矩。

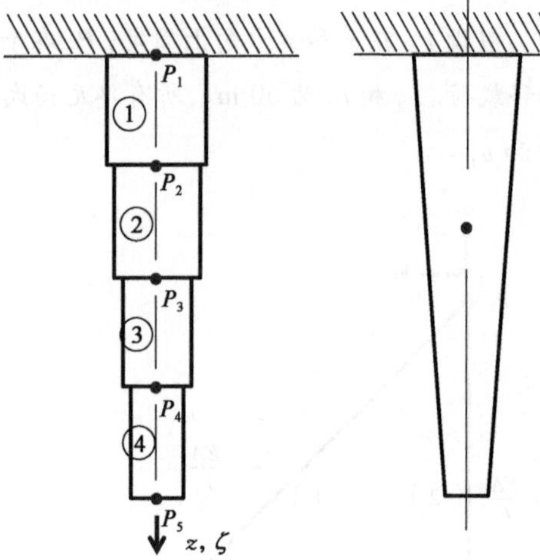

(9) 在下图所示模型中，q_4 是 10 kN，q_3 是 7 kN。单元在自然坐标系中，长度为 2 m，杨氏模量为 500 MPa，ν 为 0.26，厚度为 0.05 m。假设 P_1 固定，而 P_2 在 y 方向上约束。试求节点位移。

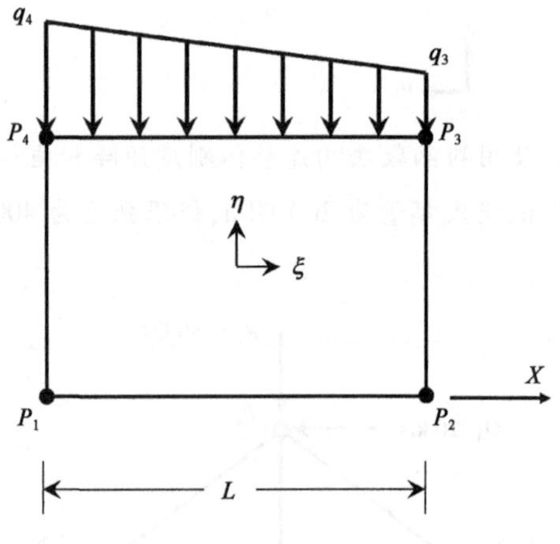

(10) 下图所示梁模型长度为 75 m，惯性矩为 4 m^4，杨氏模量为 70 GPa。载荷由方程 $q(x) = 25\tan x$ 表示，其中正切值以度为单位。在 P_1 固定的情况下，求 P_2 的挠度。

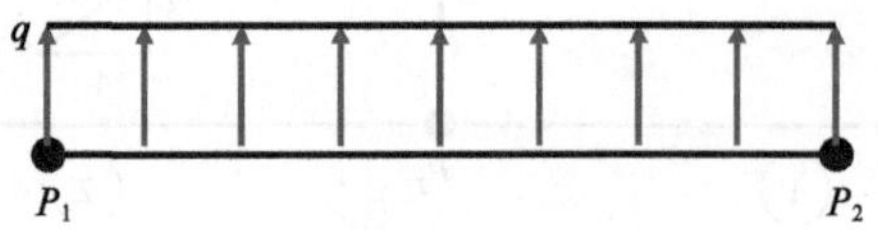

7 有限元法的分析步骤

King H. Yang
Wayne State University, Detroit, Michigan, United States

7.1 引言

至此,已经学习了如何将一个结构建模成为理想化的有限元模型,在特定材料准则下由形函数 [N] 生成单元刚度矩阵 [k],再由单个单元的刚度组装成整体(结构)刚度矩阵 [K],确定节点载荷向量 {f},并设置边界条件。基于这些信息、数值程序,如高斯消元法(见第1章描述),可用于计算静态问题 [K](u) = {f} 中的节点位移 {u},并且应用应变-位移矩阵 [B] 基于节点的位移来计算应变,接下来应用材料本构方程得到应变。下一章将介绍静态问题的数字分析步骤。

7.2 迭代程序与高斯消元法

1.3.7 节讨论了使用高斯消元法从一组静态力-位移方程 [K]{u} = {f} 中求解节点位移。如果设置正确且定义明确,此方法可得到精确解,但此方法需要权衡获得精确解与使用较少计算资源之间的利弊,当涉及大型方程组时尤其如此。使用直接法求解时,随着自由度数量的增加,对计算机核心内存的要求也随之增加。例如,存储 $n \times n$ 矩阵所需的内存总共为 n^2 个单元,每个单元至少需要 8 个字节的内存以双精度浮点格式来存储数字。假如有一 120 000 个自由度(大约 40 000 个节点,每个节点 3 个自由度)的结构,就需要总共 115 GB 的核心内存来存储刚度矩阵 [K]。如果使用了 4 倍精度(16 字节或 128 位)的计算机,则对核心内存的容量需求会加倍。如果不考虑矩阵操作耗费的资源,仅仅为了存储矩阵 [K] 所需的大量内存对于现代计算机也是问题。目前报道了大量关于减少必要核心内存量的策略。如许多示例所示,矩阵 [K] 中的大多数条目值为 0,这些报道的策略的数据存储格式包括但不限于半带宽、三角压缩、稀疏行压缩和稀疏列压缩。大多数有限元求解器的存储方法对用户是隐藏的,因此本书不会进一步讨论这一主题。

高斯消元法除需要大量的计算内存外,其计算上效率也比较低下。在这种方法中,所有过程都要进行至最后才能确定第一个答案。在计算过程中,当形成上三角矩阵时,每一步需要更新整个刚度矩阵,其计算耗费极其昂贵。作为替代方案,建议使用迭代程序(或间接法)来寻找近似解。如果收敛标准要求不严格,则只需要有限次的迭代就能获得近似解。这种低收敛标准的方法在模型开发的早期用处很大,因为该阶段主要目的是快速评估模型可能的趋势。在后期建模中,使用多次迭代以确保得到精确的收敛解。迭代方法的缺点是有些问题可能收敛很慢,而另一些问题可能根本不收敛。

使用以下 4 节点 3 单元杆问题来演示几种间接方法。假设每个单元的刚度 $\frac{EA}{L}=5$ 单位，如图 7.1 所示。

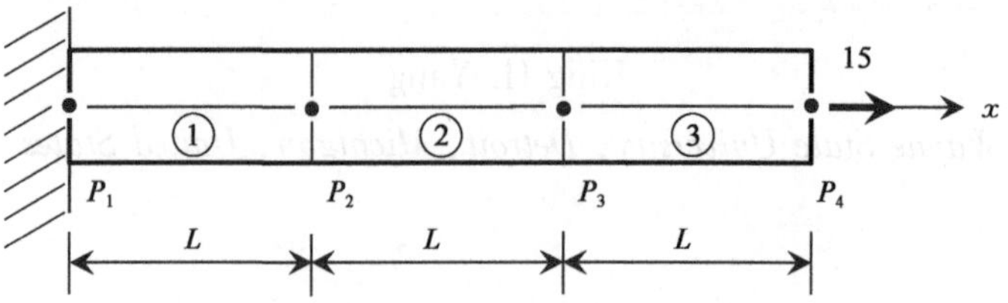

图 7.1　一个 4 节点 3 单元杆，左侧固定，右侧加载 15 单位的力。

在消除与边界条件 $u_1=0$ 相关的第一行和第一列后，全局力-位移方程如下：

$$\begin{bmatrix} 10 & -5 & 0 \\ -5 & 10 & -5 \\ 0 & -5 & 5 \end{bmatrix} \begin{Bmatrix} u_2 \\ u_3 \\ u_4 \end{Bmatrix} = \begin{Bmatrix} F_2 \\ F_3 \\ F_4 \end{Bmatrix} = \begin{Bmatrix} 0 \\ 0 \\ 15 \end{Bmatrix} \tag{7.1}$$

$[3 \quad 6 \quad 9]^T$ 单位的精确解可以使用代数中的知识或简单地应用高斯消元法轻松确定。下面两个小节用两类迭代程序来演示逐渐求解法的实质。

7.2.1 · 雅可比法或同时位移法

雅可比法以 Carl Gustav Jakob Jacobi（1804.12—1851.2）的名字命名。这种方法的第一步（迭代）是将方程 7.1 转换为三个新方程：① 将第一个未知量 u_2 转换为余下未知位移量的函数（本例中为 u_3 和 u_4）；② 将第二个未知量 u_3 转换为余下未知位移量的函数（本例中为 u_2 和 u_4）；③ 将第三个未知量 u_4 转换为余下未知位移量的函数（本例中为 u_2 和 u_3）。

$$10u_2 - 5u_3 = 0 \Rightarrow (u_2)_{step\ 1} = \frac{(5u_3)}{10} = 0.5u_3 \tag{7.2}$$

$$-5u_2 + 10u_3 - 5u_4 = 0 \Rightarrow (u_3)_{step\ 1} = \frac{(5u_2 + 5u_4)}{10} = 0.5(u_2 + u_4) \tag{7.3}$$

$$-5u_3 + 5u_4 = 15 \Rightarrow (u_4)_{step\ 1} = \frac{(15 + 5u_3)}{5} = 3 + u_3 \tag{7.4}$$

在第二步迭代中，从第一步迭代中得到的值插入式(7.2)～式(7.4)中：

$(u_2)_{step\ 2} = 0.5\,(u_3)_{step\ 1}$。

$(u_3)_{step\ 2} = 0.5[(u_2)_{step\ 1} + (u_4)_{step\ 1}]$。

$(u_4)_{step\ 2} = 3 + (u_3)_{step\ 1}$。

由于每步迭代结束时都会更新所有的位移，因此雅可比法也叫同时位移法。开始进行迭代的最简单方法是假设所有未知的位移 u_2、u_3、u_4 的位移为 0,因为无法知道节点的位移应该是多少。迭代过程逐步向前移动,直到结果收敛。

步骤 1:

$u_2 = u_3 = u_4 = 0$。

$$(u_2)_{step\ 1} = \frac{(5u_3)}{10} = 0.5u_3 = 0。$$

$$(u_3)_{step\ 1} = \frac{(5u_2 + 5u_4)}{10} = 0.5(u_2 + u_4) = 0。$$

$$(u_4)_{step\ 1} = \frac{(15 + 5u_3)}{5} = 3 + u_3 = 3。$$

步骤 2:

$(u_2)_{step\ 2} = 0.5\ (u_3)_{step\ 1} = 0$。

$(u_3)_{step\ 2} = 0.5[(u_2)_{step\ 1} + (u_4)_{step\ 1}] = 1.5$。

$(u_4)_{step\ 2} = 3 + (u_3)_{step\ 1} = 3$。

手动求解这些迭代过程相当繁琐,但计算机非常适合这些繁琐的工作。可以使用简单的电子表格程序或任何数值软件包程序来进行计算。表 7.1 列出了使用雅可比迭代法计算的节点位移。如果允许误差为 5%,则收敛结果需要迭代 23 次,如果与精确解的误差在 1%以内,则需要 36 次迭代。图 7.2 显示了迭代的收敛过程。

表 7.1 雅可比依次替换法的迭代结果

迭代	u_2	u_3	u_4	迭代	u_2	u_3	u_4
1	0	0	3	14	2.466 064	5.199 097	7.932 129
2	0	1.5	3	15	2.599 548	5.199 097	8.199 097
3	0.75	1.5	4.5	16	2.599 548	5.399 323	8.199 097
4	0.75	2.625	4.5	17	2.699 661	5.399 323	8.399 323
5	1.312 5	2.625	5.625	18	2.699 661	5.549 492	8.399 323
6	1.312 5	3.468 75	5.625	19	2.774 746	5.549 492	8.549 492
7	1.734 375	3.468 75	6.468 75	20	2.774 746	5.662 119	8.549 492
8	1.734 375	4.101 563	6.468 75	21	2.831 059	5.662 119	8.662 119
9	2.050 781	4.101 563	7.101 563	22	2.831 059	5.746 589	8.662 119
10	2.050 781	4.576 172	7.101 563	**23**	**2.873 295**	**5.746 589**	**8.746 589**
11	2.288 086	4.576 172	7.576 172	24	2.873 295	5.809 942	8.746 589
12	2.288 086	4.932 129	7.576 172	25	2.904 971	5.809 942	8.809 942
13	2.466 064	4.932 129	7.932 129	26	2.904 971	5.857 456	8.809 942

续 表

迭代	u_2	u_3	u_4	迭代	u_2	u_3	u_4
27	2.928 728	5.857 456	8.857 456	39	2.987 315	5.974 63	8.974 63
28	2.928 728	5.893 092	8.857 456	40	2.987 315	5.980 973	8.974 63
29	2.946 546	5.893 092	8.893 092	41	2.990 486	5.980 973	8.980 973
30	2.946 546	5.919 819	8.893 092	42	2.990 486	5.985 73	8.980 973
31	2.959 91	5.919 819	8.919 819	43	2.992 865	5.985 73	8.985 73
32	2.959 91	5.939 864	8.919 819	44	2.992 865	5.989 297	8.985 73
33	2.969 932	5.939 864	8.939 864	45	2.994 649	5.989 297	8.989 297
34	2.969 932	5.954 898	8.939 864	46	2.994 649	5.991 973	8.989 297
35	2.977 449	5.954 898	8.954 898	47	2.995 986	5.991 973	8.991 973
36	**2.977 449**	**5.966 174**	**8.954 898**	48	2.995 986	5.993 98	8.991 973
37	2.983 087	5.966 174	8.966 174	49	2.996 99	5.993 98	8.993 98
38	2.983 087	5.974 63	8.966 174	50	2.996 99	5.995 485	8.993 98

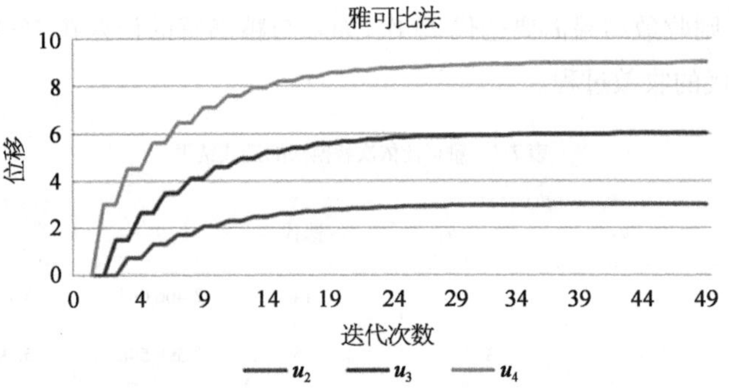

图 7.2　雅可比求解 4 节点 3 单元杆问题的迭代收敛过程。

在实际问题中，不能使用百分比误差来决定计算应该在哪次迭代停止，因为无法知道确切的精确解。相反，每次迭代都会计算当前步骤和前一步骤间的总位移差，而位移差将稳步减小，偶尔会出现锯齿状波动，直到达到渐近线状态。因此，可以设置一个预定的收敛值来决定何时停止计算。

7.2.2 · 高斯-赛德尔法或连续位移法

高斯-赛德尔法是雅可比法的改良方法，也叫依次替换法。该方法以 Carl Friedrich Gauss (1777.4—1855.2) 和 Philipp Ludwig von Seidel (1821.10—1896.8) 的名字命名。同样，假设起始值 $u_2 = u_3 = u_4 = 0$。高斯-赛德尔法和雅可比法的区别在于雅可比法使用上一步获得的值，而高斯-赛德尔法总是应用最近迭代过程中更新的值，如表 7.2 所示。高斯-赛德尔法之所以称为依次替换法，是因为第二个未知数由当前迭代中的第一个未知数确定，第三个未知数由第一和第二个未知数确定，依此类推。

表 7.2 关于图 7.1 概述的问题,假设初始值 $u_2 = u_3 = u_4 = 0$ 时雅可比法和高斯-赛德尔法之间迭代的差异

雅 可 比 法	高斯-赛德尔法
$(u_2)_{step\ 1} = \dfrac{(5u_3)}{10} = 0.5u_3 = 0$	$(u_2)_{step\ 1} = \dfrac{(5u_3)}{10} = 0.5u_3 = 0$
$(u_3)_{step\ 1} = \dfrac{(5u_2 + 5u_4)}{10} = 0.5(u_2 + u_4) = 0$	$(u_3)_{step\ 1} = \dfrac{[5(u_2)_{step\ 1} + 5u_4]}{10} = 0.5(u_2)_{step\ 1} + 0.5u_4 = 0$
$(u_4)_{step\ 1} = \dfrac{(15 + 5u_3)}{5} = 3 + u_3 = 3$	$(u_4)_{step\ 1} = \dfrac{[15 + 5(u_3)_{step\ 1}]}{5} = 3 + (u_3)_{step\ 1} = 3$

尽管这两种方法第一步的三个位移值相同,但应该注意两种方法之间的细微差别。在雅可比法中,直到下一迭代才会更新三个位移值,而对于高斯-赛德尔法,新 u_3 由第一个方程中的新 u_2 计算,新 u_4 由第一个和第二个方程中的新 u_2 和 u_3 计算。请注意,虽然常规计算中也需要在第三个方程中更新 u_2,然而本例中第三个方程中恰好不存在 u_2。表 7.3 和图 7.3 显示了前述雅可比法计算的 4 节点 3 单元问题和高斯-赛德尔法进行计算的迭代结果和收敛步骤。

表 7.3 高斯-赛德尔(依次替换)法的迭代结果

迭 代	u_2	u_3	u_4
1	0	0	3
2	0	1.5	4.5
3	0.75	2.625	5.625
4	1.312 5	3.468 75	6.468 75
5	1.734 375	4.101 563	7.101 563
6	2.050 781	4.576 172	7.576 172
7	2.288 086	4.932 129	7.932 129
8	2.466 064	5.199 097	8.199 097
9	2.599 548	5.399 323	8.399 323
10	2.699 661	5.549 492	8.549 492
11	2.774 746	5.662 119	8.662 119
12	2.831 059	5.746 589	8.746 589
13	2.873 295	5.809 942	8.809 942
14	2.904 971	5.857 456	8.857 456
15	2.928 728	5.893 092	8.893 092
16	2.946 546	5.919 819	8.919 819
17	2.959 91	5.939 864	8.939 864
18	2.969 932	5.954 898	8.954 898
19	2.977 449	5.966 174	8.966 174
20	2.983 087	5.974 63	8.974 63

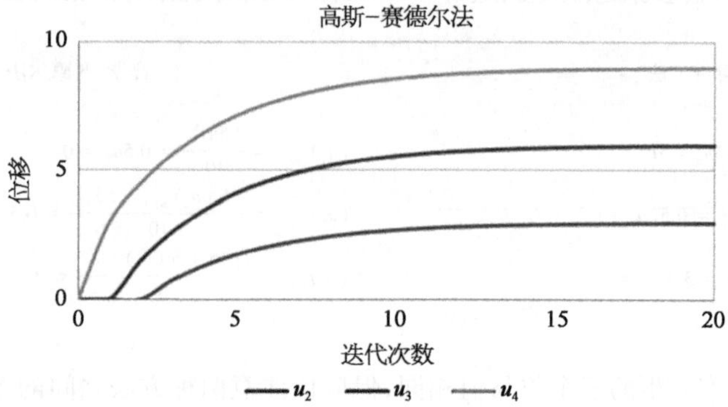

图 7.3　高斯-赛德尔法求解 4 节点 3 单元杆问题的迭代收敛过程。

对于本例问题,通过比较雅可比法和高斯-赛德尔法的计算结果,可观察到高斯-赛德尔法的收敛速度要快得多。尽管大多数情形都是如此,但某些特殊情况可能会产生相反的结果。在计算效率方面,依次替换(雅可比)法非常适合并行计算,因为每次迭代中的变量在迭代完成前都不会改变。因此,所有变量都需要存储在内存中,直至迭代完成。另一方面,高斯-赛德尔法可以在更新值可用时立即替换每个变量的值。

其他迭代方法应用了不同但概念上相似的方法,因此,本书不再进一步讨论其他迭代求解器。从上面显示的两个迭代过程中可以看出,迭代方法逐步逼近最终解,而不是像高斯消元法在后向替换过程中看到的最后一大步逼近最终解的方式。

总之,直接法需要更多的计算机内存,但结果精确。另一方面,间接法逐渐达到最终解。但是,由于用户可以设置不同的收敛水平,低精度的间接法求解也存在需求,其在发现设计变量变化后的潜在趋势方面比直接法更加快捷。

7.3　验证和确认

有限元法被认为是计算力学的一个分支。有限元模型的结构是基于数学方程对现实结构的理想化。通过对这些方程进行数值求解,可以找到结构在承受载荷和边界条件时的应变和应力。只要用高质量的网格对几何体充分建模(3.8 节),选择正确的单元类型和材料准则,并使用相关的材料属性,模型就能向工程师提供可接受的近似解。随着现代计算机计算能力愈发强大,基于复杂本构准则的众多组件构成的有限元模型经常用于工程分析之中。除了将有限元模型用于常规工程分析和设计迭代之外,这些复杂的有限元模型还经常用于实验成本过高(如车对车的碰撞)或实验条件不允许(如战场爆炸)等情况的模拟。

例如,对严重的车祸进行模拟,要求有限元求解器具备解决涉及大变形和大应变、复杂材料准则和非线性材料属性问题的能力。此外,软件包需要能够处理复杂的接触碰撞算法,包括汽车与外部结构(例如,另一辆车或树)之间的外部接触和自接触(例如,能量吸收管/盒子的折叠),这涉及外表面与外表面、内表面与内表面的接触。如此复杂的软件包在使用前需要经过验证。此外,只要有实验数据可用,就需要确认模型预测真实结果的有效性,以使用户有足够信心使用此类软件包。

7.3.1 · 历史

美国宇航员 Harlow Shapley(1885.11—1972.10),曾经说:“唯建模者信模型结果,唯观测者疑观测数据。”威斯康星大学麦迪逊分校的统计学家 George E.P. Box 教授(1919.10—2013.3)创造了一句俗语,后来演变成“所有模型都可能出错,但有些模型依然有用”(Box, 1976)。有限元模型比以往任何时候都更加复杂,因此 Shapley 和 Box 的名言必须映入建模者的脑海。特别是与具有多个、多尺度材料本构的大型非线性多物理场问题相关的有限元模型可能会出现问题,因为在建模过程中进行了大量假设。为确保模型预测的响应与实际发生的响应相匹配,必须仔细确认仿真结果的有效性。

由于大型软件的开发项目极其复杂,且开发的产品必须准确,因此在软件工业中很可能需要启动软件的确认和验证(validation and verification, V&V)。在要求 V&V 流程之前,开发人员很少或根本没有为将来的软件维护而写下文档。V&V 过程要求程序员详细说明软件架构,以及在开发和修改过程中所做的任何更改。按照 V&V 过程开发的软件必须满足最终用户提出的要求(确认),并且必须得到正确的产品(验证)。换句话说,确认是构建精确软件产品相关的一系列流程,而验证是与开发正确的软件产品相关。早在 1979 年,电气和电子工程师协会(Institute of Electrical and Electronic Engineers, IEEE)就制定了名为 IEEE 730 的标准。该标准规定了软件开发和软件维护质量保证(software quality assurance, SQA)的启动、规划、控制和执行的指南。目前更新为 IEEE 730-2014,较之前的版本内容有明显扩展,变化之大犹如全新的标准,而不是旧标准的修订版(IEEE, 2014)。

不同领域的要求不同,IEEE 列出的 SQA 指南不太可能涵盖计算工程不同分支领域要求的全部细节。对于各个工程领域,V&V 过程可能始于核工程领域,这得益于该领域的安全要求较高。1985 年,美国核学会发布了一套与核工业 V&V 过程相关的指南(ANS, 1985),该指南随后由美国国家标准协会(ANSI, 1987)出版。第二年,Roache 出版了一本综合性的书,该书涵盖了从计算机代码的 V&V 过程、不确定度量化到计算机代码质量保证等系列主题,并且以计算固体力学和流体动力学问题为例来说明了这些主题。

2009 年,美国国防部(Department of Defense, DoD)更新了 2003 年发布的 5000.61 指令。此更新旨在确保 DoD 范围内所有建模和仿真(modeling and simulation, M&S)必须遵循验证、确认和认可(VV&A)的程序和实践,并且要求提供认可文件。随后美国武装部队所有四个部门(陆军、海军、空军和海军陆战队)和国防部一些下属机构都制定了自己的指南,以满足国防部规定的 VV&A 流程要求。

对于其他政府机构和专业组织,设立标准来认可一个模型是否合格,这在一般意义上似乎很难进行规定。因此,VV&A 重点强调验证和确认,而不需要认可。继哥伦比亚号航天飞机于 2003 年 2 月 1 日发生灾难后,美国国家航空航天局(National Aeronautics and Space Administration, NASA)于 2008 年发布了一项名为 STD - 7009 的标准,该标准对建模和仿真的流程、程序、实践、方法提出了要求(NASA, 2008)。本书的验证过程定义为解决以下问题所需的步骤:“模型是否正确实施,数值误差/不确定度是多少?”在确认过程中,建模者需要记录“M&S 结果如何优于参考数据,参考数据与真实世界系统的近似程度”。

NASA 文档中“验证”和“确认”的定义与 IEEE 标准的定义不同,更接近于计算固体力学和冲击生物力学领域中使用的定义。请注意,较早的 IEEE 标准使用“确认和验证”的顺序,而与工程领域相关的标准则遵循相反的顺序。这种顺序的颠倒造成的混乱显而易见,很难准确定义确认和验证的含义,特别是考虑到这两个词是同义词(根据 http://www.thesaurus.com/)。

7.3.2 · 验证

美国机械工程师协会(American Society of Mechanical Engineers, ASME)使用了与 NASA 类似的定义。在性能测试码(Performance Test Codes, PTC)60/V&V 10(ASME, 2006)中,ASME 将验证(verification)定义为“确定计算模型能准确地表示基础数学模型及其解决方案的过程”。同样,洛斯阿拉莫斯国家实验室(Los Alamos National Laboratory, LANL)宣称验证与通过将数值解与解析解或高精度基准解进行比较来识别和消除模型的误差有关。

根据 ASME 的定义,验证可以分为两部分: 代码验证和计算验证。尽管软件供应商有责任保证产品的正确性和准确性,这也符合用户的最大利益。即使在同一软件的多个旧版本中可能已成功解决了这类问题,一些有限元求解器更新版本中的某些材料准则仍然可能存在一些连开发人员也未知的缺陷。此外,在将新的材料准则模型应用于有限元模型之前,都需要仔细验证。

笔者遇到的一些共性问题: ① 材料准则适用于完美单元构建的简单模型(即所有单元都是规定的理想化形状),但在非完美单元的现实世界问题中失效;② 软件供应商提供的说明过于模糊,无法准确遵循;③ 软件被误用,一种软件中定义的相同名称的参数在另一种软件中实质上作用相反(如 LS - DYNA 和 PAM - CRASH 中线性黏弹性材料的衰减常数互为倒数);④ 早期版本中完美运行的有限元模型在新版本软件中无法执行。

对于提到的问题④,尤其令人沮丧。新出现的错误是否意味着之前的有限元模型开发不准确? 更糟糕的是,这是否意味着之前版本的有限元求解器编码错误? 如果是这样,是否应撤回早期版本求解器的所有仿真结果? 在某些情况下,简单的操作系统更新即可解决问题。而在其他情况下,需要与软件供应商的技术支持长时间讨论才可能解决这类问题。

7.3.2.1 代码验证

一些商业软件的供应商提供了验证手册。此类手册经常概述一些示例性案例,并将分析结果与有限元仿真结果进行对比。对于没有此类手册的有限元软件,或对于超出软件供应商考虑的应用范围(例如,应用粗略的有限元软件来解决细胞水平的生物组织问题),我们建议用户使用自己的验证案例来确保模型中使用的每种材料准则的编码都是正确的。换句话说,如果需要 10 种不同的材料准则来表示整体结构,那么在用于整体结构之前,10 种材料都需要使用适当的有限元模型进行验证。在完善的有限元建模实验室中,使用分析结果已知的可重复实验的问题集来评估软件代码的准确性。

前面讨论的有限元单元的收敛问题值得补充讨论。对于作为整体模型中局部结构的材料模型,在整体模型中要使用能保证该材料模型收敛的是最小单元密度。

7.3.2.2 计算验证

二进制代码是所有计算机语言的基础,这意味着计算机仅使用数字 0 和 1 来存储数值,分别代表“关”或“开”。除了金融世界中使用的软件(只需要两位小数精度来表示最小的便士,最大值很少超过100万亿),计算机内的数字通常以科学记数法存储,更具体地说,以浮点格式存储。表7.4列出了从8~128位计算机中用于浮点数存储的字节数。

表7.4　8~128位计算机用于存储浮点数的位数分配

位　数	符号位	指数位	尾数位	指数余码
8	1	4	3	7
16	1	6	9	31
32	1	8	23	127
64	1	11	52	1 023
128	1	15	112	16 383

在该表中,“符号”位(1为负,0为正)和“指数”位不言自明,尾数位代表小数部分,而“指数余码”代表指数的偏移量,定义为指数位能够表达的整数范围的一半。例如,8位计算机的指数余码为7,因为8位计算机中4个指数位能表达的最大整数是15(即2^4-1)。指数余码允许负指数。从该表中,很容易看出计算机位数越大能表达的有效数字位更多,因此精度更高。

在验证计算机代码时,必须注意两种潜在的误差来源:舍入误差和截断误差。舍入误差与计算机数字精度有限相关。如表7.4所示,更高位的计算机给小数部分分配的位数更多,因此计算更加精确。假设正在使用一台十进制的计算机进行存储和计算,而不是二进制,且精度为3位小数。要计算$\frac{1}{3}+\frac{1}{3}+\frac{1}{3}$的和,必须首先将每个分数转换为0.333。因此,最终答案将是0.999而不是1。

截断误差通常既可来自代码开发,也可来自计算过程。代码开发人员有时会有意消去方程中的某些高阶项,以提高整体的计算速度,但这牺牲了精确性。计算误差来自有限(时间)步计算产生的误差。例如,微分方程的解析解来自无限时间步的解。如果仅使用有限的时间步,则每次迭代都会产生误差。在雅可比法与高斯-赛德尔法的阐述中,可以很容易理解不同数值方案对整体解的影响。额外的截断误差幅度来自所有迭代误差的累积。在解决长时、动态问题时,这种误差尤其突出。没有特定的方法来避免截断误差。然而,更细的网格和更小的时间步长通常会降低此类误差的可能性。

7.3.3 · 确认

根据ASME,有限元法的确认是将有限元模型预测结果与真实实验数据进行比对,以量化有限元结果的准确性。这个说法有些矛盾:如果可以进行实验,为什么还需要计算机模型?很多有限元从业者可能会说,经过确认的模型可以让应用工程师不必进行昂贵的实验,从而节省时间和金钱。这些说法意味着虽然进行了一些实验,并且将这实验结果用于有限元模型的验证,但潜在的意思是该模型在很多方面的应用缺乏实验数据来保证其结果的准确性。此外,有限元模型经常用于成本太高或无法进行实验的情况,对此类模型进行确认不切实际。因此,只能认为大多数(如果不是全部)有限元模型仅是部分确认,(几乎)不可能进行完全的确认。

一个值得注意的问题是,实验往往只能提供有限的测量值(例如,某些位置的失效应变、最大力、最大挠度、峰值加速度),而有限元模型可得到大量的响应变量,包括无法用实验方法测量的应力,以及模型内任意位置的响应值。基于此,无法通过实验测量的应力可能是使用有限元模型的最终原因。仅此原因就可以说明对有限元模型进行全面确认不切实际。

另一个问题是措辞。"确认"一词在英语中是一个非常强烈和自信的词。因此,一些研究人员建议使用"认可"而不是"确认"来更好地反映实际情况(Oreskes 等,1994)。例如,人们可能想使用"模型预测的股骨中段应变得到了同一位置应变计测量结果的认可",而不是说"该模型已根据实验测量的应变数据进行了确认"。尽管笔者同意这个观点,但目前只有少数研究人员使用这个词。因此,本章将继续使用"确认"一词。

在计算力学中,如果仅涉及人造材料,则容易进行较大程度的模型确认。这仅仅是因为进行精心设计实验所需的测试样本更容易获取。对于生物组织,由于伦理问题很难获取足够的测试样本,且样本的机械性能通常与年龄和性别有关,也可能受实验采用的应变率影响。有限元生物组织/系统模型的开发人员的共识是,与模型相关的所有验证案例均需明确记录。通过这种方式,模型的潜在用户才可以决定是否要增加资源(计算资源和金钱)进行额外的实验,以确认该模型能否适用于尚未确认过的加载条件。

根据可用的实验数据库数量,模型确认过程可分为三个级别。最简单的方法是将确定性模型算出的一组预测数据与实验数据进行对比。第一级确认适用于识别材料属性的有限元模型,其中高度可重复的实验数据可用于模型确认。第二级确认是将一组确定性模型的预测结果与几组实验数据生成的数据通道(data corridors)或分布函数进行对比。此级别的确认假设了材料属性、加载条件和边界条件的定义明确,但实验数据的可重复性不高。第三级确认是将实验获得的累积分布函数(cumulative distribution function, CDF)与基于概率方法的有限元模型预测的函数相匹配(例如,包括由于材料属性、边界条件和加载条件的不确定性而引起的变化)。显然,随着模型确认级别的增加,其成本指数增长。

对复杂系统(例如,碰撞中的人体或详细的汽车有限元模型)的建模,模型的确认应当分层次进行,从组件级别(例如,人的股骨或车辆悬架系统)开始,到子系统级别(例如,下肢或可折叠转向柱、安全气囊保护系统)的确认,最终达到完整系统级别(例如,整人或整车)的确认。使用分层次方法确认汽车模型比验证人体模型要容易得多,因为始终可以生产出与模型验证条件一致的汽车,但找不出完全一样的两个人,对活人进行损伤测试也不符合伦理道德的要求。虽然通过汽车碰撞实验来评估碰撞汽车安全性能和提供模型验证数据的成本非常高,但汽车制造商愿意投入资源来履行这种法律义务和公司承诺。相比之下,无论一个人获得多少财务资源,都不可能进行大量的人体实验以获取足够多的人体损伤响应数据,来涵盖涉及性别、年龄、身体部位和合适的加载频率等所有组合对人体损伤响应的影响。

根据大量已发表的文献,人体实验数据的差异可归因于年龄、性别、人体解剖测量学数据和材料属性等因素,这些差异与人体的活动程度相关。除了年龄和性别信息外,其他信息无法获取,除非为获取模型校准数据而进行专门的实验。比如在尸体冲击实验后发现股骨骨折,研究人员通常不会报道与骨折相关的尺寸信息,如骨干直径、股骨长度及股骨质量。虽然可以在科学文献中获得一些实验数据,但大多数数据的附属信息不全,不足以用来确认有限元模型。

在建模方面,正如科学文献中所报道的,为模拟实验条件而开发的有限元模型往往是确定的。换句话说,尽管所有测试样本在年龄、性别和运动程度方面存在差异,但仍使用单个有限元模型来模拟同一实验方案下的所有测试。为了使模型预测的响应与实验测量的响应结果相匹配,研究人员会对材料属性(或其他相关参数)进行手动(试错)或使用优化技术进行调整,直到实现合理的匹配。然而当加载条件变化时,使用这种"调整"方法开发的有限元模型可能会产生问题。因此,只有那些使用分层次确认的有限元模型才能在超出其验证的载荷和边界条件时,才有足够的信心来保证其结果的有效性。

尽管设计和测试工程师很清楚模型确认的重要性,但因为资金的缺乏往往会阻碍更多确认的实施。模型保真度不明确的情况下,通常会分配更高的安全系数(factor of safety, FoS)来确保结构的完整性。对于允许误差极低的领域,如核电站设计,用于设计这些关键系统的所有数值模型都需要最高级别的确认和 FoS。

7.3.4 · 确认程度的量化

为了使数值模型具有可靠性和预测性,需要通过一系列严格的确认过程进行评估。根据实验数据对模型进行确认的程度需要进行定量而不是定性评估。在许多出版物中,往往使用诸如"模型得到充分验证"或"模型与实验数据非常吻合"之类的短语进行定性评估。有了量化的数据,模型用户才能在应用模型前对模型的确认程度进行确定。

美国国防部、美国航空航天研究所、美国机械工程师协会和美国能源部先进模拟与计算(Advanced Simulation and Computing, ASC)等多个政府机构已经研究了用于确认大型数值模型的基本概念和方法。不幸的是,目前还没有得到普遍接受的用于评估模型确认程度的量化方法。这个问题部分是由于实验数据中的巨大变异和不确定度所致,大量的实验数据没有提供详细的实验测试条件。

一般来说,现代实验需要使用多个电子传感器,并安装在结构或人体的不同部位,来记录时程曲线。这些传感器,包括加速度计、重力传感器、压力计、位移传感器等,传感器连接到信号调节器,将测量的电压变化转换为物理量,如 g's、kN(或 lb)、kPa(或 psi)、mm(或 inches)。此外,高速摄像可记录运动学数据。一些文献基于静态照片和时程数据来对比模拟结果与实验数据,以工程师的主观判断来确定模型确认的程度。在判断模型的可靠性和预测能力时,不能将这种主观的图形比较法视为定量数据。定量评估模型的有效性需要计算模型预测数据和实验数据之间的差异。这种评估方法可以最大限度地减少或消除评估过程中的主观性,将在下一节中进一步解释。

7.3.4.1 幅度变化的评估

在结构力学和冲击生物力学响应分析时,最常见问题是峰值响应是否超过最大允许响应值。因此,最简单的定量评估是计算有限元模型预测峰值与实验平均值之间的差异百分比。这种比较简单而实用,特别是确定结构破坏或骨折阈值的情况。

大多数时程信号都存在正值和负值,因此一些研究人员考虑采用绝对值来比较总体幅度的差异。Geers(1984)基于响应值平方的积分值及实验值、模拟值定义了以下三个方程,以量化模型预测值与实验值之间的幅度差异:

$$I_{\text{exp}} = \int_{t_1}^{t_2} [\exp(t)]^2 dt$$

$$I_{\text{mod}} = \int_{t_1}^{t_2} [\text{mod}(t+\tau)]^2 dt \tag{7.5}$$

$$I_{\text{exp-mod}} = \int_{t_1}^{t_2} [\exp(t)][\text{mod}(t+\tau)] dt$$

其中"exp"代表实验值,"mod"代表模型预测值,τ 是两个响应之间的延迟,t_1 和 t_2 是目标区间开始和结束的时间。如果 exp(t) 与 mod(t) 相同,则很容易理解两个响应之间没有时程上的偏差。此外,Geers 根据模型预测时程曲线和实验时程曲线下面积的比来定义了参数 G 来描述幅度差异。

$$G(t, \tau) = \sqrt{\frac{I_{\text{mod}}}{I_{\text{exp}}}} \tag{7.6}$$

在此方程中,值为 1 表示模型预测和实验获得的曲线下方面积等同。Sprague 和 Geers(2004)报道的后续修改版本保留了 Geers(1984)的原始想法,但使用了平均值而非整体积分值,如式(7.7)所示。参数 G 与式(7.6)一样保持不变。

$$I_{\text{exp}} = \frac{1}{t_2 - t_1}\int_{t_1}^{t_2} [\exp(t)]^2 dt$$

$$I_{\text{mod}} = \frac{1}{t_2 - t_1}\int_{t_1}^{t_2} [\text{mod}(t+\tau)]^2 dt \tag{7.7}$$

$$I_{\text{exp-mod}} = \frac{1}{t_2 - t_1}\int_{t_1}^{t_2} [\exp(t)][\text{mod}(t+\tau)] dt$$

式(7.5)和式(7.7)中的第三个方程与时间偏移有关,这将在下一节中讨论。Geers 教授使用的评估工具考虑了整个目标区间的幅度差异。然而,对单个时间点或多个时间点的响应比整体响应更为重要的结果,此评估方法不适用。

Deb 等(2010)根据峰值负荷、平均负荷和能量吸收量等[在式(7.8)中列出]3 个指标定义了总相关指数(gross correlation index, GCI),用于顶帽(top-hat)截面有效性确认的评估。

$$GCI = 1 - \left\{\frac{1}{3}\left[\frac{(P_{\text{mod}} - P_{\text{exp}})^2}{P_{\text{exp}}^2} + \frac{(M_{\text{mod}} - M_{\text{exp}})^2}{M_{\text{exp}}^2} + \frac{(E_{\text{mod}} - E_{\text{exp}})^2}{E_{\text{exp}}^2}\right]\right\}^{1/2} \tag{7.8}$$

其中,P_{mod} 和 P_{exp} 分别是模型预测和试验获得的峰值负荷,M_{mod} 和 M_{exp} 分别是模型预测和试验获得的平均负荷,E_{mod} 和 E_{exp} 是模型预测和试验获得的能量吸收值。根据定义,GCI 值为 0 表示没有相关性,而 GCI 值为 1 意味着模型预测值和实验结果间存在完全的相关性。

Zhu 等(2012)后来提出了一种修正的总相关指数(modified gross correlation index, MGCI)。由于没有合适的本构准则来表示压铸 AM60B 镁合金的材料属性,基于现有本构方程及优化算法为该合金生成了一组材料属性。通过构建几组有限元模型,来模拟和研究薄壁双顶帽梁组件的低速轴向挤压、高速轴向挤压和准静态四点弯曲响应实验。通过选择峰值载荷、峰值载荷位移和能量吸收值作为评估指标,生成 MGCI 指数来评估模型预测结果与实验数据之间的相关性[式(7.9)],并评估拟合优度。

$$MGCI = 1 - \left[a \times \frac{(P_{mod} - P_{exp})^2}{P_{exp}^2} + b \times \frac{(D_{mod} - D_{exp})^2}{D_{exp}^2} + c \times \frac{(E_{mod} - E_{exp})^2}{E_{exp}^2}\right]^{1/2} \tag{7.9}$$

其中 a、b、c 分别是参数 P、D、E 的加权因子,且 $a + b + c = 1$。用户可以根据相关参数重要性选择加权因子 a、b 和 c。

7.3.4.2 相位和形状变化的评估

除了模型预测的结果和实验获得的结果之间的幅度变化之外,时程曲线的差异还包括时移和形状差异。图 7.4 显示了一组假设的、通过实验获得的加速度时程曲线,由平均值和±1 标准差的通道线组成;图中还画出了相同加载条件下的有限元模型预测曲线,其零点已移动到实验曲线的原点处。

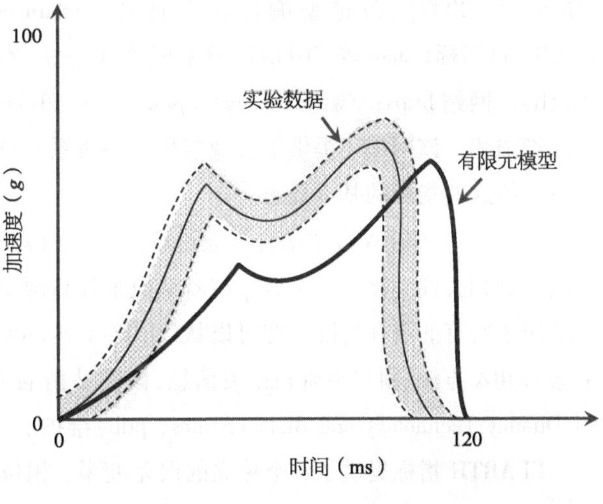

图 7.4 模型预测的时程曲线(粗实线)与实验数据[由平均值(细实线)和±1 标准差(点线)表示]间的比较。

在式(7.5)和式(7.7)中,参数"τ"用于调整模型和实验响应的起始时间之间的延迟。通过观察图 7.4 中显示的曲线,其起始时间已调整一致,图中模型预测的响应似乎反映了实验中的现象,即具有双峰。然而,实验数据的双峰达峰时间似乎与模型预测结果不同。这种达峰时间差一般认为是另一种类型的相位移(phase shift)。对于研究人员来说,是否应该在观察到幅度显著增加或达到峰值时调整相位移是一个很大的问题。此外,是否应该将冲击(载荷)持续时间标准化以更真实地比较模型预测和实验结果,目前仍在持续争论。

在式(7.5)和式(7.7)中,Geers 描述的积分 $I_{exp-mod}$ 用于量化模型预测曲线与实验结果曲线之间的相位差异。他们也提出了第二个参数 H 用于此目的,如公式(7.10)所示。

$$H(t, \tau) = \sqrt{\frac{I_{exp-mod}}{(I_{mod} \times I_{exp})^{1/2}}} \tag{7.10}$$

如果 $I_{mod} = I_{exp}$,可以理解为当 $H = 1$ 时,起始时间之间没有差异,因此也没有相位移。结合参数

G 和 H, Geers 使用式(7.11)定义了综合误差因子 E_c

$$E_c(\tau)=\sqrt{(G-1)^2+(1-H)^2} \tag{7.11}$$

在此方程中,参数 G 添加了-1 这个值,以便在 0 值时表示模型预测和实验数据曲线下方的区域相同。类似地,使用 $1-H$ 是因为一单位的 H 值表示没有相位移。请注意,式(7.11)没有物理意义,它只是一种将选定的两个参数组合在一起的方法,以识别幅度和相移的差异。目前也有其他已报道的指标组合,但已经超出了本书范围。

国际标准化组织(International Organization for Standardization, ISO)第 22 技术委员会(Technical Committee, TC)旨在制定自愿、共识、市场相关的国际标准,以支持创新并为道路车辆相关的全球挑战性问题提供解决方案。第 10 和第 12 分技术委员会(The subcommittees, SC)的虚拟测试工作组 4(WG4)将提供一个经过确认的指标来计算同一条件下的物理测试和虚拟测试获得的非模糊信号(例如,时程信号)之间的相关性水平。定义的指标应主要针对车辆的安全应用(Barbat 等, 2013)。在这项研究中,评估的 4 个指标是:相关性分析(CORrelation and Analysis, CORA)指标(Gehre 等, 2009)、改进型响应误差评估(enhanced error assessment of response time histories, EEARTH)指标(Zhan 等,2011a)、模型可靠性指标(Zhanet 等,2012)和贝叶斯置信指标(Zhan 等, 2011b)。网站 https://www.iso.org/obp/ui/#iso:std:iso:tr:16250:ed-1:v1:en 提供了各种评级系统的详细描述。该网站还提供了客观信号的评级系统软件包,供用户计算不同评级系统的分数。本书只介绍这些指标的基本概念。

简而言之,CORA 方法结合了通道评级和互相关评级,以单一值来确定模拟结果和实验数据响应曲线的相关性。该软件带有一组默认值来计算两条曲线之间的拟合曲线,但这组默认参数可能不适用于所有的潜在情况。您可以从 http://www.pdb-org.com/en/information/18-cora-download.html 下载 CORA 方法、用户手册和相关信息,该网站由假人技术和生物力学合作伙伴关系(Partnership for Dummy Technology and Biomechanics, pdb)维护。

EEARTH 指标提供了 3 个独立的误差变量:相位、幅度和拓扑差异。幅度和相位的偏差类似于其他评估工具,例如 Geers 等定义的工具。在评估拓扑差异之前,通过时间扭曲技术缩短和延长时间轴来对齐曲线的峰谷。然后将 3 个误差变量合并为一个参数,用于评估两条曲线之间的匹配程度。

模型可靠性指标(model reliability metric)使用预定义的可靠性目标来确定计算模型是否可靠。可靠性目标值利用了阈值因子和拟合概率进行确定,其中阈值因子根据专家的经验定义,拟合概率基于阈值区间下限和上限内的数据点数量确定。典型的贝叶斯指标旨在定量评估多元系统的质量。通过添加概率主成分分析(probabilistic principal component analysis, PPCA)来减少分析数据的维度,贝叶斯置信指标可用于定量评估模型的有效性。

模型可靠性指标和贝叶斯置信指标都为模型核准提供了简单易懂的总体分数,但它们无法区分关键差异,如相位、幅度和斜率。Barbat 等(2013)进一步确定了贝叶斯置信指标和 CORA 方法的主要不足。作为虚拟测试工作组 4(WG4)的领导者,Barbat 和自愿参加 ISO TC22、ISO SC10 和 ISO SC12 的同事建议采用综合 ISO 指标(combined ISO metric),该指标基于通道、相位、幅度和斜率的变化。

在使用这个 ISO 推荐的评级系统前,所有数据都应以 10 kHz 的采样率数字化,并适当过滤,然后对每个相关数据点进行评估。识别三个不同的评级区域以确定通道子指标的分数,三个评级区域分别是内部通道内的狭窄区域、内部和外部通道之间的较宽区域,以及外部通道之外的区域。内部通道内的数据点评级为"1",而外部通道外的数据点评级为"0"。对于内外廊道之间的其他点,根据数据点与内廊道之间的距离,使用二次函数对点进行评分,取值范围为 1~0。最后,所有数据点的平均得分用来表示这条曲线通道的子指标。

要确定相位子指标的分数,应预先在时间轴上选取相关间隔,然后为其分配 100%的值,之后分配允许的最大时移百分比。通过在时间轴上左右移动模型预测曲线,确定移动曲线与实验曲线之间的互相关分数。如果不需要移动时间轴,则给"1"分;如果移动超过允许的最大百分比,则给"0"分。如果分数在这两个极值之间,则使用回归方法来计算相位分数。

在最小化相位移动后,可以确定幅度子指标的分数。与相位子指标类似,需要预先选择允许的最大幅度阈值。对于模型预测曲线与实验曲线没有差异的数据点,评分为"1"。分数"0"表示误差等于或大于最大允许误差。在两者之间,幅度子指标的分数使用回归方法计算。类似地,在最小化时移之后计算斜率子指标分数。如果在测量数据和模型预测数据之间没有差异,则将评为"1"分。如果斜率差异超过最大允许差异,则评为"0"分。在两者之间,斜率子指标的分数基于回归方法计算。

综合 ISO 指标建立四种子指标的权重因子分别为 0.4、0.2、0.2、0.2。因此,总的综合评分范围从 0~1。根据 Barbat 等(2013)的说法,ISO 的分数范围 0.94~1.0、0.80~0.94、0.58~0.80 和 0~0.58 分别评定为优秀、良好、一般和差。

上述量化系统均有其局限性。特别是没有任何评估方法能够处理在相同测试条件下得到的多组实验数据仍然存在差异的情况。因此,在确定模型的确认程度时,合理的工程判断仍然至关重要。

7.3.5 · 不确定度的量化

正如之前所讲,Harlow Shapley 曾说"唯观测者疑观测数据",因为实验提供了真实的数据,所以它们必须正确。然而,对于做过复杂实验的研究人员来说,他们很清楚不可能每次都将传感器放置在相同的位置,每次都能够在测试前校准所有传感器,能够将测试对象(如碰撞假人)定位在同样的特定位置(如汽车座椅),并能够始终使用相同的仪器。然而,对实验的不确定度进行量化已超出了本书的范围,在此不进一步讨论。

有限元模型不确定度主要来自材料属性的不确定度。工程材料的机械性能确实存在差异,但差异通常很小。然而对于生物材料,其属性随年龄、性别、运动程度等存在很大差异。由于这些原因,大多数确定性的有限元建模(即仅有一个模型)可能值得怀疑。因此,应考虑将基于可靠统计方法的概率方法作为模型确认的一部分。

不确定度也可能来自数值程序。例如,由于将整体结构离散为网格而产生的不确定度、计算精度有限而截断有效数字、时间步长(Δt)的选择及在有限元建模中增加能量以减少模型的不稳定性(沙漏模式)。单元尺寸较大的网格不会在拐角处或小孔周围指示高应力集中部位,仅此原因就足以有动力要检查所有有限元模型的网格收敛性。由于计算技术的进步,截断不再是一个实质性的问题。默认的最小时间步长通常定义为声波通过单元所需时间的 90%,但这可能不足以确保数值稳定性。最后,应报告沙漏能与内能的比例,以确保沙漏模式不会发生或显著影响模拟结果。

正如 7.3.3 节所述,有限元模型永远无法完全得到验证,因为它们由有限的实验数据集所确认。此外,这些模型用于实验成本太高或无法实验的情况。换句话说,这些加载情况不存在所谓的验证数据集。因此,如果没有合理的工程判断,不能盲目相信任何验证指标。强烈建议模型开发人员密切参与实验,从而最大限度地减少由于实验引起的不确定度。

最后,测试团队和有限元分析团队需要共同努力,以确保制定完整的 V&V 计划。这可能是一个文化挑战。需要一项广泛接受且易于使用的分析有限元不确定度的量化方法。

7.4 响应变量

实验或模拟中的目标结果/输出变量称为响应变量或因变量。自变量,也称为解释变量或预测变量,是可以在实验或模拟过程中自行设置以获得输出变量。例如,"年龄是骨骼强度的预测因素"中的响应变量是"骨骼强度"。

在结构力学或冲击生物力学领域,有限元法本质上是一种应力分析方法。通常选择的响应变量与材料失效相关,因为应力分析的目的是确定材料是否会失效。图 5.1 所示的应力-应变响应是典型的塑性材料。这种材料可以承受较大的塑性变形,因此在发生断裂之前可以吸收大量的能量。因此,通常应用屈服应力评估塑性材料的失效。相反,典型的脆性材料在断裂前表现出(非常)很小的塑性变形,并且仅吸收很少的能量。因此,评估脆性材料的失效通常来自最大应力。为了说明这两种材料之间的差异,典型钢的屈服应变为 0.2%(基于传统定义),失效应变范围为 12%~20%,被称为塑性材料。人类皮质骨的失效应变约为 2%,一般认为是脆性材料。

7.4.1・主应力

在 1.2 节中,讨论了应力的 6 个分量(3 个轴向应力 σ_{xx}、σ_{yy} 和 σ_{zz},以及 3 个剪应力 σ_{xy}、σ_{yz} 和 σ_{zx})。由于有限元模型可以任意选择坐标系,因此很容易理解,当选择的坐标系不同时,可得到不同的应力值集合。由于材料与坐标系的选择无关,因此科学评估应力分量的方法是确定最大拉伸应力、最大压缩应力和最大剪切应力。这些值都可以通过旋转坐标系直到剪切应力分量为 0 时获取,由此得到的应力分量称为主应力。

图 7.5 显示了具有法向应力 σ_{xx} 和 σ_{yy} 以及剪切应力 σ_{xy} 的平面应力单元。对坐标系适当旋转后,剩下的应力分量只有最大主应力(σ_{max})和最小主应力(σ_{min})。

由于高年级本科生和低年级研究生已经从之前的课程中了解了二维主应力背后的概念,为了便于参考,这里仅提供相关方程。为了消除剪应力,旋转角 θ_p 必须满足式(7.12)。

$$\tan 2\theta_p = \frac{2\sigma_{xy}}{\sigma_{xx} - \sigma_{yy}} \text{ 或 } \theta_p = \frac{1}{2}\tan^{-1}\left(\frac{2\sigma_{xy}}{\sigma_{xx} - \sigma_{yy}}\right) \tag{7.12}$$

对应的最大主应力和最小主应力如式(7.13)所示。

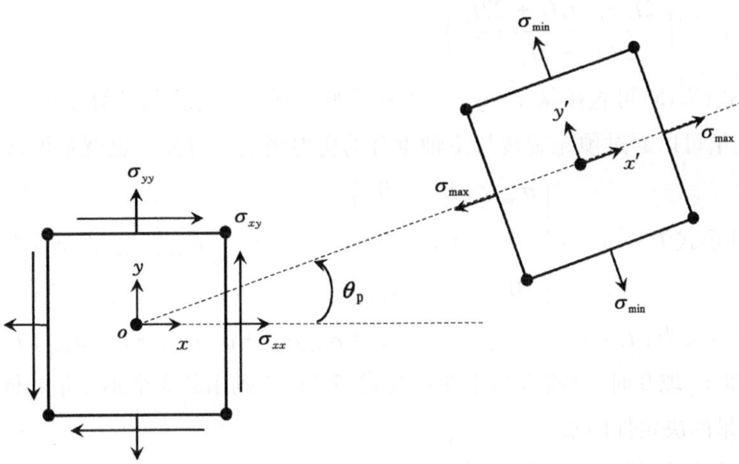

图 7.5　平面应力单元旋转角度 θ_p 使其剪应力消失。由此剩下的应力分量就是最大和最小主应力。

$$\sigma_{max} = \frac{\sigma_{xx} + \sigma_{yy}}{2} + \sqrt{\left(\frac{\sigma_{xx} - \sigma_{yy}}{2}\right)^2 + \sigma_{xy}^2}$$
$$\sigma_{min} = \frac{\sigma_{xx} + \sigma_{yy}}{2} - \sqrt{\left(\frac{\sigma_{xx} - \sigma_{yy}}{2}\right)^2 + \sigma_{xy}^2} \quad (7.13)$$

三维的主应力本质上是三维应力张量的特征值。有关特征值和特征向量计算的更多信息，请参见 8.3 节。二阶张量，如应力张量或应变张量，具有 3 个不变量，其中术语“不变量”表示从不同坐标系查看时该值不会改变。根据线性代数的概念，张量的迹（tr）被定义为左上角到右下角三个对角线项的总和。3 个应力不变量如式(7.14)所示。

$$[\sigma] = \begin{bmatrix} \sigma_{xx} & \sigma_{xy} & \sigma_{xz} \\ \sigma_{yx} & \sigma_{yy} & \sigma_{yz} \\ \sigma_{zx} & \sigma_{zy} & \sigma_{zz} \end{bmatrix}$$
$$I_1 = tr(\sigma) = \sigma_{xx} + \sigma_{yy} + \sigma_{zz} \quad (7.14)$$
$$I_2 = \frac{1}{2}tr[(\sigma^2)] = \sigma_{xx}\sigma_{yy} + \sigma_{yy}\sigma_{zz} + \sigma_{zz}\sigma_{xx} - \sigma_{xy}^2 - \sigma_{yz}^2 - \sigma_{zx}^2$$
$$I_3 = \frac{1}{3}tr[(\sigma^3)] = \sigma_{xx}\sigma_{yy}\sigma_{zz} - \sigma_{xx}\sigma_{yz}^2 - \sigma_{yy}\sigma_{zx}^2 - \sigma_{zz}\sigma_{xy}^2 + 2\sigma_{xy}\sigma_{yz}\sigma_{zx}$$

对应的最大主应力 σ_1，最小主应力 σ_3 和中间主应力 σ_2 如式(7.15)所示。

$$\sigma_{max} = \sigma_1 = \frac{I_1}{3} + \frac{2}{3}(\sqrt{I_1^2 - 3I_2})\cos\psi$$
$$\sigma_{min} = \sigma_3 = \frac{I_1}{3} + \frac{2}{3}(\sqrt{I_1^2 - 3I_2})\cos\left(\psi - \frac{4\pi}{3}\right) \quad (7.15)$$
$$\sigma_{int} = \sigma_2 = \frac{I_1}{3} + \frac{2}{3}(\sqrt{I_1^2 - 3I_2})\cos\left(\psi - \frac{2\pi}{3}\right)$$

这里 $\psi = \frac{1}{3}\cos^{-1}\left(\frac{2I_1^3 - 9I_1I_2 + 27I_3}{2(I_1^2 - 3I_2)^{3/2}}\right)$。

式(7.14)和式(7.15)可直接从 $x - y - z$ 坐标系观察到的应力张量计算主应力。在其他教科书中,3 个应力不变量可以通过预先旋转与主轴重合的应力张量来定义。也就是说,(主)应力张量是一个对角矩阵,其形式为:$[\sigma] = \begin{bmatrix} \sigma_{max} & 0 & 0 \\ 0 & \sigma_{int} & 0 \\ 0 & 0 & \sigma_{min} \end{bmatrix}$,其中 σ_{max}、σ_{int}、σ_{min} 是 3 个特征值,在这种情况下,3 个不变量定义为:$I_1 = \sigma_{max} + \sigma_{int} + \sigma_{min}$,$I_2 = \sigma_{max}\sigma_{int} + \sigma_{int}\sigma_{min} + \sigma_{min}\sigma_{max}$,$I_3 = \sigma_{max}\sigma_{int}\sigma_{min}$。

当 σ_{xy}、σ_{yz} 和 σ_{zx} 取 0 时,这些应力不变量与式(7.14)中列出的 3 个不变量相同。此外,第三个不变量是应力张量的决定性因素。

与最大主应力相关的失效准则应归功于 Charles-Augustin de Coulomb(1736.6—1806.8)和 William John Macquorn Rankine(1820.7—1872.12),他们指出脆性材料的最大主应力超过阈值会发生破坏。因此,主应力经常是防止脆性材料失效的设计标准。

7.4.2 · 最大剪切应力

对于塑性材料,Henri Édouard Tresca(1814.10—1885.6)建议使用最大剪应力作为屈服准则。与主应力类似,平面应力问题的旋转角 θ_s 在最大剪应力出现时写在式(7.16)中。

$$\tan 2\theta_s = -\frac{\sigma_{xy} - \sigma_{yy}}{2\sigma_{xy}} \text{ 或 } \theta_s = \frac{1}{2}\tan^{-1}\left(-\frac{\sigma_{xx} - \sigma_{yy}}{2\sigma_{xy}}\right) \tag{7.16}$$

对应的最大剪切应力如式(7.17)所示。

$$(\sigma_{xy})_{max} = \sqrt{\left(\frac{\sigma_{xx} - \sigma_{yy}}{2}\right)^2 + \sigma_{xy}^2} \tag{7.17}$$

7.4.3 · 范氏等效应力(von Mises 应力)

Richard Edler von Mises(1883.4—1953.7)提出了另一种塑性材料的屈服准则。该屈服准则基于材料中储存的畸变能量,因此是一种有效的应力方法。屈服发生在 von Mises 应力达到屈服应力时,如式(7.18)所示。

$$\sigma_{VM} = \sqrt{\sigma_{xx}^2 + \sigma_{yy}^2 + \sigma_{zz}^2 - \sigma_{xx}\sigma_{yy} - \sigma_{yy}\sigma_{zz} - \sigma_{zz}\sigma_{xx} + 3(\sigma_{xy}^2 + \sigma_{yz}^2 + \sigma_{zx}^2)} \tag{7.18}$$

如果已经算出了主应力,则范氏等效应力可以通过式(7.19)算出。

$$\sigma_{VM} = \sqrt{\frac{(\sigma_1 - \sigma_2)^2 + (\sigma_2 - \sigma_3)^2 + (\sigma_3 - \sigma_1)^2}{2}} \tag{7.19}$$

大多数 FEA 软件包都会计算上述讨论的所有应力分量(主应力、最大剪应力和 von Mises 应力)，针对特定的问题需由用户决定使用哪种失效或损伤标准。文献中介绍了大量其他的屈服或断裂标准。如果这些简单的标准无法满足需求，则应进行额外的研究以确定解决问题的最佳标准。

练习题

(1) 用自己的话解释 7.3.1 节中给出的引用："唯建模者信模型结果，唯观测者疑观测数据。"

(2) 为什么设立验证和确认标准如此重要?

(3) 创建一个 Excel 电子表格，使用雅可比法来求解第 6 章练习题(3)，其最终方程为：

$$10^6\begin{bmatrix} 0.7 & 0 & 0 & -0.35 & 0 \\ 0 & 0.0336 & 0 & 0 & 0.42 \\ 0 & 0 & 28 & 0 & 7 \\ -0.35 & 0 & 0 & 0.35 & 0 \\ 0 & 0.42 & 7 & 0 & 14 \end{bmatrix}\begin{Bmatrix} u_2 \\ w_2 \\ \theta_2 \\ u_3 \\ \theta_3 \end{Bmatrix} = \begin{Bmatrix} F_{2x} \\ F_{2z} \\ M_2 \\ F_{3x} \\ M_3 \end{Bmatrix} = \begin{Bmatrix} 0 \\ -10\,000 \\ 1\,700 \\ 0 \\ 0 \end{Bmatrix}$$

(4) 创建另一个 Excel 电子表格，使用高斯-赛德尔法求解第 6 章练习题(5)，其最终方程为：

$$[K] = 10^8\begin{bmatrix} 10 & 0 & -5 & 0 & 0 \\ 0 & 6.67 & 0 & 0 & -6.67 \\ -5 & 0 & 6.44 & -1.44 & 1.92 \\ 0 & 0 & -1.44 & 4 & 0 \\ 0 & -6.67 & 1.92 & 0 & 10.67 \end{bmatrix}$$

$$[K]\{u\} = \{F\}\ [K]\begin{Bmatrix} u_2 \\ v_2 \\ u_3 \\ u_4 \\ v_4 \end{Bmatrix} = \begin{Bmatrix} F_{2x} \\ F_{2y} \\ F_{3x} \\ F_{4x} \\ F_{4y} \end{Bmatrix} = \begin{Bmatrix} 0 \\ 0 \\ 0 \\ 20\,000 \\ -50\,000 \end{Bmatrix}$$

(5) 图 7.6 显示了由 Nyquist 等(1986)根据 Allsop(1988)获得的实验数据重建的刚性杆-面撞击产生的力-时间通道数据。① 构建代表刚性杆-面撞击平均响应值的力-时间方程。② 假设碰撞假人面部有限元模型的力-时间曲线方程为 $F = -33.93t^3 + 321.4t^2 - 158.9t$，其中 F 的单位为 N，t 的单位为 ms。根据 Geer 的研究成果计算所有的 I's、G、H、E_c。

(6) 给定 $\sigma_{xx} = 45$ MPa、$\sigma_{yy} = 34$ MPa、$\sigma_{xy} = 16$ MPa，计算出能消除剪切应力的旋转角、最大和最小主应力、3 个应力不变量、最大剪切应力的旋转角度、最大剪切应力和范氏等效应力。请记住，z 方向上的任何应力都假定为 0。

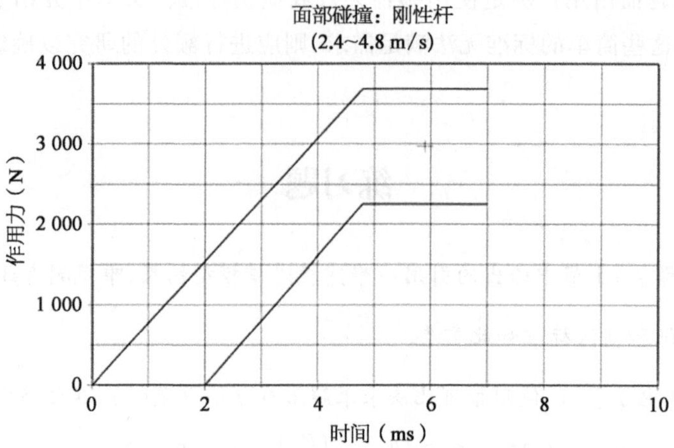

图 7.6　面撞击力-时间响应通道

来源：Biomechanical Response Requirements of the THOR NHTSA Advanced Frontal Dummy, GESAC Report No. 05-03. Available at: https://www.nhtsa.gov/sites/nhtsa.dot.gov/files/thorbio05_1.pdf。

参考文献

[1] Allsop, D., Warner, C., Wille, M., Schneider, D., Nahum, A., 1988. Facial impact response — A comparison of the hybrid Ⅲ dummy and human cadaver. In: Proceedings of the 32nd Stapp Car Crash Conference. http://dx.doi.org/10.4271/881719. SAE Technical Paper 881719.

[2] American National Standards Institute (ANSI), 1987. American National Standard Guidelines for the Verification and Validation of Scientific and Engineering Computer Programs for the Nuclear Industry, vol. 10. The Society.

[3] American Nuclear Society (ANS), 1985. Guidelines for the Verification and Validation of Scientific and Engineering Computer Programs for the Nuclear Industry: ANSI/ANS-10.4. American Nuclear Society, La Grange Park, IL.

[4] American Society of Mechanical Engineers (ASME), 2006. Guide for Verification and Validation in Computational Solid Mechanics. ASME, New York, New York.

[5] Barbat, S., Fu, Y., Zhan, Z., Yang, R.-J., Gehre, C., 2013. Objective rating metric for dynamic systems. Paper Number 13-0448. In: Technical Session: Testing and Modeling of Structural Performance in Frontal Crashes, in the Proceedings of the 23rd Enhanced Safety of Vehicles Conference, Seoul, Korea May 27 – 30.

[6] Box, G.E.P., 1976. Science and statistics. Journal of the American Statistical Association 71 (356), 791 – 799. http://dx.doi.org/10.1080/01621459.1976.10480949.

[7] Deb, A., Haorongbam, B., Chou, C.C., 2010. Efficient Approximate Methods for Predicting Behaviors of Steel Hat Section under Impact Axial Loading. SAE Paper No. 2010-01-1015.

[8] Department of Defense (DoD), 2009. DoD Modeling and Simulation (M&S) Verification, Validation, and Accreditation (VV&A). DoD Instruction 5000.61.

[9] Geers, T.L., June 1984. An objective error message for the comparison of calculated and measured transient response histories. The Shock and Vibration Bulletin 54, 99 – 107.

[10] Gehre, C., Gades, H., Wernicke, P., 2009. Objective rating of signals using test and simulation responses. Paper Number 09-0407. In: 21st ESV Conference; Stuttgart; Germany.

[11] Institute of Electrical and Electronic Engineers (IEEE), 2014. 730-2014-IEEE Standard for Software Quality Assurance Processes. http://dx.doi.org/10.1109/IEEESTD.2014. 6835311. ISBN:978-0-7381-9168-3.

[12] National Aeronautics and Space Administration (NASA), 2008. NASA Technical Standard, Standard for Models and Simulations. NASA-STD-7009.

[13] Nyquist, G., Cavanaugh, J., Goldberg, S., King, A., 1986. Facial impact tolerance and response. In: Proceedings of the 30th Stapp Car Crash Conference. http://dx.doi.org/10.4271/861896. SAE Technical Paper 861896.

[14] Oreskes, N., Shrader-Frechette, K., Belitz, K., 1994. Verification, validation, and confirmation of numerical models in the earth sciences. Science 264, 641 – 646.

[15] Roache, P.J., 1998. Verification and Validation in Computational Science and Engineering. Hermosa Publisher, Albuquerque, NM. ISBN:10: 0913478083.

[16] Sprague, M.A., Geers, T.L., 2004. A spectral-element method for modeling cavitation in transient fluid — structure interaction. International Journal for Numerical Methods in Engineering 60 (15), 2467 – 2499.

[17] Zhan, Z., Fu, Y., Yang, R.-J., 2011a. Enhanced error assessment of response time histories (EEARTH) metric and calibration process. In: SAE 2011 World Congress; SAE 2011-01-0245; Detroit; MI; USA.

[18] Zhan, Z., Fu, Y., Yang, R.-J., Peng, Y., 2011b. An enhanced Bayesian based model validation method for dynamic systems. ASME Journal of Mechanical Design 133 (4), 041005.

[19] Zhan, Z., Fu, Y., Yang, R.-J., Peng, Y., 2012. Development and application of a reliabilitybased multivariate model validation method. International Journal of Vehicle Design 60 (3/4), 194 – 205.

[20] Zhu, F., Chou, C.C., Yang, K.H., Chen, X., Wagner, D., Bilkhu, S., 2012. Obtaining material parameters for die cast AM60B magnesium alloy using optimization techniques. International Journal of Vehicle Safety 6 (2), 178 – 190.

8 模态与瞬态动力学分析

King H. Yang

Wayne State University, Detroit, Michigan, United State

8.1 引言

前面已讨论过,有限元法通常用于解决包含复杂几何结构、多种材料成分、复杂边界和加载条件的静态结构或生物力学问题。同样,有限元法常用于解决类似性质的动态问题。有两种常见的动力分析类型:模态分析和瞬态分析。

图 8.1 一名 70 岁女性乘员遭受了右侧中速撞击的变形胸腔(Kalra, 2016)。

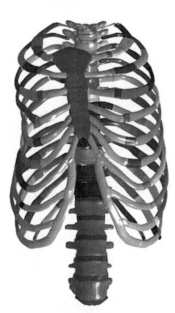

模态动力学分析方法包括固有频率/谐振频率的确定和受自由(非受迫)振动下的组件或结构的相关模态形状(振动模式)。从数学上讲,模态分析的目的是识别特征值和特征向量。用这两个参数推导出固有频率和相关的特征向量,然后用它来计算节点的位移、速度和加速度。当使用解析法进行模态分析时,除非目标结构非常简单,否则很难直观地显示振动模式。另一方面,通过使用有限元后处理器,可以轻松地以图形方式显示模态形状。考虑到有限元法比解析法更容易处理复杂的几何形状,因此可以理解,有限元法是很多情况下进行模态分析的首选方法。

瞬态动力学分析(又称为时间-历程分析)是用于确定承受任意的随时间变化载荷结构的动力学响应的一种方法。完成有限元计算后,节点的时变位移、速度、加速度、应变、应力、力等,可以在一个结构内用图形显示。由于求解大型系统瞬态动态分析的计算成本较高,仿真周期的总时间通常有限。图 8.1 展示了一名老年女性在某一特定时刻的胸腔变形,以演示典型瞬态动力分析的结果。后处理过程中可以生成计算机动画,将车辆结构变形、乘员运动、胸腔变形、内脏破裂等过程可视化。

8.2 单元质量矩阵

在静力分析中,控制力-位移平衡的方程为 $\{K\}\{u\}=f$, 其中 $\{K\}$ 为结构(整体)刚度矩阵, $\{u\}$ 为节点位移, $\{f\}$ 为节点载荷矢量,利用这个方程,长度为 l 的单根弹簧系统在平衡状态下有这

样的形式 $k \times \Delta l = F$，其中 k 是弹簧常数，Δl 是长度的变化量，F 是施加的力。显然，这种关系是由400 多年前以 Robert Hooke（1635.7—1703.3）命名的胡克定律衍生而来的。由于在静载作用下质量和阻尼对结构的响应不起作用，故没有引入这两个术语。

对于动态平衡问题，由于需要惯性项，控制方程不同于静态平衡问题。从之前的动力学或振动课程中得知，不受力的单质量弹簧系统的运动方程具有以下形式：

$$m\ddot{x}(t) + kx(t) = 0 \tag{8.1}$$

其中，$\ddot{x}$ 表示位移函数对时间的双重微分。显然，运动系统中的位移、速度和加速度都是时间的函数。明确表示 $x(t)$ 和 $\ddot{x}(t)$ 作为时间函数旨在突出静态和动态问题之间的区别。随着该表对时间是动态问题中的固有概念的认知加深，这些显式表示可能会省略。

式（8.1）也称为运动方程或动态平衡无阻尼方程（即阻尼系数为 0），以及单个质量弹簧系统的自由（即不涉及外力）响应（或振动），可以扩展这个方程来表示一个受外部载荷作用的质量和弹簧系统：

$$[M]\{\ddot{x}(t)\} + [K]\{x(t)\} = \{f(t)\} \tag{8.2}$$

式中 $[M]$ 为结构质量矩阵，$[K]$ 为结构刚度矩阵，非 0 的 $\{f(t)\}$ 表示受迫振动。若 $\{f(t)\} = 0$，为自由振动。

之前已经强调过，有限元法要求将所有边界和加载条件都加载到相应节点的自由度上。此外，很容易理解，结构的总质量需要单独加载到相应的节点自由度上。因为已经使用单元形函数 N_i 来插值单元内任意位置的坐标和位移，所以很自然地可以考虑使用单元形函数来将单元质量分布到构成单元的节点上。

最合理的方法是用识别单元应变-位移矩阵 $[B]$ 和单元刚度矩阵 $[k]$ 的形函数集 $[N]$ 来确定单元质量矩阵 $[m]$。在选择相同形函数集的基础上得到的单元质量矩阵称为刚度一致质量矩阵，或简称一致质量矩阵。一旦确定了所有单元的质量矩阵，就可以将它们组装成一个全局质量矩阵 $[M]$。同样，本书只讨论了最简单的单元类型：2 节点杆和梁单元；3 节点平面单元；4 节点平面应力、平面应变和板单元；8 节点实体单元。当使用大量单元来建模时，这些单元类型比其他高阶单元类型预测的结果更加准确。

注意，术语“质量”是标量，而“重量”是矢量。质量要显示出它的重量，需要用其质量乘以一个加速度（如垂直方向的大小 9.8 m/s^2 的地球重力加速度）。另外，$[M]$ 应该是一个方阵，类似于 $[K]$ 矩阵。

8.2.1 · 一致质量矩阵

使用 4.4 节中描述的变分公式原理，单元的动能写为：

$$(\text{K.E.})_e = \frac{1}{2}\int_{v_e} \rho \{v_e\}^T \{v_e\} dV \tag{8.3}$$

e 代表一个特定的单元，ρ 是密度，K.E. 是动能，V 是域体积，v 是速度。对于大多数工程问题，密度 ρ 在整个动态域中保持恒定。因此，在本节的其余部分，假设密度是常数。通过单元位移场 (u_e)

对时间的微分[式(8.4)]来表示单元速度场(v_e):

$$v_e = \sum_{i=1}^{n} Nivi = \sum_{i=1}^{n} Ni \frac{du_i}{dt} \tag{8.4}$$

其中 i 表示组成单元节点的号,n 是组成单元节点的数。

根据定义,静态问题不依赖于时间。例如,对于静态问题,节点位移 $\{u_i\}$ 是常数,节点速度 $\{v_i\}$ 为0。相反,动态值依赖于时间,特别是 $\{v_e\}$ 和 $\{u_e\}$ 是时间的函数。重要的是,这些值不依赖于空间几何 (x, y, z),因此它们可以从体积积分中去除。相反,单元形函数 N_i 只依赖于空间几何,而不是时间。将式(8.4)中所示的 v_e 插入到式(8.3)中,并将所有与 $\{u_e\}$ 相关的项移到与空间几何相关的积分之外,得到式(8.5)。

$$(K.E.)_e = \frac{1}{2}\int_{v_e} \rho \{v_e\}^T \{v_e\} dV = \frac{1}{2}\left\{\frac{du_i}{dt}\right\}^T \int_{v_e} \rho \{N_i\}^T \{N_j\} dV \left\{\frac{du_j}{dt}\right\} \tag{8.5}$$

通过将式(8.5)与从牛顿第二运动定律推导出的功能定义为 $KE = \frac{1}{2}mv^2$ 进行比较,很明显单元质量矩阵 $[m]_e$ 可以按照式(8.6)所示来写。这个方程式构成了计算一致性元素质量矩阵的基础。

$$[m]_e = \int_{v_e} \rho \{N_i\}^T \{N_j\} dV \tag{8.6}$$

8.2.1.1 2节点杆单元的单元质量矩阵

如前所述2节点杆单元只需要 C^0 连续性,而2节点梁单元需要 C^1 连续性。因此,杆/弹簧单元和梁单元的单元形函数不同。可使用以下任一形函数,根据式(2.16)(基于笛卡尔坐标系,原点位于单元第一个节点)或式(3.6)(基于自然坐标系)来计算一致单元质量矩阵。

使用式(2.16)来演示该过程,并鼓励使用式(3.6)完成此过程。牢记式(3.6)的形函数基于自然坐标系,读者必须应用适当的雅可比式来确保单元的长度比。

考虑具有恒定密度(ρ)、恒定横截面积(A)和长度(L)的2节点一维杆单元。对于该单元,获取考虑了单元对应自由度 $\{u_1 \quad u_2\}^T$ 的一致单元质量矩阵的推导过程是:

$$\begin{aligned}[m]_e &= \int_{v_e} \rho \{N_i\}^T \{N_j\} dV = \rho \int_0^L \begin{Bmatrix} \frac{L-x}{L} \\ \frac{x}{L} \end{Bmatrix} \begin{Bmatrix} \frac{L-x}{L} & \frac{x}{L} \end{Bmatrix} A dx \\ &= \rho A \int_0^L \begin{Bmatrix} \frac{L^2 - 2Lx + x^2}{L^2} & \frac{Lx - x^2}{L^2} \\ \frac{Lx - x^2}{L^2} & \frac{x^2}{L^2} \end{Bmatrix} dx = \frac{\rho AL}{6}\begin{bmatrix} 2 & 1 \\ 1 & 2 \end{bmatrix}\end{aligned} \tag{8.7}$$

根据该单元的基本信息,计算出总质量为 $m = \rho AL$。作为一种快速检查,一致单元质量矩阵中所有项的和也是 ρAL。这个简单的检查确认了计算可能是正确的,而且确实是正确的。

正如前面讨论的静态问题，没有运动，每个节点只有 1 个自由度。对于静态杆单元，唯一需要考虑的是轴向变形。如果允许杆在 x 和 z 方向上移动，如图 8.2 所示，运动学上的运动将构成为自由度，因此与静态问题不同，每个节点将有 2 个自由度。对于可能在二维平面上运动的杆单元，对应于 4 个自由度 $\{u_1 \quad w_1 \quad u_2 \quad w_2\}^T$ 的一致质量矩阵如下：

$$[m]_e = \frac{\rho AL}{6}\begin{bmatrix} 2 & 0 & 1 & 0 \\ 0 & 2 & 0 & 1 \\ 1 & 0 & 2 & 0 \\ 0 & 1 & 0 & 2 \end{bmatrix} \tag{8.8}$$

由式(8.8)可以看出，这个 2 节点一维杆单元的所有项之和是静态杆单元的 2 倍；总和是 $2\rho AL$ 而不是 ρAL。这种差异是由于每个方向上都包含了惯性质量；需要确定在 x 方向上的质量 ρAL 和在 z 方向上的质量 ρAL。

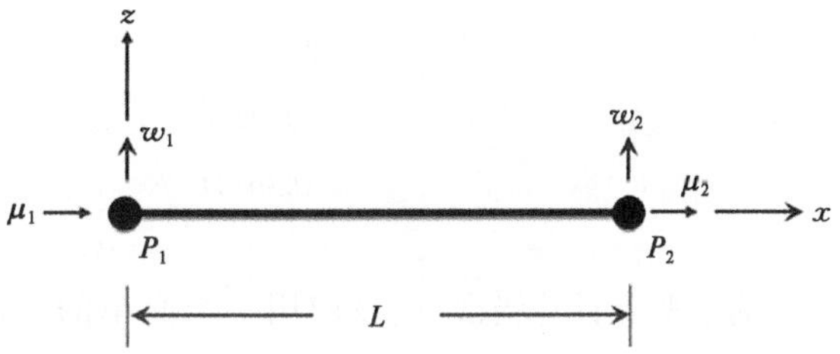

图 8.2　2 节点杆单元被认为每个节点有 2 个自由度，因为动态运动，该单元允许在 x 和 z 方向移动。

8.2.1.2　2 节点梁单元的单元质量矩阵

为了推导长度为 L 的 2 节点一维梁单元的一致质量矩阵，使用基于自然坐标系的形函数，如式(3.17)所示。在这个梁单元中，雅可比式（也称为雅可比矩阵的行列式）为 $|J| = \dfrac{dx}{d\xi} = \dfrac{L}{2}$，也就是，$dx = \dfrac{L}{2}d\xi$。同样，假设该单元的密度恒定，并且在逐步过程中导出的一致单元质量矩阵为：

$$[m]_e = \int_{-1}^{1} \rho A \begin{Bmatrix} \frac{2-3\xi+\xi^3}{4} \\ \frac{L(1-\xi-\xi^2+\xi^3)}{8} \\ \frac{2+3\xi-\xi^3}{4} \\ \frac{L(-1-\xi+\xi^2+\xi^3)}{8} \end{Bmatrix} \left\{ \frac{2-3\zeta+\zeta^3}{4} \; \frac{L(1-\zeta-\zeta^2+\zeta^3)}{8} \; \frac{2+3\zeta-\zeta^3}{4} \; \frac{L(-1-\zeta+\zeta^2+\zeta^3)}{8} \right\} |J| d\zeta$$

$$= \frac{\rho AL}{2}\int_{-1}^{1} \begin{bmatrix} \left(\frac{2-3\zeta+\zeta^3}{4}\right)^2 & \frac{2-3\zeta+\zeta^3}{4}\times\frac{L(1-\zeta-\zeta^2+\zeta^3)}{8} & \frac{2-3\zeta+\zeta^3}{4}\times\frac{2+3\zeta-\zeta^3}{4} & \frac{2-3\zeta+\zeta^3}{4}\times\frac{L(-1-\xi+\xi^2+\xi^3)}{8} \\ \frac{2-3\xi+\xi^3}{4}\times\frac{L(1-\zeta-\zeta^2+\zeta^3)}{8} & \left[\frac{L(1-\zeta-\zeta^2+\zeta^3)}{8}\right]^2 & \frac{L(1-\zeta-\zeta^2+\zeta^3)}{8}\times\frac{2+3\xi-\xi^3}{4} & \frac{L(1-\zeta-\zeta^2+\zeta^3)}{8}\times\frac{L(1-\zeta+\zeta^2+\zeta^3)}{8} \\ \frac{2+3\xi-\xi^3}{4}\times\frac{2-3\xi+\xi^3}{4} & \frac{2+3\xi-\xi^3}{4}\times\frac{L(1-\xi-\xi^2+\xi^3)}{8} & \left(\frac{2+3\xi+\xi^3}{4}\right)^2 & \frac{2+3\xi-\xi^3}{4}\times\frac{L(-1-\xi+\xi^2+\xi^3)}{8} \\ \frac{L(-1-\zeta+\zeta^2+\zeta^3)}{8}\times\frac{2-3\xi+\xi^3}{4} & \frac{L(-1-\zeta+\zeta^2+\zeta^3)}{8}\times\frac{L(1-\zeta-\zeta^2+\zeta^3)}{8} & \frac{L(-1-\zeta+\zeta^2+\zeta^3)}{8}\times\frac{2+3\zeta-\zeta^3}{4} & \left[\frac{L(-1-\zeta+\zeta^2+\zeta^3)}{8}\right]^2 \end{bmatrix} d\zeta \tag{8.9}$$

其中相关的自由度是 $\{w_1 \quad \theta_1 \ w_2 \quad \theta_2\}^T$。

注意,在式(8.9)中多项式的最高阶是6。基于高斯求积规则,最高阶为 $2n-1$ 的多项式方程需要最少 n 个高斯点才能获得精确解。对于六阶多项式,$n=3.5$。因此,需要4点高斯积分才能获得精确解。表8.1中列出了高达五阶的高斯求积的高斯点和相关加权因子。

表8.1 高达5点的高斯求积的高斯点位置和加权因子

高斯点数量	高斯点位置	加权因子	多项式的阶
1	0	2	1阶
2	±0.577 35	1	2阶和3阶
3	±0.774 60	0.555 56	4阶和5阶
	0	0.888 89	
4	±0.861 13	0.347 85	6阶和7阶
	±0.339 98	0.652 14	
5	0	0.568 89	8阶和9阶
	±0.538 46	0.478 63	
	±0.906 17	0.236 93	

为了避免计算错误,应该使用一个简单的计算机程序来合并高斯点的位置和相关的加权因子。这个程序可以用来确定一致质量矩阵,每次一个条目。用4点高斯求积法计算 m_{11} 和 $m_{12}(=m_{21})$ 进行演示,如下所示:

$$\begin{aligned} m_{11} &= \int_{-1}^{1} \frac{\rho AL}{2} \times \frac{1}{16}(2-3\xi+\xi^3)^2 \\ &= \frac{\rho AL}{32}\int_{-1}^{1}(4-12\xi+9\xi^2+4\xi^3-6\xi^4+\xi^6)d\xi \\ &\approx \sum_{i=1}^{4} wifi = 0.371\,43\rho AL \end{aligned} \tag{8.10}$$

$$\begin{aligned} m_{12} = m_{21} &= \frac{\rho AL}{2} \times \frac{L}{32}\int_{-1}^{1}(2-5\xi+\xi^2+6\xi^3-4\xi^4-\xi^5+\xi^6)d\xi \\ &\approx \sum_{i=1}^{4} wifi = 0.052\,38\rho A L^2 \end{aligned}$$

请注意,对于式(8.10)在插入高斯积分的 ξ 值之前已经展开了 $(2-3\xi+\xi^3)^2$。因为当奇函数的定积分在 $\{-a \text{至} a\}$ 时,奇函数的定积分为0,且由于一些多项式项是奇函数而另一些是偶函数,如果在展开平方运算之前应用高斯积分,则有可能犯错误。

2节点梁单元的整个一致质量矩阵如式(8.11)所示,可以使用它来检查计算机程序。注意,式(8.11)中与矩阵的两个旋转自由度(θ_1 和 θ_2)相关联的条目对应于第二和第四行,以及第二和第四列,这些与梁单元的总质量无关。通过对所有其他值(m_{11}、m_{13}、m_{31} 和 m_{33})求和,可以看到总质量保持为 ρAL。

$$[m]_e = \rho AL \begin{bmatrix} 0.371\,43 & 0.052\,38L & 0.128\,57 & -0.030\,95L \\ 0.052\,38L & 0.009\,52L^2 & 0.030\,95L & -0.007\,14L^2 \\ 0.128\,57 & 0.030\,95L & 0.371\,43 & -0.052\,38L \\ -0.030\,95L & -0.007\,14L^2 & -0.052\,38L & 0.009\,52L^2 \end{bmatrix} \tag{8.11}$$

8.2.1.2.1　3 节点二维三角形单元的单元质量矩阵

对于厚度为 t 的 3 节点二维等应变三角形单元，总共有 6 个自由度，分别为 3 个水平位移和 3 个垂直位移。3.4.1 节介绍了使用 3 个面积坐标来表示单元的形函数。为了整合这些基于面积坐标的形函数，我们需要知道：

$$\int_A \xi_1^n \xi_2^p \xi_3^n dA = 2A \frac{n!\ p!\ q!}{(2+n+p+q)!} \tag{8.12}$$

其中 ξ_1、ξ_2 和 ξ_3 是 3 个面积坐标，A 是三角形的面积，n、p 和 q 是各自面积坐标的指数，符号“!”表示阶乘。例如，如果需要找到 $\int_A \xi_1^2 dA$，可以从式(8.12)看出 $n=2$ 和 $p=q=0$。因此，有：

$\int_A \xi_1^2 dA = 2A \frac{n!}{(2+n)!} = 2A \frac{2!}{(2+2)!} = \frac{A}{6}$。

类似地，为了求 $\int_A \xi_1 \xi_2 dA$，需要有 $n=1$，$p=1$ 和 $q=0$。由式(8.12)可知

$\int_A \xi_1 \xi_2 dA = 2A \frac{n!\ p!}{(2+n+p)} = 2A \frac{1}{(2+1+1)!} = \frac{A}{12}$。

利用式(8.12)所示的积分公式来确定三角形单元的一致质量矩阵，得到：

$$\begin{aligned} [m]_e &= \int_V \rho \begin{bmatrix} \xi_1 \\ \xi_2 \\ \xi_3 \end{bmatrix} [\xi_1 \quad \xi_2 \quad \xi_3]\, dV \\ &= \rho t \int_V \begin{bmatrix} \xi_1^2 & \xi_1\xi_2 & \xi_1\xi_3 \\ \xi_1\xi_2 & \xi_2^2 & \xi_2\xi_3 \\ \xi_1\xi_3 & \xi_2\xi_3 & \xi_2^3 \end{bmatrix} dA = \frac{\rho At}{12} \begin{bmatrix} 2 & 1 & 1 \\ 1 & 2 & 1 \\ 1 & 1 & 2 \end{bmatrix} \end{aligned} \tag{8.13}$$

显然，对于每个节点，式(8.13)只涵盖 2 个自由度中的 1 个。为了容纳这个三角形单元的所有 6 个自由度，需要重复 $\{u_1 \quad v_1 \quad u_2 \quad v_2 \quad u_3 \quad v_3\}^T$ 对应的一致质量矩阵，如式(8.14)所示。作为快速检查，沿水平和垂直方向的总质量均为 ρAt。

$$[m]_e = \frac{\rho At}{12} \begin{bmatrix} 2 & 0 & 1 & 0 & 1 & 0 \\ 0 & 2 & 0 & 1 & 0 & 1 \\ 1 & 0 & 2 & 0 & 1 & 0 \\ 0 & 1 & 0 & 2 & 0 & 1 \\ 1 & 0 & 1 & 0 & 2 & 0 \\ 0 & 1 & 0 & 1 & 0 & 2 \end{bmatrix} \tag{8.14}$$

如果沿着三角形单元(即 $\xi_1 = 0$)的第一条边进行积分,则必须修改式(8.12)以适应这种特殊情况,如式(8.15)所示。对于 $\xi_2 = 0$ 或 $\xi_3 = 0$ 也需要注意到类似的情况。

$$\int_L \xi_2^m \xi_3^n dA = L\frac{m!\ n!}{(1+m+n)!} \tag{8.15}$$

8.2.1.2.2 4 节点二维平面单元的单元质量矩阵

对于厚度为 t, x 方向长度为 $2a$, y 方向宽度为 $2b$ 的双线性 4 节点二维矩形平面应力或平面应变单元,用 3.4.2 节中描述的等参形函数来计算单元的一致质量矩阵。式(8.16)给出了在进行二重积分之前的一致质量矩阵的推导过程。

$$[m]_e = \int_{V_e} \rho \begin{Bmatrix} \dfrac{(1-\xi)(1-\eta)}{4} \\ \dfrac{(1+\xi)(1-\eta)}{4} \\ \dfrac{(1+\xi)(1+\eta)}{4} \\ \dfrac{(1-\xi)(1+\eta)}{4} \end{Bmatrix} \left\{ \frac{(1-\xi)(1-\eta)}{4}\ \frac{(1+\xi)(1-\eta)}{4}\ \frac{(1+\xi)(1+\eta)}{4}\ \frac{(1-\xi)(1+\eta)}{4} \right\} t dx dy$$

$$= \frac{\rho abt}{16}\int_{-1}^{1}\int_{-1}^{1} \begin{bmatrix} (1-\xi)^2(1-\eta)^2 & (1-\xi)^2(1-\eta)^2 & (1-\xi)^2(1-\eta)^2 & (1-\xi)^2(1-\eta^2) \\ (1-\xi^2)(1-\eta)^2 & (1+\xi)^2(1-\eta)^2 & (1+\xi)^2(1-\eta^2) & (1-\xi^2)(1-\eta^2) \\ (1-\xi^2)(1-\eta^2) & (1+\xi)^2(1-\eta^2) & (1+\xi)^2(1+\eta)^2 & (1-\xi^2)(1+\eta)^2 \\ (1-\xi)^2(1-\eta^2) & (1-\xi)^2(1-\eta^2) & (1-\xi^2)(1+\eta)^2 & (1-\xi)^2(1+\eta)^2 \end{bmatrix} d\xi d\eta \tag{8.16}$$

因为 ξ 和 η 的多项式的最高阶都是 2,所以使用 2 × 2 高斯求积法就足以对式(8.16)进行积分。即进行积分所需的 4 个高斯点为($\xi_1 = -0.577\ 35$, $\eta_1 = -0.577\ 35$)、($\xi_2 = -0.577\ 35$, $\eta_2 = 0.577\ 35$)、($\xi_3 = 0.577\ 35$, $\eta_3 = 0.577\ 35$)和($\xi_4 = 0.577\ 35$, $\eta_4 = -0.577\ 35$)。当两个轴上的所有权重因子都为 1 时,所有 4 个高斯点的组合权重因子也都为 1。此外,该单元的面积是 $A = 4ab$。式(8.17)显示了二维 4 节点双线性单元的一致质量矩阵。同样,所有条目总和是 ρAt。因为二维运动需要考虑 8 个自由度,所以式(8.17)需要重复并扩展为 8 × 8 矩阵。

$$[m]_e = \rho At \begin{bmatrix} 0.111\ 11 & 0.055\ 56 & 0.027\ 78 & 0.055\ 56 \\ 0.055\ 56 & 0.111\ 11 & 0.055\ 56 & 0.027\ 78 \\ 0.027\ 78 & 0.055\ 56 & 0.111\ 11 & 0.055\ 56 \\ 0.055\ 56 & 0.027\ 78 & 0.055\ 56 & 0.111\ 11 \end{bmatrix} \tag{8.17}$$

8.2.1.2.3 三维 8 节点实体单元的单元质量矩阵

对于密度为 ρ、尺寸为 $2a \times 2b \times 2c$ 的 8 节点三维砖单元,用 3.5.2 节中描述的形函数来计算一致质量矩阵。对于 3 个方向每一轴的质量矩阵的大小为 8 × 8。由于详细推导比较冗长,仅在式(8.18)式中提供了结果以供参考。在这个方程中,V 代表单元的体积,$V = 8abc$。当然,24 个自由度 8 节点实体单元的完全一致质量矩阵是 24×24 矩阵。

$$[m]_e = \rho V \begin{bmatrix} 0.037\,037 & 0.018\,519 & 0.009\,259 & 0.018\,519 & 0.018\,519 & 0.009\,259 & 0.004\,630 & 0.009\,259 \\ & 0.037\,037 & 0.018\,519 & 0.009\,250 & 0.009\,250 & 0.018\,519 & 0.009\,259 & 0.004\,630 \\ & & 0.037\,037 & 0.018\,519 & 0.004\,630 & 0.009\,259 & 0.018\,519 & 0.009\,259 \\ & & & 0.037\,037 & 0.009\,259 & 0.004\,630 & 0.009\,259 & 0.018\,519 \\ & & & & 0.037\,037 & 0.018\,519 & 0.009\,259 & 0.018\,519 \\ S & Y & M & M & & 0.037\,037 & 0.018\,519 & 0.009\,259 \\ & & & & & & 0.037\,037 & 0.018\,519 \\ & & & & & & & 0.037\,037 \end{bmatrix} \tag{8.18}$$

8.2.2 · 集总质量矩阵

与静态分析相比，动态分析中一个明显不同的方面是计算位移、速度、加速度、应力等的时间历程变化。上述一致质量矩阵同时具有对角和非对角项。求解动态平衡微分方程式(8.1)和这些非对角线项是高度计算密集型任务。为了减轻这种缺陷，需要进行质量矩阵的对角化。具有对角化质量矩阵有几个优点。第一，对角化后的矩阵可以存储为向量，从而节省存储空间。第二，将所有对角化的单元质量矩阵组装成对角化的结构质量矩阵 $[M]$ 非常容易。第三，找到对角矩阵 $[M]$ 的 $[M]^{-1}$ 非常简单、直接，并可以形成另一个对角化矩阵。当将 $[M]^{-1}$ 乘以式(8.1)的两边时，第一项只涉及 $\{\ddot{x}\}$，可以很容易地使用隐式或显式积分方案进行积分(在 8.5 节讨论)。

用于将一致质量矩阵公式化为对角化质量矩阵的方法称为集总(lumping)。文献中报道了几种用于生成集总质量矩阵的方法。一些商用软件包允许用户确定首选的特定的集总方法。然而不幸的是，对于确定哪种集总方法最适合哪种情况时，并没有通用的规则。因此，本书只针对 Hinton - Rock - Zienkiewicz (HRZ)方法(Hinton 等，1976)及非常简单的行和法来说明质量集总的本质。

8.2.2.1 HRZ 集总法

HRZ 集总法对坐标系的每个方向都包括两个步骤。

(1) 将与单元质量矩阵 $[m]_e$ 平移自由度相关的所有对角线项相加，并将其称为"S"。换句话说，在此计算中应排除与旋转自由度相关的任何自由度。例如，式(8.11)中的 m_{22} 和 m_{44} 对于 2 节点梁单元是与旋转自由度相关联的，不应相加。

(2) 对于每个与平移自由度相关的对角线项 m_{ii}，计算 m_{ii}/S。

例 8.1

使用 HRZ 集总法计算 2 节点梁单元的集总质量矩阵。

求解方法

2 节点梁单元对应的自由度为 $\{w_1 \quad \theta_1 \quad w_2 \quad \theta_2\}^T$。由式(8.11)可知，与平移自由度相关的对角线项 (m_{11} 和 m_{33}) 之和为 $S = 0.742\,86\rho AL$。因此，通过将 4 个对角项除以 0.742 86，可以找到基于 HRZ 方法的集总质量矩阵为：

$$[m]_e = \rho AL\begin{bmatrix} 0.5 & 0 & 0 & 0 \\ 0 & 0.0128\,L^2 & 0 & 0 \\ 0 & 0 & 0.5 & 0 \\ 0 & 0 & 0 & 0.0128\,L^2 \end{bmatrix} \tag{8.19}$$

从式(8.19)计算的总质量超过梁单元的质量(即 ρAL),因为用于质量矩阵对角化的步骤可能会改变单元的一些基本物理属性,如转动惯量。同样,只要解决方案合理且工程师接受,并且没有找到比使用有限元法更好的其他解决方案,这种简化将继续用于解决动态问题。

8.2.2.2 行和集总法

另一种常用的集总方法是行和法,通过简单地将一致质量矩阵中的所有项加到对角项上得到。例如,面积 A 和厚度 t 的 4 节点二维单元可由式(8.17)计算,如式(8.20)所示。可以看出,4 个对角线项的总和与单元的总质量相同。

$$[m]_e = \rho At\begin{bmatrix} 0.25 & 0 & 0 & 0 \\ 0 & 0.25 & 0 & 0 \\ 0 & 0 & 0.25 & 0 \\ 0 & 0 & 0 & 0.25 \end{bmatrix} \tag{8.20}$$

8.3 模态分析

模态分析本质上是识别固有频率和相关模态振型的方法。模态分析的概念由 John William Strutt(1842.11—1919.6)提出。因为无阻尼线性动力学问题的振动研究(Rayleigh, 1877),他于 1873 年成为 Rayleigh 勋爵。如果已知共振频率和它们各自的模态振型,就可以直接构造振动结构的时程曲线。因此,采用模态分析代替瞬态动力分析的主要原因是减少计算成本。对于 n 个自由度的有限元模型,该系统也有 n 个模态振型。然而,在结构分析中,只有与最低的几个固有频率相关的振型最为关键。如果需要所有或大多数振型来捕获有限元模型的响应,则成本节省的效果将快速减弱。请注意,应用于其他场的特征值可能会使用一些最高的特征值及其相应的振型。在本书中,重点讨论与低端特征值结构分析相关的问题。

在力学中,由振动引起的固有频率和振型的识别与数学问题中特征值和特征向量的计算是相同的。由受过专业训练的歌手演唱或由乐器产生的音符可能会达到共振频率,导致大量机械能从声音转移到酒杯,并使酒杯破碎。在以一定速度行驶时,失去平衡的汽车轮胎会引起不必要的振动。此外,桥梁和摩天大楼可能会因风载荷或地震而摆动。如未能引起注意,这些结构可能会剧烈摇摆并导致灾难性事故。因此,特征值和特征向量分析是动态分析中非常重要的课题。

下面将开始讨论模态分析的背景,并回顾确定自由振动的简单质量-弹簧系统中的特征值和特征向量的相关基本知识。然后讨论由强制振动引起的运动。利用这些基本理论推导出来的数值方法,可以用有限元模型计算结构的固有频率和振型。

8.3.1 · 质量-弹簧系统的自由振动

对于自由(即非受力)振动下的单个质量-弹簧单元(即无阻尼, $c = 0$),该系统的运动控制微分方程为：

$$m\ddot{x} + kx = 0 \tag{8.21}$$

假设该微分方程的解为 $x = e^{\lambda t}$，则该系统的 $\ddot{x} = \lambda^2 e^{\lambda t}$，且其特征方程及特征方程的解为：

$$m\lambda^2 + k = 0,\ \lambda = \pm i\sqrt{\frac{k}{m}} \tag{8.22}$$

其中 i 是虚数单位(定义为 $i^2 = -1$)，两个 λ 是特征值，λ 的正解与系统的固有频率有关(将在示例 8.2 中进一步说明)。自由振动系统以固有频率振动，并将以谐波、正弦方式不断振动。

图 8.3 显示了一个没有外部载荷(包括重力)的双质量、双弹簧系统。该系统由 3 节点二单元有限元模型表示，其中质量 m_1 的位置与节点 P_2 重合，质量 m_2 的位置与节点 P_3 重合。

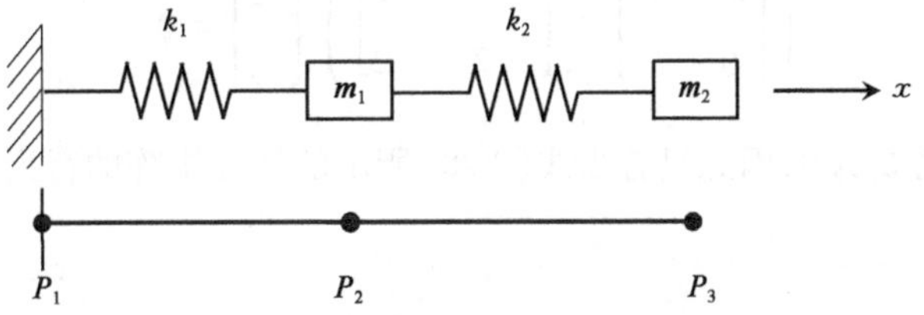

图 8.3　双弹簧、双质量系统及其有限元模型。

在此例设定中，单自由度系统的式(8.21)需要扩展，以反映增加的自由度：

$$[M]\{\ddot{x}\} + [K]\{x\} = \{0\} \tag{8.23}$$

整体质量矩阵 $[M]$ 由两个集中质量 m_1 和 m_2 构成：

$$[M] = \begin{bmatrix} m_1 & 0 \\ 0 & m_2 \end{bmatrix} \tag{8.24}$$

将 P_1 处固定边界条件对应的第一行和第一列在进一步计算中去掉后，整体刚度矩阵 $[K]$ 为：

$$[K] = \begin{bmatrix} k_1 + k_2 & -k_2 \\ -k_2 & k_2 \end{bmatrix} \tag{8.25}$$

最后，得到了该系统的运动控制微分方程：

$$\begin{bmatrix} m_1 & 0 \\ 0 & m_2 \end{bmatrix} \begin{Bmatrix} \ddot{x} \\ \ddot{x} \end{Bmatrix} + \begin{bmatrix} k_1 + k_2 & -k_2 \\ -k_2 & k_2 \end{bmatrix} \begin{Bmatrix} x_2 \\ x_3 \end{Bmatrix} = 0 \tag{8.26}$$

具有方程形式的微分式(8.23)或式(8.26)在数学上称为特征值问题。每个特征值都有一个关联的特征向量。在力学中，正特征值与系统的固有频率有关，相关的特征向量描述振动的形状，也称为振型、自然模式、固有模式或振动的主要模式。

注意在式(8.26)中看到的全局质量矩阵必须是没有转动惯量的对角线形式(即 $m_{12} = m_{21} = 0$)。否则，计算特征值的解析解或数值解将更加困难。因此，8.2.2 节中描述的寻找集总单元质量矩阵的方法非常适合于构建计算特征值的数值方法,这将在 8.3.3 节中描述。例 8.2 用于更好地理解确定特征值和特征向量的解析解过程。

例 8.2

图 8.3 显示了一个具有 $m_1 = m_2 = 1$、$k_1 = 3$ 和 $k_2 = 2$ 的双弹簧、双质量系统。确定 2 个固有频率和 2 个振型。

求解方法

假设解的形式为 $\{x\} = \{X e^{\lambda t}\}$;然后通过将 m_1、m_2、k_1 和 k_2 的值代入式(8.26),得到:

$$\begin{bmatrix} 1 & 0 \\ 0 & 1 \end{bmatrix} \begin{Bmatrix} \ddot{x}_2 \\ \ddot{x}_3 \end{Bmatrix} + \begin{bmatrix} 3+2 & -2 \\ -2 & 2 \end{bmatrix} \begin{Bmatrix} x_2 \\ x_3 \end{Bmatrix} = 0$$

$$\left(\begin{bmatrix} \lambda^2 & 0 \\ 0 & \lambda^2 \end{bmatrix} + \begin{bmatrix} 5 & -2 \\ -2 & 2 \end{bmatrix} \right) \begin{Bmatrix} X_2 \\ X_3 \end{Bmatrix} = 0 \tag{8.27}$$

由于 X_2 和 X_3 不需要为 0,因此只有当式(8.28)所示的特征矩阵的行列式等于 0 时,式(8.27)才有效。

$$\begin{vmatrix} \lambda^2 + 5 & -2 \\ -2 & \lambda^2 + 5 \end{vmatrix} = 0 \tag{8.28}$$

将式(8.28)展开:

$$(\lambda^2 + 5)(\lambda^2 + 2) - 4 = 0$$

$$\lambda^4 + 7\lambda^2 + 6 = 0 \tag{8.29}$$

$$(\lambda^2 + 1)(\lambda^2 + 6) = 0$$

求解式(8.29)得到特征值 $\lambda^2 = -1$ 和 -6。如果我们将 λ 等同于频率 ω 为:

$$\lambda = i\omega$$

$$\lambda^2 = -\omega^2 \tag{8.30}$$

那么固有频率是 ω,它的量纲是 rad/s。这就是特征值与固有(共振)频率相关但不是固有频率的原因。说明一下,围绕一个圆的 2π 弧度等于 1 个周期,或者 2π 圆频率(rad/s)等于 1 个周期频率(周/s,或 Hz)。因此,1 rad/s ≈ 0.159 Hz。在这个问题中,两个固有频率是 1 rad/s 和 $\sqrt{6}$ rad/s。获得特征值后,可以根据式(8.29)计算每个特征值相关联的特征向量 $\{V\}$:

$$\begin{bmatrix} \lambda_j^2 + 5 & -2 \\ -2 & \lambda_j^2 + 2 \end{bmatrix} \begin{Bmatrix} V_{jx(P_2)} \\ V_{jx(P_3)} \end{Bmatrix} = 0 \tag{8.31}$$

其中 j 表示第 j 个特征值,$\{V\}$ 表示特征向量,$x(P_2)$ 和 $x(P_3)$ 表示 x 方向向量(运动),分别与 P_2 和 P_3 自由度相关联。对于 $j = 1$,第一个特征值 $\lambda^2 = -1$,式(8.31)变成:

$$\begin{bmatrix} 4 & -2 \\ -2 & 1 \end{bmatrix} \begin{Bmatrix} V_{1x(P_2)} \\ V_{1x(P_3)} \end{Bmatrix} = 0 \tag{8.32}$$

注意,特征方程的行列式[即式(8.32)中所示的矩阵]必须等于0才能获得非平凡解。换句话说,特征方程是一个奇异矩阵,因此存在多种 $V_{1x(P_2)}$ 和 $V_{1x(P_3)}$ 的组合可以满足式(8.32)。取第一个方程 $4V_{1x(P_2)} - 2V_{1x(P_3)} = 0$,并将第一个特征向量描述为 $V_{1x(P_3)} = 2V_{1x(P_2)}$。通俗地说,这个特征向量表示对于 P_2 处 x 方向上每单位的运动,P_3 处在同一方向上有两个单位的运动(图 8.4,顶部)。取第二个特征方程 $-2V_{1x(P_2)} + V_{1x(P_3)} = 0$ 推导出特征向量,如式(8.32)所示。显然,第一个和第二个特征方程的结果是相同的特征向量。第一个特征向量 $\{V_1\}$ 的向量形式表示为:

$$\{V_1\} = \begin{Bmatrix} 1 \\ 2 \end{Bmatrix} \tag{8.33}$$

如前所述,只要 $V_{1x(P_2)}$ 和 $V_{1x(P_3)}$ 的比值不变,就有许多特征向量可以满足式(8.33)。为了避免多个特征向量与同一特征值相关联的混淆,其他教科书更喜欢使用单位特征向量(即一个单位长度的特征向量)。因为式(8.33)中所示向量的长度为 $\sqrt{1^2 + 2^2} = \sqrt{5}$,因此单位特征向量就变成:

$$\{V_1\}_{unit} = \begin{Bmatrix} \dfrac{1}{\sqrt{5}} \\ \dfrac{2}{\sqrt{5}} \end{Bmatrix} \tag{8.34}$$

在有限元法中,将特征向量强制转换成单位长度并不是关键,因为经常在后处理中扩大位移场,以更好地可视化计算结果。另外,两个物体的绝对运动取决于初始条件。因此,将进一步讨论排除单位特征向量的推导。

对于 $j = 2$,第二个特征值 $\lambda^2 = -6$,式(8.31)变成:

$$\begin{bmatrix} -1 & -2 \\ -2 & -4 \end{bmatrix} \begin{Bmatrix} V_{2x(P_2)} \\ V_{2x(P_3)} \end{Bmatrix} = 0 \tag{8.35}$$

对于第二组特征值,相关联的特征向量 $\{V_2\}$ 为:

$$\{V_2\} = \begin{Bmatrix} 2 \\ -1 \end{Bmatrix} \tag{8.36}$$

利用叠加法和式(8.33)、式(8.36)所示的两个特征向量,本问题的节点位移为:

$$\begin{Bmatrix} x_{2(t)} \\ x_{3(t)} \end{Bmatrix} = \begin{Bmatrix} 1 \\ 2 \end{Bmatrix} e^{\pm it} + \begin{Bmatrix} 2 \\ -1 \end{Bmatrix} e^{\pm i\sqrt{6}t} \tag{8.37}$$

正如在式(8.37)中看到的那样,只要已知特征值和特征向量,就可以构造整个位移时间历程。因此,与瞬态动力学方法相比,模态分析是一种高效的方法。根据初始条件,系统可以在模式1(固有频率为 1 rad/s)、模式 2(固有频率 $\sqrt{6}$ rad/s)或应用叠加法的两种模式的组合中完全振动。在模式 1 中,关联的特征向量表明质量 2 以质量 1 的 2 倍速度在同一方向上移动。在模式 2 中,质量 1 的运动速度是质量 2 的 2 倍,但方向相反。图 8.4 分别显示了模式 1、模式 2 和两种模式叠加的时程曲线。

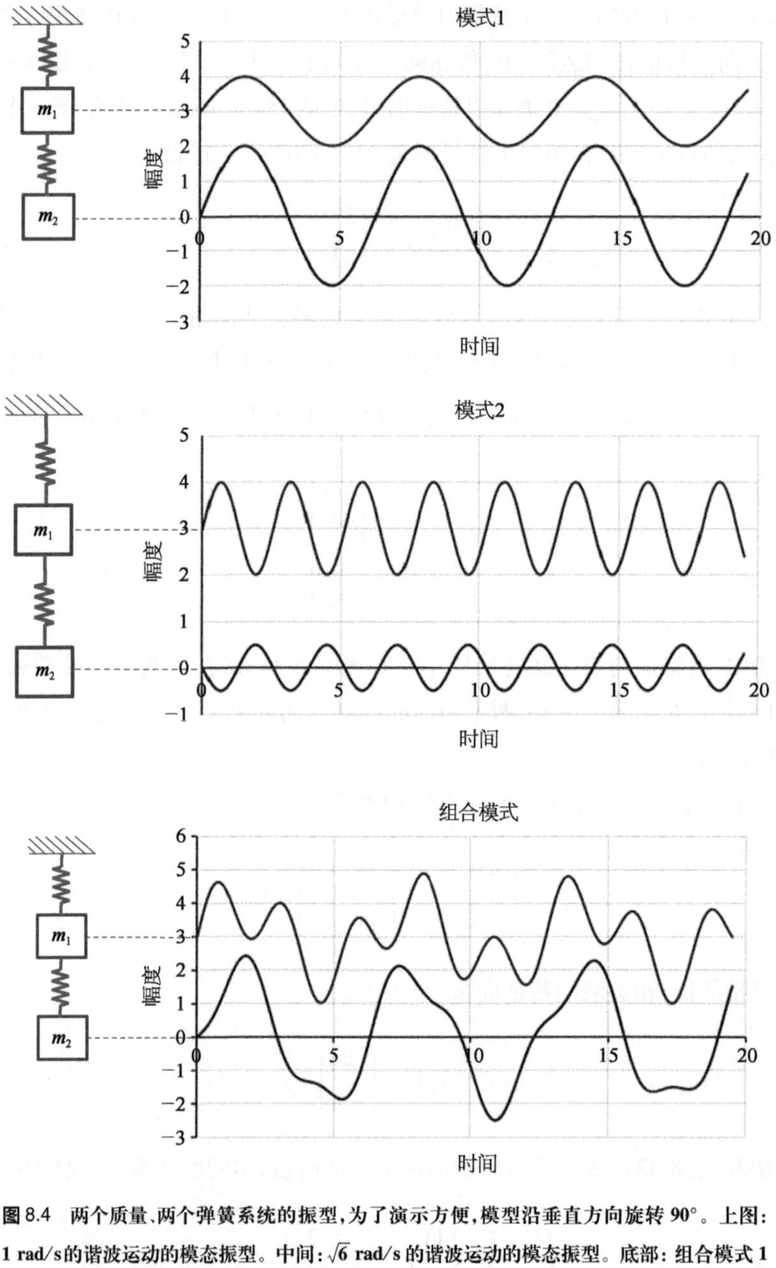

图 8.4 两个质量、两个弹簧系统的振型,为了演示方便,模型沿垂直方向旋转 90°。上图:1 rad/s的谐波运动的模态振型。中间:$\sqrt{6}$ rad/s 的谐波运动的模态振型。底部:组合模式 1 和模式 2 的模态形状。在所有 3 个图中,横轴表示时间,纵轴表示 m_1 和 m_2 在 x 方向上的运动,如图 8.3 所示。

下面将要简要介绍特征向量的特点。回想一下,如果两个向量相互垂直(正交),则它们的点积为 0。类似,对向量组 $\{\overrightarrow{V_1}, \overrightarrow{V_2}, \overrightarrow{V_3}, \cdots, \overrightarrow{V_n}\}$,如果每对向量都正交,则向量组是相互正交的。现在取例 8.2 中计算的两个特征向量的点积,发现 $\{1 \quad 2\}^T \cdot \{2 \quad -1\}^T = 0$。因此,可以说这个例子中的两个特征向量是相互正交的。只要特征矩阵对称,这个陈述可以推广到由 n 自由度系统计算出的 n 个特征向量的集合。因为证明"实对称矩阵的特征向量是正交的"需要大量的工作,故本书不再讨论。

8.3.1.1 困惑的命名法

在力学系统中,使用特征值来关联共振频率,用特征向量来显示不同振动模式的形状。这些信息可直接用于减少或避免不需要的振动。此外,以结构部件的固有频率对其撞击而产生的"振铃"可作为检查结构完整性的工具。例如,未损坏的梁会像正常梁一样响起,而破裂或变形的梁则不会,因为梁的固有频率已经发生改变。

在其他领域,围绕特征值和特征向量的概念被用于各种目的。例如,在控制理论领域使用特征值来确定系统是否稳定,在工业工程领域使用基于特征向量的主成分分析(principal component analysis, PCA)来识别关键组件。PCA 还用于图像处理算法以减小图像尺寸。此外,特征值是确定照片清晰度的关键指标。甚至谷歌搜索引擎也使用基于特征向量的算法,它们用于对网站的受欢迎程度进行排名。由于特征值和特征向量用于多个领域,相关术语的命名法各不相同。本节中讨论一些可能因命名法不同而令人困惑的术语。

如例 8.2,基于式(8.26)的运动控制方程为 $\begin{bmatrix} 1 & 0 \\ 0 & 1 \end{bmatrix} \begin{Bmatrix} \ddot{x}_2 \\ \ddot{x}_3 \end{Bmatrix} + \begin{bmatrix} 5 & -2 \\ -2 & 2 \end{bmatrix} \begin{Bmatrix} x_2 \\ x_2 \end{Bmatrix} = 0$。

通过代入 $\{\ddot{x}\} = \{X e^{\lambda t}\}$,其中 $\lambda = -i\omega$ 在这个方程中,建立 $\{\ddot{x}\} = \{\lambda^2 x\}$ 和 $\begin{bmatrix} \lambda^2 & 0 \\ 0 & \lambda^2 \end{bmatrix} \begin{Bmatrix} x_2 \\ x_3 \end{Bmatrix} + \begin{bmatrix} 5 & -2 \\ -2 & 5 \end{bmatrix} \begin{Bmatrix} x_2 \\ x_3 \end{Bmatrix} = 0$。对于非平凡解,特征矩阵的行列式必须为 0:$\begin{vmatrix} \lambda^2 + 5 & -2 \\ -2 & \lambda^2 + 2 \end{vmatrix} = 0$。

在其他教科书中,x 可以用 $\{x\} = \{X\sin\lambda t\}$、$\{x\} = \{X\cos\lambda t\}$ 或两者的组合来表示。在所有这些情况下,$\{\ddot{x}\} = \{-\lambda^2 x\}$ 和特征矩阵的行列式将变成 $\begin{vmatrix} 5 - \lambda^2 & -2 \\ -2 & 2 - \lambda^2 \end{vmatrix} = 0$。因此,在例 8.2 中可以找到 $\lambda^2 = -1$ 或 -6,而 $\lambda^2 = 1$ 或 6 是第二种情况的结果。尽管符号不同,只取特征值的正值。因此,特征值(λ^2)为 1 和 6 没有发生混淆。无论 λ^2 是正还是负,好的方面是,从 $\{x\}$ 的两个假设计算出的固有频率仍然是 1 rad/s 和 $\sqrt{6}$ rad/s。

在其他计算特征值的方法中,式(8.23)所示的多自由度系统的运动方程 $[M]\{\ddot{x}\} + [K]\{x\} = 0$,在方程两边乘以 $[M]^{-1}$,运动方程就变成 $[I]\{\ddot{x}\} + [M]^{-1}[K]\{x\} = [I]\{\ddot{x}\} + [A]\{x\} = 0$。其中 $[A] = [M]^{-1}[K]$。上述等式的特征方程为 $[A - \lambda I]\{X\} = 0$。假设 $\{X\} = \{X\sin\omega t\}$ 可以推导出 $\lambda = \omega^2$,这与式(8.30)中的 $\lambda = -\omega^2$ 不同。因此,特征值可以是 λ 或 λ^2,这取决于选中的运动方程[式(8.2)]的哪个修改版本。因为对试验解的不同假设会导致对特征值的不同"理解",我们更喜欢参考固有频率而不是特征值,以避免不必要的混淆。

对于力学系统,具有最小特征值的第一模态称为基本特征值,最大的特征值称为主特征值或主导特征值。在本例中，两个特征值分别为 1 和 6。因此，基本特征值占两个特征值总和的 14.29%，最大的（本例中为第二个）占总和的最大部分（85.71%）。因此，主特征值或主要特征值具有最高频率。需要强调的一点是，基本、主要和支配这三个词可以表示相似的概念，因此并不总是清楚哪个绝对值最小或最大。在笔者的教学生涯中，学生们对这一点表示困惑，这就是在这里明确指出的原因。

8.3.2 · 受迫振动

当外力的作用频率与结构的固有频率相同，且力的作用方向与相关模态振型相同时，就会发生共振。这是一个正反馈回路，由外力作用引起的结构运动放大了这个力。在没有阻尼的情况下，结构的运动幅度最终接近于无穷大。在机械共振期间，振动的幅度会随着时间的推移而放大，并可能导致结构失效。1940 年 11 月 7 日，在华盛顿州普吉特湾的塔科马海峡大桥发生的戏剧性倒塌就是受迫共振引起桥梁失效最著名的例子（Billah 和 Scanlan, 1991）。在结构力学中，我们只对一些最低的固有频率感兴趣，因为低频载荷启动共振所需的机械能最少。此外，更高频率的负载很难产生，对系统施加更加困难。因此，在研究结构振动时，通常不研究高频率的振动模态。

一个无重力情况下承受强迫振动的双弹簧、双质量系统由 3 节点二单元有限元模型建模（图 8.5所示），其中外力 f_2 施加于 P_2 处。如果忽略阻尼，运动方程的矩阵形式可以直接由式(8.26)修改得到：

$$\begin{bmatrix} m_1 & 0 \\ 0 & m_2 \end{bmatrix} \begin{Bmatrix} \ddot{x}_2 \\ \ddot{x}_2 \end{Bmatrix} + \begin{bmatrix} k_1+k_2 & -k_2 \\ -k_2 & k_2 \end{bmatrix} \begin{Bmatrix} x_2 \\ x_2 \end{Bmatrix} = \begin{Bmatrix} f_2 \\ 0 \end{Bmatrix} \tag{8.38}$$

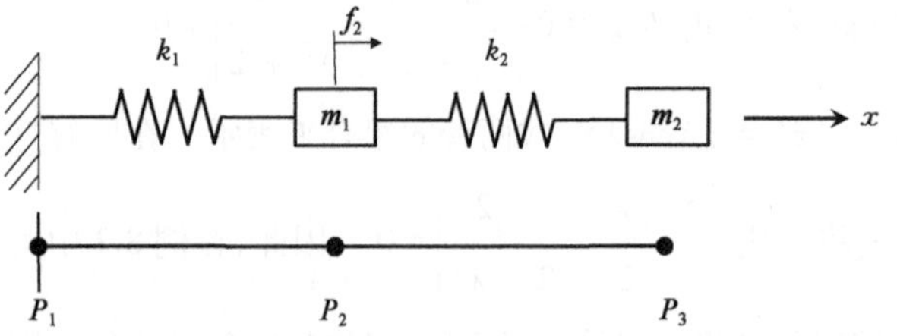

图 8.5　用 3 节点二单元有限元模型描述一个双弹簧、双质量系统。力 f_2 施加于 P_2 上。

同样，用分析方法来说明整个求解过程。这些方法适用于直接寻找特征值和特征向量的数值方法的开发。

例 8.3

在图 8.5 中，假设 $m_1 = m_2 = 1$、$k_1 = 3$ 和 $k_2 = 2$。进一步假设外力是一个谐波强迫函数，形式为 $f_2 = F_0 \sin \omega t$。显示 m_1 和 m_1 的运动。

求解方法

式(8.38)可以通过分别求齐次解和特解来求解。对于齐次解，这个例子与例 8.2 中描述的自由振动的例子相同。因此，特征值是 $\lambda^2 = -1$ 和 -6。此外，两个固有频率是 1 rad/s 和 $\sqrt{6}$ rad/s，因为 $\lambda = -i\omega$。

对于特解，假设 $x_2 = X_2 \sin \omega t$ 和 $x_3 = X_3 \sin \omega t$ 是满足式(8.38)的试解。将这两个试解代入式(8.38)得到：

$$\sin \omega t \begin{bmatrix} k_1 + k_2 - m_1 \omega^2 & -k_2 \\ -k_2 & k_2 - m_2 \omega^2 \end{bmatrix} \begin{Bmatrix} x_2 \\ x_2 \end{Bmatrix} = \begin{Bmatrix} F_0 \sin \omega t \\ 0 \end{Bmatrix} \Rightarrow$$

$$\begin{bmatrix} k_1 + k_2 - m_1 \omega^2 & -k_2 \\ -k_2 & k_2 - m_2 \omega^2 \end{bmatrix} \begin{Bmatrix} x_2 \\ x_2 \end{Bmatrix} = \begin{Bmatrix} F_0 \\ 0 \end{Bmatrix} \tag{8.39}$$

式(8.39)式可以用 Cramer 法则解为：

$$\begin{Bmatrix} x_2 \\ x_2 \end{Bmatrix} = \begin{Bmatrix} \dfrac{(k_2 - m_2 \omega^2) F_0}{(k_1 + k_2 - m_1 \omega^2)(k_2 - m_2 \omega^2) - k_2^2} \\ \dfrac{k_2 F_0}{(k_1 + k_2 - m_1 \omega^2)(k_2 - m_2 \omega^2) - k_2^2} \end{Bmatrix} \tag{8.40}$$

因为 X_2 和 X_3 是式(8.39)的精确解，所以这组试解一定是式(8.38)所示的运动方程的有效解。如果分母接近 0(如下所示)，式(8.40)中显示的 X_2 和 X_3 的大小接近无穷大(即共振状态)。

$$(k_1 + k_2 - m_1 \omega^2)(k_2 - m_2 \omega^2) - k_2^2 = 0 \tag{8.41}$$

通过将 m_1、m_2、k_1 和 k_2 代入式(8.41)，得到：

$$(5 - \omega^2)(2 - \omega^2) - 4 = 0 \Rightarrow \omega^4 - 7\omega^2 + 6 = 0 \Rightarrow (\omega^2 - 1)(\omega^2 - 6) = 0 \tag{8.42}$$

式(8.42)与式(8.28)一致，固有频率分别为 1 rad/s 和 $\sqrt{6}$ rad/s。图 8.6 显示了 X_2 的幅值作为 ω 的函数，范围从 0.95~1.05 rad/s，其中 X_2 由式(8.40)直接计算而出。可看到，当 ω 接近 1 rad/s 时，幅度显著增加，这是两个固有频率中较低的一个。虽然没有绘制出来，但可以推断，当 ω 接近 $\sqrt{6} \approx 2.449$ rad/s 时，幅度也会类似地急剧上升。

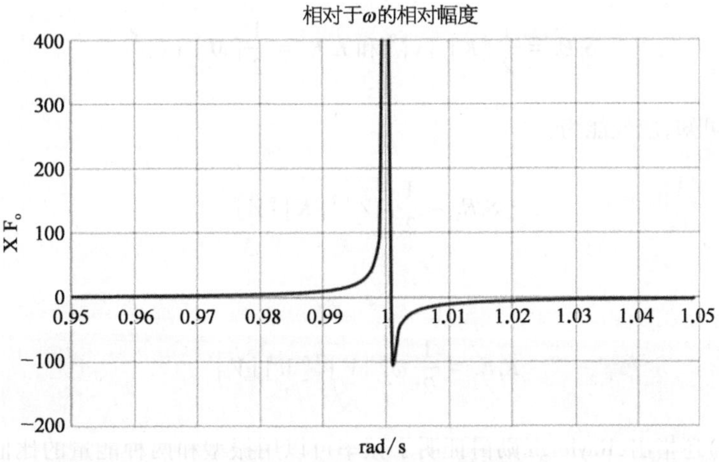

图 8.6　m_1 的运动是 ω 的函数。可以看到，当 ω 接近第一固有频率 1 rad/s 时，运动的幅度接近无穷大。

8.3.3 · 寻找特征值和特征向量的数值方法

分析法可以轻松求解仅具有 2 个自由度的自由振动(8.3.1 节)和受迫振动(8.3.2 节)的示例。随着自由度数量的增加,如果可能的话,使用分析法确定所有共振频率和相关振形将十分困难。因此,有必要建立能找到少数最低固有频率近似值的数值方案。同样,在力学系统中,最低的几个共振频率远比其他频率重要,因为这些频率更容易施加到结构上。下面从一个例子开始,对一个 n 自由度的无阻尼系统重写式(8.23)如下:

$$[M]_{n\times n}\{\ddot{x}\}_{n\times 1}+[K]_{n\times n}\{x\}_{n\times 1}=\{0\}_{n\times 1} \tag{8.43}$$

在此系统中,有 n 个特征值 ($\lambda_i, i=1$ 至 n)、n 个相关特征向量 ($V_i, i=1$ 至 n),其中 $0<\lambda_1<\lambda_2<\cdots<\lambda_p<\cdots<\lambda_n$, p 是我们要求解的第一个振动模式,且 $\lambda=i\omega$ 或 $\lambda^2=-\omega^2$。

通过假设 $x=e^{\lambda t}$ 和 $\lambda=i\omega$, 将整体控制方程的式(8.43)重写,第 j 阶振型方程为

$$\{[K]-\omega^2[M]\}\{V\}=0 \tag{8.44}$$

$$\{[K]-\omega_j^2[M]\}\{V_j\}=0 \tag{8.45}$$

其中 $\{V\}$ 为特征向量集, $\{V_j\}$ 为第 j 个特征向量, ω_j 为第 j 个特征值。因为特征向量为 0 时可以忽略,必须有 $|[K]-\omega^2[M]|=0$, 其中 $|\,|$ 代表行列式。现在阐述一些常用的确定特征值和特征向量的数值方法,由于许多教科书专门讨论这一主题,因此本书仅说明几种基本的数值方法。

8.3.3.1 瑞利(Rayleigh)商迭代法

首先将 $\{V_j\}^T$ 乘以式(8.45),然后将 $[M]$ 相关条目变换到方程右侧,结果是:

$$\{V_j\}^T[K]\{V_j\}=\omega_j^2\{V_j\}^T[M]\{V_j\} \tag{8.46}$$

根据 Parlett(1974)对 Rayleigh 勋爵关于声音理论工作的描述,将应变能(势能)和动能定义为如下形式:

$$S.E.=\frac{1}{2}[K]\{x\}^2 \text{ 和 } K.E.=\frac{1}{2}[M]\{\ddot{x}\}^2 \tag{8.47}$$

由式(8.47)可知,应变能为:

$$S.E.=\frac{1}{2}\{V_j\}^T[K]\{V_j\} \tag{8.48}$$

动能是:

$$K.E.=\frac{1}{2}\omega_j^2\{V_j\}^T[M]\{V_j\} \tag{8.49}$$

Parlett(1974)还指出,Rayleigh 勋爵证明了频率可以用振型和两种能量的比值来表示。因此,将式(8.46)改写为:

$$\omega_j^2 = \frac{\{V_j\}^T[K]\{V_j\}}{\{V_j\}^T[M]\{V_j\}} \tag{8.50}$$

由于式(8.50)中的特征向量 $\{V_j\}$ 尚未确定(即未知),因此将 $\{V_j\}$ 替换为任意向量 $\{A\}$。现在,广义瑞利商 R_Q 写成:

$$R_Q = \frac{\{A\}^T[K]\{A\}}{\{A\}^T[M]\{A\}} \tag{8.51}$$

在式(8.51)中,如果任意选择的向量 $\{A\}$ 与其中一个振形完全匹配,则如式(8.50)所示,R_Q 将与相应的特征值相同。当矢量 $\{A\}$ 接近但不完全匹配特征向量时,可以证明瑞利商代表一个接近对应特征值的值。由于篇幅有限,将不在这本基础的有限元法中描述。在 Parlett(1974)的研究中可以找到相关的证据,还可从其他文献获取更多细节。

值得注意的是,瑞利商法的精度比它看起来的要高。选择特征向量为20%的误差只会导致4%的特征值变化,而选择特征向量为10%误差只会产生1%的误差。此外,瑞利商的大小总是在最小和最大的特征值之间 ($\lambda_1 < R_Q < \lambda_n$)。因此,瑞利商法可以很容易地计算出最小或最大特征值,并具有很大的可信度。在保守力学体系中,瑞利原则明确瑞利商在共振模态附近有一个相对平稳的值。因此,其他的特征值可以从瑞利商与特征向量曲线在局部极小点、拐点(曲线上的一个点,曲线的二阶导数从正到负或反之)和局部极大点的选定分量的对比中找到。可以利用这些性质,通过优化技术或随机选择矢量,按以下步骤迭代计算特征值。

使用瑞利商程序识别固有频率的步骤如下。

(1) 随机选取矢量 $\{A\}$ 作为估计特征向量。

(2) 计算系统相应的应变能。

(3) 计算系统相应的动能。

(4) 计算 $R_Q = \dfrac{S.E}{K.E}$。

(5) 确定哪些 R_Q 值靠近系统特征值。注意,最高的 R_Q 逼近最高的特征值,最低的 R_Q 逼近最低的特征值。

例 8.4

利用瑞利商迭代法,计算例 8.2 中所示的自由振动问题的固有频率。

求解方法

假设在 P_2 处加载一个单位(1)的位移矢量,预计 P_3 处的位移矢量也是1。因此,第一个试验向量 $\{A\}^T = \{1 \quad 1\}$ 及 $\{A\} = \begin{Bmatrix}1\\1\end{Bmatrix}$。将 $[K]$ 的 k_1 和 k_2 的值代入式(8.25),将 $[M]$ 的 m_1 和 m_2 的值代入式(8.24),得到系统的应变能和动能为 $S.E = \frac{1}{2}\{1 \quad 1\}\begin{bmatrix}5 & -2\\-2 & 2\end{bmatrix}\begin{Bmatrix}1\\1\end{Bmatrix} = 1.5$ 和 $K.E = \frac{1}{2}\{1 \quad 1\}\begin{bmatrix}1 & 0\\0 & 1\end{bmatrix}\begin{Bmatrix}1\\1\end{Bmatrix} = 1$。

根据这两个能量值,计算瑞利商为 $R_Q = 1.5$。注意,虽然这个 2×2 矩阵相当简单,但考虑到准确性和时间消耗,手动计算一个更大系统的值是不切实际的。这要求使用计算机程序,甚至需要读者自己编程。表 8.2 列出了 10 个随机选择的代表估计振型的矢量所计算出来的瑞利商。

表 8.2 基于估计特征向量的瑞利商结果

实例号	A_{p2}	A_{p3}	应变能	动　能	瑞利商
1	1	1	1.5	1	1.5
2	**1**	**2**	**2.5**	**2.5**	**1**
3	**1**	**−0.5**	**3.75**	**0.625**	**6**
4	1	3	5.5	5	1.1
5	4	1	33	8.5	3.882
6	3	1	17.5	5	3.5
7	2	1	7	2.5	2.8
8	0.6	1	0.7	0.68	1.029
9	**0.5**	**1**	**0.625**	**0.625**	**1**
10	0.4	1	0.6	0.58	1.034

注:其中 A_{p2} 和 A_{p3} 分别是节点 P_2 和 P_3 上的位移矢量。

从表 8.2 中,观察到例 2 和例 9(表 8.2 加粗内容)在这些有限的选定样本向量上具有最低的瑞利商。事实上,在实例 2 和实例 9 中,估计的特征向量相同,因为 A_{p2} 和 A_{p3} 的比值具有相同的量级。此外,例 3(表 8.2 加粗内容)的瑞利商最大。读者可能希望产生更多的实例来部分证明 1 和 6 分别是此例瑞利商的最小值和最大值。因为 $\lambda_1 < R_Q < \lambda_n$,向量 $\{1 \quad 2\}^T$(对应的 R_Q 值最小)必须与第一模态振型相关的特征向量近似。类似,具有最高 R_Q 值的向量 $\{1 \quad -0.5\}^T$,必须与固有频率幅度最高的模态相关的特征向量近似。事实上,这两种情况不仅与特征值基本相同,它们也与例 8.2 的结果完全相同。最后,利用瑞利商法确定的最低和最高固有频率分别为 1 rad/s 和 $\sqrt{6}$ rad/s。

最后要说明的是,瑞利商法有用至少有两个原因。首先,该方法对模态振型估计的误差非常敏感。例如,如果选择向量 $\{1 \quad 2.1\}^T$ 或 $\{1 \quad 1.9\}^T$ 而不是例 2 中所示的 $\{1 \quad 2\}^T$,会发现能量发生了很大的变化,并且两种情况的瑞利商值都高于系统具有精确特征向量的情况。其次,一个有经验的工程师通常可以猜测出正确的振型,这使得使用瑞利商法来确定系统的固有频率更为容易。

8.3.3.2 矩阵迭代法

矩阵迭代法起源于 Dunkerley 方程,是在 Stanley Dunkerley 教授(1870.4—1912.9)著作的基础上提出的。他的实验工作涉及机器车间中装有多个滑轮的长轴。他发现了一个简单的方法,可以在振动开始前近似估算临界转速。尽管该方法只能处理最低临界转速,但这正是当时机械车间振动问题所需要的解决方案。瑞利商法可估计固有频率的"上限",而 Dunkerley 法则通过估计近似的"下限"来完善了瑞利商法。这里的上限意味着实际固有频率值将低于或等于瑞利商法的近似值,而下限意味着实际固有频率将高于或等于 Dunkerley 法的近似值。综合这两种方法,可以快速建立实际固有频率所在的频带。

下面讨论 Dunkerley 的方法,假设由于独立的载荷条件 1,轴以 ω_1 的频率(或转速)振动,在独立载荷条件 2 时频率为 ω_2,在独立载荷条件 3 时频率为 ω_3。Dunkerley 基于实验观察发现,在寻找同时施加这三种载荷而产生的振动频率时,倒数法则非常有效。换句话说,组合振动频率可由下式算出:

$$\frac{1}{\omega^2} \approx \frac{1}{\omega_1^2} + \frac{1}{\omega_2^2} + \frac{1}{\omega_3^2} \tag{8.52}$$

当同时使用的加载模式更多的时候,可通过扩展式(8.52)来识别振动频率。为了在有限元法中使用 Dunkerley 方法,首先将式(8.23)乘以 $[K]^{-1}$,此矩阵称为柔度矩阵(刚度矩阵的逆矩阵),得到:

$$[K]^{-1}[M]\{\ddot{x}\} + [K]^{-1}[K]\{x\} = 0 \tag{8.53}$$

现在定义矩阵 $[D]=[K]^{-1}[M]$,称为系统矩阵或动态矩阵,因为这个矩阵很好地保留了系统的动态特性。可以确定 $[D]^{-1}$ 为:

$$\begin{aligned} [D] &= [K]^{-1}[M] \\ [D]^{-1} &= [M]^{-1}[K] \end{aligned} \tag{8.54}$$

已经定义了矩阵 $[D]^{-1}$,因此也可以将式(8.23)乘以 $[M]^{-1}$,然后再使用 Dunkerley 方法。现在,只使用 $[D]$ 矩阵来进行本节的余下讨论。计算一个试解($\{x\}=\{X e^{-i\omega t}\}$ 或 $\{x\}=\{X\sin\omega t\}$)的二阶导数,得到 $\{\ddot{x}\}=-\omega^2\{X e^{i\omega t}\}$ 或 $\{x\}=-\omega^2\{X\sin\omega t\}$。通过将结果插入式(8.53),得到:

$$\begin{aligned} &[D]\{\ddot{x}\} + [I]\{x\} = \{0\} \\ &-\omega^2[D]\{X\} + [I]\{X\} = \{0\} \\ &\left([D] - \frac{1}{\omega^2}[I]\right)\{X\} = \{0\} \end{aligned} \tag{8.55}$$

其中 $[I]$ 为单位矩阵,$[I]=\begin{bmatrix}1 & 0\\ 0 & 1\end{bmatrix}$。

为了找到第一个特征值和相关的特征向量,首先将式(8.55)的第三行的行列式设为 0。除了引入了一个新的系统(动态)矩阵 $[D]$ 之外,到目前为止,Dunkerley 方法和在 8.3.1 节中所示的用于寻找自由振动系统固有频率的解析方程没有区别。

使用一个 2 自由度系统来描述下一步,其中结构质量矩阵 $[M]$ 是一个集总矩阵(即在 8.2.2 节中讨论的对角矩阵)。同样的方法可用于更大的系统。由于使用 2 自由度系统来说明 Dunkerley 的方法,$[K]$、$[K]^{-1}$ 和 $[M]$ 矩阵是 2×2 大小,因此矩阵 $[D]$ 也是 2×2 大小。假设 $[M]$ 和 $[K]^{-1}$ 的形式:

$$[M]=\begin{bmatrix} m_1 & 0 \\ 0 & m_1 \end{bmatrix}$$

$$[K]^{-1}=\begin{bmatrix} a_{11} & a_{12} \\ a_{21} & a_{22} \end{bmatrix} \tag{8.56}$$

使用随机选择字母 a 来避免 k 的使用,k 之前用于刚度的表示。矩阵 $[D]$ 可以用 $[K]^{-1}$ 和 $[M]$ 的乘积得到:

$$[D]=[K]^{-1}[M]=\begin{bmatrix} a_{11}m_1 & a_{12}m_2 \\ a_{21}m_1 & a_{22}m_2 \end{bmatrix} \tag{8.57}$$

通过将式(8.57)中的条目插入方程式(8.55),并指定非平凡解的行列式为0,得到:

$$\begin{vmatrix} a_{11}m_1-\dfrac{1}{\omega^2} & a_{12}m_2 \\ a_{21}m_1 & a_{22}m_2-\dfrac{1}{\omega^2} \end{vmatrix}=0$$

$$\frac{1}{\omega^4}-(a_{11}m_1+a_{22}m_2)\frac{1}{\omega^2}+m_1m_2(a_{11}a_{22}-a_{12}a_{21})=0 \tag{8.58}$$

式(8.58)有4个根,两正两负。然而,机械系统的固有频率不能为负值。因此,只需考虑这个2自由度系统的两个正根或两个固有频率 (ω_1, ω_2)。可以把特征值 $\lambda_j=\dfrac{1}{\omega_j^2}$ 写成矩阵形式:

$$\begin{bmatrix} \dfrac{1}{\omega_1^2} & 0 \\ 0 & \dfrac{1}{\omega_2^2} \end{bmatrix} \tag{8.59}$$

式(8.59)是一个对角矩阵,满足式(8.56)中矩阵 $[D]$ 的特征(即行列式为0)。根据矩阵的第一个不变量,式(8.59)中固有频率的迹(即所有对角项的和)与矩阵 $[D]$ 的迹应该相同。因此得到:

$$\frac{1}{\omega_1^2}+\frac{1}{\omega_2^2}=a_{11}m_1+a_{22}m_2 \tag{8.60}$$

如前所述,简单的2自由度系统可以扩展到包含 n 自由度系统的特征值。因为式(8.59)和式(8.60)是对角线项的线性组合,对于 n 自由度系统,可以将式(8.60)写成类似的形式:

$$\frac{1}{\omega_1^2}+\frac{1}{\omega_2^2}+\cdots+\frac{1}{\omega_n^2}=a_{11}m_1+a_{22}m_2+\cdots+a_{nn}m_n \tag{8.61}$$

虽然不需要遵循特定的顺序,但通常的做法是从左到右分别放置最低到最高的固有频率

($\omega_1 < \omega_2 < \cdots < \omega_n$)。还有一个进一步的假设,所有固有频率在频域中都完全分离,并且第一个固有频率比其余的频率要低得多(如$\omega_1 \ll \omega_2 < \cdots < \omega_n$)。基于这个原因,可以假设:

$$\frac{1}{\omega_2^2} + \frac{1}{\omega_3^2} + \cdots + \frac{1}{\omega_n^2} \approx 0 \tag{8.62}$$

将式(8.62)插入式(8.51)得到:

$$\frac{1}{\omega_1^2} \approx a_{11} m_1 + a_{22} m_2 + \cdots + a_{nn} m_n \tag{8.63}$$

式(8.63)描述了两种情况。首先,只能得到第一阶固有频率 ω_1。其次,所有质量均对第一固有频率有一定的贡献。由于已知矩阵 $[K]$ 和 $[M]$,可以求出第一固有频率。虽然其他书可能定义不同,在此声明“第一”或“最低”固有频率是基频或幅度最低的共振频率。

因为没有考虑到 $\left(\frac{1}{\omega_2^2}, \frac{1}{\omega_3^2}, \cdots, \frac{1}{\omega_n^2}\right)$(例如,在计算第一固有频率时,忽略了第二阶和更高阶的模态),Dunkerley 的方法往往高估了固有频率的大小,因此它被认为是第一固有频率的下限。

矩阵迭代法是在 Dunkerley 方法(Dunkerley, 1893)的基础上提出的。它是一套迭代程序,允许用户确定系统的第一固有振动频率。该方法需要假设一组试验向量,通过迭代更新试验向量直到误差小于预设值,即结果收敛。为了找到第二阶和更高阶振型的固有频率,需要应用正交原理来构造一个不受一阶振型约束的新矩阵。用 8.3.3.3 节中的例 8.5 说明应用这一正交原理的方法。在进一步考虑后提取第一模态后,利用矩阵迭代法求出第二模态固有频率。重复同一程序,直到得到所有想要的振动模态为止。

为了使用矩阵迭代法,将上述式(8.52)~(8.63)的推导过程简化为 7 个步骤。

(1) 建立柔性矩阵 $[K]^{-1}$。

(2) 将矩阵 $[D]$ 设置为 $[K]^{-1}[M]$。

(3) 选择一个试验向量 $\{x_1\}$。

(4) 将试验向量 $\{x_1\}$ 乘以矩阵 $[D]$,得到下一个试验向量 $\{x_2\}$。

(5) 对得到的矢量 $\{x_2\}$ 进行标准化。用于标准化的因子是估算的特征值。这一步基于将式(8.53)重新变换为 $[D]\{x\} = \frac{1}{\omega^2}\{x\}$。同样,特征向量中各条目的实际值并不重要。只要两个条目间的比值正确,特征向量就正确。

(6) 由标准化矢量 $\{x_2\}$ 计算振动频率,确定频率差异 $\Delta\omega$。

(7) 如果 $\Delta\omega$ 小于可接受的误差范围(即 ω 收敛),迭代完成。否则,重复步骤以确定 $\{x_3\}$, $\{x_4\}$, $\cdots$, $\{x_n\}$,直到 ω 收敛。

例 8.5

用矩阵迭代法计算例 8.2 中自由振动问题的第一固有频率。

求解方法

通过式(8.27),系统的矩阵 $[K]$ 和 $[M]$ 为 $[K] = \begin{bmatrix} 5 & -2 \\ -2 & 2 \end{bmatrix}$ 和 $[M] = \begin{bmatrix} 1 & 0 \\ 0 & 1 \end{bmatrix}$。计算矩阵

$[K]^{-1}$ 为 $[K]^{-1}=\begin{bmatrix}0.333\,33 & 0.333\,33\\0.333\,33 & 0.833\,33\end{bmatrix}$。根据这些值，计算矩阵 $[D]$ 为 $[D]=\begin{bmatrix}0.333\,33 & 0.333\,33\\0.333\,33 & 0.833\,33\end{bmatrix}\begin{bmatrix}1 & 0\\0 & 1\end{bmatrix}=\begin{bmatrix}0.333\,33 & 0.333\,33\\0.333\,33 & 0.833\,33\end{bmatrix}$。

假设试验向量是 $\{x_1\}=\begin{Bmatrix}1\\1\end{Bmatrix}$，使用如下所示的迭代过程计算 $\{x_2\}$ 到 $\{x_n\}$。一旦两个连续估计频率之间的差值低于预设阈值，就停止迭代，最后估计的频率将与第一固有频率非常接近。

迭代 1：

用 $[D]$ 和 $\{x_1\}$ 的乘积来计算 $\{x_2\}$，$\{x_2\}=[D]\{x_1\}=\begin{bmatrix}0.333\,33 & 0.333\,33\\0.333\,33 & 0.833\,33\end{bmatrix}\begin{Bmatrix}1\\1\end{Bmatrix}=\begin{Bmatrix}0.666\,67\\1.166\,67\end{Bmatrix}$。

选择第一个条目的值作为标准化因子。标准化的目标是使矢量的第一个单元等于 1。为了实现这一点，将 0.666 67 从向量中提取出来，最后得到 $\{x_2\}=0.666\,67\begin{Bmatrix}1.000\,00\\1.750\,00\end{Bmatrix}$。也就是说，$\frac{1}{\omega^2}=0.666\,67\Rightarrow\omega=1.224\,74$ 和更新的 $\{x_2\}=\begin{Bmatrix}1.000\,00\\1.750\,00\end{Bmatrix}$。

迭代 2：

$\{x_3\}=[D]\{x_2\}=\begin{bmatrix}0.333\,33 & 0.333\,33\\0.333\,33 & 0.833\,33\end{bmatrix}\begin{Bmatrix}1.00\\1.75\end{Bmatrix}=\begin{Bmatrix}0.916\,67\\1.791\,67\end{Bmatrix}$。

$\{x_3\}$ 标准化的结果是 $\{x_3\}=0.916\,67\begin{Bmatrix}1.000\,00\\1.954\,54\end{Bmatrix}$。也就是说，$\frac{1}{\omega^2}=0.916\,67\Rightarrow\omega=1.044\,47$，$\Delta\omega=0.180\,27$，以及更新的 $\{x_3\}=\begin{Bmatrix}1.000\,00\\1.954\,54\end{Bmatrix}$。

迭代 3：

$\{x_4\}=[D]\{x_3\}=\begin{bmatrix}0.333\,33 & 0.333\,33\\0.333\,33 & 0.833\,33\end{bmatrix}\begin{Bmatrix}1.00\\1.954\,54\end{Bmatrix}=\begin{Bmatrix}0.984\,83\\1.962\,11\end{Bmatrix}$。

$\{x_4\}$ 标准化的结果是 $\{x_4\}=0.984\,83\begin{Bmatrix}1.000\,00\\1.992\,33\end{Bmatrix}$。也就是说，$\frac{1}{\omega^2}=0.984\,83\Rightarrow\omega=1.007\,67$，$\Delta\omega=0.036\,80$，以及更新后的 $\{x_4\}=\begin{Bmatrix}1.000\,00\\1.992\,33\end{Bmatrix}$。

迭代 4：

$\{x_5\}=[D]\{x_4\}=\begin{bmatrix}0.333\,33 & 0.333\,33\\0.333\,33 & 0.833\,33\end{bmatrix}\begin{Bmatrix}1.000\,00\\1.992\,33\end{Bmatrix}=\begin{Bmatrix}0.997\,43\\1.993\,60\end{Bmatrix}$。

$\{x_5\}$ 标准化的结果是 $\{x_5\}=0.997\,43\begin{Bmatrix}1.000\,00\\1.998\,74\end{Bmatrix}$。也就是说，$\frac{1}{\omega^2}=0.997\,43\Rightarrow\omega=1.001\,29$，

$\Delta\omega = 0.006\ 38$，以及更新后的 $\{x_5\} = \begin{Bmatrix} 0.999\ 57 \\ 1.998\ 94 \end{Bmatrix}$。

迭代 5：

$$\{x_6\} = [D]\{x_5\} = \begin{bmatrix} 0.333\ 33 & 0.333\ 33 \\ 0.333\ 33 & 0.833\ 33 \end{bmatrix} \begin{Bmatrix} 1.000\ 00 \\ 1.998\ 74 \end{Bmatrix} = \begin{Bmatrix} 0.999\ 57 \\ 1.998\ 94 \end{Bmatrix}。$$

$\{x_6\}$ 标准化的结果是 $\{x_6\} = 0.999\ 57\begin{Bmatrix} 1.000\ 00 \\ 1.999\ 80 \end{Bmatrix}$。也就是说，$\dfrac{1}{\omega^2} = 0.999\ 57 \Rightarrow \omega = 1.000\ 22$，$\Delta\omega = 0.001\ 07$，以及推导后的 $\{x_6\} = \begin{Bmatrix} 1.000\ 00 \\ 1.999\ 80 \end{Bmatrix}$。

可以看到，第 5 次迭代时（$\Delta\omega < 0.005$）识别的特征向量与 8.3.1 节中式(8.33)所示结果几乎相同。采用矩阵迭代法，经过 4 次迭代，可以较准确地得到第一阶固有频率（$\Delta\omega < 0.02$）。如预期的那样，第 5 次迭代时计算的固有频率（$\omega = 1.000\ 22$ rad/s）略高于 8.3.1 节中分析方法计算的 1 rad/s。这也是 Dunkerley 方法被认为是下限的原因。

8.3.3.3　二阶固有频率

当矩阵迭代法收敛时，得到的频率和迭代向量必须非常接近第一个特征值和相关的特征向量。如 8.3.1 节所述，所有特征向量都相互正交。因此，如果使用一个新的试验迭代向量正交于与第一个特征值相关的特征向量，据此可以从矩阵中排除第一个特征向量。利用这一原理，可以计算第二固有频率和相应的振型。

首先假设一个新的试验迭代向量 $\{y_1\}$ 是 n 自由度系统的所有特征向量 $\{V_1\}, \{V_2\}, \cdots, \{V_n\}$ 的线性组合，即：

$$\{y_1\} = c_1\{V_1\} + c_2\{V_2\} + \cdots + c_n\{V_n\} \tag{8.64}$$

式(8.64)两边乘以 $\{V_1\}^T\{M\}$ 得到：

$$\{V_1\}^T\{M\}\{y_1\} = c_1\{V_1\}^T\{M\}\{V_1\} + c_2\{V_1\}^T\{M\}\{V_2\} + \cdots + c_n\{V_1\}^T\{M\}\{V_n\} \tag{8.65}$$

由于第一个特征向量 $\{V_1\}$ 正交于其余特征向量，故可写成 $\{V_1\}\cdot\{V_j\} = \{V_1\}^T\{V_j\} = 0$，其中 $j = 2 \sim n$，则式(8.65)可改写为：

$$\{V_1\}^T\{M\}\{y_1\} = c_1\{V_1\}^T\{M\}\{V_1\}$$

$$c_1 = \frac{\{V_1\}^T[M]\{y_1\}}{\{V_1\}^T[M]\{V_1\}} \tag{8.66}$$

现在，可以通过从试验向量中减去 $c_1\{V_1\}$ 来去掉试验向量的第一个特征向量的影响。

$$\begin{aligned}\{y_1\} - c_1\{V_1\} &= \{y_1\} - \frac{\{V_1\}\{V_1\}^T\{M\}\{y_1\}}{\{V_1\}^T\{M\}\{V_1\}} \\ &= [I]\{y_1\} - \frac{\{V_1\}\{V_1\}^T\{M\}}{\{V_1\}^T\{M\}\{V_1\}}\{y_1\} = \left([I] - \frac{\{V_1\}\{V_1\}^T\{M\}}{\{V_1\}^T\{M\}\{V_1\}}\right)\{y_1\}\end{aligned} \tag{8.67}$$

消除一种振型的过程叫做扫频。对于式(8.67),从原始方程"扫过"一阶模态的影响,因此可以应用迭代程序来求解二阶固有频率和相应的模态振型。因此,排除一阶振型的方法也称为扫振法。扫振后,更新后的系统动态矩阵为:

$$[D_2]\{y_1\} = [D_1]\left([I] - \frac{\{V_1\}\ \{V_1\}^T[M]}{\{V_1\}^T[M]\{V_1\}}\right)\{y_1\} \tag{8.68}$$

式(8.68)可用于求第二阶固有频率和相关振型。同样,将使用示例来找到第二阶固有频率和振型。

例 8.6

例 8.5 中列出的相同问题找出第二阶固有频率和模态振型。

求解方法

从例 8.5 中,知道 $[D_1] = \begin{bmatrix} 0.333\,33 & 0.333\,33 \\ 0.333\,33 & 0.833\,33 \end{bmatrix}$,$[M] = \begin{bmatrix} 1 & 0 \\ 0 & 1 \end{bmatrix}$,$\{V_1\} = \begin{Bmatrix} 1.000\,0 \\ 1.999\,8 \end{Bmatrix}$。

根据式(8.68),计算如下分量,以进行进一步的数据处理

$$\{V_1\}\ \{V_1\}^T[M] = \begin{Bmatrix} 1.000\,0 \\ 1.999\,8 \end{Bmatrix}\{1.000\,0 \quad 1.999\,8\}\begin{bmatrix} 1 & 0 \\ 0 & 1 \end{bmatrix} = \begin{bmatrix} 1 & 1.999\,8 \\ 1.999\,8 & 3.999\,2 \end{bmatrix}$$

$$\{V_1\}^T[M]\{V_1\} = \{1.000\,0 \quad 1.999\,8\}\begin{bmatrix} 1 & 0 \\ 0 & 1 \end{bmatrix}\begin{Bmatrix} 1.000\,0 \\ 1.999\,8 \end{Bmatrix} = 4.999\,2$$

$$[D_2]\{y_1\} = \begin{bmatrix} 0.333\,33 & 0.333\,33 \\ 0.333\,33 & 0.833\,33 \end{bmatrix}\left(\begin{bmatrix} 1 & 0 \\ 0 & 1 \end{bmatrix} - \begin{bmatrix} 0.200\,03 & 0.400\,02 \\ 0.400\,02 & 0.8 \end{bmatrix}\right)\{y_1\}$$

$$= \begin{bmatrix} 0.333\,33 & 0.333\,33 \\ 0.333\,33 & 0.833\,33 \end{bmatrix}\begin{bmatrix} 0.799\,97 & -0.400\,02 \\ -0.400\,02 & 0.2 \end{bmatrix}\{y_1\}$$

$$= \begin{bmatrix} 0.133\,32 & -0.066\,67 \\ -0.066\,69 & 0.033\,33 \end{bmatrix}\{y_1\}$$

迭代 1:现在,在迭代中插入试验向量 $\{y_1\} = \begin{Bmatrix} 1 \\ 1 \end{Bmatrix}$,

$$[D_2]\{y_1\} = \begin{bmatrix} 0.133\,32 & -0.066\,67 \\ -0.066\,69 & 0.033\,33 \end{bmatrix}\begin{Bmatrix} 1 \\ 1 \end{Bmatrix} = \begin{Bmatrix} 0.066\,65 \\ -0.033\,36 \end{Bmatrix} = 0.066\,65\begin{Bmatrix} 1 \\ -0.500\,53 \end{Bmatrix}。$$

迭代 2:

$$\begin{bmatrix} 0.133\,32 & -0.066\,67 \\ -0.066\,69 & 0.033\,33 \end{bmatrix}\begin{Bmatrix} 1 \\ -0.500\,53 \end{Bmatrix} = \begin{Bmatrix} 0.166\,69 \\ -0.083\,37 \end{Bmatrix} = 0.166\,69\begin{Bmatrix} 1 \\ -0.500\,16 \end{Bmatrix}。$$

迭代 3:

$$\begin{bmatrix} 0.133\,32 & -0.066\,67 \\ -0.066\,69 & 0.033\,33 \end{bmatrix}\begin{Bmatrix} 1 \\ -0.500\,16 \end{Bmatrix} = \begin{Bmatrix} 0.166\,67 \\ -0.083\,36 \end{Bmatrix} = 0.166\,67\begin{Bmatrix} 1 \\ -0.500\,16 \end{Bmatrix}。$$

因为这个例子只有 2 个自由度,一旦删除了第一阶模态,第二阶模态就会迅速收敛。如式

(8.59)所示,在 8.3.3.2 和 8.3.3.3 节中使用的特征值是 $\lambda_j = \dfrac{1}{\omega_j^2}$。因此,第二个固有频率是 ($\sqrt{1/0.16667} \approx \sqrt{6}$) 及对应的特征向量是 $\begin{Bmatrix} 1 \\ -0.50016 \end{Bmatrix}$。这些结果与例 8.2 中的结果相同。在一个具有 2 个自由度的系统中,可以重复这一方法来找到第三、第四阶模态固有频率,直至解析出所有感兴趣的模态。

8.3.3.4 (雅可比)Jacobi 法

目前已发表的确定特征值的数值方法有很多种。由于本书的范围有限,大多数方法和算法都没有讨论。为了更深入地研究这个课题,建议研究由 Von Luigi Vianello 和 Aurel Stodola 分别提出的幂正迭代法(power forward iterative method)。Vianello 的方法最初是用来计算柱的弯曲临界屈曲载荷(Von Vianello, 1898)。在不同方向的研究中,Stodola 在研究振动轴时发现了相同的迭代过程(Stodola 和 Loewenstein, 1906)。另一种流行的方法是 Holzer 方法(Holzer, 1921; Thomson, 1981),这是一种表式的试错方案来寻找固有频率。

所介绍的方法(瑞利商、矩阵迭代法及基于 Dunkerley 方案排除特定振型的方法)是为了一次求解一个振型而设计的。因此,不得不提到雅可比法(Jacobi, 1846),通过它,用户可以同时找到多个特征值。这种方法是由 Carl Gustav Jacob Jacobi 在 1846 年提出的,在 7.2.1 节中讨论了他为求解联立线性方程而设计的迭代程序。

找到矩阵的特征值 $[A]$ 涉及找到代表原始矩阵本质的 λ_i 特征值。为了做到这一点,要求特征方程的行列式 $|A - \lambda I| = 0$。由于把特征值乘以单位矩阵,因此 λ_i 按对角线项排列。对于实对称矩阵 $[D]$,雅可比法要求连续旋转矩阵直到对角化。为了达到这个目标,通过将矩阵 $[D]$ 旋转为 $[D_1] = [T]^T[D]\{T\}$ ($[T]$ 为旋转矩阵),把一对非对角的项 (D_{ij} 和 D_{ji}) 变换为 0。如果依次对旋转矩阵 $[T_1]$, $[T_2]$, …, T_n 进行同样的处理,最终更新后的矩阵 $[D_n]$ 将非常接近对角矩阵,对角项对应于 $[D]$ 的特征值。最后,将特征向量列在整体旋转矩阵 $[T_1]$, $[T_2]$, …, $[T_n]$ 的单独列中。一个 4 × 4 实对称矩阵用来解释寻找旋转角度所需的程序,使得一对非对角的项 $D_{ij} = D_{ji}$ 为 0。

首先假设要找到一个具有系统动态矩阵 $[D]$ 的结构的特征值和特征向量:

$$[D] = \begin{bmatrix} D_{11} & D_{12} & D_{13} & D_{14} \\ & D_{22} & D_{23} & D_{24} \\ SYM & & D_{33} & D_{34} \\ & & & D_{44} \end{bmatrix} \tag{8.69}$$

使这个矩阵对角化的最有效的方法是从强制最大的非对角项为 0 开始。设 D_{34} 是所有非对角项中最大的项。为了使 $D_{34} = 0$,需要一个旋转矩阵 T,类似于在 4.7 节中讨论的 2D 坐标转换:

$$[T] = \begin{bmatrix} 1 & 0 & 0 & 0 \\ 0 & 0 & 0 & 0 \\ 0 & 0 & c & -s \\ 0 & 0 & s & c \end{bmatrix} \tag{8.70}$$

c 表示 $\cos\theta$ 和 s 表示 $\sin\theta$，现在用式(8.69)和式(8.70)推导出 $[D]$ 至 $[D_1]$ 的变化

$$[D_1]=[T]^T[D][T]=\begin{bmatrix}1&0&0&0\\0&0&0&0\\0&0&c&s\\0&0&-s&c\end{bmatrix}\begin{bmatrix}D_{11}&D_{12}&D_{13}&D_{14}\\D_{12}&D_{22}&D_{23}&D_{24}\\D_{13}&D_{23}&D_{33}&D_{34}\\D_{14}&D_{24}&D_{34}&D_{44}\end{bmatrix}\begin{bmatrix}1&0&0&0\\0&0&0&0\\0&0&c&-s\\0&0&s&c\end{bmatrix}$$

$$=\begin{bmatrix}D_{11}&D_{12}&D_{13}&D_{14}\\D_{12}&D_{22}&D_{23}&D_{24}\\D_{13^c}+D_{14^s}&D_{23^c}+D_{24^s}&D_{33^c}+D_{34^s}&D_{34^c}+D_{44^s}\\-D_{13^s}+D_{14^c}&-D_{23^s}+D_{24^c}&-D_{33^s}+D_{34^c}&-D_{34^s}+D_{44^c}\end{bmatrix}\begin{bmatrix}1&0&0&0\\0&0&0&0\\0&0&c&-s\\0&0&s&c\end{bmatrix}$$

$$=\begin{bmatrix}D_{11}&D_{12}&D_{13}&D_{14}\\D_{12}&D_{22}&D_{23}&D_{24}\\D_{13^c}+D_{14^s}&D_{23^c}+D_{24^s}&\begin{pmatrix}D_{33^{c^2}}+D_{34^{cs}}\\+D_{34^{cs}}+D_{44^{s^2}}\end{pmatrix}&\begin{pmatrix}-D_{33^{cs}}-D_{34^{s^2}}\\+D_{34^{c^2}}+D_{44^{cs}}\end{pmatrix}\\-D_{13^s}+D_{14^c}&-D_{23^s}+D_{24^c}&\begin{pmatrix}-D_{33^{cs}}+D_{34^{c^2}}\\-D_{34^{s^2}}+D_{44^{cs}}\end{pmatrix}&\begin{pmatrix}D_{33^{s^2}}-D_{34^{cs}}\\-D_{34^{cs}}+D_{44^{c^2}}\end{pmatrix}\end{bmatrix} \tag{8.71}$$

在式(8.71)中，条目 $[D_1]_{34}=[D_1]_{43}=(D_{44}-D_{33})cs+D_{34}(c^2-s^2)$。由于雅可比法需要对 D_1 矩阵进行对角化，下一步是使这两个非对角项为0。根据三角函数，$\sin 2\theta=2\sin\theta\cos\theta$ 及 $\cos 2\theta=\cos\theta^2-\sin\theta^2$。因此，得到：

$$[D_1]_{34}=[D_1]_{43}=\frac{1}{2}(D_{44}-D_{33})\sin 2\theta+D_{34}\cos(2\theta)=0 \tag{8.72}$$

重新计算式(8.72)，得到：

$$\frac{1}{2}(D_{44}-D_{33})\sin(2\theta)=-D_{34}\cos(2\theta)$$

$$\tan 2\theta=\frac{2D_{34}}{(D_{33}-D_{44})} \tag{8.73}$$

在这个例子中，假设 D_{34} 是所有非对角项中"最大"的项，因此选择行3、列3和列4来计算旋转角度。注意，"最大"条目可能是具有最大值的条目(例如，值 $0.8>-1.4$)或最大绝对值的条目(例如，$|-1.4|>0.8$)。关于使哪个非对角项为0的决定只影响将 D 矩阵收敛到对角化矩阵所需的迭代次数。选择 D_{34} 只是为了说明算法过程，一个更通用的术语 D_{mn} 可能在所有非对角项中具有最大的量级。因此，将式(8.73)重写为：

$$\tan 2\theta=\frac{2D_{mn}}{(D_{mm}-D_{nn})} \tag{8.74}$$

这是确定旋转角度和使 $[D_1]_{mm}$ 到 0 的旋转矩阵所需的一般方程。在式(8.69)所示的演示矩阵中,适当选择的角度 θ 可以使 $[D_1]_{34}=[D_1]_{43}=0$。如果对列 1、行 1 和行 2 应用相同的程序,可以推导出 $[D_1]_{12}=[D_1]_{21}=0$。然而,将需要一个不同的角度 θ,这可能会使先前更新的 $[D_1]_{34}$ 或 $[D_1]_{43}$ 变为非 0。因此,需要依次应用旋转矩阵,使最终推导出的矩阵 $\{D_n\}$ 非常接近对角矩阵。为了将这个概念写成等式形式,第二次更新 $[D_2]$ 的形式为:

$$[D_2]=[T_2]^T[D_1][T_2]=[T_2]^T[T_1]^T[D][T_1][T_2] \tag{8.75}$$

如式(8.75)所示的程序可以连续应用于总共 n 次迭代,如式(8.76)所示,这将导致所有非对角项收敛于 0。

$$[D_n]=[T_n]^T\cdots[T_2]^T[T_1]^T[D][T_1][T_2]\cdots[T_n] \tag{8.76}$$

一旦最终的矩阵"几乎"对角化,所有的固有频率都被列在对角化矩阵 $[D_n]$ 中,对应的特征向量可以从最终的 $[T]$ 矩阵的各个列中找到,其中

$$[T]=[T_1][T_2]\cdots[T_n] \tag{8.77}$$

例 8.7

使用雅可比法,计算例 8.2 中所示自由振动问题的固有频率。

求解方法

通过例 8.5,得出 $[D]=\begin{bmatrix}0.333\,33 & 0.333\,33\\ 0.333\,33 & 0.833\,33\end{bmatrix}$。因为只有两行和两列,旋转角度可以通过对非对角项 $[D_{12}]$ 进行归零得到 $\tan 2\theta=\dfrac{2D_{12}}{(D_{11}-D_{22})}=\dfrac{2\times 0.333\,33}{0.333\,33-0.833\,33}=-1.333\,32$,$\theta=\dfrac{1}{2}\tan^{-1}(-1.333\,2)=-26.565°$。

然后计算旋转矩阵为 $[T]=\begin{bmatrix}c & -s\\ s & c\end{bmatrix}=\begin{bmatrix}0.894\,43 & 0.447\,21\\ -0.447\,21 & 0.894\,43\end{bmatrix}$。

现在将 $[D]$ 矩阵更新为 D_1,如下

$$[D_1]=[T]^T[D][T]=\begin{bmatrix}0.894\,43 & -0.447\,21\\ 0.447\,21 & 0.894\,43\end{bmatrix}\begin{bmatrix}0.333\,33 & 0.333\,33\\ 0.333\,33 & 0.833\,33\end{bmatrix}\times\begin{bmatrix}0.894\,43 & 0.447\,21\\ -0.447\,21 & 0.894\,43\end{bmatrix}$$

$$=\begin{bmatrix}0.149\,07 & -0.074\,53\\ 0.447\,21 & 0.894\,42\end{bmatrix}\begin{bmatrix}0.894\,43 & 0.447\,21\\ -0.447\,21 & 0.894\,43\end{bmatrix}$$

$$=\begin{bmatrix}0.166\,66 & 0\\ 0 & 0.999\,99\end{bmatrix}。$$

因为 $[D_1]$ 已经对角化,不需要进一步旋转。两个固有频率可以从两个对角线项计算为 $\dfrac{1}{\omega^2}=0.166\,66$ 和 $\dfrac{1}{\omega^2}=0.999\,99$,这里需要补充的一点是,使用雅可比法计算的固有频率可能不像其他方

法那样按幅度排列。在这个例子中,第一个(最低的)固有频率 ω_1 位于 $[D_1]_{22}$,第二个固有频率 ω_2 位于 $[D_1]_{11}$。因此,固有频率应该进行排序,使 $\omega_1 = 1$ 和 $\omega_2 = \sqrt{6}$ rad/s。与 ω_1 相关联的第一个特征向量与 $[T]$ 的第二列相关联:$\{V_1\} = \begin{Bmatrix} 0.447\ 21 \\ 0.894\ 43 \end{Bmatrix} = 0.447\ 21 \begin{Bmatrix} 1 \\ 2 \end{Bmatrix}$。

与 ω_2 相关的第二个特征向量与 $[T]$ 的第一列相关:$\{V_2\} = \begin{Bmatrix} 0.894\ 43 \\ -0.447\ 21 \end{Bmatrix} = 0.447\ 21 \begin{Bmatrix} 2 \\ -1 \end{Bmatrix}$。

注意,第二个特征向量的标准化是相对于第一个特征向量的,也就是说,对于两个特征向量,从向量中提取的值是 $\{V_{11}\}$。

如前所述,只要比值正确,特征向量的实际值并不重要。因此,再次证明雅可比法得到的特征值和特征向量与 8.3.1 节中解析法计算得到的特征值和特征向量相同。例 8.7 只需要一次迭代,这种情况非常罕见。下面的情况说明了雅可比方法更好。由于手工操作这些类型的计算很容易出错,强烈建议编写一个程序来执行这些计算。在此列出数据供读者检验自己的结果。

例 8.8

假设系统动态矩阵 $[D]$ 的形式为 $[D] = \begin{bmatrix} 3 & 2 & 4 \\ 2 & 9 & 2 \\ 4 & 2 & 3 \end{bmatrix}$。利用雅可比法,确定 3 个固有频率和 3 个特征向量。

求解方法

最大的非对角项是 $\{D_{13}\}$。然而,因为 $\{D_{11}\} = \{D_{33}\}$,不能选择行和列 1 和 3。这将导致在计算旋转角度时除以 0。相反,选择行和列 1 和列 2 来开始迭代。

迭代 1:用式(8.74)为计算旋转角度 $\tan 2\theta_1 = \dfrac{2D_{12}}{D_{11} - D_{22}} = \dfrac{2 \times 2}{3 - 9} = -0.666\ 67$,$\theta_1 = \dfrac{1}{2}\tan^{-1}(-0.666\ 67) = -16.845°$。

在这个角度旋转矩阵为 $[T_1] = \begin{bmatrix} c & -s & 0 \\ s & c & 0 \\ 0 & 0 & 1 \end{bmatrix} = [D] = \begin{bmatrix} 0.957\ 09 & 0.289\ 78 & 0 \\ -0.289\ 78 & 0.957\ 09 & 0 \\ 0 & 0 & 1 \end{bmatrix}$。

现在使用式(8.76)将矩阵 $[D]$ 更新到 D_1

$$
\begin{aligned}
D_1 &= [T_1]^T[D][T_1] \\
&= \begin{bmatrix} 0.957\ 09 & -0.289\ 78 & 0 \\ 0.289\ 78 & 0.957\ 09 & 0 \\ 0 & 0 & 1 \end{bmatrix} = \begin{bmatrix} 3 & 2 & 4 \\ 2 & 9 & 2 \\ 4 & 2 & 3 \end{bmatrix} \times \begin{bmatrix} 0.957\ 09 & 0.289\ 78 & 0 \\ -0.289\ 78 & 0.957\ 09 & 0 \\ 0 & 0 & 1 \end{bmatrix} \\
&= \begin{bmatrix} 2.291\ 71 & -0.693\ 84 & 3.248\ 8 \\ 2.783\ 52 & 9.193\ 37 & 3.073\ 3 \\ 4 & 2 & 3 \end{bmatrix} \times \begin{bmatrix} 0.957\ 09 & 0.289\ 78 & 0 \\ -0.289\ 78 & 0.957\ 09 & 0 \\ 0 & 0 & 1 \end{bmatrix}
\end{aligned}
$$

$$= \begin{bmatrix} 2.394\,43 & 0.000\,02 & 3.248\,8 \\ 0.000\,02 & 9.605\,49 & 3.073\,3 \\ 3.248\,8 & 3.073\,3 & 3 \end{bmatrix}。$$

迭代 2：最大的非对角项是 D_{13}

$$\tan 2\theta_2 = \frac{2\,D_{13}}{D_{11} - D_{33}} = \frac{2 \times 3.248\,8}{2.394\,43 - 3} = -10.729\,73。$$

$$\theta_2 = \frac{1}{2}\tan^{-1}(-10.729\,73) = -42.337\,74°。$$

$$[T_2] = \begin{bmatrix} c & 0 & -s \\ 0 & 1 & 0 \\ s & 0 & c \end{bmatrix} = \begin{bmatrix} 0.739\,19 & 0 & 0.673\,5 \\ 0 & 1 & 0 \\ -0.673\,5 & 0 & 0.739\,19 \end{bmatrix}。$$

$$[D_2] = [T_2]^T[D_1][T_2]$$

$$= \begin{bmatrix} 0.739\,19 & 0 & -0.673\,5 \\ 0 & 1 & 0 \\ 0.673\,5 & 0 & 0.739\,19 \end{bmatrix} \begin{bmatrix} 2.394\,43 & 0.000\,02 & 3.248\,8 \\ 0.000\,02 & 9.605\,49 & 3.073\,3 \\ 3.248\,8 & 3.073\,3 & 3 \end{bmatrix} \times \begin{bmatrix} 0.739\,19 & 0 & 0.673\,5 \\ 0 & 1 & 0 \\ -0.673\,5 & 0 & 0.739\,19 \end{bmatrix}$$

$$= \begin{bmatrix} -0.418\,13 & -2.069\,85 & 0.380\,98 \\ 0.000\,02 & 9.605\,49 & 3.073\,3 \\ 4.014\,13 & 2.271\,77 & 4.405\,64 \end{bmatrix} \times \begin{bmatrix} 0.739\,19 & 0 & 0.673\,5 \\ 0 & 1 & 0 \\ -0.673\,5 & 0 & 0.739\,19 \end{bmatrix}$$

$$= \begin{bmatrix} -0.565\,67 & -2.069\,85 & 0.000\,01 \\ -2.069\,85 & 9.605\,49 & 2.271\,77 \\ 0.000\,01 & 2.271\,77 & 5.960\,12 \end{bmatrix}。$$

迭代 3：

$$\tan 2\theta_3 = \frac{2\,D_{23}}{D_{22} - D_{33}} = \frac{2 \times 2.271\,77}{9.605\,49 - 5.960\,12} = 1.246\,39。$$

$$\theta_3 = \frac{1}{2}\tan^{-1}(1.246\,39) = 25.629\,67°。$$

$$[T_3] = \begin{bmatrix} 1 & 0 & 0 \\ 0 & c & -s \\ 0 & s & c \end{bmatrix} = \begin{bmatrix} 1 & 0 & 0 \\ 0 & 0.901\,61 & -0.432\,55 \\ 0 & 0.432\,55 & 0.901\,61 \end{bmatrix}。$$

$$D_3 = [T_3]^T[D_2][T_3]$$

$$= \begin{bmatrix} 1 & 0 & 0 \\ 0 & 0.901\,61 & 0.432\,55 \\ 0 & -0.432\,55 & 0.901\,61 \end{bmatrix} \begin{bmatrix} -0.565\,67 & -2.069\,85 & 0.000\,01 \\ -2.069\,85 & 9.605\,49 & 2.271\,77 \\ 0.000\,01 & 2.271\,77 & 5.960\,12 \end{bmatrix} \times \begin{bmatrix} 1 & 0 & 0 \\ 0 & 0.901\,61 & -0.432\,55 \\ 0 & 0.432\,55 & 0.901\,61 \end{bmatrix}$$

$$= \begin{bmatrix} -0.56567 & -2.06985 & 0.00001 \\ -1.86619 & 9.64306 & 4.6263 \\ 0.89532 & -2.1066 & 4.39105 \end{bmatrix} \begin{bmatrix} 1 & 0 & 0 \\ 0 & 0.90161 & -0.43255 \\ 0 & 0.43255 & 0.90161 \end{bmatrix}$$

$$= \begin{bmatrix} -0.56567 & -1.86619 & 0.89532 \\ -1.86619 & 10.69539 & 0.00001 \\ 0.89532 & -0.00001 & 4.87023 \end{bmatrix}。$$

迭代 4：

$$\tan 2\theta_4 = \frac{2D_{12}}{D_{11} - D_{22}} = \frac{2 \times (-1.86619)}{-0.56567 - 10.69539} = 0.33144。$$

$$\theta_4 = \frac{1}{2}\tan^{-1}(0.33144) = 9.16863°。$$

$$[T_4] = \begin{bmatrix} c & -s & 0 \\ s & c & 0 \\ 0 & 0 & 1 \end{bmatrix} = \begin{bmatrix} 0.98722 & -0.15934 & 0 \\ 0.15934 & 0.98722 & 0 \\ 0 & 0 & 1 \end{bmatrix}。$$

$$D_4 = [T_4]^T[D_3][T_4]$$

$$= \begin{bmatrix} 0.98722 & 0.15934 & 0 \\ -0.15934 & 0.98722 & 0 \\ 0 & 0 & 1 \end{bmatrix} \begin{bmatrix} -0.56567 & -1.86619 & 0.89532 \\ -1.86619 & 10.69539 & 0.00001 \\ 0.89532 & -0.00001 & 4.87023 \end{bmatrix} \times \begin{bmatrix} 0.98722 & -0.15934 & 0 \\ 0.15934 & 0.98722 & 0 \\ 0 & 0 & 1 \end{bmatrix}$$

$$= \begin{bmatrix} -0.8558 & -0.13814 & 0.88388 \\ -1.75221 & 10.85606 & -0.14265 \\ 0.89531 & 0.00001 & 4.87023 \end{bmatrix} \begin{bmatrix} 0.98722 & -0.15934 & 0 \\ 0.15934 & 0.98722 & 0 \\ 0 & 0 & 1 \end{bmatrix}$$

$$= \begin{bmatrix} -0.86687 & -0.00001 & 0.88388 \\ -0.00001 & 10.99652 & -0.14265 \\ 0.88388 & -0.14265 & 4.87023 \end{bmatrix}。$$

迭代 5：

$$\tan 2\theta_5 = \frac{2D_{13}}{D_{11} - D_{33}} = \frac{2 \times (0.88388)}{-0.86687 - 4.87023} = -0.30813。$$

$$\theta_5 = \frac{1}{2}\tan^{-1}(-0.30813) = -8.56282°。$$

$$[T_5] = \begin{bmatrix} c & 0 & -s \\ 0 & 1 & 0 \\ s & 0 & c \end{bmatrix} = \begin{bmatrix} 0.98885 & 0 & 0.14889 \\ 0 & 1 & 0 \\ -0.14889 & 0 & 0.98885 \end{bmatrix}。$$

$$D_5=[T_5]^T[D_4][T_5]$$
$$=\begin{bmatrix}0.98885 & 0 & -0.14889\\ 0 & 1 & 0\\ 0.14889 & 0 & 0.98885\end{bmatrix}\begin{bmatrix}-0.86687 & -0.00001 & 0.88388\\ -0.00001 & 10.99652 & -0.14265\\ 0.88388 & -0.14265 & 4.87023\end{bmatrix}\times\begin{bmatrix}0.98885 & 0 & 0.14889\\ 0 & 1 & 0\\ -0.14889 & 0 & 0.98885\end{bmatrix}$$
$$=\begin{bmatrix}-0.98881 & 0.02123 & 0.14890\\ -0.00001 & 10.99652 & -0.14265\\ 0.74496 & 0.14106 & 4.94752\end{bmatrix}\begin{bmatrix}0.98885 & 0 & 0.14889\\ 0 & 1 & 0\\ -0.14889 & 0 & 0.98885\end{bmatrix}$$
$$=\begin{bmatrix}-0.99955 & 0.02123 & 0.00001\\ 0.02123 & 10.99652 & -0.14106\\ 0.00001 & -0.14106 & 5.00328\end{bmatrix}。$$

迭代 6：

$$\tan 2\theta_6=\frac{2D_{23}}{D_{22}-D_{33}}=\frac{2\times(-0.14106)}{10.99652-5.00328}=-0.04707。$$

$$\theta_6=\frac{1}{2}\tan^{-1}(-0.04707)=-1.34746°。$$

$$[T_6]=\begin{bmatrix}1 & 0 & 0\\ 0 & c & -s\\ 0 & s & c\end{bmatrix}=\begin{bmatrix}1 & 0 & 0\\ 0 & 0.99972 & 0.02352\\ 0 & -0.02352 & 0.99972\end{bmatrix}。$$

$$D_6=[T_6]^T[D_5][T_6]$$
$$=\begin{bmatrix}1 & 0 & 0\\ 0 & 0.99972 & -0.02352\\ 0 & 0.02352 & 0.99972\end{bmatrix}\begin{bmatrix}-0.99955 & 0.02123 & 0.00001\\ 0.02123 & 10.99652 & -0.14106\\ 0.00001 & -0.14106 & 5.00328\end{bmatrix}\times\begin{bmatrix}1 & 0 & 0\\ 0 & 0.99972 & 0.02352\\ 0 & -0.02352 & 0.99972\end{bmatrix}$$
$$=\begin{bmatrix}-0.99995 & 0.02123 & 0.00001\\ 0.02122 & 10.99676 & -0.2587\\ 0.00051 & 0.11762 & 4.99856\end{bmatrix}\times\begin{bmatrix}1 & 0 & 0\\ 0 & 0.99972 & 0.02352\\ 0 & -0.02352 & 0.99972\end{bmatrix}$$
$$=\begin{bmatrix}-0.99995 & 0.02122 & 0.00051\\ 0.02122 & 10.99976 & 0.00002\\ 0.00051 & 0.00002 & 4.99993\end{bmatrix}。$$

如果认为 0.021 22 足够小，则更新后的矩阵 D_6 可认为已收敛。在这种情况下，3 个特征值（即 3 个对角线项）是 $\lambda_1=-0.99995$、$\lambda_2=10.99976$ 和 $\lambda_3=4.99993$，它们分别非常接近使用解析方法计算的-1、11 和 5。雅可比法也允许同时计算所有特征值。而且，得到的特征值不是按任何特定的顺序排列，因此需要排序。为了找到特征向量，需要找到总的旋转矩阵如下

$$[T_1][T_2][T_3][T_4][T_5][T_6]=\begin{bmatrix}0.95709 & 0.28978 & 0\\ -0.28978 & 0.95709 & 0\\ 0 & 0 & 1\end{bmatrix}\begin{bmatrix}0.73919 & 0 & 0.6735\\ 0 & 1 & 0\\ -0.6735 & 0 & 0.73919\end{bmatrix}$$

$$\times\begin{bmatrix}1 & 0 & 0\\ 0 & 0.901\,61 & -0.432\,55\\ 0 & 0.432\,55 & 0.901\,61\end{bmatrix}\begin{bmatrix}0.987\,22 & -0.159\,34 & 0\\ 0.159\,34 & 0.987\,22 & 0\\ 0 & 0 & 1\end{bmatrix}$$

$$\times\begin{bmatrix}0.988\,85 & 0 & 0.148\,89\\ 0 & 1 & 0\\ -0.148\,89 & 0 & 0.988\,85\end{bmatrix}\begin{bmatrix}1 & 0 & 0\\ 0 & 0.999\,72 & 0.023\,52\\ 0 & -0.023\,52 & 0.999\,72\end{bmatrix}$$

$$=\begin{bmatrix}0.707\,87 & 0.406\,99 & 0.577\,28\\ 0.001\,39 & 0.816\,49 & -0.577\,35\\ -0.706\,33 & -0.409\,50 & 0.577\,41\end{bmatrix}。$$

这 3 个特征向量列在与 3 个特征值相关联的矩阵 [T] 的 3 列中。正如预期的那样，下面列出的 3 个特征向量与解析计算出的 3 个特征向量非常接近，列在每个列向量的最右边

$$T_{i1}=\begin{Bmatrix}0.707\,87\\ 0.001\,39\\ -0.706\,33\end{Bmatrix}=0.707\,87\begin{Bmatrix}1\\ 0.002\\ -0.998\end{Bmatrix}\approx 0.707\,87\begin{Bmatrix}1\\ 0\\ -1\end{Bmatrix}。$$

$$T_{i2}=\begin{Bmatrix}0.406\,99\\ 0.816\,49\\ 0.409\,50\end{Bmatrix}=0.406\,99\begin{Bmatrix}1\\ 2.006\\ 1.006\end{Bmatrix}\approx 0.406\,99\begin{Bmatrix}1\\ 2\\ 1\end{Bmatrix}。$$

$$T_{i3}=\begin{Bmatrix}0.577\,28\\ -0.577\,35\\ 0.577\,41\end{Bmatrix}=0.577\,28\begin{Bmatrix}1\\ -1.000\,1\\ 1.002\end{Bmatrix}\approx 0.577\,28\begin{Bmatrix}1\\ -1\\ 1\end{Bmatrix}。$$

8.3 节所示的例子代表了一种动力分析，在这种分析中，利用模态分析，可以从固有频率和模态振型中构造出运动学-时程曲线。读者可能会注意到模态分析是动力分析的一种类型，而动力分析中最重要的变量是“时间”。然而，在进行模态分析时，这些计算都不涉及时间。由于不需要随着时间的推移进行显式积分或微分，与使用直接积分方法相比（将在 8.5 节中讨论），使用模态分析计算结构运动学节省了巨大的计算成本。

读者可能还注意到，雅可比法依次旋转矩阵，直到所有非对角项趋近于 0。因此，雅可比方法也可用来计算 7.4.1 节所述的主应力。

8.3.4 · 评论

有害振动的影响范围从过度的震动或疲劳寿命的缩短，到部件或整个结构的灾难性失效。因此，产品和结构工程师的一个重要职责是降低振动的幅度或隔离振动源。模态分析是一种通过特征值和特征向量来分析动态系统的高效计算方法。当使用有限元求解器进行模态分析时，必须高度注意低刚度沙漏模式，这些增加的数值能量用于稳定计算。沙漏模式可能会产生与低特征值相关但不切实际的振型。

通过了解一个系统的固有频率，我们可以减少这些振动模式激活的机会。由 8.3.2 节式(8.39)

可知,通过改变质量和刚度值,可以改变相应的固有频率。基于这一原理,一个合理构造的弹簧-质量装置,称为动态减振器,几个世纪以来一直用于减少无阻尼共振的可能性。除了外部载荷外,还需要注意旋转机械的内部振动源。例如,一个不平衡的飞轮或轮胎可能会引起显著的振动。虽然重新平衡飞轮或轮胎可以解决不必要的振动问题,但短期的解决方案是调整运行速度,使飞轮或轮胎运动产生的频率不至于接近共振频率。此外,在工厂和汽车设计中使用了各种隔离振动源的方法,以减少振动引起的噪声,减缓部件的磨损。隔离振动源的关键是减少振动从一个部件向支撑结构或另一个部件的传递。例如,发动机支架经过精心设计、工厂的机床经过战略性安排,以减少振动向其他部件的传递。模态分析可以提供解决这些问题所需的信息。

在某些情况下,外部载荷的方向和大小是不可预测的。一些例子是地震引起的高层建筑的震动和阵风引起的悬索桥的扭转,在这些情况下,通过结构阻尼来耗散能量,这是下一节的主题。

8.4 阻尼

在讨论结构阻尼之前,必须首先声明本节中描述的阻尼与 4.5.6 节中讨论的“黏性阻尼”在概念上相关,但并非直接相关。对于后者,是用一组数值程序来控制不现实的/人为的沙漏能量。本节所讨论的阻尼与材料本身的行为或系统刚度或质量的增加相关。阻尼将机械能转化为热能(热),热能反过来又降低了振动的幅度。常用的控制有害振动的方法包括平衡机器旋转部件产生的振动,降低或增加速度以暂时避开有害振动,或将振动部件与其他部件隔离。与此目的相关的重要主题包括阻尼部件(如阻尼器)的应用或阻尼材料(如泡沫垫)的使用。阻尼可以通过内部源或外部源来实现。

内阻尼与循环加载部件的能量耗散有关,如航空或汽车工业中使用的结构部件。飞机或汽车结构件的内部阻尼可能来自晶粒间相对运动引起的金属内部微观结构的不均匀性。此外,软骨中的流体运动也可以是内部阻尼的来源。外部阻尼的来源经常发生于边界,如在两个桁架构件和用于连接它们的销钉之间的连接处的摩擦。孩子在秋千上的动能会减少,除非站在孩子旁边的成年人继续推。外部阻尼也可以来自两辆车相撞。在这些情况下,通常用库仑阻尼(摩擦)来表示这种效应。因为动能转换为内部和外部阻尼的热量,因此过程不可逆。

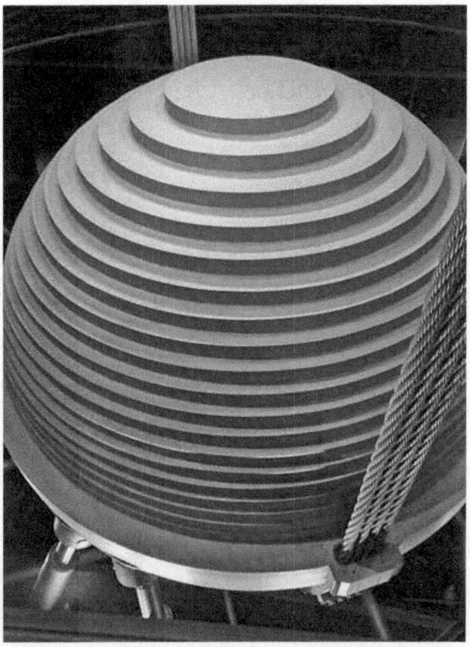

图 8.7　中国台北 101 大楼 728 T 的调谐质量阻尼器,用于抵抗强风和地震。

除库仑阻尼外,通常用阻尼器提供外部阻尼。图 8.7 显示的是在中国台北 101 大楼安装的直径 6 m、重 728 T 的调谐质量阻尼器。中国台北 101 大楼是一座高 509 m、101 层的摩天大楼。这个质量阻尼器用 8 根钢索悬挂在 92 层,并通过 8 个黏性阻尼器锚定在 87 层。调谐质量球可以向任何方向移动 1.5 m,以保护建筑物免受最强地震或高达 216 km/h 的大风的影响。

8.4.1 · 库仑阻尼

阻尼作用可以源于摩擦。例如,如果没有额外的能量进入,摩擦力会使汽车或秋千减速。

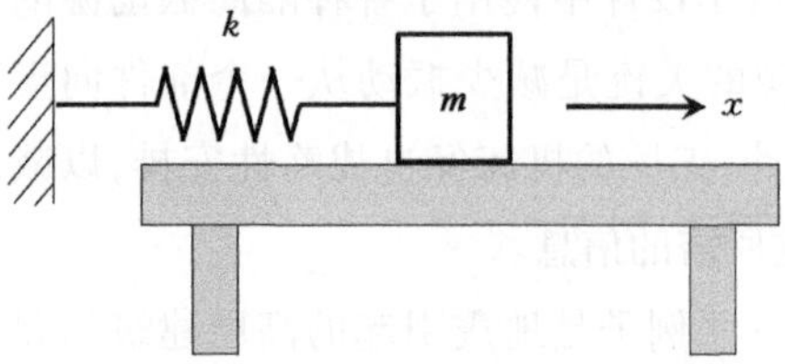

图 8.8　单弹簧系统在桌面上振动。

图 8.8 所示为一无外力施加的简单质量-弹簧系统在桌面上滑动。如 8.3.1 节所讨论的,在没有摩擦的情况下,质量将在固有频率下以谐波运动永久振荡。

如果存在摩擦,一旦所有的能量都通过摩擦产生的热量消耗掉,系统的振荡就会完全停止。物体和工作台之间的这种摩擦力叫库仑摩擦力,是以 Charles Augustin de Coulomb(1736.6—1806.8)命名的。

由库仑摩擦引起的阻尼被称为库仑阻尼。根据库仑定律,摩擦力的方向与运动物体的速度相反,大小为:

$$F = -sgn(\dot{x})\mu mg \tag{8.78}$$

式中 $sgn(\dot{x})$ 为速度符号,μ 为摩擦系数,可以是静态摩擦系数,也可以是动态摩擦系数。例如,一个轮胎在路面上的压力为 275.8 kPa(40 psi),其静态摩擦系数为 0.9,而在干燥表面上的动态摩擦系数为 0.85,在潮湿表面上的动态摩擦系数 0.69。式(8.78)中的负号旨在强调库仑摩擦与运动方向相反。有了库仑摩擦,这个系统的运动方程就变成:

$$m\ddot{x} + kx = sgn(\dot{x})\mu mg \tag{8.79}$$

在特殊情况下,当质量只向一个方向移动时,不需要考虑符号的变化。式(8.79)所示的非齐次微分方程的解可以表示为:

$$x(t) = A\cos\sqrt{\frac{k}{m}}t + B\sin\sqrt{\frac{k}{m}}t - \frac{\mu mg}{k} \tag{8.80}$$

但是,与符号变化相关的非线性项使得式(8.79)很难求解,其中速度方向可以为正,也可以为负。在振荡的两端,速度为 0,摩擦力的方向会瞬间改变。因此,在振荡结束时摩擦力有一个很大的跳跃,从负到正;或者反之。为了克服这个问题,许多有限元解包将库仑摩擦作为一个接触问题,基于惩罚法或拉格朗日乘数法,以消除力不连续的影响。对于建模库仑摩擦的各种方法的详细描述,读者可能需要参考 Weylera 等(2012)。为了正确地使用软件包来模拟库仑阻尼,读者必须仔细阅读软件供应商提供的用户手册。

8.4.2 · 黏性阻尼

8.3 节例 8.2 描述了一种非受迫振动情况,其中 m_1 和 m_2 的振荡峰值幅度随时间保持不变,如图 8.4 所示。如果在 8.3.2 节中所示的 2 个固有频率之一处对这个双弹簧、双质量系统施加一个外部循环力,系统将开始共振,峰值幅度将继续增加,直至发生失效。当这种不希望发生的情况出现时,结构设计师需要修改(或控制)结构行为,以避免灾难性的失效。

在汽车中,减震器(阻尼器或缓冲器)与悬挂系统结合使用,以吸收(耗散)部分冲击能量,并在路面条件差的路上行驶时减弱冲击力。典型的减震器将由碰撞引起的动能转化为热量(通过摩擦),以减少撞击作用的影响。它也能限制共振时的振幅。通过在无阻尼弹簧系统中增加阻尼器,新的弹簧阻尼器系统成为一个阻尼振动问题。

具有类似阻尼效果的材料包括橡胶、泡沫塑料、热塑性塑料、复合材料等。阻尼也可能发生在包含流体或类流体材料的结构部件中。含有流体的典型材料包括土壤和生物组织。阻尼是研究地震引发结构响应或预防生物组织损伤的生物力学研究的重要课题。

在强迫振动下,无阻尼和阻尼系统的运动控制方程表示为:

$$[M]\{\ddot{x}(t)\} + [K]\{x(t)\} = \{f(t)\}$$

$$[M]\{\ddot{x}(t)\} + [C]\{\dot{x}(t)\} + [K]\{x(t)\} = \{f(t)\} \tag{8.81}$$

$[M]$ 是结构质量矩阵, $[K]$ 是全局刚度矩阵, $[C]$ 是全局阻尼矩阵, $\{x\}$ 代表位移矢量, $\{\dot{x}\}$ 是速度矢量, $\{\ddot{x}\}$ 是加速度矢量, $\{f\}$ 是节点力矢量,都可以是常数或时间的函数。在受到冲击时,阻尼器或黏性部件产生阻力,阻力与阻尼器受到冲击速度成反比。由式(8.81)可推导出全局阻尼矩阵 $[C]$ 的维数为 Ns/m。

前面描述了确定整体质量矩阵 $[M]$ 和刚度矩阵 $[K]$ 的方法。与矩阵 $[M]$ 和 $[K]$ 相似,矩阵 $[C]$ 需要为方阵。由于单元质量矩阵 $[m]$ 和刚度矩阵 $[k]$ 可以直接由单元形函数导出,因此可以认为同样的形函数也可以导出单元阻尼矩阵。然而不幸的是,大多数材料的阻尼性能,特别是由于内部阻尼而引起的阻尼性能,并不能很好地确定,也不能通过静态测试来测量。即使可以测量这些系数,用式(8.81)求解一个复杂结构也不是一件简单的任务。本节讨论了不用在式(8.81)中定义 $[C]$ 的方法,首先回顾阻尼系数的特性,然后讨论了一种替代性的瑞利阻尼方法。

8.4.2.1 阻尼常数和阻尼比

一个单质量、弹簧和阻尼系统,到非强迫振动,首先用来回顾阻尼的影响。在这个简单方程组中,控制微分方程的形式为:

$$m\ddot{x}(t) + c\dot{x}(t) + kx(t) = 0 \tag{8.82}$$

c 是阻尼常数。假设 $x = e^{\lambda t}$, 有 $\dot{x} = \lambda e^{\lambda t}$ 以及 $\ddot{x} = \lambda^2 e^{\lambda t}$。因此式(8.82)的特征方程为:

$$m\lambda^2 + c\lambda + k = 0 \tag{8.83}$$

式(8.83)所列二次方程的解为 $\lambda = \dfrac{-c \pm \sqrt{c^2 - 4mk}}{2m}$。根据 c 相对于 m 和 k 的大小,这个特征方程的解揭示了系统是否会振动。例如,当 $c^2 = 4mk$ 时,就会出现临界阻尼条件。在这个构型中,质量的运动在最短的时间内返回到静止位置。汽车里的减震器是为了极大地抑制振动而设计的。当 $c^2 > 4mk$ 时,系统处于过阻尼状态。闭门器中的阻尼机构是这样设计的,以限制门关闭的速度。换句话说,在过阻尼系统中,质量恢复到静止位置所需的时间比临界阻尼系统所需的时间要长。为了达到欠阻尼的情况,我们必须有 $c^2 < 4mk$。在这种情况下,振动继续,但在达到静止位置之前

逐渐减弱。为了便于区分这三种条件，阻尼的量通常由一个称为阻尼系数 ξ 的参数进行描述，ξ 定义为阻尼常数 c 与临界阻尼常数 c_c 的比值。阻尼系数 < 1 将振荡，阻尼系数 > 1 表明非振荡行为。

8.4.2.2 瑞利阻尼

由 8.3.1 节式(8.22)，单个弹簧-质量系统的固有频率表示为 $\omega = \sqrt{k/m}$。在临界阻尼时，阻尼常数的值为 $c_c^2 = 4mk$。由这两个关系式，将临界阻尼常数写成 m 和 ω 的函数：

$$c_c = \sqrt{4mk} = \sqrt{4m \times m\,\omega^2} = 2m\omega \tag{8.84}$$

阻尼常数可以由 m 和 k 的线性组合表示：

$$c = \alpha m + \beta k \tag{8.85}$$

式中 α 为质量阻尼分量，β 为结构或刚度阻尼分量。m 和 k 的大小通常大于 c 的大小。此外，对阻尼直接建模非常复杂，这是一门艺术而非一门科学。由式(8.85)计算阻尼比为：

$$\xi = \frac{c}{c_c} = \frac{\alpha}{2\omega} + \frac{\beta\omega}{2} \tag{8.86}$$

式(8.85)和式(8.86)与单个质量-弹簧-阻尼器系统有关。可以类似地宣称，同样的关系也适用于由质量、弹簧和阻尼器组成的大系统。

$$[C] = \alpha[M] + \beta[K] \tag{8.87}$$

式(8.87)称为瑞利阻尼(Rayleigh damping)方程，如 8.3.3 节所述，以瑞利勋爵命名。尽管该方程的流变学或物理学关联尚不清楚，但通过该方法获得的阻尼矩阵能够非常成功地解决瞬态响应问题。

如果只考虑质量阻尼(即忽略刚度阻尼)，则阻尼比可通过公式(8.86)由 α 和 ω 计算得到(结果如图 8.9 所示)。从图中可以看出，阻尼比 ξ 与频率成反比。此外，随着频率的增加，质量阻尼的作用减弱。因此，质量阻尼最适合抑制低频高振幅的振动。因为只允许 1 个单一的 α 值作为有限元模型的输入参数，所以主导冲击响应的特定频率应该用来计算 α 值，以消除系统仿真时不必要振动。

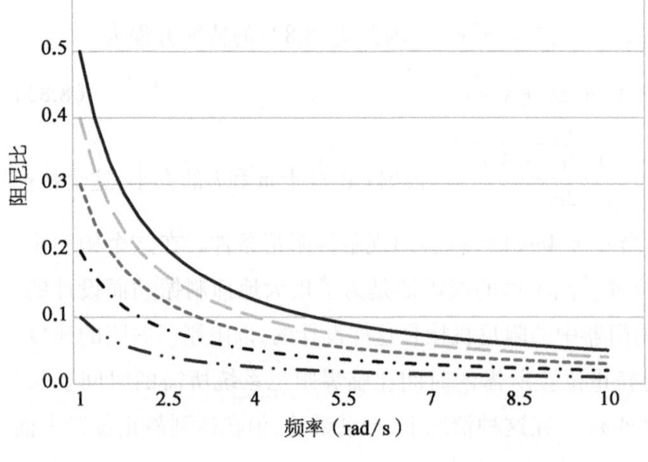

图 8.9 质量阻尼的影响。计算的阻尼比是固定的 α 值 0.2(最低级别为—··—)、0.4、0.6、0.8、1.0(最高级为——)以及频率(范围从 1~10 rad/s)的函数。

如果只考虑结构阻尼(即忽略质量阻尼),则可由式(8.86)中的β和ω计算阻尼比,结果如图8.10所示。从图中可以看出,阻尼比ξ与频率成正比。此外,随着频率的增加,阻尼的影响也线性增加。因此,刚度阻尼有利于抑制高频率、低振幅的振动。同样,为了消除不必要的振动,应利用最主导响应的频率来确定单个β值作为有限元模型的输入参数。

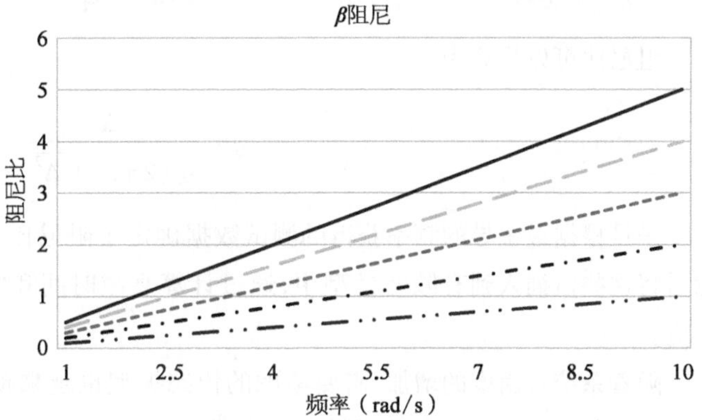

图 8.10 结构阻尼的影响。计算阻尼比率代表 0.2 的固定β值(—·· —,最低级),0.4、0.6、0.8、1.0(— —,最高震级)作为频率的函数范围为 1~10 rad/s。

对于现实世界问题,需要同时应用质量和刚度阻尼来抵消低频和高频振动。假设希望对于$\omega_1 \sim \omega_2$ rad/s 范围内的频率的阻尼比恒定为0.5。从式(8.86),可以写出:

$$\frac{\alpha}{2\omega_1} + \frac{\beta\omega_1}{2} = 0.5$$

$$\frac{\alpha}{2\omega_2} + \frac{\beta\omega_2}{2} = 0.5 \tag{8.88}$$

进一步假设$\omega_1 = 1$和$\omega_2 = 10$。式(8.88)表示求解2个未知数的两个方程。$\alpha = 0.909$, $\beta = 0.0909$。将这些值代入式(8.86)得到的作为频率函数计算阻尼比,如图8.11所示。可以看出,质量阻尼在响应的低频部分起主导作用,而刚度阻尼则主导响应的高频部分。

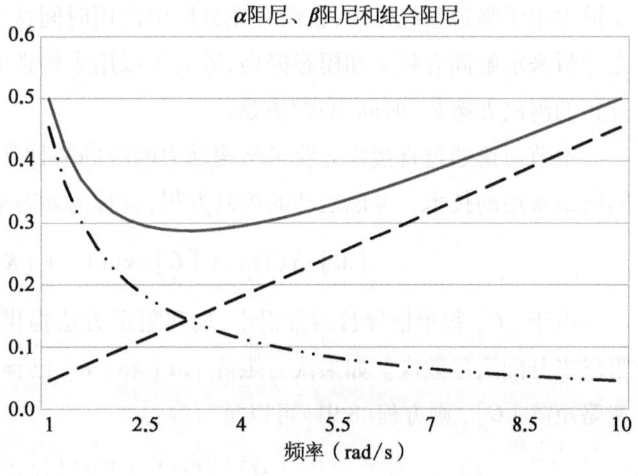

图 8.11 由质量阻尼(α = 0.909)和刚度阻尼(β = 0.090 9)的单独或联合效应引起的阻尼比。—··—仅表示质量阻尼,— —仅表示刚度阻尼,———表示两者的组合效果。

在欠阻尼系统中,每个振荡的峰值幅度随时间呈对数衰减。通过实验数据可以确定系统的阻尼比。假设阻尼振动周期为 $T=\frac{2\pi}{\omega}$，在这个周期内有2个连续的峰值，峰值为 x_1 和 x_2。这2个连续峰之间的对数衰减量 Δ 计算为：

$$\Delta = \ln \frac{x_1}{x_2} \tag{8.89}$$

阻尼比可以计算为：

$$\xi = \frac{\Delta}{\sqrt{(2\pi)^2 + \Delta^2}} \tag{8.90}$$

一旦根据最主导的频率获得的测试数据确定了阻尼比，可以使用式(8.88)计算 α 和 β 的值。然后将这些值插入到有限元模型中，通过计算衰减时间和其他瞬态动力响应来预测瑞利阻尼的效应。

随着系统自由度的增加，需要考虑的模态振型也越来越多。因此，为瑞利阻尼找到一组合理的 α 和 β 值(可能是，也可能不是时间的函数)是一项相当困难的任务。在大多数情况下，反复试错是找到 α 和 β 值组合的唯一方法，以使模型预测响应结果与实验结果能够匹配。由于本书的范围有限，将不再进一步讨论这个问题。为了进一步探索用于估算 α 和 β 值的各种程序，推荐Adhikari和Phani(2007)的研究、Bathe和Wilson(1976)的书，以及Pilkey(1998)的博士论文。

8.5 直接积分法

在7.2节中，在比较迭代方法和高斯消元法时讨论了减少计算成本的好处。如果刚度矩阵涉及一定程度的非线性(例如，刚度可能由于变形而增加)，则只能通过迭代过程来获得最终解。然而，通过迭代方法得到的解可能并不精确。

在本章到目前为止讨论的所有问题中，“时间”一词还未成为一个因子，尽管在事实上，一个动态系统的支配微分方程涉及与时间相关的位移、速度和加速度项。即使在强迫振动的情况下，时变谐力用于强迫系统振动，也没有在分析中使用时间这个因子。不考虑时间的原因是可以通过模态分析来求解固有频率和模态振型，进而可以用来构造时变参数，如位移-时程曲线。可以说模态分析的解决方案是“时间隐式”方法。

本节讨论通过直接积分获得结构动力响应的两种常用方法，直接积分是有限元法中解决动力问题最常用的技术。考虑运动的控制方程，也称为动态平衡方程，其形式为：

$$[M]\{\ddot{x}(t)\} + [C]\{\dot{x}(t)\} + [K]\{x(t)\} = \{f(t)\} \tag{8.91}$$

由于 $[C]$ 很难推导且通常很小，瑞利阻尼方法提供了一种方便的方法，可以通过质量和刚度阻尼来分配阻尼效应。如果认为矩阵 $[M]$ 和 $[K]$ 已预先修正以包括质量和刚度阻尼，或者简单忽略矩阵 $[C]$，则方程(8.91)可以重写为：

$$[M]\{\ddot{x}(t)\} + [K]\{x(t)\} = \{f(t)\} \tag{8.92}$$

方程的两边同时乘 $[M]^{-1}$，重新排列项：

$$\{\ddot{x}(t_i)\} = -[M]^{-1}[[K]\{x(t_i)\} - \{f(t_i)\}] \tag{8.93}$$

如果已知初始或其他条件下的加速度,可以直接对式(8.93)积分一次得到速度,对式(8.93)积分两次得到位移。同样,可以求导位移一次得到速度,求导位移两次得到加速度。在直接积分方法中,只要有初始值,可应用这一原则循序渐进地来计算整个位移、速度和加速度的时间-历程曲线。本节提出了两种求解动力学问题的数值方法。

在讨论各种报道的直接积分方法之前,假设初始时间为 0($t_0 = 0$),对于所有要讨论的方法,每个时间步长的时间增量(Δt)在整个积分过程中都是常数。因此,关注的离散时间点是 0, $\Delta t, 2\Delta t, \cdots, n\Delta t$。与在任何时刻 t 提供精确解的解析解相比,只能断言直接积分法的解在任何这些离散时间点上都是合理精确的,而且这种精度只能在时间步长正确选择的情况下才能假定。

8.5.1 · 中心差分法

由于速度是位移的时间导数,而加速度是速度的时间导数,用梯形法则近似速度和加速度为:

$$\begin{aligned} \{\dot{x}(t_n)\} &= \frac{\{x(t_{n+1})\} - \{x(t_n)\}}{\Delta t} \\ \{\ddot{x}(t_n)\} &= \frac{\{\dot{x}(t_{n+1})\} - \{\dot{x}(t_n)\}}{\Delta t} \end{aligned} \tag{8.94}$$

其中下标 n 表示 n^{th} 步长。也可以用梯形法则替代微分,通过对加速度积分得到速度,通过对速度积分得到位移:

$$\begin{aligned} \{\dot{x}(t_{n+1})\} &= \{\dot{x}(t_n)\} + \frac{\Delta t}{2}(\{\ddot{x}(t_n)\} + \{\ddot{x}(t_{n+1})\}) \\ \{x(t_{n+1})\} &= \{x(t_n)\} + \frac{\Delta t}{2}(\{\dot{x}(t_n)\} + \{\dot{x}(t_{n+1})\}) \end{aligned} \tag{8.95}$$

然而,在分析高频的动态问题时,如车祸中的动态问题,连续两步使用梯形规则确定速度和加速度会导致很大的误差。一个更精确的近似解的方法是从 3 个连续的时间步中求出速度和加速度。由于中间时间步的导数和积分是直接从两个数据点的前一步和后一步计算出来的,这种方法称为中心差分法(central difference method)。

8.5.1.1 推导

图 8.12 显示了位移-时间历程的 3 个连续步骤。可以很容易地从图 8.12 中近似出速度为:

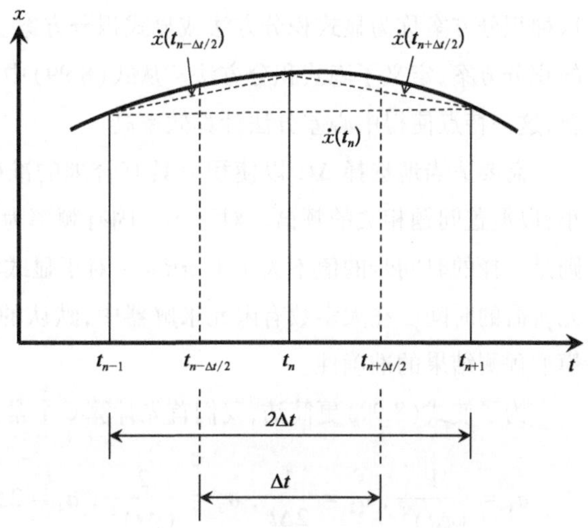

图 8.12 位移-时间历程的 3 个离散、连续的时间步长。

$$\{\dot{x}(t_n)\} = \frac{1}{2\Delta t}(\{x(t_{n+1})\} - \{x(t_{n-1})\}) \tag{8.96}$$

为了近似计算 t_n 处的加速度，首先计算 $t_n - \frac{1}{2}\Delta t$ 和 $t_n + \frac{1}{2}\Delta t$：

$$\begin{aligned}\left\{\dot{x}\left(t_n - \frac{\Delta t}{2}\right)\right\} &= \frac{1}{\Delta t}(\{x(t_n)\} - \{x(t_{n-1})\})\\ \left\{\dot{x}\left(t_n - \frac{\Delta t}{2}\right)\right\} &= \frac{1}{\Delta t}(\{x(t_{n+1})\} - \{x(t_n)\})\end{aligned} \tag{8.97}$$

根据图 8.12 和式(8.97)，加速度近似为：

$$\begin{aligned}\{\ddot{x}(t_n)\} &= \frac{1}{\Delta t}(\{\dot{x}(t_{n+\frac{\Delta t}{2}})\} - \{\dot{x}(t_{n-\frac{\Delta t}{2}})\})\\ &= \frac{1}{(\Delta t)^2}(\{x(t_{n-1})\} - 2\{x(t_n)\} + \{x(t_{n+1})\})\end{aligned} \tag{8.98}$$

如式(8.96)和式(8.98)所示，速度和加速度仅由连续两步的位移表示。将 $\{\dot{x}\}$ 代入式(8.96)，将 $\{\ddot{x}\}$ 代入式(8.98)，得到：

$$\begin{gathered}[M]\{\ddot{x}(t_n)\} + [C]\{\dot{x}(t_n)\} + [K]\{x(t_n)\} = \{f(t_n)\}\\ [M]\frac{1}{(\Delta t)^2}(\{x(t_{n_1})\} - 2\{x(t_n)\} + \{x(t_{n+1})\}) + [C]\frac{1}{2\Delta t}(\{x(t_{n+1})\} - \{x(t_{n-1})\}) + [K]\{x(t_n)\} = \{f(t_n)\}\\ \left(\frac{[M]}{(\Delta t)^2} + \frac{[C]}{2\Delta t}\right)\{x(t_{n+1})\} = \{f(t_n)\} - \left([K] - \frac{2[M]}{\Delta t^2}\right)\{x(t_n)\} - \left(\frac{[M]}{(\Delta t)^2} + \frac{[C]}{2\Delta t}\right)\{x(t_{n-1})\}\end{gathered} \tag{8.99}$$

注意，式(8.99)的顶部一行只涉及 t_n 时刻的动态平衡方程。这种中心差分法允许仅通过均衡条件，从前面两个步骤 $\{x(t_{n-1})\}$ 和 $\{x(t_n)\}$ 中求出 $\{x(t_{n+1})\}$，如式(8.99)的第三行所示。因此，这种积分方案称为显式积分方法或显式积分方案。相比之下，对于需要时刻 t_{n+1} 的动态平衡方程的积分方案，定义了隐式积分方法。从式(8.99)中还注意到 $[K]$ 和 $[M]$ 不需要在所有时间步中更新，这一特点使得中心差分法计算效率高。

需要适当地选择 Δt，以使积分具有合理的准确性。对于隐式积分方案，所选的 Δt 必须足够小，以覆盖问题相关的频谱。对于第一固有频率为 H Hz 的系统（比如，$\Delta t = 1/H$ s），一般的经验法则是选择的时间步的值不大于 $1/\pi H$ s。对于显式积分方案，临界时间步长度需要小于声波通过单元所需的时间。在大多数有限元求解器中，默认的时间步长比临界时间步长小（如 90%），以确保模型预测结果的准确性。

为了使式(8.99)更简洁，我们首先计算 6 个常数：

$$a_1 = \frac{1}{(\Delta t)^2},\ a_2 = \frac{1}{2\Delta t},\ a_3 = \frac{2}{(\Delta t)^2},\ a_4 = 2\Delta t,\ a_5 = (\Delta t)^2,\ a_6 = \frac{a_5}{2} = \frac{(\Delta t)^2}{2} \tag{8.100}$$

将这些常量中的前 3 个适当地插入式(8.99)中：

$$(a_1[M]+a_2[C])\{x(t_{n+1})\}=\{f(t)\}-([K]-a_3[M])\{x(t_n)\}-(a_1[M]+a_2[C])\{x(t_{n-1})\} \tag{8.101}$$

为了有效地执行中心差分法，矩阵 $[M]$ 和 $[C]$ 需要对角化，这样就可以很容易地计算式(8.101)的左边。然后由初始条件 $\{x(t_0)\}$ 计算 $\{x(t_1)\}$；通过 $\{\ddot{x}(t_0)\}$ 将 $n=0$ 代入式(8.101)得到：

$$(a_1[M]+a_2[C])\{x(t_1)\}=\{f(t)\}-([K]-a_3[M])\{x(t_0)\}-(a_1[M]+a_2[C])\{x(t_{-1})\} \tag{8.102}$$

由式(8.102)，在求出 $\{x(t_1)\}$ 之前，需要知道 $\{x(t_{-1})\}$。为了计算 $\{x(t_{-1})\}$，分配 $n=0$ 给式(8.96)和式(8.98)，并得到：

$$\{\dot{x}(t_0)\}=\frac{1}{2\Delta t}(\{x(t_1)\}-\{x(t_{-1})\})\Rightarrow\{x(t_1)\}=a_4\{\dot{x}(t_0)\}+\{x(t_{-1})\} \tag{8.103}$$

$$\{\ddot{x}(t_0)\}=\frac{1}{(\Delta t)^2}(\{x(t_{-1})\}-2\{x(t_0)\}+\{x(t_1)\})\Rightarrow\{x(t_1)\}=a_5\{\ddot{x}(t_0)\}+2\{x(t_0)\}-\{x(t_{-1})\} \tag{8.104}$$

由式(8.103)减去式(8.104)，得到：

$$a_4\{\dot{x}(t_0)\}+\{x(t_{-1})\}-a_5\{\ddot{x}(t_0)\}-2\{x(t_0)\}+\{x(t_{-1})\}=0$$

$$2\{x(t_{-1})\}-a_5\{\ddot{x}(t_0)\}+a_4\{\dot{x}(t_0)\}-2\{x(t_0)\}=0$$

$$\{x(t_{-1})\}=a_6\{\ddot{x}(t_0)\}-\Delta t\{\dot{x}(t_0)\}+\{x(t_0)\} \tag{8.105}$$

将式(8.105)中推导的 $\{x(t_{-1})\}$ 插入式(8.103)和式(8.104)，可以得到 $\{\dot{x}(t_0)\}$ 和 $\{\ddot{x}(t_0)\}$。这些描述概述了查找 $\{x(t_1)\}$、$\{\dot{x}(t_0)\}$ 和 $\{\ddot{x}(t_0)\}$ 所需的过程。

一旦已知 $\{x(t_1)\}$，就能够计算 $\{x(t_2)\}$。同样，可以一步一步地确定 $\{x(t_3)\}$，$\{x(t_4)\}$，…，$\{x(t_n)\}$。如果还需要速度和加速度时程曲线，可以计算速度 $\{\dot{x}(t_1)\}$，$\{\dot{x}(t_2)\}$，…，$\{\dot{x}(t_n)\}$，以及加速度 $\{\ddot{x}(t_1)\}$，$\{\ddot{x}(t_2)\}$，…，$\{\ddot{x}(t_n)\}$。

8.5.1.2 应用程序

综上所述，中心差分积分法可以通过以下步骤进行。同样，建议使用计算机程序来完成这项任务。

(1) 正确选择 Δt，计算并存储常数 $a_1 \sim a_6$

$a_1=\dfrac{1}{(\Delta t)^2}$，$a_2=\dfrac{1}{2\Delta t}$，$a_3=\dfrac{2}{(\Delta t)^2}$，$a_4=2\Delta t$，$a_5=(\Delta t)^2$，$a_6=\dfrac{(\Delta t)^2}{2}$。

(2) 确定初始条件 $\{x_0\}$、$\{\dot{x}_0\}$ 和 $\{\ddot{x}_0\}$ 的平衡方程。

$[M]\{\ddot{x}(t)\}+[C]\{\dot{x}(t)\}+[K]\{x(t)\}=\{f(t)\}$。

(3) 使用式(8.105)计算 $\{x(t_{-1})\}$。

$\{x(t_{-1})\}=a_6\{\ddot{x}(t_0)\}-\Delta t\{\dot{x}(t_0)\}+\{x(t_0)\}$。

(4) 使用式(8.102)计算 $\{x(t_1)\}$。

$(a_1[M]+a_2[C])\{x(t_1)\}=\{f(t)\}-([K]-a_3[M])\{x(t_0)\}-(a_1[M]+a_2[C])\times\{x(t_{-1})\}$。

如前所述,为了便于计算,[M] 和 [C] 需要对角矩阵。在这种情况下,方程左边的矢量就变成了 $\{(a_1 M_{11}+a_2 C_{11})x_1(t_1) \quad (a_1 M_{22}+a_2 C_{22})x_2(t_1) \quad \cdots \quad (a_1 M_{nn}+a_2 C_{nn})x_n(t_1)\}^T$。

因此,节点位移 x_i 表示为 $x_i(t_1)=\dfrac{\{f(t)\}-([K]-a_3[M])\{x(t_0)\}-(a_1[M]+a_2[C])\{x(t_{-1})\}}{(a_1 M_{ii}+a_2 C_{ii})}$,其中 ii 用于表示对角线项,与索引表示法无关。

(5) 用式(8.101)从 $\{x(t_1)\}$ 和 $\{x(t_0)\}$ 中计算 $\{x(t_2)\}$。对于对角化的 [M] 和 [C],节点自由度表示为 $x_i(t_2)=\dfrac{\{f(t)\}-([K]-a_3[M])\{x(t_1)\}-(a_1[M]+a_2[C])\{x(t_0)\}}{(a_1 M_{ii}+a_2 C_{ii})}$。

(6) 如果需要速度,则使用式(8.96)确定 $\{\dot{x}(t_i)\}$。

$\{\dot{x}(t_i)\}=a_2(\{x(t_{i+1})\})-\{x(t_{i-1})\}$。

(7) 如果需要加速度,使用式(8.98)确定 $\{\ddot{x}(t_i)\}$。

$\{\ddot{x}(t_i)\}=a_1(\{x(t_{i-1})\}-2\{x(t_i)\}+\{x(t_{i+1})\})$。

(8) 类似于步骤 5,使用式(8.101)从 $\{x(t_i)\}$ 和 $\{x(t_{i-1})\}$ 中计算 $\{x(t_{i+1})\}$,其中 $i=2\sim n$。

(9) 与步骤 6 和步骤 7 相似,如有需要使用式(8.96)和式(8.98)确定 $\{\dot{x}(t_i)\}$ 和 $\{\ddot{x}(t_i)\}$。

(10) 重复步骤 8 和步骤 9 完成所有剩余的时间步骤($i=3\sim n$)。

例 8.9

用中心差分法确定例 8.2 中描述的双弹簧,双质量系统的强迫振动问题的位移-时间历程。其中初始条件为 $\{\boldsymbol{x}(\boldsymbol{t}=\mathbf{0})\}=\{\mathbf{0}\}$,$\{\dot{\boldsymbol{x}}(\boldsymbol{t}=\mathbf{0})\}=\mathbf{0}$,加载条件为 $\boldsymbol{f_2(t)=10}$。

求解方法

下标为节点自由度,直接取自例 8.2 的动态平衡方程为

$$\begin{bmatrix}1 & 0\\0 & 1\end{bmatrix}\begin{Bmatrix}\ddot{x}_2(t)\\\ddot{x}_3(t)\end{Bmatrix}+\begin{bmatrix}5 & -2\\-2 & 2\end{bmatrix}\begin{Bmatrix}x_2(t)\\x_3(t)\end{Bmatrix}=\begin{Bmatrix}10\\0\end{Bmatrix}。$$

找到 $\{x(1)\}$、$\{\dot{x}(0)\}$ 和 $\{\ddot{x}(0)\}$。

初始条件为 $x_2(t=0)=x_3(t=0)=0$, $\dot{x}_2(t=0)=\dot{x}_3(t=0)=0$,利用上面列出的平衡方程和所提供的初始条件,得到 $\ddot{x}_2(t=0)=10$ 和 $\ddot{x}_3(t=0)=0$。为节省空间,将不在括号中写入"$t=$"。

第一,选择时间步长为 $\Delta t=0.25s$。然后计算这 6 个常数为 $a_1=\dfrac{1}{(\Delta t)^2}=16$, $a_2=\dfrac{1}{2\Delta t}=2$, $a_3=\dfrac{2}{(\Delta t)^2}=32$, $a_4=2\Delta t=0.5$, $a_5=(\Delta t)^2=0.062\,5$, $a_6=\dfrac{(\Delta t)^2}{2}=0.031\,25$。

第二,确定 $\{x(t_1)\}$。通过将初始位移,速度和加速度代入式(8.105),可以得出

$$\begin{Bmatrix}x_2(t_{-1})\\x_3(t_{-1})\end{Bmatrix}=a_6\begin{Bmatrix}\ddot{x}_2(t_0)\\\ddot{x}_3(t_0)\end{Bmatrix}-\Delta t\begin{Bmatrix}\dot{x}_2(t_0)\\\dot{x}_3(t_0)\end{Bmatrix}+\begin{Bmatrix}x_2(t_0)\\x_3(t_0)\end{Bmatrix}$$

$$\begin{Bmatrix}x_2(t_{-1})\\x_3(t_{-1})\end{Bmatrix}=0.031\,25\begin{Bmatrix}10\\0\end{Bmatrix}-0.25\begin{Bmatrix}0\\0\end{Bmatrix}+\begin{Bmatrix}0\\0\end{Bmatrix}=\begin{Bmatrix}0.312\,5\\0\end{Bmatrix}。$$

第三,使用式(8.101)计算 $\{x(t_1)\}$。

$$16\begin{bmatrix}1 & 0\\0 & 1\end{bmatrix}\begin{Bmatrix}x_2(t_1)\\x_3(t_1)\end{Bmatrix}=\begin{Bmatrix}10\\0\end{Bmatrix}-\left(\begin{bmatrix}5 & -2\\-2 & 2\end{bmatrix}-32\begin{bmatrix}1 & 0\\0 & 1\end{bmatrix}\right)\begin{Bmatrix}0\\0\end{Bmatrix}-16\begin{bmatrix}1 & 0\\0 & 1\end{bmatrix}\begin{Bmatrix}0.312\,5\\0\end{Bmatrix}$$

$$\begin{Bmatrix}x_2(t_1)\\x_3(t_1)\end{Bmatrix}=\begin{Bmatrix}0.312\,5\\0\end{Bmatrix}。$$

第四,通过让 $n=1$ 代入式(8.101)来计算 $\{x(t_2)\}$。

$$16\begin{bmatrix}1 & 0\\0 & 1\end{bmatrix}\begin{Bmatrix}x_2(t_2)\\x_3(t_2)\end{Bmatrix}=\begin{Bmatrix}10\\0\end{Bmatrix}-\left(\begin{bmatrix}5 & -2\\-2 & 2\end{bmatrix}-32\begin{bmatrix}1 & 0\\0 & 1\end{bmatrix}\right)\begin{Bmatrix}0.312\,5\\0\end{Bmatrix}-16\begin{bmatrix}1 & 0\\0 & 1\end{bmatrix}\begin{Bmatrix}0\\0\end{Bmatrix}$$

$$16\begin{Bmatrix}x_2(t_2)\\x_3(t_2)\end{Bmatrix}=\begin{Bmatrix}10\\0\end{Bmatrix}-\left(\begin{bmatrix}-27 & -2\\-2 & -30\end{bmatrix}\right)\begin{Bmatrix}0.312\,5\\0\end{Bmatrix}\Rightarrow\begin{Bmatrix}x_2(t_2)\\x_3(t_2)\end{Bmatrix}=\begin{Bmatrix}1.152\,34\\0.039\,06\end{Bmatrix}。$$

第五,从分别式(8.96)和式(8.98)计算得到 $\{\dot{x}(t_1)\}$ 和 $\{\ddot{x}(t_1)\}$。

$$\{\dot{x}(t_1)\}=a_2(\{x(t_2)\}-\{x(t_0)\})=2\left(\begin{Bmatrix}1.152\,34\\0.039\,06\end{Bmatrix}-\begin{Bmatrix}0\\0\end{Bmatrix}\right)=\begin{Bmatrix}2.304\,69\\0.078\,13\end{Bmatrix}$$

$$\{\ddot{x}(t_1)\}=a_1(\{x(t_0)\}-2\{x(t_1)\}+\{x(t_2)\})=16\left(\begin{Bmatrix}0\\0\end{Bmatrix}-2\begin{Bmatrix}0.312\,5\\0\end{Bmatrix}+\begin{Bmatrix}1.152\,34\\0.039\,06\end{Bmatrix}\right)=\begin{Bmatrix}8.436\,8\\0.625\,6\end{Bmatrix}。$$

迭代执行这些过程,直到所有时间步完成。为了验证读者自己的计算程序,在表 8.3 列出了前 9 个时间步长的计算值。

表 8.3 中央差分法在求解强制运动下的第二和第三 DOF 自由度的位移、速度和加速度

项目	Δt	$2\Delta t$	$3\Delta t$	$4\Delta t$	$5\Delta t$	$6\Delta t$	$7\Delta t$	$8\Delta t$	$9\Delta t$
x_2	0.313	1.152	2.262	3.317	4.042	4.306	4.163	3.824	3.564
x_3	0.000	0.039	0.217	0.651	1.418	2.513	3.832	5.193	6.382
$\dot{x}_2$	2.305	3.899	4.329	3.559	1.978	0.243	−0.963	−1.199	−0.423
$\dot{x}_3$	0.078	0.435	1.224	2.402	3.724	4.828	5.359	5.100	4.053
$\ddot{x}_2$	8.438	4.316	−0.875	−5.282	−7.372	−6.502	−3.152	1.265	4.946
$\ddot{x}_3$	0.625	2.227	4.089	5.332	5.247	3.585	0.662	−2.737	−5.637

8.5.2 · Newmark 方法

Newmark 方法是以 Nathan M. Newmark 教授(1910.9—1981.1)命名的方法,基于平均加速度的假设。它是用于求解微分方程的数值积分方法,如式(8.91)所示的动态均衡方程。该方法的细节可以在相关文献中找到(Newmark, 1959)。

8.5.2.1 推导

考虑到任何函数 $f(t)$ 的泰勒展开可以写为:

$$f(t_{n+1})=f(t_{n+\Delta t})=f(t_n)+\Delta t\frac{df(t_n)}{dt}+\frac{1}{2}\Delta t^2\frac{d^2f(t_n)}{dt^2}+\cdots+\frac{\Delta t^s}{s!}f^{(s)}(t_n)$$
$$+\frac{1}{s!}\int_{t_n}^{t_{n+1}}f^{(s+1)}(\tau)(t_{n+1}-\tau)^s d\tau \tag{8.106}$$

其中$f^{(s)}$ 表示函数f 的 s^{th} 时间导数。要找到时间 t_{n+1} 时的速度,令$f(t_{n+1})=\dot{x}(t_{n+1})$ 和 $s=0$:

$$\{\dot{x}(t_{n+1})\}=\{\dot{x}(t_{n+\Delta t})\}=\{\dot{x}(t_n)\}+\int_{t_n}^{t_{n+1}}\ddot{x}(\tau)d\tau \tag{8.107}$$

同样,为了得到时间 t_{n+1} 时的位移,令$f(t_{n+1})=x(t_{n+1})$ 和 $s=1$:

$$\{x(t_{n+1})\}=\{x(t_{n+\Delta t})\}=\{x(t_n)\}+\Delta t\{\dot{x}(t_n)\}+\int_{t_n}^{t_{n+1}}\ddot{x}(\tau)(t_{n+1}-\tau)d\tau \tag{8.108}$$

对式(8.107)和式(8.108)进行整合,需要先找得到 $\{\ddot{x}(\tau)\}$。τ 位于 t_n 和 t_{n+1} 之间,通过分别假设$f(t_n)=\{\ddot{x}(t_n)\}$ 和$f(t_{n+1})=\{\ddot{x}(t_{n+1})\}$ 且 $s=2$,对公式(8.106)进行泰勒展开:

$$\{\ddot{x}(t_n)\}=\{\ddot{x}(\tau)\}+x^{(3)}(\tau)(t_n-\tau)+x^{(4)}(\tau)\frac{(t_n-\tau)^2}{2}+\cdots \tag{8.109}$$

$$\{\ddot{x}(t_{n+1})\}=\{\ddot{x}(\tau)\}+x^{(3)}(\tau)(t_{n+1}-\tau)+x^{(4)}(\tau)\frac{(t_{n+1}-\tau)^2}{2}+\cdots \tag{8.110}$$

其中"…"代表未明确写入的高阶项,为了提取式(8.107)和式(8.108)中用到的 $\{\ddot{x}(\tau)\}$,将式(8.109)乘以 $(1-\gamma)$,式(8.110)乘以 γ,其中 $0<\gamma<1$。然后将两个结果相加得到:

$$(1-\gamma)\{\ddot{x}(t_n)\}+\gamma\{\ddot{x}(t_{n+1})\}=(1-\gamma+\gamma)\{\ddot{x}(\tau)\}+x^{(3)}(\tau)[(1-\gamma)(t_n-\tau)+\gamma(t_{n+1}-\tau)]+\cdots$$
$$\{\ddot{x}(\tau)\}=(1-\gamma)\{\ddot{x}(t_n)\}+\gamma\{\ddot{x}(t_{n+1})\}+x^{(3)}(\tau)(\tau-\Delta t\gamma-t_n)+\cdots \tag{8.111}$$

作为公式(8.107)的一部分,应用均值定理得到 $\int\{\ddot{x}(\tau)\}d\tau$:

$$\int_{t_n}^{t_{n+1}}\ddot{x}(\tau)d\tau=\int_{t_n}^{t_{n+1}}[(1-\gamma)\{\ddot{x}(t_n)\}+\gamma\{\ddot{x}(t_{n+1})\}+x^{(3)}(\tau)(\tau-\gamma\Delta t-t_n)+\cdots]d\tau$$
$$=\Delta t(1-\gamma)\{\ddot{x}(t_n)\}+\Delta t\gamma\{\ddot{x}(t_{n+1})\}+x^{(3)}(\tau)\left[\frac{(\tau-\gamma\Delta t-t_n)}{2}\right]_{t_n}^{t_{n+1}}+\cdots$$
$$=\Delta t(1-\gamma)\{\ddot{x}(t_n)\}+\Delta t\gamma\{\ddot{x}(t_{n+1})\}+(\Delta t)^2\left(\frac{1}{2}-\gamma\right)x^{(3)}(\tilde{\tau})+\cdots \tag{8.112}$$

其中,$t_n<\tilde{\tau}<t_{n+1}$。通过将此式整体代入式(8.107)中并忽略高阶项,得出:

$$\{\dot{x}(t_{n+1})\}\approx\{\dot{x}(t_n)\}+\Delta t[(1-\gamma)\{\ddot{x}(t_n)\}+\gamma\{\ddot{x}(t_{n+1})\}] \tag{8.113}$$

同样,通过在式(8.111)中用 2β 替换 γ 去获得 $\{\ddot{x}(\tau)\}$:

$$\{\ddot{x}(\tau)\}\approx(1-2\beta)\{\ddot{x}(t_n)\}+2\beta\{\ddot{x}(t_{n+1})\}+x^{(3)}(\tau)(\tau-2\Delta t\beta-t_n)+\cdots \tag{8.114}$$

为了在式(8.108)中得到 $\{x(t_{n+1})\}$,我们首先要得到积分:

$$\int_{t_n}^{t_{n+1}}\{\ddot{x}(\tau)\}(t_{n+1}-\tau)d\tau=\int_{t_n}^{t_{n+1}}[(1-2\beta)\{\ddot{x}(t_n)\}+2\beta\{\ddot{x}(t_{n+1})\}$$
$$+x^{(3)}(\tau)(\tau-2\Delta t\beta-t_n)+\cdots](t_{n+1}-\tau)d\tau$$
$$=(\Delta t)^2\left(\frac{1}{2}-\beta\right)\{\ddot{x}(t_n)\}+(\Delta t)^2\beta\{\ddot{x}(t_{n+1})\}$$
$$+(\Delta t)^3\left(\frac{1}{6}-\beta\right)x^{(3)}(\tilde{\tau})+\cdots \tag{8.115}$$

通过将积分结果代入式(8.108)并忽略所有高阶项后,可以得到:

$$\{x(t_{n+1})\}\approx\{x(t_n)\}+\Delta t\{\dot{x}(t_n)\}+(\Delta t)^2\left[\left(\frac{1}{2}-\beta\right)\{\ddot{x}(t_n)\}+\beta\{\ddot{x}(t_{n+1})\}\right] \tag{8.116}$$

这组基本方程可用于数值求解动态平衡问题。当然,选择适当的时间步长、γ 和 β 值都将影响积分结果。

8.5.2.2 应用

根据 Newmark 方法,式(8.113)和式(8.116)是速度和位移在时间 $t_{n+1}=t_n+\Delta t$ 时的近似值。下面将重新列出两式,以便于参考。$\{\dot{x}(t_{n+1})\}\approx\{\dot{x}(t_n)\}+\Delta t[(1-\gamma)\{\ddot{x}(t_n)\}+\gamma\{\ddot{x}(t_{n+1})\}]$

$\{x(t_{n+1})\}\approx\{x(t_n)\}+\Delta t\{\dot{x}(t_n)\}+(\Delta t)^2\left[\left(\frac{1}{2}-\beta\right)\{\ddot{x}(t_n)\}+\beta\{\ddot{x}(t_{n+1})\}\right]$。

众所周知,不能直接使用两个方程去得到在 t_{n+1} 时刻的位移和速度,除非 t_{n+1} 时刻的加速度可知。得到加速度的第一步是重新排列公式(8.113):

$$\begin{aligned}\{\dot{x}(t_{n+1})\}-\{\dot{x}(t_n)\}&=\Delta t[(1-\gamma)\{\ddot{x}(t_n)\}+\gamma\{\ddot{x}(t_{n+1})\}]\\&=\Delta t[\{\ddot{x}(t_n)\}+\gamma[\{\ddot{x}(t_{n+1})\}-\{\ddot{x}(t_n)\}]]\end{aligned} \tag{8.117}$$

在式(8.118)中通过 4 个方程定义了位移、速度、加速度和力在 t_{n+1} 和 t_n 两个连续时间步之间的差分或增量:

$$\begin{aligned}&\Delta\{x(t_n)\}=\{x(t_{n+1})\}-\{x(t_n)\},\ \Delta\{\dot{x}(t_n)\}=\{\dot{x}(t_{n+1})\}-\{\dot{x}(t_n)\}\\&\Delta\{\ddot{x}(t_n)\}=[\ddot{x}(t_{n+1})-\ddot{x}(t_n)],\ \Delta\{f(t_n)\}=\{f(t_{n+1})\}-\{f(t_n)\}\end{aligned} \tag{8.118}$$

其中 f 代表与时间相关的力的函数。使用这些增量的定义,重写式(8.117):

$$[\Delta\{\dot{x}(t_n)\}]=(\Delta t)\{\ddot{x}(t_n)\}+(\gamma\Delta t)[\Delta\{\ddot{x}(t_n)\}] \tag{8.119}$$

同样,重新组织式(8.116)并将其应用于式(8.118):

$$[\Delta\{x(t_n)\}]=\Delta t\{\dot{x}(t_n)\}+\frac{(\Delta t)^2}{2}\{\ddot{x}(t_n)\}+[\beta(\Delta t)^2][\Delta\{\ddot{x}(t_n)\}] \tag{8.120}$$

现在通过在式(8.120)两边乘以 $1/\beta(\Delta t)^2$ 来求解 $[\Delta\{\ddot{x}(t_n)\}]$:

$$[\Delta\{\ddot{x}(t_n)\}]=\frac{[\Delta\{x(t_n)\}]}{\beta(\Delta t)^2}-\frac{1}{\beta\Delta t}\{\dot{x}(t_n)\}-\frac{1}{2\beta}\{\ddot{x}(t_n)\} \tag{8.121}$$

将式(8.121)中得到的加速度 $[\Delta\{\ddot{x}(t_n)\}]$ 的差分插入式(8.119)中,可以得到速度 $\{\dot{x}(t_n)\}$ 的差分:

$$[\Delta\{\dot{x}(t_n)\}] = (\Delta t)\{\ddot{x}(t_n)\} + (\gamma\Delta t)\left[\frac{[\Delta\{x(t_n)\}]}{\beta(\Delta t)^2} - \frac{1}{\beta\Delta t}\{\dot{x}(t_n)\} - \frac{1}{2\beta}\{\ddot{x}(t_n)\}\right]$$

$$= \frac{\gamma}{\beta\Delta t}[\Delta\{x(t_n)\}] - \frac{\gamma}{\beta}\{\dot{x}(t_n)\} + \Delta t\left(1 - \frac{\gamma}{2\beta}\right)\{\ddot{x}(t_n)\} \tag{8.122}$$

对于时刻 t_n 和 t_{n+1},将式(8.91)中的动态平衡方程中的 t 用 t_n 和 t_{n+1} 取代:

$$\begin{aligned}[M]\{\ddot{x}(t_n)\} + [C]\{\dot{x}(t_n)\} + [K]\{x(t_n)\} &= \{f(t_n)\}\\ [M]\{\ddot{x}(t_{n+1})\} + [C]\{\dot{x}(t_{n+1})\} + [K]\{x(t_{n+1})\} &= \{f(t_{n+1})\}\end{aligned} \tag{8.123}$$

将式(8.123)中的两个动态平衡方程相减,得到:

$$[M][\Delta\{\ddot{x}(t_n)\}] + [C][\Delta\{\dot{x}(t_n)\}] + [K][\Delta\{x(t_n)\}] = \{\Delta f(t_n)\} \tag{8.124}$$

通过式(8.124)中插入式(8.120)中的位移增量 $[\Delta\{x(t_n)\}]$、式(8.121)中的加速度增量 $[\Delta\{\ddot{x}(t_n)\}]$ 和式(8.122)中的速度增量 $[\Delta\{\dot{x}(t_n)\}]$,得到:

$$[M]\left[\frac{[\Delta\{x(t_n)\}]}{\beta(\Delta t)^2} - \frac{1}{\beta\Delta t}\{\dot{x}(t_n)\} - \frac{1}{2\beta}\{\ddot{x}(t_n)\}\right]$$

$$+ [C]\left[\frac{\gamma}{\beta\Delta t}[\Delta\{x(t_n)\}] - \frac{\gamma}{\beta}\{\dot{x}(t_n)\} + \Delta t\left(1 - \frac{\gamma}{2\beta}\right)\{\ddot{x}(t_n)\}\right] + [K][\Delta\{x(t_n)\}]$$

$$= \{\Delta f(t_n)\} \Rightarrow \left[\frac{[M]}{\beta(\Delta t)^2} + \frac{\gamma[C]}{\beta\Delta t} + [K]\right][\Delta\{x(t_n)\}]$$

$$= \{\Delta f(t_n)\} + \left[\frac{[M]}{\beta\Delta t} + \frac{\gamma[C]}{\beta}\right]\{\dot{x}(t_n)\} + \left[\frac{[M]}{2\beta} + \Delta t\left(\frac{\gamma}{2\beta} - 1\right)[C]\right]\{\ddot{x}(t_n)\} \tag{8.125}$$

式(8.125)便得到位移增量/差分 $\Delta\{x(t_n)\}$,从中可计算出 $\{x(t_{n+1})\}$。重复上述步骤,直到确定了所有时间步的位移、速度和加速度。在开始求解示例问题的工作之前,先总结应用 Newmark 方法的步骤。

(1) 使用动态平衡方程 $[M]\{\ddot{x}(t_0)\} = \{f(t_0)\} - [K]\{x(t_0)\} - [C]\{\dot{x}(t_0)\}$,根据初始位移 $x(t_0)$ 和速度 $\{\dot{x}(t_0)\}$ 来确定初始加速度 $\{\ddot{x}(t_0)\}$。

(2) 正确选择 Δt、γ 和 β。一般来说,选择 $\gamma = 0.5$ 和 $0.167 \leqslant \beta \leqslant 0.25$ 产生合理的答案。

(3) 计算由式(8.125)衍生的以下矩阵和向量

$$[\hat{K}] = \left[\frac{[M]}{\beta(\Delta t)^2} + \frac{\gamma[C]}{\beta\Delta t} + [K]\right],\ [\hat{F}] = \{f(t_{n+1})\} - \{f(t_n)\}$$

$$[\hat{A}] = \left[\frac{[M]}{\beta\Delta t} + \frac{\gamma[C]}{\beta}\right],\ [\hat{B}] = \left[\frac{[M]}{2\beta} + \Delta t\left(\frac{\gamma}{2\beta} - 1\right)[C]\right]。$$

(4) 在 $[\hat{K}][\Delta\{x(t_n)\}] = [\hat{F}] + [\hat{A}]\{\dot{x}(t_n)\} + [\hat{B}]\{\ddot{x}(t_n)\}$ 中令 $n=0$,由初始速度和加速度求解得到 $[\Delta\{x(t_n)\}]$。请注意,$[\hat{K}]$ 不一定是对角矩阵,可以首先找到 $[\hat{K}]^{-1}$,然后将逆矩阵乘

以等式的两侧，使计算更为容易。只需执行一次这项任务，因为 在 第一次之后没必要再更新 $[\hat{K}]$ 和 $[\hat{K}]^{-1}$。或者，在计算中可以将其对角化或使其成为上三角矩阵。

(5) 通过 $\{x(t_{n+1})\} = \{x(t_n)\} + [\Delta\{x(t_n)\}]$ 来计算下一时间步的位移 $\{x(t_{n+1})\}$。

(6) 通过使用式(8.121) $[\Delta\{\ddot{x}(t_n)\}] = \dfrac{[\Delta\{x(t_n)\}]}{\beta(\Delta t)^2} - \dfrac{1}{\beta\Delta t}\{\dot{x}(t_n)\} - \dfrac{1}{2\beta}\{\ddot{x}(t_n)\}$ 计算加速度的差分。

(7) 通过使用式(8.122) $[\Delta\{\dot{x}(t_n)\}] = \dfrac{\gamma}{\beta\Delta t}[\Delta\{x(t_n)\}] - \dfrac{\gamma}{\beta}\{\dot{x}(t_n)\} + \Delta t\left(1 - \dfrac{\gamma}{2\beta}\right)\{\ddot{x}(t_n)\}$ 计算速度的差分。

(8) 通过顺序分配 $n = 1, 2, \cdots, n-1$，重复步骤 4~7 完成位移、速度和加速度-时间历程的计算。

例 8.10

使用 Newmark 方法，计算例 8.2 中描述的双弹簧，双质量系统的强制振动问题的位移-时间历程。初始条件是 $\{x(t=0)\} = \{0\}$，$\{\dot{x}(t=0)\} = 0$，载荷条件是 $f_2(t) = 10$。此外，时间步长为 0.25 s，γ 设定为 0.5，β 被设定为 0.25。

求解方法

如例 8.9 所示，初始加速度 $\{\ddot{x}(t_0)\}$ 为 $\{10 \quad 0\}^T$。计算 3 个矩阵 $[\hat{K}]$、$[\hat{A}]$、$[\hat{B}]$ 和向量 $\{\hat{F}\}$

$$[\hat{K}] = \begin{bmatrix} 69 & -2 \\ -2 & 66 \end{bmatrix},\ [\hat{A}] = \begin{bmatrix} 16 & 0 \\ 0 & 16 \end{bmatrix},\ [\hat{B}] = \begin{bmatrix} 2 & 0 \\ 0 & 2 \end{bmatrix},\ \{\hat{F}\} = \begin{Bmatrix} 0 \\ 0 \end{Bmatrix}。$$

令 $n = 0$ 并将上述矩阵和向量应用到方程 $[\hat{K}][\Delta\{x(t_n)\}] = [\hat{F}] + [\hat{A}]\{\dot{x}(t_n)\} + [\hat{B}]\{\ddot{x}(t_n)\}$。注意在进一步计算之前，需要通过乘以初始速度来获得 $[\hat{A}]\{\dot{x}(t_n)\}$，通过乘以初始加速度来确定 $[\hat{B}]\{\ddot{x}(t_n)\}$。然后在等式的两边乘以 $[\hat{K}]^{-1}$，以获得位移的差分 $\begin{Bmatrix} \Delta x_2(t_0) \\ \Delta x_3(t_0) \end{Bmatrix} = \begin{Bmatrix} 0.290\,1 \\ 0.008\,8 \end{Bmatrix}$。因为初始位移为 0，所以 t_1 时刻位移与差分相同，即 $\begin{Bmatrix} x_2(t_1) \\ x_3(t_1) \end{Bmatrix} = \begin{Bmatrix} 0.290\,1 \\ 0.008\,8 \end{Bmatrix}$。

已知时间 t_1 的位移，可以同样得到在 t_1 时刻的加速度差分和速度差分，即 $\begin{Bmatrix} \Delta\ddot{x}_2(t_1) \\ \Delta\ddot{x}_3(t_1) \end{Bmatrix} = \begin{Bmatrix} -1.433 \\ 0.563 \end{Bmatrix}$ 和 $\begin{Bmatrix} \Delta\dot{x}_2(t_1) \\ \Delta\dot{x}_3(t_1) \end{Bmatrix} = \begin{Bmatrix} 2.321 \\ 0.070 \end{Bmatrix}$。根据这些值可以计算 t_1 时刻的加速度和速度。表 8.4 列出了 Newmark 方法的结果，以供参考对比。

表 8.4 Newmark 方法求解强制运动下的第二、第三自由度的位移、速度和加速度

项目	Δt	$2\Delta t$	$3\Delta t$	$4\Delta t$	$5\Delta t$	$6\Delta t$	$7\Delta t$	$8\Delta t$	$9\Delta t$
x_2	0.290	1.078	2.145	3.206	4.004	4.392	4.372	4.091	3.780
x_3	0.009	0.067	0.256	0.674	1.391	2.412	3.661	4.988	6.206

续 表

项目	Δt	$2\Delta t$	$3\Delta t$	$4\Delta t$	$5\Delta t$	$6\Delta t$	$7\Delta t$	$8\Delta t$	$9\Delta t$
$\dot{x}_2$	2.321	3.985	4.551	3.938	2.448	0.651	−0.809	−1.436	−1.057
$\dot{x}_3$	0.070	0.394	1.119	2.224	3.511	4.659	5.332	5.286	4.455
$\ddot{x}_2$	8.567	4.742	−0.214	−4.684	−7.241	−7.135	−4.538	−0.481	3.512
$\ddot{x}_3$	0.563	2.023	3.779	5.065	5.228	3.960	1.422	−1.793	−4.852

有几个与 γ 和 β 相关的特殊值值得快速说明。当 $\gamma < 0.5$ 时，Newmark 方法不稳定；当 $\gamma \geqslant 0.5$ 时有条件的稳定。对于 $\gamma = 0.5$，Newmark 方法至少对二阶是精确的。对于所有其他选择，该方法仅对一阶精确。

如果选择 $\gamma = 0.5$ 和 $\beta = 0.25$，则时间间隔 t_n 和 t_{n+1} 内的加速度是常数。在无阻尼情况下，这种选择下的时间积分是无条件稳定的且精度良好。选择 $\gamma = 0.5$ 和 $\beta = 1/6$ 导致线性加速度方法，因为 x 的三阶导数为 0。最后，$\gamma = 0.5$ 和 $\beta = 0$ 时本方法实质上与中心差分法相同。

许多其他的直接数值积分方法可用于求解动态平衡方程。例如，Houbolt 隐式方法常以类似中心差分法（Houbolt, 1950）的方式来通过位移近似求解速度和加速度。这种方法之间的区别在于在 t_{n+1} 处考虑平衡，而中心差分法在 t_n 处考虑平衡。因此，Houbolt 方法是隐式方法，而中心差分法是显式方法。此外，Bathe 方法结合了 Newmark 方法和后向欧拉法（Bathe, 2007）。Wilson − θ 方法是基于线性加速度假设的 Newmark 法改进版本（Wilson 等，1973）。Hilber − Hughes − Taylor 方法（HHT 法）是允许二阶精度（Hughes, 1983）的隐式方法。这些方法很重要，具有许多优点，但它们已超出了本书讨论的范围。

数值稳定性问题很关键，但稳定性高度依赖于要未解的特定问题，且该话题过于复杂，已超过本书涵盖的基础内容范围。专门设计用来探索该问题复杂性的研究是提供更多信息的来源。在此仅讨论其基本概念。如果一种积分方法在任何时间步长情况下其解都不会增长，则该积分法认为是“无条件稳定的”。如果步长需要限定在一定范围内，则认为是“有条件稳定的”。在存在不稳定性的情况下，调整数值积分方案的各种参数的大小，求解结果可能会有很大不同。即使求解稳定，也会观察到中心差分法和 Newmark 方法之间的略微差异，如表 8.3 和表 8.4 所示。

8.6 隐式和显式求解器

在静态和准静态工程分析中，位移的增加不会改变全局刚度矩阵，在平稳方程 $[K]\{x\} = \{f\}$ 的两侧乘以 $[K]^{-1}$，使用高斯消元法或 7.2 节所述迭代程序可以求解。在这些情况下，可以直接计算最终的节点位移。对于非线性问题，可以逐步增加载荷强度并计算中间节点的位移。对于仅包含低频的动态问题，每个时刻 $(t_1, t_2, \cdots, t_n)$ 的位移是恒定的。也就是说，此时位移不是时间的函数。对于上述问题，速度和加速度为 0，可以忽略质量和阻尼的效应。使用隐式方案可以解决这些问题。大多数商业有限元软件包，如 ANSYS、LS − DYNA Implicit、NASTRAN 和 OPTISTRUCT，都提供了隐式求解器。

在高速车辆碰撞、接触穿透、弹道学和爆炸问题中,位移在极短时间内发生极大变化。这些问题需要瞬态动力学分析。此时速度和加速不再为0,需要进行显式计算。常用的显式有限元求解器包括 Abaqus、LS - DYNA、Pam - crash、Radioss 等。

术语"显式"和"隐式",与选择的有限元法相关,专门用于指定随时间积分的数值方案。它们参考了确定位移、速度和加速度的积分过程,积分时前一时间步的解用于下一时间步的求解。对于隐式积分方案,在下一时间步 t_{n+1} 处评估动态平衡方程,而显式积分方法评估当前时间步 t_n 处的平衡方程。最后,隐式求解器经常使用 Newmark 方法、Newton Raphso 方法、Wilson - θ 方法等,而显式求解器通常使用中心差分法。本节简要讨论了隐式和显式迭代方案之间的细微差异。

8.6.1 · 隐式求解器

隐式求解器需要形成全局刚度矩阵 $[K]$。在静态问题中,当静平衡方程两侧乘以 $[K]^{-1}$ 时方程仍保持平衡,之后,可以很容易地计算出节点位移。该操作的缺点之一是需要大尺寸的存储空间和核心内存来搜寻 $[K]^{-1}$。另外,非线性会导致 $[K]$ 成为位移的函数。因此,在计算下一步之前,为了计算节点位移需要将全局刚度矩阵 $[K]$ 转置为 $[K]^{-1}$,而在反转之前需要更新或分解 $[K]$,这是一个计算密集型的过程。

对于动态分析,需要全局矩阵 $[M]$ 和 $[C]$。然而,矩阵 $[C]$ 难以获得,因此常使用等效瑞利阻尼或忽略阻尼来解决问题。对于隐式方案,在时间 t_{n+1} 确定当前的量(位移、速度或加速度),且这些量由在前一时间步 t_n 已经求解的量计算得出。例如,第 8.5.2 节中所示的 Newmark 方法在根据 $x(t_n)$ 计算下一步 $x(t_{n+1})$ 的位移之前先行计算 $\Delta x(t_n)$(两个时间步长之间的位移增量)。同样,将全局刚度矩阵 $[K]$ 转置为 $[K]^{-1}$ 之前,为计算下一时间步而分解矩阵 $[K]$ 是计算密集型的过程。

在隐式时间积分方案中,每个离散时间步的解都无条件稳定,因为每次迭代均实现了全局平衡。由于全程保持了平衡,故步长选择的限制不多。因此,隐式积分解决方案涉及的时间步相对较少,但结果相当精确。

8.6.2 · 显式求解器

对于显式求解器,如 8.5.1 节中所讨论的那样,在开始计算之前,两个单元内力 $[k]\{x\}$ 和 $[c]\{\dot{x}\}$ 和外力 $[f]$ 均在动态平衡方程的右侧相加。因为质量矩阵是对角的,加速度可以容易地通过除以节点质量(m_{ii})上的作用力之和来计算。如此,显式积分方案不可避免地包含了惯性效应,因此该方案适用于瞬态动力学的分析。求解出的加速度可通过诸如中心差分法等来计算位移。

由于不需要全局刚度矩阵,所以最大时间步长必须满足 Courant - Friedriches - Levy 条件(CFL 条件),以确保满足动态均衡。由于最大允许时间步长的要求,所有显式积分方法都是"有条件稳定"。对于一维问题,已知波传播速度是 $c = \sqrt{\rho/E}$,其中 ρ 是密度,E 是杨氏模量。因此,波通过长度为 L 的一维单元的时间是 $\Delta t = L/c$。相同的方法用于确定二维或三维单元的时间步长。在确定有限元模型所有单元的时间步长之后,其中最短的时间步就是整个模型的时间步长。为确保可接受的准确性,时间步长通常设置为最短时间步长的90%。

由于时间步长极小(在典型的汽车车辆碰撞仿真中大约为1 μs),显式积分算法通常需要执行海量的时间步。尽管每个时间步的计算成本低,但要对所有单元进行计算,故这种类型算法的计算成本非常昂贵。对包括大量单元的模型进行仿真尤其昂贵。此外,由于不需要创建全局刚度矩阵,显式方法可以核心内存有限的计算机上求解瞬态动力学问题,但这往往不实用。由于需要大量的时间步(即使求解极其短暂的瞬态动力学问题),而且有限元模型的单元过多,因此通常都需要大型并行处理计算机来进行计算。

用显式积分方案求解加速度 $\{\ddot{x}(t_n)\}$,而不是隐式积分方案求解位移 $\{x(t_n)\}$。由于不再需要转置刚度矩阵,转置对角化质量矩阵 $[M]$ 是一项简单而琐碎的任务。然而,相比于隐式建模,使用显式建模解决瞬态动力学问题需要对有限元法的理解更深。在使用显式求解器之前熟悉隐式求解器是非常有利的。

8.6.3 · 使用有限元求解器

一些问题经常提出:为什么需要学习有限元法的基础知识。因为学习如何使用有限元软件可增加就业机会,有些学生觉得没有必要学习如何制作有限元求解器的有关背景知识。但没有适当基础知识的情况下创建有限元模型可能会出现单元类型选择不正确、网格质量差、材料准则选择错误、时间迭代方案选择错误等问题。将这种有问题的有限元模型输入一个"黑盒"(如有限元软件包),就会得到不想要的"垃圾进,垃圾出"的结果。

虽然已经考虑到了阻尼问题,但还没有讨论黏弹性材料建模的不同材料准则。所有材料都在载荷下变形,在外力去除后,弹性材料将回归其原始形状和尺寸。对于黏性材料,材料属性由流动阻力决定。例如,蜂蜜比水更抵抗流动,因此蜂蜜的黏度(室温约为10 000 cP)远高于水(1 cP)。由于流动阻力的影响,在去除载荷后,高黏度的材料需要更长的时间才能回复到原始形状。

黏弹性材料在经历变形时具有弹性和黏性特性,且具有三种基本现象:蠕变、应力松弛和滞后。因为水占成人身体的65%,大多数人体组织和器官都有黏弹性材料特性。加载后,椎间盘和关节软骨中的水会移出组织。这些组织在快速加载时类似于减震器,在静态加载时会缓慢变形。类似,多种橡胶、泡沫和聚合物具有黏弹性特性。利用黏弹性材料吸收能量的特点,它们可用于抑制噪声、隔离振动源、减少对头部的冲击(泡沫头盔保护),或者车内装饰的能量吸收聚合物,吸收汽车保险杠撞击电线杆时的冲击震动,或保护建筑物免受地震冲击等。

对黏弹性材料建模是动态有限元分析最困难的任务之一。不幸的是,对于直接的软件用户,目前没有通用的指南用于黏弹性材料的建模。对于许多黏弹性材料,应力-应变关系如此复杂以至于难以根据实验结果导出简单的本构体方程。在这些情况下,文献报道了各种数值近似描述材料准则的方案。有时在软件中直接使用列表实验数据而非本构方程。详细讨论黏弹性材料的不同建模方式,已超出了本书的讨论范围。

选择合适的积分方案不是一项简单的任务。如上所述,建议用隐式分析未解静态和低频动态问题,而车祸和爆炸分析建议用显式求解器进行。有时,在相同结构上需要组合使用隐式和显式建模。比如,隐式用于确定汽车车顶的静态挤压强度,而显式用于模拟车辆翻滚时车顶的动态变形过程。如果对隐式和显式分析分别构建模型,一方面模型开发成本很高,另一方面也无法保证这两种模型彼此一致。例如,为了避免对计算机内存和存储空间中的特别要求,使用隐式方案时需要粗网格有限元模型。另一方面,为了更好地捕获变形模式,显式解决方案通常需要精细的模型。需要额外的精力才能开发出可充分利用隐式和显式求解器的有限元模型。

最后,再次强调,相比于隐式分析,显式分析要理解的知识更多。对于显式分析,与最短时间步长相关的问题需要更多的知识,这远不是本书有限的内容所能描述的。比如,我们可以通过质量缩放或降低刚度来增大时间步长,而这是否会降低精度?是否有适当的场合改变时间步?出于这些原因,再次强烈建议读者在尝试显式分析前应先了解隐式求解器的使用。

练习题

(1) 在 8.2.1 节中,通过 4 点高斯积分完成了式(8.8)和式(8.9)的积分。通过使用 1 点、2 点、3 点和 5 点高斯积分对两式重新积分,并报告观察到的任何差异。

(2) 使用 HRZ 集总法与行和法创建集总和矩阵:① 一维 2 节点杆条单元的;② 2 节点梁单元的;③ 3 节点二维三角形单元的;④ 4 节点二维平面单元的;⑤ 三维 8 节点实体单元的。

(3) 弹簧系统有三个弹簧和两个质量体。弹簧 1 连接到壁和质量体 1。弹簧 2 连接相同的壁和质量体 2。弹簧 3 将质量体 2 连接到质量体 1。质量体 1 是 1,质量体 2 是 2。弹簧 1、弹簧 2 和弹簧 3 的刚度分别为 3、6 和 9。找出自由振动的系统的最小固有频率和特征向量。

(4) 使用问题 3 的设置,但是将 $5\cos \omega t$ 的力施加到质量体 1 上,如果施加的力具有 7 Hz 的频率,则每个节点的最大位移是多少?

(5) 创建 Excel 表或其他程序以计算最多 5 个节点的任何系统的瑞利商。使用表 8.2 的值检查自己的答案。

(6) 编写程序以执行矩阵迭代法,查找第一和第二固有频率和相关的特征向量。

(7) 使用雅可比法,找到下面的动态矩阵的前三个固有频率和特征向量。

$$[D]=\begin{bmatrix}5 & 4 & 6\\ 4 & 8 & 2\\ 6 & 2 & 4\end{bmatrix}$$

(8) 阻尼振动两个连续峰值之间的时间间隔是 0.125 s,峰值为 475 和 264。找出该实验系统在 $\omega_1=0.25$ 和 $\omega_2=17.3$ 之间阻尼的瑞利阻尼系数。此外,绘制阻尼比相对于频率的曲线图。

(9) 使用中心差分法,写入程序以计算系统的位移-时间历程。为了简化问题,施加一个恒定力。使用例 8.9 检查读者自己的程序。

(10) 编写程序或创建执行 Newmark 方法的 Excel 表,以计算任何动态平衡方程的位移、速度和加速度。使用例 8.10 检查自己的答案。

参考文献

[1] Adhikari, S., Phani, A.S., January 2007. Rayleigh's classical damping revisited. In: Proceedings of the International Conference on Civil Engineering in the New Millennium: Opportunities and Challenges, Howrah, India.

[2] Bathe, K.J., Wilson, E.L., 1976. Numerical Methods in Finite Element Analysis. Prentice-Hall, Englewood Cliffs, NJ.

[3] Bathe, K.J., 2007. Conserving energy and momentum in nonlinear dynamics: a simple implicit time integration scheme. Computers & Structures 85, 437-445.

[4] Billah, K.Y., Scanlan, R.H., 1991. Resonance, Tacoma Narrows bridge failure, and undergraduate physics textbooks. American Journal of Physics 59 (2), 118-124.

[5] Dunkerley, S., 1893. On the whirling and vibration of shafts. Proceedings of the Royal Society of London 54, 365-370.

[6] Hinton, E., Rock, T., Zienkiewicz, O.C., 1976. A note on mass lumping and related processes in the finite element method. Earthquake Engineering and Structural Dynamics 4 (3), 245-249.

[7] Holzer, H., 1921. Die Berechnung der Drehschwingungen. Julius Springer, Berlin.

[8] Houbolt, J.C., 1950. A recurrence matrix solution for the dynamic response of elastic aircraft. Journal of the Aeronautical Sciences 17, 540-550.

[9] Hughes, T.J.R., 1983. Analysis of Transient Algorithms with Particular Reference to Stability Behavior. In: Belytschko, T., Hugnes, T.J.R. (Eds.), Computational Methods for Transient Analysis, pp. 67-155. North-Holland.

[10] Jacobi, C.G.J., 1846. Über ein leichtes Verfahren, die in der Theorie der Säkularstörungen vorkommenden Gleichungen numerisch aufzulösen. Journal für die reine und angewandte Mathematik 30, 51-94 (in German).

[11] Kalra, A., December 2016. Development of an Elderly Female Torso Finite Element Model for Restraint System R & D Applications (Ph.D. dissertation). Wayne State University.

[12] Newmark, N.M., 1959. A method of computation for structural dynamics. Journal of Engineering Mechanics Division, Proceedings of ASCE 85 (EM3), 67-94.

[13] Parlett, B.N., 1974. The Rayleigh quotient iteration and some generalizations for non-normal matrices. Mathematics of Computation 28 (127), 679-693.

[14] Pilkey, D.F., 1998. Computation of a Damping Matrix for Finite Element Model Updating (Ph.D. dissertation). Virginia Polytechnic Institute and State University.

[15] Rayleigh, L., 1877. Theory of Sound, second ed. Dover Publications, New York. 1945 reissue.

[16] Stodola, A., Loewenstein, L.C., 1906. Steam Turbines: with an appendix on gas turbines and future of heat engines. Second revised edition on authorized translation. D. Van Nostrand Company, New York, pp. 185-186.

[17] Thomson, W., 1981. Theory of Vibration with Application, second ed. Prentice Hall.

[18] Von Vianello, L., December 24, 1898. Graphische Untersuchung der Knickfestigkeit gerader Stabe. Zeitschrift des Vereins Deutscher Ingenieure 42 (Band XXXXII), 1436-1443.

[19] Weylera, R., Oliverb, J., Sainb, T., Cantea, J.C., 2012. On the contact domain method: a comparison of penalty and Lagrange multiplier implementations. Computer Methods in Applied Mechanics and Engineering 205-208, 68-82.

[20] Wilson, E.L., Farhoomand, I., Bathe, K.J., 1973. Nonlinear dynamic analysis of complex structures. Earthquake Engineering and Structural Dynamics 1, 241-252.

第二部分

人体损伤建模
及损伤生物力学分析

拯救生命,是安全工程师所能成就的最崇高事业。
人体有限元建模,则是通往这一伟大目标的桥梁。

——King H. Yang 博士 · 编

引　言

在世界范围内，道路交通事故致人死亡和伤残的数量惊人。根据世界卫生组织的数据，2013年有125万人因此丧生，有2 000多万人受伤或残疾。Bhalla等（2011）的报道称，道路交通事故占全球死亡率和发病率的2%以上。尽管大多数低收入和中等收入国家的汽车规模要小得多，但道路交通死亡率是荷兰、瑞典和英国的2.1～7.5倍，如图Ⅱ－1所示（图中取国名首字母，组成单词“SUN”来指代该三国）。

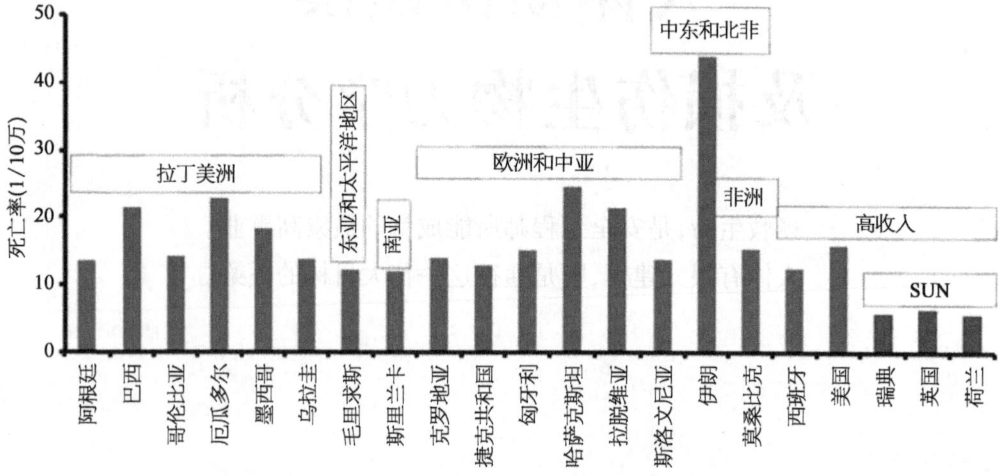

图Ⅱ－1　与荷兰、瑞典和英国相比，18个国家的道路交通死亡率综合图。

来源：Figure reprinted from Bhalla, K., Sharaz, S., Abraham, J., Bartels, D., Yeh, P.-H., 2011. Road injuries in 18 countries. Department of Global Health and Population, Harvard School of Public Heath, Boston, MA, USA, with permission。

根据Bhalla的报道，在高收入国家中，2010年美国的死亡率是道路安全表现最好的三个国家的2倍多。有形成本，包括生产力下降、工作场所损失、法律和法庭费用、医疗费用、紧急医疗服务、保险管理费用、拥堵费用和财产损失成本，在2010年估计超过2 420亿美元（这是最近能获取的数据）（NHTSA, 2017）。当考虑到无形估值，如与生活质量相关的无形估值时，机动车事故造成的社会HARM① 总额将达到8 360亿美元。减少道路交通伤害造成的人力和经济成本是应特别干预的

① HARM指标最初是由Malliaris等（1982）提出，作为一种计算社会成本的工具，该指标考虑了损伤事故的数量、损伤类型和严重程度，以及每次损伤的成本。根据这个指标，每个AIS代码都预先规定了医疗和间接成本（如工资损失）。

一项关键需求。

碰撞测试假人或拟人测试装置(anthropomorphic test devices, ATD)是人体的替代品,用于模拟机动车碰撞中的人体行为。目前基于车内坐姿假人和车外站姿假人的安全测试和模拟规范中,所有的假人仅设计用于单个方向响应的测试。这些假人缺乏内脏器官,无法直接评估这些重要器官的损伤风险。碰撞假人在年龄、性别和大小方面也存在局限性。碰撞假人内部可以安装加速度计、位移传感器和测力传感器,用于测量头部和脊柱的加速度、胸部前后向和侧向的挠度,以及股骨、耻骨联合的作用力等。此外,胸腔的形变可以通过由多个光纤传感器或应变计组成的胸带来测量,以描述冲击过程中的胸廓变形。根据这些测量数据,可以估计身体不同部位(但不是单个器官)的损伤风险。

相比之下,人体有限元模型可预测特定位置的骨折、韧带损伤,以及可能发生在身体任何部位的内部器官挫伤或破裂。如果开发和验证有效,人体有限元法建模可能会将安全规范从基于假人的碰撞测试转变为以人为中心的数值碰撞模拟。经过验证的有限元模型可以变换成不同年龄、性别和人体测量学的模型,代表整个人群特征以进行全方向的碰撞模拟。因为有限元模型采用组织级别的损伤阈值来计算损伤风险,因此可以更准确地预测损伤的位置和程度。通过人体有限元模型来更好地理解人体碰撞响应,安全工程师可能会制定新的对策,以更好地保护所有的道路使用者,包括行人、自行车手、摩托车手和汽车乘员等。

自 20 世纪 70 年代初以来,全球汽车行业都一直使用碰撞假人来评估汽车安全,因此要过渡到完全依赖计算机模拟的新规范范式将极其痛苦和昂贵。根据这些碰撞假人,原始设备制造商(original equipment manufacturer, OEM)已经开发了很多评估工具和指南,使得假人性能的评估可以很轻松和快速地完成。在转向数字建模后,OEM 就需要开发一套新的工具并承担更多的工作量,因为人体有限元模型产生的响应变量比碰撞假人有限的损伤指标要多得多。尽管如此,基于虚拟测评的汽车安全评级时代的到来比大多数人预想的要快。例如,EuroNCAP 现在正在接受应用数字模拟结果来评估行人受伤的风险。

考虑到汽车安全的未来不在于碰撞物理假人,本书的第二部分描述了开发人体有限元模型的步骤、验证的常规做法,以及不同部位模型的局限性。第二部分还包括预测碰撞前肌肉反应相关的建模技术、使用自动程序将标准模型变换为特定人群模型(参数建模),以及对弱势群体的建模。最后,出于研究战斗相关损伤的需求的增长,介绍了爆炸建模的基本原理。

参考文献

[1] Bhalla, K., Sharaz, S., Abraham, J., Bartels, D., Yeh, P.-H., 2011. Road Injuries in 18 Countries. Department of Global Health and Population, Harvard School of Public Health, Boston, MA, USA.

[2] Malliaris, A.C., Hitchcock, R., Hedlund, J., 1982. A search for priorities in crash protection. In: Crash Protection, SAE SP-513, Society of Automotive Engineers, SAE Technical Paper 820242, pp. 1 – 33. http://dx.doi.org/10.4271/820242.

[3] NHTSA, 2017. Traffic Safety Facts, Summary of Motor Vehicle Crashes. DOT HS 812 376. US National Highway Traffic Safety Administration, 1200 New Jersey Ave. S.E., Washington, DC 20590.

9 基于医学图像的人体有限元模型开发

Anil Kalra

Ford Motor Company, Dearborn, Michigan, United States

9.1 引言

本章主要介绍开发高质量有限元网格的常用方法，以用于生物系统精确建模。任何有限元模型都需要具备精确的几何信息及力学性能，以确保所开发的有限元模型能达到高保真状态。随着高分辨率医学成像技术的发展，现在无需进行细致的解剖，便可以获取人体大多数部位的精确几何细节。不同的图像扫描方式，如计算机断层扫描（CT）或磁共振成像（MRI），使人们可以获取人体目标区域（region of interest）的薄层二维（2D）图像。可以将局部自适应阈值应用于每个二维切面，以分割不同的身体器官。可以对相邻切面的多个图像一起进行渲染，以获取分割区域的三维（3D）体积。

本章首先对不同的医学成像方式进行简要介绍，其中包括 X 线、CT、MRI、正电子发射断层扫描（PET）及超声成像。此外，本章还讨论了针对不同实际应用而使用不同模式的原理，以及使用每种模式分割目标区域的相对重要性。

构建人体模型（human body model, HBM）网格涉及三大过程：预网格划分、网格划分及后网格阶段。预网格划分包括以下步骤：对医学图像进行配准、图像分割、表面平滑及不同身体部位或目标区域表面的 3D 计算机辅助设计（computer-aided design, CAD）提取处理。此外，本章还详细解释了从不同医学模式分割医学图像及预网格划分阶段所涉及相关过程背后的物理原理，并对各种不同的免费和商业可用软件包作了简要概述，包括其医学图像分析功能。

一旦获取到身体不同部位的高精度 CAD 模型，对人体各部位划分高质量网格的后续步骤将在下一阶段中阐述。通过精心设计并广泛测试的计算机程序，借此可构造基于 CAD 几何图形或表面实体（如 NURBS、B－rep、STL 或点云）的有限元网格。根据模型中所需单元的类型及大小，开发了使用不同算法（Delaunay 三角剖分，Bower－Watson 等）的网格生成方法（George, 1992; Ho－Le, 1988; Lo, 2014; Young 等，2008）。对于 3D 体网格划分，四面体单元的生成相对容易，因为其连接不同的顶点即可以形成总体的单元。虽然六面体单元的计算结果更加准确，但在划分此类单元之前，人们需要花费更多的精力来获取复杂 CAD 表面的拓扑结构。本章还说明了不同单元类型之间的区别，以及直接从医学影像渲染分割生成的 CAD 曲面划分有限元网格的优缺点。通过适当的示例，进一步解释了为高级人体模型划分高质量六面体网格所使用的最广泛的技术——多块网格技术（Arm - strong 等，2015）。

初步生成网格后，对网格质量进行检查至关重要，只有这样才能保证有限元模型结果的稳健性。本章介绍了一些常见的网格质量的诊断检查指标，以及对应的建议阈值。应根据不同类型组织（如骨骼、软组织和韧带）的代表性材料本构准则分配准确的材料属性，以展示这些组织单元的刚度特性。此外，本章还讨论了用于在未合并的 Lagrangian 网格之间传递动量或力的接触算法。本章还提出了一些建议，包括执行一些预检查，同时在这些未合并的网格组件之间定义不同的接触，以在有限元分析中代表不同组织的力学行为。最后，本章还提供了一个示例，展示了使用不同流程和工具生成 70 岁女性全身有限元模型的过程。

9.2 用于开发有限元网格的生物医学图像

9.2.1 · X 线成像

X 线成像作为最古老的透射技术之一，其使用电离辐射效应产生的 X 线穿过目标区域，以获取身体暴露组织的二维胶片图像。X 线的吸收量取决于其所穿透材料的密度。如图 9.1 所示，这些密度的单位为 Hounsfield（HU），以 Godfrey Newbold Hounsfield 爵士（1919.8—2004.8）的名字命名。以标准大气压和温度下水的放射密度定义为 0 HU，相同条件下空气的放射密度定义为 -1 000 HU。基于上述比例计算 HU 值的公式如式(9.1)所示。

$$HU = 1\,000 \times \frac{\mu - \mu_{水}}{\mu_{水} - \mu_{气}} \tag{9.1}$$

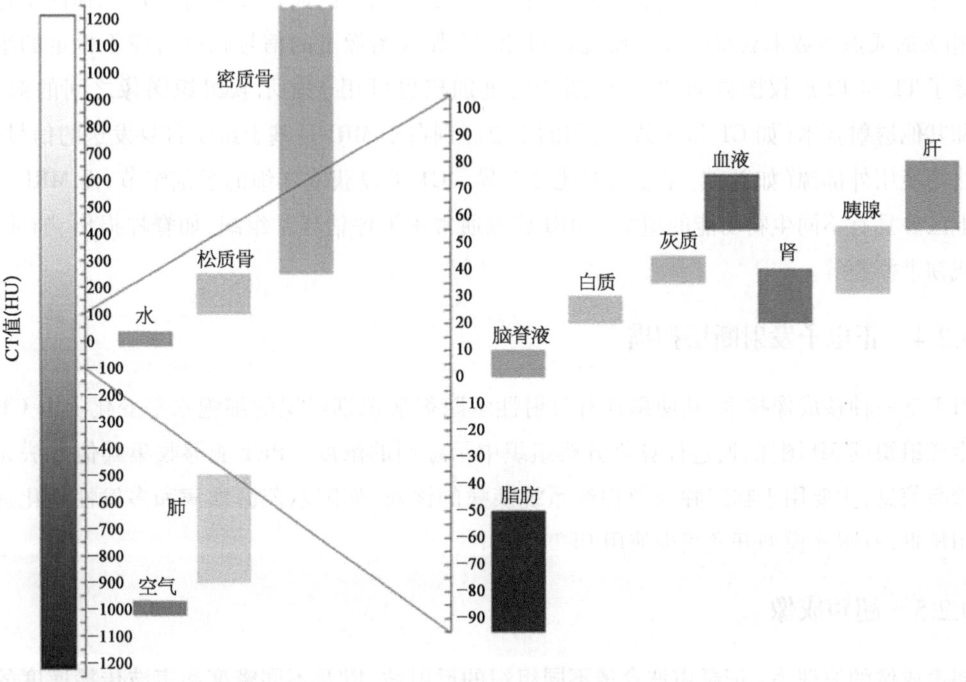

图 9.1　身体组织不同的 HU 值。

其中，μ 是物质的原始线性衰减系数，μ_{water} 是水的线性衰减系数，μ_{air} 是空气的线性衰减系数。在典型的透射成像技术中，发射的 X 线会穿过目标区域，而能量传输路径中涉及的组织或器官类型会影响到达图像探测器的能量的水平。低 HU 值的组织如肺、脂肪等会使胶片相应区域变暗，而高 HU 值的组织会使胶片对应区域变亮，类似于骨骼的白斑。因此，组织越致密，导致探测器上的信号弱，图像将越亮。根据 X 线的强度或穿透能力，相似的组织也会产生不同的 X 线图像，可通过发射器的电压来调整 X 线。但是，长时间 X 线照射有害，因为其可电离生物组织。X 线最常见的临床用途是检测骨折、蛀牙、吞咽的异物和乳房 X 线检查。传统的 X 线技术是一种将 3D 空间中的不同组织显示在 2D 图像上的技术。

9.2.2・计算机断层成像

CT 或计算机轴向断层扫描(computer axial tomography, CAT)是使用不同角度拍摄的多个 X 线投影来生成目标区域的详细断面图像。类似于 X 线成像，当 X 线束穿过不同密度的组织时会被吸收并变弱，最终强度由探测器检测，最后生成不同对比度的组织成像结果。因为同一断面进行了不同角度的扫描，所以 CT 图像可用于组织的 3D 图像重建。通过增加更多的检测器，重建过程可以更快、更准确。CT 成像通常用于诊断肿瘤、结肠癌、骨骼损伤和内脏出血。

9.2.3・磁共振成像

MRI 是通过使用强磁场来磁化组织内的质子，并生成组织的截面图像。MRI 成像的基本原理是对齐具有自旋和磁矩的原子核。磁场强度介于 0.1～3.0 T，这是以 Nikola Tesla(1856.6—1943.1)命名的标准磁通密度单位。通过使用不同的脉冲序列、更改与纵向弛豫时间(T1)和横向弛豫时间(T2)相关的成像参数来获得图像对比度。T1 和 T2 加权图像上的信号强度对应于特定的组织特性。除了 T1 和 T2 加权图像间的差异，质子密度加权也可用于显示软组织图像之间的对比度。MRI 和其他透射技术(如 CT 和 X 线)之间的主要区别在于 MRI 是基于组织自身发送的信号，而其他方法则使用外部源(如 X 线)来获得对比度差异。CT 可以获取详细的解剖细节，而 MRI 可以更清楚地区分具有不同生物功能的组织。MRI 成像通常用于评估异常组织，如脊柱损伤、脑部异常、肌腱或韧带撕裂等。

9.2.4・正电子发射断层扫描

PET 是一种核成像技术，其使用具有放射性示踪剂来识别组织的细胞水平变化。由 CT 扫描辅助生成组织的 3D 图像，通过计算机分析组织中示踪剂的浓度。PET 能够收集其他方法无法获取的诊断信息，主要用于临床肿瘤及神经系统疾病的诊断，如阿尔茨海默病和多发性硬化症。因其费用昂贵，有限元模型开发很少使用 PET。

9.2.5・超声成像

超声成像的原理为：记录声波穿透不同组织的反射波，以及不同密度和声波传播速度的结构界面的反射波。如图 9.2 所示，超声波速度在不同的物质中的传播速度不同。基于这些声波传播速度从而生成不同组织的对比图像。由于反射回波的强弱不同，超声图像可能产生噪声且具有空间畸变。获得这些 2D 对比图像的方法很多，如 B（亮度）模式、M（运动）模式或 D（多普勒）模式。超声成像主要用于妊娠期间的胎儿扫描，以评估疼痛、肿胀或感染症状。超声探头与人体表面之间的接触非常关键，通常使用凝胶物质来改善接触面情况。

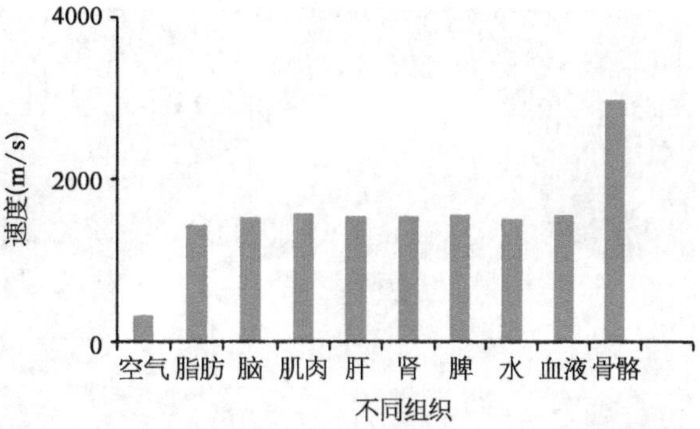

图 9.2　不同组织的超声波速。

虽然人们可以使用的医疗技术很多，但基于不同模式的医学图像来分割所有的、详细的人体器官（如骨骼、软组织、肌肉、静脉）的几何结构却并不容易。由于技术的不同特性，仅使用一种成像技术很难获取所有 3D 几何信息。比如，CT 图像主要用于分割骨骼，因为骨骼具有特有的范围，CT 扫描骨骼后产生高密度图像。而软组织没有类似特有的信号值，CT 上显示为皮肤、脂肪、肌肉等几个重叠的灰色光谱。CT 值（HU）代表图像中不同体素的相对 X 线衰减度，人为规定水的 CT 值为 0 HU，空气为-1 000 HU，密质骨为+1 000 Hu（图 9.1）。大多数软组织的 CT 值接近于水。因此，CT 扫描很难分离不同软组织的边界。

MRI 技术是利用射频脉冲使人体组织中的氢质子（原子核）受到激发而发生磁共振现象，借此可提供更高的软组织对比度。这样一来，人们可以通过 CT 图像分割骨骼的 3D 几何图形，通过易于区分各软组织边界的 MRI 图像分割诸如心脏、肺和腹部器官等软组织。如有需要，还可以使用其他技术如 PET、单光子发射计算机断层扫描（single-photon emission computed tomography, SPECT）、使用造影剂的增强 CT 或增强 MRI，可更清晰地区分相邻软组织的边界。

9.3　医学图像 3D 分割背后的物理学

从广义上讲，分割意味着将图像根据强度、颜色或其他属性分成相关的一组或一批信息，这些信息本质上同质。如图 9.3 所示，这些属性或单元在 2D 空间中称为像素（pixels，其中“pix”代表图片，“els”代表单元），在 3D 空间中则被称为体素（voxels，其中“vox”代表体积，“els”代表单元）。

可以将医学图像视为 3D 空间中的一组体素，其中每个体素都具有与其自身关联的特定属性，如 CT 值（HU）。在典型的图像分割过程中，无论是手动分割还是使用算法进行分割，都可以将体素细分为一定范围的值，而这些值将提供该范围的 3D 图形。在不同的软件包中可以设定一个预设阈值、生成一个体积区域，这些体积区域可代表从医学扫描获得的 3D 图像。而对于骨骼和软组织，此预设阈值可以不同。

对于人体不同器官（例如，骨骼、肌肉、韧带和内部软组织），其属性可分为宏观（材料、结构、骨骼结构等）到微观（分子成分、胶原蛋白、纤维等）级别。不同的医学成像方式则使用不同方法（基于物理学）来捕获这些变化，从而为每个器官提供基于体素的独特图像。根据每种技术的应用可以对其效率分类。对于当前的应用，重要的是获取身体不同区域几何结构的细节，以将两相邻组织的边界层分开。但是，实际上很难区分两个相邻像素或体素的相对差异，尤其两个相邻组织界

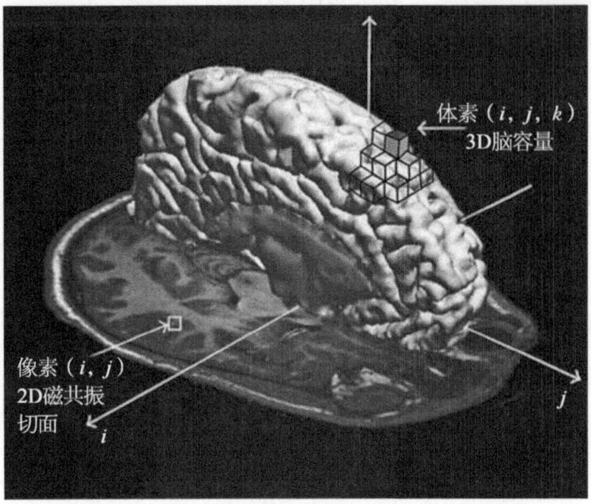

图 9.3 基于从 MRI 扫描获取的体素图像的大脑单元。

来源：Reported from Despotović, I., Goossens, B., Philips, W., 2015. MRI segmentation of the human brain: challenges, methods, and applications. Computational and mathematical methods in medicine。

面处的区分。由此，许多像素可能包含了一个或多个与其关联的组织元素，这叫部分容积效应。同样，医学图像中的信噪比通常约为 10%，这使得区分两个相邻组织之间的界限变得更加困难。目标区域形状不均则更加加剧了区分的复杂性。

两个相邻候选的像素或体素的分配始终存在概率性和不确定性。当使用较低的分辨率扫描目标区域时，组织错误分配的可能性增加。因此，为了获得详细而准确的几何结构，应该以相对较高的分辨率来扫描目标区域，如捕获骨小梁结构则需要进行显微计算机断层扫描（microCT）。对全身骨骼类似的微小细节进行 3D CAD 表面分割时就需要使用 microCT 扫描，这将非常困难且耗时。尽管开展此类扫描、捕获微型表面拓扑结构、使用极小尺寸单元构建有限元模型存在可能性，但它将限制应用范围，只能进行单个人体器官而非整人的有限元分析。为了生成供人体有限元模型开发的 CAD 图像，我们最常使用 CT 和 MRI 图像来进行骨骼和软组织分割，其最大分辨率可达 1 mm × 1 mm × 1 mm。

9.4 人体网格划分

图 9.4 展示了人体有限元模型开发流程的示意图。根据工作的不同性质，整个模型开发过程

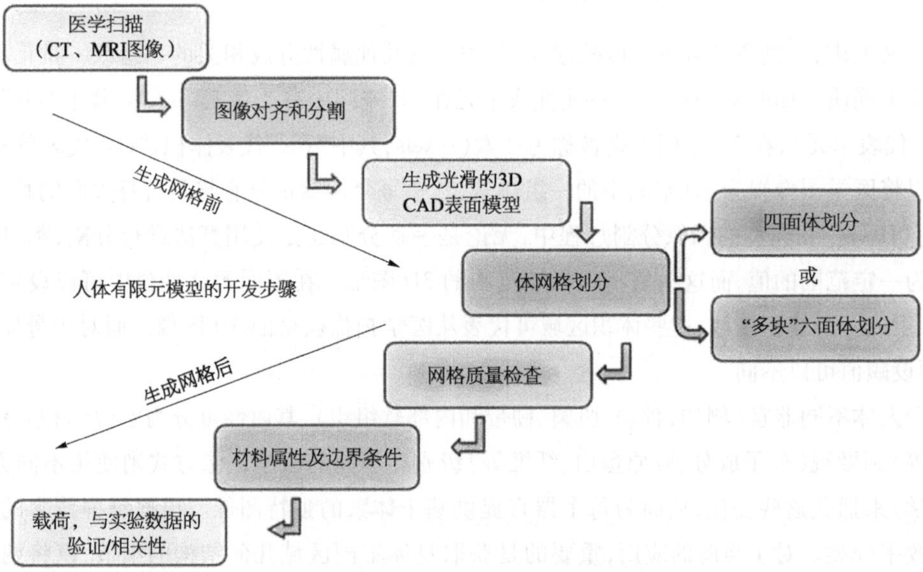

图 9.4 人体有限元模型的开发步骤。

分为预网格、网格和后网格三个阶段。在预网格阶段,开发重点将放在图像处理技术上。在网格阶段,重点解释从通过医学图像处理的 CAD 曲面划分有限元网格的技术。在后网格阶段,则讨论了网格质量和数据输入层的完成。

一些早期的有限元人体模型是商业数据库中获取的几何模型,如 Viewpoint Data Lab 中可用的模型。但是,这些几何数据服务于电影和视频游戏的 3D 动画制作,缺少用于模拟损伤的解剖细节。1986 年,美国国家医学图书馆(National Library of Medicine, NLM)通过自愿人体计划发起了一项"可视人计划"。该计划采集了一名男性和一名女性的详细全身解剖学的 3D CT 和 MRI 图像。此外,该项目也获得了间隔 1 mm 的男性冷冻切片图像,间隔 1/3 mm 的女性冷冻切片图像。基于这些可视人数据创建了多个有限元人类模型。较新的人体模型的开发,多使用临床 CT 和 MRI 数据来分割骨骼和软组织的几何结构。下一节我们将分三个部分介绍开发这些最新模型的步骤。

9.4.1 · 预网格阶段

本节将介绍准确分割不同组织或目标区域的几何图形的过程。大多数情况下,几何实体的有限元建模需要封闭的体积或表面,并进一步划分为节点和单元,这种结构称为网格。理想的几何实体(如立方体、圆柱体和球体)的网格可以在前处理软件中直接生成。但是,非均匀的 3D 体积(如人体组织)的网格划分则需要额外处理步骤,以便生成的单元可以组织所需的形状或其几何形状。因此,最重要的任务是重建具有人体组织几何细节和精确形状的 3D CAD 表面或体积。从扫描医学图像重建几何表面是开发人体模型的整套程序的"预网格阶段"。以下小节将详细介绍预网格阶段涉及的不同步骤。

9.4.1.1 图像配准

该过程第一步是在图像处理软件中导入并配准不同格式的医学图像,最常见的是医学数字成像和通信(digital imaging and communications in medicine, DICOM)格式。广义上讲,在图像配准过程中,图像处理软件根据医学影像片的不同断面中的特征/标志或体素属性对图像进行对齐。2D 图像/断面是在平面上拍摄的,有与之关联的距离/厚度信息。因此,每个断面具有"A"属性的像素需要映射到下一个断面上也具有相同"A"属性的像素。这些属性是不同人体组织的独特特征。除了这些相似性,最小距离则取决于切片厚度,而这指导图像配准时要在相邻图像中找到相似的空间属性。图像配准的主要目的是对一种模式下的系列医学扫描的相邻图像设定相应的解剖位置。尽管该过程可应用于不同模式得到的医学图像,即多模式图像配准,但是测量应用仅限于单模式配准,尤其是用于生成有限元网格的 3D CAD 模型。图像配准临床上主要是根据异常的空间强度(如肿瘤、癌症或其他炎症性疾病)发现图像中的可疑异常表现。

图像处理软件使用不同的方法、技术和算法来配准相似模式的图像(Brown, 1992; Maintz 和 Viergever, 1998; Wyawahare 等,2009)。通常通过优化的相似度函数(如相关系数)或最小化两个空间特性之间的绝对差来实现配准。不同级别的自动化(手动、交互式、半自动和自动)图像配准方法有很多。如上所述,手动方法允许用户基于一些标志或控制点来定位图像,而交互式方法则通过一些操作来减少配准的复杂性,但仍需要用户输入才能完成配准。半自动方法提供图像的自动配准,仍需要用户确认才能完成。自动配准方法则无需用户干预即可自行完成配准。当图像分析涉及多种模式时，自动化级别会降低，并需要更多的用户交互来正确定位图像。随着计算机算法和图像处理技术的进步，大多数医学图像分割软件中的图像配准过程已实现了全自动处理。

9.4.1.2 图像分割

图像配准后，从医学扫描图像生成准确的 3D CAD 模型最重要的步骤是图像分割。分割通常是指分成多个单独的部分。医学图像分割是将具有相似属性（阈值、对比度或 CT 值）的组织划分为在 3D 空间连续层面。例如，在 CT 影像中骨骼具有单独的阈值，可以从医学图像中分割出来。此外，它们可以彼此堆叠在一起得到骨骼的 3D 结构。图 9.5 示使用骨骼阈值分割 CT 图像并生成人头骨的 3D CAD 模型。

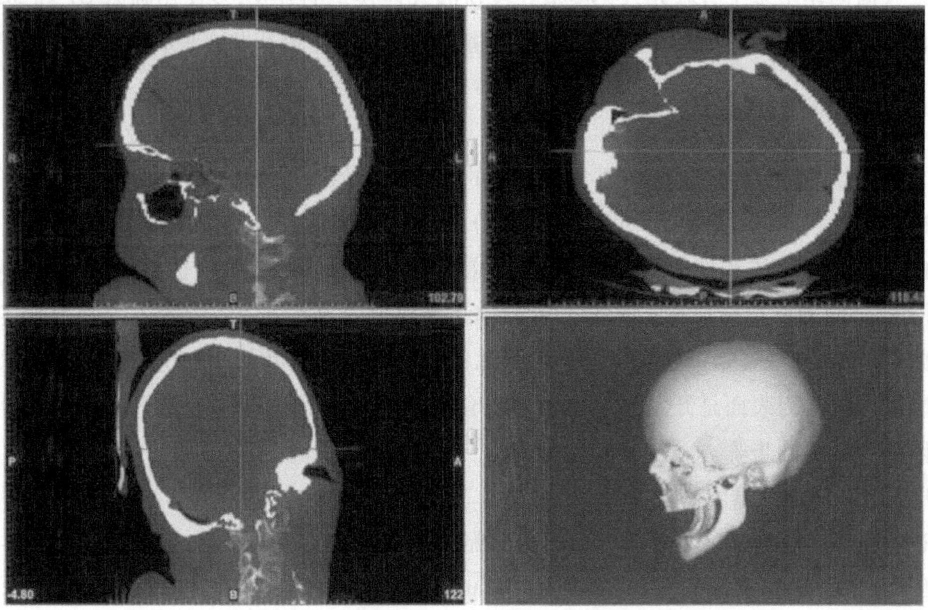

图 9.5 根据骨骼阈值进行分割，并生成人头骨 3D 模型。

根据当前可用的高级算法，大多数医学图像分析软件的整个分割过程都是自动化的。尽管不同模式获得的图像的空间元素和分辨率不同，也可以使用多种分割技术来解决这些差异问题。这些技术分为不同的类别，如测量空间引导的空间聚类、单链接区域生长方案、混合链接区域生长方案、质心链接区域生长方案、空间聚类方案及拆分合并方案（Haralick 和 Shapiro，1985；Wyawahare 等，2009）。这些方案和技术可进一步作为图像分割软件的使用方法，并分类为：

- 手动分割。
- 基于强度的分割方法（包括阈值、区域增长、分类和聚类）。
- 基于图集的分割方法。
- 基于表面的分割方法（包括活动轮廓和曲面，以及多相活动轮廓）。
- 混合分割方法。

Pham 等（2000）、Zhang（1996）和 Despotovic 等（2015）对这些方法进行了回顾并对细节进行了解释。这些技术使用不同的算法，如边缘松弛、Hough 变换或基于人工神经网络（artificial neural network, ANN)的算法来捕获不同组织的细节。这些算法都有同样的目标,即将具有相似空间属性的体素分在一组。

如前所述,由于组织扫描的模式不同,可能会产生与不同类型组织分割相关的伪影。例如,脑组织和胸部组织对伪影的要求可能会有所不同。相比于胸腔组织分割,脑内分割时相邻软组织边界的部分容积效应更为明显,而胸腔组织因为呼吸循环,扫描时产生的运动伪影更加突出。因此,分割算法的有效性取决于处理不同类型的伪像的能力,如医学图像常见的运动伪像、部分容积伪像、RF 噪声和环形伪像。为了解决这些问题并完全自动化分割过程,我们应用了不同的平滑算法或滤波器,来去除不同医疗模式下的医学图像中的噪声。

随着分割技术发展,分割过程虽已实现了完全自动化,但根据分割应用程序的要求,可能仍需要一些手动操作。为了创建用于开发有限元模型的 3D CAD 图像,通常需要进行手动调整,以捕获相邻的组织边界和目标区域的子集。这一过程是指操作员手动分割(绘画)并标记医学图像的过程。分割或绘制目标区域的手动任务也称为蒙罩。通常是采用"半自动"方法,首先对配准的图像应用阈值进行粗分割,然后手动绘制或蒙版操作以改善目标区域的分割情况。

大量图像分割方法已得到的报道(Kang 等,2003; Pham 等,2000; Zhang, 1996),以从医学扫描数据中分割骨骼、血管和脑组织图像。借助先进的成像技术,可以更高的分辨率扫描身体不同部位,让目标区域提取到的几何细节的精度更高。此外,这些分割的蒙罩可以重建目标区域的 3D 模型,用于不同的应用目的,如计算机辅助诊断系统、植入物设计、机器人手术辅助及针对目标区域的有限元网格开发。各种商业软件包,如 Mimics(Materialise, Leuven, Belgium)、Simpleware(Synopsys, Mountain View, USA)和 3D Slicer(可在 www.slicer.org 获取开源资源),都可以用来重建这些 3D 模型,或重建用于人体目标区域的计算机辅助绘图模型。

9.4.1.3 3D 表面平滑

根据应用的不同,表面光滑的用户定义的置信水平也会存在差异,体素表面模型平滑为 STereoLithography(STL)格式(也称为"标准三角语言"或"标准镶嵌语言"格式),并可通过网格前处理软件导出。根据划分网格的类型,可能需要对导出的 CAD 曲面进行平滑处理以去除表面的几何特征。例如,通过平滑更精细的脑表面不规则特征,仍然可以得到脑组织扫描 3D 分割模型外表面的完整细节(图 9.6 左)。这种表面不规则的封闭空间可以用小尺寸四面体单元划分网格,且能与拓扑细节匹配。但应用六面体网格划分此类封闭空间则需要非常小的单元尺寸,以使六面体单元能与表面拓扑对齐,这种小尺寸的单元将导致显式求解的时间延长。因此,在导出曲面模型前应用平滑算法得到无特征的科华曲面,使得后续的划分的网格单元较大。表面平滑处理的算法(Özsağlam 和 Çunkaş, 2015)很多,如 Laplacian 平滑(Vollmer 等,1999)和基于模糊矢量的平滑(Shen 和 Barner, 2004)。大多数算法可直接在图像分割软件中使用,以实现简化的无特征曲面,而不会丢失过多的几何细节,即整体的体积和形状。图 9.6 右展示的是通过 3 - matic 软件(Materialise, Leuven, Belgium)重建得到的人脑平滑表面。

9.4.1.4 图像分析软件包

几个研究小组开发了很多软件包(Jansen 等,2005; Kwon 等,2009; Piper 等,2004; Shattuck and Leahy, 2002; Udupa 等,1992),用于分析医学图像、分割图像和进一步生成 3D 模型。医学图像最

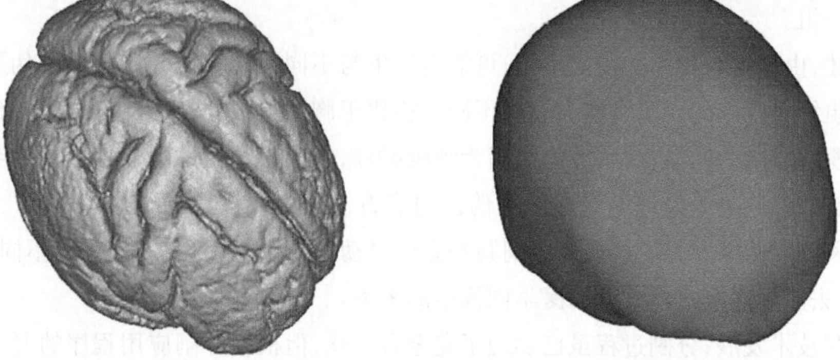

图 9.6 （左）人脑组织的详细外表面，使用了 Mimics 12.0（Materialise，Leuven，Belgium）；（右）平滑的脑组织外表面，使用了 3 – matic software（Materialise，Leuven，Belgium）来平滑表面。

常用的文件格式是.dicom。各种免费的和商业软件都可以用来读取不同的图像文件格式，甚至还有基于网络的软件工具用于医学图像分析。这些软件处理数据比较快速、轻松，故其使用较为广泛。这些软件包括 3D – Doctor（Able Software Corp，Lixington，MA，USA）、eFilm 工作站、PACSPlus Viewer（Medical Standard，Korea）、AMIDE（http://amide.sourceforge.net/）、Simpleware（Synopsys，Mountain View，USA）、Imaris（Bit-plane，Zurich，Switzerland）、Mimics（Materialise，Leuven，Belgium）、Analyze（http://analyzedirect.com/）、Vitrea 2 – Fusion7D（MediMark Europe）、Medx、3DVIEWNIX（http://www.mipg.upenn.edu/Vnews/index.html）、3D Slicer（https://www.slicer.org/）、OsiriX（Pixmeo，Bernex，Switzerland）、BrainSuite（http://brainsuite.org/）、MIPAV（https://mipav.cit.nih.gov/）、ITK（Insight 工具包）（https://itk.org/）和 MRIcro（http://www.mccauslandcenter.sc.edu/crnl/mricro）。基于不同的应用，这些程序都发挥着图像配准、查看或处理医学图像等功能。

从医学图像中进行 3D CAD 曲面分割的常用软件包，包括 Mimics、Simpleware（可商购）、ITK 和 3D Slicer（开源免费软件）。这些软件广受欢迎，且可以针对用户操作进行自定义设置。例如，ITK 是 C++跨平台软件，并使用内置环境 CMake 以平台独立的方式管理特定于平台的项目生成和编译过程。全世界的开发人员可以使用、调试、维护和扩展软件功能，以执行医疗图像的配准，过滤或分割方面的特定操作。由于成像技术的最新发展，以及分割医学 3D 图像的高级算法的开发，重建的 3D 表面模型的质量得到了极大的改善，模型细节更加详细、处理更加高效。如图 9.7 所示，使用 ScanIP 和 Simpleware 软件（Synopsys，Mountain View，USA）的+有限元模块，可以基于 MRI 图像分割、直接生成高保真、多域（33 个部分）、完美的人头有限元体网格。

但对于图像质量较差、体素缺失的医学图像，目前仍未解决配准、分割相关的问题。另外，如前所述，人们无法精确预测相邻软组织边界之间的体素分布，由于分割图像的算法不同，出现的问题的性质也可能有所不同。例如，最常用的医学图像分割算法是基于简单区域增长的方法，该方法使用全局阈值标准在截面中分布体素，从而在边界处产生无效结果。图 9.8 就是类似问题的示例，其称为部分容积效应。为解决此问题，可以在相邻区域应用局部阈值，这样可能会解决该问题。同样，可以对问题区域应用平滑过滤器或手动绘制（蒙罩操作）问题区域来解决 2D 成像期间像素丢失的问题。

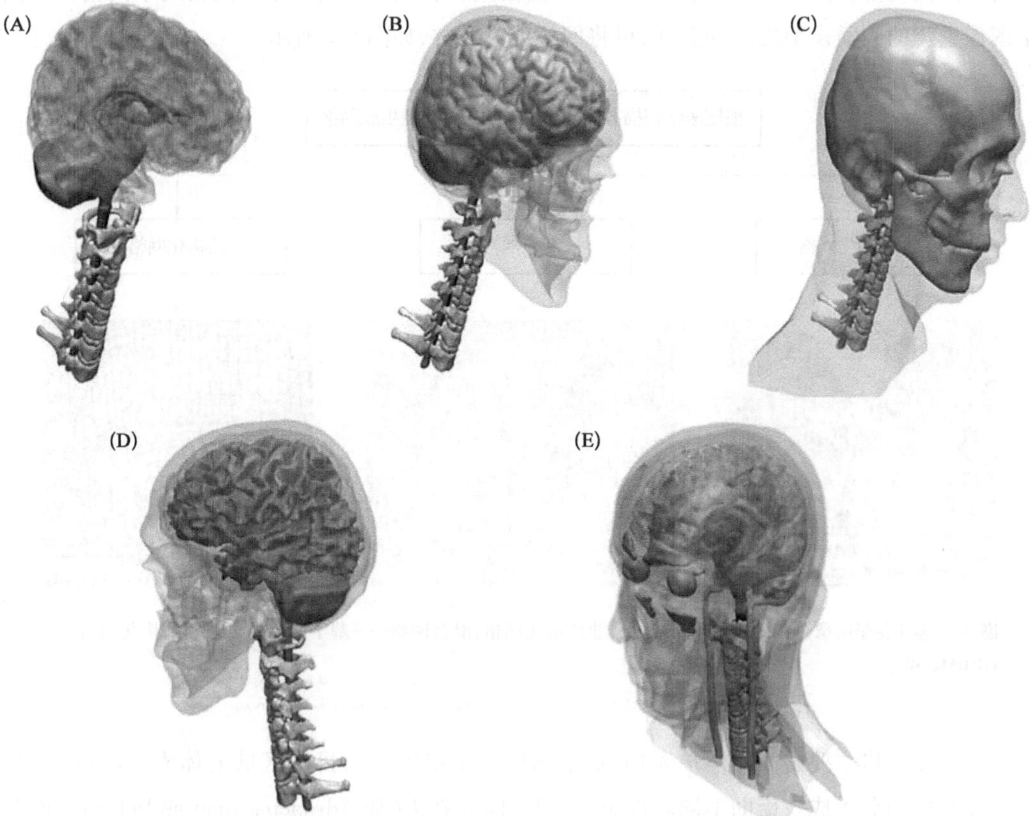

图 9.7　人头颈部详细 3D 有限元模型，基于 MRI 图像分割得到的详细组织：(A) 脑室；(B) 脑半球；(C) 带有颈椎的头骨；(D) 脑白质；(E) 具有桥接的静脉和窦腔的完整脑组织。

来源：Courtesy of Simpleware (Synopsys, Mountain View, USA)。

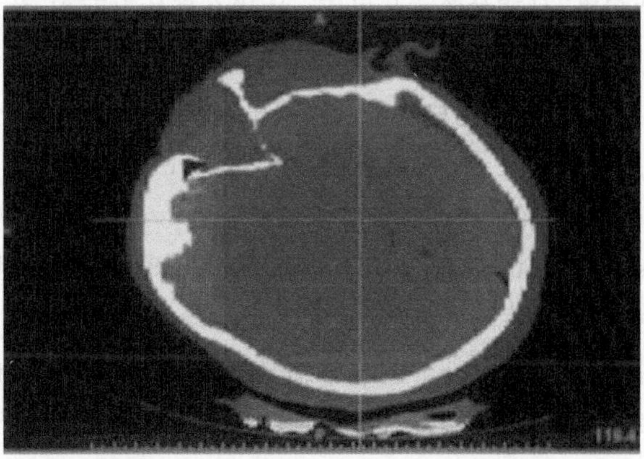

图 9.8　CT 扫描图像分割期间的部分体积图像。

9.4.2 · 有限元网格的划分

一旦准备好所有目标区域的 3D CAD 表面模型，下一步就是生成高质量的网格。根据不同分析所需的网格类型,可以使用不同方法从 CAD 曲面生成有限元网格。基于网格的不同类型及其与医学图像重建的表面模型之间的关联,可将网格分为三类,如图 9.9 所示。

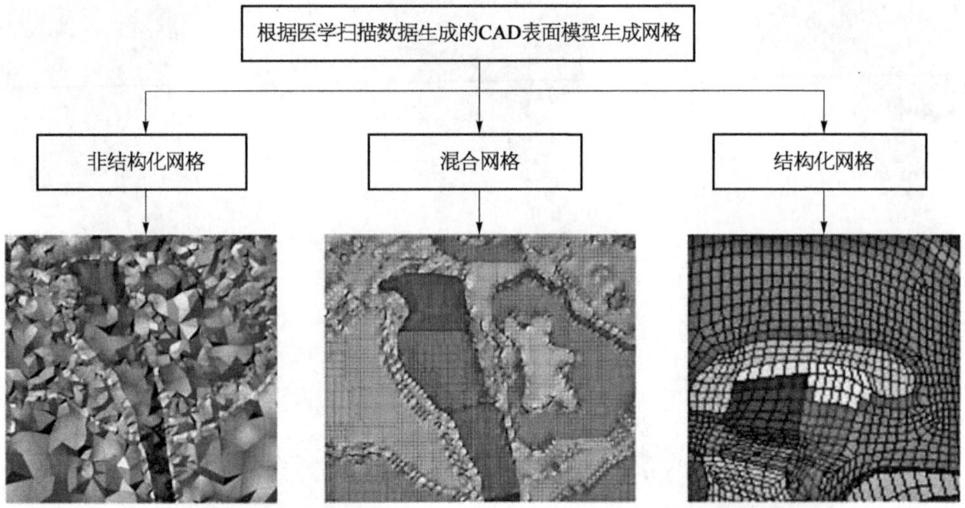

图 9.9 基于医学影像分割的网格划分模式:非结构化网格、混合网格——基于网格的方法和结构化网格——GHBMC 模型。

来源:Photos courtesy of Simpleware(Synopsys, Mountain View, CA, USA)。

非结构化网格主要由四面体单元构成,根据医学图像重建的目标区域的体素矩阵或 3D CAD 封闭体积直接划分生成。借助不同软件包,使用不同的算法(如 Advancing front 或 Delaunay 网格划分算法)来生成这些网格。还可以直接使用高级算法和基于网格的方法(体素和体积行进立方网格划分)将体素从 3D 医学图像转换为非结构化的四面体或六面体网格。但是,由于网格的立方体性质(如图 9.10A 所示),使用原始体素生成的六面体网格无法与表面详细的几何形状匹配,且在网格边界处形成了具有"乐高"外观的阶梯状界面。这样会高估表面积,并在基于物理学的数值计算中产生不切实际的结果。而如图 9.10B 所示,这个问题可以通过在表面上收缩包裹体素网格的外边缘来解决,内部仍由六面体立方网格划分。这两个网状表面都可以全自动实现,但在提供可靠的数值解方面存在不足。

由四面体和六面体单元组成的混合网格,可以通过全自动、新开发的高级算法实现,如增强体积行进立方体(EVoMaCs)算法(Cotton 等,2016; Young 等,2008)。这些类型的混合网格也可以通过结构化和非结构化网格的组合手动生成。

基于体素的方法可捕获人体复杂外形的非常细微的细节,包括脑内的桥静脉结构、不同心脏瓣膜以及对骨骼的小梁结构等。准确划分这些详细的几何形状主要取决于算法的分辨率和分割效率。基于体素的方法创建完全连接的四面体网格主要缺点有:① 网格尺寸不受控制,单元数量大;② 比结构化六面体网格(单元尺寸较大和单元数量较小)更难处理。如图 9.11 所示,Cotton 等(2016)使用这些方法进划分了人头有限元模型的网格,该模型捕获了脑组织的解剖细节,由 372 万个四面体单元组成。

另一方面,人们也更倾向于主要由连续六面体单元组成的结构化网格,其能够满足解决物

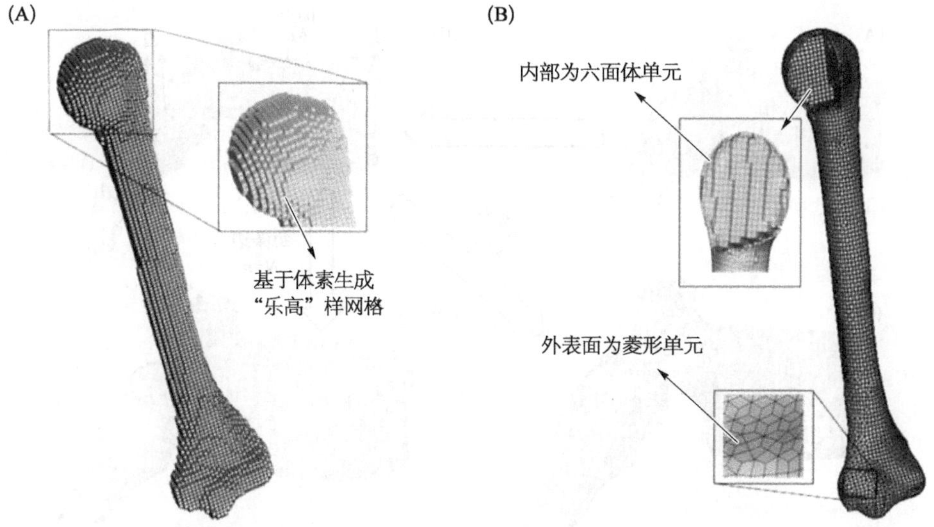

图 9.10 (A) 基于体素的网格;(B) 菱形四边形网格曲面和六面体内部单元。

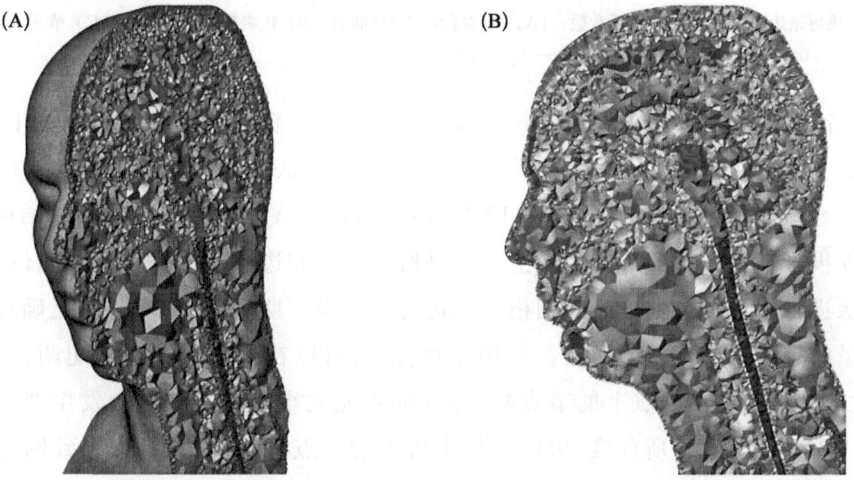

图 9.11 (左)320 万个四面体单元组成的人头部有限元模型,通过将分割的体素直接转换为网格生成:(左)等轴测图和(右)侧视图。

来源:Photos courtesy of Simpleware (Synopsys, Mountain View, CA, USA)。

理相关问题的有限元法的基本要求和理论。迄今人们尚未找到完全高效、自动、连续的结构化六面体网格划分算法。因此,使用复杂几何形状的六面体网格来划分同样复杂的几何形状(如 HBM),费时、费力又费钱。自动化的六面体网格划分带来了很多约束和挑战,如装配体之间的刚性连接、复杂的几何形状。Blacker(2001)则对这些挑战和其他挑战进行了详细讨论。

9.4.2.1 多块方法

多块网格技术是生成高质量六面体单元最常见的方法。将目标区域的 3D 封闭体积分割成由顶点和边缘组成的块。其顶点可以放置在几何图形的外表面上。图 9.12 表示的是用于生成高质量六面体网格的系列步骤。

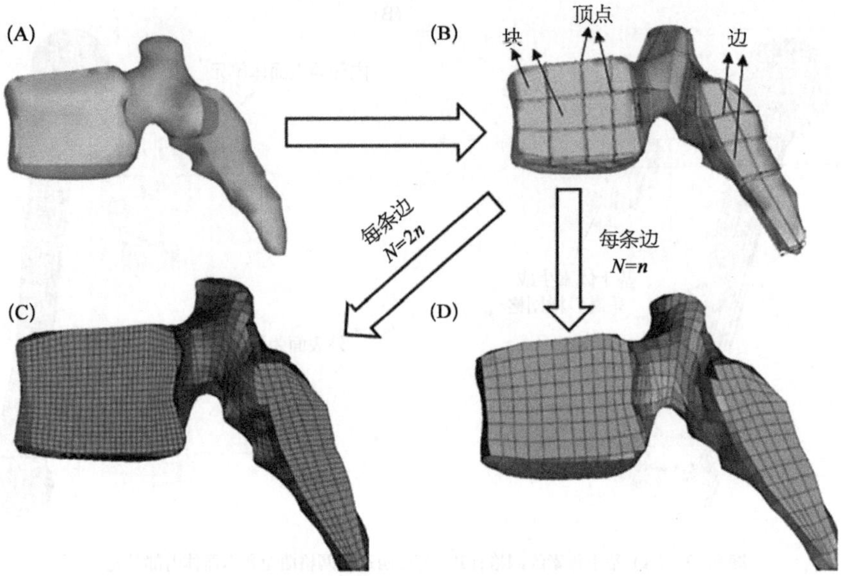

图 9.12 以上示例显示的是使用多块技术对分段 CAD 模型生成结构化六面体网格，其中 N 为单个块每条边上的节点数；n 为任意数。(A) 3D 分段的 CAD 曲面；(B) 代表椎体的多个块；(C) 单元大小 = i/4 的网格划分；(D) 单元大小 = i 的网格划分。

首先，借助 Mimics 12.0（Materialise, Leuven, Belgium）软件包，通过 CT 扫描图像分割了 T7 椎骨（由于其对称性质而使用半椎骨表面）的 3D CAD 表面（.STL 文件扩展名）。接着，将该 STL 文件导入到商用软件 ICEM CFD 12.1（Ansys Inc., PA, USA）以生成多块结构。顶点和面经多步骤投影在封闭曲面的外边缘上。一旦所有顶点和边缘都在外表面上就位，则对内部顶点和边缘进行排列以得到合适的网格。在进行这些操作期间，要确保块的正确连接。最终生成高质量的连续结构六面体网格。使用多块方法，可以在边缘上手动分配调整网格大小。此外，通过改变每个块的顶点上的节点数，相应的单元大小和单元数也会发生变化。这一点由图 9.12 中的（C）和（D）所证实，因后者每个边上的节点数增加了 1 倍，导致网格中的单元变小、单元数量增多。

多块网格划分技术的主要优点是易于使用，并且对网格敏感性研究也起到了很大作用。可以基于使用不同数量单元的收敛性来研究单元的最佳大小。此方法比手动过程要容易得多，因后者基于传统操作生成六面体网格，即实体贴图、扫掠等。而且，使用多块方法可以更有效地在曲率边界处网格化非均匀几何形状。Mao 等介绍了使用基于特征的多块方法开发高质量的六面体人脑网格（图 9.13），并建议人们开发高质量的有限元模型以增强数值模拟的接受度和应用性（Mao 等，2013）。

9.4.3 · 网格划分后阶段

9.4.3.1 网格质量检查

从前处理软件中输出的结果是初步网格，还需要对其进一步手动校正或修改，才能满足网格

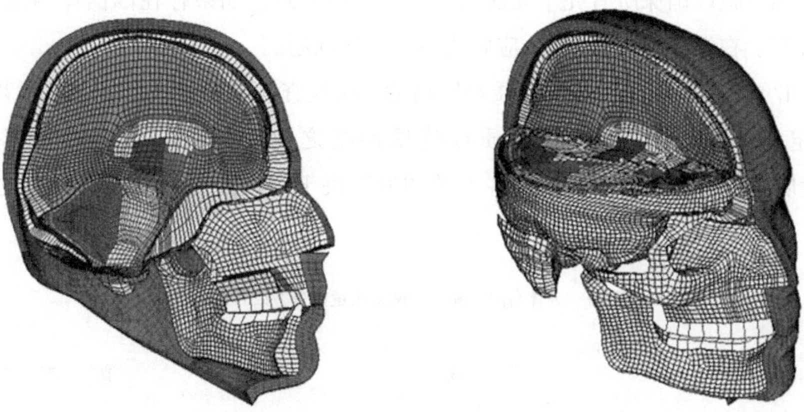

图 9.13　使用多块方法划分的人头六面体(结构化)网格。该网格是根据 Mao 等(2013)所报道的模型生成的。

质量标准的要求。诊断检查网格质量取决于某些参数,包括网格单元尺寸、雅可比、翘曲、偏斜等。对于给定问题的最佳有限元方案所需的单元尺寸,人们通常通过网格敏感性研究来验证和确定,但由于完整的 HBM 模型涉及的单元要素数量过多,要进行此类验证就过于困难。通常情况下,HBM 模型不同部位的平均单元大小为 1~5 mm,在显式求解时,可以实现一个负担得起的时间步长。

用有限元网格的质量来实现稳健的有限元解,终极目标可能是要找到雅可比值为 1 的理想单元(如立方体或长方体)。但人类器官形状过于复杂,这些单元在人体模型中不可能实现。单元的不同参数(如雅可比、翘曲、倾斜和长宽比),是检查网格质量的部分参数。生成高质量网格时,重要的是要避免锐角、单元扭曲及极小单元。在几何形状或外形小特征部位的周围可能会出现一些较小的单元,需要优化这些小单元以避免在显示求解中出现较小的时间步长。单元数量增加导致求解时间的增加,可以通过网格敏感性研究来优化单元总数。

检查网格质量的一些最常见参数取决于所选单元的类型。这些参数已在 3.8 节中进行了说明。不同的有限元前处理软件包可能会选择不同名称来表示这些参数。因此,建议读者在使用任何软件包之前,请先阅读相应软件的用户手册。

9.4.3.2　网格质量优化

改进网格质量是一个反复的过程,并且其在很大程度上取决于操作员的技术水平。执行多块操作时可以进行诊断检查,但网格的生成则取决于用户的专业知识和目标区域的表面拓扑。不良质量的单元可以通过以下两种方法优化。

(1) 自动化过程:在之前的研究中,网格质量的优化尚未实现完全的自动化。虽然一些前处理软件具有自动化网格优化的算法,但使用这些工具要特别注意,其可能仅针对特定参数进行了优化,而这可能会恶化其他未考虑的参数,包括质量这个参数。

(2) 手动调整:最佳优化网格质量的方法是平移或拖动质量较差网格的节点,或重新划分质量较差区域的网格。此操作较为耗时且取决于用户的专业知识。

除网格优化需满足某些参数之外,在继续操作之前,还应开展其他检查。例如,单元共享边之间不应存在自由(或浮动)节点,网格体积内也不应具有节点连接,更不应该出现重复的单元或节点。应采取适当措施以确保所有壳单元法线方向的方向一致。如果存在四面体网格，则它们之间不应产生 T 连接。在继续下一步之前，应解决单元连接问题。

表 9.1 给出了人体有限元模型的高质量网格的诊断检查参数的建议值。下述推荐的参数的对应值是一种定量方法，可用于判断劣质或优质网格之间的差异，并且被用户体验和 Altair Hyperworks 优质网格指南采用。但是这些参数的值取决于用户的实际应用而进行的选择或偏好（Hyperworks，2016）。

表 9.1　人体有限元模型中网格质量检查参数的建议值

编　号	参　数	要　求
1	雅可比	>0.4
2	翘曲	<50
3	偏斜	<60
4	长宽比	<5
5	最小长度	1 mm
6	最大长度	网格平均大小的 170%
7	时间步长	0.1 e^{-6} ms
8	重复单元	无
9	自由边缘/节点	无
10	四面体坍塌比	无

在确认开发的身体不同区域网格的高质量之后，下一步就是分配材料属性、单元类型、边界条件、接触及加载条件。

9.4.3.3　材料准则与属性

有文献使用了各种材料准则（Yang 等，2006）来表征人体不同部位的应力-应变行为（关系），例如针对骨骼的弹性或弹性-塑性本构，主要用于软组织的黏弹性或超弹性方程。基于实验数据来设置每种材料模型的参数，以便更好地表示各种人体器官的力学行为。骨骼网格应用弹性或弹性-塑性本构关系建模，用壳单元对骨皮质建模，并覆盖代表骨小梁的实体单元。软组织则使用黏弹性材料属性来表示。

9.4.3.4　关节及接触算法

分配材料属性之后，则需要定义边界条件和部件之间的相互作用。关节代表身体部位的运动学行为。对身体相邻部位间定义适当的接触和主动/被动肌肉反应（参见第 11 章），以捕获准确的人体生物力学行为。

无单元连接的地方则指定相邻组织之间的接触和物理关节。人体中的骨骼为了不同部位的运动而相互连接。例如，手指相互连接，然后连接到尺骨和桡骨，再连接到肱骨，肱骨再连接到肩胛骨。这些骨骼的连接使用有限元代码中的机械关节（如球形和旋转关节）进行模拟。此外，将刚度特性应用于这些关节,以获得人体骨关节的动作和运动学范围。

在发生较大变形或撞击时,人体内部不同的组织会相互接触。人体内骨骼、韧带、肌肉和相连的软组织执行了不同的运动学和生物学功能,但是很难在全身有限元模型中对这些组织连接进行精确的建模。有限元法基于连续介质力学,要求研究对象内材料的连续流动。一旦材料离散,连续介质力学定律就不再成立。因此,两个相邻且不同的物体之间的运动学或力传递是由接触力学控制的,其是基于经验关系但不是连续体。这些经验方程定义不同物理条件从一个物体到另一物体的转移,其取决于许多因素,如接触边界条件、材料属性、接触检测方法和接触几何形状。在更高级的应用中,如金属成型或流体的相互作用中,接触问题则更加复杂。在有限元人体模型中,可在不同组织或器官网格之间定义不同类型的接触。除了高质量的共节点网格外,接触算法为大变形问题的准确建模和求解发挥重要作用。

在典型的有限元求解器中,每种组织都由具有单元和节点的网格表示,并称为部件(part)。每个部件都有自己的材料(基于不同的本构材料模型)和单元(单元的表达方式,壳或实体等)及其属性。另外,每个部件、节点或单元都配有唯一的ID(标识号)。这些部件、单元或节点也可以分组为集合。接触定义于部件、部件集、节段(单元的外表面)集或节点集之间。借助接触定义,这些未合并的Lagrangian网格可以彼此交互。接触还可以将未合并的网格部件相互绑定,如用骨骼来约束肌肉。接触间的实体进一步分类为"主"单元或"从"单元。在有限元求解器中,主、从单元的定义并不是完全分类的,但一般建议:

- "从"表面应该是网格较细的表面。
- 对于类似的网格密度,"从"表面的材料应较软。
- 对于类似的网格密度和材质,"从"表面应为弯曲表面。

在有限元求解器中可以使用不同类型的接触算法,包括运动学约束、Lagrange乘数、罚函数或分布参数(LS-DYNA理论手册)。显式求解器(如LS-DYNA)中最常用的是罚函数算法,基于以下算法分为三类。

(1) 标准罚函数公式。

(2) 软约束罚函数公式。

(3) 基于节段的罚函数公式。

在标准罚函数公式中,接触界面的刚度应与界面单元的刚度大小相似。软约束罚函数公式可对具有不同材料属性(例如,骨骼-肌肉界面)的物体之间的接触进行处理。这些公式通常使用"从节点-主节段"方法,而基于节段的罚函数公式则使用"从节段-主节段"方法。其他类型的接触算法可用于处理复杂的不可接受的穿透,比如用于处理冲击波-结构相互作用的"仅滑动接触"选项。人体模型开发最常用的接触类型是自动化面到面、自动单面和绑定面到面。

在求解器中,首先在每个积分点使用不同的算法来检查从节点对主节段的潜在穿透,来确定接触是否发生。对于基于罚函数的接触,阻力与穿透程度则成正比。接触的类型,如单向(从-主)、双向(从-主和主-从)或绑定处理,也会影响接触算法的执行。单向接触仅检查从节点是否穿透了主节段,而对于双向接触,则需要对从-主和主-从节段进行穿透检查。当主节段为刚体时,或相对较细的网格(从)接触较粗的网格(主)时,通常使用单向接触。在绑定接触类型中,从节点被约束在主表面上,并且可以具有不同的平动和旋转自由度。通常建议使用节点/节段集而不是使用部件/部件集来定义接触区域(Bala, 2001)。

此外,接触的刚度可以由从节点与主节点之间的线性弹簧表示,并且可以由用户指定,可通过给定接触厚度的估计值或给定已有接触厚度的缩放因子来指定。基于罚函数的接触建模方法通常默认使用基于接触节段大小和材料属性的方法来确定刚度,而基于软约束的方法则使用接触节点的质量和全局时间步长来计算刚度。由于后者对接触单元材料属性的独立性,其适用于定义不同材料属性之间的接触。除了用于定义接触刚度的厚度偏移量外,其他因素[如静摩擦或动摩擦值(基于库仑摩擦公式)、黏性阻尼值、接触能量等]在定义成功的接触中也起着重要作用。大多数求解器提供选项来定义不同的接触参数,以顺利求解未合并 Lagrangian 网格之间的接触。

指定接触算法类型时需要特别注意一些要点,如适当的摩擦系数分配,两个物体之间没有物理穿透以及所使用的接触类型(如基于节段或软约束罚函数公式)。

根据用户体验,以下的一些规则可解决常见的接触相关的问题。

(1) 接触面之间不应有初始穿透。网格之间的初始穿透可能会在计算中产生不稳定性。即使求解器尝试在第一个循环中将互穿节点移动到主曲面上,以自动校正几何形状,但也可能无法准确完成。这可能导致另一个接触面相互穿透,从而导致非物理性接触行为。

(2) 如果使用了"非自动"类型的接触,则应检查节段法线的方向。如果使用"自动"类型的接触就可以解决该问题,因此自动接触会检查节段两个方向的法线。通常,接触厚度等于单面接触的壳单元厚度,但是在"自动"类型的接触中,接触表面是从壳单元中间平面开始定义的,该距离等于接触厚度的一半。

(3) 应避免两个表面之间产生多余接触。

(4) 接触界面的网格尺寸应尽可能相似。

(5) 在生成网格时,相邻表面应充分偏移以考虑壳单元厚度的影响,因为接触面从壳单元的中平面开始计算偏移量。

9.4.3.5 边界条件及加载条件

对代表身体不同部位的网格部件指定适当的材料属性、单元公式和不同的边界条件后,应对身体不同部位的力学行为进行验证。边界条件、加载条件及数据采样率应与实验数据一致。除了全身模拟之外,文献报道的不同实验测试数据可用于 HBM 模型组件级别上的确认,但除开整体模型的仿真。力-挠度、应力-应变历程,以及模拟与实验间一对一的运动学比较,这些生物力学结果之间的相互关联,确保了开发的有限元模型的仿生性能。

9.5 整人有限元网格开发示例

本文对人体有限元模型开发的不同步骤的细节进行了详细说明。本章所提到的各种算法和软件包都可以用来完成建模过程。图 9.14(Kalra, 2017)表示的是开发具有代表性老年女性全身有限元模型(协同式人类高级研究模型,CHARM - 70F)所使用的软件。该图说明了其开发所遵循的过程及用于完成任务的软件或工具。使用 Mimics 12.0(Materialise, Leuven, Belgium)进行图像配准和分割,并使用 3 - matic(Materialise, Leuven, Belgium)进一步对目标区域的分割 3D 表面进行平滑处理。使用 ICEM CFD 12.1(Ansys Inc., PA, USA)将 3D 表面用“多块”技术进行网格划分。使用 Hypermesh 12.0(Altair engineering Inc., Troy, MI, USA)对初始网格质量进行诊断检查并进行优化。另外,使用 LS - Prepost 4.1(LSTC, Livermore, CA, USA)指定材料属性、加载载荷条件、接触算法等,最后使用 LS - DYNA(LSTC, Livermore, CA, USA)显式求解器求解不同加载条件下的响应。

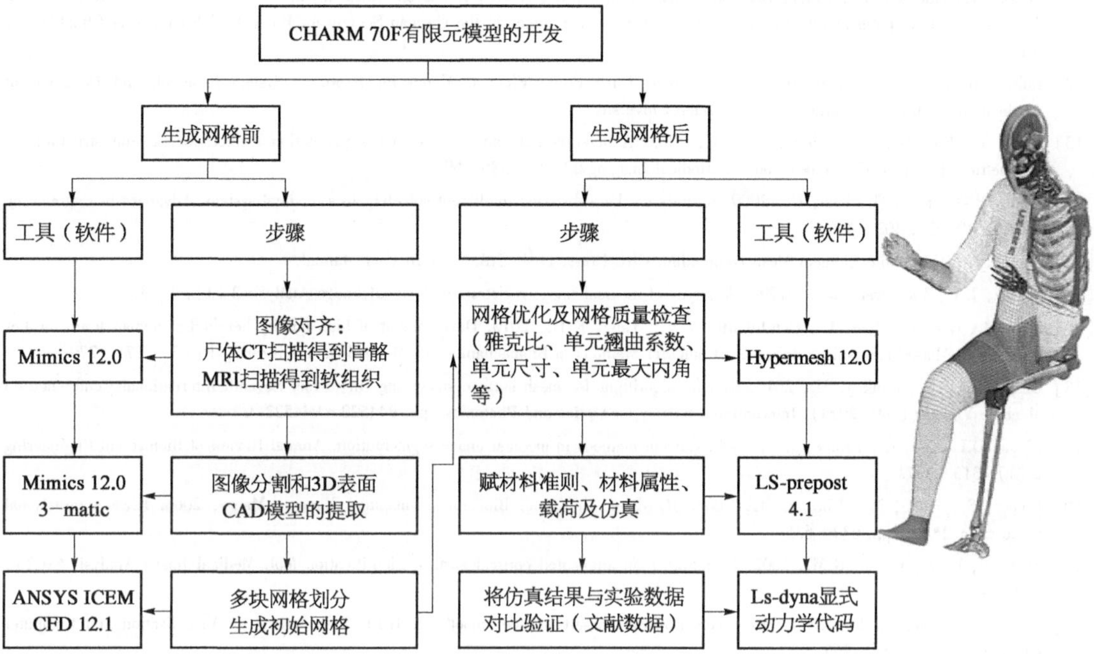

图 9.14 该图示在本章所介绍的概念背景下,老年女性人体模型开发中所使用的工具和过程(CHARM - 70F)。有关 CHARM - 70F 模型的更多信息,参见第 17 章。

致谢

笔者向福特汽车公司研究分析师 Kathlein Endlein 女士及其对本文初稿发表的宝贵评论表示衷心感谢。

参考文献

[1] Armstrong, C.G., Fogg, H.J., Tierney, C.M., Robinson, T.T., 2015. Common themes in multi-block structured quad/hex mesh generation. Procedia Engineering 124, 70 - 82.

[2] Bala, S., 2001. Contact Modeling in LS-DYNA-Parts 1, 2, 3, and 4. Livermore Software Technology Corporation.

[3] Blacker, T., 2001. Automated conformal hexahedral meshing constraints, challenges and opportunities. Engineering with Computers 17 (3), 201 - 210.

[4] Brown, L.G., 1992. A survey of image registration techniques. ACM Computing Surveys (CSUR) 24 (4), 325 - 376.

[5] Cotton, R., Pearce, C.W., Young, P.G., Kota, N., Leung, A., Bagchi, A., Qidwai, S., 2016. Development of a geometrically accurate and adaptable finite element head model for impact simulation: the Naval Research Laboratory - Simpleware Head Model. Computer Methods in Biomechanics and Biomedical Engineering 19 (1), 101 - 113.

[6] Despotović, I., Goossens, B., Philips, W., 2015. MRI segmentation of the human brain: challenges, methods, and applications. Computational and Mathematical Methods in Medicine.

[7] George, P.L., 1992. Automatic Mesh Generation: Applications to Finite Element Methods. John Wiley & Sons, Inc.

[8] Haralick, R.M., Shapiro, L.G., 1985. Image segmentation techniques. Computer Vision, Graphics, and Image Processing 29 (1), 100 – 132.

[9] Ho-Le, K., 1988. Finite element mesh generation methods: a review and classification. Computer-Aided Design 20 (1), 27 – 38.

[10] Hyperworks Online Student Guide, December 22, 2016. Available at: http://www.altairuniversity.com/wp-content/uploads/2014/02/elemquality.pdf.

[11] Jansen, T., Hanssen, N., Ritter, L., von Rymon-Lipinski, B., Keeve, E., 2005. Julius-a software framework for rapid application development in computer-aided-surgery. In: Proc. Annual Conference of the German Society for Biomedical Engineering (BMT'05), Nuremberg.

[12] Kalra, 2017. Development of an Elderly Female Torso Finite Element Model for Restraint System Research and Development Applications (Ph.D. dissertation). Wayne State University.

[13] Kang, Y., Engelke, K., Kalender, W.A., 2003. A new accurate and precise 3D segmentation method for skeletal structures in volumetric CT data. IEEE Transactions on Medical Imaging 22 (5), 586 – 598.

[14] Kwon, P.-J., Kim, H., Kim, U., 2009. A study on the web-based intelligent self-diagnosis medical system. Advances in Engineering Software 40 (6), 402 – 406.

[15] Lo, D.S., 2014. Finite Element Mesh Generation. CRC Press. LS-DYNA Keyword User Manual.

[16] Maintz, J.A., Viergever, M.A., 1998. A survey of medical image registration. Medical Image Analysis 2 (1), 1 – 36.

[17] Mao, H., Gao, H., Cao, L., Genthikatti, V.V., Yang, K.H., 2013. Development of high-quality hexahedral human brain meshes using feature-based multi-block approach. Computer Methods in Biomechanics and Biomedical Engineering 16 (3), 271 – 279.

[18] Özsağlam, M.Y., Çunkaş, M., 2015. Genetic algorithms for mesh surface smoothing. In: Proc. Seventh International Conference on Machine Vision (ICMV 2014). International Society for Optics and Photonics, pp. 944522 – 944522-5.

[19] Pham, D.L., Xu, C., Prince, J.L., 2000. Current methods in medical image segmentation. Annual Review of Biomedical Engineering 2 (1), 315 – 337.

[20] Pieper, S., Halle, M., Kikinis, R., 2004. 3D slicer. In: Proc. Biomedical Imaging: Nano to Macro, 2004. IEEE International Symposium. IEEE, pp. 632 – 635.

[21] Shattuck, D.W., Leahy, R.M., 2002. BrainSuite: an automated cortical surface identification tool. Medical Image Analysis 6 (2), 129 – 142.

[22] Shen, Y., Barner, K.E., 2004. Fuzzy vector median-based surface smoothing. IEEE Transactions on Visualization and Computer Graphics 10 (3), 252 – 265.

[23] Udupa, J., Odhner, D., Hung, H., Goncalves, R., Samarasekera, S., 1992. 3DVIEWNIX: a machine-independent software system for the visualization and analysis of multidimensional biomedical images. In: Proc. Engineering in Medicine and Biology Society, 1992 14th Annual International Conference of the IEEE. IEEE, pp. 2082 – 2083.

[24] Vollmer, J., Mencl, R., Mueller, H., 1999. Improved laplacian smoothing of noisy surface meshes. In: Proc. Computer Graphics Forum. Wiley Online Library, pp. 131 – 138.

[25] Wyawahare, M.V., Patil, P.M., Abhyankar, H.K., 2009. Image registration techniques: an overview. International Journal of Signal Processing, Image Processing and Pattern Recognition 2 (3), 11 – 28.

[26] Yang, K.H., Hu, J., White, N.A., King, A.I., 2006. Development of numerical models for injury biomechanics research: a review of 50 years of publications in the Stapp Car Crash Conference. Stapp Car Crash Journal 50, 429.

[27] Young, P., Beresford-West, T., Coward, S., Notarberardino, B., Walker, B., Abdul-Aziz, A., 2008. An efficient approach to converting three-dimensional image data into highly accurate computational models. Philosophical Transactions of the Royal Society of London A: Mathematical, Physical and Engineering Sciences 366 (1878), 3155 – 3173.

[28] Zhang, Y.J., 1996. A survey on evaluation methods for image segmentation. Pattern Recognition 29 (8), 1335 – 1346.

10 参数化人体建模

Jingwen Hu
University of Michigan, Ann Arbor, Michigan, United States

10.1 引言

10.1.1 · 什么是参数化人体模型

参数化人体模型是指根据从人体获得的一系列的参数和测量数据,由自动化程序生成的一组模型,模型中所用到的参数主要与几何形态及材料属性相关。它们可以反映不同人群之间形态学和生物力学特性的差别。在有限元模型中材料属性一般比较容易改变,因此本章重点讨论如何量化人体在几何形态上的差异,以及如何自动化地创建具有不同几何特征的模型。

10.1.2 · 为什么需要参数化的人体模型

10.1.2.1 弱势群体的损伤风险增加

已发表的科学文献表明,在成年人群中,相对于中等身材、年轻及男性乘员,身材矮小的女性、老年人和过度肥胖者在交通事故中死亡和受重伤的风险更高。Newgard 和 McConnell(2008)证实汽车安全气囊对身材瘦小乘员的保护效能低于对中等身材乘员的保护效能。Kent 等(2009)报道称,如果所有年龄段的人的受伤风险都与 20 岁的人相同,那么仅在美国每年受伤的乘员人数就会减少(113 万~132 万),这几乎占全年交通事故损伤人数的一半。现场数据分析还显示,在正面撞击的事故中,肥胖乘员较中等身材乘员具有更高的损伤和死亡风险(Carter 等,2014; Cormier, 2008; Ma 等,2011; Ryb 等,2010; Tagliaferri 等,2009; Viano 等,2008; Zhu 等,2006)。上述所有研究结果均强调了对于弱势群体特别优化安全系统的潜在必要性。

除了整个人体损伤以外,已有文献报道表明交通事故中人体不同部位的损伤风险亦与年龄、性别及 BMI(体质指数,衡量肥胖水平的参数)相关。在所有的碰撞情形中,年龄的增加往往伴随着身体各个部位更高、更严重的损伤风险。而在身体各部位的损伤中,胸部损伤在老年乘员中尤为常见(Kent 等,2005a; Morris 等,2002, 2003),下肢损伤受到年龄、性别和 BMI 的影响(Moran 等, 2003; Ridella 等,2012)。Rupp 和 Flannagan(2011)开展了一项综合性研究,目的是分析年龄、性别和 BMI 对身体各部位损伤,以及一些特定损伤的影响。研究结果进一步证实了随着年龄的增加,人体各部位的损伤风险相应增高。在正面碰撞的事故中,胸部损伤和下肢的损伤受年龄因素影响最为显著。在所有的胸部损伤和下肢损伤中,年龄因素又与肋骨、膝关节-大腿-臀部复合体(knee thigh and hip, KTH)损伤最具相关性。在优化安全系统的过程中,虽然年龄因素对胸部损伤和下肢损伤的影响显著,但是也不能忽视 BMI 和性别对胸部、下肢损伤风险的影响。图 10.1 所示的几项研究,根据现场数据评估身体不同部位的损伤风险与肥胖程度之间的关系。很明显,肥胖乘员相比于不肥胖者更易发生胸部损伤(Boulanger 等,1992; Cormier, 2008; Mock 等,2002; Moran 等,2002; Reiff 等,2004)和下肢损伤(Arbabi 等,2003; Boulanger 等,1992; Rupp 等,2013; Ryb 和 Dischinger, 2008; Zarzaur 和 Marshall, 2008)。

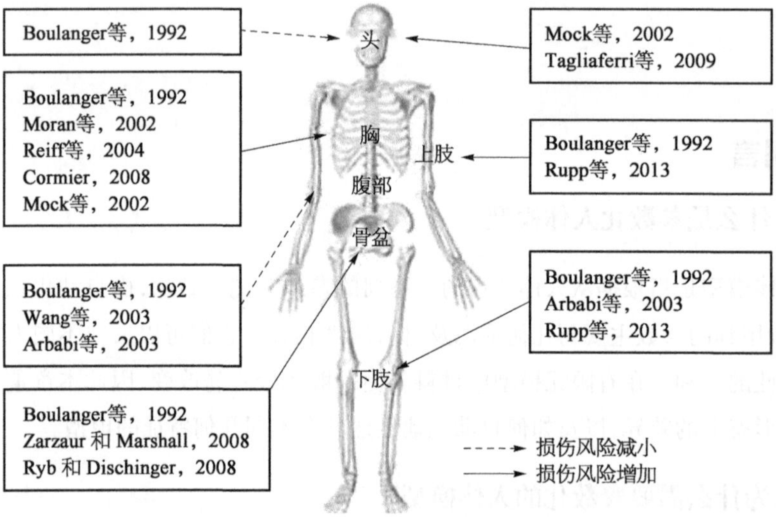

图 10.1　肥胖对身体各部位损伤风险的影响。

10.1.2.2　老年人和肥胖者在人群中比例增加

随着生活水平的提高和出生率的降低,老年人口比例在美国、日本、中国等很多国家均呈现增长趋势,并且预计接下来几十年内会继续增加。到 2030 年,美国人口中 20%将会是 65 岁以上的老年人。而中国到 2025 年将会有 2.85 亿 60 岁以上的老年人;到 2050 年,预计 65 岁以上的老年人将超过 23%。世界卫生组织(WHO)数据显示,从 20 世纪 80 年代起,世界范围内肥胖人口比例也显著增加。2014 年,世界范围内分别有 39%和 13%的成年人(超过 18 岁)超重和肥胖。2009—2010 年,美国超重和肥胖的比例分别占到总人口的 68.5%和 35.7%,而 1988—1994 年间,超重和肥胖人口的比例为 55.9%和 22.9%(Flegal 等,2012)。根据 2012 年 Finkelstein 等所做的一项研究,预测到 2030 年,美国将有 42%的人肥胖。已有证据显示,年龄和肥胖与交通事故中损伤风险密切相关,加之老年人和肥胖者的预期增加,将会成为开发更先进损伤评估工具的主要驱动力。其目的在于,评估汽车安全性设计,从而降低弱势群体的损伤风险。

10.1.2.3　增加弱势群体损伤风险的因素

瘦小的女性、老人或肥胖者在交通事故中胸部和下肢受伤风险均会增加,但是与这些因素相关的确切机制和影响因素不尽相同。一般来说,影响损伤风险的因素可分为三类(Kent 等,2005):几何特征、结构特征及材料(图 10.2)。几何特征包括人体外部形态,如身高、体型和骨骼排列方向;结构特征包括骨皮质和软组织横截面的形态;材料特征主要指骨皮质、骨松质及软组织的力学属性。

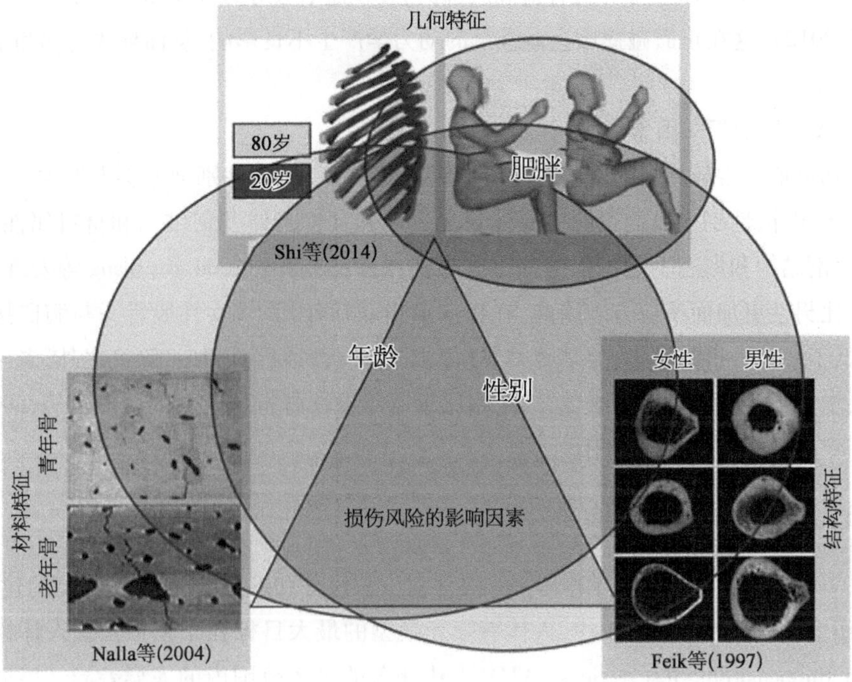

图 10.2　损伤风险的影响因素包括性别、年龄和肥胖程度(Feik 等,1997; Nalla 等,2004; Shi 等,2014)。

10.1.2.4　年龄相关因素

目前已经被证明的观点是,胸部和下肢的损伤阈值会随着年龄的增长而下降(Laituri 等,2005; Zhou, 1996),并且这种关系是由上述三类因素(几何特征、结构特征和材料特征)导致的。年龄导致诸多胸部几何形态的变化,包括胸椎后凸(驼背)(Goh 等,200; Puche 等,1995)、老人肋骨角变平、胸腔深度有所增加(Gayzik 等,2008; Kent 等,2005b)。在载荷作用下,这种几何形态的改变既可能影响使胸廓挠曲的力的大小,也可能影响胸廓的应力分布。除此之外,除了年龄变化导致的几何形态改变,骨皮质横截面也会改变并对损伤阈值造成影响。例如,一篇综述中提及,25 岁以后由于进行性骨内膜周围再吸收作用,肋骨的横截面积大约会以 0.19 mm^2/年的速度减小(Stein, 1976)。与此相似,老人股骨近端骨骺端横截面积减小,也会显著影响骨折倾向(Holzer 等,2009; Verhulp 等,2008)。除几何形态特征和结构特征改变外,骨皮质和骨松质的杨氏模量随年龄的增加呈降低趋势,这主要与骨矿物质密度降低有关。骨皮质的断裂强度(断裂应变/应力)随着年龄的增长也呈现明显下降趋势(Nalla 等,2004)。

10.1.2.5　肥胖相关因素

相比于年龄的影响,肥胖对交通事故中损伤风险的影响相对简单,主要与脂肪组织的几何形态相关。现场数据分析(Boulanger 等,1992; Viano 等,2008)、尸体实验(Forman 等,2009a, 2009b; Kent 等,2010; Michaelson 等,2008)和计算研究(Turkovich 等,2013; Zhu 等,2010)均显示在正面撞击中随着肥胖者体重增加，其前移距离将增大，因此增大的接触载荷会导致胸部损伤和膝-股-臀复合体损伤风险增大。还有研究结果发现肥胖者将安全带推得更远，远离了人体的骨骼结构，导致安全带松弛(Cormier, 2008)。同时，骨盆和腹部的脂肪堆积，会导致安全带的腰部与骨盆的作用延迟(Reed 等,2012)，这在正面碰撞中会对乘员的动力学产生不良影响，从而导致胸部和下肢损伤风险增加。

10.1.2.6 性别相关因素

女性损伤阈值通常较男性低，但是损伤机制比较复杂，因为性别通常会与身高和身材相关。除了身高的影响外，性别导致的影响主要体现在男性和女性身体几何结构和材料属性的差异上。例如，骨盆解剖结构和形态不同可以解释下肢损伤风险的差异。2004 年，Wang 等发现，女性髋臼关节面往往比男性更加面朝前方。因此，在正向撞击载荷作用下，女性股骨头与髋臼接触面积更大，有效降低了髋部骨折的风险，但是膝关节和大腿的骨折风险会增加。除此之外，老年女性的骨骼孔隙度会增加且骨矿物质密度减低，因此相比于老年男性骨折风险更高(Riggs 等,2004)。但是也应当注意年龄和性别有相互作用。

10.1.3 · 参数化人体模型的必要性

在过去 20 年里，有限元建模工作者更加关注对少数尺寸和形态的、成熟的模型的建模与验证。但是，在损伤生物力学和车辆研发中，人体有限元模型的最大目标在于模拟传统人体模型和拟人测试装置(anthropomorphic test devices, ATD)无法涵盖的更大范围内的人群差异。根据上一节的讨论，弱势群体由于几何特征、结构特征和材料特征的变化使其具有更高的损伤风险，这些特点会影响碰撞中人体所能承受载荷的大小和方向。利用具有特定参数设定的有限元模型可以较好地评估年龄、性别、身高和 BMI 在事故中对损伤风险的影响。这些模型可以自动生成，并且可以有效克服现有的安全设计方法中缺乏考虑几何结构和生物力学性质多样性的局限性。

10.2 现有的最先进的有限元人体(全身)模型

目前文献中已报道一些有限元人体模型，如表 10.1 所示，包括 HUMOS(Robin, 2001)、H-model(Haug 等,2004)、Ford Human Body Model(Ruan 等,2003, 2005)、WSU 人体模型(Kim 等,2005; Shah 等,2001)、THUMS 模型(Hayashi 等,2008; Iwamoto 等,2002)、GHBMC 模型(Shin 等,2012; Untaroiu 等,2013; Vavalle 等,2013)和最新的 CHARM-70F 模型。开发有限元模型是一项旷日持久的工程，并且为了满足有限元模型和 ATD 模型对比的需要，有的有限元模型通常根据现有的 ATD 物理模型的规格，建立了个别尺寸的模型(如中等身材的男性、矮小的女性和高大的男性)。这导致有限元模型和传统的 ATD 模型具有相同的局限性，他们都不能模拟不同人群在骨骼和体型等方面的差异。

HUMOS2 项目是目前第一个参数化的、全身有限元人体模型。在这个模型中，基于人体测量学数据参数化的方法应用于一个中等身材的男性模型(Vezin 和 Verriest, 2005)，将其缩放成不同身材的模型。但是，HUMOS2 所基于的人体测量学数据仅仅涉及年轻的、不肥胖个体，没有考虑结构特征及材料属性的差异。此外，HUMOS2 也不包含体形几何形态的多样性，这一点在肥胖乘员的建

表 10.1　回顾最近用于损伤预测的全身人体有限元模型

模型	HUMOS	H－Model	Ford Model	WSU Model	THUMS	GHBMC	CHARM－70F
参考文献	Robin（2001） Vezin 和 Verriest （2005）	Haug 等（2004） Ito 等（2012）	Ruan 等（2003） El－Jawahri 等（2010）	Shah 等（2001） Kim 等（2005）	Iwamoto 等（2002） Hayashi 等（2008）	Shin 等（2012） Vavalle 等（2013）	即将发表
软件	Radioss PAM－CRASH	PAM－CRASH	LS－DYNA	LS－DYNA	LS－DYNA	LS－DYNA	LS－DYNA
尺寸	中等身材男性 矮小女性 高大男性 其他比例缩放	中等身材男性 矮小女性	中等身材男性	中等身材男性	中等身材男性 矮小女性 高大男性	中等身材男性 矮小女性 高大男性	中等身材女性
年龄	否	35、75	35、55、75	否	否	否（65）	70
肥胖	否	否	否	否	否	否	否
姿势	坐姿	坐姿	坐姿	坐姿	坐姿、站姿	坐姿、站姿	坐姿、站姿
图（最近的版本）	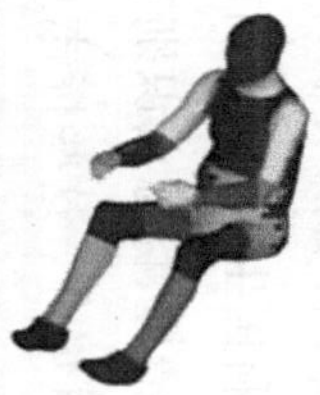	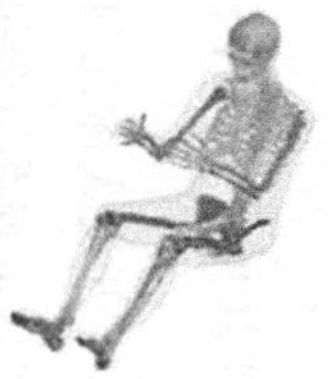	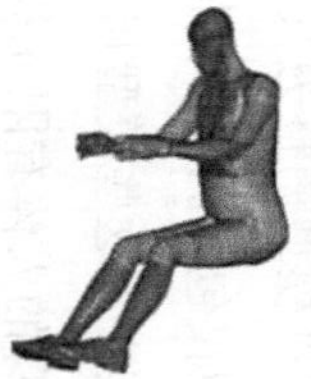	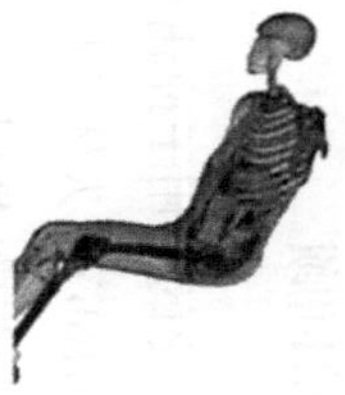	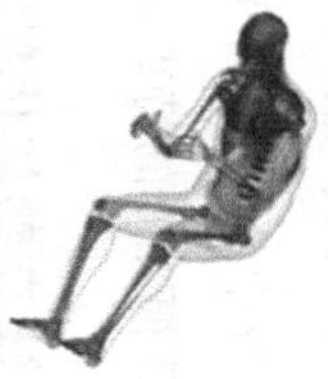	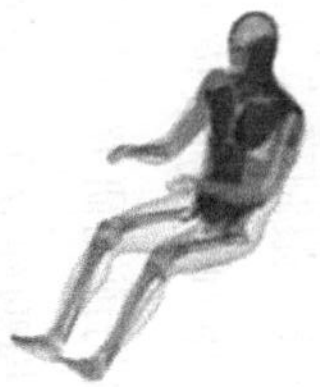	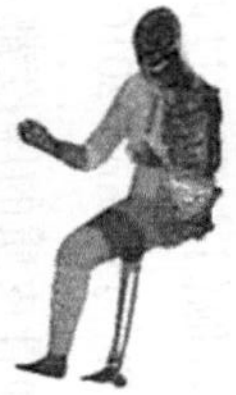
几何	体外测量，X 线	Visible Human Project	Visible Human Project	Visible Human Project	CT 扫描	MRI、UMRI、CT、 体外测量	CT 扫描
单元	~70 000	/	~120 000	~120 000	~180 万	~220 万	~150 万

模中极其重要。最近,几项研究尝试将 H - model 和 Ford Human Body Model 模型改造成能模拟不同年龄人群的模型,他们主要通过改变不同年龄人群骨骼几何结构和材料属性来实现这一目的(Dokko 等,2009; El - Jawahri, 2010; Ito 等,2009, 2012)。但是,这一模型只能代表平均身材的男性。胸廓的外形和骨皮质的厚度都不同,因此这项研究有必要系统地设置一系列的肋骨横截面变化。通过调整模拟代表年轻男性的有限元模型以模拟老年男性是一种传统的做法,并且在短期内仍然会沿用。这种做法限制了模拟老年男性的模型生成的数量。2015 年,Shi 等通过调整 THUMS v4 模型建立了 4 个模型,分别来模拟四种 BMI 水平(25、30、35、40)的汽车乘员,这一模型是最先考虑到身体外形的损伤预测研究。但是在这项研究中,模型的身高是一致的。在 2015 年,Schoell 等通过调整 GHBMC 模型建立了一个 65 岁中等身材的老年男性模型,其脑组织、头部、胸廓、骨盆、股骨及胫骨的几何数据来源于统计学几何模型,头部、胸部、骨盆和下肢的材料属性参数来源于文献报道。在过去的研究中,除了针对年轻中等身材男性模型建模外,网格的划分和优化并不是完全自动化的,有限元建模耗时的特点限制了构建的人体模型的数量。

10.3 如何建立参数化的人体模型

10.3.1・方法回顾

建立一个参数化的可用于撞击模拟的人体有限元模型主要内容如图 10.3 所示(Hu 等,2012, 2016; Hwang 等,2016b)。人体几何学统计模型是建立参数化人体模型的基础。这种统计模型通过乘员身体参数(如年龄、性别、身高或 BMI)的函数来描述身体外部形态的变化,建模者可以基于这些参数快速将基准模型调整为其他几何形态,同时保持较高的几何精度和较好的网格质量。图 10.3 所示几何模型仅包括胸廓、下肢骨骼模型和人体体表模型。同样,其他骨骼及内脏器官的几何模型也可包含其中。这些模型可以根据志愿者的驾乘姿势集成到一起。基准人体有限元模型是任何当代的、全身的人体有限元模型(如图 10.3 中的 GHBMC - OS 模型),通过自动化网格变换过程能够变化成不同几何形态的目标模型。

10.3.2・人体几何学统计模型

虽然不同的研究开发人体几何统计模型的方法可能略有不同,但如图 10.4 所示,一般包括四个步骤。① 使用机构审查委员会批准的方案来获取临床 CT/MRI 扫描或身体表面激光扫描数据,确保数据的采集程序符合所有联邦、机构和道德准则的要求。为了确保目标解剖区域无异常改变,通常需要放射科医生审核 CT 扫描数据。② 从图像或体表扫描结果中提取数据,可能包括图像处理和分割、数据清理、标志点识别和(或)模板网格映射。数据提取的目的是为每个数据样本建立同源性的标志点集合。这些标志点集合用于定义骨架或体表几何形态。尽管已有一些半自动的方法,但因为要识别所有样本对应部位的标志点,该步骤极其耗费时间。③ 开发预测几何模型的统计分析方法很多。这些方法包括广义普氏对齐(generalized Procrustes alignment, GPA)、主成分分析(principal component analysis, PCA)和多元回归分析。④ 最终的统计模型可以用一组系数矩阵来表示,任意给定一组人体参数(如年龄、性别、身高和 BMI),就可以预测模板网格的标志点位

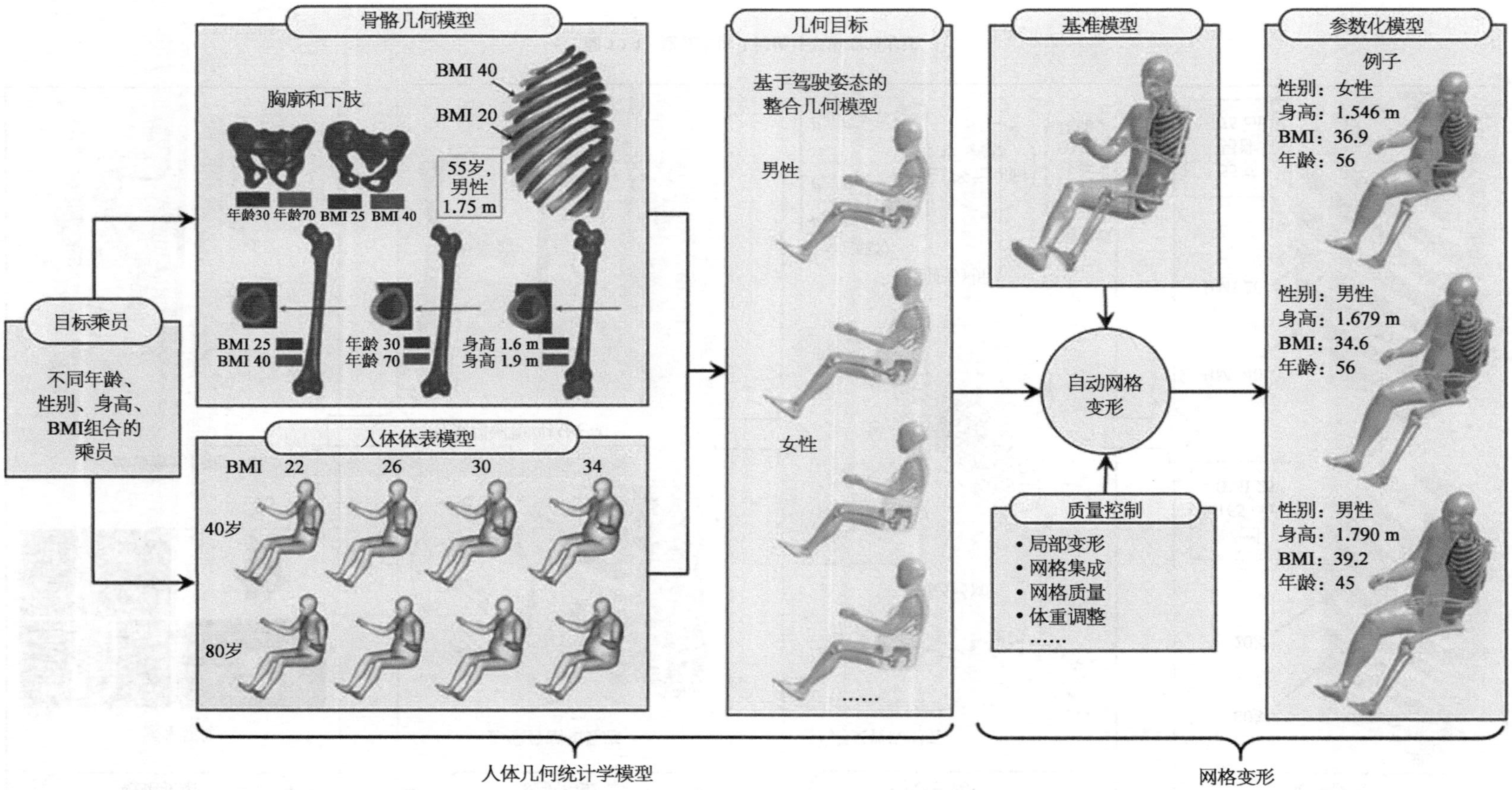

图 10.3　建立模拟不同人群参数化人体模型。

来源：Figure based on Hwang, E., Hu, J., Chen, C., Klein, K.F., Miller, C.S., Reed, M.P., Rupp, J.R., Hallman, J.J., 2016b. Development, evaluation, and sensitivity analysis of parametric finite element whole-body human models in side impacts. Stapp Car Crash Journal 60, 473 – 508, and reproduced with permission from The Stapp Association。

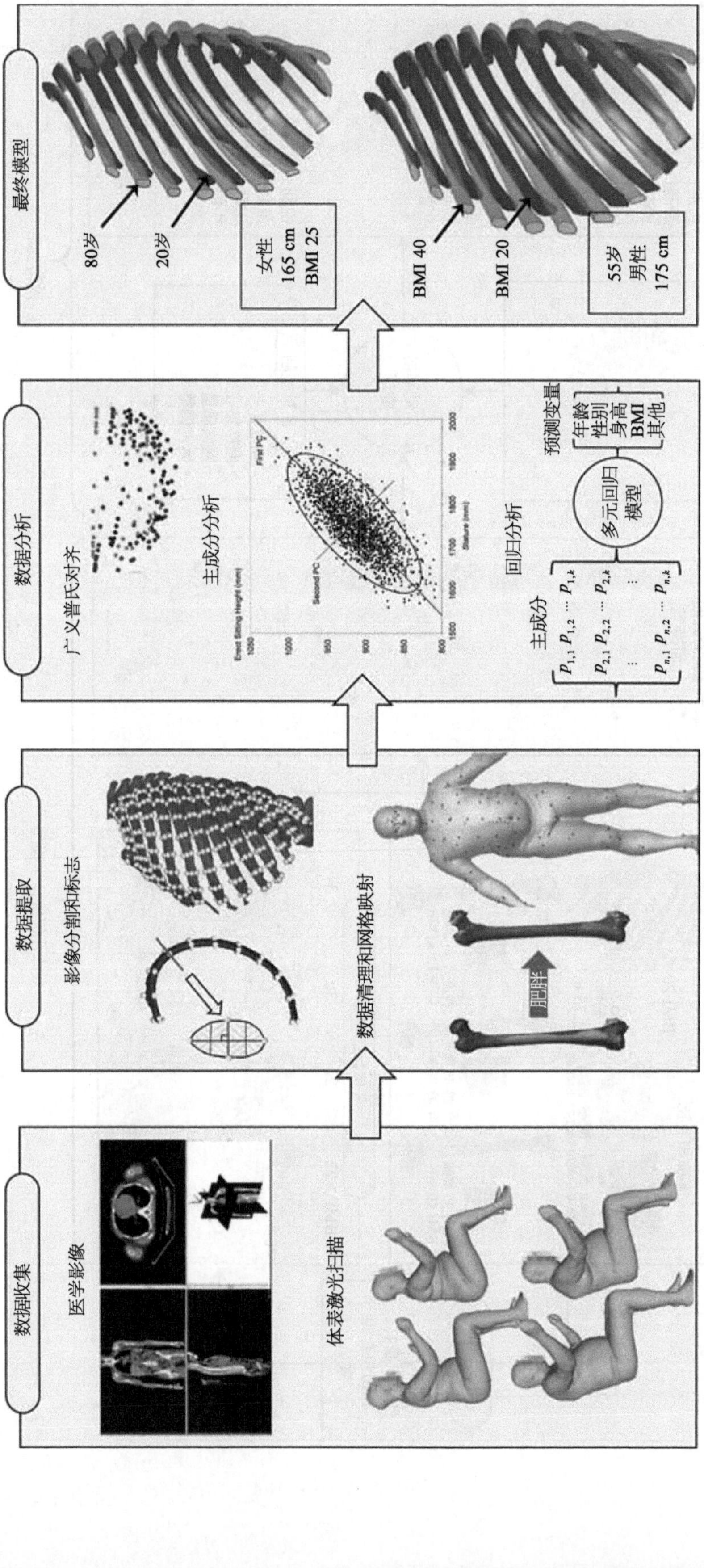

图 10.4 建立人体几何统计学模型的方法。

置或节点坐标。

10.3.2.1 广义普氏对齐

GPA 用于排列来自不同样本的标志点或网格,为进一步的统计分析做铺垫。GPA 已广泛用于人类学和解剖学的形态计量学研究(Dijksterhuis 和 Gower, 1992; Slice, 2005; Stegmann 和 Gomez, 2002),主要包括以下步骤。

(1) 创建一个 $n \times 3$ 的矩阵 x_i 表示每一个样本的几何形态,其中 n 是标志点数量,矩阵的每一行代表标志点的 3D 坐标。

(2) 计算 m 个样本 x_i 平均的形态 $\bar{x}$:

$$\bar{x} = \frac{1}{m}\sum_{i=1}^{m} x_i \tag{10.1}$$

(3) 用普氏叠加法(Procrustes superimposition)将剩余的形态对齐到平均形态:

$$x_i' = \frac{1}{CS}(x_i - C)[T] \tag{10.2}$$

$[T]$ 是一个 3×3 矩阵,包含了正交旋转和反射分量,C 是 x、y、z 方向上的平动分量,CS 为形心距离,即所有维度坐标平方和的平方根,如公式(10.3)所示:

$$CS = \sqrt{tr(x_i^T x_i)} \tag{10.3}$$

其中,tr 是 $x_i^T x_i$ 的迹,一个 3×3 的矩阵。

(4) 重新计算所有对齐形态 x_i' 的平均形态 $\bar{x}'$:

$$\bar{x}' = \frac{1}{m}\sum_{i=1}^{m} x_i' \tag{10.4}$$

(5) 如果 $\bar{x}$ 与 $\bar{x}'$ 的差值大于阈值(例如,1×10^{-6} mm)则回到第 3 步。在多次 GAP 之后,所有样本的几何数据都对齐好了,并分成两个成分,分别是形心和形态向量 $(x_i - C)[T]$。

10.3.2.2 主成分分析和回归分析

利用主成分分析在正交基础上表示几何数据,有效地量化数据的方差。几何上,第一主成分为数据空间中几何方差最大的方向,第二主成分为第二大方差,与第一个主成分正交,以此类推。多变量回归分析用于预测主成分分数的变化,主成分分数与 PCA 生成的主成分相关,由年龄、性别、身高、BMI 和(或)其他乘员参数组成,这些参数反过来又用于预测详细的身体几何形态。此外,如果在回归模型中加入由残差向量给出的带标准差的随机分量,就可以预测同一样本参数集的人体几何变化。

此处的 PCA 法由是 Li 等于 2011 年报道。标志点坐标用普氏对齐法严格对齐,并缩放(Slice, 2007)。每个标志点的 3 个坐标产生一个长度为 l 的几何向量(对一个受试者,记为 g),l 由标志点的数量和每个标志点坐标数 3 的乘积来计算。将所有受试者的几何向量组合在一起,构建几何矩阵 $G1$。为了使主成分分析方法正常工作,需要将几何矩阵 $G1$ 中的每个几何向量 g_i 中减去平均 $\bar{g}$,使矩阵 $G1$ 居中,最终得到数据居中矩阵 G。由居中几何矩阵 G 得到协方差矩阵,再通过计算协方差矩阵的特征值和特征向量来进行主成分分析。G 的推导公式如下：

$$G = SP \tag{10.5}$$

$$S = G P^T \tag{10.6}$$

S 是一个 $N \times l$ 的矩阵，称为主成分分数；P 是 G 的特征向量，是一个 $l \times l$ 的标准化矩阵。根据式(10.7)可以计算出任意样本的节点坐标和厚度：

$$g_i^* = \bar{g} + P_N^T S_{Ni}^T \tag{10.7}$$

S_{Ni}^T 是第 i 个试验样本的 PC 分数对应的矩阵 S_N 的行。

回归分析用诸如年龄、BMI、骨骼长度等参数预测 PC 分数（S_k），反过来，也能预测详细的几何形态。Reed 和 Parkinson(2008)报道了如下的回归模型：

$$S_k^T = CF + \varepsilon^T \tag{10.8}$$

F 是特征矩阵，C 是系数矩阵，ε^T 是一个零均值、正态分布残差向量。

10.3.2.3 人体几何统计学模型的案例

根据文献报道，学者们已经建立了很多骨骼和内脏的人体几何统计学模型，如颅骨(Urban 等，2014)、胸廓(Gayzik 等，2008；Holcombe 等，2016；Shi 等，2014；Wang 等，2016；Weaver 等，2014a，2014b)、股骨(Bredbenner 和 Nicolella，2008；Bryan 等，2009；Klein 等，2015；Zhu 和 Li，2011)、胫骨(Baka 等，2014；Bredbenner 等，2010)、脑(Danelson 等，2008)、肝(Lamecker 等，2004；Lu 和 Untaroiu，2014)和脾(Yates 等，2016)。与此类似，还有很多关于人体体表的统计学模型(Park 等，2015；Park 和 Reed，2015；Reed 和 Parkinson，2008)。由于人体胸廓和下肢受年龄和肥胖程度影响最为显著，所以下文将详细介绍胸廓、骨盆及股骨模型。

在 Shi 等(2014)和 Wang 等(2016)相继的研究中，他们建立且完善了一个成人胸廓的统计学模型。在 Wang 的研究中，他从密歇根大学健康系统中获得了 101 例匿名的临床胸廓 CT 扫描数据，并且使用了密歇根大学审查委员会批准的方案。受试者包括 47 例成年女性和 54 例男性患者，他们均没有骨骼病变。通过一系列图像分析来收集每个受试者的胸廓的几何形态，包括基于阈值的图像分割，所有肋骨、胸骨和脊柱标志点的识别，基于 B 样条的标志点再处理，以及标志点对称调整。每个受试者的胸廓上总共识别出 1 016 个标志点，其中肋骨上 960 个标志点、胸骨上 32 个标志点、脊柱上 24 个标志点。识别标志点后，使用网格变换将模板肋骨模板模型映射到每个受试者的几何结构中。然后通过 GPA、PCA 和回归分析来建立一个参数模型，利用这个模型可以基于年龄、性别、身高和 BMI 等参数预测有限元胸廓模型中的节点位置。

图 10.5 显示了年龄、性别、身高及 BMI 对胸廓几何形态的影响。年龄影响肋骨的角度和胸廓的深度，除第 11、第 12 肋外，年龄的增加与肋骨前缘的升高相关。这导致了整个胸廓深度的增加。然而，胸廓深度的增加与其宽度的减少相关，尤其是在胸腔的中部。性别对肋骨角度和深度有显著影响，相同身材的男性比女性有更平坦的肋骨角度和更深的胸廓深度。有趣的是，与年龄的影响相反，同等身高的男性胸廓的宽度要比女性更大，这说明男性胸廓的体积更大。此外，不同身高下，性别的影响是一致的。然而，在目前的样本范围内，BMI 的影响大于年龄的影响。胸廓的深度、

宽度和高度随着身高的增加而增加,但肋骨的角度会减小。详见 Shi 等(2014)和 Wang 等(2016)的研究。

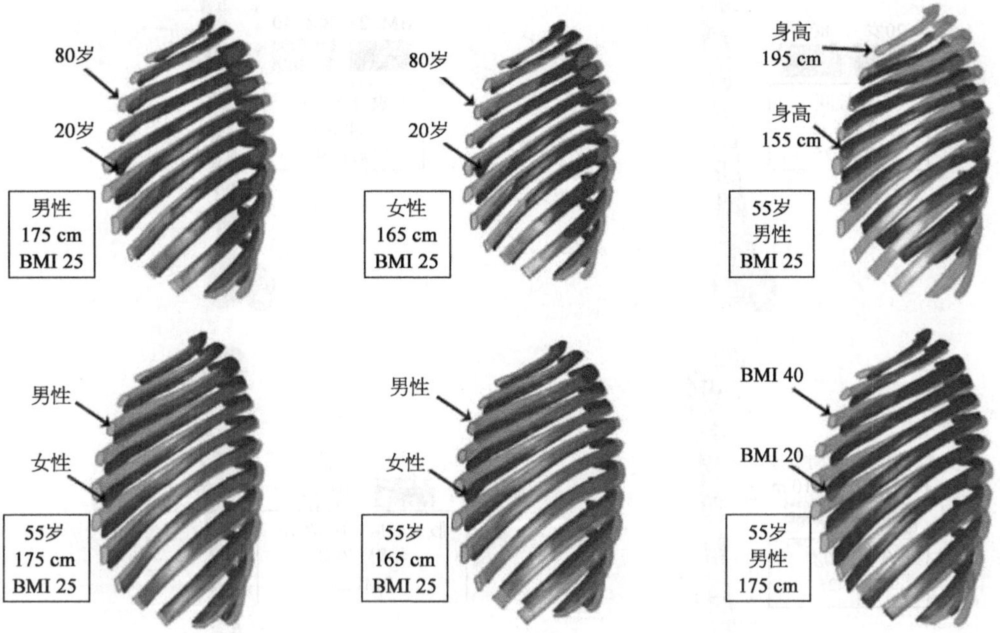

图 10.5　年龄、性别、身高和 BMI 对胸腔几何形态的影响。

来源：Reprinted from Shi, X., Cao, L., Reed, M.P., Rupp, J.D., Hoff, C.N., Hu, J., 2014. A statistical human rib cage geometry model accounting for variations by age, sex, stature and body mass index. Journal of Biomechanics 47, 2277–2285, with permission from Elsevier。

Klein 等(2015)使用了与上述建立胸廓模型类似的方法,研究下肢骨骼统计学模型的构建。该研究基于超 100 例受试者的 CT 扫描数据,这些受试者年龄在 17~89 岁,身高介于 1.5~2 m,BMI 指数在 15~46 kg/m^2。这项研究的独特之处在于,在数据提取步骤中,同时采集了可以代表骨骼形态和骨皮质厚度的标志点。如图 10.6 所示,经 GPA、PCA 和回归分析后,结果反映出年龄、股骨长度、BMI、性别对股骨几何形态的影响。本研究每次建模只改变一个变量,同时其他参数保持恒定。研究同时还对比分析了股骨纵轴方向 5 个等间距位置的横截面。可见,股骨长度对股骨几何形态影响最大,年龄、性别、体重指数均影响股骨形态和皮质骨厚度。结果示股骨长度对股骨几何形态影响最为显著,但年龄、性别、BMI 均影响股骨形态和骨皮质厚度。同样,图 10.7 显示了骨盆模型预测的年龄、双髂前上棘宽度、BMI 和性别对骨盆几何形态的影响。性别对骨盆形态影响很大,但身高、年龄和 BMI 的影响不那么显著。

10.3.3 · 网格变换

由于建立人体全身有限元模型的过程极为耗时,目前仅开发了几种体型的模型,没有把人体几何形态的差异考虑在内。虽然几何形态存在巨大的差异,但是人体解剖结构具有的相似性。因此,一个模型的网格可以顺利地映射为其他几何形态模型的网格,而不需要重新划分网格。开发

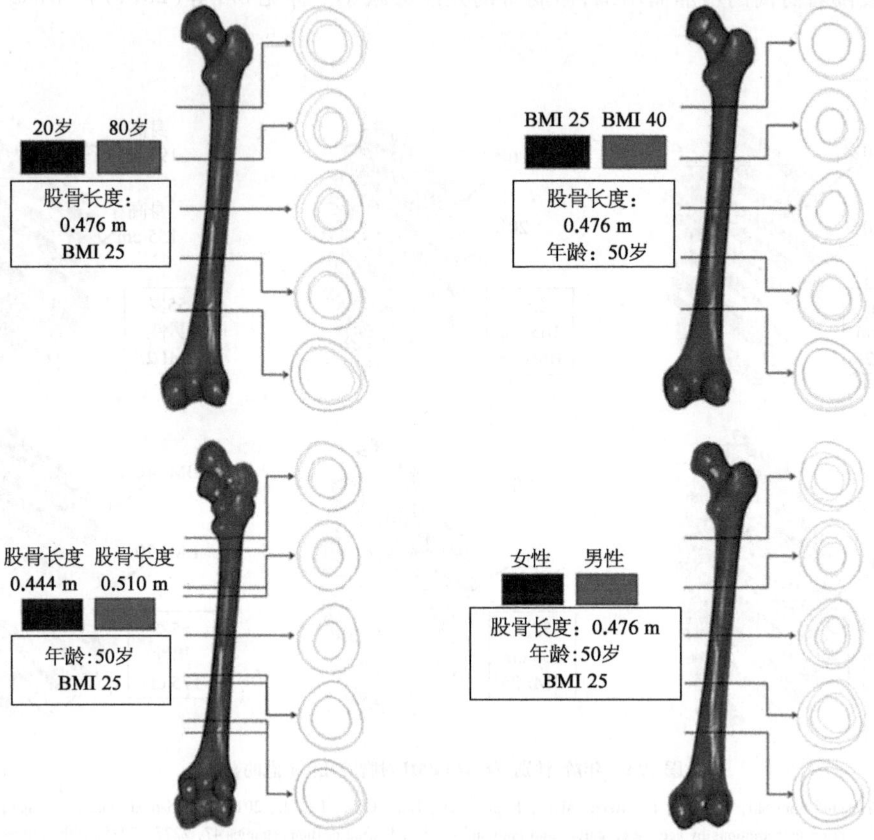

图 10.6　参数化模型预测的年龄、BMI、股骨长度及性别对股骨形态的影响。

来源：Klein (2015) University of Michigan, PhD Dissertation; adapted with permission。

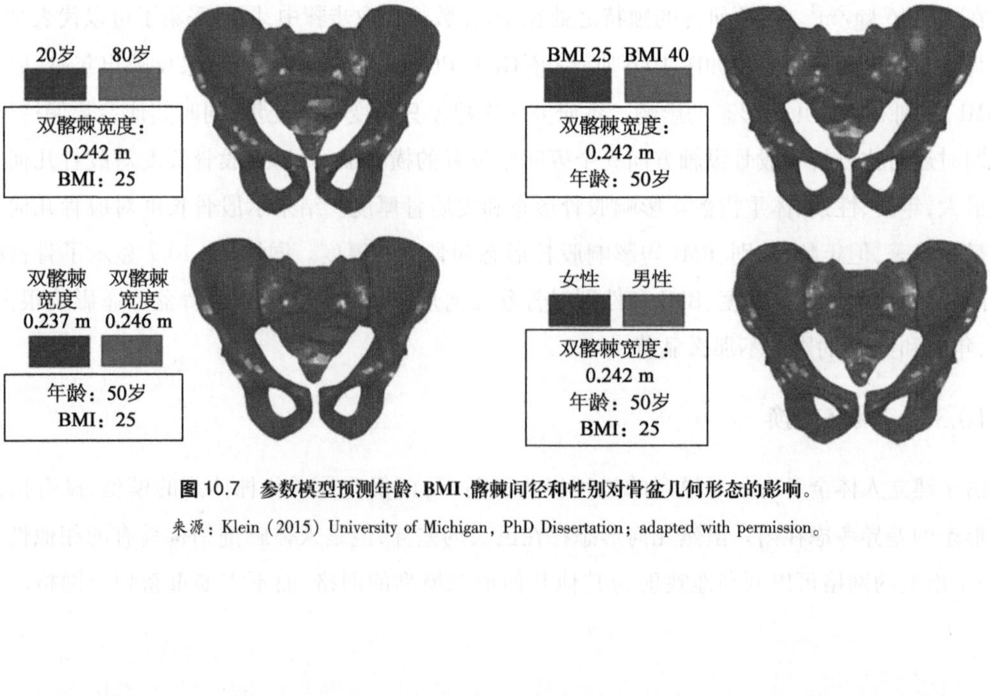

图 10.7　参数模型预测年龄、BMI、髂棘间径和性别对骨盆几何形态的影响。

来源：Klein (2015) University of Michigan, PhD Dissertation; adapted with permission。

参数化模型的基本概念是使用自动网格变换方法将基准模型变形为不同几何形态的模型。通过这种方式,可以快速生成具有多种不同人体特征组合的模型。

虽然网格变形方法在20世纪90年代末首次在文献中报道,但是参数化建模的概念在最近几年才流行起来。表10.2罗列了一些关于人体模型参数化建模的研究。注意,所有这些模型都还在组件(身体各部位)水平;参数化的、完整的人体有限元模型十分罕见。虽然网格变换方法在不同的研究中有所不同,但它们可以分为两类:基于标志点的和基于表面匹配的网格变换方法。统计学几何模型的本质是基于标志点的,基于标志点的网格变换更适合于统计学几何模型和基准有限元模型的映射。

在基于标志点的网格变换方法中,径向基函数(radial basis functions, RBF)是最常用的一种。RBF已广泛应用于图像处理和神经网络(Bennink 等, 2007; Carr 等,2001)。使用RBF进行网格变换时,需要在统计几何模型和基准有限元模型中识别相应的标志点,从而计算出每个标志点位置的节点位移。RBF是一种遍及整个几何空间的三维位移场,利用RBF可以计算基于标志点的位移。将该位移场应用于基准有限元网格,可以得到具有不同几何形态的新模型。薄板样条函数(thin-plate spline function)和复二次函数(multiquadratic function)是最适合RBF进行网格变换的函数,可以保证几何精度和网格质量(Li 等,2012)。应该指出的是,RBF不仅用于有限元网格划分,还可系统地改变与每个节点相关的信息,如骨皮质厚度和材料属性。

必须要识别到,基准模型上与统计学模型预测的相对应位置的标志点,才能使用基于标志点的RBF网格变换。前面介绍了RBF插值的基本概念和公式(Bennink 等, 2007; Carr 等, 1997)。这种方法在建立参数化有限元模型方面的应用也已得到很好的证明(Hu 等, 2012, 2016; Hwang 等, 2016a, 2016b; Li 等, 2011, 2012; Shi 等, 2015)。

通常,RBF采用这种形式:

$$s(x) = p(x) + \sum_{i=1}^{n} \lambda_i \varphi(\|x - x_i\|) \tag{10.9}$$

$p(x)$ 是低阶多项式,λ_i 是权重系数,φ 是基函数,$\|x - x_i\|$ 是欧几里得范数(x 与 x_i 之间的距离)。

我们选择 $p(x)$ 为一阶多项式,基函数选择薄板样条函数 $\varphi(r) = r^2 \log r$,因为这样通常能得到光滑的网格(Li 等, 2012)。因为点是三维的,所以欧几里得范数定义为 $r_{ij} = \sqrt{(x_i - x_j)^2 + (y_i - y_j)^2 + (z_i - z_j)^2}$。

假设基准模型和目标几何模型上的标志点数目都是 n。为了计算权重系数 λ_i 和多项式函数 $p(x)$,RBF可以写成矩阵形式,如式(10.10)所示:

$$\begin{pmatrix} A + \alpha I & B \\ B^T & 0 \end{pmatrix} \begin{pmatrix} \lambda \\ c \end{pmatrix} = \begin{pmatrix} T \\ 0 \end{pmatrix} \tag{10.10}$$

A 是在 $n \times n$ 矩阵中的基函数 φ,$A'_{ij} = \varphi(r_{ij}) = r_{ij}^2 \log(r_{ij})$;$B = \begin{bmatrix} 1 & x_1 & y_1 & z_1 \\ \vdots & \vdots & \vdots & \vdots \\ 1 & x_n & y_n & z_n \end{bmatrix}_{n\times 4}$,$x$、$y$、$z$ 是

表 10.2　最近的参数化人体有限元模型研究

参考文献	Besnault 等(1998)	Bryan (2010)	Grassi 等(2011)	Grosland 等(2009)	Bucki 等(2010)	Couteau 等(2000)	O'Reilly 和 Whyne (2008)	Li 等(2011)
图	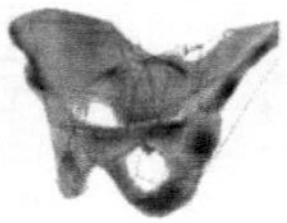	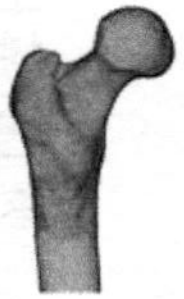	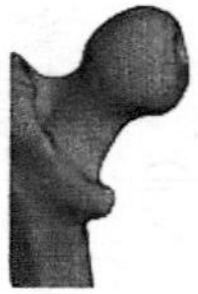	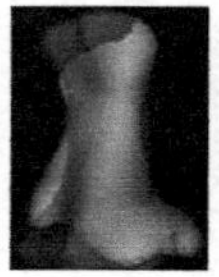	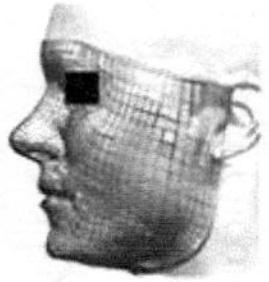	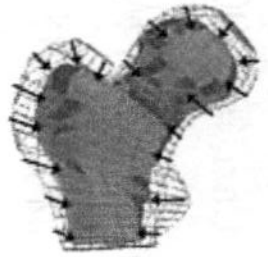	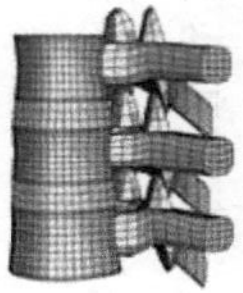	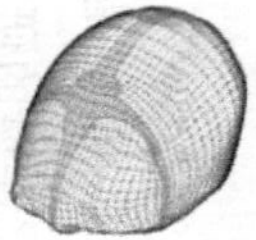
身体部位	骨盆	股骨	股骨	趾骨	脸	股骨	脊柱	头
网格变换方法	Kriging(克里金法)	表面匹配和 Laplace 光滑	径向基函数	可变形配准算法	网格匹配算法	弹性体积配准	基于标志点的参数化网格	径向基函数
变换类型	基于标志点	表面匹配	基于标志点	表面匹配	表面匹配	表面匹配	基于标志点	基于标志点

基准标志点的坐标；$T = \begin{bmatrix} X_1 & Y_1 & Z_1 \\ \vdots & \vdots & \vdots \\ X_n & Y_n & Z_n \end{bmatrix}_{n\times 3}$，$X$、$Y$、$Z$ 是目标标志点的坐标；α 是光滑系数，但在此研究中设定 $\alpha = 0$，以表示精确插值，c 是常数。

一旦通过解式(10.10)确定了 λ 和 c，假设基准模型中的节点数为 N，就可以通过式(10.11)计算出变换模型 T' 中的节点坐标：

$$\begin{pmatrix} A' + \alpha I & B' \\ B'^T & 0 \end{pmatrix} \begin{pmatrix} \lambda \\ c \end{pmatrix} = \begin{pmatrix} T' \\ 0 \end{pmatrix} \tag{10.11}$$

A' 是一个 $N \times n$ 矩阵，$A_{ij} = \varphi(r_{ij}) = r_{ij}^2 \log(r_{ij})$，$i$ 是基准模型的节点数目，j 是基准模型标志点的数目。$B' = \begin{bmatrix} 1 & x_1 & y_1 & z_1 \\ \vdots & \vdots & \vdots & \vdots \\ 1 & x_N & y_N & z_N \end{bmatrix}_{N\times 4}$，$x$、$y$、$z$ 是基准模型节点的坐标；$T' = \begin{bmatrix} X_1 & Y_1 & Z_1 \\ \vdots & \vdots & \vdots \\ X_N & Y_N & Z_N \end{bmatrix}_{N\times 3}$，$X$、$Y$、$Z$ 是变换模型的节点坐标；$\alpha = 0$，表示精确插值。

10.3.4 · 参数化全身人体模型的示例

为了建立一个参数化的、全身的人体模型，需要将骨骼和体表的统计模型整合起来。这些模型通常基于不同群体的个体开发，所以在整合时严格遵循既定的步骤非常重要。Hwang 等(2016a)使用人体模型中有限的身体标志和关节中心来定位胸腔、骨盆、股骨和胫骨模型。图 10.8 展示了骨骼定位中每一个骨骼模型定位的参考点。

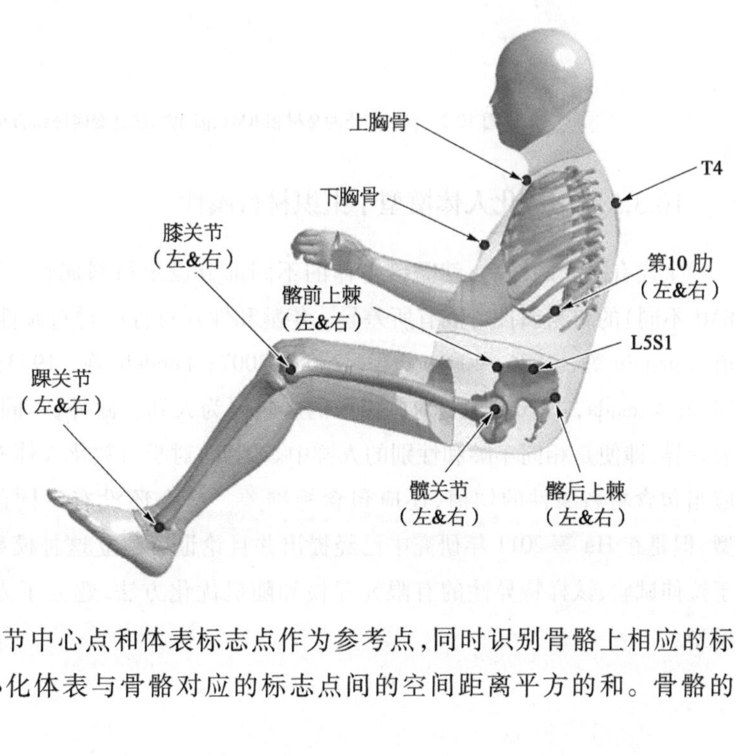

图 10.8 定位每一个骨骼统计学模型的参考点。

从体表模型中选择一组关节中心点和体表标志点作为参考点，同时识别骨骼上相应的标志点。利用奇异值分解来最小化体表与骨骼对应的标志点间的空间距离平方的和。骨骼的统计几何模型可能只包括最可能在交通事故中受伤的骨骼(肋骨、骨盆、股骨和胫骨),因此其他所有骨骼都可以根据已经确定的骨骼和与体表形态模型相关的标志点进行缩放和变换。

几何模型整合后,就可以对整个身体的网格进行变换。由于网格变换的计算成本会随着标志点数量的增加而大幅增加。人体模型可能有超过 20 000 个标志点,因此可以把模型分割成几个部分,分别对这些区域进行变形。如此,即使是如 THUMS v4 或 GHBMC 等最复杂的模型,在现有计算机上完成整个身体模型的变形,通常也只需要不到 20 min。图 10.9 展示了在较广泛的身材和 BMI 变化范围内实现模型变形的案例。

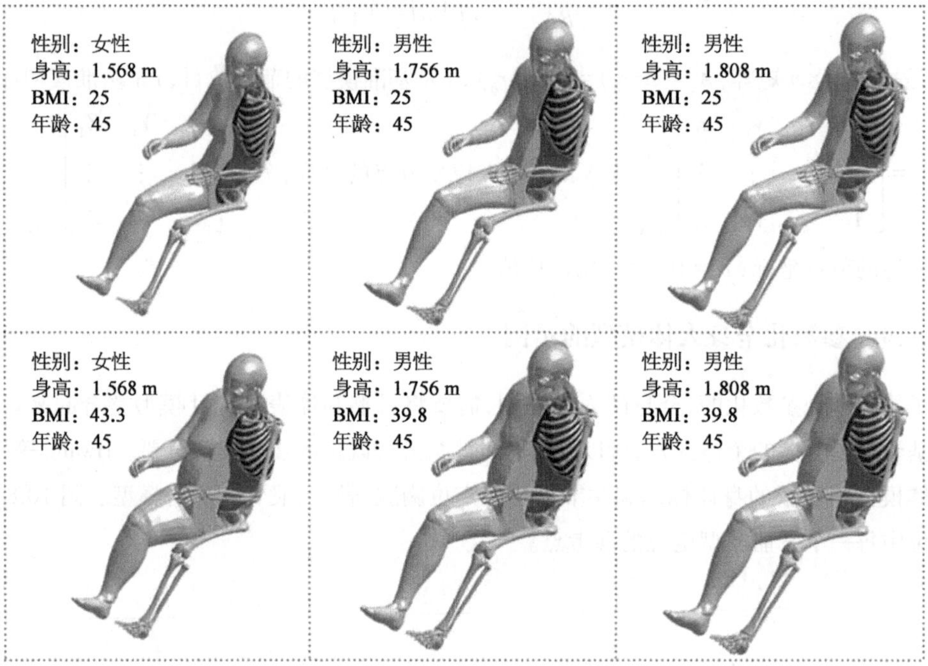

图 10.9 在较广泛的身材和 BMI 范围内,通过变换得到的 6 个人体模型。

10.3.5 · 参数化人体模型中组织材料属性

生成有限元网格后,就需给身体的不同部分设定材料属性。不同特征个体(如年龄、性别和BMI 不同)的材料属性可能有所差异。年龄和性别对骨骼材料属性的影响在文献中得到了广泛报道(Burstein 等, 1976; Kemper 等, 2005, 2007; Lobdell 等, 1973; Takahashi 等, 2000; Wall 等, 1979; Yamada, 1970),但是对软组织的影响鲜为人知。此外,不同个体组织的材料属性存在着较大差异,即便是相同年龄和性别的人群中。因此,对于参数化人体有限元模型,随机材料模型不仅应当包含材料属性的均值,还应包含标准差。迄今还没有不同部位组织使用这种随机材料模型,但是在 Hu 等 2011 年研究中已经提出并且论证了建立这种模型的方法。在他们的研究中,基于拉伸试验、试样特异性的有限元建模和随机优化方法,建立了人胎盘组织的随机黏性-超弹性模型。

10.4 如何验证参数化人体模型

虽然通常用尸体实验数据来验证人体有限元模型,但验证仅限于几个相同体型的模型(即中等身材男性、矮小体型女性和高大体型男性)。在模型验证过程中,很少考虑年龄和肥胖的影响。验证单个有限元模型和参数化模型之间的主要区别在于参数化模型的几何形态可以变换为模拟特定体型的模型。因此,可以进行更精确的、更具特异性的模型验证,从而更好地解释材料属性和人体碰撞响应之间的关系。

参数化模型的验证中,应该将整个人体有限元模型转换为可以模拟特定群体尸体的模型,以及将模型的每个部分变换成可以模拟生物力学实验中测定响应参数和耐受阈值时的尸体骨骼试样的模型。然后建立与尸体实验相同的载荷,并加载在这些模型/试样上,对比变换模型预测的响应和来自不同实验个体的响应数据。验证过程的目标是将模拟数据与每组测试对象测得的响应数据的总体趋势进行匹配,从而将年龄和肥胖的影响考虑在内,而不仅仅匹配单一案例的响应。

表 10.3 罗列了可以用于模型验证且关注年龄和肥胖影响的研究。最适合参数化模型验证的是附带全身 CT 扫描数据的尸体实验,目前这方面的研究数据仍十分匮乏。对于那些附带 CT 扫描数据的局部尸体实验,在仿真过程中应当重建个体特异性的有限元模型;对于整人的尸体实验,也应当建立个体特异性的有限元模型,这不仅能够准确地模拟骨骼的几何形态和身体形态,还能够准确地模拟实验中尸体的坐姿。在模型验证过程中,通过优化方法调整材料属性和边界条件,可以使模型响应与尸体响应最大限度地接近。传统的模型验证方法是将单一人体模型的响应与一个测试数据通道进行比较,而不考虑测试尸体之间的几何差异,与此相比,特异性模型可以显著减少模型与尸体之间的几何和姿态差异,从而能更精确地调整模型的材料属性,并可以显著降低最终撞击响应的误差。然而,值得注意的是,为了达到这种水平的参数化模型验证,必须进行更多的尸体实验,应包括全身 CT 扫描数据,且需关注年龄、性别和肥胖的影响。

表 10.3 可用于参数化人体有限元模型验证的研究

研　　究	验 证 数 据	身体部位	影响因素
Ivarsson 等(2009)	股骨压缩/弯曲	股骨	年龄
Rupp 等(2003)	骨盆、股骨、膝撞击响应	KTH	年龄
Rupp 等(2008)	骨盆、股骨、膝撞击响应	KTH	年龄
Charpail 等(2005)	肋骨弯曲	肋骨	年龄
Vezin 和 Berthet(2009)	分离的胸廓撞击	胸廓	年龄
Kroell 和 Schneider(1971)	胸部撞锤撞击	胸部	年龄
Kent 和 Patrie(2005)	不同胸部撞击情况	胸部	年龄
Kent 等(2010)	全身台车试验	全身	肥胖
Foster 等(2006)	腹部台车试验	腹部	肥胖
Lamielle 等(2008)	腹部台车试验	腹部	肥胖

在已报道的文献中,应用尸体实验结果验证参数化全身人体模型的研究很少。Shi 等(2015)对比了不同 BMI 水平的人体模型和尸体在正面台车碰撞实验中的响应。实验仅使用肥胖对身体偏移(头、肩、臀、膝)百分比增加的效应,来评估模型的准确性,模型没有考虑到尸体身高的影响。最近,Hwang 等(2016b)建立了受试者特异性模型,并且基于两个完全不同体型和 BMI 水平的尸体进行四次侧面碰撞的实验,结果用于模型的评估。仿真结果初步显示,由参数化模型预测的撞击响应与 4 次尸体实验的测量结果之间的相关性优于传统中等身材男性模型与标准化尸体响应之间的相关性。尽管 Hwang 等的实验尸体数目有限,但是在一定程度上说明了应用参数化人体模型预测人体撞击响应的优势,尤其是考虑了不同个体特征的影响。

10.5 总结

在本章中,回顾了年龄、性别和肥胖对交通事故损伤的影响,以及研究各种弱势群体撞击响应的人体建模技术的最新进展。人体统计学几何模型的最新研究、网格变换、人体组织测试、全身尸体实验,共同指向参数化人体有限元模型,它可以模拟不同的人群。构建参数化人体模型的方法将实现基于人群的模拟,尤其是针对目前的损伤评估工具无法模拟各种弱势群体的问题,从而满足未来安全设计优化需求。

致谢

本章所基于的研究由美国国家公路交通安全管理局、美国国家科学基金会、美国国家司法中心、丰田汽车公司、通用汽车公司和福特汽车公司赞助。同时,笔者对来自密歇根大学交通研究所(UMTRI)的 Dr. Matthew Reed、Dr. Jonathan Rupp、Dr. Byong-Keon Park、Dr. Monica Jones 和 Dr. Eunjoo Hwang 的大力支持表示感谢。也要感谢 Dr. Katlyn Hunter、Dr. Zhigang Li、Dr. Xiangnan Shi 和 Dr. Yulong Wang 博士后期间在 UMTRI 对参数化人体建模所做的相关研究。

参考文献

[1] Arbabi, S., Wahl, W.L., Hemmila, M.R., Kohoyda-Inglis, C., Taheri, P.A., Wang, S.C., 2003. The cushion effect. The Journal of Trauma 54, 1090-1093.

[2] Baka, N., Kaptein, B.L., Giphart, J.E., Staring, M., de Bruijne, M., Lelieveldt, B.P., Valstar, E., 2014. Evaluation of automated statistical shape model based knee kinematics from biplane fluoroscopy. Journal of Biomechanics 47, 122-129.

[3] Bennink, H.E., Korbeeck, J.M., Janssen, B.J., Haar Romenij, B.M., 2007. Warping a neuro-anatomy atlas on 3D MRI data with radial basis function. International Federation For Medical and Biological Engineering Proceedings 15, 28-32.

[4] Besnault, B., Lavaste, F., Guillemot, H., Robin, S., Coz, J.-Y.L., 1998. A parametric finite element model of the human pelvis. In: Stapp Car Crash Conference, Tempe, Arizona, USA.

[5] Boulanger, B.R., Milzman, D., Mitchell, K., Rodriguez, A., 1992. Body habitus as a predictor of injury pattern after blunt trauma. The Journal of Trauma Injury, Infection, and Critical Care 33, 228-232.

[6] Bredbenner, T.L., Eliason, T.D., Potter, R.S., Mason, R.L., Havill, L.M., Nicolella, D.P., 2010. Statistical shape modeling describes variation in tibia and femur surface geometry between control and incidence groups from the osteoarthritis initiative database. Journal of Biomechanics 43, 1780-1786.

[7] Bredbenner, T.L., Nicolella, D.P., 2008. Statistical shape and density based finite element modeling of the human proximal femur. Journal of Biomechanics 27, 1159-1168.

[8] Bryan, R., Mohan, P.S., Hopkins, A., Galloway, F., Taylor, M., Nair, P.B., 2010. Statistical modelling of the whole human femur

incorporating geometric and material properties. Medical Engineering & Physics 32, 57 - 65.

[9] Bryan, R., Nair, P.B., Taylor, M., 2009. Use of a statistical model of the whole femur in a large scale, multi-model study of femoral neck fracture risk. Journal of Biomechanics 42, 2171 - 2176.

[10] Bucki, M., Lobos, C., Payan, Y., 2010. A fast and robust patient specific finite element mesh registration technique: application to 60 clinical cases. Medical Image Analysis 14, 303 - 317.

[11] Burstein, A.H., Reilly, D.T., Martens, M., 1976. Aging of bone tissue: mechanical properties. Journal of Bone and Joint Surgery 58, 82 - 86.

[12] Carr, J.C., Beatson, R.K., Cherrie, J.B., Mitchell, T.J., Fright, W.R., McCallum, B.C., Evans, T.R., 2001. Reconstruction and representation of 3D objects with radial basis functions. In: Proceedings of the 28th Annual Conference on Computer Graphics and Interactive Techniques, pp. 67 - 76.

[13] Carr, J.C., Fright, W.R., Beatson, R.K., 1997. Surface interpolation with radial basis functions for medical imaging. IEEE Transactions on Medical Imaging 16, 96 - 107.

[14] Carter, P.M., Flannagan, C.A., Reed, M.P., Cunningham, R.M., Rupp, J.D., 2014. Comparing the effects of age, BMI and gender on severe injury (AIS 3+) in motor-vehicle crashes. Accident Analysis & Prevention 72, 146 - 160.

[15] Charpail, E., Trosseille, X., Petit, P., Laporte, S., Lavaste, F., Vallancien, G., 2005. Characterization of PMHS ribs: a new test methodology. Stapp Car Crash Journal 49, 183 - 198.

[16] Cormier, J.M., 2008. The influence of body mass index on thoracic injuries in frontal impacts. Accident Analysis & Prevention 40, 610 - 615.

[17] Couteau, B., Payan, Y., Lavallee, S., 2000. The mesh-matching algorithm: an automatic 3D mesh generator for finite element structures. Journal of Biomechanics 33, 1005 - 1009.

[18] Danelson, K.A., Geer, C.P., Stitzel, J.D., Slice, D.E., Takhounts, E.G., 2008. Age and gender based biomechanical shape and size analysis of the pediatric brain. Stapp Car Crash Journal 52, 59 - 81.

[19] Dijksterhuis, G.B., Gower, J.C., 1992. The interpretation of generalized procrustes analysis and allied methods. Food Quality and Preference 3, 67 - 87.

[20] Dokko, Y., Ito, O., Ohashi, K., 2009. Development of human lower limb and pelvis FE models for adult and the elderly. In: 2009 SAE World Congress. SAE 2009-01-0396, Detroit, MI, USA.

[21] El-Jawahri, R.E., Laituri, T.R., Ruan, J.S., Rouhana, S.W., Barbat, S.D., 2010. Development and validation of age-dependent FE human models of a mid-sized male thorax. Stapp Car Crash Journal 54, 407 - 430.

[22] Feik, S.A., Thomas, C.D., Clement, J.G., 1997. Age-related changes in cortical porosity of the midshaft of the human femur. Journal of Anatomy 191 (Pt. 3), 407 - 416.

[23] Finkelstein, E.A., Khavjou, O.A., Thompson, H., Trogdon, J.G., Pan, L., Sherry, B., Dietz, W., 2012. Obesity and severe obesity forecasts through 2030. American Journal of Preventive Medicine 42, 563 - 570.

[24] Flegal, K.M., Carroll, M.D., Kit, B.K., Ogden, C.L., 2012. Prevalence of obesity and trends in the distribution of body mass index among US adults, 1999 - 2010. Jama 307, 491 - 497.

[25] Forman, J., Lopez-Valdes, F., Lessley, D., Kindig, M., Kent, R., Ridella, S., Bostrom, O., 2009a. Rear seat occupant safety: an investigation of a progressive force-limiting, pretensioning 3-point belt system using adult PMHS in frontal sled tests. Stapp Car Crash Journal 53, 49.

[26] Forman, J., Lopez-Valdes, F.J., Lessley, D., Kindig, M., Kent, R., Bostrom, O., 2009b. The effect of obesity on the restraint of automobile occupants. In: Annals of Advances in Auto-motive Medicine/Annual Scientific Conference.

[27] Foster, C.D., Hardy, W.N., Yang, K.H., King, A.I., 2006. High-speed seatbelt pretensioner loading of the abdomen. Stapp Car Crash Journal 50, 27 - 51.

[28] Gayzik, F.S., Yu, M.M., Danelson, K.A., Slice, D.E., Stitzel, J.D., 2008. Quantification of age-related shape change of the human rib cage through geometric morphometrics. Journal of Biomechanics 41, 1545 - 1554.

[29] Goh, S., Price, R.I., Song, S., Davis, S., Singer, K.P., 2000. Magnetic resonance-based vertebral morphometry of the thoracic spine: age, gender and level-specific influences. Clinical Biomechanics (Bristol, Avon) 15, 417 - 425.

[30] Grassi, L., Hraiech, N., Schileo, E., Ansaloni, M., Rochette, M., Viceconti, M., 2011. Evaluation of the generality and accuracy of a new mesh morphing procedure for the human femur. Medical Engineering & Physics 33, 112 - 120.

[31] Grosland, N.M., Bafna, R., Magnotta, V.A., 2009. Automated hexahedral meshing of anatomic structures using deformable registration. Computer Methods in Biomechanics and Biomedical Engineering 12, 35 - 43.

[32] Haug, E., Choi, H.-Y., Robin, S., Beaugonin, M., 2004. Human models for crash and impact simulation. In: Ayache, N. (Ed.), Computational Models for the Human Body, Special Volume of Handbook of Numberical Analysis, vol. XII. Elsevier, New York, NY.

[33] Hayashi, S., Yasuki, T., Kitagawa, Y., 2008. Occupant kinematics and estimated effectiveness of side airbags in pole side impacts using a human FE model with internal organs. Stapp Car Crash Journal 52, 363 - 377.

[34] Holcombe, S.A., Wang, S.C., Grotberg, J.B., 2016. Modeling female and male rib geometry with logarithmic spirals. Journal of Biomechanics 49, 2995 - 3003.

[35] Holzer, G., von Skrbensky, G., Holzer, L.A., Pichl, W., 2009. Hip fractures and the contribution of cortical versus trabecular bone to femoral neck strength. Journal of Bone and Mineral Research 24, 468 - 474.

[36] Hu, J., Fanta, A., Neal, M., Reed, M., Wang, J., 2016. Vehicle crash simulations with morphed GHBMC human models of different stature, BMI, and age. In: The 4th International Digital Human Modeling Symposium (DHM2016), Montréal, Québec, Canada.

[37] Hu, J., Klinich, K.D., Miller, C.S., Rupp, J.D., Nazmi, G., Pearlman, M.D., Schneider, L.W., 2011. A stochastic visco-hyperelastic model of human placenta tissue for finite element crash simulations. Annals of Biomedical Engineering 39, 1074 - 1083.

[38] Hu, J., Rupp, J.D., Reed, M.P., 2012. Focusing on vulnerable populations in crashes: recent advances in finite element human models for injury biomechanics research. Journal of Automotive Safety and Energy 3, 295 - 307.

[39] Hwang, E., Hallman, J., Klein, K., Rupp, J., Reed, M., Hu, J., 2016a. Rapid Development of Diverse Human Body Models for Crash Simulations through Mesh Morphing. SAE Technical Paper 2016-01-1491.

[40] Hwang, E., Hu, J., Chen, C., Klein, K.F., Miller, C.S., Reed, M.P., Rupp, J.R., Hallman, J.J., 2016b. Development, evaluation, and sensitivity analysis of parametric finite element whole-body human models in side impacts. Stapp Car Crash Journal 60, 473 - 508.

[41] Ito, O., Dokko, Y., Ohashi, K., 2009. Development of adult and elderly FE thorax skeletal models. In: 2009 SAE World Congress. SAE 2009-01-0381, Detroit, MI, USA.

[42] Ito, Y., Dokko, Y., Motozawa, Y., Mori, F., Ohashi, K., 2012. Kinematics validation of age-specific restrained 50th percentile occupant FE model in frontal impact. In: SAE 2012 World Congress. SAE 2012-01-0565, Detroit, MI, USA.

[43] Ivarsson, B.J., Genovese, D., Crandall, J.R., Bolton, J.R., Untaroiu, C.D., Bose, D., 2009. The tolerance of the femoral shaft in combined axial compression and bending loading. Stapp Car Crash Journal 53, 251 - 290.

[44] Iwamoto, M., Kisanuki, Y., Watanabe, I., Furusu, K., Miki, K., Hasegawa, J., 2002. Development of a finite element model of the total human model for safety (THUMS) and application to injury reconstruction. In: 2002 International IRCOBI Conference on the Biomechanics of Impact, Munich, Germany.

[45] Kemper, A.R., McNally, C., Kennedy, E.A., Manoogian, S.J., Rath, A.L., Ng, T.P., Stitzel, J.D., Smith, E.P., Duma, S.M., Matsuoka, F., 2005.Material properties of human rib cortical bone from dynamic tension coupon testing. Stapp Car Crash Journal 49, 199 - 230.

[46] Kemper, A.R., McNally, C., Pullins, C.A., Freeman, L.J., Duma, S.M., Rouhana, S.M., 2007. The biomechanics of human ribs: material and structural properties from dynamic tension and bending tests. Stapp Car Crash Journal 51, 235 - 273.

[47] Kent, R., Patrie, J., 2005. Chest deflection tolerance to blunt anterior loading is sensitive to age but not load distribution. Forensic Science International 149, 121 - 128.

[48] Kent, R., Henary, B., Matsuoka, F., 2005a. On the fatal crash experience of older drivers. Annals of Advances in Automotive Medicine 49, 371 - 391.

[49] Kent, R., Lee, S.H., Darvish, K., Wang, S., Poster, C.S., Lange, A.W., Brede, C., Lange, D., Matsuoka, F., 2005b. Structural and material changes in the aging thorax and their role in crash protection for older occupants. Stapp Car Crash Journal 49, 231 - 249.

[50] Kent, R., Trowbridge, M., Lopez-Valdes, F.J., Ordoyo, R.H., Segui-Gomez, M., 2009. How many people are injured and killed as a result of aging? Frailty, fragility, and the elderly risk-exposure tradeoff assessed via a risk saturation model. Annals of Advances in Automotive Medicine 53, 41 - 50.

[51] Kent, R.W., Forman, J.L., Bostrom, O., 2010. Is there really a "cushion effect"?: A biomechanical investigation of crash injury mechanisms in the obese. Obesity 18, 749 - 753.

[52] Kim, Y.S., Choi, H.H., Cho, Y.N., Park, Y.J., Lee, J.B., Yang, K.H., King, A.I., 2005. Numerical investigations of interactions between the knee-thigh-hip complex with vehicle interior structures. Stapp Car Crash Journal 49, 85 - 115.

[53] Klein, K.F., Hu, J., Reed, M.P., Hoff, C.N., Rupp, J.D., 2015. Development and validation of statistical models of femur geometry for use with parametric finite element models. Annals of Biomedical Engineering 43, 2503 - 2514.

[54] Kroell, C.K., Schneider, D.C., 1971. Impact tolerance and response on the human thorax. In: Stapp Car Crash Conference. SAE 710851.

[55] Laituri, T.R., Prasad, P., Sullivan, K., Frankstein, M., Thomas, R.S., 2005. Derivation and evaluation of a provisional, age-dependent, AIS3+ thoracic risk curve for belted adults in frontal impacts. In: 2005 SAE World Congress. SAE 2005-01-0297, Detroit, MI, USA.

[56] Lamecker, H., Lange, T., Seebass, M., 2004. Segmentation of the liver using a 3D statistical shape model. Konrad-Zuse-Zentrum für Informationstechnik Berlin, ZIB-Report 04-09. https://pdfs.semanticscholar.org/c05d/2b03464f26e6c506481df3ec0031c3c9cfa9.pdf.

[57] Lamielle, S., Vezin, P., Verriest, J., Petit, P., Trosseille, X., Vallancien, G., 2008. 3D deformation and dynamics of the human cadaver abdomen under seatbelt loading. Stapp Car Crash Journal 52, 267 - 294.

[58] Li, Z., Hu, J., Reed, M.P., Rupp, J.D., Hoff, C.N., Zhang, J., Cheng, B., 2011. Development, validation, and application of a parametric pediatric head finite element model for impact simulations. Annals of Biomedical Engineering 39, 2984 - 2997.

[59] Li, Z., Hu, J., Zhang, J., 2012. The comparison of different radial basis functions. In: Developing Subject-specific Infant Head Finite Element Models for Injury Biomechanics Study, ASME Summer Bioengineering Conference, Fajardo, Puerto Rico.

[60] Lobdell, T.E., Kroell, C.K., Schneider, D.C., Hering, W.E., Nahum, A.M., 1973. Impact response of the human thorax. In: King, W.F., Mertz, H.J. (Eds.), Human Impact Response Measurement and Simulation. Plenum Press, New York, NY, pp. 201 - 225.

[61] Lu, Y.-C., Untaroiu, C.D., 2014. A statistical geometrical description of the human liver for probabilistic occupant models. Journal of Biomechanics 47, 3681 - 3688.

[62] Ma, X., Laud, P.W., Pintar, F., Kim, J.-E., Shih, A., Shen, W., Heymsfield, S.B., Allison, D.B., Zhu, S., 2011. Obesity and non-fatal motor vehicle crash injuries: sex difference effects. International Journal of Obesity 35, 1216 - 1224.

[63] Michaelson, J., Forman, J., Kent, R., Kuppa, S., 2008. Rear seat occupant safety: kinematics and injury of PMHS restrained by a standard 3-point belt in frontal crashes. Stapp Car Crash Journal 52, 295.

[64] Mock, C.N., Grossman, D.C., Kaufman, R.P., Mack, C.D., Rivara, F.P., 2002. The relationship between body weight and risk of death and serious injury in motor vehicle crashes. Accident, Analysis and Prevention 34, 221 - 228.

[65] Moran, S.G., McGwin Jr., G., Metzger, J.S., Alonso, J.E., Rue 3rd, L.W., 2003. Relationship between age and lower extremity fractures in frontal motor vehicle collisions. Journal of Trauma 54, 261 - 265.

[66] Moran, S.G., McGwin Jr., G., Metzger, J.S., Windham, S.T., Reiff, D.A., Rue 3rd, L.W., 2002. Injury rates among restrained drivers in motor vehicle collisions: the role of body habitus. The Journal of Trauma 52, 1116 - 1120.

[67] Morris, A., Welsh, R., Frampton, R., Charlton, J., Fildes, B., 2002. An overview of requirements for the crash protection of older drivers. Annals of Advances in Automotive Medicine 46, 141 - 156.

[68] Morris, A., Welsh, R., Hassan, A., 2003. Requirements for the crash protection of older vehicle passengers. Annals of Advances in Automotive Medicine 47, 165 - 180.

[69] Nalla, R.K., Kruzic, J.J., Kinney, J.H., Ritchie, R.O., 2004. Effect of aging on the toughness of human cortical bone: evaluation by R-curves. Bone 35, 1240 - 1246.

[70] Newgard, C.D., McConnell, K.J., 2008. Differences in the effectiveness of frontal air bags by body size among adults involved in motor vehicle crashes. Traffic Injury Prevention 9, 432 - 439.

[71] O'Reilly, M.A., Whyne, C.M., 2008. Comparison of computed tomography based parametric and patient-specific finite element models of the healthy and metastatic spine using a mesh-morphing algorithm. Spine (Phila Pa 1976) 33, 1876 - 1881.

[72] Park, B.K., Lumeng, J.C., Lumeng, C.N., Ebert, S.M., Reed, M.P., 2015. Child body shape measurement using depth cameras and a statistical body shape model. Ergonomics 58, 301 - 309.

[73] Park, B.K., Reed, M.P., 2015. Parametric body shape model of standing children aged 3-11 years. Ergonomics 58, 1714 - 1725.

[74] Puche, R.C., Morosano, M., Masoni, A., Perez Jimeno, N., Bertoluzzo, S.M., Podadera, J.C., Podadera, M.A., Bocanera, R., Tozzini, R., 1995. The natural history of kyphosis in post-menopausal women. Bone 17, 239 - 246.

[75] Reed, M.P., Ebert-Hamilton, S.M., Rupp, J.D., 2012. Effects of obesity on seat belt fit. Traffic Injury Prevention 13, 364 - 372.

[76] Reed, M.P., Parkinson, M.B., 2008. Year modeling variability in torso shape for chair and seat design. In: Proceedings of the ASME Design Engineering Technical Conferences.

[77] Reiff, D.A., Davis, R.P., MacLennan, P.A., McGwin Jr., G., Clements, R., Rue 3rd, L.W., 2004. The association between body mass index and diaphragm injury among motor vehicle collision occupants. The Journal of Trauma 57, 1324 - 1328 discussion 1328.

[78] Ridella, S., Rupp, J., Poland, K., 2012. Age-related differences in AIS 3+ crash injury risk, types, causation and mechanisms. In: IRCOBI Conference Dublin, Ireland.

[79] Riggs, B.L., Melton Iii 3rd, L.J., Robb, R.A., Camp, J.J., Atkinson, E.J., Peterson, J.M., Rouleau, P.A., McCollough, C.H., Bouxsein, M.L., Khosla, S., 2004. Population-based study of age and sex differences in bone volumetric density, size, geometry, and structure at different skeletal sites. Journal of Bone and Mineral Research 19, 1945 - 1954.

[80] Robin, S., 2001. HUMOS: human model for safety — a joint effort towards the development of refined human-like car occupant models. In: The 17th International Technical Conference on the Enhanced Safety of Vehicles (ESV) Amsterdam, The Netherlands.

[81] Ruan, J., El-Jawahri, R., Chai, L., Barbat, S., Prasad, P., 2003. Prediction and analysis of human thoracic impact responses and injuries in cadaver impacts using a full human body finite element model. Stapp Car Crash Journal 47, 299 - 321.

[82] Ruan, J.S., El-Jawahri, R., Barbat, S., Prasad, P., 2005. Biomechanical analysis of human abdominal impact responses and injuries though finite element simulations of a full human body model. Stapp Car Crash Journal 49, 343 - 366.

[83] Rupp, J., Flannagan, C., 2011. Effects of Occupant Age on AIS 3+ Injury Outcome Determined from Analyses of Fused NASS/CIREN Data. http://www.sae.org/events/gim/presentations/2011/RuppFlannagan.pdf.

[84] Rupp, J.D., Flannagan, C.A., Leslie, A.J., Hoff, C.N., Reed, M.P., Cunningham, R.M., 2013. Effects of BMI on the risk and frequency of AIS 3+ injuries in motor-vehicle crashes. Obesity 21, E88 - E97.

[85] Rupp, J.D., Miller, C.S., Reed, M.P., Madura, N.H., Klinich, K.D., Schneider, L.W., 2008. Characterization of knee-thigh-hip response in frontal impacts using biomechanical testing and computational simulations. Stapp Car Crash Journal 52, 421 - 474.

[86] Rupp, J.D., Reed, M.P., Jeffreys, T.A., Schneider, L.W., 2003. Effects of hip posture on the frontal impact tolerance of the human hip joint. Stapp Car Crash Journal 47, 21 - 33.

[87] Ryb, G.E., Burch, C., Kerns, T., Dischinger, P.C., Ho, S., 2010. Crash test ratings and real-world frontal crash outcomes: a CIREN study. Journal of Trauma 68, 1099 - 1105.

[88] Ryb, G.E., Dischinger, P.C., 2008. Injury severity and outcome of overweight and obese patients after vehicular trauma: a crash injury research and engineering network (CIREN) study. The Journal of Trauma 64, 406-411.

[89] Schoell, S.L., Weaver, A.A., Urban, J., Jones, D.A., Stitzel, J.D., Hwang, E., Reed, M.P., Rupp, J.D., Hu, J., 2015. Development and validation of an older occupant finite element model of a mid-sized male for investigation of age-related injury risk. Stapp Car Crash Journal 59, 359-383.

[90] Shah, C.S., Yang, K.H., Hardy, W., Wang, H.K., King, A.I., 2001. Development of a computer model to predict aortic rupture due to impact loading. Stapp Car Crash Journal 45, 161-182.

[91] Shi, X., Cao, L., Reed, M.P., Rupp, J.D., Hoff, C.N., Hu, J., 2014. A statistical human rib cage geometry model accounting for variations by age, sex, stature and body mass index. Journal of Biomechanics 47, 2277-2285.

[92] Shi, X., Cao, L., Reed, M.P., Rupp, J.D., Hu, J., 2015. Effects of obesity on occupant responses in frontal crashes: a simulation analysis using human body models. Computer Methods in Biomechanics and Biomedical Engineering 18, 1280-1292.

[93] Shin, J., Yue, N., Untaroiu, C.D., 2012. A finite element model of the foot and ankle for auto-motive impact applications. Annals of Biomedical Engineering 40, 2519-2531.

[94] Slice, D.E., 2005. Modern Morphometrics in Physical Anthropology. Springer.

[95] Slice, D.E., 2007. Geometric morphometrics. Annual Review of Anthropology 36, 261-281.

[96] Stegmann, M.B., Gomez, D.D., 2002. A Brief Introduction to Statistical Shape Analysis. Informatics and Mathematical Modelling. Technical University of Denmark. DTU 15.

[97] Stein, I.D., 1976. Rib structure and bending strength: an autopsy study. Calcified Tissue Research 20, 61-73.

[98] Tagliaferri, F., Compagnone, C., Yoganandan, N., Gennarelli, T.A., 2009. Traumatic brain injury after frontal crashes: relationship with body mass index. Journal of Trauma and Acute Care Surgery 66, 727-729.

[99] Takahashi, Y., Kikuchi, Y., Konosu, A., Ishikawa, H., 2000. Development and validation of the finite element model for the human lower limb of pedestrians. Stapp Car Crash Journal 44, 335-355.

[100] Turkovich, M., Hu, J., van Roosmalen, L., Brienza, D., 2013. Computer simulations of obesity effects on occupant injury in frontal impacts. International Journal of Crashworthiness 18, 502-515.

[101] Untaroiu, C.D., Yue, N., Shin, J., 2013. A finite element model of the lower limb for simulating automotive impacts. Annals of Biomedical Engineering 41, 513-526.

[102] Urban, J.E., Weaver, A.A., Lillie, E.M., Maldjian, J.A., Whitlow, C.T., Stitzel, J.D., 2014. Evaluation of morphological changes in the adult skull with age and sex 229. Journal of Anatomy 838-846.

[103] Vavalle, N.A., Moreno, D.P., Rhyne, A.C., Stitzel, J.D., Gayzik, F.S., 2013. Lateral impact validation of a geometrically accurate full body finite element model for blunt injury prediction. Annals of Biomedical Engineering 41, 497-512.

[104] Verhulp, E., van Rietbergen, B., Huiskes, R., 2008. Load distribution in the healthy and osteoporotic human proximal femur during a fall to the side. Bone 42, 30-35.

[105] Vezin, P., Verriest, J.P., 2005. Development of a set of numerical human models for safety. In: The 19th International Technical Conference on the Enhanced Safety of Vehicles Washington D.C.

[106] Vezin, P., Berthet, F., 2009. Structural characterization of human rib cage behavior under dynamic loading. Stapp Car Crash Journal 53, 93-125.

[107] Viano, D.C., Parenteau, C.S., Edwards, M.L., 2008. Crash injury risks for obese occupants using a matched-pair analysis. Traffic Injury Prevention 9, 59-64.

[108] Wall, J.C., Chatterji, S.K., Jeffery, J.W., 1979. Age-related changes in the density and tensile strength of human femoral cortical bone. Calcified Tissue International 27, 105-108.

[109] Wang, S.C., Bednarski, B., Patel, S., Yan, A., Kohoyda-Inglis, C., Kennedy, T., Link, E., Rowe, S., Sochor, M., Arbabi, S., 2003. Increased depth of subcutaneous fat is protective against abdominal injuries in motor vehicle collisions. In: In 47th Proceedings of the Association for the Advancement of Automotive Medicine, pp. 545-559.

[110] Wang, S.C., Brede, C., Lange, D., Poster, C.S., Lange, A.W., Kohoyda-Inglis, C., Sochor, M.R., Ipaktchi, K., Rowe, S.A., Patel, S., Garton, H.J., 2004. Gender differences in hip anatomy: possible implications for injury tolerance in frontal collisions. Annals of Advances in Automotive Medicine 48, 287-301.

[111] Wang, Y., Cao, L., Bai, Z., Reed, M.P., Rupp, J.D., Hoff, C.N., Hu, J., 2016. A parametric rib-cage geometry model accounting for variations among the adult population. Journal of Biomechanics 49, 2791-2798.

[112] Weaver, A.A., Schoell, S.L., Nguyen, C.M., Lynch, S.K., Stitzel, J.D., 2014a. Morphometric analysis of variation in the sternum with sex and age. Journal of Morphology 275, 1284-1299.

[113] Weaver, A.A., Schoell, S.L., Stitzel, J.D., 2014b. Morphometric analysis of variation in the ribs with age and sex. Journal of Anatomy 225, 246-261.

[114] Yamada, H., 1970. Strength of Biological Materials. The Williams and Wilkins Company, Baltimore.

[115] Yates, K.M., Lu, Y.-C., Untaroiu, C.D., 2016. Statistical shape analysis of the human spleen geometry for probabilistic occupant models. Journal of Biomechanics 49, 1540-1546.

[116] Zarzaur, B.L., Marshall, S.W., 2008. Motor vehicle crashes obesity and seat belt use: a deadly combination? The Journal of Trauma 64, 412 - 419 discussion 419.

[117] Zhou, Q., Rouhana, S. W., Melvin, J. W., 1996. Age effects on thoracic injury tolerance. In: Stapp Car Crash Conference. SAE 962421.

[118] Zhu, S., Kim, J.-E., Ma, X., Shih, A., Laud, P.W., Pintar, F., Shen, W., Heymsfield, S.B., Allison, D.B., 2010. BMI and risk of serious upper body injury following motor vehicle crashes: concordance of real-world and computer-simulated observations. PLoS Medicine 7, 1 - 13.

[119] Zhu, S., Layde, P.M., Guse, C.E., Laud, P.W., Pintar, F., Nirula, R., Hargarten, S., 2006. Obesity and risk for death due to motor vehicle crashes. American Journal of Public Health 96, 734 - 739.

[120] Zhu, Z., Li, G., 2011. Construction of 3D human distal femoral surface models using a 3D statistical deformable model. Journal of Biomechanics 44, 2362 - 2368.

11 肌肉的主动、被动特性建模

Masami Iwamoto
Toyota Central Research & Development Laboratories, Inc., Nagakute-city, Japan

11.1 引言

在真实的车辆事故中,驾驶员往往会采取保护行为来避免车辆的损坏以及对人体造成的伤害。研究人员调查了司机在事故前的表现,交通事故研究和数据分析研究所的数据显示(ITARDA 2005),在日本,超过60%的交通事故中司机会做出规避动作,比如刹车、转向或两者都有。Hault - Dubrulle 等(2009)通过一系列志愿者实验研究了驾驶员的行为,在这些实验中,使用驾驶模拟器来确定司机看到其他车辆从前侧逼近后可能发生的行为。志愿者包括 80 名成年男性和女性,实验中 67%的志愿者在撞击发生前会伸出右腿踩刹车踏板,并用手推方向盘以支撑身体。研究表明司机在为即将发生的车祸而激活肌肉以应对风险。在另外一个研究中,Ejima 等(2009)对成年男性开展了一系列志愿者实验,以调查在放松和紧张状态下以 0.8 G 减速时乘员行为的差异。结果显示,紧张状态下的乘客的头部前甩与放松状态明显不同。这些研究结果表明,在低速碰撞中,肌肉活动可能对乘员的运动学而产生重大影响。

Kallieris 等(1995)比较了在 50 km/h 的冲击速度下尸体实验和真实世界正面碰撞事故的损伤结果,并得出结论:尸体实验观察到的肋骨骨折更多,而真实事故中下肢或上肢损伤更多。尸体缺乏肌肉活动,现实世界事故中的人会出现各种肌肉活动,肌肉活动可能影响损伤结果。因此,尸体实验不足以预测损伤结果,具有被动和主动特性的肌肉建模对研究尸体实验和真实事故之间乘员运动和损伤结果的差异至关重要。

撞击情况下肌肉的宏观结构和机械特性占主导地位,因此不会涵盖人类骨骼肌的微观解剖结构,特别是微观结构,如肌动蛋白或肌球蛋白。从宏观角度来看,肌肉有体积,包括了沿肌肉力线分布的肌肉纤维。此外,肌肉通过肌腱与骨骼相连,肌肉的收缩控制着附着骨的位移和旋转。肌肉激活可产生力、提供热量、支撑关节和身体姿势,并提供保护垫以保护身体内部免受外力伤害。本章将介绍并使用简化的解剖和力学模型来重现这些肌肉功能。图 11.1 展示了人类左臂的两种类型的肌肉模型和用于比较的解剖图。在图 11.1B 中,肌肉采用桁架单元建模,而连接肌肉和骨骼的肌腱则用安全带单元建模。在图 11.1C 中,肌肉建模为具有主动肌肉特性的桁架单元和被动肌肉特性的实体单元组成的混合单元。肌腱建模为具有非线性弹性属性的壳或杆单元。

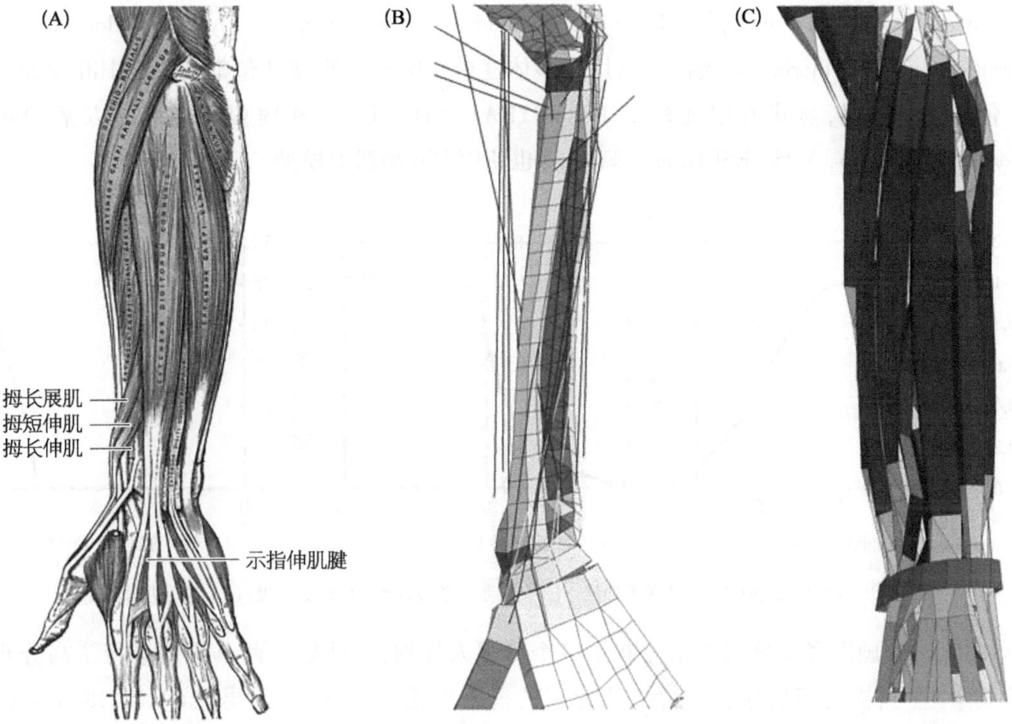

图 11.1 肌肉结构模型(左下臂)。(A)解剖学文本(Gray's anatomy);(B)桁架模型;(C)混合(桁架+实体单元)。

典型的肌肉力学响应可以通过 Hill 型肌肉模型来描述,根据 Zajac(1989)的研究,该模型通常可以表示为图 11.2 所示结构。肌肉的主动、被动特性可以通过以下方程来描述:

$$F^M = PCSA^M * \{a^M \cdot \sigma_{\max}^M \cdot F_{CE\_L}(L^M) \cdot F_{CE\_V}(L^M,\ \dot{L}^M) + \sigma_{\max}^M \cdot F_{PE}(L^M)\} \tag{11.1}$$

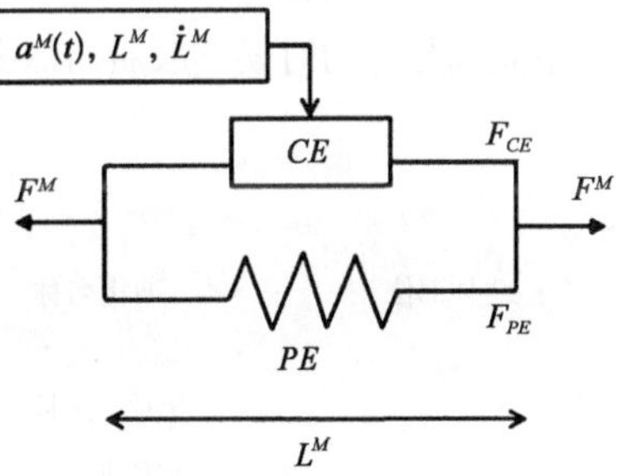

图 11.2 Hill 型肌肉模型。

从这个方程中可以看出,肌肉力是肌肉主动力和被动力的总和。变量 a^M 的变化范围为 0~1,表示骨骼肌 M 的激活阈值,$PCSA^M$ 代表肌肉物理横截面积。常数 $\sigma_{\max}^M$ 表示肌肉 M 每单位横截面积的最大收缩力,根据 Gan (1982)的研究,人体肌肉 $\sigma_{\max}^M$ 为 5.5 kgf/cm^2。

图 11.3 显示了主动力与长度、主动力与速度、被动力与肌肉伸长之间的典型函数曲线。主动力正比于主动力-长度与主动力-速度关系曲线乘积。Gordon(1996)等将主动力-长度的关系作为肌肉的一项重要特征进行了报道。他们用青蛙的肌肉进行了等长收缩实验,并获得了力-长度关系。主动力-速度关系同样是肌肉的一项重要特征。Hill(1938)用青蛙肌肉进行了等张收缩实验,以获得肌肉的力-速度关系。与肌肉被动特性相关的力-长度关系是从拉伸实验数据中获得的,使用了人或动物的肌肉(Yamada, 1970)。

Hill 型肌肉模型用于宏观肌肉力的模拟。模拟人体运动的主要软件包括交互式肌肉骨骼建模软件（Software for Interactive Musculoskeletal Modeling，SIMM，MusculoGraphics Inc.，USA）和 AnyBody（Anybody Technology，Denmark）。Madymo（Mathematical Dynamic Models，TASS International，The Netherlands）同样可以用于多体建模。所有这些软件包都利用了 Hill 型肌肉模型。值得注意的是，显式有限元软件 LS－DYNA（LSTC，USA）和虚拟性能解决方案（Virtual Performance Solution，VPS，ESI Group，France）也使用 Hill 型肌肉模型。

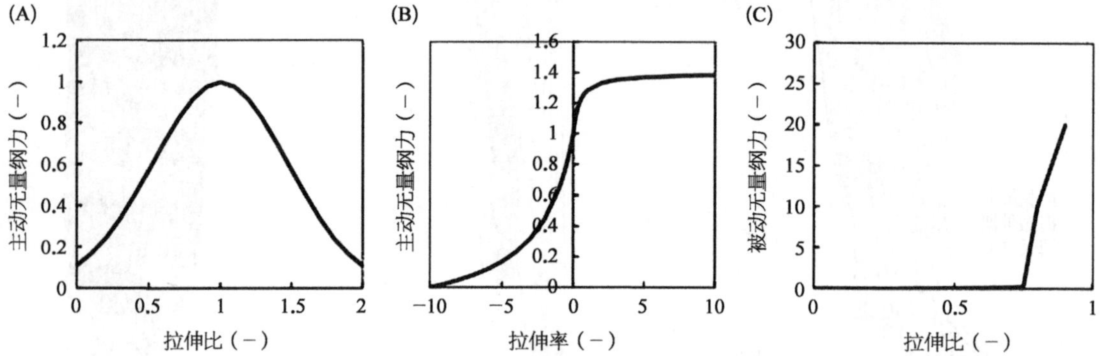

图 11.3　Hill 型肌肉模型的典型关系曲线。(A) 主动力-长度；(B) 主动力-速度；(C) 被动力-长度。

1986 年，美国国家医学图书馆发起了一个可视人计划，该计划对两具尸体进行了高分辨率 MRI 成像、CT 扫描及薄层冰冻切片。该计划的捐赠者是一名 38 岁的男性（身高 180 cm，体重 90 kg）和一名 59 岁的女性（身高 167 cm，体重 72 kg）。通过冰冻切片的高分辨率图像来确定两名受试者的肌肉的横截面积，发现下肢肌肉的横截面积较上肢和颈部的肌肉横截面积大，这说明当人站立或行走的时候下肢肌肉需要产生更大的力来维持身体平衡（表 11.1）。

表 11.1　人体肌肉的生理横截面积

身体部位	肌肉名称	生理横截面积（mm^2）		比例 S_{ef}/S_{ym}（%）
		年轻男性 S_{ym}	老年女性 S_{ef}	
颈部	胸锁乳突肌	166.00	131.50	79.22
	颈长肌	39.30	25.90	65.90
	头夹肌	99.00	75.40	76.16
	头半棘肌	95.20	50.40	52.94
肩部	肩胛提肌	993.00	125.70	12.66
	斜方肌	2 323.00	868.50	37.39
	三角肌	2 282.00	1 455.40	63.78
	胸大肌	1 179.00	872.08	73.97
上臂	肱二头肌	319.00	174.67	54.76
	肱肌	881.00	247.67	28.11
下臂	尺侧腕屈肌	557.00	129.17	23.19
	指伸肌	430.00	81.48	18.95
	桡侧腕屈肌	310.00	92.59	29.87

续 表

身体部位	肌肉名称	生理横截面积(mm^2)		比例 S_{ef}/S_{ym}(%)
		年轻男性 S_{ym}	老年女性 S_{ef}	
腹部	腹直肌	658.00	372.48	56.61
	腹外斜肌	685.00	439.86	64.21
髋部	臀中肌	1 710.00	1 308.00	76.49
	臀大肌	1 813.00	1 458.00	80.42
大腿	缝匠肌	320.00	268.00	83.75
	股内肌	3 237.00	1 560.00	48.19
	股外肌	4 063.00	1 648.00	40.56
小腿	胫骨前肌	1 277.00	848.00	66.41
	趾长屈肌	1 897.00	586.00	30.89
	趾长伸肌	667.00	404.00	60.57

11.2 肌肉被动特性建模方法

肌肉的被动特性来源于从沿肌肉纤维方向进行的拉伸实验和在正交方向进行的压缩或冲击实验数据。Yamada(1970)和 Gras 等(2012)分别对人和犬的肌肉进行了系列拉伸实验。Iwamoto 等(2009, 2012)对人志愿者的肱二头肌进行了压痕实验，Loocke 等(2008)用猪的肌肉进行了压缩实验。

Östh 等(2012)使用桁架和杆单元开发了一套包含一维肌肉的人体模型，其中肌肉的被动特性使用非线性弹性材料模拟。模型中使用了基于实验数据的应力-应变曲线。这些一维肌肉模型可模拟肌肉的拉伸性能，但不能模拟垂直于肌肉纤维方向的压缩性能。其他研究人员还开发出了具有肌肉三维几何形状的人体模型(Behr 等，2006；Hedenstierna 等，2008；Iwamoto 等，2011)，模型采用具有主动肌肉特性的桁架单元和具有被动肌肉特性的实体单元混合的组合方式。用橡胶类材料来模拟肌肉的被动属性，其中必要的应力-应变曲线基于实验数据而来，这种肌肉建模方式不仅可以用来模拟肌肉的拉伸特性，还可以模拟垂直于肌肉纤维方向的压缩特性。

2009 年，Iwamoto 等使用压痕机和肌电仪同时测量了一名男性志愿者肱二头肌的力-变形曲线和肌肉活动情况。这位 33 岁的受试者体重 75 kg，身高 179 cm，保持仰卧姿势，同时肘部呈 90°弯曲，一次实验在右手腕上附加 5 kg 的负荷；另一次实验则不加负荷。通过压痕机圆头压入受试者肱二头肌最大的部分测量圆头受到的力-变形曲线，实验装置如图 11.4 所示。

图 11.5A 显示了压痕实验的仿真设置，用于验证垂直于肌肉纤维方向的压缩性能。仿真中为了满足测试期间手臂姿势几乎不变，将肱骨位置固定，为压痕实验控制了简单的边界条件，此外肱二头肌采用上述桁架单元和实体单元共节点的混合建模方式。冲击器推入整个肌肉的中间，肌肉两端固定在刚性墙上，刚性墙表示骨骼。通过实验获得的有、无负载下压痕头的位移-时间历程曲线，加载到仿真的冲击器模型上。记录的自主等长收缩过程的肌电图数据用来标准化推入冲击器压迫肌肉时产生的肌电图数据，有和无负载时的肌肉激活阈值分别设定为恒定值 5%和 0.16%。

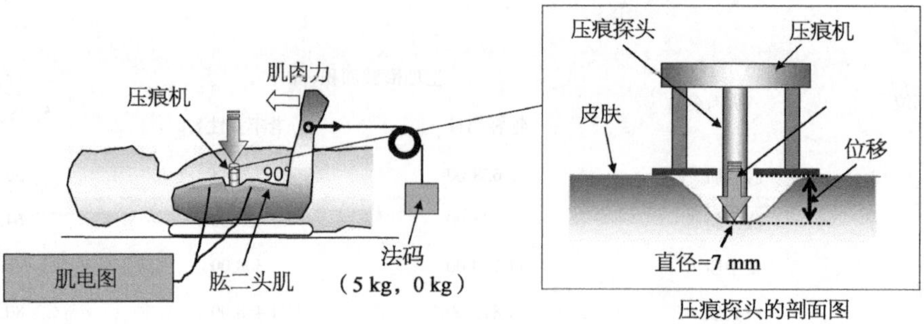

图 11.4　压痕实验的实验装置。

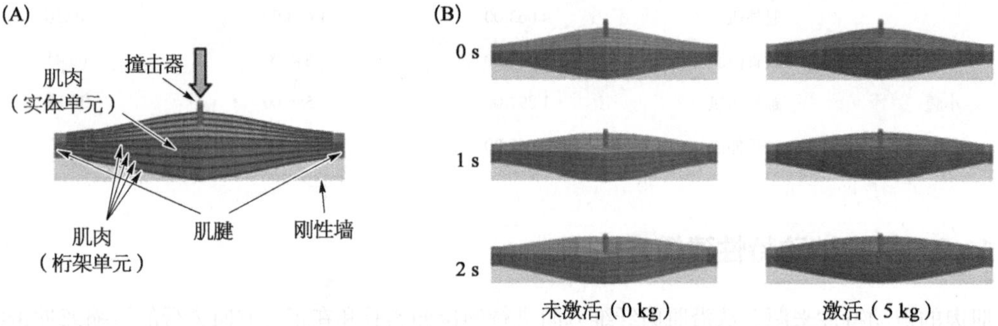

图 11.5　验证肌肉刚度变化的仿真设置。(A) 仿真条件；(B) 肌肉变形仿真结果。

图 11.5B 显示了在有、无负载下的肌肉变形情况，可以看到，没有负载时肌肉在压痕头作用下产生的变形较大。图 11.6 对比了有、无负载下仿真和实验中肌肉的力-变形曲线情况，可以看到仿真和实验数据吻合较好。仿真结果表明，肱二头肌的混合模型在垂直于肌纤维的方向上再现了肌肉被动特性的刚度，以及随着肌肉激活后刚度增加的变化。

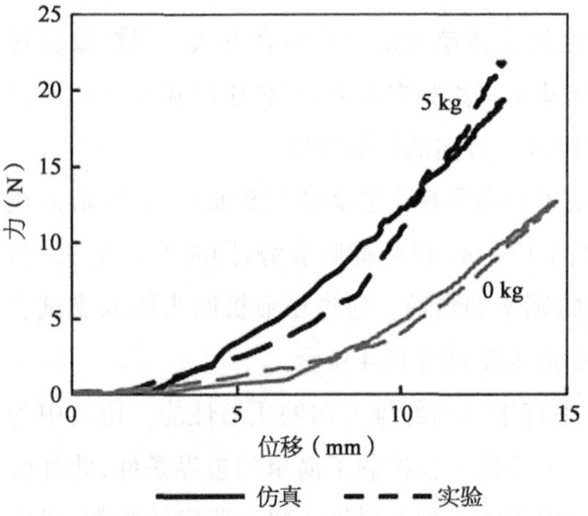

图 11.6　仿真和实验下肌肉的力-变形曲线比较。

11.3　肌肉激活的建模方法

按照公式(11.1)，肌肉主动特性包括激活阈值、力-长度曲线、力-速度曲线。力-长度曲线及力-速度曲线只能从 Hill 型材料的描述中获得(Thelen, 2003)。基于这个原因,在主动人体肌肉模型中,力-长度和力-速度曲线的设置几乎相同,唯一显著变化的特性是激活阈值,因此这个特性对于解释每块肌肉的力量贡献的差异非常重要。

有特定的方法评估单条肌肉的激活阈值。可以直接使用实验中测量的表面肌肉的标准化肌电图数据,而其他肌肉的激活阈值可以通过考虑每块肌肉的作用来估计(Iwamoto 等,2012)。肌肉激活可以用比例积分微分(PID)控制器(Iwamoto 等,2015;Östh 等,2012; Rooij, 2011)或通过强化学习(Iwamoto 等,2012)来估计。这两种方法都用于测量反馈的误差水平,并调整模型以消除误差,每种方法的详细描述如下。

11.3.1 · 基于肌电图数据估计肌肉激活阈值

表面肌肉的实验测试获得的肌电图数据已用于肌肉激活阈值的估计(Chang 等,2009; Choi 等,2005; Iwamoto 等,2012)。图 11.7 展示了志愿者参与支撑运动时上肢和下肢肌电信号数据的采集实验装置示意图(Iwamoto 等,2012)。在测试中,参与压痕测试的同一名男性受试者(图 11.4)做出支撑姿势,他用最大力来伸展右腿踩下制动踏板,并用手推方向盘,这个姿势基于Hault-Dubrulle 等(2009)之前的一项研究。从该测试中获得并得到以下几个数据,如全身 3D 运动学数据、来自上肢和下肢骨骼肌的 24 个肌电图数据、座椅上的压力分布,以及踏板、方向盘和座椅上的反作用力。

用于肌肉图测量的24块肌肉

肌肉(下肢)	肌肉(上肢)
比目鱼肌	胸大肌
胫骨前肌	三角肌前束
腓肠肌内侧	三角肌中束
腓肠肌外侧	三角肌后束
股内侧肌	冈下肌
股外侧肌	肱二头肌
股直肌	肱肌
长收肌	肱三头肌
股二头肌	桡侧腕屈肌
半腱肌	尺侧腕屈肌
臀大肌	肱桡肌
	桡侧腕伸肌
	尺侧腕伸肌

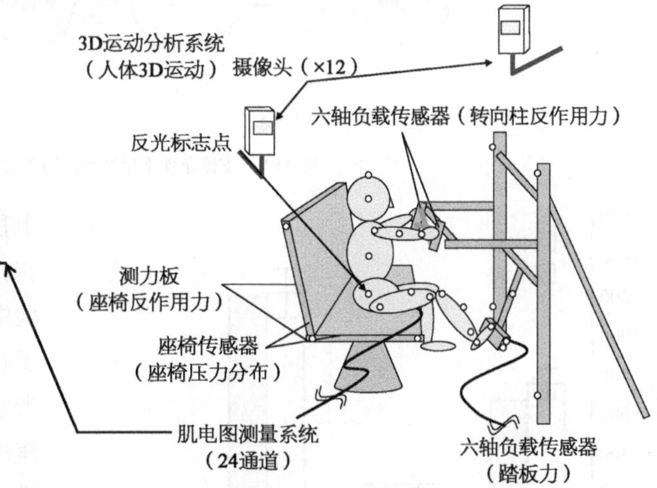

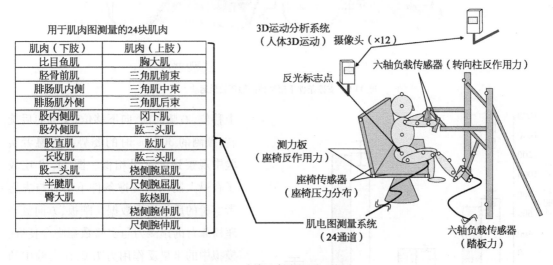

图 11.7 支撑运动测量系统示意图。

肌肉激活阈值由测试中获得的标准化肌电图数据确定。图 11.8 显示了下肢和上肢的一些测试结果。

图 11.9A 显示的是使用混合三维单元建模肌肉的人体有限元模型的初始姿势。仿真设定与志愿者实验一致,有限元模型设置为坐在刚性座椅上,右脚位于制动踏板上,手握方向盘。将取自 24 个下肢和上肢肌肉肌电图数据的肌肉激活阈值直接输入到相应的肌肉模型中,而其他肌肉的激活阈值则通过参考肌肉的动作来估计,如相应关节的屈曲、伸展、内翻和外翻,以及肌肉起主要还是辅助作用。图 11.9B 示在 300 ms 时预测的人体支撑姿势。从初始姿势到该图所示的姿势,髋部向

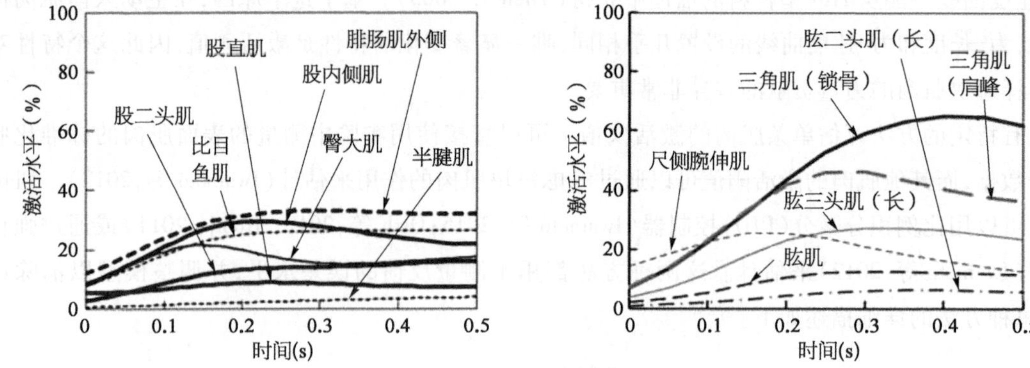

图 11.8　部分下肢和上肢肌肉的激活阈值时间-历程曲线。

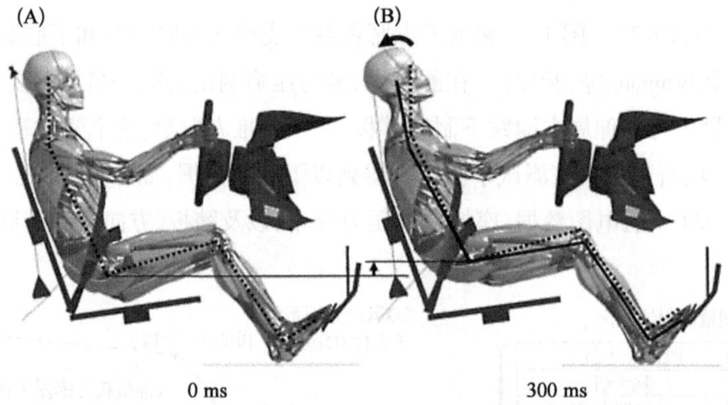

图 11.9　支撑条件下模型预测的驾驶员运动。

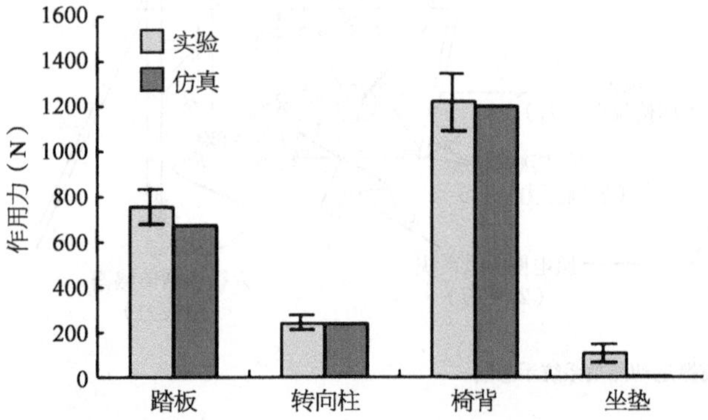

图 11.10　支撑条件下的实验和仿真的最大反作用力的比较。

上移位，右腿向前、向下移位，头部向后旋转，预测的 300 ms 时的姿势与志愿者实验中观察到的结果相似。图 11.10 比较了在最大制动力支撑条件下仿真与志愿者实验的反作用力数据。踏板、方向盘和座椅靠背的预测力与实验数据吻合良好。模拟中的坐垫反作用力为 0，而实验中的反作用力为 100 N。这种不一致是因为在仿真下的支撑运动中，臀部与坐垫已完全分离。

11.3.2・使用 PID 控制器估计肌肉激活阈值

PID（比例、积分、微分）控制器通常用于预测制动或低速碰撞时的乘员运动（Iwamoto 等，2015；Östh 等，2012；Rooij，2011）。图 11.11A 显示了人体头部和颈部有限元模型，其中每块肌肉都使用混合的 3D 实体单元建模，该模型常用于预测低速追尾时头部和颈部的运动情况。图 11.12

显示了为仿真关节而使用PID控制器的肌肉控制系统示意图。PID控制器是一种通用控制回路反馈机制，广泛应用于工业控制系统，它会计算出一个“误差”值，这个“误差”不仅是测量过程和期望轨迹之间的差值，也是模型接近期望状态的速率。PID控制器通过在设定点之前调整过程-控制输入来最小化误差（Johnson 和 Moradi，2005）。使用肌肉控制系统的第一步是使用 LS-DYNA 计算乘员在碰撞减速期间的运动。每个关节的角度（θ），如图11.11B的定义所示，是基于定义角度的3个节点的 x、y、z 坐标和位移来计算的。正如文献中提到的（例如，Johnson 和 Moradi，2005），PID控制器提供了关于当前及当前时间应达到的 θ 角的反馈，以便在期望的时间达到预定目标角度（θ_T）。调制器 MV 按照下式评估的偏差来调整模型参数：

$$MV(t) = K_P\left(e + K_I\int edt + K_D\frac{de}{dt}\right) \tag{11.2}$$

e 是当前关节角度和目标关节角度之间的差值；K_P、K_I、K_D 分别是 P、I、D 控制的增益。按照 Koike 和 Kawato（2000）的研究，肌肉激活与神经元的放电率有关，可以用 Sigmoid 函数来表示（Dayna 和 Abbott，2001）。因此，与关节相连的肌肉 M 的激活阈值 $A^M(t)$ 可以通过时间 t 内的 Sigmoid 函数及调制器 $MV(t)$ 来描述：

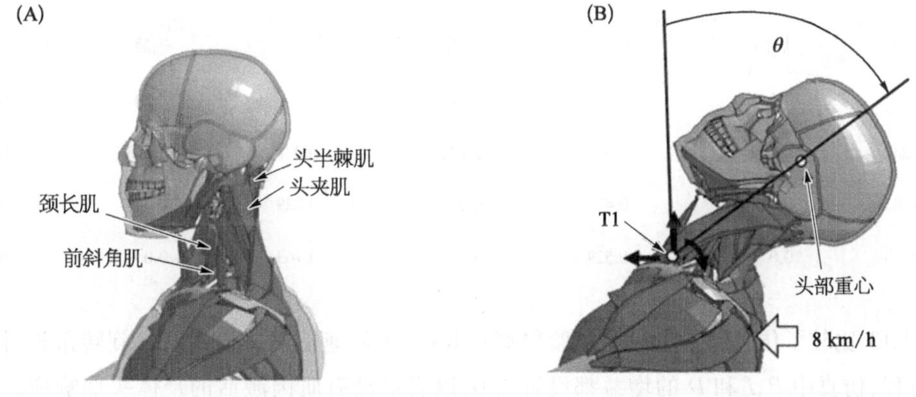

图11.11 用于PID控制器研究的头颈有限元模型。(A) 含肌肉的头颈模型；(B) 头部旋转角定义。

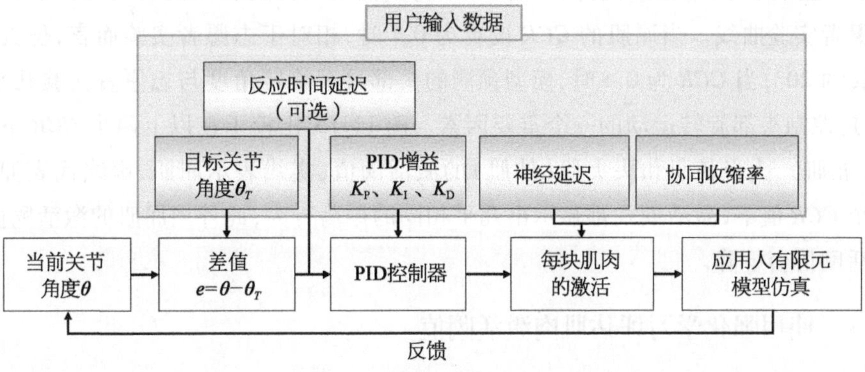

图11.12 带有PID控制器的肌肉控制反馈回路。

$$A^M(t) = CCR \cdot \left\{ \frac{1}{1 + \exp(S \cdot B(A^M(t - \Delta t) + MV(t)) + S)} \right\} \tag{11.3}$$

CCR 是屈肌或伸肌相对于肌肉总收缩面积的协同收缩率，S 用来区分屈肌和伸肌的活动情况，屈肌为-1.0，伸肌为 1.0，对于 Sigmoid 函数而言，B 是常数 5.0，Δt 是时间步长。

由于 x、y 和 z 轴上分别存在各自的偏差 e_x、e_y 和 e_z，故而同样存在 MV_x、MV_y 和 MV_z [式(11.2)]，因此同样存在 $A_x(t)$、$A_y(t)$ 和 $A_z(t)$ [式(11.3)]。假定肌肉激活模式取决于特定关节运动(如屈曲、伸展、内翻、外翻、内旋和外旋)所用肌肉的百分比，则肌肉 M 在时间 t 时刻的激活阈值 $AL^M(t)$ 可以定义为：

$$AL^M(t) = AL_0^M + cm_x^M \cdot A_x^M(t) + cm_y^M \cdot A_y^M(t) + cm_z^M \cdot A_z^M(t) \tag{11.4}$$

$AL_0^M(t)$ 表示肌肉的 M 的初始激活阈值，cm_x^M 是绕 x 轴内翻和外翻肌肉的贡献百分比，cm_y^M 是绕 y 轴屈曲和伸展肌肉贡献百分比，cm_z^M 是绕 z 轴内旋和外旋肌肉贡献百分比。表 11.2 显示了来自文献(Rooij, 2011)的颈部各肌肉在不同运动形式中的贡献百分比。从实验测试数据(Ono 等，1997)获得的 T1 的平动和旋转加速度被定义到 T1 质心运动的程序中。该实验考虑了尸体(White 等，2009)及志愿者(Ono 等，1997)在 8 km/h 初速度下的测试数据。

表 11.2　颈部肌肉贡献百分比

肌肉名称	屈曲	伸展	内翻	外翻	内旋	外旋
颈长肌	0.663	0.0	0.048	0.0	0.29	0.0
前斜角肌	0.139	0.0	0.188	0.0	0.673	0.0
头半棘肌	0.0	0.479	0.0	0.229	0.0	0.292
头夹肌	0.0	0.529	0.0	0.163	0.0	0.308

图 11.13 比较了仿真结果和尸体实验数据在 8 km/h 低速追尾碰撞中头部旋转角相对于时间的变化过程，仿真中 P、I 和 D 的增益都设置为 0，以表示没有肌肉激活的尸体头部响应。可以看到，在没有肌肉激活的情况下，仿真结果与尸体实验数据吻合较好。

图 11.14 显示了不同 CCR (协同收缩率)下仿真模型头部旋转角的时间-历程曲线，以及其对应的志愿者实验曲线。当屈肌的 CCR 设置为 0.7 时，相对于志愿者实验而言，仿真中屈肌限制头部旋转约 20°；当 CCR 为 0.4 时，模型预测的头部最大旋转角度与志愿者实验几乎相同，这表明 CCR 是控制头部旋转运动的一个重要因素。图 11.15 比较了在以上两个 CCR 下颈长肌和前斜角肌(屈肌)、头半棘肌和头夹肌(伸肌)的激活阈值，实线表示屈肌，虚线代表伸肌。可以看到在两个 CCR 值下，激活模式都显示出几乎相同的振荡行为，此外当屈肌的激活阈值增加时，伸肌的激活阈值会下降。

11.3.3 · 使用强化学习评估肌肉激活阈值

强化学习(reinforcement learning, RL)很少用于预测由于制动或低速冲击而导致减速时的乘员

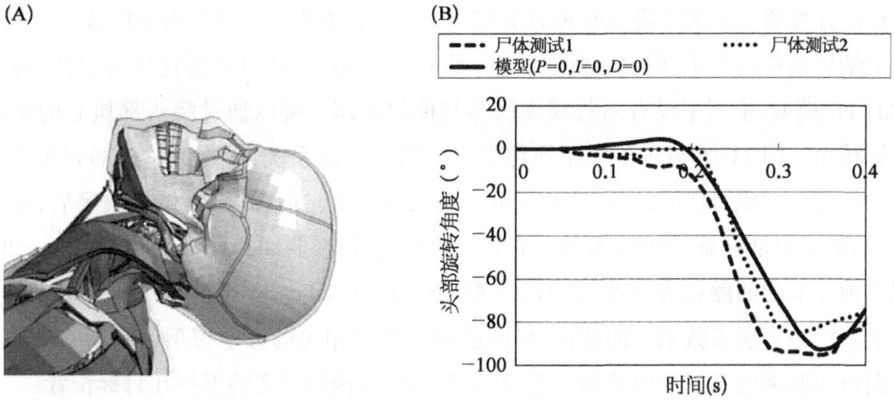

图 11.13 低速 8 km/h 追尾碰撞中仿真和尸体实验头部旋转角比较。(A) 头部最大旋转位置(碰撞后 0.35s);(B) 仿真和尸体实验头部旋转角对比。

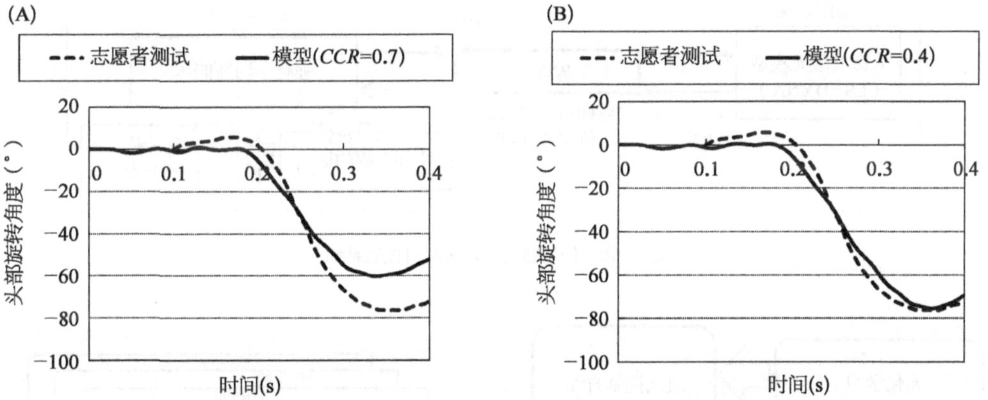

图 11.14 低速 8 km/h 追尾碰撞中仿真和志愿者头部旋转角比较。(A) 屈肌 $CCR = 0.7$;(B) 屈肌 $CCR = 0.4$。

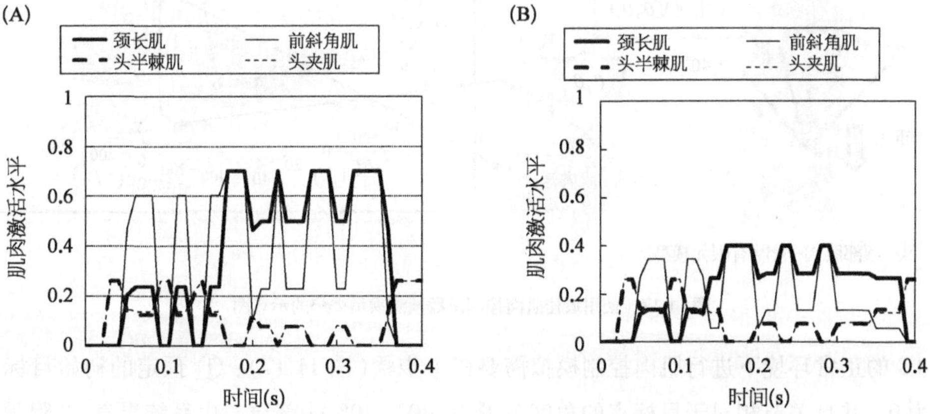

图 11.15 8 km/h 低速后碰撞中预测的肌肉激活阈值。(A) 屈肌 $CCR = 0.7$;(B) 屈肌 $CCR = 0.4$。

运动，迄今只有 Iwamoto 等(2012)使用了这种方法。这可能是因为试错估算的重复性，导致 RL 方法需要大量的计算资源。为了降低整体计算成本，有必要降低每个计算周期的成本。图 11.17 显示了用简单结构创建的人头部和颈部的肌肉骨骼有限元模型，其中骨骼建模为刚体，每个肌肉建模为前述的 1D 模型，模型中没有脂肪或皮肤等其他软组织。可以通过绕头部质心的角度变化来计算头部旋转角。图 11.16 显示了使用强化学习的肌肉控制系统，用于保持头部和颈部姿势。强化学习是一个用于形成习惯的过程，涉及大脑的基底神经节。简而言之，做出决定后，基底神经节接收反馈，如果反馈是有益，则增强回路；如果反馈无益，则减弱回路(Yin 和 Knowlton, 2006)。这个涉及基底神经节的回路在姿势维持中起着重要作用(Takakusaki 等,2003, 2004)。这个过程也可以用来学习一个底层参数未知的动作，目前已经有几个相关的数学模型(Doya, 2000)。该系统为关节周围每块肌肉的贡献生成控制函数，然后使用这些函数将姿势保持在目标位置。

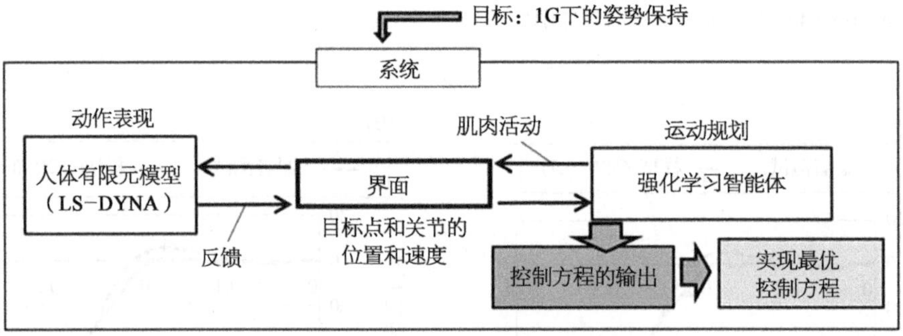

图 11.16 使用强化学习的肌肉控制系统。

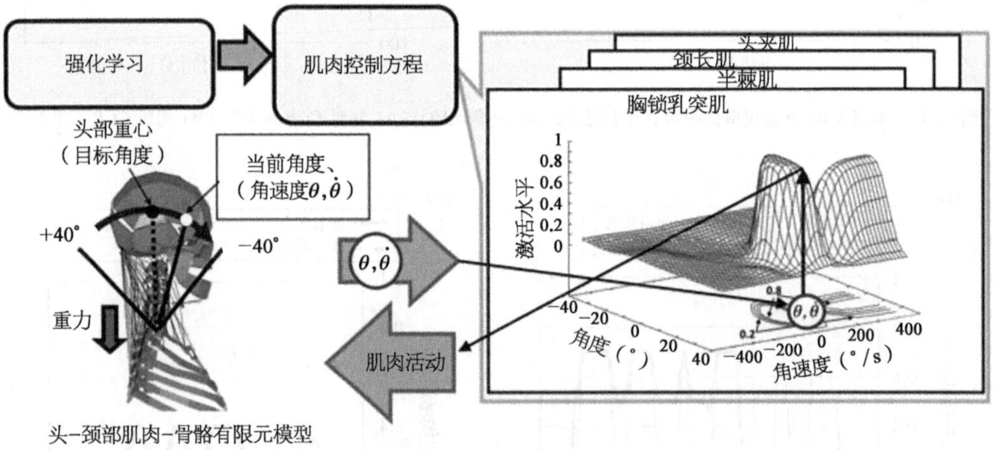

图 11.17 使用最佳肌肉控制函数预测乘员姿势的示意图。

在 1G 的正常环境下进行肌肉控制模拟需要三个步骤(图 11.17)：① 预定的初始目标关节角度被设为 0°，并且关节相对于目标点的角度范围为-40°~40°，头部质心由系统提供，并附带头部绕系统质心旋转的预定运动轨迹的边界条件。这些输入用于创建包括模型位置的数据库。② 初始角度可在关节角度变动范围内随机选取，RL 过程的主体通过接口将随机肌肉激活阈值传递给骨骼肌肉有限元模型的肌肉模型上。然后，与关节相连的肌肉接收到激活阈值信号后带动关节运动，并将当前的关节位置通过接口传递回 RL 主体。对于每块肌肉，主体基于当前位置和目标位置之间的差异来评估肌肉激活阈值的有效性，并输出肌肉的控制函数。控制函数显示了肌肉的激活阈值与关节角度及关节角速度的关系（图 11.18），如此重复该过程，直到达到每块肌肉最优的控制函数。③ 肌肉骨骼有限元模型的关节运动是在碰撞减速工况下按照肌肉的最优控制函数来预测的。图 11.18 显示了通过 660 次强化学习实验后得到的颈长肌（屈肌）和头夹肌（伸肌）的控制函数。

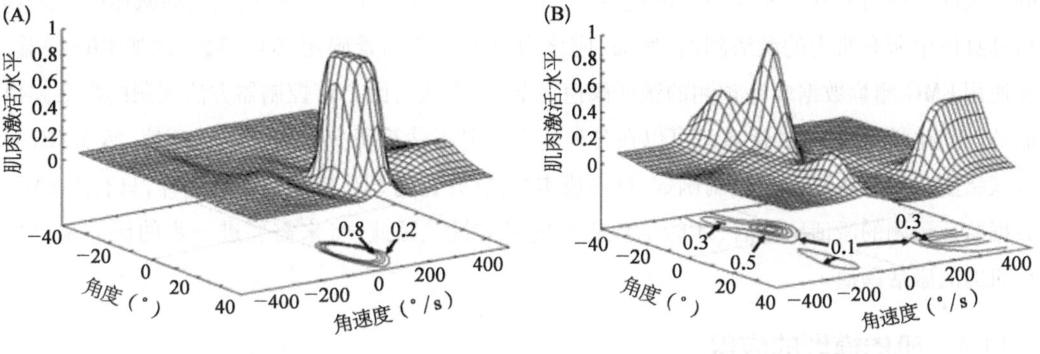

图 11.18　通过强化学习（660 次实验）获得的肌肉控制函数。（A）颈长肌（屈肌）；（B）头夹肌（伸肌）。

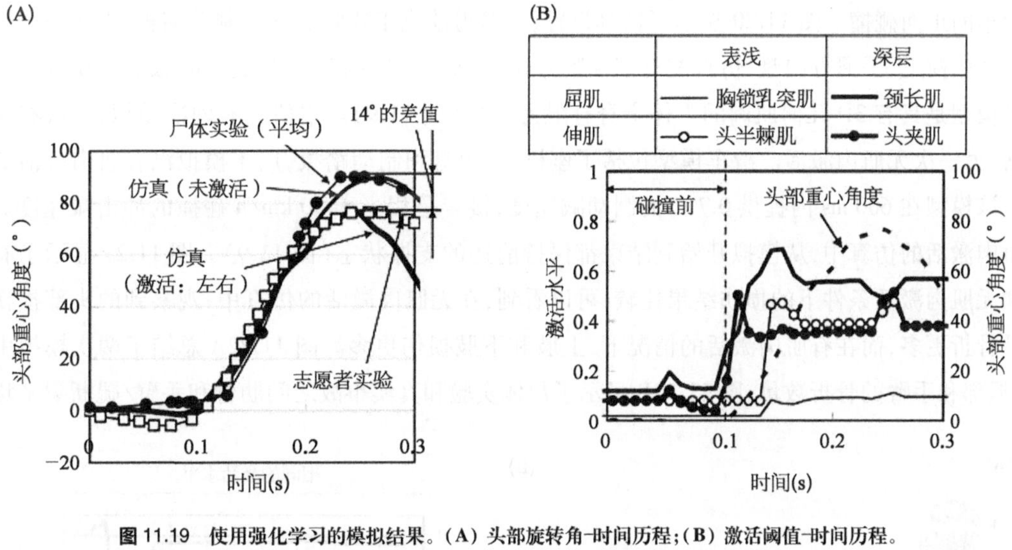

图 11.19　使用强化学习的模拟结果。（A）头部旋转角-时间历程；（B）激活阈值-时间历程。

图 11.19A 对比了仿真结果和实验测试的头部绕质心的角度-时间历程曲线。结果示无肌肉激活的仿真结果和与尸体实验数据非常一致，类似的，含肌肉激活的仿真结果与志愿者实验数据也基本一致。图 11.19B 显示了主要肌肉的预测激活阈值时间历程，包括胸锁乳突肌（STCLM）、颈长肌（LUCL）、头夹肌（SPCP）、头半棘肌（SMCP），以及头部角度的时间历程。胸锁乳突肌和头半棘肌是浅层肌，颈长肌和头夹肌是深层肌；胸锁乳突肌和颈长肌是屈肌，头半棘肌和头夹肌是伸肌。如图 11.19B 所示，深层肌在头部开始旋转时就被激活，而浅层肌在大约 40 ms 后激活，此外深层肌比浅层肌具有更大的激活阈值。

11.3.4 · 讨论如何更好地评估肌肉激活

本节介绍了目前用于冲击生物力学的三种评估肌肉激活的方法，各有利弊。基于肌电图(EMG)的测量比估算更可靠，然而不可能同时测量所有肌肉(超过200个)的EMG数据，而且还需要对未测量的肌肉进行估算。此外，EMG测量获得的原始数据不能直接使用，它们必须用采集到的最大自主力(maximum voluntary force, MVF)数据进行标准化，MVF的确定方式明显影响最终结果的有效性。使用PID控制器方法的优点是：可以利用预定的由于碰撞或制动而减速的动态场景来估算身体中所有肌肉的激活阈值，然而，应该为每个动态场景确定各自参数，比如PID增益，而且在使用EMG测量数据验证预测的激活阈值之前，不能认为由PID控制器方法预测的激活阈值是可靠的。强化学习(RL)的优点是可以在各种动态情况下估算所有肌肉的激活阈值，然而RL需要通过试错法获得每块肌肉的控制函数，计算成本很高，并且与PID控制器方法一样，只有用EMG测量数据验证预测的激活阈值后，才能确认它们的可靠性。因此，将来需要进一步的研究来更好地估算肌肉的激活阈值。

11.4 肌肉模型的应用

本节展示了使用包含肌肉模型的人体有限元模型的应用结果。在仿真中，假定碰撞情况是预先刹车的正面碰撞。图11.20显示了仿真设置，一名男性成年驾驶员踩下制动踏板，坐在一个平坦的刚性座椅上，手握方向盘，仿真配有带预紧力和4 kN力极限的3点式安全带，没有安全气囊。驾驶员模型是具有3D几何肌肉的人体全身有限元模型(图11.9)。本研究有两次模拟，一次有肌肉激活，另一次无肌肉激活。滑车模型包括了座椅、方向盘和制动踏板，用于模拟没有肌肉激活的情况。该模型在600 ms内提供0.7 G的制动减速度，接着是相当于50 km/h碰撞的冲击减速度。在有肌肉激活的仿真中，从模拟开始到结束都保持前述的支撑状态(图11.9)。图11.21显示了有肌肉和无肌肉激活条件下的损伤结果比较，可以看到，在无肌肉激活的仿真中，观察到的头部损伤和肋骨骨折更多，而在有肌肉激活的情况下，上肢和下肢损伤更多。图11.22A总结了两次模拟中肋骨、腿部和手臂的骨折数量；图11.22B显示了尸体实验和真实事故之间肋骨和手臂/腿断裂平均数

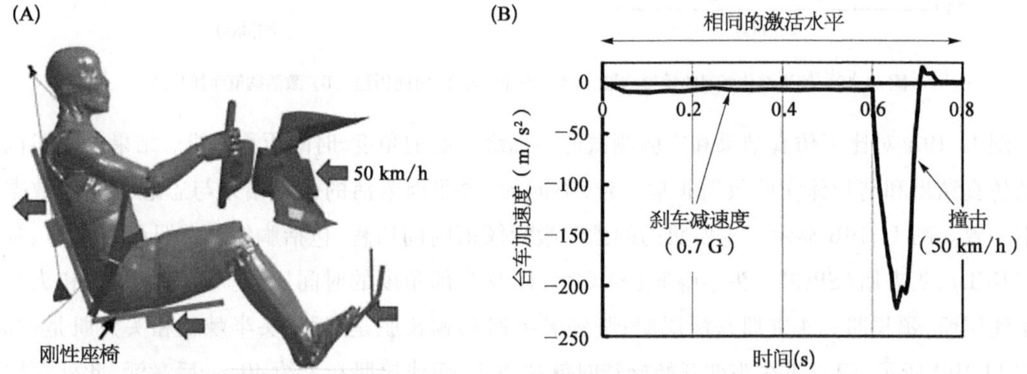

图 11.20 带有刹车的正面碰撞仿真设置。(A) 仿真条件；(B) 滑车模型的输入加速度。

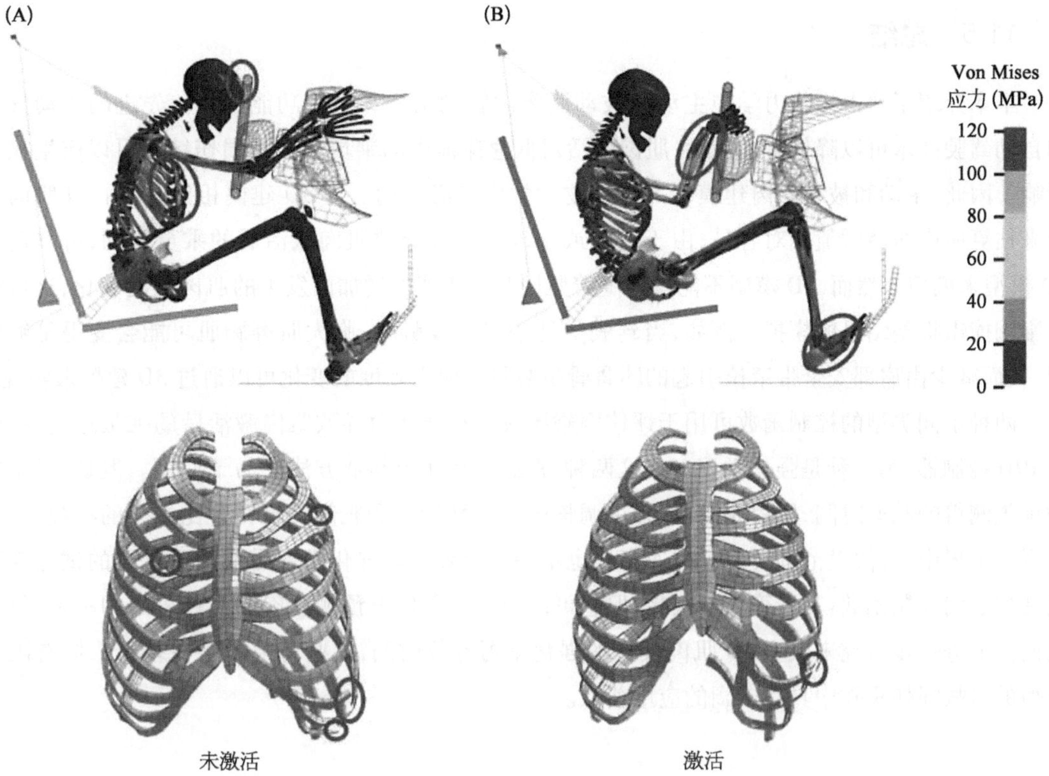

图 11.21　有、无肌肉激活条件下损伤结果的比较。(A) 无肌肉激活(四处肋骨骨折);(B) 有肌肉激活(一处肋骨骨折)。

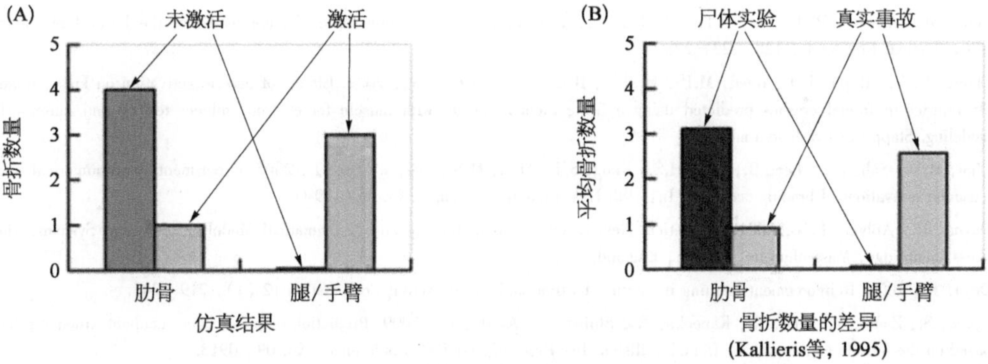

图 11.22　尸体实验和真实事故的损伤趋势比较。

的对比结果,真实事故发生条件与尸体实验的撞击条件几乎相同,数据来源于 Kallieris 等(1995)的研究。尸体实验中肋骨骨折更多,而现实世界事故中腿和手臂骨折更多。将图 11.22A 与图 11.22B 进行比较,可见无肌肉激活的模拟预测的损伤结果对应于尸体实验结果,而有肌肉激活的模拟预测损伤结果对应于现实世界事故的观测结果。这些结果清楚地表明,在有肌肉和无肌肉激活的情况下损伤存在明显差异,而且可以在模拟中很好地捕捉到这些差异。一个具有肌肉激活能力的人体模型对于损伤预测至关重要。因此,迫切需要对真实世界事故中的乘员损伤机制进行更深入的研究。

11.5 总结

本章介绍了冲击生物力学中主动和被动肌肉的解剖结构和生理功能建模。先进的主动安全和自动驾驶技术可以降低碰撞速度,肌肉激活对低速碰撞中的乘员运动和损伤结果可以产生显著影响。因此,主动和被动肌肉建模在冲击生物力学中是必要的。与3D建模相比,使用1D肌肉建模来估算肌肉激活阈值相对容易,由于撞击或制动减速而导致肌肉激活后的乘员运动,可以使用1D模型来模拟。然而,1D模型不能模拟随着肌肉激活阈值的增加而发生的肌肉硬度变化,这可能会影响撞击损伤结果的模拟。例如,当驾驶员处于支撑姿势时,胸大肌等胸肌可能会变得足够僵硬,从而减少由肩部安全带牵拉引起的肋骨骨折数量。肌肉硬度的变化可以通过3D建模来实现。

两种不同类型的控制函数可用于评估因碰撞或制动减速而导致肌肉激活后的乘员运动,一种是PID控制器,另一种是强化学习。在这两种方法中,PID控制器方法更易于使用。但是,对于每种预先测得的减速时间-历程曲线,都必须调整诸如PID增益和肌肉贡献百分比之类的参数,而且在现实世界中,与假设范围类似的减速事故也不一定会发生。强化学习需要通过反复的试错获取最佳的肌肉控制函数,其计算成本很高,但它可以在动态条件下预测肌肉激活过程中的乘员运动。我们需要进一步研究来减少3D肌肉模型的强化学习计算时间,这些建模方法在基于人体有限元模型的事故损伤重建中具有广阔的应用前景。

参考文献

[1] Behr, M., Arnoux, P.-J., Serre, T., Thollon, L., Brunet, C., 2006. Tonic finite element model of the lower limb. Journal of Biomechanical Engineering 128, 223-228.

[2] Chang, C.-Y., Rupp, J.D., Reed, M.P., Hughes, R.E., Schneider, L.W., 2009. Effects of muscle activation on knee, thigh, and hip injuries in frontal crashes predicted using a finite element model with muscle forces from subject testing and musculoskeletal modeling. Stapp Car Crash Journal 53.

[3] Choi, H.Y., Sah, S.J., Lee, B., Cho, H.S., Kang, S.J., Mun, M.S., Lee, I., Lee, J., 2005. Experimental and numerical studies of muscular activations of bracing occupant. In: 19th ESV Conference, Paper No. 05-0139-O.

[4] Dayna, P., Abbott, L.F., 2001. Theoretical Neuroscience: Computational and Mathematical Modeling of Neural Systems. The MIT Press Cambridge, Massachusetts, London, England.

[5] Doya, K., 2000. Reinforcement learning in continuous time and space. Neural Computation 12 (1), 219-245.

[6] Ejima, S., Zama, Y., Ono, K., Kaneoka, K., Shiina, I., Asada, H., 2009. Prediction of pre-impact occupant kinematic behavior based on the muscle activity during frontal collision. In: Proc. of 21st ESV Conference, No. 09-0913.

[7] Gans, C., 1982. Fiber architecture and muscle function. Exercise and Sports Sciences Reviews 10, 106-107.

[8] Gordon, A.M., Huxley, A.F., Julian, F.J., 1966. Tension development in highly stretched muscle. The Journal of Physiology 184, 143-169.

[9] Gras, L.L., Laporte, S., Mitton, D., Crevier-Denoix, N., Viot, P., 2012. Tensile tests on a muscle: influence of experimental conditions and of velocity on its passive response. In: IRCOBI Conference, IRC-12-61, pp. 515-523.

[10] Hault-Dubrulle, A., Robache, F., Drazetic, P., Morvan, H., 2009. Pre-crash phase analysis using a driving simulator. Influence of atypical position on injuries and airbag adaptation. In: Proc. of 21th ESV Conference, No. 09-0534.

[11] Hedenstierna, S., Halldin, P., Brolin, K., December 2008. Evaluation of a combination of continuum and truss finite elements in a model of passive and active muscle tissue. Computer Methods in Biomechanics and Biomedical Engineering 11 (6), 627-639.

[12] Hill, A.V., 1938. The head of shortening and the dynamic constants of muscle. Proceedings of the Royal Society of London. Series B 126, 136-195.

[13] Institute for Traffic Accident Research, Data Analysis (ITARDA), 2005. Accident Analysis Report (JAPAN).

[14] Iwamoto, M., Nakahira, Y., Kimpara, H., Sugiyama, T., 2009. Development of a Human FE Model with 3D Geometry of Muscles and

Lateral Impact Analysis for the Arm with Muscle Activity. SAE Paper, No. 2009-01-2266.

[15] Iwamoto, M., Nakahira, Y., Sugiyama, T., 2011. Investigation of pre-impact bracing effects for injury outcome using an active human FE model with 3D geometry of muscles. In: Proc. of the 22nd ESV Conference, No. 11 - 0150.

[16] Iwamoto, M., Nakahira, Y., Kimpara, H., Sugiyama, T., Min, K., 2012. Development of a human body finite element model with multiple muscles and their controller for estimating occupant motions and impact responses in frontal crash simulation. Stapp Car Crash Journal 56, 231 - 268.

[17] Iwamoto, M., Nakahira, Y., Kimpara, H., 2015. Development and validation of the total human model for safety (THUMS) toward further understanding of occupant injury mechanisms in precrash and during crash. Traffic Injury Prevention 16, 1 - 13.

[18] Johnson, M.A., Moradi, M.H. (Eds.), 2005. PID Control: New Identification and Design Methods, Chap. 1. Springer, pp. 24 - 46.

[19] Kallieris, D., Ote, D., Mattern, R., Wiedmann, P., 1995. Comparison of sled tests with real traffic accidents. In: Proc. of the 39th Stapp Car Crash Conference, No. 952707, pp. 51 - 58.

[20] Koike, Y., Kawato, M., 2000. Estimation of movement from surface EMG signals using a neural network model. In: Winters, J.M., Crago, P.E. (Eds.), Biomechanics and Neural Control of Posture and Movement. Springer-Verlag, Yew York Inc, pp. 440 - 457.

[21] Loocke, M.V., Lyons, C.G., Simms, C.K., 2008. Viscoelastic properties of passive skeletal muscle in compression: stress-relaxation behavior and constitutive modeling. Journal of Biomechanics 41, 1555 - 1566.

[22] Ono, K., Kaneoka, K., Wittek, A., Kajzer, J., 1997. Cervical injury mechanism based on the analysis of human cervical vertebral motion and head-neck-torso kinematics during low speed rear impacts. In: Proc. of the 41st Stapp Car Crash Conference, 973340, pp. 339 - 356.

[23] Östh, J., Brolin, K., Carlsson, S., Wismans, J., Davidsson, J., 2012. The occupant response to autonomous braking: a modeling approach that accounts for active musculature. Traffic Injury Prevention 13, 265 - 277.

[24] Rooij, L.V., 2011. Effect of various pre-crash braking strategies on simulated human kine-matics response with varying levels of driver attention. In: Proc. 22nd ESV Conference. Paper No. 11 - 0306.

[25] Takakusaki, K., Habaguchi, T., Ohtinata-Sugimoto, J., Saitoh, K., Sakamoto, T., 2003. Basal ganglia efferents to the brainstem centers controlling postural muscle tone and locomotion: a new concept for understanding motor disorders in basal ganglia dysfunction. Neuroscience 119, 293 - 308.

[26] Takakusaki, K., Saitoh, K., Harada, H., Kashiwayanagi, M., 2004. Role of basal ganglia-brainstem pathways in the control of motor behaviors. Neuroscience Research 50, 137 - 151.

[27] Thelen, D.G., 2003. Adjustment of muscle mechanics model parameters to simulate dynamic contractions in older adults. Transaction of the ASME 125. White, N.A.

[28] Yamada, H., 1970. Strength of Biological Materials. Williams & Wilkins Company.

[29] White, N.A., Begeman, P.C., Hardy, W.N., Yang, K.H., Ono, K., Sato, F., Kamiji, K., Yasuki, T., Bey, M.J., 2009. Investigation of Upper Body and Cervical Spine Kinematics of Post Mortem Human Subjects (PMHS) during Low-Speed, Rear-End Impacts, SAE 2009-01-0387.

[30] Yin, H.H., Knowlton, B.J., 2006. The role of the basal ganglia in habit formation. Nature Reviews Neuroscience 7, 464 - 476.

[31] Zajac, F.E., 1989. Muscle and tendon: properties, models, scaling, and application to biomechanics and motor control. Critical Reviews in Biomedical Engineering 17 (4), 359 - 411.

12 头部碰撞有限元建模

Haojie Mao

Western University, London, Ontario, Canada

12.1 为什么对人头部的数字建模至关重要

人颅脑结构复杂,既包括坚硬的颅骨,也包括柔软的脑组织。与身体其他器官(如心脏和肌肉)可发生无损伤的形变不同的是,柔软的脑组织由其他软组织所保护,正常情况下一般不会发生较大的形变。脊髓、神经和血管经由颅骨上的孔、隙与大脑相连。由于解剖学特点,难以直接观察头部受外力作用后的响应过程(如撞击引起的变形),因此人脑数字模型和非侵入无创技术是检测大脑负荷响应的关键工具。

除脑组织外,头部的眼睛、鼻、耳等软组织都具有复杂的材料结构,在创伤过程中也可能吸收和耗散能量,从而影响大脑的损伤响应。同时,这些解剖结构容易受到钝性外力的影响并可能受伤。此外,日常表情中不可或缺的面部肌肉也构成一个复杂的系统,容易遭受外部的撞击。

人体数字颅脑损伤模型在研究颅脑损伤成份机制及预测损伤的发生方面具有极大的应用潜力,能够改善头部损伤防护措施。首先,数字颅脑模型可重建和预测外力所致的头部损伤,如头皮和肌肉撕裂伤、脑颅骨和面颅骨骨折、脑挫伤及急性血管破裂(如硬脑膜下血肿等)等急性损伤。数字模型可通过计算力学响应过程来研究颅内占位性疾病(如脑室肥大、小脑扁桃体下疝畸形)的占位效应所致的慢性脑损伤机制。计算能力和模型分辨率的提高能够更加准确地绘制颅脑所有区域的综合应力-应变响应过程及数据,而传统的物理测量因受限于传感器不易安装、传感器干扰颅脑的力学特性等不足,一般仅能测量少数部位的力学响应结果。其次,结合数字化颅脑模型重建的初始力学响应结果与生物学损伤过程,有助于理解和预测脑神经元损伤的力学生物学机制(如轴突损伤、树突活化和细胞损伤)。这种预测至关重要,因为大脑内部发生的神经元损伤是造成各类神经症状的直接原因,一些最具挑战性的症状是认知性的,如记忆力减退、执行功能障碍和情绪控制能力不足,然而目前从生物力学响应到神经、精神症状等临床症状间的联系尚无深入的认知。由此,高质量的已验证的人颅脑数字模型,可以提供"看到"大脑内力学世界的机会,为研究和理解力学世界与生物世界之间的联系提供了一种独特的路径,有助于预测各种类型的脑损伤。

12.2 相应的解剖学介绍

12.2.1 · 理解人类头部解剖学,同时牢记头部生物力学和损伤概念

人头部的解剖结构复杂,对开发全面的、高质量的人颅脑模型造成极大困难。建模人员既要了解颅脑的解剖结构,还要考虑到需要解决的损伤情况。他们必须理解研究问题,并且基于这些问题做出决定,比如模型的建模的精度,以及模型需要代表的主要特征有哪些。举例来说,如预计运动相关脑损伤中颅骨不会明显变形致直接的脑形变损伤,则可使用简化的刚性颅骨模型联合可变形的脑组织模型建模来模拟头部运动所致的脑损伤过程。然而,当研究钝性或爆炸所致颅脑损伤时,单纯的颅脑加速度数据已难以重建损伤响应结果,此时需要考虑颅骨变形、应力波传导等机制,建模时就应构建包括可变形颅骨模型的人完整颅脑模型。脑损伤的普遍性进一步证实了建立完整头部有限元模型的必要性。

尽管脑组织被颅骨包裹并受其保护,颅骨上也仅有少量小孔,但人的大脑仍然经常受伤,在美国每年约 170 万人发生脑损伤。此外,脑损伤的后果可能有害,某些情况下甚至会持续一生。此外,现代神经科学研究表明,传统意义上对头部的轻微打击可能会对大脑造成长期损害,但这种轻微打击经常被有意无意地忽视。因此,研究机械力的作用与大脑对应的损伤响应机制至关重要。基于对这些响应机制的理解,可以制定出更有效的预防、诊断和治疗策略。为此,需要了解人颅脑解剖结构,以及头部损伤和相应的生物力学概念。

12.2.2 · 人头部解剖学

12.2.2.1 脑组织

12.2.2.1.1 脑灰质和白质

脑组织包括灰质和白质(图 12.1)。灰质中包含大量神经元细胞、神经胶质细胞(支持神经元)、毛细血管(人体最小的血管)、神经纤维(由无髓轴突形成)、神经元树突及神经胶质细胞的分支。白质主要由带髓鞘的轴突组成,因髓鞘颜色较浅而得名。由于灰质和白质的成分差异较大,其材料属性不同,因此在有限元脑组织模型中需要将其设置为两种不同的材料。

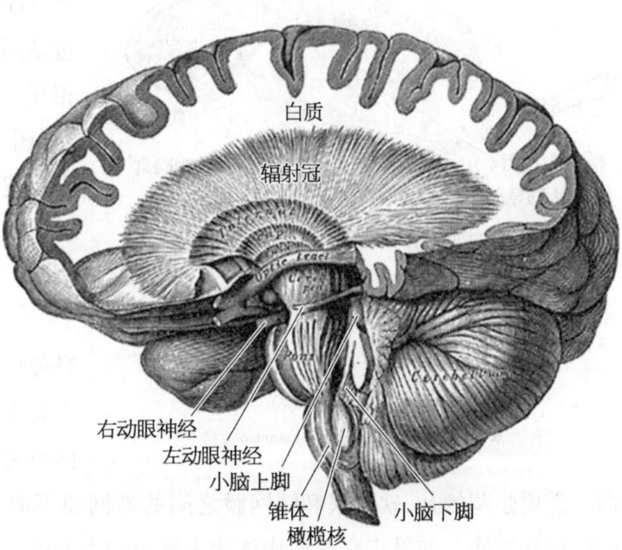

图 12.1 脑矢状面灰质和白质的分布。

来源:Gray H., Wikimedia Commons。

12.2.2.1.2 脑的结构

脑组织的分成好几个结构(图 12.2),主要结构为大脑、小脑和脑干三部分。小脑通常建模成一个整体,脑干由中

脑、脑桥和延髓组成。大脑包含诸如皮质、海马、丘脑、胼胝体和其他较小结构，在开发颅脑损伤生物力学模型时，可用灰质的平均材料属性来表征脑的这些小结构的力学性能。然而，解释特定大脑区域损伤时，必须要注意解剖学位置。

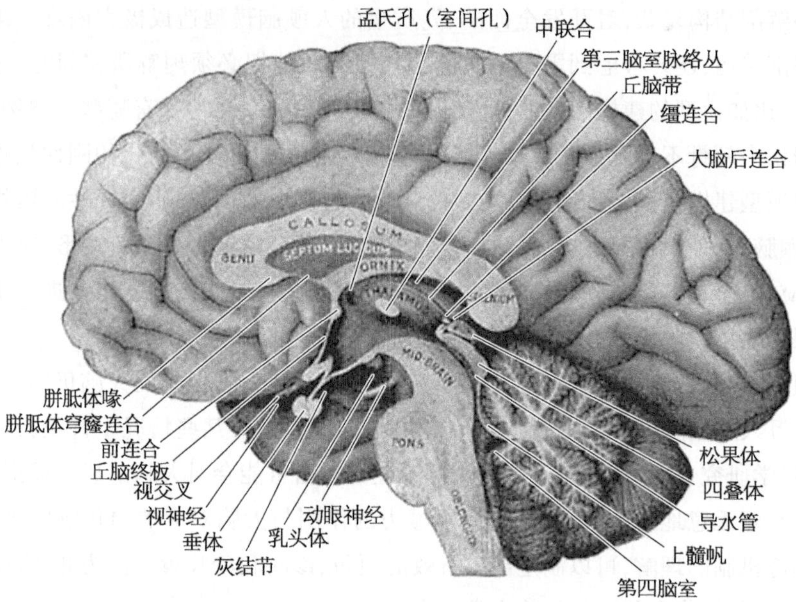

图 12.2　脑主要结构，包括大脑、胼胝体、丘脑、中脑、脑桥、延髓和小脑。

来源：Gray H.，Wikimedia Commons。

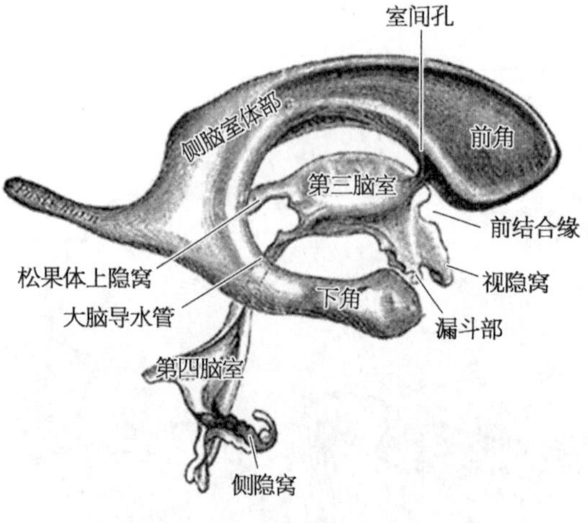

图 12.3　脑室系统。

来源：Gray H.，Wikimedia Commons。

12.2.2.1.3　脑室

脑室系统由一系列的腔室组成，脑室内脑脊液（cerebrospinal fluid，CSF）充盈。脑室系统主要包括两侧侧脑室、第三脑室和第四脑室，各脑室相互连通，第三脑室和第四脑室由中脑导水管连通（图 12.3）。这些脑室容纳了脑脊液，需要对其进行建模，并将其视为类流体材料。

12.2.2.1.4　脑-颅骨交界面复合体和上矢状窦

一般来说，大脑和颅骨之间的间隙填充了脑脊液（图 12.4，顶部和底部）。具体地说，脑脊液在紧密贴覆脑表面的软脑膜和连接硬脑膜的蛛网膜之间流动。硬脑膜紧紧贴附于颅骨的内表面。需要强调的是，软脑膜和蛛网膜之间的蛛网膜下腔分布大量细分支状小梁和血管，具有一定的抗剪切性能。如果将交界面构建为无抗剪切力的流体结构，则与解剖学特点不吻合。此外，蛛网膜和硬脑膜之间存在蛛网膜边界细胞和硬脑膜边界细胞，边界细胞区域的脑血管破裂可引起急性硬脑膜下血肿（图 12.4，底部）。总体来说，脑-颅骨交界面结构复杂（图 12.4，底部），在建模时需要考虑。有关脑-颅骨交界面的更多信息,读者可能需要阅读 Haines 等(1993)的研究报告。

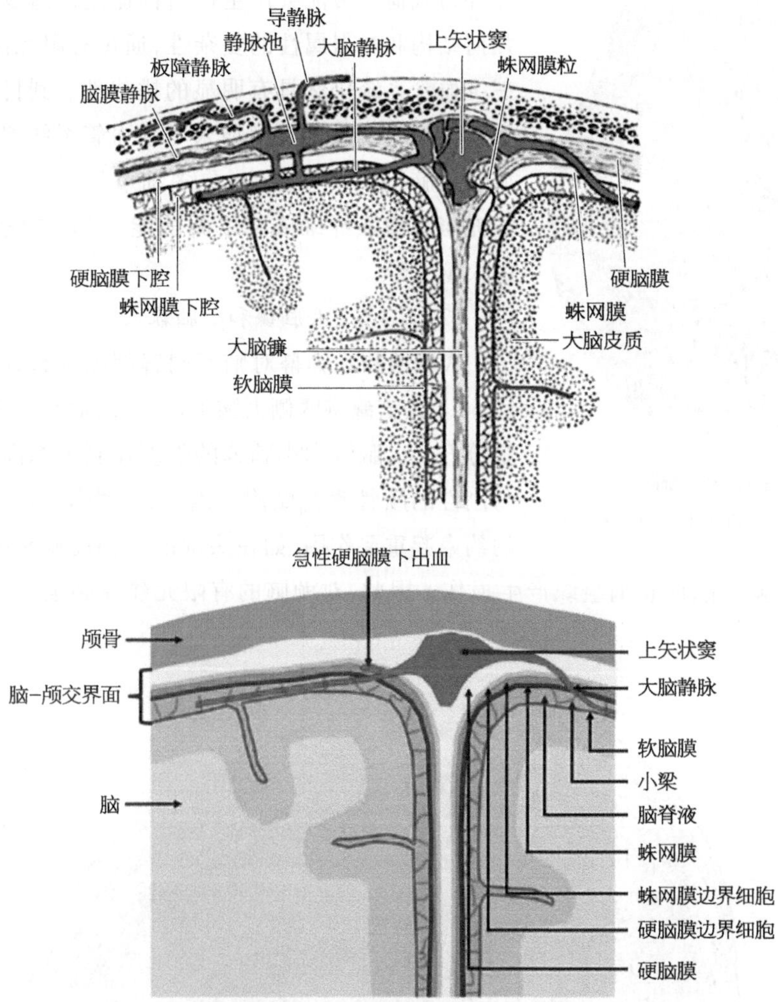

图 12.4　顶部: 脑-颅骨交界面;底部: 脑-颅骨交界面细节示意图。

来源: Gray H., Wikimedia Commons。

除了薄的 CSF 层外,上矢状窦沿着大脑顶部走行(图 12.4,顶部和底部)。由于上矢状窦较大的体积和内部的流体特性,建模时通常需要对其进行建模。

12.2.2.1.5　桥静脉和脑血管

桥静脉穿透软脑膜、蛛网膜,到达硬脑膜下,连接脑静脉和上矢状窦。通过尸体解剖,已对桥静脉的解剖结构进行了充分的研究。桥静脉的数量因文献的不同而存在差异,平均为 11 对,连接着柔软的大脑和质硬的硬脑膜/颅骨。桥静脉对大脑的冲击性运动起着约束作用,因此人颅脑有限元模型建模时应对桥静脉进行仿真。

除桥静脉外,脑动脉和脑静脉均包绕并深入脑组织内。脑血管网络的入口从脑底的 Willis 环开始,该环连接两侧的颈内动脉(左、右)和基底动脉。脑循环的出口是脑静脉,从脑组织中排出血液。因此,脑血管系统在建模方面存在两个层次的挑战: ①在网格划分方面,血管的几何外

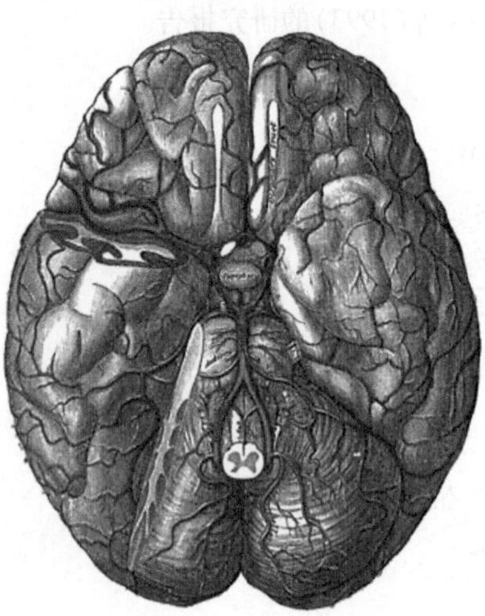

图 12.5 脑底血管系统图。

来源：Gray H., Wikimedia Commons。

形（图 12.5）明显比脑组织复杂。② 血液是非牛顿流体，在外力载荷下可能会产生冲击性血流而造成损伤，但由于几何结构和材料属性的复杂性，通过有限元法模拟整个脑三维血管系统仍然具有明显的挑战性。到目前为止，大多数三维颅脑有限元模型均未对脑血管系统建模。然而，脑血管比脑组织硬数百倍（更多细节见 12.4 节），在脑组织内充当了增强纤维或网络的功能，可能造成特殊的、异质的大脑变形。

12.2.2.1.6 大脑镰和小脑幕

大脑镰和小脑幕对脑不同解剖部位起着分隔作用（图 12.6）。大脑镰将两侧大脑半球分开，而小脑幕将大脑和小脑分开。大脑镰和小脑幕的强度比脑组织高数百倍，并且与刚性的颅骨紧密贴附。因此，这些镰、幕结构对脑组织的约束起重要作用，如在头部的大幅度旋转中对脑组织的变形提供了限制作用，防止脑组织产生损伤。因此，对颅脑的有限元建模必须考虑大脑镰和小脑幕结构。

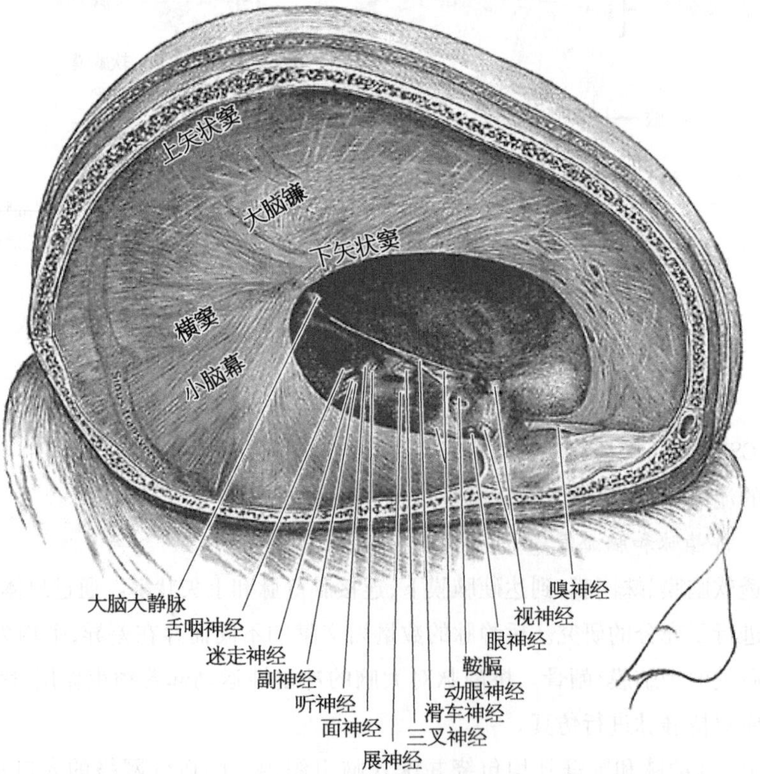

图 12.6 大脑镰和小脑幕。

来源：Gray H., Wikimedia Commons。

■ 12.2.2.2　颅骨

颅骨由 22 块骨骼组成，其中 8 块脑颅骨和 15 块面颅骨（图 12.7）。颅骨之间存在天然裂隙，成年后紧密融合形成颅缝。因融合的颅缝的强度与颅骨一样坚固，因此在成人颅脑模型中一般不需要构建颅缝结构。但是，由于儿童颅缝尚未完全融合及颅缝强度不足等原因，其颅脑模型必须构建颅缝结构。成人颅骨呈“三明治”结构，其内表面和外表面为致密的骨皮质，两层皮质之间为孔隙状的骨小梁，通过医学影像学技术扫描颅骨并将影像信号转换为对应的刚度，可以建立颅骨不同部位的特定材料属性。然而，除非该领域的研究人员就影像信号与骨骼刚度相关性的准确度达成共识，否则将颅骨模型分为骨皮质和骨小梁就已经足够。

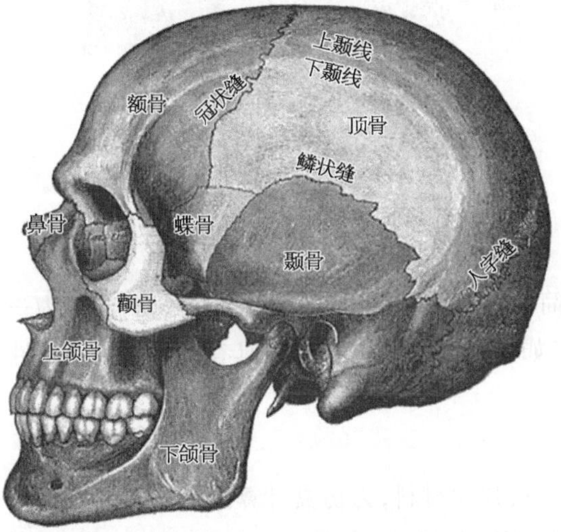

图 12.7　脑颅骨侧面观。
来源：Gray H., Wikimedia Commons。

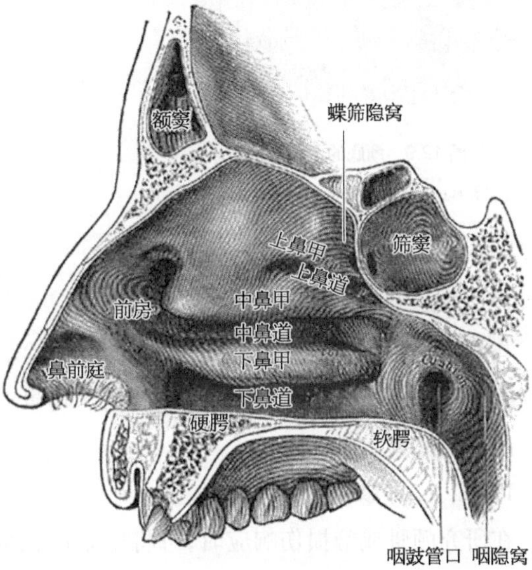

图 12.8　颅骨的四个鼻窦。
来源：Gray H., Wikimedia Commons。

■ 12.2.2.3　颅骨的窦和腔

由于时间限制及构建相应六面体网格的复杂性，建模者倾向于简化或忽略鼻窦和腔隙结构。颅骨内主要有四个鼻窦：额窦、筛窦、蝶窦和上颌窦（图 12.8）。在研究面部和前额的撞击时，必须考虑这些窦腔的影响。例如，在模拟额部水平方向的撞击时，额窦对能量在骨骼中如何传导起关键作用；在爆炸的冲击中，鼻窦会明显影响应力波的传播。如果颅骨有限元模型中缺乏窦腔结构，则会使颅骨模型过于刚硬，影响脑组织生物力学响应的准确性。

■ 12.2.2.4　颅骨的孔和管

脑组织基本上都被颅骨包裹其中，但颅骨上还存在大量的孔、管，供脑血管和神经进出颅腔，与其他组织器官相连（图 12.9）。最明显的枕骨大孔，是延髓向下延续与脊髓相连的部位，有限元颅脑模型中应当建立枕骨大孔，其会影响脑干的约束方式。对于其他较小的开口，如果不是研究的目标区域，在建模时可以忽略。在研究视神经损伤或颅底骨折机制的情况下，建模时就应构建颅底孔、管的详细模型。

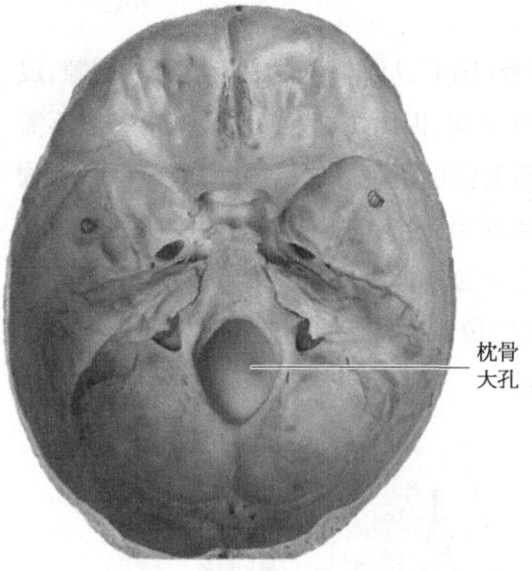

图 12.9　颅底的孔和管结构。

来源：Gray H., Wikimedia Commons。

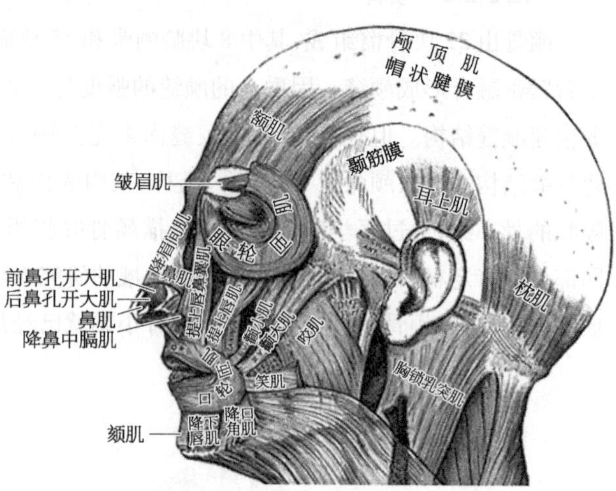

图 12.10　面部肌肉。

来源：Gray H., Wikimedia Commons。

12.2.2.5　颅骨外的软组织、眼和耳

12.2.2.5.1　面部肌肉

与颅骨直接相连的是不同的肌肉(图 12.10)。简单地说，这些肌肉可以组合在一起，模拟为一块软组织。但是，针对需要研究颅骨损伤的场景时(如面部手术)，需要建立具有被动和主动特性肌肉的精确模型。

12.2.2.5.2　眼

在研究颅骨或脑损伤响应时，可将眼睛简化为一块弹性材料，为仿真计算提供足够的惯性效应。但在研究眼球直接打击伤或冲击波损伤时，就应当使用详细的眼睛模型。详细的眼数字化模型应当构建主要的解剖结构，包括房水、睫状体、角膜、脉络膜、虹膜、晶状体、视神经、结膜、瞳孔、视网膜、巩膜、玻璃体和睫状小带等(图 12.11)。此外，眼睛的边界条件，包括肌肉和眼眶，也需要建

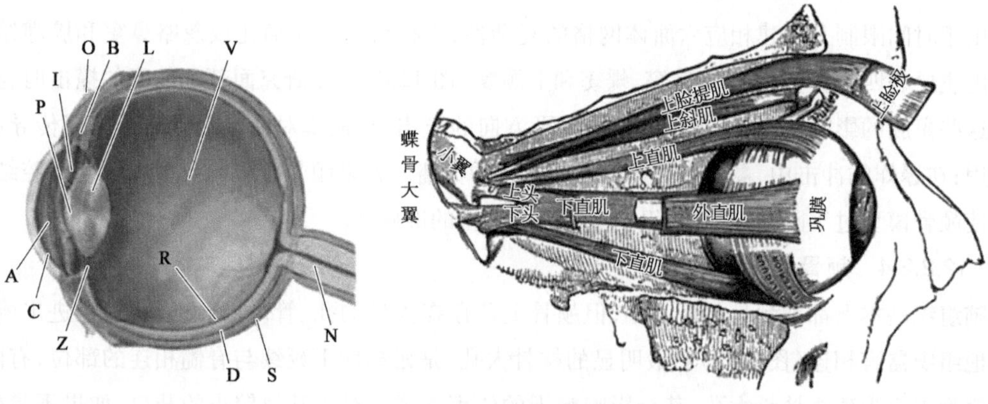

图 12.11　眼睛。左图：A，房水；B，睫状体；C，角膜；D，脉络膜；I，虹膜；L，晶状体；N，视神经；O，结膜；P，瞳孔；R，视网膜；V，玻璃体；Z，睫状小带(Stitzele, 2002)。右图：眼部肌肉。

来源：Gray H., Wikimedia Commons。

模。Stitzel 等(2002)的开拓性工作为开发高质量眼部数字化模型提供了参考。

12.2.2.5.3 耳

研究脑组织响应时一般不考虑详细的耳部建模。然而,由于耳鸣仍然是一个主要问题,因此最好在可用的人头部模型中添加耳模型。耳的空腔和几何外形(图 12.12)可根据医学影像数据重建,但感知声音小的精细鼓膜和听神经细胞的建模及仿真仍具有很大的挑战性,目前尚无公开报道的用于研究听力系统钝性损伤成份机制的精细耳模型。

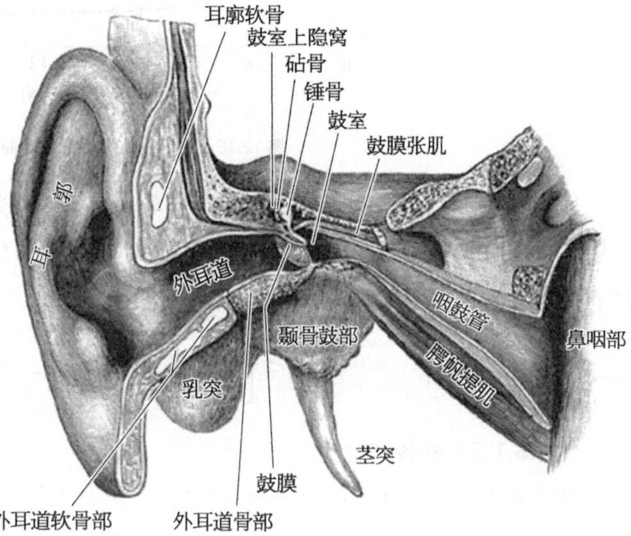

图 12.12 耳。

来源:Gray H., Wikimedia Commons。

12.3 损伤机制

12.3.1 · 专注于脑损伤

理解外伤性脑损伤(traumatic brain injury, TBI)机制的挑战部分在于大脑的“隐形”。在一个动态的、高频率的事件中,能够有效观察大脑的方法非常有限。因此,对撞击过程中的大脑响应知之甚少。作为替代方法,测量头部的运动学是一种流行的方法,包括颅骨的线性和旋转运动。研究人员对头部运动学数据(在事件期间即时测量)和脑损伤(随后观察)之间的相关性进行了大量研究。

12.3.1.1 线性加速度

韦恩州立大学的 Gurdjian 博士和 Lissner 教授是实验室中测量头部运动学的先驱。自 1939 年以来,他们进行了一系列实验,将尸体从不同高度坠落到地面,并测量了撞击过程中的头部线性加速度。除了测量头部加速度之外,他们还研究了颅骨骨折和脑挫伤等颅脑损伤。经过这些先驱者及其同事数十年的努力,提出了韦恩耐受曲线(Wayne State tolerance curve, WSTC),通过这条曲线,头部损伤的风险由头部线性加速的持续时间和幅度决定。换句话说,当冲击持续时间较短时,头部可以承受较高的加速度,但是如果冲击持续时间较长,则头部只能承受较低的加速度(图 12.13)。

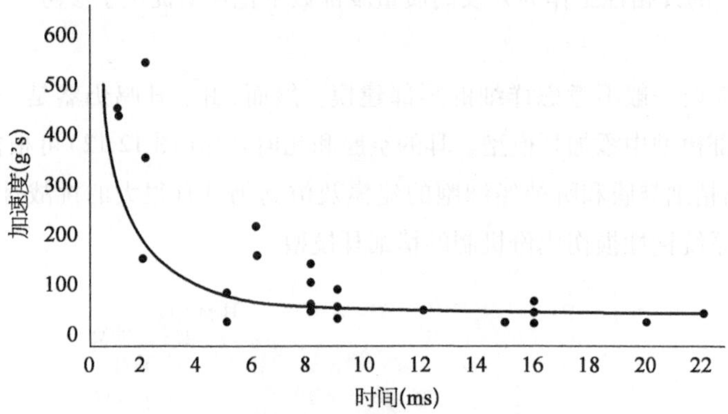

图 12.13 头部损伤的韦恩耐受曲线(WSTC)。

根据 WSTC 和冲击生物力学界的后续努力,提出了头部损伤标准(head-injury criterion, HIC)(式 12.1)。HIC36 和 HIC15 均已得到使用,其中 36 和 15 分别对应于时间差 $\Delta t(t_1 - t_2)$, 分别为 36 ms 和 15 ms。

$$HIC = \left[(t_2 - t_1) \left[\frac{1}{(t_2 - t_1)} \int_{t_1}^{t_2} a dt \right]^{2.5} \right]_{MAX} \tag{12.1}$$

12.3.1.2 旋转加速度

挑战基于线性加速度的损伤机制和标准,研究人员对旋转加速度对损伤的影响进行了强有力的论证。其中,宾夕法尼亚大学的研究人员进行了一系列动物实验,证明在没有任何线性加速度的情况下,仅头部旋转就会造成严重的脑损伤,如轴突损伤和硬膜下血肿(Gennarelli 等, 1982; Meaney, 1991; Ommaya 和 Gennarelli, 1974)。因此,研究证明线性和旋转加速度均能导致脑部损伤。

12.3.2 · 那么,头部的线性和旋转加速度如何影响大脑

现在,进行更深入地研究颅脑损伤机制——头部受到撞击过程中产生的线性和旋转加速度是如何影响大脑的?哪一种加速度情形可以被颅骨保护?

12.3.2.1 理解线性加速度

头部线性加速度是根据安装在颅骨上的加速度计计算得出的。在撞击过程中,由于头骨的刚度高,整个头骨会即时移动。这些运动通过加速度计测量得出。但是,大脑由于惯性倾向于保持在原始位置。因此,颅骨与大脑之间的这种运动差异会在颅骨移向大脑的区域产生压缩力,并在颅骨远离大脑的区域产生拉伸力(图 12.14)。这些压缩力和拉力会对大脑组织产生正压力和负压力,从而导致脑损伤。这些是典型的线性加速度引起的冲击伤和对冲伤的成伤机制。

12.3.2.2 理解旋转加速度

在旋转运动期间,由于惯性,大脑倾向于保持在原来的位置,而加载负荷的颅骨通过颅骨与大脑间的相互作用对邻近的脑组织形成剪切。接受载荷的脑组织又剪切附近的脑组织。这些载荷导致大脑变形(图 12.15)。在一个动态损伤中,头部的边界条件复杂,可能绕各种旋转轴旋转,预

计剪切作用将分布于整个脑组织中。因此,旋转运动会引起弥漫性脑损伤。

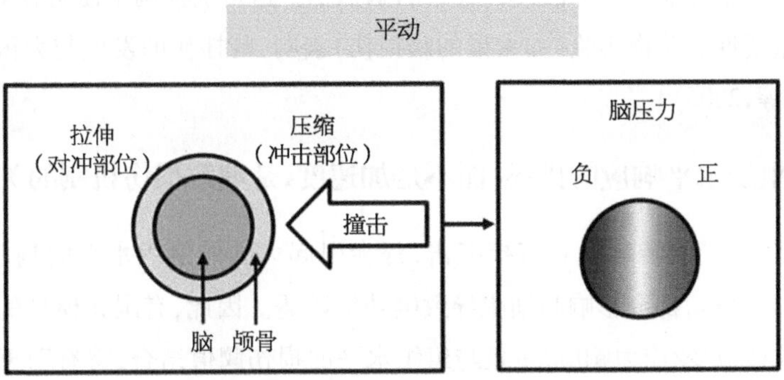

图 12.14　线性运动的影响示意图。

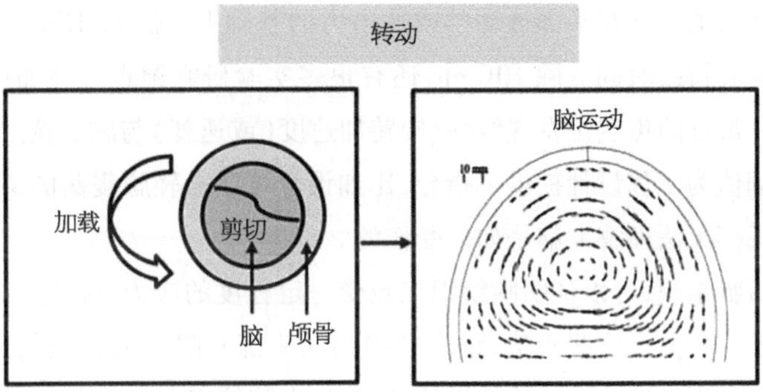

图 12.15　旋转运动的影响示意图。右图示脑组织的运动轨迹,是 Parnaik 等(2004)的工作成果。

12.3.3 · 除线性和旋转加速度外,还有其他因素吗

在一些实验室设置中,线性和旋转加速度都很小或为零,但大脑却产生了损伤。典型的例子之一是受控皮质撞击(controlled cortical impact, CCI),其中要么施行开颅手术并驱动撞击器撞击大脑表面使之变形,要么撞击颅骨使大脑变形(图 12.16)。CCI 可能造成脑皮层、海马、丘脑和胼胝体

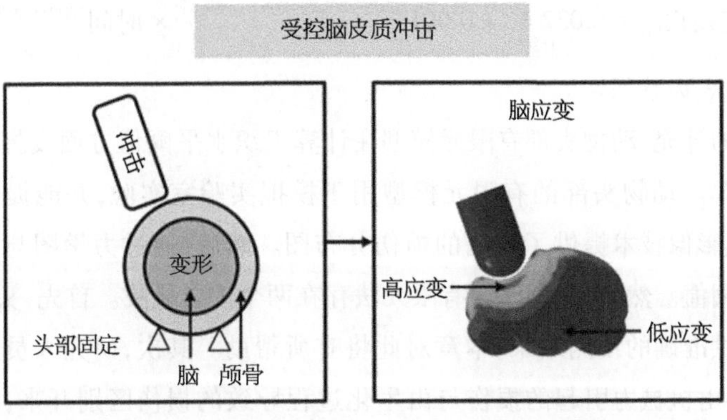

图 12.16　没有线性或旋转头部运动的头部撞击示意图。

的损伤。CCI 导致的脑损伤提示了使用头部加速度或其他运动学作为损伤指标的局限性，因为没有基于加速度的损伤指标能够预测因 CCI 导致的脑损伤。这再次强调了使用有限元建模研究颅脑损伤生物力学的重要性。动物实验（如大鼠的脑损伤）表明，脑挫伤的发生与大鼠脑模型预测的高应变值一致（Mao 等，2006）。

12.3.4 · 脑组织水平响应的描述，而不是加速度，是理解损伤机制的关键

对头部的所有线性、旋转运动和直接撞击，都会引起大脑的组织水平的响应。这些响应（应变/应力），即使比较轻微，都会影响脑细胞导致脑功能障碍。因此，有限元模型的一个关键优势是它能够准确描述这些应变/应力响应，一旦与组织水平的损伤阈值结合，将有助于解释发生在特定大脑区域的脑损伤机制。

12.3.4.1 组织水平的损伤阈值

传统的头部损伤阈值建立在头部运动学或冲击力的基础上。例如，HIC 指定了头部可以承受的线性加速度的幅度和持续时间。除 HIC 外，还有很多实验研究调查头部加速度/钝性外力与头部损伤间的相关性。最近的焦点是发现线性/旋转加速度（或速度）与脑震荡之间的相关性。这些基于运动学的损伤阈值为工程设计提供了指导，比如设计可以减轻脑震荡的头盔。传统头部损伤阈值的一个不足是我们无法理解大脑是如何受伤的。

通过直接拉伸活脑组织，可以证明脑组织在经受一定程度的应力/应变时会发生损伤，这种程度称为组织水平的损伤阈值。这些阈值，结合精确的人头部有限元模型，能够预测整个脑组织的应力/应变，有可能指导更好的安全对策的设计，以减少大脑的应力和应变。

通过实验测量大脑组织水平损伤阈值的方法很多。其中一种方法是在体外培养和测试脑组织。Morrison 等（2011）对该领域的体外模型进行了全面的综述。简而言之，研究人员在薄膜上培养组织脑切片，然后对这些切片进行机械拉伸（单轴、双轴或圆周）。然后，将细胞损伤和机械拉伸（应变）之间的相关性计算为组织水平数据，然后确定相应的损伤阈值。例如，Cater 等（2006）描述了大鼠海马区的应变、损伤后时间和细胞死亡百分比之间的相关性，如式（12.2）所示。

$$\text{细胞死亡}_{CA} = 0.038\,9(\pm 0.001\,1)\ \text{应变}^{0.366\,3(\pm 0.002\,9)} \times \text{时间}^{2.015\,0(\pm 0.021\,6)}$$

$$\text{细胞死亡}_{DG} = 0.032\,3(\pm 0.001\,7)\ \text{应变}^{0.372\,1(\pm 0.005\,6)} \times \text{时间}^{1.820\,9(\pm 0.040\,7)} \tag{12.2}$$

CA 代表海马，DG 代表齿状回。

作为体外模型的补充，动物头部有限元模型在计算组织水平阈值方面发挥着独特的作用。这种方法的逻辑很简单。动物头部的有限元模型用于模拟实验室实验，并能提供大脑的力学响应图，而组织学染色或影像技术提供了大脑的损伤分布图。然后，通过力学图与损伤图的比较来计算组织水平的损伤阈值。然而，使用这种有限元法存在两个主要挑战。首先，头部模型必须具有非常高的质量并能提供准确的预测结果，本章对此将有所帮助。其次，研究人员必须能够理解观察到的脑损伤，将主要由机械力引起的损伤与由生化过程导致的损伤区别开来，生化过程可能与初始的力学负荷相关，也可能无关。

12.4 材料模型

定义头部材料的主要挑战在于确定脑组织的材料属性,大脑表现为一种非线性黏性弹性材料。因此,本节了介绍了几种经典的用于模拟脑组织的材料模型。

在确定大脑材料模型时,建模者的首要任务是在复杂和简单之间权衡,以及在体现所有物理特性的前提下提高计算效率和稳定性(图 12.17)。例如,对于需要经常在极端条件下使用有限元模型的工业用户而言,具有复杂材料属性但计算稳定性较差的有限元模型,带来的麻烦可能大于好处。

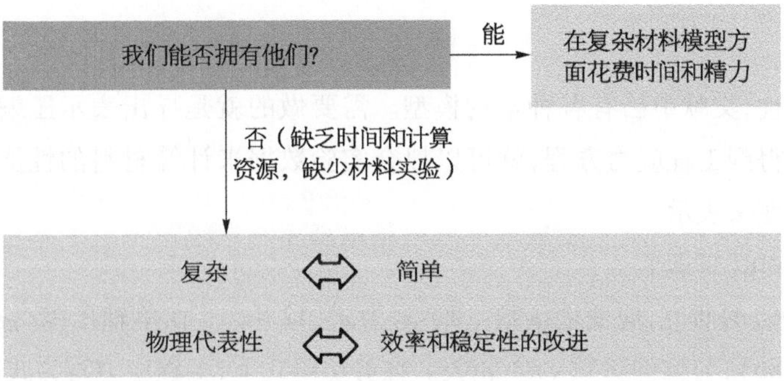

图 12.17 使用复杂或简单的材料模型。

12.4.1 · 脑的材料模型

Prony 系列的线性黏弹性材料模型可用于模拟大脑的黏性。在实验过程中,一般施加拉伸、压缩、剪切或体积压缩。剪切测试是最常用实验模式,因为它与脑的临界剪切变形直接相关。可测量即时应力和随时间变化的应力松弛。实验剪切应力-时间历程可用下列 Prony 级数来拟合:

$$G(t) = G_\infty + N\sum_{i=1}^{N} G_i \exp(-t/\tau_i) \tag{12.3}$$

G_∞ 表示长期剪切模量,G_i 和 τ_i 分别表示剪切模量和相关的松弛常数。

大脑组织非线性可通过几种本构模型表示。在理解这些模型之前,需要引入几个基本概念。

左柯西-格林张量(left Cauchy - Green tensor),用 B 表示,是形变梯度和横向形变梯度的乘积,具有三个记为 I 的不变量,λ 是拉伸参数,J 是变形梯度的行列式:

$$I_1 = tr(B) = \lambda_1^2 + \lambda_2^2 + \lambda_3^2$$

$$I_2 = \frac{1}{2}[(trB)^2 - tr(B^2)] = \lambda_1^2\lambda_2^2 + \lambda_2^2\lambda_3^2 + \lambda_3^2\lambda_1^2 \tag{12.4}$$

$$I_3 = detB = J^2 = \lambda_1^2\lambda_2^2\lambda_3^2$$

在将大脑表示为各向同性、不可压缩的材料时,可以将 λ_1、λ_2 和 λ_3 写成下式:

$$\lambda_1 \lambda_2 \lambda_3 = 1$$

$$\lambda_1 = \lambda \tag{12.5}$$

$$\lambda_2 = \lambda_3 = 1/\sqrt{\lambda}$$

对于压缩和拉伸,不变量可以写为:

$$I_1 = \lambda^2 + 2\lambda^{-1} \quad I_1 = \lambda^{-2} + 2\lambda \tag{12.6}$$

对于剪切,λ 等于 1,不变量 I 可以表示为:

$$I_1 = I_2 = 3 + \gamma^2 \tag{12.7}$$

γ 是名义剪切应变。

为了表示非线性,文献中已有各种本构模型。需要做的就是导出表示压缩、拉伸和剪切的工程应力方程。一旦得到工程应力方程,就可以拟合实验数据来计算材料的性能属性,实验数据通常用工程应力和应变来表示。

12.4.1.1 Gent(1996)

根据 Gent(1996)的研究,应变能函数 (W) 写为式(12.8a)。在单轴压缩/拉伸模式下,工程应力 (T) 写为式(12.8b),与拉伸参数 (λ) 相关。在剪切模式下,工程应力写为式(12.8c),与名义剪切应变 (γ) 有关。μ 和 J_m 是要计算的两个材料属性。

$$W = -\frac{\mu}{2} J_m \ln\left(1 - \frac{I_1 - 3}{J_m}\right) \tag{12.8a}$$

$$T = \frac{\mu J_m}{J_m - \lambda^2 - 2\lambda^{-1} + 3}(\lambda - \lambda^{-2}) \tag{12.8b}$$

$$T_S = \frac{\mu J_m \gamma}{J_m - \gamma^2} \tag{12.8c}$$

12.4.1.2 Fung(1967)

Fung 模型包含剪切模量 (μ)、常数 b 和常数 e (式 12.9a)。在单轴压缩/拉伸模式下,工程应力 (T) 写为式(12.9b),与拉伸参数 (λ) 有关。在剪切模式下,工程应力写为式(12.9c),与名义剪切应变 (γ) 有关。

$$W = \frac{\mu}{2b}[e^{b(I_1 - 3)} - 1] \tag{12.9a}$$

$$T = \mu e^{b(\lambda^2 + 2\lambda^{-1} - 3)}(\lambda - \lambda^{-2}) \tag{12.9b}$$

$$T_S = \mu \gamma e^{b\gamma^2} \tag{12.9c}$$

12.4.1.3 Mooney(1940)

Mooney - Rivlin 模型的应变能函数 (W) 由 I_1、I_2、C_1、C_2 这几个部分写成式(12.10a、12.10b)。在单轴压缩或拉伸载荷作用时,工程应力 (T) 写成式(12.10c),与拉伸参数 (λ) 有关。在剪切模式下,工程应力写为式(12.10d),与名义剪切应变 (γ) 有关。

$$W(I_1, I_2) = C_1(I_1 - 3) + C_2(I_2 - 3) \tag{12.10a}$$

$$\mu = 2(C_1 + C_2) \tag{12.10b}$$

$$T = C_1(2\lambda - 2\lambda^{-2}) + C_2(2 - 2\lambda^{-3}) \tag{12.10c}$$

$$T_S = 2(C_1 + C_2)\gamma \tag{12.10d}$$

12.4.1.4 Ogden(1984)

Ogden 模型中的应变能函数 (W) 由拉伸参数 (λ)、剪切模量 (μ) 和常数 α 写成(式 12.11a)。在单轴压缩或拉伸载荷作用时,工程应力 (T) 写成式(12.11b),与拉伸参数 (λ) 有关。在剪切模式下,工程应力写为式(12.11c),与剪切参数 (γ) 有关。

$$W = \frac{2\mu}{\alpha^2}(\lambda_1^\alpha + \lambda_2^\alpha + \lambda_3^\alpha - 3) \tag{12.11a}$$

$$T = \frac{2\mu}{\alpha}[\lambda^{\alpha-1} - \lambda^{-\left(\frac{\alpha}{2}+1\right)}] \tag{12.11b}$$

$$T_S = \frac{\mu}{\alpha}\frac{1}{\sqrt{1+(\gamma^2/4)}}\left[\left(\frac{\gamma}{2} + \sqrt{1+(\gamma^2/4)}\right)^\alpha - \left(-\frac{\gamma}{2} + \sqrt{1+(\gamma^2/4)}\right)^\alpha\right] \tag{12.11c}$$

12.4.2 · 颅骨、肌肉和头皮的材料模型

对大多数轻度颅脑外伤病例,颅骨形变很小且未达到屈服点,可以使用简单的弹性模型来定义。在涉及颅骨的塑性变形和破坏的情况下,可通过屈服应力来定义塑性特性,达到初始屈服后的应力可以通过切线模量来定义。在 LS - DYNA 中,切线模量是屈服后应力-应变曲线的斜率。在 ABAQUS 中,可能通过表格输入两个或多个屈服应力和塑性应变来定义,而且可以通过两个应力之差除以两个应变之差来计算切线模量。同样,在 LS - DYNA 或 ABAQUS 等软件中可以指定在压缩或拉伸加载条件下的不同响应,并且可以指定失效应变来定义骨骼的破坏。

肌肉和头皮材料通常认为是不可压缩的软质材料,也就是说可以使用和大脑同的材料模型。

12.5 材料属性

多年的头部组织(尤其是脑组织)的实验测量为建模人员提供了大量的数据库。但是,不同研究组提供的丰富的数据库在脑组织材料属性方面存在很大差异。例如,脑组织的弹性模量为几千帕至几百千帕。Chatelin 等全面总结了近 50 年来的大脑材料测量数据(Chatelin 等,2010)。

不同研究者对颅骨和头部肌肉的材料测试结果相对一致。一般来说,骨皮质(颅骨的内、外板)的弹性模量一般从几 GPa 到几十 GPa 不等,颅骨板障内的骨小梁弹性模量从几十 MPa 到几百 MPa 不等。

对于头部模型建模人员,一个高效、有效的方法是参考几种高质量人体头部模型中使用的材料属性。建议读者阅读一篇 2011 年发表的对人类头部模型进行全面综述的文章(Yang 等,2011)。

表 12.1 提供了常见的头部材料属性示例，在该例中，脑组织为线性黏弹性材料，在极端撞击条件下具有计算稳定性（Mao 等，2013b）。为了将脑组织定义为非线性、黏弹性材料，头部有限元模型的材料参数可以参照 Kleiven 的结果（Kleiven，2002）。

表 12.1　头部材料属性

黏弹性材料					
解剖结构	密度（kg/m^3）	体积模量（GPa）	短时剪切模量（GPa）	长时剪切模量（GPa）	衰减系数
面部组织	1 100	0.005	0.000 34	0.000 14	0.000 03
头皮	1 100	0.02	0.001 7	0.000 68	0.000 03

弹性材料			
解剖结构	密度（kg/m^3）	杨氏模量（GPa）	泊松比
膜	1 100	0.031 5	0.031 5
皮肤	1 100	0.01	0.45
硬脑膜	1 100	0.031 5	0.35
大脑镰、软脑膜	1 100	0.012 5	0.35
蛛网膜	1 100	0.012	0.35
小脑幕	1 100	0.031 5	0.3
上颌窦、蝶窦、筛窦	1 100	0.001	0.3

线性弹塑性材料						
解剖结构	密度（kg/m^3）	杨氏模量（GPa）	泊松比	屈服应力（GPa）	切线模量（GPa）	失效弹性应变
桥静脉	1 130	0.03	0.48	0.001 43	0.012 2	0.25
脑颅骨皮质	1 500	10	0.25			
面颅骨皮质	1 500	6	0.25			
脑颅骨小梁	1 000	1	0.22			
面颅骨小梁	1 000	0.6	0.22			

12.6　模型验证的测试数值

用于模型验证的高质量实验数据都来源于尸体（postmortem human subjects，PMHS）实验数据。以下是对这些实验的总结。

12.6.1 · 脑压力

1977 年，Nahum 等用由各种填充材料覆盖的刚性冲击器撞击重新加压的 PMHS 的前额。撞击速度为 4.36~12.95 m/s。第 37 号实验详细的接触力和头部加速-时间曲线得到了报道，但其他实验的曲线图没有发表。但是,可以选择37号实验的加速度曲线作为基线,可对该曲线变形以匹配其他实验所达到的加速度峰值,为头部有限元模型提供加载条件。撞击力、头部加速度和脑压力如图12.18所示。

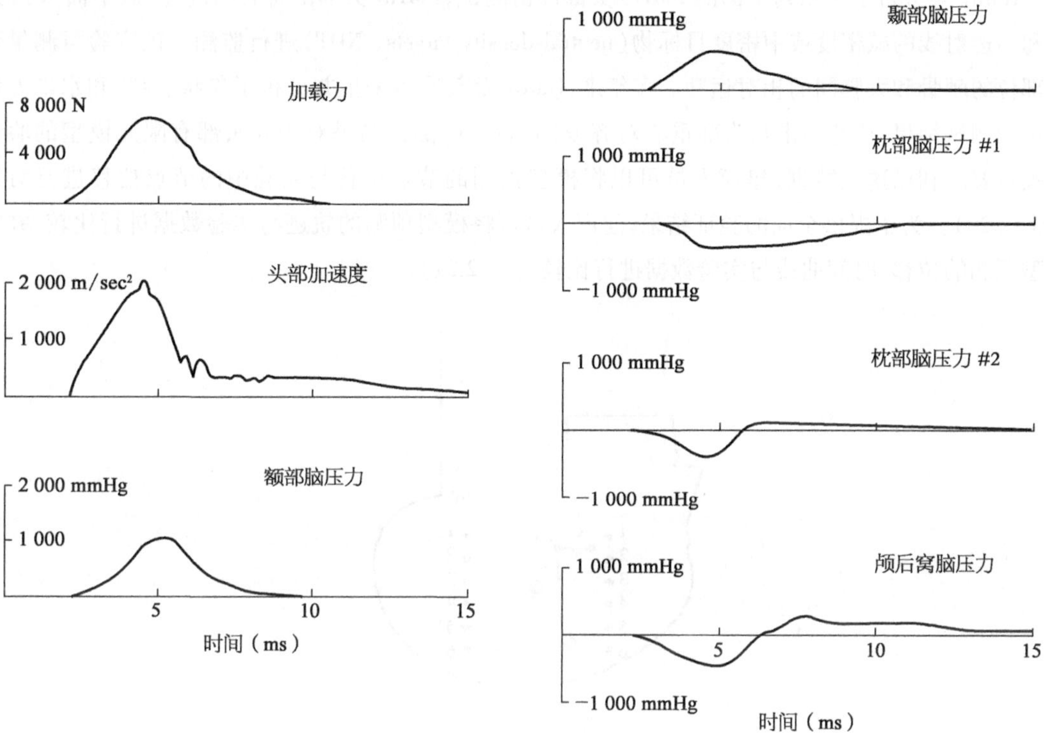

图 12.18　尸体实验获得的撞击力、头部加速度和脑压力(Nahum 等,1977)。

1992年,Trosseille等进行了PMHS实验,测量了脑压力数据。在这项研究中,PMHS头部装有一个十二加速度计的阵列,以测量整个头部的三维运动学数据。微型压力传感器放置于蛛网膜下腔和脑室系统中,以测量颅内和脑室压力。将PMHS以坐姿悬吊,用重量为23.4 kg的冲击器以7 m/s的速度前后方向撞击面部,其中MS428-2案例在冲击部位和对冲部位的脑压力如图12.19所示。

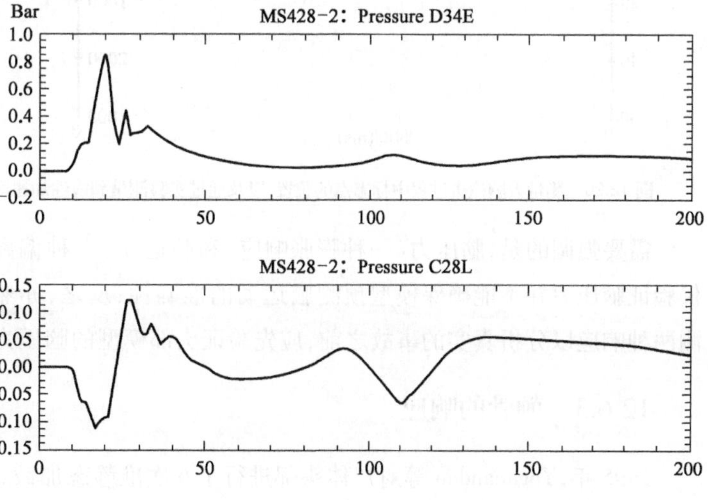

图 12.19　正面碰撞实验中冲击部位和对冲部位的脑压力曲线(Trosseille 等,1992)。

12.6.2 · 脑运动

Hardy 等进行了一系列全面的 PMHS 头部冲击测试,PMHS 头部由特有的高速、双平面 X 线系统和不透射线的减密度或中密度目标物(neutral-density targets, NDT)进行监测。该实验可测量不同部位的颅骨和大脑间的相对运动。多年来,Hardy 及其同事采集并分析了矢状、冠状和水平方向撞击的测试结果,这些撞击与头部重心对齐或偏离重心,测试结果对于人头部有限元模型的验证至关重要。利用这些数据,建模人员可以将模型预测的节点位移与实验中的节点位移进行对比(图 12.20)。为了提供全面的验证结果,建模人员可将模型预测的轨迹与实验数据进行比较,并将模型预测的位移-时间曲线与实验数据进行比较(图 12.21)。

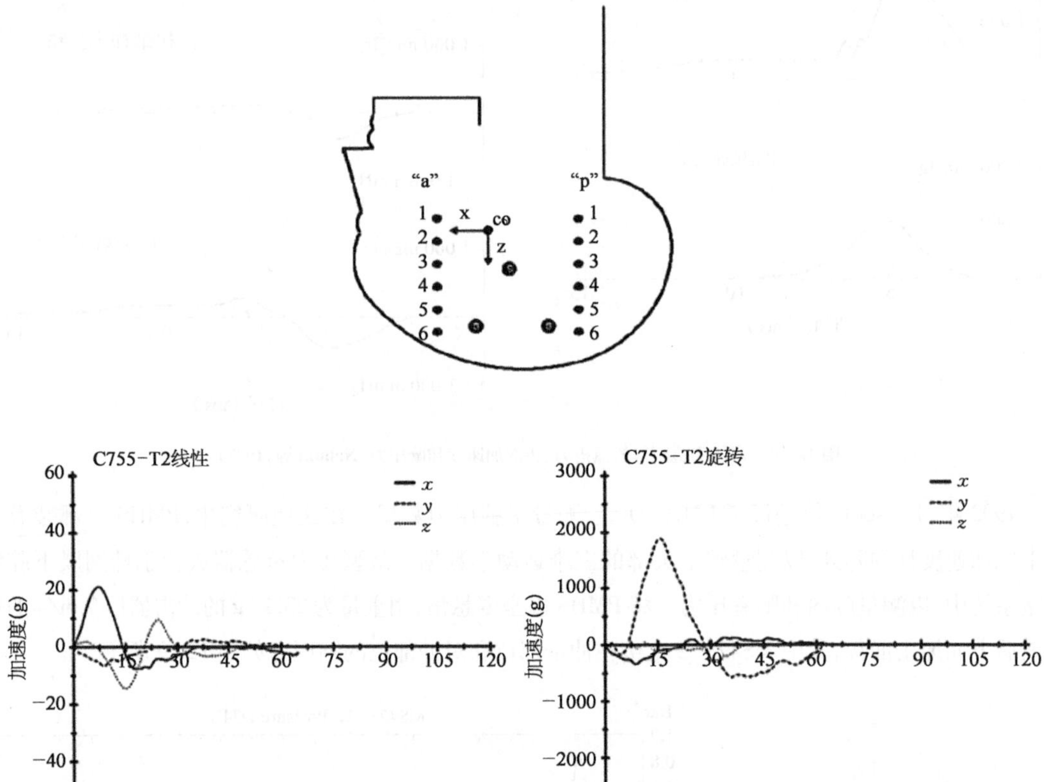

图 12.20 测量大脑撞击过程中标志点的位置,以及通过实验测量到线性加速度和旋转加速度(Hardy 等,2001, 2007)。

需要强调的是,脑压力(一种膨胀响应)和脑运动(一种偏离响应)是两个解耦的响应。因此,仅验证脑压力并不能确保模型预测脑运动的准确性;反之,亦然。研究人员在应用人头部模型预测两种响应以分析真实的事故之前,应先验证头部模型的脑压力响应和运动响应的有效性。

12.6.3 · 颅骨的响应

1995 年,Yoganandan 等对尸体头部进行了 6 次准静态加载(2.5 mm/s)和 6 次动态加载(7.1~

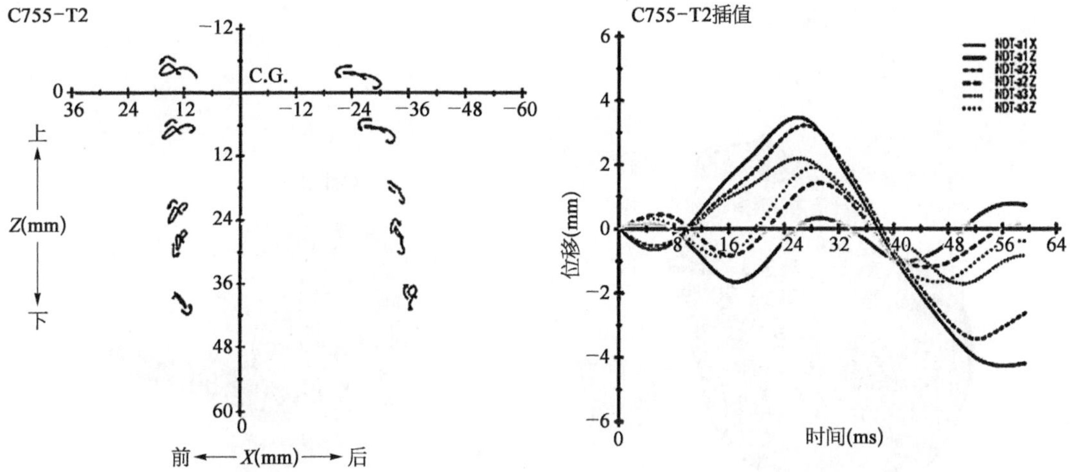

图 12.21 脑相对位移和相应的位移-时间曲线(Hardy 等,2001)。

8.0 m/s)测试。所有测试尸体头部均安装在单独的模具上。动态实验包括 4 个垂直冲击、1 个前向有角度的冲击和 1 个枕骨冲击实验(图 12.22)。使用半径为 48 mm 的半球形铁砧冲击颅骨使其骨折,并记录冲击速度。一次额骨撞击后,出现多发性额骨的 LeFort Ⅲ型骨折(上颌骨与颅骨完全分离;Bass 和 Yoganandan, 2015);一次枕骨撞击后,人字点上方出现圆形骨折;在 4 次垂直冲击测试中,出现从顶骨顶点到额骨右眶的线性骨折、顶骨、额骨和颞骨的多发性骨折、双侧顶骨骨折、顶骨顶点周围圆形骨折。

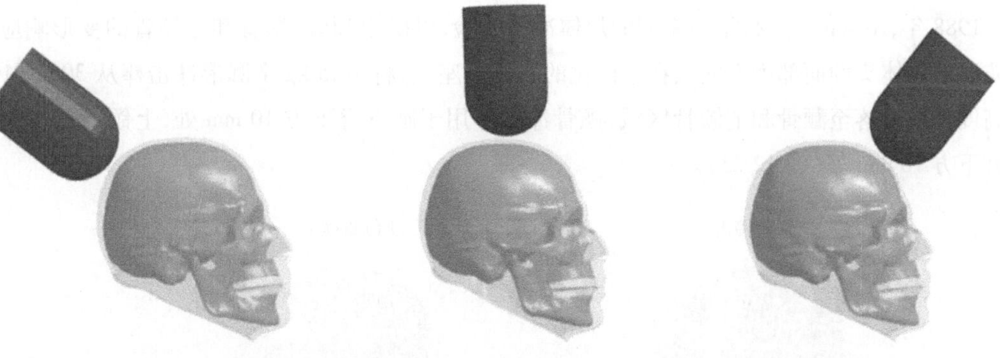

图 12.22 头部在垂直方向、枕部和额部撞击,头部底部固定(附着物未显示)(Yogananda 等,1995)。

1970 年,Hodgson 等使用 10 lb(4.536 kg)冲击器进行了尸体额骨撞击实验,冲击器由钢缆引导。尸体腿部由地面支撑,上半身由避震绳悬挂,颈部略微前伸。为了简化,使用颈部简化约束的倒置头部模型来模拟整个实验过程(图 12.23)。圆柱形冲击器的半径分别为 25.4 mm、7.93 mm,长度均为 165.1 mm,将一枚 Endevco 2222 加速计安装在与撞击部位相对的冲击器上,将冲击加速度与冲击器质量(4.536 kg)相乘得到冲击力。该实验使用 1 in(25.4 mm)半径的冲击器进行的 6 次测试的数据能够用于模型验证。6 次测试的撞击速度为 2.74~3.35 m/s,均产生远处的线性骨折,且骨折线通常从眶上切迹附近起始。

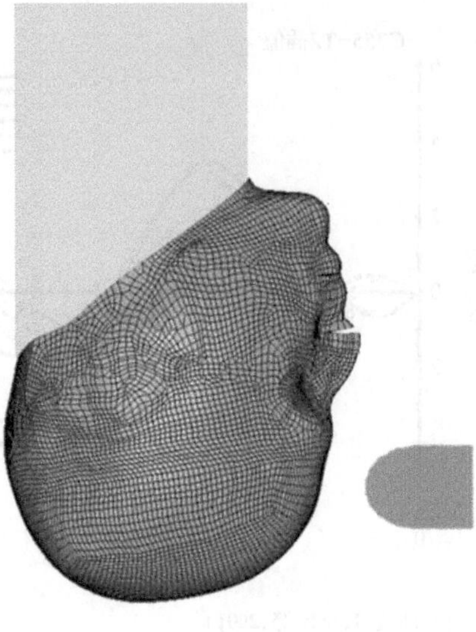

图 12.23　模拟实验的简化图。

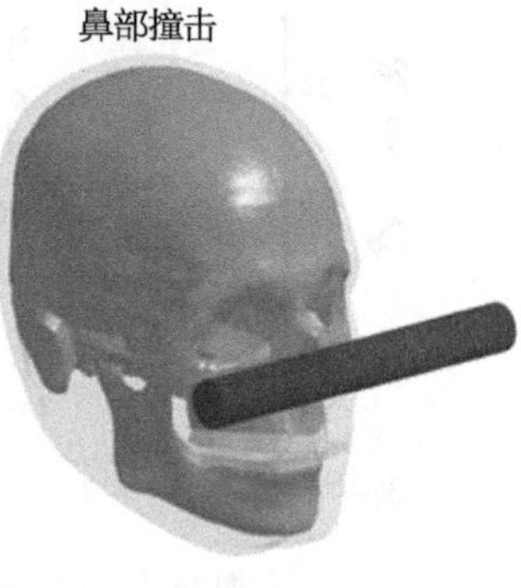

图 12.24　尸体鼻部撞击设置示意图。

12.6.4 · 面部响应

1986 年，Nyquist 等用 11 具尸体进行了面部撞击实验，尸体呈正直立位坐姿，头部法兰克福平面（眼耳平面）与水平面对齐。采用直径为 25 mm，质量为 32 kg 或 64 kg 的刚性圆棒冲击器，以 2.8～7.2 m/s 的冲击速度撞击鼻部区域（图 12.24）。单轴加速计安装在冲击器和尸体枕骨上。结果表明 3 例测试数据（测试号 20、29 和 34）可用于模型验证。

1988 年，Allsop 等进行了一系列的尸体冲击实验，以确定颅骨、颧骨和上颌骨的变形响应。将未防腐的尸体头颅面部朝上安装在个体化的石膏基座上，将 14.5 kg 半圆形冲击棒从 305～610 mm 的高度自由下落至颧骨和上颌骨区域，颧骨冲击作用于眶下脊下方 10 mm 处，上颌冲击作用于鼻前棘下方 10 mm 处（图 12.25）。

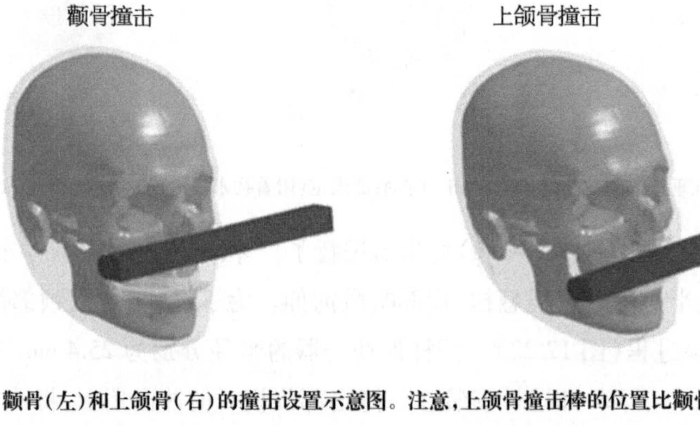

图 12.25　颧骨（左）和上颌骨（右）的撞击设置示意图。注意，上颌骨撞击棒的位置比颧骨撞击棒的位置更低。

除了用人尸体实验获取生物力学数据外，现代医学影像技术也能满足研究人员测量活体志愿者的脑组织形变的需求（Bayly 等，2005；Feng 等，2010；Ji 等，2004）。为保证志愿者的安全，实验只能加载轻微的、无伤害的致伤条件，但这些数据仍有利于我们了解其生前脑组织遭受冲击时所产生的形变特征。将来需要根据这些轻微加载数据(Ganpule 等,2017)和中-重度载荷尸体实验数据验证的人头部模型。

12.7 人头部模型的简要综述

目前已经开发了很多人头部有限元模型。Yang 等(2011)对目前可用的头部有限元模型、其规格、应用及开发过程进行了全面的综述。强烈推荐本书读者阅读该论文,以对目前的可用模型有全面的理解。

本节重点介绍了几个高质量的人头部模型(表 12.2),目的是帮助读者开发和(或)为他们的项目选择最合适的模型。总体来说,一个高质量的人头部模型需要表征人头部的物理结构。表 12.2 中的大多数头部模型都具备不同的脑组织成分、上矢状窦、桥静脉、大脑镰和小脑幕。由于计算能力的限制,模型单元数量从粗糙的大约 10 000 个到精细的 200 万个不等。在某些情况下,可以接受由较少单元构建的简单模型,如果验证充分,一个简单的模型也可以预测脑压力,以及低分辨率的大脑应变。然而,随着计算能力的提高,首先超数十万个单元的精细网格模型来研究大脑的不同区域。

表 12.2 几种人 3D 头部模型的简要比较

模 型	参考文献	网格	脑组织材料	脑压力验证	脑运动验证	脑颅骨验证	面颅骨验证	上矢状窦桥静脉	3D 脉管系统	大脑镰小脑幕	脑-颅交界面类型
Wayne State University	Zhang 等(2001)	传统建模,314 500 单元	线性黏弹性	是	是	是	是	是	否	是	滑动但不分离
(美国)国家公路交通安全管理局(NHTSA)	Takhounts 等(2003, 2008)	2003:7 852 单元 2008:45 875 单元	线性黏弹性	是	是	否	否	是	否	是	2003:绑定-断裂; 2008:绑定,有 CSF
瑞典皇家理工学院(KTH)	Kleiven (2002)和 Ho 和 Kleiven (2007)	参数化,18 416 单元	超弹性,各向异性、黏性	是	是	否	否	是	选定单元代表脉管系统(2007 年)	是	绑定,有 CSF
斯特拉斯堡第一大学	Willinger 等(1999)和 Sahoo 等(2014)	传统建模,13 208 单元	1999:线性黏弹性; 2014:超弹性,各向异性、黏性	是	是	否	否	否	否	是	绑定,有 CSF
都柏林大学	Horgan 和 Gilchrist (2003)	基于块划分,9 000~50 000 单元不等的版本	超弹性	是	否	否	否	否	否	是	绑定,有 CSF
全球人体模型联盟(GHBMC)	Mao 等(2013b)	基于块划分,270 552 单元	线性黏弹性	是	是	是	是	是	否	是	绑定,有 CSF
Wake Forest	Miller 等(2016)	2 000 000 单元	线性黏弹性	否	是	是	是	否	否	是	绑定,有 CSF

注:CSF,脑脊液。

除了表征头部的物理结构外,这些高质量的人头部模型已经得到了实验测量数据的广泛验证(表 12.2)。大部分模型都通过脑压力和脑运动数据进行验证,这允许通过测量头部模型的加速度来预测头部响应。一些研究人员甚至进一步验证了颅骨和面部的冲击响应,这使得模型不仅可以在不需要测量头部加速度的情况下模拟实际的创伤条件,还可以模拟轻微的颅骨变形,这些变形可能不会直接导致脑组织应变,但可能会显著影响脑压力,因为大脑是一种不可压缩的、高体积模量(GPa 级别)的材料且封闭于颅腔内,使得脑压力值对于轻微颅骨变形引起的脑体积变化非常敏感。

与真实的碰撞事件相比,用于人头部模型验证的生物力学数据集极其有限。全球人体模型联盟(Global Human Body Models Consortium, GHBMC)的头部模型可能是验证最广泛的模型,但它也只模拟了 35 个案例。因此,首先应用基于现实世界案例的大型数据库对人头部模型进行完善和验证。在这种程度上,表 12.2 中罗列了常见的头部模型(除了 Miller 模型,因为它是新的),这些模型已经在世界各地被广泛用于研究运动、跌倒或碰撞相关的头部损伤。结果表明,这些模型质量很高且计算稳定。读者面临的一个有趣的任务是比较这些模型的结果。由于模型不同,预计不同模型的预测结果存在一致或不一致之处(Franklyn 等,2005)。在研究脑损伤机制和阈值时,这些高质量人头部模型预测的一致的结果是令人信服的,但模型预测结果的不一致之处将为进一步分析和改进提供机会。

12.8 讨论

展望未来,我们需要通过开发和应用高质量的人头部模型来更好地理解颅脑损伤机制,这些工作包括:① 提高模型的预测能力;② 开发基于模型的损伤评价函数;③ 理解力学载荷后的生物学后果;④ 进行多尺度、多物理领域的深入研究,以更好地将力学与损伤联系起来。

为了提高模型的预测能力,需要开发更全面、解剖结构更详细的人体头部模型,如颅骨和大脑之间复杂的交界面(包括硬脑膜、蛛网膜、脑脊髓、软脑膜,以及脑膜之间的各种边界细胞),在张力和剪切载荷下具有非线性黏弹性(Jin 等,2006, 2007, 2010)。但是,由于计算能力的限制及用户更倾向于提高模型的稳定性,目前最先进的几种头部模型均使用接触算法将颅骨与大脑直接相连,这种简化可能不会影响大脑深部损伤响应的预测,但它限制了模型预测损伤的能力,特别是脑-颅骨交界面的损伤(如血管损伤引起的硬脑膜下出血)。除颅骨-大脑交界面外,复杂的三维脑血管系统(包括动脉、小动脉、毛细血管、小静脉和静脉)在头部模型中还没有得到充分的呈现。此外,人们还在努力对脑内部的轴突纤维进行建模,但预测轴突相关脑损伤的应用和有效性还需要进一步研究,还必须加强对脑内轴突纤维的建模。今后,需要通过增加更多解剖学细节的形式来改进头部建模,但额外的解剖学细节、计算的稳定性、计算的效率和全面有效的验证等对建模可能会产生巨大的开发成本。因此,在构建高质量大脑生物力学数据时,研究人员相互协作以开发和共享高质量的头部模型更是首选。

随着计算机人头部模型能够用于预测头部的损伤响应,下一步就是关于损伤评价函数,可用于解释模型仿真结果和预测实际的颅脑损伤风险。由于尸体头部缺乏生物学反应,不能代表大多数类型的脑损伤,因此需要进行人活体实验。一种有效的方法是使用计算机人头模型来重建活体受试者的撞击实验，然后测试和评估几种损伤评价函数，以确认这些函数能否预测人类受试者在创伤后的损伤风险。大量研究表明基于应变的损伤评价函数可以预测脑损伤，但最新的一项研究表明，基于最大主应变的损伤评估函数在335例非损伤案例中，预测出80例脑震荡和14例弥漫性轴索损伤，这提示目前我们迫切需要改进损伤预测函数（Sanchez等，2017）。

尽管涉及人类志愿者的实验为脑损伤（如脑震荡的风险）的预测提供了很多有价值的数据，但是观察活体脑响应的方法仍然有限，因此进行动物实验并基于实验数据创建有限元模型变得至关重要。可以将采用动物头部模型预测的最大主应变值的最大区域与经过组织学方法全面检查的大脑损伤区域进行对比，如果模型预测结果和组织学观察结果相符，则可以认为最大主应变是一个有效的损伤预测因子，如果不匹配，则可以评估其他新的损伤预测因子，如压力或应变率。例如，使用了一个包含海马（包括CA1、CA2、CA3和DG）的高清三维鼠头模型，证明了最大主应变值与区域特异性的海马细胞死亡相关（Mao等，2013a）。据此可以假设，最大主应变可用来预测海马损伤。此类型的研究将有助于开发更准确的针对区域特异性的损伤评估功能，这将有助于通过人头部有限元模型更好地预测人头部损伤。

人脑是一个生物器官，它会在不同层面（宏观、微观、细胞和分子级别）对撞击做出响应。传统的头部模型可以在神经组织内预测应力和应变，但缺乏神经结构如何反应方面的细节，因此神经纤维级别的模型用于预测神经的响应将有极大好处，如预测轴索拉伸时的朗飞氏结的应变（Zhu等，2016）。除此之外，大脑是一个生物器官，具有生物电和生化激活反应，这些激活机制可以用应变/应力与生物电和生化方程耦合的多物理模型来更好地研究。此外，脑组织中充盈大量液体，如血管中的血流、脑室中的脑脊液及胞外空间的液体。由外伤和疾病引起的液体运动，加上运动对附近血管和神经元细胞的剪切负荷，都可能造成脑损伤。总体上，头部有限元模型应以有限元法为基础，构建成多尺度、多物理场的可计算模型，未来将非常有用。跨学科的合作在未来对脑损伤相关的研究将更加重要。

12.9 总结

在简要介绍（12.1节）之后，本章强调关键的、生物力学及损伤相关的人体头部解剖学（12.2节）。然后说明了大脑基本的损伤机制，帮助读者理解外部撞击如何影响大脑损伤响应（12.3节），因为导致大脑损伤的是大脑的响应，而非颅骨的加速。本章还解释了常用的大脑材料模型，通过权衡模型的稳定性、复杂性、效率和全面性来帮助读者选择合适的模型（12.4节）。同时，介绍了典型的头部材料属性（12.5节）和可用于模型验证的高质量实验数据（12.6节）。12.7节简要比较了几种人头有限元模型。最后，对未来的人体头部建模进行了简要的讨论（12.8节）。

本章旨在帮助读者从零开始开发一个高质量的人头有限元模型，改进现有的模型，或为他们的项目选择一个最合适的模型。要理解创伤引起的脑损伤的机制不可避免地需要高质量的模型来预测大脑的损伤响应，并且要准确、稳定、高效地预测这些响应。对于未来多物理场和多尺度的脑组织建模，研究人员需要使用高质量的头部模型来预测可信的大脑力学数据图，然后将力学结果与生化或电磁响应结果联系起来（低质量有限元模型的误差可能会危及多物理场/多尺度模型的有效性）。总体来说，本章为读者在学习和使用头部有限元模型方面传达了最关键也是最精华的知识。

参考文献

[1] Allsop, D.L., Warner, C.Y., Wille, M.G., Scheider, D.C., Nahum, A.M., 1988. Facial impact response – a comparison of the hybrid III dummy and human cadaver. In: Proc. 32nd Stapp Car Crash Conference, SAE Paper No. 881719, Society of Automotive Engineers, Warrendale, PA.

[2] Bass, C.R., Yoganandan, N., 2015. Skull and Facial Bone Injury Biomechanics, Accidental Injury. Springer, pp. 203 – 220.

[3] Bayly, P.V., Cohen, T.S., Leister, E.P., Ajo, D., Leuthardt, E.C., Genin, G.M., 2005. Deformation of the human brain induced by mild acceleration. Journal of Neurotrauma 22 (8), 845 – 856.

[4] Cater, H.L., Sundstrom, L.E., Morrison 3rd, B., 2006. Temporal development of hippocampal cell death is dependent on tissue strain but not strain rate. Journal of Biomechanics 39 (15), 2810 – 2818.

[5] Chatelin, S., Constantinesco, A., Willinger, R., 2010. Fifty years of brain tissue mechanical testing: from in vitro to in vivo investigations. Biorheology 47 (5 – 6), 255 – 276.

[6] Feng, Y., Abney, T.M., Okamoto, R.J., Pless, R.B., Genin, G.M., Bayly, P.V., 2010. Relative brain displacement and deformation during constrained mild frontal head impact. Journal of The Royal Society Interface 7 (53), 1677 – 1688.

[7] Franklyn, M., Fildes, B., Zhang, L., Yang, K., Sparke, L., 2005. Analysis of finite element models for head injury investigation: reconstruction of four real-world impacts. In: 49th Stapp Car Crash Conference, STAPP, Washington, DC.

[8] Fung, Y.C., 1967. Elasticity of soft tissues in simple elongation. The American Journal of Physiology 213 (6), 1532 – 1544.

[9] Ganpule, S., Daphalapurkar, N.P., Ramesh, K.T., Knutsen, A.K., Pham, D.L., Bayly, P.V., Prince, J.L., 2017. A three-dimensional computational human head model that captures live human brain dynamics. Journal of Neurotrauma 34 (13), 2154 – 2166.

[10] Gennarelli, T.A., Thibault, L.E., Adams, J.H., Graham, D.I., Thompson, C.J., Marcincin, R.P., 1982. Diffuse axonal injury and traumatic coma in the primate. Annals of Neurology 12 (6), 564 – 574.

[11] Gent, A.N., 1996. A new constitutive relation for rubber. Rubber Chemistry and Technology 69 (1), 59 – 61.

[12] Haines, D.E., Harkey, H.L., Al-Mefty, O., 1993. The 'subdural' space: a new look at an outdated concept. Neurosurgery 32, 111 – 120.

[13] Hardy, W.N., Foster, C.D., Mason, M.J., Yang, K.H., King, A.I., Tashman, S., 2001. Investigation of head injury mechanisms using neutral density technology and high-speed biplanar x-ray. Stapp Car Crash Journal 45, 337 – 368.

[14] Hardy, W.N., Mason, M.J., Foster, C.D., Shah, C.S., Kopacz, J.M., Yang, K.H., King, A.I., Bishop, J., Bey, M., Anderst, W., Tashman, S., 2007. A study of the response of the human cadaver head to impact. Stapp Car Crash Journal 51, 17 – 80.

[15] Ho, J., Kleiven, S., 2007. Dynamic response of the brain with vasculature: a three-dimensional computational study. Journal of Biomechanics 40 (13), 3006 – 3012.

[16] Hodgson, V.R., Brinn, J., Thomas, L.M., Greenberg, S.W., 1970. Fracture behavior of the skull frontal bone against cylindrical surfaces. In: 14th Stapp Car Crash Conference, SAE International, Warrendale, Pennsylvania, USA, Ann Arbor, Michigan, USA.

[17] Horgan, T.J., Gilchrist, M., 2003. The creation of three-dimensional finite element models for simulating head impact biomechanics. International Journal of Crashworthiness 8 (4), 353 – 366.

[18] Ji, S., Zhu, Q., Dougherty, L., Margulies, S.S., 2004. In vivo measurements of human brain displacement. Stapp Car Crash Journal 48, 227 – 237.

[19] Jin, X., Lee, J.B., Leung, L.Y., Zhang, L., Yang, K.H., King, A.I., 2006. Biomechanical response of the bovine pia-arachnoid complex to tensile loading at varying strain-rates. Stapp Car Crash Journal 50, 637 – 649.

[20] Jin, X., Ma, C., Zhang, L., Yang, K.H., King, A.I., Dong, G., Zhang, J., 2007. Biomechanical response of the bovine pia-arachnoid complex to normal traction loading at varying strain rates. Stapp Car Crash Journal 51, 115 – 126.

[21] Jin, X., Yang, K.H., King, A.I., 2010. Mechanical properties of bovine pia-arachnoid complex in shear. Journal of Biomechanics 44 (3), 467 – 474.

[22] Kleiven, S., 2002. Finite Element Modeling of the Human Head. Royal Institute of Technology, Stockholm, Sweden.

[23] Mao, H., Elkin, B.S., Genthikatti, V.V., Morrison Iii 3rd, B., Yang, K.H., 2013a. Why is CA3 more vulnerable than CA1 in experimental models of controlled cortical impact-induced brain injury? Journal of Neurotrauma 30 (17), 1521 – 1530.

[24] Mao, H., Zhang, L., Jiang, B., Genthikatti, V.V., Jin, X., Zhu, F., Makwana, R., Gill, A., Jandir, G., Singh, A., Yang, K. H., 2013b. Development of a finite element human head model partially validated with thirty five experimental cases. Journal of Biomechanical Engineering 135 (11), 111002.

[25] Mao, H., Zhang, L., Yang, K.H., King, A.I., 2006. Application of a finite element model of the brain to study traumatic brain injury mechanisms in the rat. Stapp Car Crash Journal 50, 583 – 600.

[26] Meaney, D.F., 1991. Biomechanics of Acute Subdural Hematoma in the Subhuman Primate and Man. University of Pennsylvania, pp. 583 – 600.

[27] Miller, L.E., Urban, J.E., Stitzel, J.D., 2016. Development and validation of an atlas-based finite element brain model. Biomechanics and Modeling in Mechanobiology 15 (5), 1201 - 1214.

[28] Mooney, M., 1940. A theory of large elastic deformation. Journal of Applied Physics 2 (9), 582 - 592.

[29] Morrison, B., Elkin, B.S., Dolle, J.-P., Yarmush, M.L., 2011. In vitro models of traumatic brain injury. Annual Review of Biomedical Engineering 13 (1), 91 - 126.

[30] Nahum, A.M., Smith, R., Ward, C.C., 1977. Intracranial pressure dynamics during head impact. In: Proc. 21st Stapp Car Crash Conference, SAE Paper No. 770922, Society of Automotive Engineers, Warrendale, PA.

[31] Nyquist, G.W., Cavanaugh, J.M., Goldberg, S.J., King, A.I., 1986. Facial impact tolerance and response.. In: Proc. 30th Stapp Car Crash Conference, SAE Paper No. 861896, Society of Automotive Engineers, Warrendale, PA.

[32] Ogden, R.W., 1984. Non-linear Elastic Deformations. E. Horwood.

[33] Ommaya, A.K., Gennarelli, T.A., 1974. Cerebral concussion and traumatic unconsciousness: correlation of experimental and clinical observations on blunt head injuries. Brain 97, 633 - 654.

[34] Parnaik, Y., Beillas, P., Demetropoulos, C.K., Hardy, W.N., Yang, K.H., King, A.I., 2004. The influence of surrogate blood vessels on the impact response of a physical model of the brain. Stapp Car Crash Journal 48, 259 - 277.

[35] Sahoo, D., Deck, C., Willinger, R., 2014. Development and validation of an advanced aniso-tropic visco-hyperelastic human brain FE model. Journal of the Mechanical Behavior of Biomedical Materials 33, 24 - 42.

[36] Sanchez, E.J., Gabler, L.F., McGhee, J.S., Olszko, A.V., Chancey, V.C., Crandall, J., Panzer, M.B., 2017. Evaluation of head and brain injury risk functions using sub-injurious human volunteer data. Journal of Neurotrauma. http://dx.doi.org/10.1089/neu.2016.4681 (Epub ahead of print).

[37] Stitzel, J.D., Duma, S.M., Cormier, J.M., Herring, I.P., 2002. A nonlinear finite element model of the eye with experimental validation for the prediction of globe rupture. In: Sae Conference Proceedings, SAE; 1999, pp. 81 - 102.

[38] Takhounts, E.G., Eppinger, R.H., Campbell, J.Q., Tannous, R.E., Power, E.D., Shook, L.S., 2003. On the development of the SIMon finite element head model. Stapp Car Crash Journal 47, 107 - 133.

[39] Takhounts, E.G., Ridella, S.A., Hasija, V., Tannous, R.E., Campbell, J.Q., Malone, D., Danelson, K., Stitzel, J., Rowson, S., Duma, S., 2008. Investigation of traumatic brain injuries using the next generation of simulated injury monitor (SIMon) finite element head model. Stapp Car Crash Journal 52, 1 - 31.

[40] Trosseille, X., Tarriere, C., Lavaste, F., Guilon, F., Domont, A., 1992. Development of a F.E.M. of the human head according to a specific test protocol. In: Proc. 36th Stapp Car Crash Conference, SAE Paper No. 922527, Society of Automotive Engineers, Warrendale, PA.

[41] Willinger, R., Kang, H.S., Diaw, B., 1999. Three-dimensional human head finite-element model validation against two experimental impacts. Annals of Biomedical Engineering 27 (3), 403 - 410.

[42] Yang, K.H., Mao, H., Wagner, C., Zhu, F., Chou, C.C., King, A.I., 2011. Modeling of the brain for injury prevention. In: Bilston, L.E. (Ed.), Neural Tissue Biomechanics. Springer-Verlag Berlin Heidelberg.

[43] Yoganandan, N., Pintar, F.A., Sances Jr., A., Walsh, P.R., Ewing, C.L., Thomas, D.J., Snyder, R.G., 1995. Biomechanics of skull fracture. Journal of Neurotrauma 12 (4), 659 - 668.

[44] Zhang, L., Yang, K.H., Dwarampudi, R., Omori, K., Li, T., Chang, K., Hardy, W.N., Khalil, T.B., King, A.I., 2001. Recent advances in brain injury research: a new human head model development and validation. Stapp Car Crash Journal 45, 369 - 394.

[45] Zhu, F., Gatti, D.L., Yang, K.H., 2016. Nodal versus total axonal strain and the role of cholesterol in traumatic brain injury. Journal of Neurotrauma 33 (9), 859 - 870.

13 颈部碰撞有限元建模

Duane S. Cronin, Dilaver Singh, Donata Gierczycka, Jeffery Barker, David Shen
The University of Waterloo, Waterloo, Ontario, Canada

13.1 引言

颈部是连接头部和胸部的力学复杂的解剖结构(图 13.1),在正常生理条件下起到稳定头部的作用。颈部的解剖学结构包括颈椎、各肌群、气管、食管和脊髓。颈椎是颈部的主要结构,包括椎骨、椎间盘(intervertebral discs, IVD)和韧带。颈椎的运动由对称排列在矢状面两侧的 29 块肌肉支撑和控制。由于颈部结构的复杂性和肌肉组织在运动学和动力学响应中的重要性,颈部的计算建模极具挑战性,但其对理解和减轻颈部损伤至关重要。在机体所有部位的损伤中,颈部损伤的发生频率和损伤风险。一方面,轻度颈部损伤如挥鞭样损伤(whiplash-associated disorders, WAD),因其发生率较高导致高昂的社会负担;另一方面,重度颈部损伤如脊髓损伤(spinal cord injury, SCI),尽管其发生率不高,但可导致严重残疾甚至死亡。此外,在受到碰撞情况下,颈部及其肌肉系统会影响头部运动,因此在研究头部损伤时也要重点考虑颈部建模。

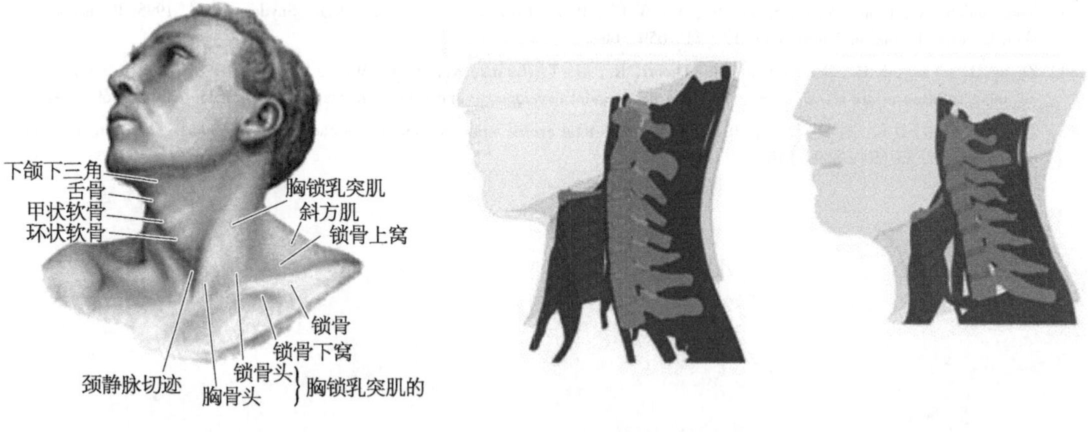

图 13.1　颈部区域(左)、GHBMC 50 百分位男性(M50,中)和 5 百分位女性(F5,右)模型的颈部矢状面,肌肉组织为深灰色,韧带为浅灰色,椎间盘为灰色。

颈部的结构和功能组成可分为硬组织(骨骼)和软组织。为真实模拟人体,颈部模型须包含控制颈部运动的解剖结构,如骨骼、肌肉及韧带等,而对颈部运动影响较小的组织,如神经、血管和淋巴等软组织,往往不包含在颈部模型中。

有限元模型的参数主要包括几何数据(解剖学和人体测量学)、材料属性(本构方程和材料数据)和边界条件(输入或加载,图 13.2),上述参数为模型提供动力学和运动学响应。损伤预测需要对某些预测响应的临界值或阈值进行测量,又称为损伤指标。

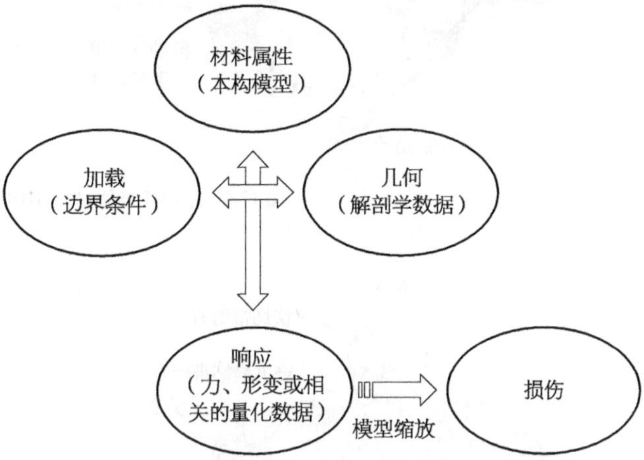

图 13.2 模型的输入要求及与预测值的关系(Cronin, 2011)。

本章首先介绍颈部的解剖学特点、结构的组织和人体测量学,进而总结颈部损伤,最后综述颈部计算模型,并提供颈部组织的材料属性和颈部模型有效性验证的实验数据来源。

13.2 颈部解剖学

颈椎由 7 个椎骨组成(包括 T1,图 13.1 右),分为上颈椎和下颈椎,命名为 C1(第一颈椎,属于上颈椎)至 C7(第七颈椎,属于下颈椎)。上颈椎(图 13.3)包括第一颈椎(C1,图 13.4)和第二颈椎(C2,图 13.5),C1 和 C2 均具有独特的几何结构,并与颅骨的枕髁相连,因此后者常被称为 C0。颈椎的最大屈伸运动发生在 C0－C1 关节,轴向旋转主要通过 C1－C2 关节(寰枢关节)实现(Moore 和 Dalley, 1999)。上颈椎通过 10 条韧带或韧带复合体相互连接(图 13.6),并通过关节软骨的直接连接及松弛的韧带实现大范围活动(Mattucci 等,2013)。

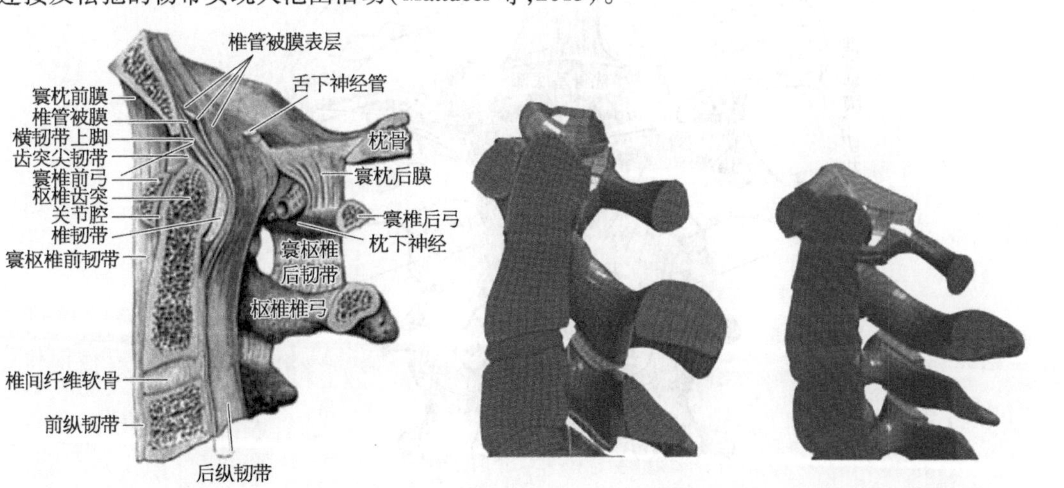

图 13.3 左:上颈椎(C0－C1－C2)矢状面显示韧带连接;中:GHBMC M50 模型;右:GHBMC F05 模型。

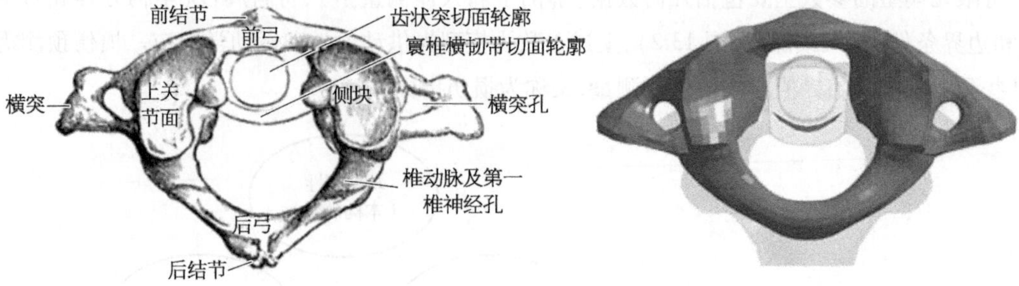

图 13.4　左：C1 椎体；右：GHBMC M50 模型。

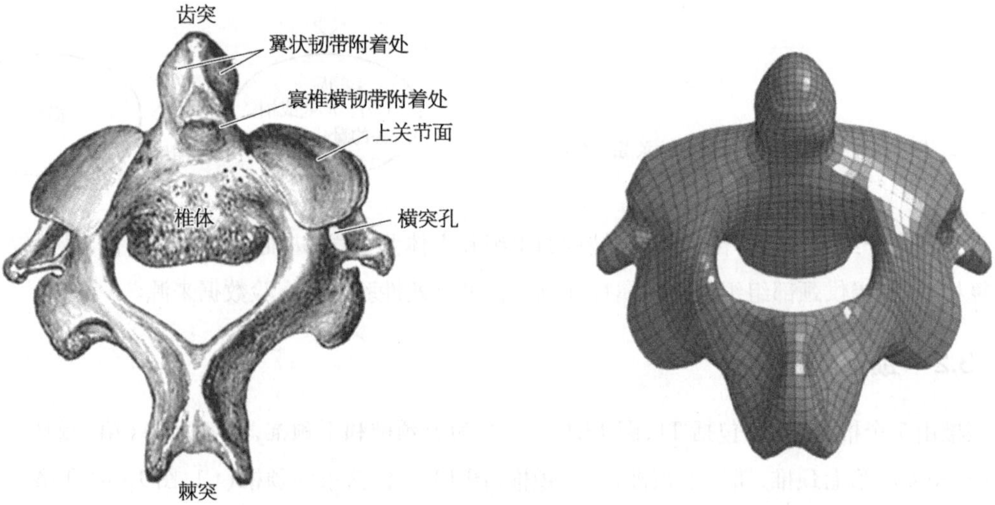

图 13.5　左：C2 椎体；右：GHBMC M50 模型。

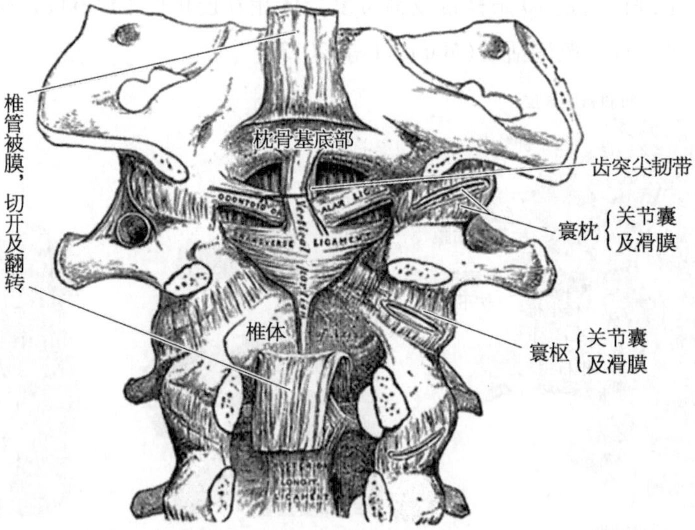

图 13.6　上颈椎 C0－C1－C2 的韧带和膜。

第三(C3)至第七(C7)椎体具有相似的几何结构(图 13.7),包括椎体、椎孔、横突、关节突和棘突。舌骨亦属于颈部结构,可通过肌肉和韧带与其他骨骼相连。

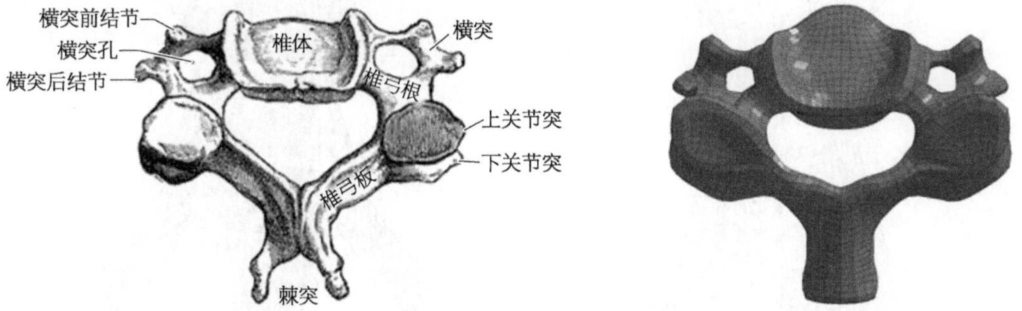

图 13.7　左: C3~C7 颈椎的典型几何结构;右: GHBMC M50 模型。

下颈椎中的相邻椎体主要通过椎间盘连接,同时在椎间盘边缘通过钩椎关节连接。椎体的关节突(图 13.8)通过关节突关节连接,后者被充满关节液的关节囊和囊韧带所包围。脊柱的连接主要依赖 5 条韧带(图 13.7),包括前纵韧带、后纵韧带、黄韧带、囊韧带和棘间韧带。韧带的起止可能局限于两个相邻颈椎之间(如囊韧带),也可能跨越多个颈椎(如前纵韧带)。

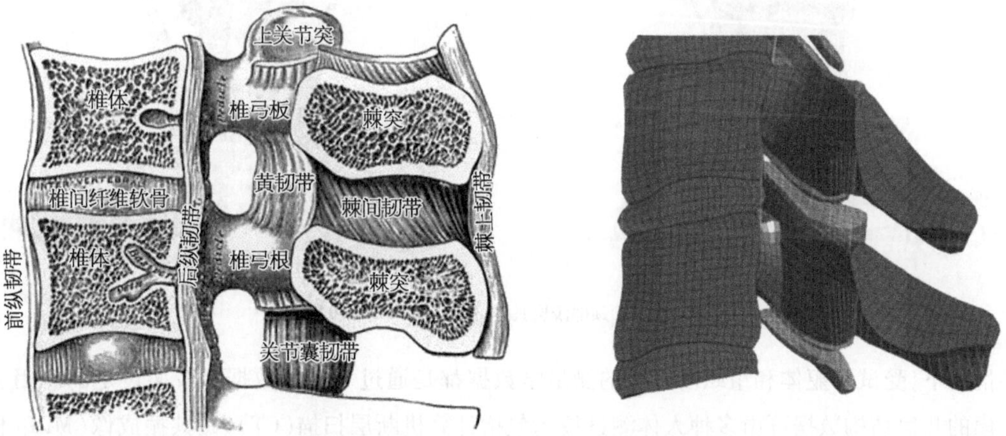

图 13.8　左: 下颈椎的韧带;右: GHBMC M50。

颈部与躯干部的边界称为颈根部,其前界为胸骨柄,后界为第一胸椎,下界为第一对肋骨及肋软骨。脊柱旁组织,又称为颈深结构,由椎前肌群、椎侧肌群,以及动脉、静脉和神经组织组成。对于颈深结构肌群(图 13.9)和颈浅肌群(图 13.10),颈部一般考虑 26 块肌肉的建模,其中连接舌骨的肌肉也一并考虑其中。颈部深层器官对颈部运动影响较小,通常不包含在颈部计算模型中;而肌群是关键结构,必须包含在颈部计算模型中。

13.3　颈部人体测量学

颈部计算模型可针对特定对象建模,其颈部几何结构可以根据特定身高和(或)身体质量指数(BMI)的个体测量得来,或通过创建和变换模型以达到特定身材或大小(Jolivet 等,2015)。在上述

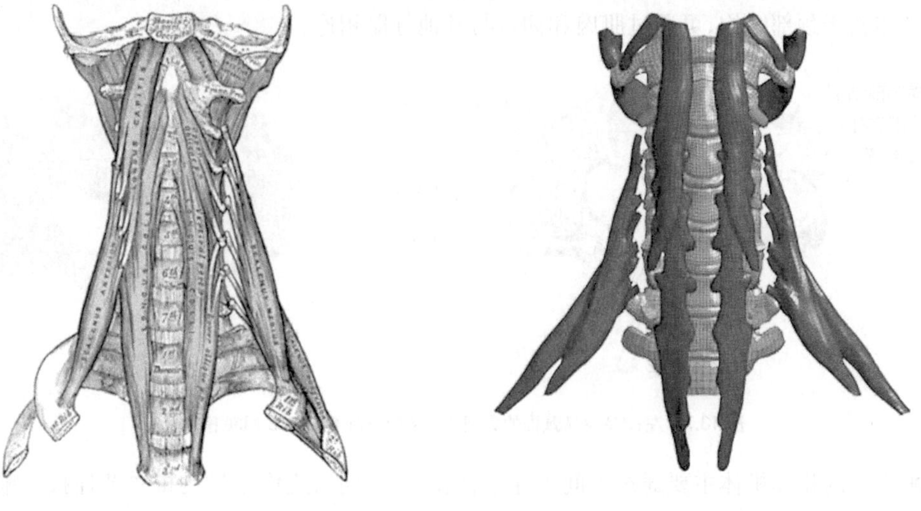

图 13.9 左：颈深结构的肌群；右：GHBMC M50 模型。

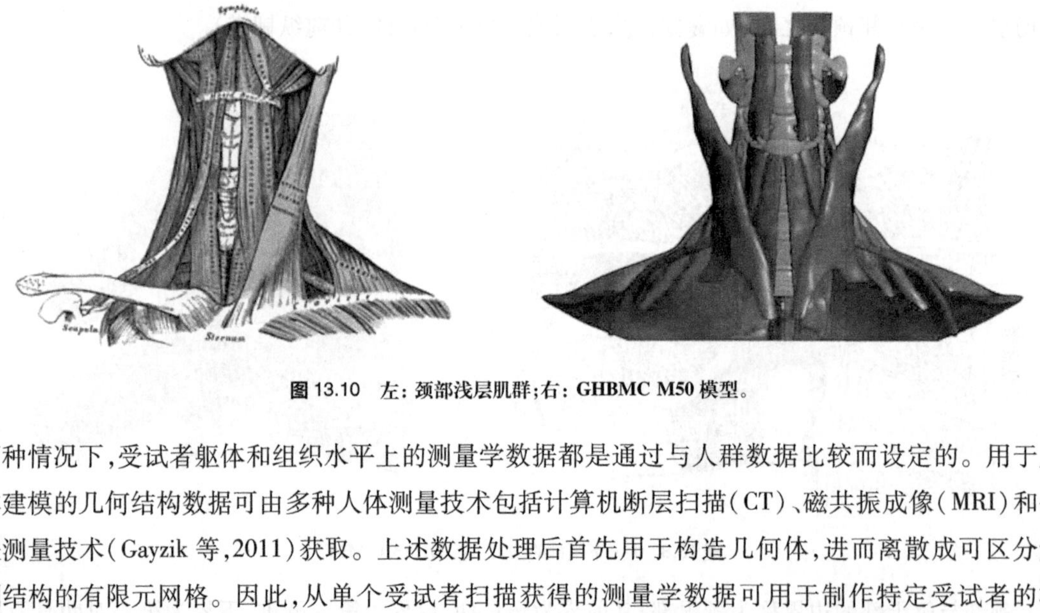

图 13.10 左：颈部浅层肌群；右：GHBMC M50 模型。

两种情况下，受试者躯体和组织水平上的测量学数据都是通过与人群数据比较而设定的。用于人体建模的几何结构数据可由多种人体测量技术包括计算机断层扫描（CT）、磁共振成像（MRI）和体表测量技术（Gayzik 等，2011）获取。上述数据处理后首先用于构造几何体，进而离散成可区分解剖结构的有限元网格。因此，从单个受试者扫描获得的测量学数据可用于制作特定受试者的模型。为评估上述模型能在多大程度上代表目标人群，应将测量结果与人群数据进行比较（Singh 和 Cronin，2017）。经典的颈部测量数据包括颈椎曲度、椎体尺寸、椎间尺寸、椎体几何结构和椎间盘几何结构等。

13.3.1 · 颈椎曲度

两种评估颈椎曲度的方法已用于人体测量学研究（Klinich 等，2004）。曲率指数定义为：

$$曲率指数 = \frac{中线弧长 - 中线弦长}{中线弦长} \tag{13.1}$$

在该式中,中线弦长为齿突中部尖端到 C7 椎体下缘的长度。中线弧长以连接椎体上、下缘中点的线段之和为基准,为齿突中部尖端到 C7 椎体下缘的长度(图 13.11)。上述测量得到的颈椎曲率可作为人体测量学数据,用于评估颈椎模型(图 13.12)。

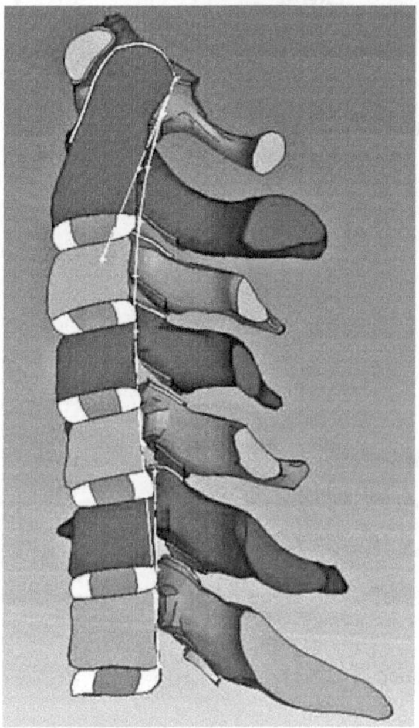

图 13.11　**颈椎 GHBMC F05 模型显示中线弧长的测量。**

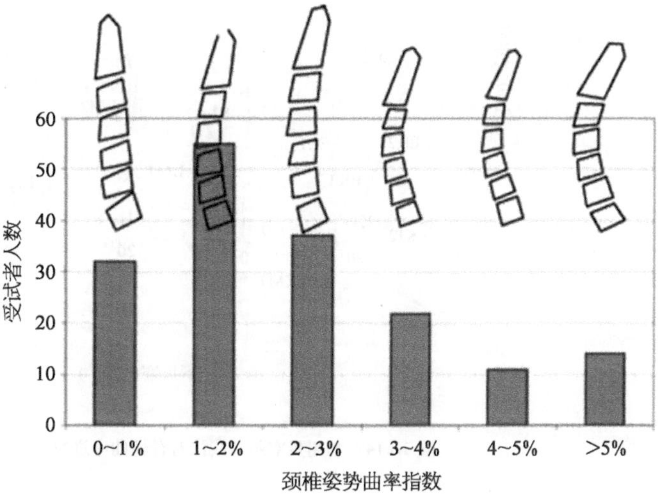

图 13.12　**特定曲率指数对应的受试者人数(Klinich 等,2004)。**

第二种方法是贝塞尔曲线法,该方法是基于椎骨上、下表面 12 个解剖位点的拟合曲线法(图 13.13)。基于贝塞尔曲线,确定与其相切的两个贝塞尔角,即下贝塞尔角和上贝塞尔角。弦长定义为齿状突与 C7 的直线距离,而脊柱曲率(前凸或后凸时为 1 个,S 形脊柱时为 2 个)为弦长与拟合贝塞尔曲线之间的最大距离(Klinich 等,2004)。与现有的人体测量学数据相比,将上述模型角度和脊柱曲率划分为不同类别(图 13.14)。

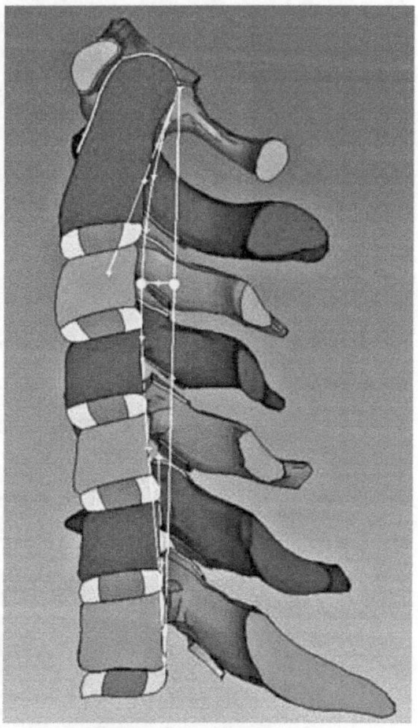

图 13.13　**颈椎 GHBMC F05 模型显示贝塞尔曲线测量法。**

13.3.2 · 椎骨几何结构

椎骨几何结构可以参照临床影像学数据,如椎骨高度(后高度,如图 13.15 中点 1~7 的距离)、椎骨深度(上表面深度,为点 5~7 的距离)及椎管深度(为点 7~12 的距离)。

13.3.3 · 椎间盘和关节突关节的几何结构

在人体测量研究中,通过测量相邻椎体以及前、后缘之间的间隙来评估椎间盘所占的空间(图 13.16, Chung 等,2009; Gilad

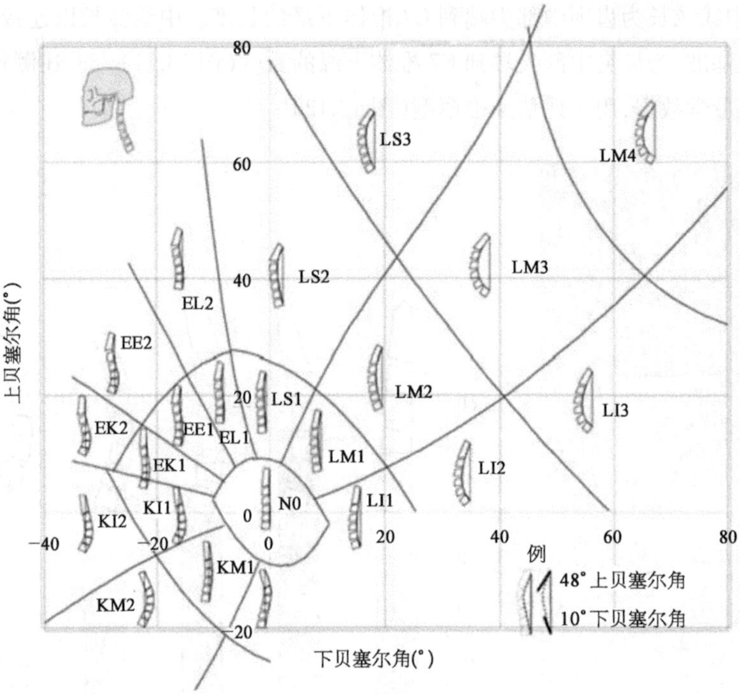

图 13.14 利用贝塞尔曲线法对脊柱曲率进行分类(Klinich 等,2004)。

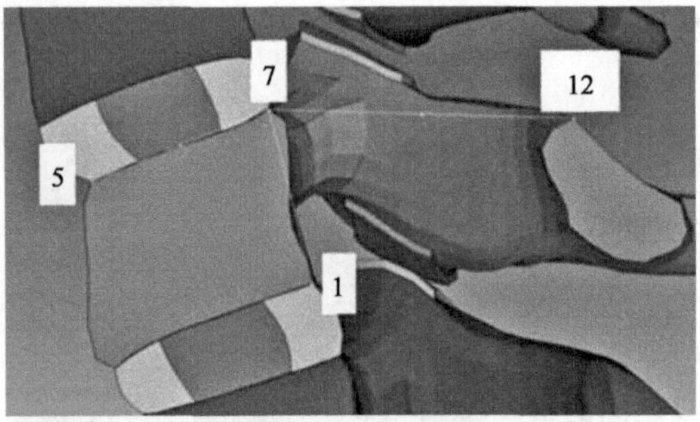

图 13.15 GHBMC F05 模型的椎骨测量参考点。

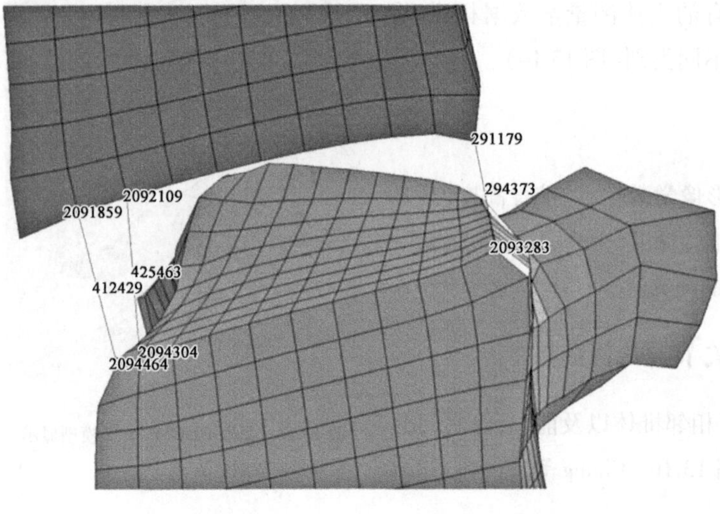

图 13.16 GHBMC M50 模型中相邻椎体间的椎间盘间隙测量。

和 Nissan, 1986; Przybylski 等, 1998; Sohn 等, 2004)。现有的关节突关节软骨人体测量学数据包括相邻关节面之间的距离,以及关节面的宽度、面积、水平角度和矢状面角度(Panjabi 等,1993)等。

13.3.4 · 体表测量

颈部体表测量包括颈部长度、宽度、深度和周长(图 13.17),可通过颈部模型与人体测量学数据的比较而实现。如有必要,可通过志愿者和死后遗体(PMHS)测量学数据来评估目标人群模型及模型输入数据和响应(Schneider 等,1983; Shams 等, 2003; Singh 和 Cronin, 2017)。

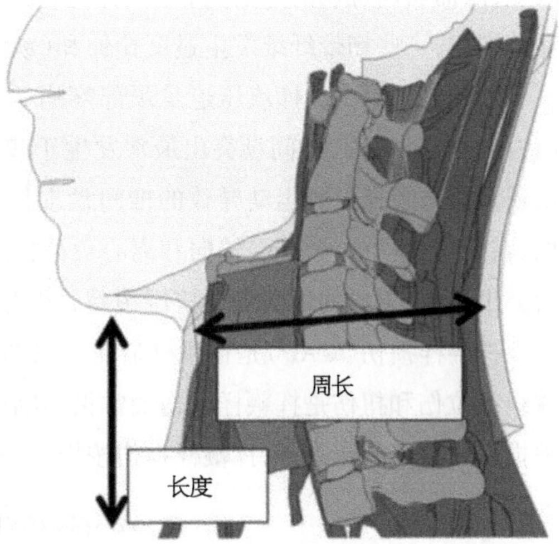

图 13.17　颈部长度和周长测量示例。

13.4　颈部损伤

颈椎损伤包括颈部软组织迁延性疼痛、椎体骨折或脱位,以及严重的致命性脊髓损伤。颈椎疼痛和损伤可造成严重社会负担,估计达 45 亿~80 亿美元(Kleinberger, 2000; Zuby 和 Lund, 2010),影响长期生活质量,其症状通常持续到伤后 2 年(Radanov 等,1995)。

从损伤生物力学角度看,损伤严重程度通常使用简明损伤评级(Abbreviated Injury Scale, AIS)进行分类,如通过数字来表示具体部位的损伤类型和严重程度(AAAM, 2005)。颈椎损伤的 AIS 损伤分级及示例见表 13.1。

表 13.1　颈椎损伤的 AIS 损伤等级及示例(AAAM, 2005)

AIS 分级	损 伤 示 例
1 轻度	棘韧带损伤、拉伤(急性),无骨折、脱位
2 中度	椎间盘损伤、移位(无脊髓损伤、骨折),棘突、横突、关节突、椎板、椎弓根骨折(无脊髓损伤),神经根挫伤或挫裂伤
3 重度	脊髓挫伤,齿状突骨折,双侧关节突脱位,椎体的爆裂性骨折(前缘高度丧失大于 20%)
4 严重	不完全脊髓综合征
5 危重	完全脊髓综合征(C4 及以下),脊髓挫裂伤(C4 及以下)
6 极重	完全脊髓综合征(C3 及以上),脊髓挫裂伤(C3 及以上)

当躯体遭受加速或减速事件如汽车碰撞时,颈部最易受伤。上述碰撞使颈椎活动超过其生理活动范围,从而造成颈部损伤。越严重的创伤预示越严重的损伤后果,但相对于轻度损伤如软组织损伤或拉伤,严重颈部损伤的发生率较低(Cronin, 2014)。

工作、运动或长期静止状态下,均可能导致颈部轻度损伤。颈部轻度损伤通常包括肌肉拉伤、韧带扭伤、背根神经节或颈神经根碰撞伤、椎间盘损伤或突出,以及脊髓碰撞伤等(Cronin, 2014)。

在碰撞场景中,肌肉拉伤通常由肌肉-肌腱系统拉伸导致。由于肌肉的长度随肌肉运动收缩而改变,因而肌肉拉伤的评估具有挑战性。同样,韧带扭伤通常发生在韧带所受负荷超过其生理活动范围时,一些韧带纤维发生过度拉伸和(或)撕裂。

颈神经根受到碰撞或压迫是颈部疼痛的原因之一,最典型的见于当颈部侧弯时,如运动损伤(Levitz 等,1997)。椎间盘突出最常发生于腰椎,在碰撞情况下,亦可发生于颈椎下段。椎间盘突出还可能与长期反复运动导致的椎间盘损伤有关。颈椎椎间盘突出是美式足球运动员常见的损伤,在铲球过程中,颈椎受轴向和离心负荷加载导致椎间盘损伤(Mall 等,2012)。在颈椎椎间盘向后突出症中,突出的椎间盘会挤压颈髓并引起疼痛反应(Kepler 和 Vaccaro, 2012)。

挥鞭样损伤(WAD)是指颈椎遭受突然加速或减速碰撞后导致颈部过度扭曲引起的颈部损伤。软组织拉伤和扭伤是挥鞭样损伤最常见的临床表现之一,此外挥鞭样损伤还包括广义上的颈椎相关损伤。根据临床表现,挥鞭样损伤按损伤程度一般分为 5 个等级(表 13.2)。

表 13.2 挥鞭样损伤临床分型(Spitzer 等,1995)

分　级	临 床 表 现
0	无颈部疼痛体征
Ⅰ	主诉颈部僵硬、疼痛或压痛,但没有阳性体征
Ⅱ	颈部不适和肌肉骨骼症状(活动范围缩小和压痛)
Ⅲ	颈部不适和神经症状(肌腱反射减弱或消失、头晕、耳鸣、头痛、记忆丧失、吞咽困难、颞下颌关节疼痛)
Ⅳ	颈部不适和骨折或脱位

关于轻度挥鞭样损伤(Ⅰ~Ⅲ级),有各种假说来鉴别和解释疼痛来源。具体来说,关节突关节、韧带、椎间盘、椎动脉、背根神经节和颈部肌肉损伤均可产生疼痛(Siegmund 等,2009)。动物实验研究表明围绕关节突关节的囊韧带与疼痛反应密切相关(Lee 等,2004; Lu 等,2005)。在挥鞭样损伤和多种轻微损伤中,组织所受负荷可能超出其生理活动范围,但不足以导致明显异常时,损伤的诊断和病理生理学机制的理解具有挑战性。

与挥鞭样损伤严重程度有关的因素包括:颈椎几何结构、颈部肌肉大小和位置、颈椎位置,以及受伤者所在位置和姿势(Kaale 等,2005; Stemper 等,2011)。由于诊断手段有限,肌肉活动参与损伤形成,以及位置不当致受伤风险增加等因素,对挥鞭样损伤机制的理解极具挑战性(Ivancic 等,2006a, b; Shateri 和 Cronin, 2015; Winkelstein 等,2000)。

13.5 组织的材料模型和属性

人体由具有非线性和黏弹性响应的生物组织组成。人体组织建模的目的是利用控制方程或方程组预测组织对加载负荷的响应。人体组织通常包括由胶原蛋白和弹性蛋白质组成的复合结构,而组织具有不同的材料属性如弹性刚度和破坏强度,因此每种组织须用独有的数字模型进行建模。在进行组织数字建模时,须考虑计算效率、可用的实验数据、拟合度和加载环境等。为了研究汽车安全领域的人体模型,该材料应该能够准确地代表在这种情况下预期的应变和应变率范围的组织性能。

尽管大部分颈部组织的力学属性得到了广泛而深入的研究,然而生物组织的响应高度可变且依赖于其测试方法,因此导致相同组织在不同研究中的材料属性不同。有限元模型是针对一组特定年龄和身高的对象材料属性而建模的,因此有限元模型建模时须通过材料属性的变化和多次相关性分析来考虑这些变异性。

下面以 GHBMC 颈部模型为例,简要介绍颈部组织建模方法。

13.5.1 · 骨皮质和骨松质

骨皮质和骨松质具有复杂材料属性,表现为各向异性(Iwamoto 等,2005)、拉压不对称(Schileo 等,2008)和应变率效应(Ural 等,2011)。然而,在现有计算模型中,通常采用各向同性的弹塑性材料来建模(DeWit 和 Cronin, 2012; Untaroiu 等,2013)。弹塑性组织响应可分为弹性区和塑性区,用双线性响应表示(表 13.3)。从弹性到塑性的转变被定义为屈服应力,而最终的失效应变($\varepsilon_{failure}$)可引发骨骼破坏。

表 13.3 皮骨质和骨松质材料属性的参数示例

参　数	骨 皮 质	骨 松 质
密度,ρ(kg/mm^3)	1.10E−6	2.00E−6
弹性模量,E(GPa)	0.442[a]	18.439[b]
泊松比,v	0.30	0.28
屈服应力 σ_y(GPa)	0.002 83	0.189 8[b]
塑性模量,E_{tan}(GPa)	0.030 1	1.248 9
失效应变,$\varepsilon_{failure}$	0.095[d]	0.017 8[c]

注:[a] Keaveny 等,2001;[b] Reilly 等,1974;[c] McElhaney, 1966;[d] Lindahl, 1976。

13.5.2 · 韧带

韧带在两个硬组织着力点之间仅提供拉伸响应,可使用全 3D 实体单元、壳单元(Deng 等,1999; Kimpara 等,2006; Yang 等,1998)及 1D 仅受拉单元(Barker 等,2014; Fice 等,2011)等多种方式建模。力学性能通常以合力和全韧带牵拉来测量,因此使用仅受拉桁架单元就可直接实现实验数据(Panzer 和 Cronin, 2009)。在 GHBMC 颈部模型中,颈椎韧带用 2 节点仅受拉桁架单元建模。实验报道的非线性响应(Chazel 等,1985; Mattucci 等,2012; Yoganandan 等,1989)可以使用力-位移曲线、总应变率效应及最终失效(通过韧带单元的渐进失效实现)来综合建模(DeWit 和 Cronin, 2012)。

韧带的力-位移效应表现为从零负荷到极限/峰值负荷的三个不同区域,即坡脚区、线性应变区和创伤破坏区。在坡脚区,韧带的刚度随着韧带纤维的拉伸变直而逐渐增加,而韧带纤维在零负荷时是卷曲的。在线性应变区,韧带的刚度相对恒定,这是由于韧带纤维处于无卷曲状态并与加载负荷的方向一致。创伤破坏区的起始部位可由韧带刚度的突然改变来确定,这是由于韧带的纤维和纤维束逐渐撕裂所导致。当韧带损伤的增量增加超过韧带刚度的增量时，就出现了韧带的极限负荷。进一步牵拉会导致韧带纤维束大范围的渐进断裂，最终导致韧带的完全断裂。

韧带的加载行为描述为（Hallquist, 2016）：$F = F_0 + Kf(\Delta L) + g(\Delta L) \times h(\Delta \dot{L})$，$F_0$ 是预张力（本示例中不使用），$Kf(\Delta L)$ 是准静态力-位移曲线，$g(\Delta L)$ 和 $h(\Delta \dot{L})$ 代表应变率效应。

13.5.3・椎间盘

椎间盘（intervertebral disc, IVD）是一个复合性结构，在相邻椎骨间传递负荷、增加运动范围。IVD 计算模型包括预设定响应的简单运动关节或具有弹性材料的简化实体模型。然而，为了预测从生理活动范围到创伤破坏负荷的响应，精细 IVD 模型需要包括髓核和纤维环（图 13.18）。

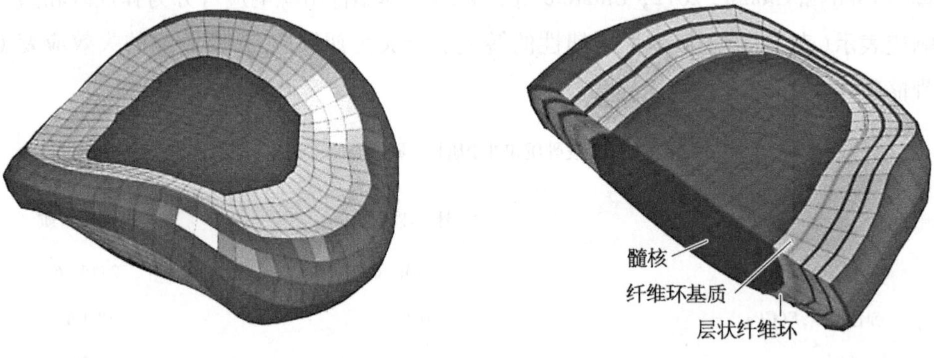

图 13.18 GHBMC M50 模型中的 IVD 示例（左）和横断面（右）。

髓核常视为被纤维环包围的弹性流体（K=1 720 MPa）、纤维环包括基质（主要由水和蛋白质组成的均匀物质）和纤维环层（同心纤维层）。基质可以用应变能函数表示，而嵌入的同心纤维环层通常采用各向异性的弹性材料模拟。基质的压缩和拉伸性能可通过纤维环径向实验（即垂直于纤维层）测得（Fujita 等，1997；Iatridis 等，1998），因此可以从纤维环中分离出基质的材料属性。实验数据符合由 Hill（1979）和 Storakers（1986）提出的各向同性应变能函数［式（13.2）、表 13.4］：

$$W = \sum_{j=1}^{m} \frac{C_j}{b_j}\left[\lambda_1^{b_j} + \lambda_2^{b_j} + \lambda_3^{b_j} - 3 + \frac{1}{n(J^{-nb_j} - 1)}\right], n = 2,\ m = 3$$

（基质矩阵应变能函数） (13.2)

表 13.4 基质材料常数

项　目	C	b
j=1	−0.895	−2
j=2	2.101	−1
j=3	0.115	4

纤维环层的材料属性可以用各向异性的织物模型来描述，该模型三个轴上分别使用不同的弹性模量和泊松比。在主轴或纤维轴上，材料属性用非线性应力-应变曲线表示，而这一曲

线由单个纤维环和纤维环层的拉伸试验所得(Holzapfel 等,2005; Skaggs 等,1994)。详细的计算模型包括离散层来模拟同心纤维环,不同纤维范围为内层±45°、外层±25°,相邻纤维环的纤维角相差 5°。

13.5.4 · 软骨

位于椎间盘上、下表面的软骨终板和覆盖关节突关节面的软骨通常被视为黏弹性材料[式(13.3)]。软骨模型的材料属性(表 13.5)来源于膝关节软骨的压缩试验(DiSilvestro 和 Suh,2001)。该模型采用卷积积分计算,并考虑应变率效应:

$$\sigma_{ij} = \int_0^t g_{ijkl}(t-\tau)\ \frac{(\partial\varepsilon_{kl})}{\partial\tau}d\tau$$

式中 $g(t)$ 的标量形式为:

$$g(t) = \sum_{m=1}^{N} G_m\ e^{-\beta_m t}(\text{黏弹性控制方程}) \tag{13.3}$$

表 13.5 一般黏弹性材料常数

项　目	G	β
$m=1$	210 kPa	0 s^{-1}
$m=2$	24.3 kPa	3.03E-07 s^{-1}
$m=3$	1.082 MPa	8.08E-05 s^{-1}
$m=4$	2.0 MPa	1.29E-05 s^{-1}

13.5.5 · 肌肉组织

主动肌肉和被动肌肉在颈部动力学响应中发挥重要作用,尤其是在低强度碰撞场景中。颈部肌肉通常使用仅受拉的主动 Hill 型肌肉单元来建模(Brolin 等,2005; Fice 等,2011),允许使用特定的收缩时间和收缩水平来模拟肌肉收缩。

在更多新近的模型中(Hedenstierna 等,2008; Schwartz 等,2015; GHBMC),颈部的主动肌肉使用仅受拉、2 节点 Hill 型肌肉单元建模,仅以张力承载载荷,并嵌入被动肌肉模型中,被动肌肉以超弹性材料与六面体实体单元建模。主动肌肉的仅受拉单元通过节点和其他强制连接方式与被动肌肉的实体单元连接。

主动肌肉单元通过使用包含长度、速度和收缩的肌肉材料模型建模(式 13.4):

$$F = \sigma_{\max}\cdot f\left(\frac{L}{L_{orig}}\cdot g(\dot{\varepsilon})\cdot A(t)\right)(\text{主动肌肉控制方程}) \tag{13.4}$$

第一个函数,$f\left(\frac{L}{L_{orig}}\right)$,将最大可能的力与肌肉长度联系起来。肌肉以未变形的长度传递最大可能负荷。第二个函数，$g(\dot{\varepsilon})$，定义峰值肌肉力和肌肉速度之间的关系。这解释了以下现象——当肌肉伸展时,它可以传递力;但如果肌肉收缩,力传递就会减少。第三个函数是激活函数,它将时间与肌肉力峰值相关联。激活函数 $A(t)$ 将电化学激活信号转化为力与时间的关系。这个系统显然很复杂,为了解完整的讨论,详情请参考 Winters(1995)和 Rosenbaum(2009)。

主动力方程中的三个函数通过实验室肌肉组织测试和肌电图研究结果进行定义(图 13.19)(Winters 和 Stark, 1985; Winters 和 Woo, 1990; Winters, 1995)。

被动肌肉响应用 Ogden(1984)提出的模型(式 13.5)来表示。

$$W = \sum_{i=1}^{3} \sum_{j=1}^{n} \frac{\mu_j}{\alpha_j}(\lambda^{\alpha_j} - 1) + K(J - 1 - \ln J) \quad \text{(被动肌肉 Ogden 本构模型)(13.5)}$$

$$j = 1,\ \mu = 1.33\ \text{kPa},\ \alpha = 14.5$$

用卷积积分(式 13.3)将应变率效应纳入肌肉模型,材料参数见表 13.6。

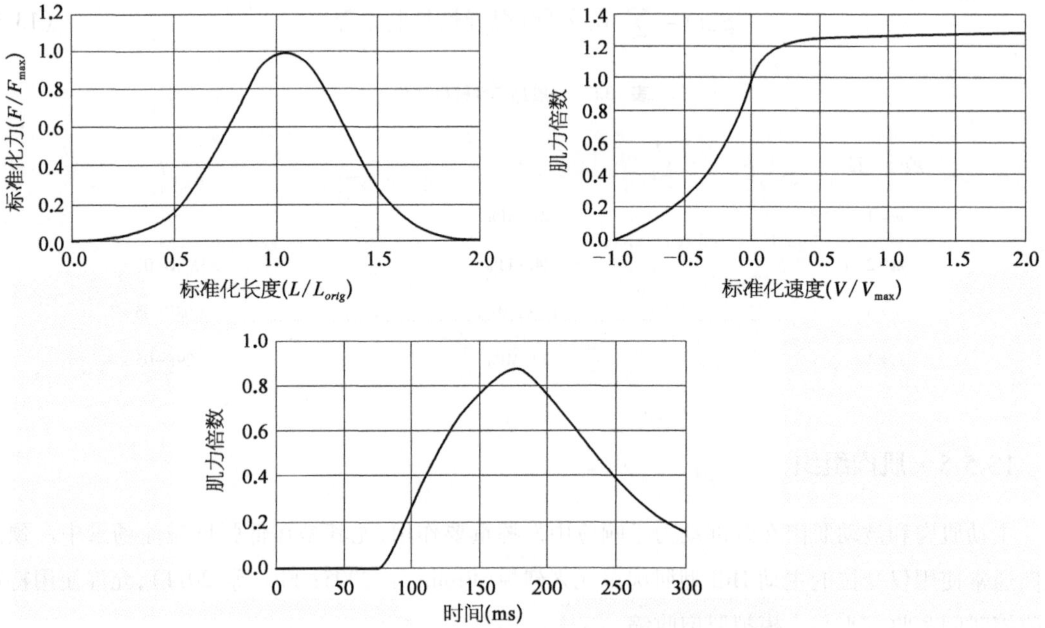

图 13.19　主动肌肉输入负荷曲线。左: $f\left(\frac{L}{L_{orig}}\right)$，中: $g(\dot{\varepsilon})$，右: $A(t)$。

表 13.6　被动肌肉的材料常数

	G(kPa)	β
$m=1$	522	1.02 s^{-1}
$m=2$	211	0.40 s^{-1}
$m=3$	375	0.65E-01s^{-1}
$m=4$	290	0.30E-01 s^{-1}
$m=5$	80	1.00E-04 s^{-1}

13.6 用于计算模型验证和确认的测试数据

利用实验数据对颈部模型进行验证和确认，对确定模型的适用范围和有效性至关重要（ASME，2006）。

详细的有限元模型通常使用自下而上的方法构建。首先是构建单个组织并连接以创建子结构（如IVD、运动节段），这些子结构再组装成身体某一区域的模型（如颈部）。在这种情况下，可以对模型进行分层验证和确认。首先，由于单个组织被离散并在模型中建模，同时赋予了合适的材料属性，因此可以在这一层次对模型进行验证。对单个组织和本构模型进行评估，以确保模型对已知的载荷条件（如拉力）产生预期结果，并在预期应变和应变率范围内保持稳定。然后，可以通过与实验数据的比较，对子结构进行验证，在颈部，这通常发生于下颈椎的运动节段。每个节段包括两个相邻的椎体、关节突关节、IVD和韧带。在人体颈部模型中，下颈椎有6个运动节段（从C2~C3到C7~T1）。为匹配实验测试的边界条件，通常是一个椎体运动，另一个椎体固定或处于静止状态。目前，研究最广泛的负荷模式是屈曲和伸展（矢状面内的旋转）条件下的运动范围和失效（表13.7），而拉伸/压缩相关的研究较少。剪切载荷的研究最少，现有的实验研究仅报道了颈部在生理运动范围内的载荷数据。

表13.7 颈椎载荷验证示例

项　目	载荷示例	参考文献
下颈椎节段	屈曲，伸展，侧屈，轴向旋转，前、后及侧剪切，拉伸/压缩	Nightingale 等（2002，2007），Wheeldon 等（2006），Camacho 等（1997），Panjabi 等（2001），Moroney 等（1988），Panjabi 等（1986），Shea 等（1991），Dibb 等（2009）和 Barker 等（2007）
上颈椎节段	屈曲，伸展，轴向旋转，拉伸	Nightingale 等（2002、2007），Panjabi 等（1991），Ivancic 等（2006b），Goel 等（1990）和 Dibb 等（2009）
颈椎（不含肌肉）	8g 前方撞击，8g 后方撞击，轴向旋转，轴向拉伸	Ivancic 等（2005），Ito 等（2005），Panjabi 等（2004）和 Pearson 等（2004）
全颈椎	志愿者 15g 和 8g 前方撞击，志愿者 7g 侧方撞击，尸体 7g 后方撞击	Thunnissen 等（1995），Wismans 等（1986）和 Ewing 等（1978）

第二个要评估的子结构是上颈椎节段，包括颅骨（C0）、C1和C2。上颈椎主要负责颈椎轴向旋转（C1~C2关节）和矢状面旋转（C0~C1）。因此，验证上颈椎模型在载荷及拉伸加载模式下的模型响应至关重要（表13.7）。

下一个要考虑的复杂层次是颈椎，包括附着韧带、椎间盘和关节突关节的椎骨和颅骨，但不包括肌肉。可用的研究数据包括轴向拉伸、轴向旋转和矢状位正方/后方撞击（表13.7）。当轴向拉伸时，固定头部，移动T1，从而使头部在矢状面旋转及前后平移，将施加于T1的力与T1的位移和头部运动学进行比较。对于轴向旋转，固定T1，将头部旋转60°，测量相邻椎骨之间的相对旋转，并用头部总旋转量对上述数据进行归一化。对于前/后方的撞击，如模拟T1受到前/后方8g的撞击，测量椎间盘和韧带的总应力，以及头部总旋转量。

在最后的验证阶段，可以评估整个颈部模型，包括皮肤、主动/被动肌肉，以完成整个颈椎模型的验证。在这个阶段,主动肌肉在头部运动学测量中发挥重要作用,特别是在志愿者低速碰撞场景中(表 13.7),在这种情况下,将边界条件加载于 T1,并将得到的头部运动学数据与实验结果进行比较。

13.7 颈部计算模型

过去 40 年,研究人员开发了大量颈椎和颈部计算模型。最早的模型是简单的多刚体模型,用弹簧-质量系统代表椎骨和 IVD(Williams 和 Belytschko, 1983)。多刚体模型计算效率很高,可以很好地模拟人体的运动响应,目前仍在很多应用中使用。然而,多刚体方法不能计算组织内的应力或变形,因此在组织水平上不能直接用于预测损伤。有限元/多刚体复合模型用于研究运动学和主动肌肉的响应(Nightingale 等, 2016,图 13.20)。

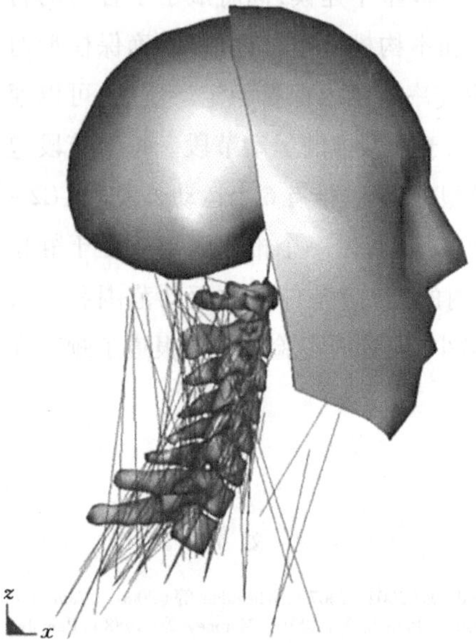

图 13.20 杜克大学颈部模型(Nightingale 等,2016)。

精细的有限元模型使用离散单元表示几何结构和材料属性,因此可用于评估组织水平上的响应,但相对于多刚体模型,有限元模型在计算和开发上需要更大的成本。典型的颈部有限元模型需要在颈椎节段层面上建模,如在整个颈椎或颈部水平上,对一个或多个颈椎功能单元及其附属组织一起建模(如 C4~C5 颈椎模型;DeWit 和 Cronin, 2012; Panzer 和 Cronin, 2009)。节段模型常用于模拟准静态载荷,或指导全颈部的建模。全颈部模型常用于模拟动态或撞击载荷。典型的颈部模型包括由 IVD 连接的颈椎、韧带及相关的肌肉组织,共同构成颈部的结构部件。

本文简要总结了现有的一些颈椎有限元模型,旨在介绍多个研究小组开发的实用创新的建模技术。由于当时计算能力的限制,早期的颈部有限元模型相对简单。在 20 世纪 90 年代早期,研究人员开发了第一个完整的颈椎三维模型,该模型使用了由直线和圆弧组成的理想化的形状来代表椎体(Dauvilliers 等,1994; Kleinberger 等,1993)。1997 年,Kumaresan 等开发了一种具有高生物仿真度的几何形状的颈椎有限元模型,但该模型仅限于颈椎节段模型水平。

1998 年,韦恩州立大学的 Yang 等基于 50 百分位男性志愿者的 MRI 扫描解剖数据开发了一款颈椎模型(图 13.21)。该模型从 C1 延伸至 T1,并附有相关的软组织,包括 IVD、韧带和肌肉。椎体和 IVD 采用实体单元建模,椎体为线性弹塑性材料模型,IVD 为线性黏弹性材料模型。韧带建模为仅受拉的弹簧单元或壳单元,颈部肌肉由仅受拉的弹簧单元建模。只对主动肌肉进行了建模,共 60 个弹簧元组成。椎间关节应用相邻椎体间的滑动接触来模拟。

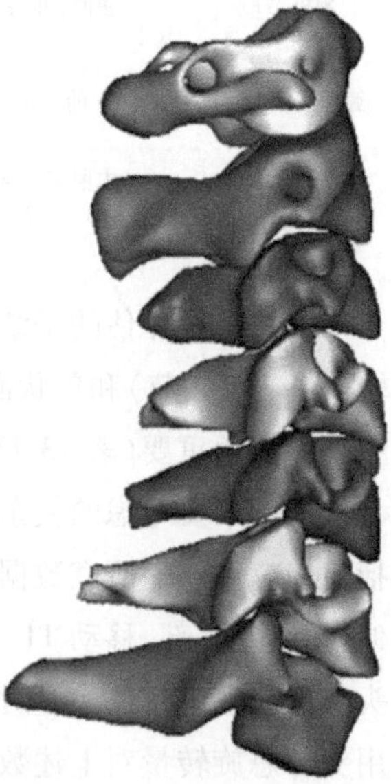
图 13.21 韦恩州立大学颈部模型(Yang 等,1998)。

1999 年,Deng 等利用详细的 3D 解剖数据开发了颈椎有限元模型,该模型包括颈椎韧带,不包括肌肉组织。椎体和 IVD 均由实体单元组成,模型对髓核和纤维环进行了细化,髓核为黏弹性材料,纤维环为各向异性材料。颈椎韧带采用壳单元建模,椎体采用不可变形的刚体建模(图 13.22)。

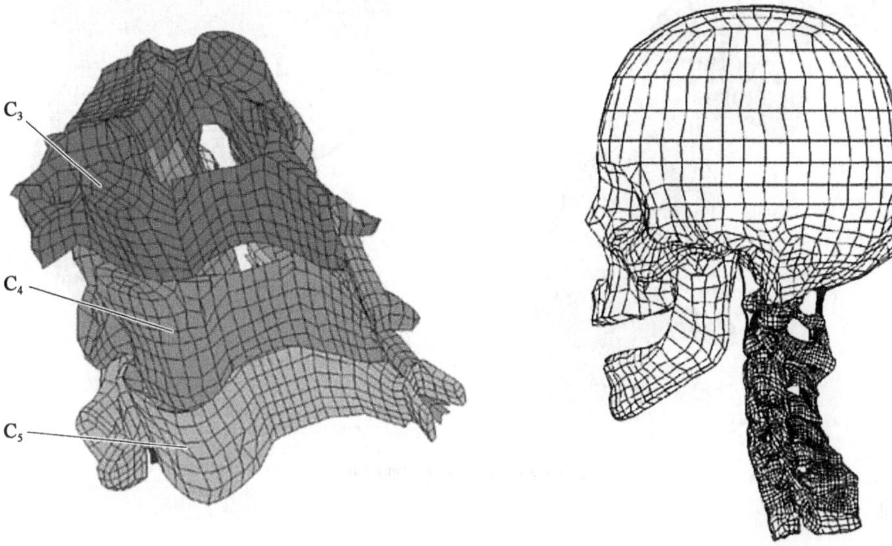

图 13.22 Deng 等的模型。

由欧盟发起的人体安全模型(Human Model for Safety, HUMOS)项目旨在开发一种更精确的人体坐姿三维有限元模型,用于评估汽车撞击所造成的人体损伤。HUMOS 模型采用 50 百分位的男性坐姿建模,整个人体模型包含约 50 000 个单元(Tropiano 等,2004)。其颈部模型的椎骨采用弹-塑性材料的实体单元建模,关节突关节采用滑动接触的壳单元建模,韧带采用弹簧单元建模,IVD 采用实体单元建模,其中髓核采用线性弹性材料建模,纤维环采用不可压缩流体材料建模。该模型采用 3D 实体单元和 1D 弹簧单元对颈部肌肉组织建模,实体单元提供被动肌肉响应,而弹簧单元提供主动肌肉响应。

2004 年,斯特拉斯堡大学的 Meyer 等开发了一个针对特定个体的,接近 50 百分位的男性志愿者颈部有限元模型。在该模型中,颈椎采用壳单元建模,并赋予相应质量和材料参数。IVD 采用各向同性的线性弹性材料建模,由实体六面体单元组成。韧带采用非线性带阻尼弹簧单元建模。颈部肌肉和软组织采用连续质量的弹性六面体单元建模,单块肌肉间没有区别(图 13.23)。该模型头颈部由 73 185 个单元组成。

整人安全模型(Total Human Model for Safety, THUMS)是由丰田汽车公司和丰田中央研发中心开发的一款研究汽车安全和乘员响应的工具。最初的 THUMS 模型代表 50 百分位的男性坐姿或站姿。颈椎采用实体单元建模,韧带采用壳单元建模(Kimpara 等,2006)。此外,IVD 由可区分髓核和纤维环的实体单元建模。脊髓组织中脑脊液、白质和灰质采用六面体实体单元建模,脑膜采用壳单元建模(图 13.24)。THUMS 模型自开发以来已经历了多次更新和改进(Iwamoto 等,2015 年),是一种可获取的商业人体模型。

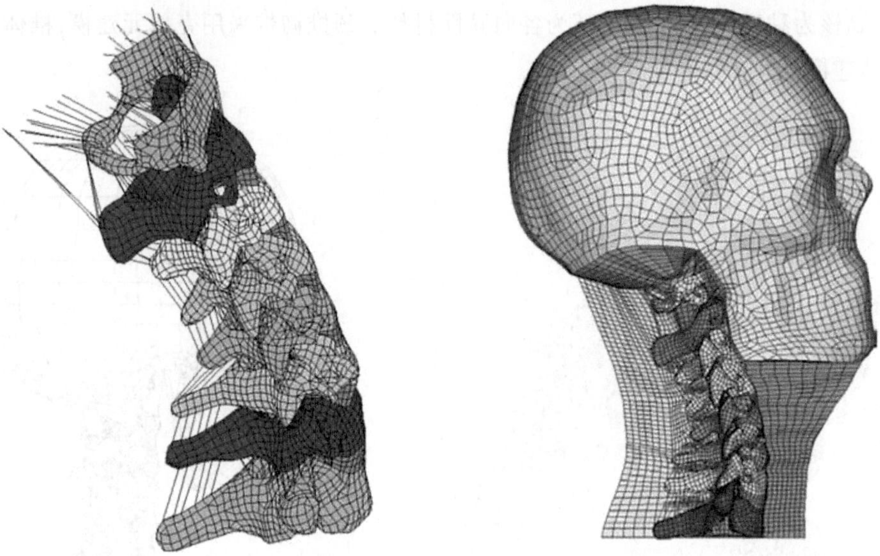

图 13.23 Meyer 等颈部模型。

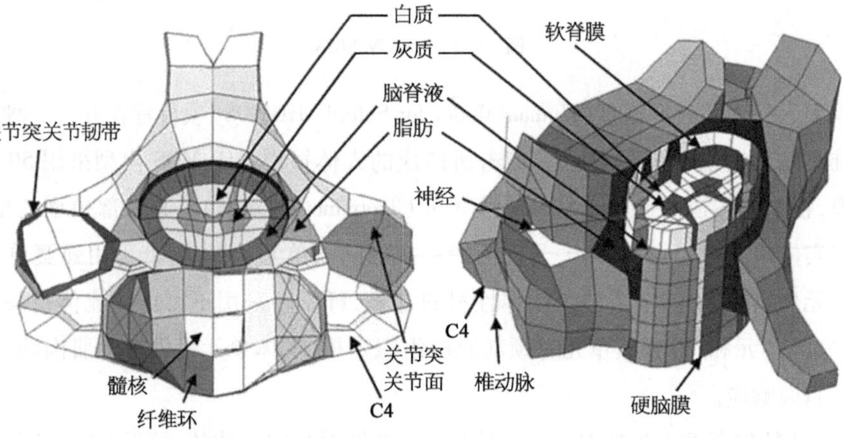

图 13.24 Kimpara 等 THUMS 模型。

滑铁卢大学(University of Waterloo, UW)颈部模型是由 Panzer 等(2011)在 Deng 等(1999)的模型基础上开发的,包括从颅骨到 T1 椎骨及其他相关的组织结构。根据解剖位置,该模型纳入了 IVD、关节软骨、韧带和肌肉组织(图 13.25)。尽管该模型可以选择使用弹性塑性材料模拟椎骨的变形(Panzer 和 Cronin, 2009),但在最初建模中,颅骨和椎骨为不可变形的刚体。IVD 采用复合方法建模,其中髓核和基质采用实体单元建模并进行网格划分,纤维环层采用嵌入基质材料的壳单元进行建模,该方法模拟了解剖学上的 IVD。在 UW 模型中,韧带建模采用应变率相关的、非线性响应、仅受拉桁架单元。肌肉系统采用具有激活功能的 1D Hill 型梁单元建模,共 87 对对称的肌肉单元组成,以代表颈部的全部肌肉(Fice 和 Cronin, 2012)。UW 颈部模型由 108 354 个六面体实体、四边形壳体和梁单元组成。

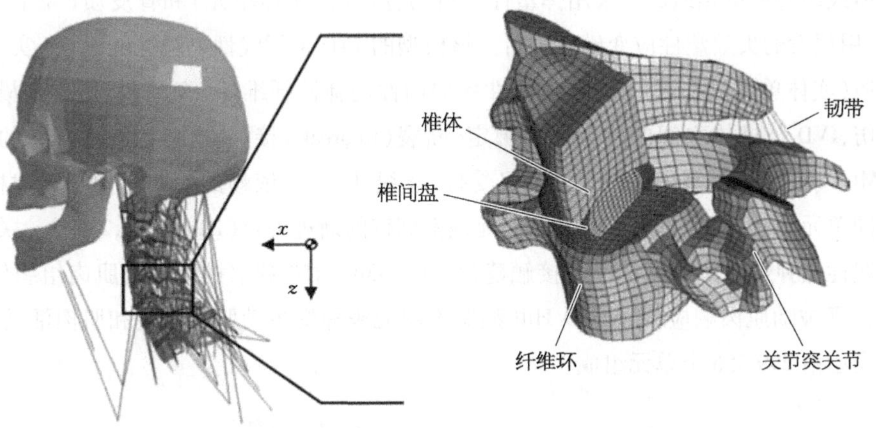

图 13.25 Panzer 等的滑铁卢大学颈部模型。

2016 年,Osth 等利用 CT 数据生成几何图形,开发了一种女性受试者的颈部模型。椎骨采用各向同性的弹塑性材料建模,骨松质采用四面体单元,骨皮质采用三角壳单元。IVD 由具有髓核和基质的实体六面体单元,以及纤维环的四边形壳单元组成(图 13.26)。髓核为黏弹性材料,基质为 Hil 泡沫型材料,纤维环为各向异性的非线性弹性材料。韧带采用各向异性的非线性弹性壳单元建模。关节突关节采用关节软骨之间的无摩擦接触建模。

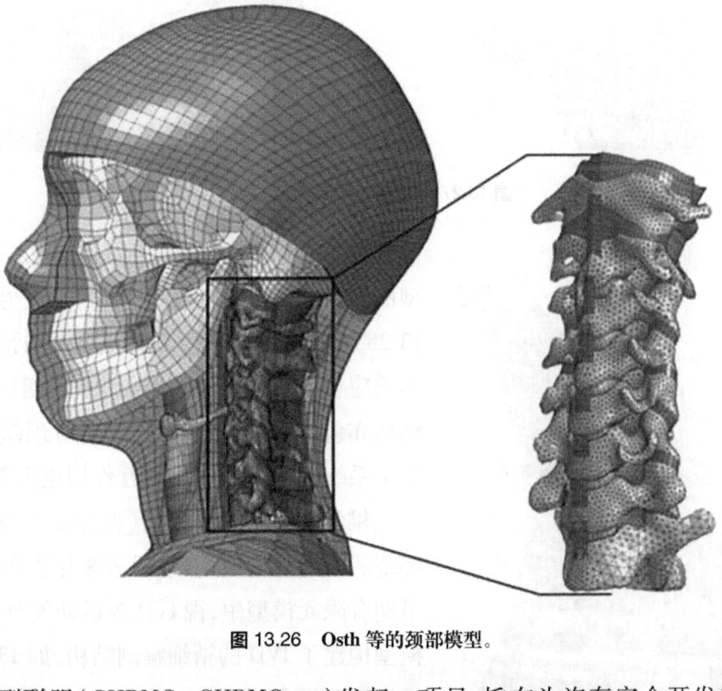

图 13.26 Osth 等的颈部模型。

全球人体模型联盟(GHBMC, GHBMC.org)发起一项目,旨在为汽车安全开发和验证精细的人体模型。GHBMC 项目的第一阶段开发了 50 百分位男性(M50)模型,由多个研究团队开发了身体不同区域,并将其组装成全身模型。GHBMC M50 颈部模型包括颈椎和颈部的所有组织结构:椎骨、IVD、韧带和肌肉组织(图 13.27, Gierczycka 等,2016)。GHBMC M50 颈模型中的实体或壳单元均由六面体或四边形单元组成。采用弹塑性材料的骨松质(实体单元)和骨皮质(壳单元)对椎骨建模,并采用预设的失效塑性应变模拟骨折。该模型的IVD采用线性黏弹性的髓核(实体单元)和超弹性基质(实体单元),并嵌入10层非线性各向同性的弹性纤维环(壳单元)进行建模。为模拟IVD撕脱伤,IVD与椎体之间的接触采用绑定-断裂(tiebreak)接触,这种接触在预定的应力下失效。GHBMC M50颈部模型中的韧带采用仅受拉、非线性、速率依赖的轴向桁架单元建模,每条韧带中的不同单元具有不同的失效应变,以捕捉颈椎韧带的渐进失效(Barker等,2014)。关节突关节软骨采用线性黏弹性实体单元和滑动接触建模。GHBMC M50颈部模型中的肌肉组织使用3D实体单元来捕捉被动肌肉响应,结合1D Hill型肌肉单元来捕捉主动肌肉响应和肌肉活动。GHBMC M50颈部模型由299 456个单元组成。

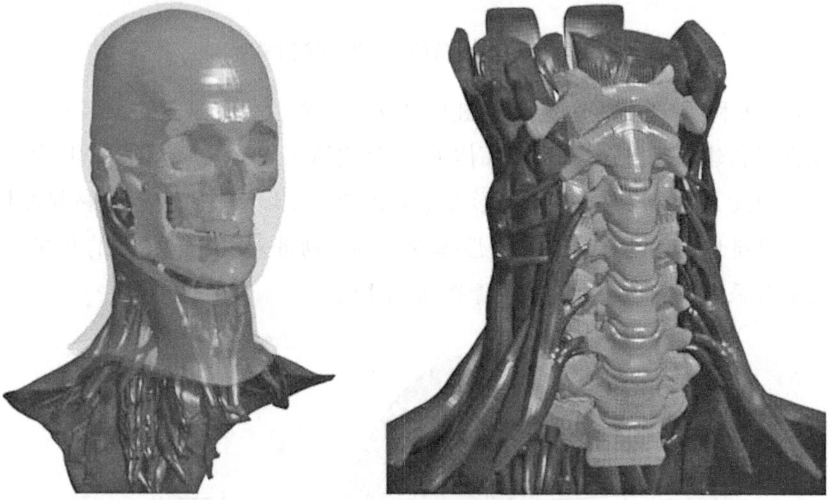

图13.27 GHBMC M50颈部模型。

从GHBMC提出两个示例模型来说明颈部计算模型的相关组织结构,包括50百分位男性颈部模型(图13.28)和5百分位女性颈部模型。与预测动力学和运动学响应相关的组织包括颈椎和肌肉组织。新近的有限元模型亦包括脂肪和皮肤组织,这对颈部的运动范围及与安全系统(如安全带)的相互作用也很重要。

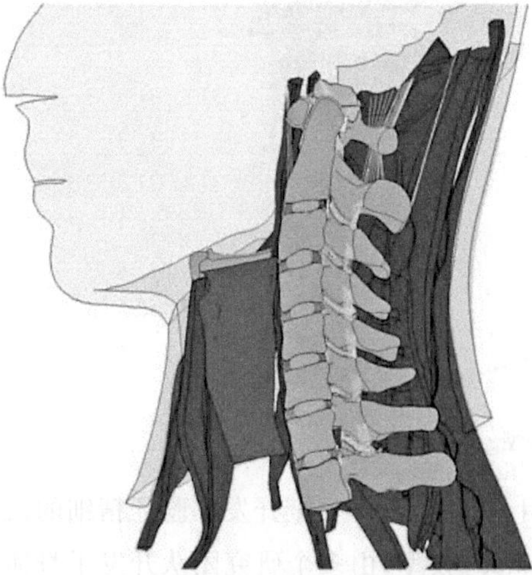

图13.28 GHBMC M50男性颈部模型矢状面,其中肌肉组织为深灰色,韧带为浅灰色,IVD为灰色。

椎骨由中心的骨小梁(典型的实体单元)及其周围环绕的一层骨皮质构成,后者采用壳单元建模。在一些早期有限元模型中,视IVD为运动关节,而新近的有限元模型构建了IVD的精细解剖结构,如13.2节所述。目前精细模型可区分基质、纤维环和髓核(GHBMC M50,图13.29)。韧带既可采用1D单元(梁或离散弹簧阻尼装置)也可用2D壳单元建模,用于骨和韧带需要接触的位置,如寰椎的横韧带(图13.30)。

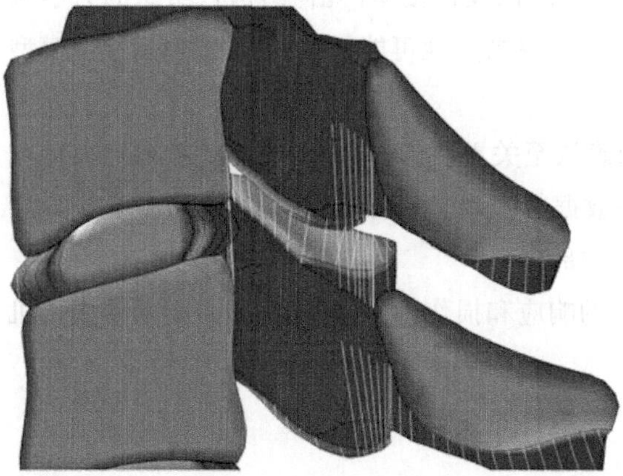

图 13.29 C4～C5 节段截面，可见 IVD 的髓核和纤维层浅灰色。

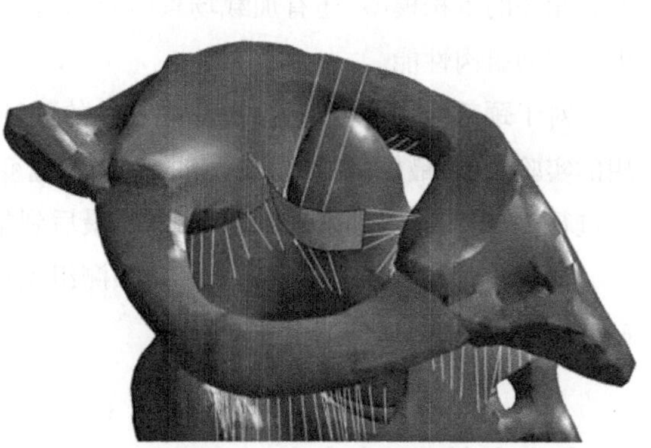

图 13.30 上颈椎，1D 和 3D 韧带。

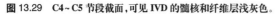

肌肉采用主动梁单元或弹簧-阻尼单元和实体单元进行组合建模(图 13.31)。实体单元可提供精确的几何特征，并赋予被动肌肉材料属性，而 1D 单元使用 Hill 型控制器模拟肌肉收缩(Hill，1979；Winters 和 Woo，1990)。为了完善建模，还可以添加额外的单元如离散支持单元，以提供 1D 和 3D 肌肉之间的附着点，用于完善横向实体肌肉单元响应的生物仿真度。

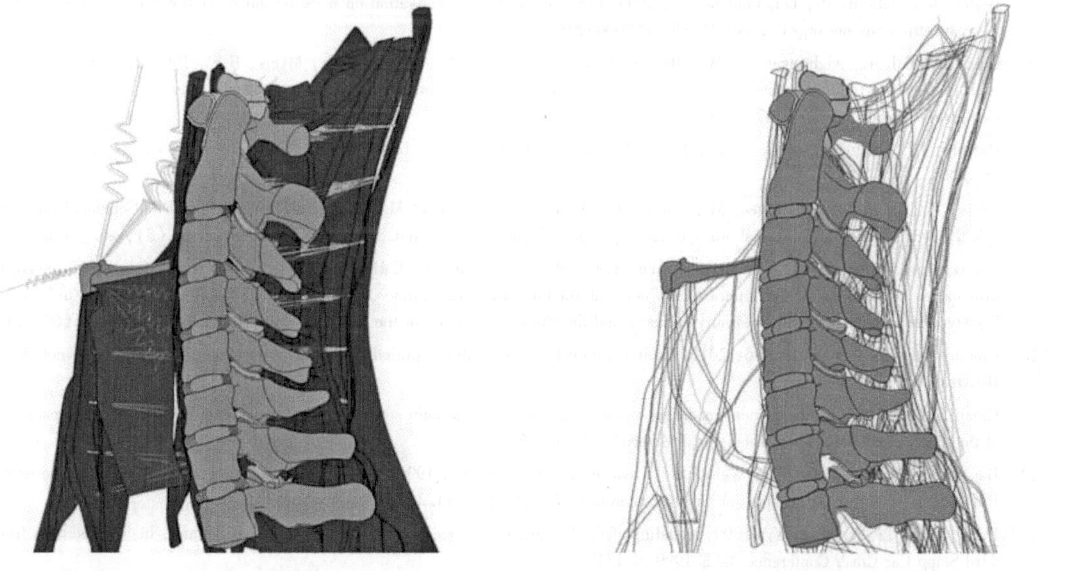

图 13.31 左：灰色为 1D 离散支持单元，右：蓝绿色为主动肌肉，红色为被动肌肉轮廓(印刷版为浅灰色)。

13.8 总结

高生物仿真度的颈部有限元颈部模型的开发是一个重要的挑战，其研究成果可以更好地理解高频轻损伤和低频重损伤的颈部损伤成伤机制。基于个体受试者医学影像学数据(如 CT 或 MRI)或解剖学数据可开发精细的颈部计算模型，这些模型包括了与颈部动力学和运动学响应相关结构的组织水平的建模，也可能包括与评估目标损伤所必要的结构或组织。

一个精细的有限元模型主要包括组织水平的面或体，以及连接体（几何结构）、组织的力学属性和相关的本构模型，还有加载场景（边界条件）。目前，材料属性可能最具挑战性，包括颈部模型中的主动肌肉性能。

对于颈部计算模型来说，模型有效性的验证和确认至关重要，其中重要的是要考虑到大量可用的实验数据，最好包括组织层面的应变和应变率数据，这有利于模型的应用。模型验证应分层次进行，从组织和运动节段到整个颈椎，最后到整个颈部模型。

详细的颈部有限元建模的目标是预测组织水平的响应和损伤，并解释复杂撞击场景的成伤机制，以期减少颈部损伤的发生。

参考文献

[1] AAAM, A.I.S., 2005. Association for the Advancement of Automotive Medicine. Barrington, IL.

[2] ASME, 2006. Guide for verification and validation in computational solid mechanics. ASME V&V 10-1006.

[3] Barker, J., Cronin, D.S., Chandrashekar, N., 2014. High rotation rate behavior of cervical spine segments in flexion and extension. Journal of Biomechanical Engineering 136 (12), 12-20. http://dx.doi.org/10.1115/1.4028107.

[4] Barker, J., Cronin, D.S., Nightingale, R., 2017. Validation method for motion segments of the lower cervical spine: kinematic and kinetic response for quasi-static and dynamic loading. ASME Journal of Biomechanical Engineering. http://dx. doi. org/10. 1115/1.4036464.

[5] Brolin, K., Halldin, P., Leijonhufvud, I., 2005. The effect of muscle activation on neck response. Traffic Injury Prevention 6 (1), 67-76. http://dx.doi.org/10.1080/15389580590903203.

[6] Camacho, D.L.A., Nightingale, R.W., Robinette, J.J., Vanguri, S.K., Coates, D.J., Myers, B.S., 1997. Experimental flexibility measurements for the development of a computational head-neck model validated for near-vertex head impact. In: 41st Stapp Car Crash Conference Proceedings, pp. 473-486.

[7] Cassidy, J.J., Hiltner, A., Baer, E., 1989. Hierarchical structure of the intervertebral disc. Connective Tissue Research 23 (1), 75-88.

[8] Chazel, J., Tanguy, A., Bourges, M., Gaurel, G., Escande, G., Guillot, M., Vanneuville, G., 1985. Biomechanical properties of spinal ligaments and a histological study of the supraspinal ligament in traction. Journal of Biomechanics 18 (3), 167-176.

[9] Chung, C.-T., Tsai, S.-W., Chen, C.-J., Wu, T.-C., Wang, D., Lan, H.-C.H., Wu, S.-K., 2009. Comparison of the intervertebral disc spaces between axial and anterior lean cervical traction. European Spine Journal: Official Publication of the European Spine Society, the European Spinal Deformity Society, and the European Section of the Cervical Spine Research Society 18, 1669-1676.

[10] Cronin, D.S., September 14-16, 2011. Explicit Finite Element Method Applied to Impact Biomechanics Problems, Keynote Lecture, IRCOBI 2011, Krakow.

[11] Cronin, D.S., 2014. Finite element modeling of potential cervical spine pain sources in neutral position low speed rear impact. Journal of the Mechanical Behavior of Biomedical Materials 33, 55-66.

[12] Dauvilliers, F., Bendjellal, F., Weiss, M., Lavaste, F., Tarriere, C., 1994. Development of a finite element model of the neck. In: Proceedings from the 38th Stapp Car Crash Conference, 77-91. SAE 942210.

[13] Deng, Y.C., Li, X., Liu, Y., 1999. Modeling of the human cervical spine using finite element techniques. In: Proceedings from the 43rd Stapp Car Crash Conference. SAE 1999-01-1310.

[14] DeWit, J.A., Cronin, D.S., 2012. Cervical spine segment finite element model for traumatic injury prediction. Journal of the Mechanical Behavior of Biomedical Materials 10, 138-150.

[15] Dibb, A.T., Nightingale, R.W., Luck, J.F., Chancey, V.C., Fronheiser, L.E., Myers, B.S., et al., 2009. Tension and combined tension-extension structural response and tolerance properties of the human male ligamentous cervical spine. Journal of Biomechanical Engineering 131 (8), 081008.

[16] DiSilvestro, M.R., Suh, J.K.F., 2001. A cross-validation of the biphasic poroviscoelastic model of articular cartilage in unconfined compression, indentation, and confined compression. Journal of Biomechanics 34, 519-525.

[17] Ewing, C.L., Thomas, D.J., Lustick, L., Muzzy, W.H., Willems, G.C., Majewski, P., 1978. Effect of initial position on the human head and neck response to +Yimpact acceleration. In: Proceedings from the 22nd Stapp Car Crash Conference, pp. 103-138.

[18] Fice, J.B., Cronin, D.S., Panzer, M.B., 2011. Cervical spine model to predict capsular ligament response in rear impact. Annals of Biomedical Engineering 39, 2152-2162. http://dx.doi.org/10.1007/s10439-011-0315-4.

[19] Fice, J.B., Cronin, D.S., April. 2012. Investigation of whiplash injuries in the upper cervical spine using a detailed neck model. Journal of Biomechanics 45 (6), 1098 – 1102. http://dx.doi.org/10.1016/j.jbiomech.2012.01.016.

[20] Fujita, Y., Duncan, N.A., Lotz, J.C., 1997. Radial tensile properties of the lumbar annulus fibrosus are site and degeneration dependent. Journal of Orthopaedic Research 15, 814 – 819.

[21] Gayzik, F.S., Moreno, D.M., Geer, C.P., Wuertzer, S.D., Martin, R.S., Stitzel, J.D., 2011. Development of a full body CAD dataset for computational modeling: a multi-modality approach. Annals of Biomedical Engineering 39, 2568 – 2583. http://dx.doi.org/10.1007/s10439-011-0359-5.

[22] Gierczycka, D., Cronin, D., Malcolm, S., 2016. Occupant-Restraint-vehicle interaction in side impact evaluated using a human body model. In: Injury Biomechanics Symposium, Ohio State University, June 5 – 7, 2016.

[23] Gilad, I., Nissan, M., 1985. Sagittal evaluation of elemental geometrical dimensions of human vertebrae. Journal of Anatomy 143, 115 – 120.

[24] Gilad, I., Nissan, M., 1986. A study of vertebra and disc geometric relations of the human cervical and lumbar spine. Spine 11 (2), 154 – 157.

[25] Goel, V.K., Winterbottom, J.M., Schulte, K.R., Chang, H., Gilbertson, L.G., Pudgil, A.G., Gwon, J.K., 1990. Ligamentous laxity across C0-C1-C2 complex: axial torque-rotation characteristics until failure. Spine 15 (10), 990 – 996.

[26] Hallquist, J.O., 2016. LS-DYNA Keyword Users' Manual Volume 2 Version R8.0. Livermore Software Technology Co., Livermore, CA.

[27] Hedenstierna, S., Halldin, P., Brolin, K., 2008. Evaluation of a combination of continuum and truss finite elements in a model of passive and active muscle tissue. Computer Methods in Biomechanics and Biomedical Engineering 11 (6), 627 – 639. http://dx.doi.org/10.1080/17474230802312516.

[28] Hill, R., 1979. Aspects of invariance in solid mechanics. Advances in Applied Mechanics 18, 1 – 75.

[29] Holzapfel, G.A., Schulze-Bauer, C.A.J., Feigl, G., Regitnig, P., 2005. Single lamellar mechanics of the human lumbar annulus fibrosus. Biomechanics and Modeling in Mechanobiology 3, 125 – 140.

[30] Iatridis, J.C., Setton, L.A., Foster, R.J., Rawlins, B.A., Weidenbaum, M., Mow, V.C., 1998. Degeneration affects the anisotropic and nonlinear behaviors of human annulus fibrosus in compression. Journal of Biomechanics 31, 535 – 544.

[31] Ito, S., Ivancic, P.C., Pearson, A.M., Tominaga, Y., Gimenez, S.E., Rubin, W., Panjabi, M.M., 2005. Cervical intervertebral disc injury during simulated frontal impact. European Spine Journal 14, 356 – 365.

[32] Ivancic, P.C., Panjabi, M.M., Ito, S., Cripton, P.A., Wang, J.L., 2005. Biofidelic whole cervical spine model with muscle force replication for whiplash simulation. European Spine Journal 14, 346 – 355.

[33] Ivancic, P.C., Panjabi, M.M., Tominaga, Y., Malcolmson, G.F., 2006a. Predicting multiplanar cervical spine injury due to head-turned rear impacts using IV-NIC. Traffic Injury Prevention 7 (3), 264 – 275.

[34] Ivancic, P.C., Ito, S., Tominaga, Y., Carlson, E.J., Rubin, W., Panjabi, M.M., 2006b. Effect of rotated head posture on dynamic vertebral artery elongation during simulated rear impact. Clinical Biomechanics 21 (3), 213 – 220.

[35] Iwamoto, M., Miki, K., Tanaka, E., 2005. Ankle skeletal injury predictions using anisotropic inelastic constitutive model of cortical bone taking into account damage evolution. Stapp Car Crash Journal 49, 133 – 156.

[36] Iwamoto, M., Nakahira, Y., Kimpara, H., 2015. Development and validation of the total HUman model for safety (THUMS) toward further understanding of occupant injury mechanisms in precrash and during crash. Traffic Injury Prevention 16, S36 – S48.

[37] Jolivet, E., Lafon, T., Petit, P., Beillas, P., 2015. Cromparison of kriging and moving least square methods to change the geometry of human body models. Stapp Car Crash Journal 59, 337 – 357.

[38] Kaale, B.R., Krakenes, J., Albrektsen, G., Wester, K., 2005. Head position and impact direction in whiplash injuries: associations with MRI-verified lesions of ligaments and membranes in the upper cervical spine. Journal of Neurotrauma 22 (11), 1294 – 1302.

[39] Keaveny, T.M., Morgan, E.F., Niebur, G.L., Yeh, O.C., 2001. Biomechanics of trabecular bone. Annual Review of Biomedical Engineering 3, 307 – 333.

[40] Kepler, C.K., Vaccaro, A.R., 2012. Injuries and abnormalities of the cervical spine and return to play criteria. Clinics in Sports Medicine 499 – 508 (Epub 2012 Apr 5).

[41] Kimpara, H., Nakahira, Y., Iwamoto, M., et al., 2006. Investigation of anteroposterior head-neck responses during severe frontal impacts using a brain-spinal cord complex FE model. Stapp Car Crash Journal 50, 509 – 544.

[42] Kleinberger, M., 1993. Application of finite element techniques to the study of cervical spine mechanics. In: Proceedings from the 37th Stapp Car Crash Conference, pp. 261 – 272 (SAE 933131).

[43] Kleinberger, M., 2000. Importance of head restraint position on whiplash injury. In: Yoganandan, N., Pintar, F.A. (Eds.), Frontiers in Whiplash Trauma: Clinical and Biomechanical. ISO Press, Amsterdam, pp. 477 – 490.

[44] Klinich, K., DeSantis Ebert, S.M., Van Ee, C.A., Flannagan, C.A.C., Prasad, M., Reed, M.P., Schneider, L.W., 2004. Cervical spine geometry in the automotive seated posture: variations with age, stature and gender. Stapp Car Crash Journal 48.

[45] Kumaresan, S., Yoganandan, N., Pintar, F.A., Voo, L.M., Cusick, J.F., Larson, S.J., 1997. Finite element modeling of cervical laminectomy with graded facetectomy. Journal of Spinal Disorders 10 (1), 40 – 46.

[46] Lee, K.E., Thinnes, J.H., Gokhin, D.S., Winkelstein, B.A., 2004. A novel rodent neck pain model of facet-mediated behavioural

hypersensitivity: implications for persistent pain and whiplash injury. Journal of Neuroscience Methods 137 (2), 151 - 159.

[47] Levitz, C.L., Reilly, P.J., Torg, J.S., Jan - Feb 1997. The pathomechanics of chronic, recurrent cervical nerve root neurapraxia. The chronic burner syndrome. The American Journal of Sports Medicine 25 (1), 73 - 76.

[48] Lindahl, O., 1976. Mechanical properties of dried defatted spongy bone. Acta Orthopaedica Scandinavica 47, 11 - 19.

[49] Lu, Y., Chen, C., Kallakuri, S., Patwardhan, A., Cavanaugh, J.M., 2005. Neurophysiological and biomechanical characterization of goat cervical facet joint capsules. Journal of Ortho-paedic Research 23 (4), 779 - 787.

[50] Mall, N.A., Buchowski, J., Zebala, L., Wright, R.W., Matava, M.J., 2012. Spine and axial skeleton injuries in the national football league. American Journal of Sports and Medicine 40 (8), 1755 - 1761 (Epub 2012 May 30).

[51] Mattucci, S.F.E., Moulton, J.A., Chandrashekar, N., Cronin, D.S., 2012. Strain rate dependent properties of younger human cervical spine ligaments. Journal of the Mechanical Behavior of Biomedical Materials 10, 216 - 226.

[52] Mattucci, S., Moulton, J., Chandrashekar, N., Cronin, D.S., July. 2013. Strain rate dependent properties of human craniovertebral ligaments. Journal of the Mechanical Behavior of Biomedical Materials 23, 71 - 79. http://dx.doi.org/10.1016/j.jmbbm.2013.04.005.

[53] McElhaney, J.H., 1966. Dynamic response of bone and muscle tissue. Journal of Applied Physiology 21, 1231 - 1236.

[54] Meyer, F., Bourdet, N., Deck, C., Willinger, R., Raul, J.S., 2004. Human neck finite element model development and validation against original experimental data. In: Proceedings from the 48th Stapp Car Crash Conference, 177 - 206. SAE 2004-22-0008.

[55] Moore, K.L., Dalley, A.F., 1999. Clinically Oriented Anatomy, fourth ed. s.l.: Lippincott Williams & Wilkins.

[56] Moroney, S.P., Schultz, A.B., Miller, J.A.A., Andersson, G.B.J., 1988. Load-displacement properties of lower cervical spine motion segments. Journal of Biomechanics 21 (9), 769 - 779.

[57] Nightingale, R.W., Winkelstein, B.A., Knaub, K.E., Richardson, W.J., Luck, J.F., Myers, B.S., 2002. Comparative strengths and structural properties of the upper and lower cervical spine in flexion and extension. Journal of Biomechanics 35 (6), 725 - 732.

[58] Nightingale, R.W., Carol Chancey, V., Ottaviano, D., Luck, J.F., Tran, L., Prange, M., Myers, B.S., 2007. Flexion and extension structural properties and strengths for male cervical spine segments. Journal of Biomechanics 40 (3), 535 - 542.

[59] Nightingale, R.W., Sganga, J., Cutcliffe, H., Bass, C.R., 2016. Impact responses of the cervical spine: a computational study of the effects of muscle activity, torso constraint, and pre-flexion. Journal of Biomechanics 49 (4), 558 - 564.

[60] Ogden, R.W., 1984. Non-linear Elastic Deformation. Ellis Horwood Ltd., Chichester, Great Britain.

[61] Osth, J., Brolin, K., Svensson, M.Y., Linder, A.A., 2016. Female ligamentous cervical spine finite element model validated for physiological loads. Journal of Biomechanical Engineering 138 (6), 061005.

[62] Panjabi, M.M., Summers, D.J., Pelker, R.R., Videman, T., Friedlaender, G.E., Southwick, W.O., 1986. Three-dimensional load-displacement curves due to forces on the cervical spine. Journal of Orthopaedic Research 4, 152 - 161.

[63] Panjabi, M., Oxland, T., Parks, E., 1991. Quantitative anatomy of cervical spine ligaments. Part I. Upper cervical spine. Journal of Spinal Disorders 4 (3), 270 - 276.

[64] Panjabi, M.M., Oxland, T.O., Takata, K., Goel, V., Duranceau, J., Krag, M., 1993. Articular facets of the human spine. Quantitative three-dimensional anatomy. Spine 18 (10), 1298 - 1310.

[65] Panjabi, M.M., Crisco, J.J., Vasavada, A., Oda, T., Cholewicki, J., Nibu, K., Shin, E., 2001. Mechanical properties of the human cervical spine as shown by three-dimensional load-displacement curves. Spine 26 (24), 2692 - 2700.

[66] Panjabi, M.M., Pearson, A.M., Shigeki, I., Ivancic, P.C., Gimenez, S.E., Tominaga, Y., 2004. Cervical spine ligament injury during simulated frontal impact. Spine 29 (21), 2395 - 2403.

[67] Panzer, M.B., Cronin, D.S., Mar. 2009. C4-C5 segment finite element model development, validation, and load sharing investigation. Journal of Biomechanics 42 (4), 480 - 490. http://dx.doi.org/10.1016/j.jbiomech.2008.11.036.

[68] Panzer, M.B., Fice, J., Cronin, D.S., 2011. Cervical spine response in frontal crash. Medical Engineering & Physics 33, 1147 - 1159.

[69] Pearson, A.M., Ivancic, P.C., Ito, Sh., Panjabi, M.M., 2004. Facet joint kinematics and injury mechanisms during simulated whiplash. Spine 29 (4), 390 - 397.

[70] Przybylski, J.G., Patel, P.R., Carlin, G.J., Woo, S.L.-Y., 1998. Quantitative anthropometry of the subatlantal cervical longitudinal ligaments. Spine 23 (8), 893 - 898.

[71] Radanov, B.P., Sturengger, M., Di Stefano, G., 1995. Long-term outcome after whiplash injury: a 2-year follow-up considering features of injury mechanism and somatic, radio-logic, and psychosocial findings. Medicine 74 (5), 281 - 297.

[72] Reilly, D.T., Burstein, A.H., Frankel, V.H., 1974. The elastic modulus for bone. Journal of Biomechanics 7, 271 - 275.

[73] Rosenbaum, D., 2009. Human Motor Control, second ed. Elsevier.

[74] Schileo, E., Taddei, F., Cristofolini, L., Viceconti, M., 2008. Subject-specific finite element models implementing a maximum principal strain criterion are able to estimate failure risk and fracture location on human femurs tested in vitro. Journal of Biomechanics 41, 356 - 367.

[75] Schwartz, D., Guleyupolu, B., Koya, B., Stitzel, J.D., Gayzik, F.S., 2015. Development of a computationally efficient full human body finite element model. Traffic Injury Prevention 16, S49 - S56.

[76] Schneider, L. W., Robbins, D. H., Pflug, M. A., Snyder, R. G., 1983. Development of Anthropo-metrically Based Design Specifications for an Advanced Adult Anthropometric Dummy Family, Volume 1. UMTRI Report number UMTRI-83-53-1.

[77] Shams, T., Huang, T.J., Rangarajan, N., Haffner, M., 2003. Design requirements for a fifth percentile female version of the THOR ATD. In: 18th ESV Conference, Paper Number 421.

[78] Shateri, H., Cronin, D.S., 2015. Out-of-position rear impact tissue level investigation using detailed finite element neck model. Traffic Injury Prevention 16 (7), 698 – 708. http://dx.doi.org/10.1080/15389588.2014.1003551.

[79] Shea, M., Edwards, W.T., White, A.A., Hayes, W.C., 1991. Variations of stiffness and strength along the human cervical spine. Journal of Biomechanics 24 (2), 95 – 107.

[80] Siegmund, G.P., Winkelstein, B.A., Ivancic, P.C., Svensson, M.Y., Vasavada, A., 2009. The anatomy and biomechanics of acute and chronic whiplash injury. Traffic Injury Prevention 10 (2), 101 – 112.

[81] Singh, D., Cronin, D.S., 2017. An investigation of dimensional scaling using cervical spine motion segment finite element models. International Journal for Numerical Methods in Biomedical Engineering. http://dx.doi.org/10.1002/cnm.2872.

[82] Skaggs, D.L., Weidenbaum, M., Iatridis, J.C., Ratcliffe, A., Mow, V.C., 1994. Regional variation in tensile properties and biochemical composition of the human lumbar annulus fibrosus. Spine 19 (12), 1310 – 1319.

[83] Sohn, H.M., You, J.W., Lee, J.Y., 2004. The relationship between disc degeneration and morphologic changes in the intervertebral foramen of the cervical spine: a cadaveric MRI and CT study. Journal of Korean Medical Science 19 (1), 101 – 106. http://dx.doi.org/10.3346/jkms.2004.19.1.101.

[84] Spitzer, W.O., Skovron, M.L., Salmi, L.R., Cassidy, J.D., Duranceau, J., Suissa, S., et al., 1995. Scientific monograph of the quebec task force on whiplash-associated disorders: redefining "whiplash" and its management. Spine 20 (Suppl. 8), 1S – 73S.

[85] Stemper, B.D., Pintar, F.A., Rao, R.D., 2011. The influence of morphology on cervical injury characteristics. Spine 36 (Suppl. 25), S180 – S186.

[86] Storakers, B., 1986. On material representation and constitutive branching in finite compressible elasticity. Journal of the Mechanics and Physics of Solids 34, 125 – 145.

[87] Thunnissen, J., Wismans, J., Ewing, C.L., Thomas, D.J., 1995. Human volunteer head-neck response in frontal flexion. In: Proceedings from the 39th Stapp Car Crash Conference, pp. 439 – 460.

[88] Tropiano, P., Thollon, L., Arnoux, P.J., et al., 2004. Using a finite element model to evaluate human injuries applications to the HUMOS model in whiplash situation. Spine 29 (16), 1709 – 1716.

[89] Untaroiu, C.D., Yue, N., Shin, J., 2013. A finite element model of the lower limb for simulating automotive impacts, 41 – 3, 513 – 526.

[90] Ural, A., Zioupos, P., Buchanan, D., Vashishth, D., 2011. The effect of strain rate on fracture toughness of human cortical bone: a finite element study. Journal of the Mechanical Behavior of Biomedical Materials 4, 1021 – 1032.

[91] Wheeldon, J.A., Pintar, F.A., Knowles, S., Yoganandan, N., 2006. Experimental flexion/extension data corridors for validation of finite element models of the young, normal cervical spine. Journal of Biomechanics 39 (2), 375 – 380.

[92] Williams, J.L., Belytschko, T.B., 1983. A three-dimensional model of human cervical spine for impact simulation. Journal of Biomechanical Engineering 105, 321 – 331.

[93] Winkelstein, B.A., Nightingale, R.W., Richardson, W.J., Myers, B.S., 2000. The cervical facet capsule and its role in whiplash injury: a biomechanical investigation. Spine 25 (10), 1238 – 1246.

[94] Winters, J.M., Stark, L., 1985. Analysis of fundamental human movement patterns through the use of in-depth antagonistics muscle models. IEEE Transactions in Biomedical Engineering 12, 826 – 839.

[95] Winters, J.M., Woo, S.L.Y., 1990. Multiple Muscle Systems: Biomechanics and Movement Organization. Springer-Verlag, New York.

[96] Winters, J.M., 1995. How detailed should muscle models be to understand multi-joint movement coordination? Human Movement Science 14, 401 – 442.

[97] Wismans, J., van Oorashot, H., Woltring, H.J., 1986. Omni-directional human head-neck response. In: Proceedings from the 28th Stapp Car Crash Conference, pp. 161 – 171.

[98] Yang, K.H., Zhu, F., Luan, F., et al., 1998. Development of a finite element model of the human neck. In: Proceedings from the 42nd Stapp Car Crash Conference, SAE 983157.

[99] Yoganandan, N., Pintar, F.A., Butler, J., Reinartz, J., Sances, A., Larson, S.J., 1989. Dynamic response of human cervical spine ligaments. Spine 14 (10), 1102 – 1110.

[100] Zuby, D.S., Lund, A.K., 2010. Preventing minor neck injuries in rear crashes — forty years of progress. Journal of Occupational and Environmental Medicine 52 (4), 428 – 433.

14 碰撞场景的胸部建模

King H. Yang, Barbara R. Presley
Wayne State University, Detroit, Michigan, United States

14.1 引言及相应的人体解剖学

在美国道路交通事故死亡及重伤的人群中,胸部损伤人数仅次于头部损伤(Cavanaugh 和 Yoganandan, 2015)。对于有限元建模而言,人体胸部是一个相当复杂的区域。图 14.1 展示了胸部的骨性结构,由 12 块胸椎(T1~T12)、12 对肋骨、胸骨、锁骨和肩胛骨组成。胸椎、肋骨及胸骨组成胸廓。椎间盘位于相邻椎骨之间,由充满凝胶的髓核及多层纤维环组成。上 6 对肋骨通过肋软骨与胸骨直接相连,第 7~10 对肋骨通过肋软骨在第 7 肋骨水平与胸骨相连。此外,第 11 对、第 12 对肋骨不与胸骨相连,因此被称为浮肋。锁骨和肩胛骨共同形成肩带,肱骨在肩带中转动。

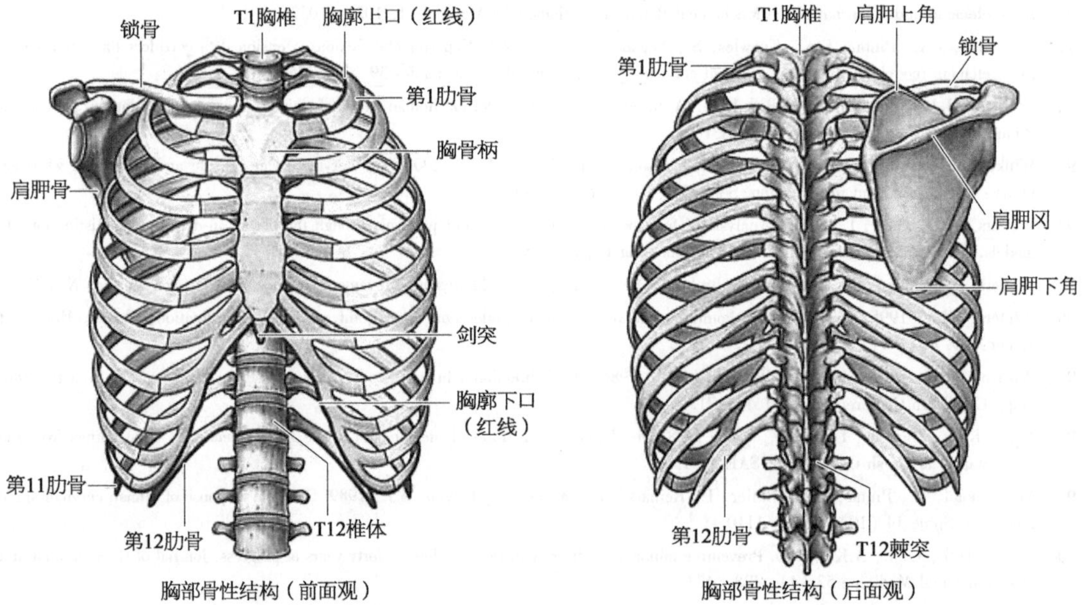

图 14.1 胸部的骨性结构。左: 前面观。右: 后面观。

来源: Taken from Drake, R., Vogl, W., Mitchell, A.W.M., Tibbitts, R., Richardson, P., 2008. Gray's Atlas of Anatomy, second ed. Churchill Livingston Elsevier, ISBN: 978-1-4557-4802-0, with permission。

胸部底面是圆顶状的膈肌，由肌肉和肌腱组成，参与人体的呼吸运动。膈肌将胸腔与腹腔分开。胸腔内有心、肺及大血管等内脏器官（图 14.2）。这些器官是循环系统的主要组成部分。肺是一对海绵状并饱含空气的器官，肺表面覆有薄层脏层胸膜。氧气从肺部进入血液循环，血中的二氧化碳由肺部排出。心脏位于具有保护功能的双层结构的心包内，心脏富含肌肉组织，负责将血液泵至全身。动脉将含氧的血液从心脏输送至其他器官，而静脉将去氧的血液输送回心脏。肺循环系统是个例外，肺动脉将去氧的血液输送到肺部，而肺静脉将含氧的血液从肺部输送至心脏。除肺动脉和肺静脉之外，另有 3 支与心脏相连的大血管：上腔静脉、下腔静脉和主动脉。主动脉分支包括升主动脉、主动脉弓和降主动脉。含氧的血液从主动脉输送至全身各个部位。

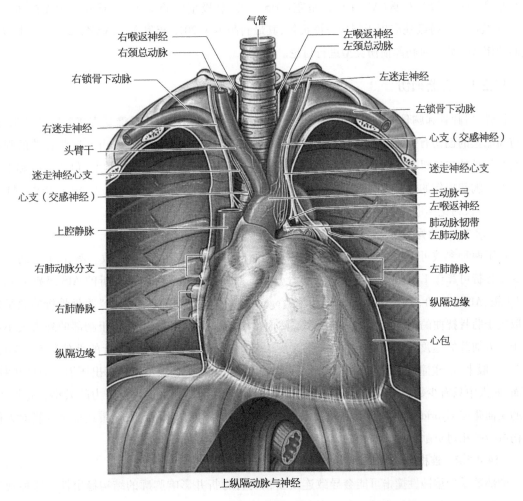

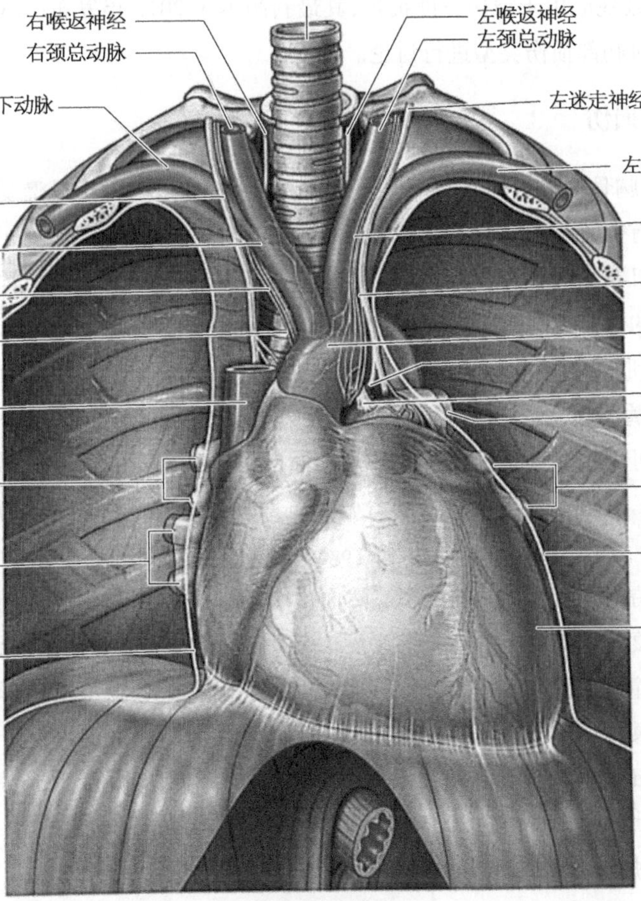

图 14.2 胸部冠状位观。

来源：Taken from Drake, R., Vogl, W., Mitchell, A.W.M., Tibbitts, R., Richardson, P., 2008. Gray's Atlas of Anatomy, second ed. Churchill Livingston Elsevier, ISBN: 978-1-4557-4802-0, with permission。

在本章中涉及的胸部损伤仅限于与肋骨骨折和内脏损伤建模相关的主题。锁骨、肩胛骨、胸骨和上肢关节（包括肩锁关节、肘关节、盂肱关节、胸锁关节和腕关节）的建模将在第 16 章中详细讨论。此外，对于其他骨性结构（如脊柱和四肢）的建模方法，鉴于其在损伤类型、损伤程度和相关损伤机制方面的相似性，也将在第 16 章中一并讨论。

14.2 损伤类型和损伤机制

在 20 世纪 60 年代初期，部分医生、工程师和其他研究人员联合起来，为事故调查人员开发了一种基于解剖结构的、普遍可接受的人体损伤量表，以便调查人员能够使用统一的标准报告他们的调查结果。作为此项合作的成果，John Dunham States 博士（1925.6—2015.3）公布了第一版简明损伤量表（Abbreviated Injury Scale, AIS），该版本依据损伤的致死率或危及生命的程度对损伤进行分级（States, 1969）。该损伤量表根据评分将损伤分为 6 个级别：轻度（AIS 1 级）、中度（AIS 2 级）、重度（AIS 3 级）、严重（AIS 4 级）、危重（AIS 5 级）和极重（AIS 6 级），AIS 0 表示无损伤。此后，AIS 被广泛并持续地应用于损伤程度报告，其最新版本于 2015 年发布（AAAM, 2017）。本章中我们使用 AIS 分级对胸部损伤类型进行讨论。

14.2.1 · 骨骼损伤

锁骨、肩胛骨和胸骨的骨折被评为中度损伤（AIS 2 级）。这些骨折是遭受直接碰撞的结果，通常与高能量的创伤有关，如在车祸、肢体接触性运动和摔跌中发生的骨折。由于这些骨骼的损伤机制与长骨的损伤机制相似，因此将在第 16 章讨论与这些骨骼相关的损伤类型，包括上肢和下肢的骨骼。胸部损伤的 AIS 级别随肋骨骨折数量的增加而增加，可达重度（AIS 3 级）或严重（AIS 4 级）。本节仅讨论与肋骨相关的骨折。

14.2.1.1 肋骨骨折

以下两种参数可用于计算肋骨骨折数：肋骨骨折根数和肋骨骨折部位数。例如，1 根肋骨发生 3 处骨折可算作 1 根肋骨骨折或 3 处肋骨骨折。对应 1、2 和 3 根肋骨骨折的 AIS 级别分别是 AIS 1 级、AIS 2 级和 AIS 3 级。Cavanaugh 和 Yoganandan（2015）在综述中指出“肋骨骨折的数量似乎取决于肋骨挠曲的幅度而非挠曲的速率。然而由于胸部的黏性属性，施加于胸部的外力大小取决于外力加载的速度。因此，在外力加载速度一定时，外力似乎与肋骨骨折的部位数存在相关性”。一般来说，碰撞假人被设计用于测量胸部挠度-时间历程，从中可以计算出压缩率时间历程。然而，假人中只有少数几个既定的区域可进行挠度测量，且无法直接测得撞击力的大小。此外，常用的正面碰撞 Hybrid Ⅲ假人只允许使用一个位移传感器，不能用于确定安全带或安全气囊对人体损伤风险的相对贡献程度（Kent 等，2003a）。

14.2.1.2 连枷胸

胸部遭受严重钝性撞击可能会导致连续多根肋骨骨折并影响胸廓的结构稳定性。这种现象通常被称为连枷胸。不伴有肺挫伤的单侧连枷胸评为 AIS 3 级，伴有肺挫伤的连枷胸评为 AIS 4 级，双侧连枷胸评为 AIS 5 级。根据假人数据无法直接评估是否有连枷胸。Lardinois 等（2001）的一篇文章指出，连枷胸患者 30 天的病死率为 11%。Cacchione 等（2000）报道了一名单侧第 3~10 肋骨骨折患者的病史。骨折发生 2 年后，该患者在上半身运动时仍伴有剧烈胸壁疼痛，需要麻醉药物来缓解疼痛。

认识到连枷胸的严重性后，Davidsson 等(2014)试图通过在 THOR 假人的肋骨中添加应变计来改进该假人的测试装置，使其能更好地预测肋骨骨折和连枷胸的风险。尽管尚未证明应变是比胸部挠度更好的损伤评价指标，但沿着这一方向继续进行研究，未来可能会研制出能够准确预测连枷胸损伤的假人模型。

14.2.2 · 心、肺损伤

心、肺受到周围坚固富弹性的胸廓所保护。胸廓的直接挤压、胸膜或心包的贯穿，以及肋骨骨折可能会损伤这两个循环、呼吸系统的重要器官。以下部分简要说明钝性撞击引起的心、肺损伤。

14.2.2.1 肺撕裂伤和肺挫伤

肺撕裂伤是指钝性或穿透性碰撞导致的肺组织撕裂，通常发生于肋骨骨折部位。肺撕裂伤伴呼吸道漏气可评级为 AIS 3 级(单纯性气胸或持续呼吸道漏气)或 AIS 4 级(严重呼吸道漏气)。肺挫伤是指肺实质出血以及肺组织吸收氧气的能力受到限制。单侧肺挫伤评级为 AIS 3 级，而双侧肺挫伤被评为 AIS 4 级。Fung 和 Yen(1984)曾对在火炮发射时邻近士兵的肺损伤机制进行研究。研究指出，肺挫伤与通过胸壁传输的高速压力波对充满空气的肺泡所造成的损伤有关。Gayzik 等(2007)对雄性 SD 大鼠施加 5 m/s 的直接碰撞，用于研究钝性碰撞相关的肺挫伤。研究指出，肺损伤的应变和应变率阈值分别为 15.4%和 304/s。

14.2.2.2 血胸和气胸

血胸是指因出血导致的胸腔内积血，出血可能来源于肋骨骨折引起的血管破裂。气胸是一种因肺和胸腔之间存在孔隙所造成的疾病，可使空气在胸腔内异常聚集并导致肺萎陷。胸膜裂伤伴血胸或气胸评级为 AIS 3 级。

14.2.2.3 心脏撕裂伤、心脏挫伤和心脏撕脱伤

由于心脏在胸腔内受到很好的保护，故心脏损伤需要很大能量的撞击。心脏钝性创伤的范围包括“临床上无症状的短暂性心律失常到致命的心脏破裂”(AAST, 2017)。熟知的心脏损伤机制包括车祸中行人或乘员遭到撞击、体育运动中的肢体冲撞及高坠。此外，腹部严重受压会使大量血液从下腔静脉向上涌动，并导致心脏撕裂。

心脏组织撕裂称为心脏撕裂伤，评级为 AIS 3 级。心肌出血称为心脏挫伤。轻度心脏挫伤为 AIS 3 级，而严重心脏挫伤为 AIS 4 级。Schultz 和 Trunkey(2004)的研究指出 60%~100%的钝性心脏创伤者存在心脏挫伤，发生率仅次于心脏挫伤的是右心室破裂(19%~32%)和右心房破裂(10%~15%)。研究表明胸前壁与方向盘发生碰撞是导致右心损伤最常见的机制。由于碰撞假人中并未用装置明确指代心脏和肺脏，故无法直接评估心、肺的损伤风险。目前，有限元模型无法模拟穿透伤。与肺脏类似，应变和应变率是心脏在组织层面发生损伤的可能机制。

14.2.3 · 大血管损伤

血液通过五大血管进出心脏：主动脉、肺动脉、上腔静脉、下腔静脉和肺静脉。人体最大动脉——主动脉的损伤将在下一节单独讨论。其他四个大血管的破裂被评为 AIS 3 级或 AIS 4 级。

14.2.3.1 主动脉破裂

主动脉壁分为三层，从内至外分别为内膜、中膜和外膜（Solomon 和 Phillips，1987）。在胸腔中，主动脉分为升主动脉、主动脉弓、主动脉峡部和胸主动脉（图 14.3）。Augenstein 等（1997）的研究指出，对于 AIS 3 级及更高级的主动脉损伤者，上述损伤 90%位于主动脉峡部，5%～10%位于升主动脉，1%～3%位于膈肌裂孔水平的降主动脉。此外，98%的 AIS 3 级及更高级的主动脉损伤者当场死亡。Katyal 等（1997）的研究指出，创伤性主动脉破裂的伤者中，94%的破裂位于主动脉峡部，该区域位于左锁骨下动脉与主动脉交汇处的远端。对碰撞数据分析的结果表明，几乎所有的主动脉完全横断均沿着纵轴进行。主动脉撕裂伤被评为 AIS 5 级。

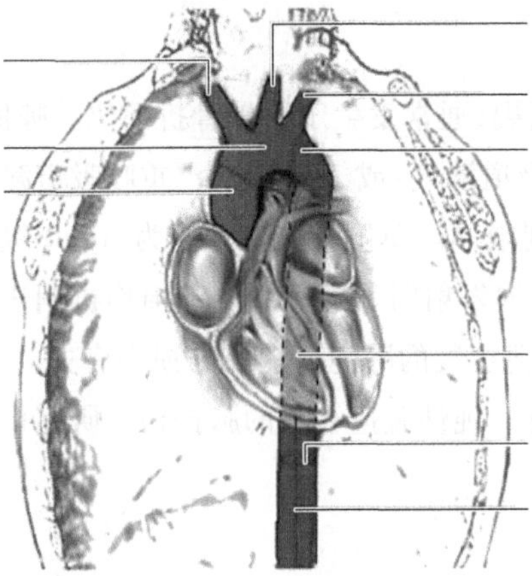

图 14.3 主动脉和其他大动脉。

来源：Picture courtesy of Dr.，Children's Hospital of Philadelphia。

14.2.4 · 软组织损伤

膈肌挫伤为 AIS 2 级，膈肌裂伤为 AIS 3 级，心包损伤为 AIS 4 级。气管撕裂伤、纵隔血肿等为 AIS 5 级。其他软组织损伤，如肌肉疼痛，通常被评为 AIS 2 级或更低。

14.3 胸部有限元建模的影响因素

开发有限元模型的第一步是对目标结构进行理想化和离散化处理。在进行理想化之前，需要了解与年龄和性别相关的人体解剖结构变化，因为这些因素很可能会严重影响模型预测响应的结果。由于主动脉分支大动脉之间存在几何结构的差异，本节中对部分差异进行了描述，在构建有限元模型之前同样须将上述因素考虑在内。尽管计算机性能在不断增强，当前的计算能力仍难以对部分损伤类型进行有限元模拟。例如，使用基于 Lagrangian 法的有限元法无法预测损伤出血量。未来可能更注重于分析流体-固体的相互作用，并对此类损伤类型进行研究。本节尚不讨论上述损伤类型的内容。

14.3.1 · 几何学变化

随着人类自婴儿期、儿童期、青春期、成年期直至老年期的不断生长，身体上（例如，大小和形状）和生理上（例如，激素）的变化是难以避免的。可以肯定的是，这些变化会影响人体的碰撞响应和损伤阈值,故在人类有限元模型的开发过程中须将这些因素考虑在内。除年龄的增长之外,性别在人体碰撞响应和损伤阈值的差异中也可能发挥重要作用。虽然男性和女性的身体在许多方面相似,但仍存在一些显著的形态学差异,须在有限元模型的开发过程中加以考虑。随着年龄的增长,人体激素(如骨质疏松症)和几何形状(如老年人心脏体积增大)的改变会导致人体结构和材料属性的变化。以下内容介绍了在开发胸部有限元模型时可能需要考虑的一些关键的人体几何变化。

14.3.1.1 男性与女性胸廓的形状和大小

一般而言,女性的胸廓较男性更圆、更小(图 14.4),部分原因是女性的锁骨和胸骨较短。自前向后观,女性的胸廓狭窄且向内倾斜,与男性更宽、更直的胸廓形成鲜明对比。女性胸骨的上缘大约位于第 3 胸椎水平,而男性则位于第 2 胸椎水平附近(Gray, 1973)。

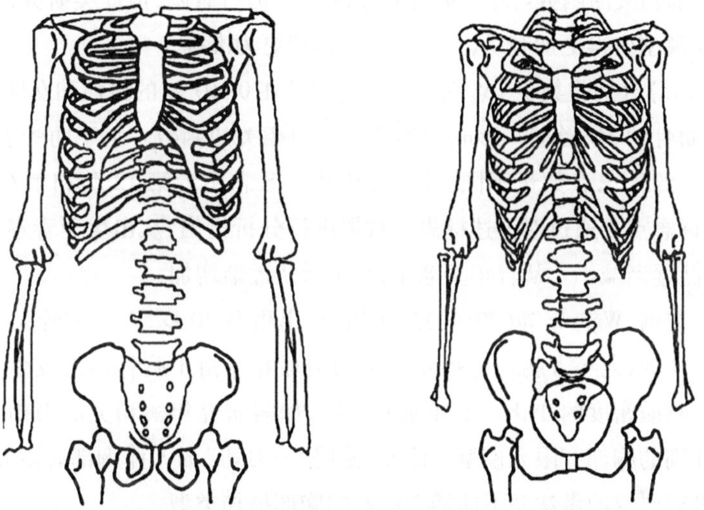

图 14.4 男性与女性胸廓几何学特点的比较(Kimpara 等,2005)。

胸骨主要由三个部分组成,其顶部为胸骨柄,与锁骨和第 1 肋相连;胸骨柄下方为胸骨体,是其他肋骨的附着点;最下方为剑突。在法医检验中,正确辨别尸骨的性别十分重要。Hyrtl 法则是最古老且目前仍常用的用于骨骼性别辨别的技术之一。Bongiovanni 和 Spradley(2012)在研究中提到,Hyrtl 法则指出"男性胸骨体的长度大于胸骨柄长度的 2 倍,女性胸骨体的长度未达胸骨柄长度的 2 倍"。研究进一步指出,单独运用 Hyrtl 法则对男性和女性骨骼进行辨别的准确率分别为 61% 和 55.6%。将 Hyrtl 法则结合第 2、第 3 肋软骨-胸骨关节凹陷处之间的胸骨宽度,以及第 4、第 5 肋软骨-胸骨关节凹陷处之间的胸骨宽度进行骨骼性别辨别时,男性和女性的辨别准确率分别为 80.00% 和 88.24%。目前针对胸骨各个部分的生物力学性能的研究较少,现有的人类胸部有限元模型对胸骨的三个部分均赋予了相同的材料属性。

Bellemare 等(2003)对 21 名男性和 19 名女性的胸部正位及侧位 X 线片进行研究后指出,男性肺体积比同身高同体重的女性大 10%~12%。研究还指出,与男性相比,女性胸廓的径向尺寸较小,肋骨的倾斜度较大,膈肌顶部的位置相似、长度较短。由于肋骨的倾斜度较男性大,女性胸廓更能耐受胸廓内体积的增大。这种解剖学特点允许女性在怀孕期间能够适应腹腔体积的增大。

较其他对3D有限元人体模型进行网格化的方法而言,根据CT和MRI扫描数据对模型的几何形状进行离散化的方法更加容易。然而,根据有限数量志愿者的医学图像对模型进行网格化时,模型很可能不具备对目标人群的代表性。例如,如果目标是构建一个50百分位男性有限元模型,而实际模型的组分或整个模型数据均来自1~2名志愿者的数据,则模型可能需要进行调整以符合男性数据的统计平均值。Gayzik等(2008)从63名成年男性的CT扫描数据中选取了106个标志点,构建了一个与年龄、体重、身高、BMI相关的函数,用以量化男性与年龄相关的身体形状变化。同样的,Shi等(2014)从89名年龄在18~89岁的男性和女性志愿者的左侧胸廓CT扫描数据中选取了464个位置标志点,并对上述标记进行了一系列的数学操作,包括刚性配准、主成分分析(principal component analysis, PCA)和多元回归分析等,用于将上述标志点的坐标形成一个与年龄、身高、BMI和性别相关的函数。尽管研究对象的数量仍然有限,但此类研究使开发特定年龄和性别的胸廓有限元模型变得更加容易,且所构建的模型更为准确。

Weaver等(2014a)分别收集了168名和171名年龄在0~97岁的男性和女性的胸部CT扫描数据,用于分析每根肋骨的3D形态并形成与年龄及性别相关的函数。由于肋骨表面区域在存在差异,不同肋骨上选取的标志点数量不同。例如,从某一名志愿者第12肋和第6肋上分别选取了2 769和10 351个标志点。通过对上述标志点数据进行分析指出,从出生至青春期,人体胸廓尺寸逐渐增加,胸椎后凸逐渐减小。从青年至老年,胸椎后凸逐渐增加。

根据上述研究数据,Weaver等(2014b)还指出,从出生至30岁,人体胸骨大小逐渐增大,30岁后保持不变。研究认为,老年人胸骨骨折发生率的增加并非由于胸骨形态发生变化,可能是由于骨皮质厚度或骨矿物质密度的变化。上述研究表明,如需研究年龄相关的损伤,则需要使用能够代表特定年龄和性别的胸部有限元模型。此外,使用"一刀切"的人体胸部有限元模型对胸部损伤机制及损伤阈值进行研究的做法并不能涵盖所有的胸部损伤类型。

14.3.2 · 男性与女性的肋骨角度

Bellemare等(2003)对21名男性和19名女性的胸部X线片进行研究后指出,女性的肋骨倾斜度更大。Kent等(2005)的研究指出,肋骨的角度(从后肋的最高点到前肋的最高点)随着年龄的增长而变化,肋骨的角度可以用以年龄、性别、体重和BMI为变量的函数进行计算。研究人员使用多元回归模型对111名在密歇根大学医院进行腹部和(或)胸部CT扫描的碰撞损伤的伤者的CT数据,以及对碰撞损伤研究与工程网络(Crash Injury Research and Engineering Network, CIREN)研究项目中的50名个体的CT数据进行分析,用于推算第9肋骨的角度。如果第9肋的影像数据不足以用于计算肋骨角度,则依次使用下一根可用肋骨(即第8、第7或第6肋)的角度。研究结果给出了如下函数:

$$\text{肋骨角度}_{(9876)} = 35.4 + 0.041\,2 \times \text{年龄} + 0.572 \times \text{BMI} + 1.03 \times \text{性别} \tag{14.1}$$

该函数中,肋骨角度单位为度,9876表示首选第9肋骨角度,当第9肋数据不可用时,依次使用第8、第7和第6肋骨的角度进行计算。年龄以年为单位,BMI以kg/m^2为单位,性别中男性为1,女性为0。虽然通过式(14.1)计算,男性、女性在第9肋骨的角度差异只有1.03°,而笔者注意到第6肋骨的男女差异要大得多。

Weaver 等(2014a)的研究表明,人类从出生至青春期,肋骨位置相对于脊柱逐渐旋转向下,而从青年至老年,肋骨逐渐向上旋转(即更接近于水平位)。该研究未提供计算肋骨角度的公式。研究认为,胸廓逐渐变圆及与年龄相关的肋骨相对于脊柱的位置变化影响了胸部的生物力学响应。美中不足的是,该研究使用的数据来自非公开数据库。如需使用该数据库须有直接访问权限。然而,即便无法访问该数据库,回顾性研究也强调了要正确地设定胸部有限元模型中的肋骨角度,以展现特定人群的人体结构特征。

14.3.2.1 骨皮质厚度

胸部有限元模型可以提供整体损伤指标(如胸部挠度峰值、加载速率和撞击力),根据这些指标可以评估损伤风险。然而,这种方法与使用碰撞假人来评估损伤风险的方法没有区别。这种损伤分析的方法并没有充分利用有限元模型的优势,即有限元模型可以获取模型内任意位置的应力、应变、应变率等数据。借助于基于应力或应变的组织损伤标准,可以使用单元消除算法预测或在模型上直接显示肋骨骨折的部位。该方法可以直接预测准确的AIS级别和损伤部位,以便与真实损伤案例进行比较。值得注意的是,单元消除算法是预测材料断裂的最高效算法,但该方法存在问题,主要是由于该算法违背了能量守恒原理,而这些内容超出了本书的范围。

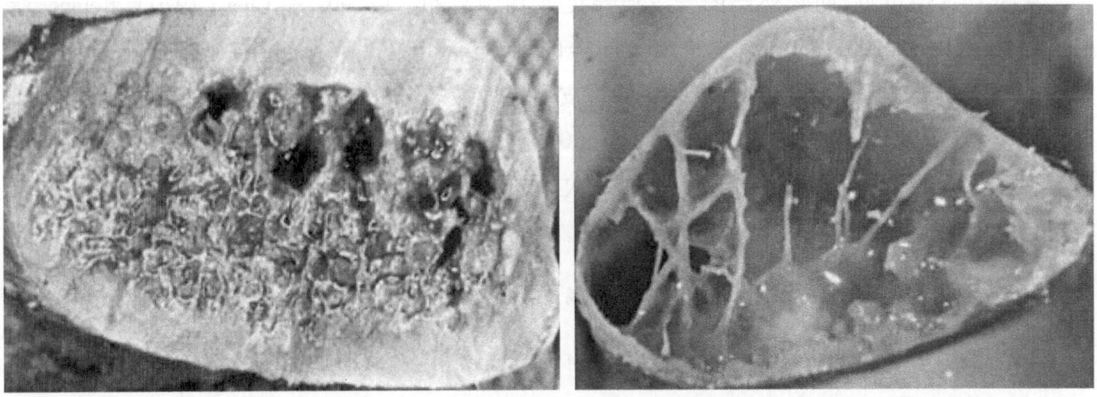

图14.5 取自年轻男性和老年女性尸体标本的肋骨横截面,呈现了外层骨皮质厚度和内部骨小梁数量的区别。

来源:Figure based on Kalra, A., Saif, T., Shen, M., Jin, X., Zhu, F., Begeman, P.C., Millis, S., Yang, K.H., 2015. Characterization of human rib biomechanical responses due to three-point bending. Stapp Car Crash Journal 59, 1 - 18, and reproduced with permission from The Stapp Association。

肋骨由外层骨皮质和内部骨小梁组成(图14.5)。由于骨皮质的杨氏模量比骨小梁高出几个数量级,故肋骨的碰撞响应主要受到厚度(结构性能)和弹性模量(材料属性)的影响。Kalra 等(2015)从82具尸体(53名男性和29名女性,年龄在21~87岁)中提取了278例单根肋骨样本进行了一系列准静态及3点弯曲实验,并对实验数据进行分析,用以研究年龄、性别、身高和体重对肋骨生物力学响应的影响。研究结果虽没有统计学意义,但研究人员发现肋骨皮质厚度可用以年龄、性别、身高和体重为变量的函数表示,其形式为:

$$T = 1.526 - 0.003 \times A + 0.133 \times G - 0.004 \times H + 0.004 \times W \tag{14.2}$$

其中T代表骨皮质厚度,以mm为单位;A代表年龄,以岁为单位;G代表性别,男性为1,女性为0;H代表身高,以cm为单位;W代表体重,以kg为单位。本书认为,该研究结果没有统计学意义是由于样本量不足。尽管如此,该研究的样本数(82例)是迄今已报道的同类研究中使用的最大样本量。上述研究结果强调了后续研究的必要性,以便在未来的胸部有限元建模中可以更准确地设定适当的肋骨皮质厚度。

14.3.2.2 肋骨皮质厚度的区域性差异

多项研究对不同肋骨的不同区域(前部、侧部、后部等)皮质厚度进行了测量。Roberts和Chen(1970)对一具骨骼中的肋骨皮质厚度、横截面积及扭转惯性矩进行了测量。测量结果表明肋骨从前肋至后肋皮质厚度有所增加。不同于长骨相对平直的表面,肋骨表面是扭曲和转动的。由于肋骨几何形状复杂,对于严重肋骨骨折的伤者而言,很难设计出一款合适的肋骨骨折内固定板。Mohr等(2007)对肋骨的整体曲率、沿骨干的纵向扭曲及肋骨沿其长轴的横截面几何形状进行了测量,在高度、宽度、骨皮质厚度及骨皮质和骨髓腔面积等方面进行了数据分析。该研究结果有助于明确有限元模型中肋骨的几何形状,但该研究样本较少,仅有8具尸体(4男4女)。Kemper等(2007)的研究指出,前侧肋骨样本的骨皮质厚度明显小于外侧肋骨样本的皮质厚度。然而此研究的样本同样较少,仅为6具男性尸体。上述研究获得的数据十分有意义,但由于样本量较少,上述研究数据尚不足以代表特定人群的肋骨特性。

从图14.5中可见,肋骨外层的骨皮质厚度非均匀分布。Roberts和Chen(1970)、Kemper等(2007)及Mohr等(2007)的研究也得出了同样的结论。Kalra(2017)通过与弗吉尼亚理工大学Weaver博士交流之后表示,肋骨外侧区域的骨皮质厚度最高,其次是后外侧、前外侧、后部和前部区域。表14.1展示了Kalra在开发70百分位、50百分位的女性有限元模型时设定的肋骨皮质骨的厚度。尽管这些研究成果十分有用,但该领域欠缺整体的研究,使得目前的主流趋势仍是将胸部有限元模型中肋骨骨皮质采取均匀分布的厚度。

表14.1 肋骨皮质的相对厚度

前侧	前外侧	外侧	外后侧	后侧
74.39%	102.44%	134.15%	126.83%	100%

14.3.3 · 骨骼的材料属性

骨骼通常分为两种:① 骨皮质,也称为致密骨;② 骨小梁,也称为骨松质或骨海绵。骨皮质位于长骨的中部(骨干)和骨松质的外部(呈薄壳状),壳状骨皮质见于长骨的两端和椎骨。骨小梁位于长骨的两端骨皮质及椎骨骨皮质的内部,具有高度多孔性和各向异性。骨小梁数量很大,是椎骨的主要承重结构,其在长骨中的作用是将机械载荷从关节面转移至骨皮质。

在有限元建模中,正确选择材料属性至关重要。如果材料属性选择不当,模型预测的准确性将令人怀疑。与长骨骨折机制相似,肋骨骨折最有可能由弯曲引发。Kalra等(2015)所进行的肋骨弯曲试验及Kalra(2017)文献中提及的其他13项肋骨试验的结果汇总于表14.2,如下所示。

表 14.2　文献中根据肋骨样本试验所得的肋骨材料属性总结

作　者	载荷类型	样 本 数 量	加载率(mm/s)	生物力学响应
Granik 和 Stein (1973)	3 点弯曲	15 具尸体,具体样本数不详	0.042	E = 11.5 GPa, σ_{ult} = 0.160 GPa, d_{max} = 4 mm
Schultz 等 (1974)	整根肋骨弯曲	5 具男性尸体,具体样本数不详	2.45 N 的增量加载	F_{max} = 7.35 N, URd_{max} = 30 mm, LRd_{max} = 60 mm
Yoganandan 和 Pintar(1998)	3 点弯曲	120 例样本,取自 30 具尸体	0.042	第 7 肋: E = 2.3 GPa, d_{max} = 3 mm, F_{max} = 158 N 第 8 肋: E = 1.9 GPa, d_{max} = 3.2 mm, F_{max} = 137 N
Stitzel 等 (2003)	3 点弯曲(矩形试样)	80 例样本,取自 2 具男性尸体、2 具女性尸体	356	前侧: E = 7.5 GPa, σ_{ult} = 0.116 GPa, ε_{ult} = 0.032 外侧: E = 11.8 GPa, σ_{ult} = 0.153 GPa, ε_{ult} = 0.153 后侧: E = 10.7 GPa, σ_{ult} = 0.127 GPa, ε_{ult} = 0.025
Kemper 等 (2005)	矩形试样拉伸测试	117 例样本,取自 3 具男性尸体、3 具女性尸体	0.5 应变/s	E = 14 GPa, σ_{ult} = 0.12 GPa, ε_{ult} = 0.027
Kemper 等 (2007)	矩形试样拉伸测试 3 点弯曲	46 例样本,取自 6 具男性尸体 48 例样本,取自 6 具男性尸体	0.5 应变/s 0.7 应变/s	E = 13.3~15.1 GPa, σ_{ult} = 0.11~0.14 GPa ε_{ult} = 0.023~0.027 M_{max} = 3.02~9.76 Nm k_{max} = 57.99~225.71 N/mm
Sandoz 等 (2007)	3 点弯曲	31 例样本,取自 9 具男性尸体、3 具女性尸体	250 100 0.033	F_{max} = 230 N, d_{max} = 5 mm F_{max} = 210 N, d_{max} = 4.9 mm F_{max} = 150 N, d_{max} = 4.75
Charpail 等 (2005)	整根肋骨弯曲	30 例样本,取自 3 具男性尸体、2 具女性尸体	—	F_{max} = 87 N, d_{mean} = 41 mm, k_{mean} = 2 340 N/m
Li 等 (2010a)	整根肋骨弯曲	3 例样本,取自 3 具男性尸体	2 500~1 000	F_{max} = 41.2~57.1 N F_{max} = 87.4~123.4 N
Tomasch 等 (2010)	3 点弯曲	140 例样本,取自 1 具男性尸体、2 具女性尸体	0.166 和 8.33	F_{max} = 90~120 N
Kindig 等 (2011)	整根肋骨弯曲	27 例样本,取自 1 具男性尸体、2 具女性尸体	2	F_{max} = 19.5~177.3 N
Subit 等 (2011)	拉伸试样测试	10 例样本,取自 3 具尸体	0.01~0.02 24	E = 11.4~18.5 GPa, σ_{ult} = 0.08~0.143 GPa, ε_{ult} = 0.007%~0.015% σ_{ult} = 0.094~0.155 GPa,
Schafman (2015)	整根肋骨弯曲	184 例样本,取自 70 具男性尸体、23 具女性尸体	1 000~2 000	F_{max} = 25~300 N, d_{max} = 7.5%~70%, k_{max} = 0.5~20 N/mm
Kalra 等 (2015)	3 点弯曲	278 例样本,取自 53 具男性尸体、29 具女性尸体	0.169	女性: M_{mean} = 8.16 Nm, θ = 5.19° SMT = 2.07 Nm/°, t = 0.95 mm 男性: M_{mean} = 10.68 Nm, θ = 4.78° SMT = 2.92 Nm/°, t = 1.09 mm

注: d_{max}, 最大挠度; E, 弹性模量; F_{max}, 最大载荷; k_{max}, 平均刚度; LR, 下肋骨; M_{mean}, 平均弯矩; SMT, 力矩角图斜率; t, 平均肋骨皮质厚度; UR, 上肋骨; ε_{ult}, 极限应变; θ, 弯曲角度; σ_{ult}, 极限应力。

表 14.2 罗列了人体肋骨材料属性的文献数据，但目前年龄和性别等因素对肋骨材料属性的影响并不完全清楚。由于对人体肋骨的研究深度不如对人体承重骨的研究，因此以下部分内容对于长骨和椎骨的材料属性随年龄和性别的变化进行了讨论。资深有限元建模者可以参考 Keaveny 等（2003）、Martin 等（2015）和 Oftadeh 等（2015）进行的相关研究，以了解更多详细信息。

14.3.3.1 年龄增长的影响

年龄增长对于骨骼的影响主要体现在骨骼的孔隙率上。据报道，在 20 岁时人股骨皮质的孔隙率为 5%，到 80 岁时则接近 30%（McCalden 等，1993）。骨小梁的孔隙率范围可以从股骨颈的 70%（Morgan 和 Keaveny, 2001）发展至老年人脊柱的约 95%（Snyder 等，1993）。图 14.6 显示了人骨小梁样本在 microCT 扫描下呈现出致密且多孔状的图像。小梁状结构在决定骨小梁的表观弹性模量方面发挥了重要作用。

与骨皮质相比，骨小梁的孔隙率增大、矿化度减少（因骨小梁具有高重塑率），骨小梁的表观弹性模量远低于骨皮质。Wolff 曾提出一种假说，称如果在骨骼的力学分析中不考虑孔隙度的因素，骨皮质与骨松质的力学特性并无差异（Townsend 等，1975）。目前已经开展了许多研究来验证这一假设。作为这些研究的副产物，年龄增长对于骨骼材料属性的影响已经得到了相当深入的研究。

14.3.3.1.1 骨皮质

Reilly 和 Burstein（1975）的研究结果显示骨皮质纵向和横向的平均弹性模量分别为 17.9±3.9 GPa 和 10.1±2.4 GPa。此外，纵向和横向的泊松比分别为 0.4 和 0.62。我们认为 0.62 可能是一处笔误，因为泊松比的数值范围为 0~0.5。其他早期研究中经常得出的结论是，成年后人股骨和胫骨骨皮质的力学性能随着年龄的增长而下降。例如，Carter 和 Spengler（1978）的研究指出，29 岁后骨皮质的弹性模量每 10 年下降 1.5%，屈服应力每 10 年下降 2.2%，极限应变每 10 年下降 5.1%。其他会随着年龄增长而下降的材料属性包括撞击强度（Currey 等，1996；Evans，1976）、抗裂纹扩展性（Norman 等，1998；Yeni 等，1997）和韧性（McCalden 等，1993；Zioupos 等，1999）。

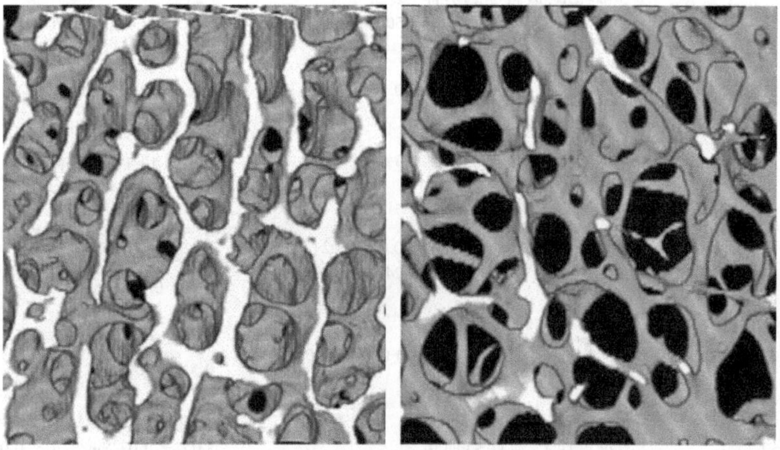

图 14.6 致密（左）和多孔（右）人体骨小梁样本的 MicroCT 图像。

来源：Photos courtesy of Dr. Matthew R. Allen, Indiana University School of Medicine。

Wang 等（2002）的研究得出了相反的结论。该研究发现青年组（19~49 岁）、中年组（50~69

岁)和老年组(>70 岁)的骨皮质弹性模量分别为 11.5 GPa、11.1 GPa 和 10.7 GPa,差异无统计学意义。此外,青年、中年组在骨皮质极限强度和屈服强度上的差异同样无统计学意义。然而,老年组骨皮质的极限强度低于青、中年组,差异具有统计学意义。老年组骨皮质的屈服强度低于青年组,差异具有统计学意义。研究人员还对去矿质的骨骼进行了研究,以明确剩余胶原蛋白网络的力学性能。他们发现老年脱矿骨骼的弹性模量、破坏强度和断裂功均显著降低,然而青年组和中年组之间未发现统计学差异。

14.3.3.1.2　骨松质

与骨皮质相比,骨松质发生持续重塑(去除死骨细胞和沉积新细胞的过程)的速度更快。与骨皮质相比,骨松质中骨细胞交换率更高,导致矿物化程度较低。骨松质中胶原蛋白和矿物质的数量较骨皮质明显减少,骨小梁的结构(排列方向和架构方面)是其材料属性的决定性因素。在对骨松质样本进行测试时,其力学性能取决于载荷方向、解剖部位、样本大小及边界条件(如夹具夹紧或润滑状态)。

Morgan 和 Keaveny(2001)对从 61 具人体尸体上采集的多个骨骼样本进行了测试,测试流程采用 3 次预处理循环操作使样本达到 0.1%应变,然后以 0.5%应变/s 的应变率斜坡加载至屈服点。表 14.3 中列出的 4 个解剖部位各自骨松质的压缩和拉伸弹性模量之间的差异无统计学意义。然而,压缩时骨松质的屈服应变高于拉伸时的屈服应变($P<0.001$)。总而言之,当骨松质的应变达到 1%屈服应变时开始失效。骨松质发生屈服后,骨小梁可以承受高达 50%的应变,同时仍保持相同的负载能力。

表 14.3　从不同区域获取的人体骨小梁在压缩和拉伸载荷下的杨氏模量

解剖学部位	测试类型	杨氏模量(MPa)	屈服应变
椎骨	压缩 拉伸	344±148 349±133	0.77±0.06 0.70±0.05
胫骨近端	压缩 拉伸	1 091±634 1 068±840	0.73±0.06 0.65±0.05
股骨大转子	压缩 拉伸	622±302 597±330	0.70±0.05 0.61±0.05
股骨颈	压缩 拉伸	3 230±936 2 700±772	0.85±0.10 0.61±0.03

从上述研究中可知,不同解剖部位的骨骼,其杨氏模量和屈服应变数值有很大差异。事实上,Keaveny 等(2003)对文献中涉及不同测试参数(如骨骼种类、测试样品的大小、载荷方向、加载条件及边界条件)下的测试数据进行综合分析后指出,骨松质的杨氏模量从 10 MPa 到 3 GPa 不等。

椎骨和股骨的杨氏模量和失效强度都随着年龄的增长而降低,椎骨(Mosekilde 等,1987)每 10 年约降低 10%,股骨(McCalden 等,1997)每 10 年约降低 8.5%。Mosekilde 的研究对来自 42 具 15~87 岁的人类尸体的腰椎椎体上取得的圆柱形样本进行了测试。起初研究人员观察到样本的生物力学性能与灰密度(骨质;$P<0.01$)呈正相关,灰密度随着年龄的增长而降低($P<0.01$)。在调整灰

密度后，样本的应力、刚度和能量吸收能力仍随年龄的增长而降低（$P<0.01$）。从上述数据可知，骨松质的力学性能不仅取决于骨质的疏密，还取决于由于衰老引起的结构连接性变化。McCalden 对自 44 名年龄在 20~102 岁的人股骨上获取的 255 块骨松质样本进行测试后指出，骨松质的抗压强度每 10 年下降 8.5%（$P<0.001$）。

尽管骨松质的杨氏模量和屈服应变对骨量的依赖性很弱（Mosekilde 等，1987），一些研究试图使用定量计算机断层扫描（quantitative computed tomography，QCT）来获取的特定部位 CT 值（HU），用于构建解剖部位特异性的骨骼有限元模型（Keyak 等，1990；Lotz 等，1991）。由于 QCT 无法探测对骨骼强度有显著影响的骨小梁的结构，因此在基于体素的 QCT 数值来定义骨松质的材料属性时需十分谨慎。该方法只能用于那些骨小梁方向已明确记载的解剖部位。

14.3.3.1.3 测试 Wolff 假说

Guo 和 Goldstein（1997）提出的问题"骨小梁与骨皮质是不同的组织吗？"在本书出版之前已经经过了几十年的论证。Townsend 等（1975）经测试单个骨小梁组织后发现干燥的骨小梁和潮湿的骨小梁的平均弹性模量分别为 14.13 GPa 和 11.38 GPa。Guo 和 Goldstein（1997）发现小梁骨的平均弹性模量与骨皮质相似，也可能略低于骨皮质。由于骨皮质的杨氏模量在 10~20 GPa，这些研究结果似乎证实了 Wolff 假说，即骨皮质比骨小梁更加密实。

Rho 等（1993）使用超声波和微拉伸测试技术对骨小梁材料属性进行了测试，测试结果指出对骨小梁进行超声波和力学测试时，其平均弹性模量分别为 14.8 GPa 和 10.4 GPa。该研究中力学测试是在干燥标本上进行的，而超声波测试是在活体内进行的。因此，Rho 等认为，力学测试所获得的骨小梁的杨氏模量数值可能高于体内测试得出的数值。换句话说，他们认为 10.4 GPa 的模量可能高于单个骨小梁的实际模量。对于骨皮质的超声和力学测试所得到的平均杨氏模量分别为 20.7 GPa 和 18.6 GPa。无论采用哪种测试技术，骨小梁的平均弹性模量都显著低于骨皮质（$P<0.0001$）。基于上述研究结果，笔者认为骨皮质和骨小梁是两种不同的材料。

基于目前计算机的运算能力，完整人体有限元模型的网格尺寸一般设置为 2 mm。在这种尺寸下，无需考虑骨小梁的不均匀性。随着计算机运算速度不断提高，存储设备及空间变得越来越廉价，未来的研究可能会利用这些优势来更准确地模拟骨小梁组织的生物力学响应。与此同时，部分研究结合了力学测试、高分辨率成像和有限元建模等方法，用以区分组织模量和小梁结构在骨小梁生物力学响应中的作用（例如，Ladd 等，1998；Niebur 等，2000）。该研究手段可以和子结构化技术相结合使用，通过将精细网格化的区域模型作为边界条件应用于粗网格模型的特定区域，对有大量骨小梁的区域进行更准确的骨折预测。

14.3.3.2 性别的影响

常人直觉认为性别可能在决定骨皮质的材料属性方面发挥着重要作用。然而，通过人肋骨皮质样本进行测试后发现，性别对于材料属性的影响并无统计学意义（Kemper 等，2005；Stitzel 等，2003）。Hoffler 等（2000）的研究结果支持了这一观点，他们对从 16 具男性和 11 具女性尸体上采集的股骨近端样本进行测试后发现，年龄和性别并不会影响骨骼的弹性模量。研究认为看似与性别相关的骨骼脆性增加实际是由其他因素（如骨骼内部的结构情况）引起。

Ruff 和 Hayes（1988）报道了男性股骨中的骨质疏松代偿机制。男性和女性在衰老过程中都会有骨量流失,但男性的骨骼结构随之发生变化,骨皮质会向周围延伸。由于这种结构变化,男性骨量流失并不会影响骨骼维持弯曲惯性矩的能力。然而,在女性身上并未发现同样的机制。随着女性年龄的增长而骨量流失时,由于骨骼的外径不变,骨皮质会变薄,骨骼的弯曲惯性矩随之降低。Beck 等(1992)的研究证实了这一观点,研究表明随着男性年龄的增长,股骨颈的宽度增加以补偿骨量和横截面积的减少。Beck 等(1993)的后续研究指出,在绝经后妇女中未见类似的代偿机制。

14.3.4 · 主动脉的解剖学变异

一般而言,胸腔内的主动脉弓有三大分支:头臂干(分为右颈总动脉和右锁骨下动脉)、左颈总动脉和左锁骨下动脉。然而,并非所有人都具有这种所谓的"正常"主动脉分支结构。Liechty 等(1957)基于一项涉及 1 000 具尸体的研究得出的结论是,只有 64.9%的人群具有"正常"的主动脉解剖结构(图 14.7)。换句话说,具有"正常"主动脉构型的胸部有限元模型代表了这些大血管最常见的变异,但这种模型不能准确模拟其他 35.1%的人群。事实上,由于主动脉弓分支结构存在多达 15 种变异,因此试图用有限元法对这些大血管损伤风险进行评估可能会更加复杂。

14.4 胸部有限元模型

Haug 等(2004)等回顾了多个机构开发的人体模型,这些模型可以经免费、象征性收费或以合理的商业价格获取。这些模型来自:

- 美国国家公路交通安全管理局(National Highway Traffic Safety Administration, NHTSA):头部、颈部和胸部部位模型。
- 韦恩州立大学(Wayne State University, WSU):人体部位模型(头部、颈部、胸部、肩部、腹部、下肢)和全身模型。
- 丰田汽车公司:用于安全测试的人体全身模型(Total Human Model for Safety, THUMS)。
- LAB(PSA 标致、雪铁龙、雷诺的事故与生物力学实验室)与 CEESAR、ENSAM 和 INRETS(与 LCPC 合并后现名为 IFSTTAR)合作:男性全身有限元模型,包含约 10 000 个单元。
- TNO(荷兰应用科学研究组织)、ESI Group(工业工程模拟)和 Mecalog[Antony, France, 2006 年 Altair (Troy, MI, USA)]分别开发了各自的加密人体全身模型,作为欧洲安全人体模型(HUMOS)的合作伙伴。
- ESI:H 模型。

ESI 开发的一系列 H 模型在 Haug 的研究中已有详述,本节中不再重复。简而言之,此系列的模型包括 ROBBY(50 百分位男性模型)、ROBINA(5 百分位女性模型)和 BOBBY(儿童模型)。多年来,上述模型从刚体模型更新为可完全变形的模型。这些模型主要在捷克的西波希米亚大学和韩国的弘益大学内进行开发。

通用汽车公司、FCA 美国有限责任公司、本田研发公司、现代汽车公司、日产汽车公司、PSA 标致-雪铁龙、雷诺公司和高田公司于 2006 年成立了全球人体模型联盟(global human body model consortium, GHBMC),将他们各自人体模型建模方面的研究和开发活动整合到一个单一的实体中,

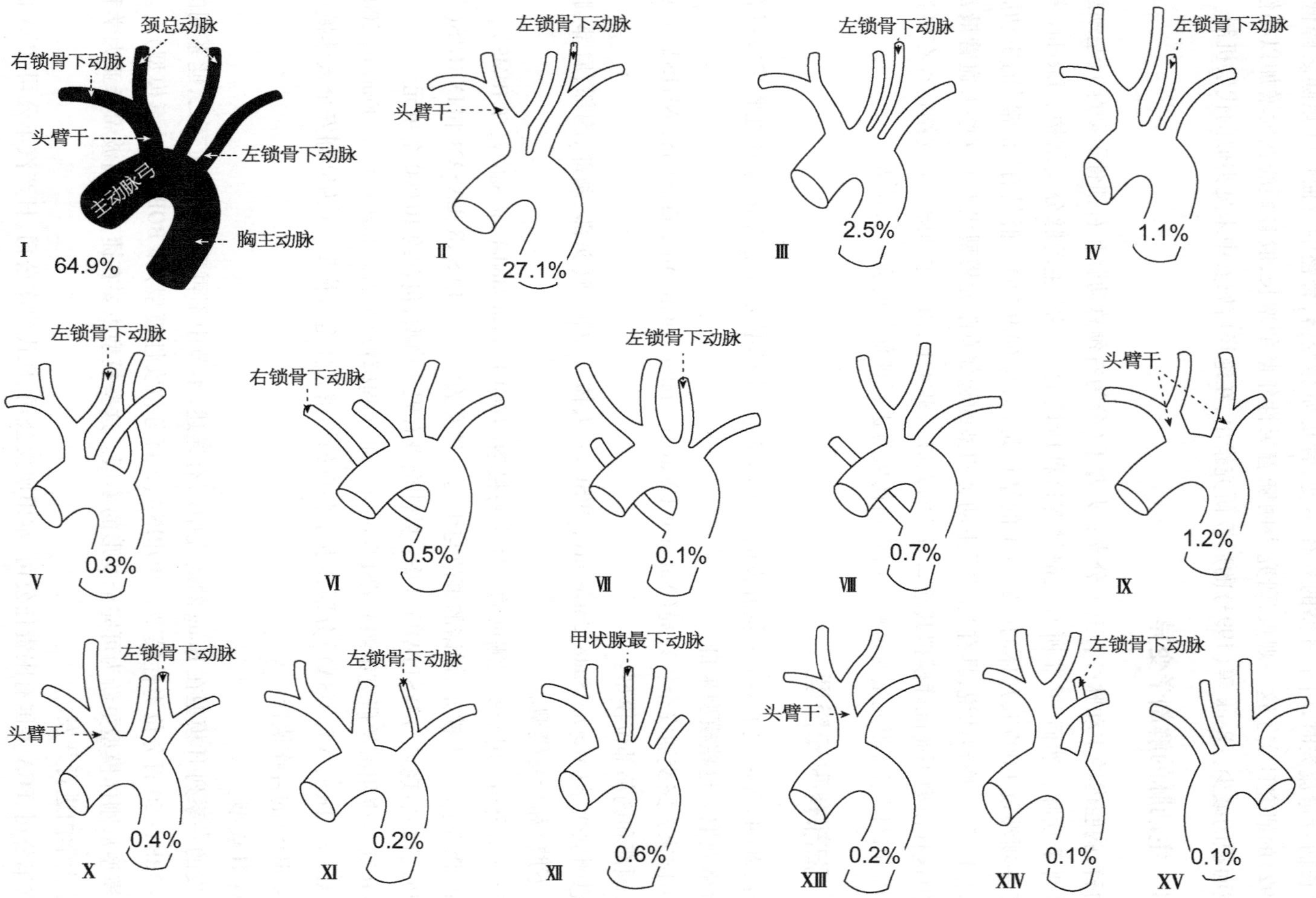

图 14.7　人体主动脉的 15 种正常变异。

来源：Recompiled from Liechty, J.D., Shields, T.W., Anson, B.J., 1957. Variations pertaining to the aortic arches and their branches with comments on surgically important types. Quarterly Bulletin of Northwest University Medical School 31(2),136–143, free article in the US National Library of Medicine PMC。

用以推进碰撞安全技术的发展。另外三个合作伙伴是福特汽车公司、假人技术和生物力学合作伙伴(Partnership for Dummy Technology and Biomechanics, PDB)和 NHTSA。GHBMC 正在开发并已向社会提供包括各种体型的男性和女性乘坐者及行人在内的成人有限元模型。GHBMC 开发的人体模型及其 CAD 数据可经商业途径获得,而符合条件的学术机构可以获得免费的学术许可。

14.4.1 2005 年之前的胸部有限元模型

Yang 等(2006)回顾了在 *Stapp Car Crash Conference Proceedings* 和 *Stapp Car Crash Journal* 上发表的数字化模型,以纪念 Stapp Car Crash Conference 召开 50 周年。为了本文的完整性,本节将简要讨论 Yang 研究中回顾的有限元模型。与人体胸部有关的早期有限元模型要么是单组件模型,如 Hamilton 等(1988)的单肋骨模型等,要么是简单的集中质量模型如 Chen 和 Guenther(1988)只有 3 个自由度的整体胸部模型。重要的是,这些模型是为特定的研究目标而开发的,并非为了一般通用研究用途。

Huang 等(1994)开发了一个简化的胸部有限元模型,模型包含 12 对由壳单元建模的肋骨。肋骨之间的肌肉和韧带由单层膜单元构成。内脏被简化为经由一系列离散阻尼单元相连的弹性固体。Plank 等(1998)开发的概略性胸部模型很好地描述了所有的骨骼及结缔组织(例如,胸骨、肋骨、肋软骨、肋间肌、椎体、椎间盘)。该模型与 Huang 的简化内脏模型不同,模型的内脏器官为由同性质实体单元构成的整体,未区分心、肺器官。为了模拟整个身体在安全气囊展开后的胸部生物力学响应,Plank 等将这个胸部模型整合到一个刚性的 Hybrid Ⅲ假人模型中。Lizee 等(1998)还开发了一个胸部有限元模型,作为其开发的全身模型的一部分。该模型中肋骨、肋软骨及简化的椎骨和椎间盘均有良好的建模。然而,胸腔脏器仍然缺乏足够的细节。上述三个胸部模型的重点是骨骼结构,没有考虑到使用这些模型预测胸腔脏器和大血管损伤的可能性。

作为 Wang(1995)在其韦恩州立大学博士论文的一部分,其开发的胸部有限元模型中肺、心脏、气管、食管、大血管和骨骼周围软组织均具有足够的细节(图 14.8)。肋骨的骨小梁由实体单元构成,而骨皮质由一层壳单元构成。心、肺由低密度泡沫材料构成,其材料属性由从单轴试验获取的曲线拟合数据确定。所有血管及气管和食管均使用壳单元建模。为了将力和动量准确地传递到身体的其他部位,在以下身体不同部位之间的交界处设置了接触界面。

该模型的计算效率并不高,因为在计算中确定接触界面之间的交互作用所需的时间太长。然而,这种对内脏器官、呼吸系统和循环系统进行详细建模的方法代表了人体建模技术上相当大的飞跃。虽然这个模型是 20 多年前开发的,一些新开发的人胸有限元模型仍没有达到 Wang 的模型的细节程度。

作为福特人体模型(Ford Human Body Model, FHBM)项目的一部分,Ruan 等(2003a)在福特汽车公司开发的胸部有限元模型是在 Wang 的模型几何形状基础上,对肺、心脏、主动脉,以及肋骨和脊柱之间的关节进行了修改。Ruan 的模型还包括了腹部、骨盆、上肢和下肢。对该模型进行了一系列的敏感性测试,以研究材料属性和载荷条件对模型遭受正面碰撞生物力学响应的影响。Ruan 等(2003b)进一步验证了 FHBM 在模型胸部和腹部区域遭受侧向碰撞试验中的有效性。此外,Ruan 等(2006)根据 ISO-TR9790 评级标准中规定的程序,根据模型头部、颈部、肩部、胸部、腹部和

- 肋间肌-肺
- 膈肌-腹部肌肉
- 壁层胸膜-主动脉
- 肺-心包
- 血管-气管
- 胸骨-主动脉
- 肋间肌-膈肌
- 肺-壁层胸膜
- 壁层胸膜-胸椎
- 心包-心脏
- 血管-食管
- 肋软骨-主动脉

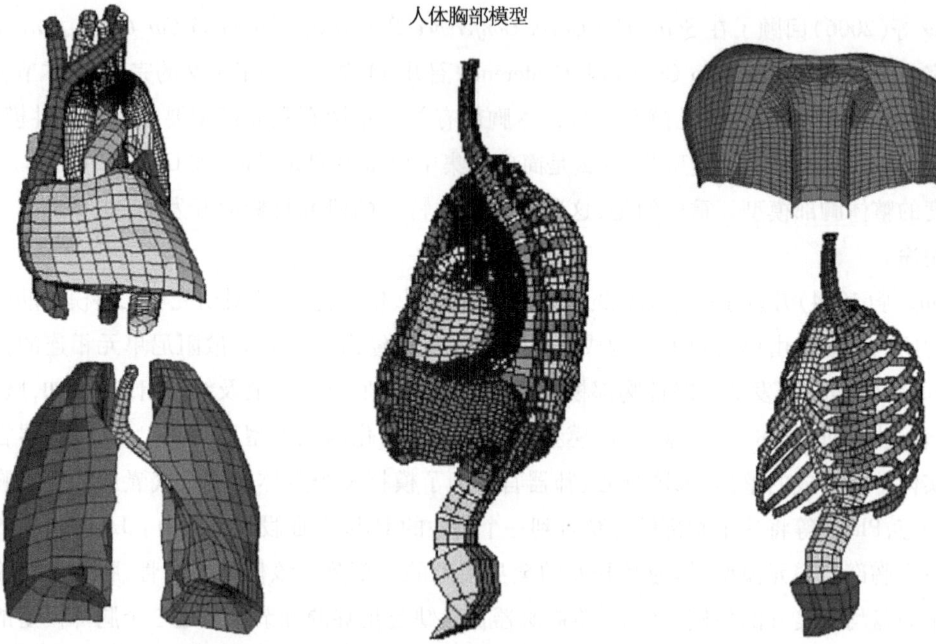

图 14.8 WSU 人体胸部模型由心脏(含大血管)、膈肌、肺和骨骼组成。

骨盆区域的侧向碰撞数据,对 FHBM 进行评分。Ruan 等指出,FHBM 的总体评分在 10 分制中为 8.5 分,该标准中 8.6~10 分表示模型具有出色的生物仿真度。

除了在 *Stapp Car Crash Journal* 上发表的胸部有限元模型外,文献中还报道了其他几种模型。Deng 等(1999)报道了一种从 Viewpoint DataLabs 获取几何形状来构建的人体胸部模型。研究人员使用了 28 个实体单元来构建肋骨的横截面,发现计算成本太高。研究人员将每个横截面的实体单元数量减少到 8 个,并赋予了结合骨皮质和骨小梁特性的各项同性材料属性。心脏的肌肉也用实体单元表示,并根据 McCulloch 和 Omens(1991)的应变能函数对其赋予材料属性,心腔内的血液以几乎不可压缩的弹性流体材料表示。在 LS-DYNA 中,材料模型 128 是设计用于模拟心脏的材料,该材料模型的构建方法同上,并由 Guccione 等(1991)报道。Deng 及其同事采用了 Fung 等(1978)和 Vawter(1980)的研究中报道的应变能函数对肺脏进行建模。在 LS-DYNA 的材料库中,材料模型 129 是为肺部建模所设计,该材料模型运用了上述相同的构建方法。

欧洲 HUMOS 项目于 1997 年 12 月启动,共包括 14 个合作伙伴,包括汽车制造商、供应商、软件开发商、大学和公共研究机构。Robin(2001)阐述了在开发 50 百分位欧洲男性乘员人体模型过程中获取几何学数据的详细步骤。为了防止在冷冻的过程中尸体内脏位置发生变化,将经过精心挑选的能够代表中型欧洲男性的尸体双手固定在方向盘上，以驾驶时的姿态进行冷冻。然后将该冷冻样本包埋在聚合物块中并以 5 mm 的厚度切片。作为 HUMOS 项目的一部分，Behr 等（2003）报道了一个完整人体有限元模型，其中骨皮质和骨小梁以基于 Johnson - Cook 准则（Johnson 和 Cook，1983）带失效的弹塑性材料构建。对软组织使用广义 Kelvin - Voigt 和 Boltzmann 模型进行建模。该模型首先在节段水平通过了验证，后该全身模型通过了正面和侧面碰撞的验证。Vezin 和 Verriest（2005）报道了 HUMOS2 项目的进程，除了已经报告的 50 百分位男性模型之外，还包括 5 百分位女性和 95 百分位男性模型。与为 HUMOS 项目开发的其他模型一样，在 HUMOS2 项目的新模型中，只对心脏的主动脉进行了具体建模。

THUMS 模型的初代版本由丰田公司中央研发实验室（Toyota Central R&D Labs, TCRDL）和韦恩州立大学合作构建，其网格相对粗糙。THUMS 模型的所有后续版本均由 TCRDL 和丰田汽车公司共同开发。Iwamoto 等（2002）报道了一个由大约 80 000 个单元组成的全身、中型、男性 THUMS 模型。该模型首先在组件层面（头/面部、肩部等）和个别内脏器官（例如，心脏、肺、肝和肾）方面根据实验数据进行了系统验证。随后该模型在全身层面进行了验证，并用于重建真实事故中的人体损伤。

14.4.2 · 2005 年之后的胸部有限元模型

随着有限元建模的日益普及和计算机性能的不断提高，2005 年后各机构开发了更多有限元胸部模型。这些模型往往比早期模型具有更高的网格分辨率，包含更多的几何细节。本章节简要回顾一些与碰撞生物力学有关的模型。

14.4.2.1 通用模型

由 Shen 等（2008）开发的人体胸部模型的几何学数据取自美国国家医学图书馆的可视人计划。研究人员使用各向异性的梁单元对肋骨进行建模，使用具有超黏弹性的各向同性实体单元表示软组织，如肌肉、心脏和肺。该模型共有约 77 000 个节点、3 000 个梁单元、18 000 个壳单元和 47 000 个实体单元。因为该模型的网格尺寸较为粗糙，笔者认为该模型中没有对大血管进行具体建模。在某些组织机构中，出于多种原因需要构建专供机构内部使用的模型。因此，新近开发的（就开发日期而言）模型不一定是更高级的模型。

Song 等（2009）等使用 HUMOS 有限元模型的更新版本——HUMOS2LAB 来研究受制于各种车辆安全系统（例如，安全气囊、安全带）中的乘员因遭受横向撞击而形成的肋骨骨折数量。研究人员认为有限元模型非常适合此项研究，因为对于相同的测试内容，尸体试验花费更高，且尸体试验无法解决由于人体形态和材料属性的差异而产生的样本变异所带来的问题。研究采用零刚度弹簧在 2~4 个位置将肋骨与相应的胸椎相连（例如，第 5 肋连接到第 5 胸椎以测量第 5 肋水平的挠度）来计算不同肋骨水平的胸部整体挠度。修改后的模型在局部肋骨水平及整体水平均通过了肋骨骨折的应变分布和骨折位置方面的系统验证。研究指出，肋骨骨折数量与胸廓挠度之间的关系与载荷类型无关，而胸廓挠度峰值是预测肋骨骨折所在水平的合适指标。

Roth 等（2013）报道了一个 50 百分位男性的胸部和腹部有限元模型（图 14.9）。与 Wang（1995）开发的模型类似，该模型对肋骨的骨皮质和骨小梁分别建模。此外，心脏和肺均进行详细

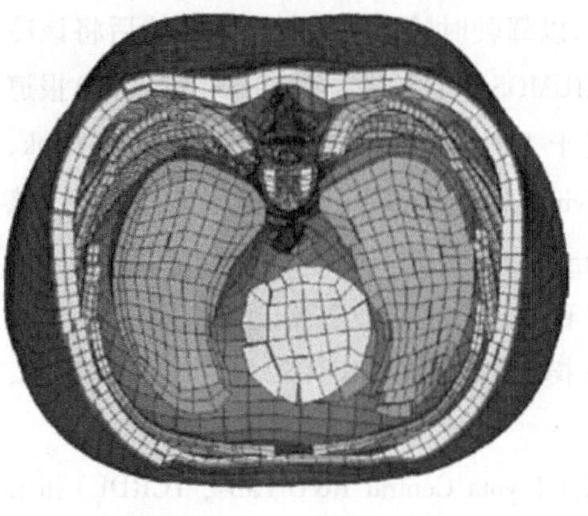

图 14.9 Roth 等(2013)开发的人体胸部模型的横截面观,经许可转载。

建模。Roth 等指出,Wang 的模型在不同内脏器官网格之间分配接触面和直接连接的处理方法可能会显著减小最小时间步长、增加计算时间。为解决这个问题,Roth 等使用了粒子有限元法,该方法常用于流体动力学模拟(如安全气囊的展开)。该模型共使用了约 38 600 个砖单元和 77 800 个壳单元。与其他胸部模型相比,Roth 模型的主要应用之一是模拟低质量、高速的胸骨撞击。为此,该模型参照 Bir 等(2004)进行的射弹撞击试验数据(140 g 撞击物以 20 m/s 和 40 m/s 撞击,以及 30 g 撞击物以 60 m/s 速度撞击)进行了验证。

关于 GHBMC 项目的胸部模型,弗吉尼亚大学和弗吉尼亚理工-维克森林大学发表了许多研究报道。这些研究报道了 GHBMC 胸部模型的开发和验证过程。该模型的几何学数据取自一名健康的青年志愿者,其人体测量学数据非常接近于 Hybrid Ⅲ 50 百分位男性。Gayzik 等(2011)使用一系列图像处理程序将该志愿者身上获取的多模态医学图像转换为 CAD 数据库。该数据库随后用于开发 GHBMC 局部和全身模型。Li 等(2010a)对取自 3 具不同人类尸体的第 2、第 4 和第 10 肋骨进行了试验。肋骨上均装有应变计并在前后向上施加载荷。该研究开发了样本特异性的有限元模型,用以明确两种建模技术中的哪一种更适合对肋骨进行建模。第一种技术只使用六面体单元对肋骨进行建模(类似于 Deng 等 1999 年等的研究);第二种技术使用了组合建模,应用壳单元对骨皮质进行建模,应用六面体单元对骨小梁进行建模(类似于 Wang 1995 年的研究)。研究结果表明两种技术都适合用于肋骨建模,而六面体-壳方法的计算效率更高。在一项类似的研究中,Li 等(2010b)对取自 3 个不同尸体的 4 个肋骨样本进行试验,以确定网格尺寸造成的影响。研究根据 CT 扫描数据对骨皮质与骨小梁进行分割,对骨小梁分别用约 1 000 个、2 000 个、3 000 个和 6 000 个实体六面体单元进行建模,而骨皮质则用厚度可变的 4 节点壳单元进行建模。根据 Cowper - Symonds 方程(Cowper 和 Symonds, 1957)对模型添加了偏应变率效应。研究表明,使用2 000~3 000 个实体单元对骨小梁进行建模,并使用厚度可变的四边形单元对骨皮质进行建模,该方法最适合构建人体肋骨有限元模型。

Poulard 等(2015)等根据 CORA 评分系统对 GHBMC 胸部模型(4.1 版本)进行验证,结果表明该模型的 CORA 评分(高于 0.75,其中 1.0 表示完美评级)相当好。由于其他涉及使用该模型 4.2 版本进行的研究都是在 2015 年之前发表的,因此此项研究的时间似乎与其他研究不同步。然而,本研究中提供的相关数据通道非常适合用于未来胸部模型的生物仿真度评估。正如 Vavalle 等(2013)的研究指出,GHBMC4.2 版本胸部模型的验证实验包括:

(1) 在胸部、腹部、骨盆、腿部安装应变片的侧向台车碰撞试验。

(2) 在肩部、胸部、腹部、骨盆、腿部安装应变片的侧向台车碰撞试验。

(3) 自 1.0 m 高度跌落至安装测量仪器的刚性表面的侧向自由落体试验。

一般来说,有研究指出,根据上述验证试验的结果分析,有理由表明 GHBMC 胸部模型具有很好的生物仿真度。Park 等(2013)对 GHBMC 全身模型进行了 4.3 m/s 速度的侧向安全气囊撞击测试,以明确模型额外的生物仿真度。根据 CORA 评分指标,GHBMC 全身模型的评分为 0.27~0.69。尽管模型的胸部和骨盆区域的测试结果与实验数据具有良好的相关性,但脊柱部分与实验数据的相关性不佳。研究人员建议未来对于 GHBMC 模型的验证应着重于模型内部组件的生物仿真度检查。此外,为了更准确地进行模型验证,测试实验时需要更好地控制尸体的位置。为了减少模拟时间,Schwartz 等(2015)报道了一个 GHBMC 50 百分位男性模型的简化版本。通过将一些模型的原始组件变更为刚体,将一些关节变更为运动关节,并使用更粗的网格重新划分单元,简化模型将单元数量从 220 万个减少至 354 000 个。使用这种简化版本 GHBMC 模型的一个优点是,简化模型的一部分可以用细化的组件模型(例如,头部和胸部)代替,从而以合理的计算效率对详细的损伤风险进行参数化分析。

关于丰田 THUMS 模型的开发过程,Hayashi 等(2006)使用了 Iwamoto 等(2002)报道的 THUMS 模型对在车-车侧面碰撞中由于侧面安全气囊展开而导致胸部损伤的风险进行了评估。研究发现,侧面安全气囊将车辆碰撞载荷分布到更广泛的区域,降低了乘员肋骨骨折的发生率和严重程度。此外,Hayashi 及其同事发现,使用 EuroSID 2 假人模型无法预测人体有限元模型中能够预测的下部肋骨骨折,因为该假人中没有代表下部肋骨的组件(图 14.10)。后来,Hayashi 等(2008)研究了使用 THUMS 模型模拟在有和无侧面安全气囊的情况下发生车-柱碰撞的能力。研究发现侧面安全气囊加宽了与人体的接触面积,并将力分散到肩部、手臂和胸部,从而导致肋骨变形较小。此外,侧面安全气囊的展开限制了脊柱的位移,从而减少了胸部和车门之间的接触力。更重要的是,研究发现内脏压力可能是预测内脏损伤风险的潜在指标。

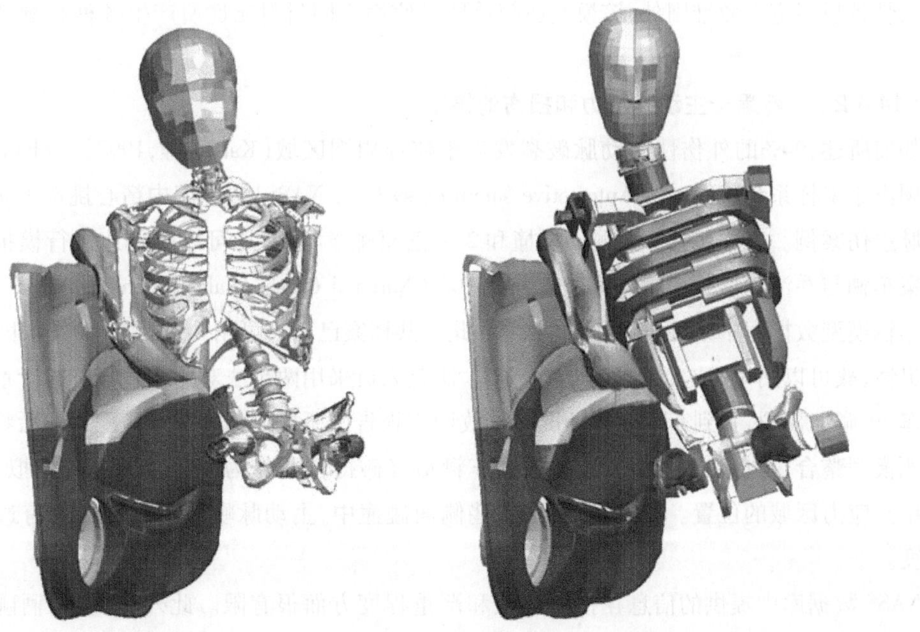

图 14.10 THUMS 人体模型与 EUROSID 模型在模拟右侧碰撞中侧面安全气囊展开后模型运动学响应情况对比。

来源:Courtesy of Dr. Shigeki Hayashi at Toyota Motor Corporation。

Shigeta 等(2009)报道了使用 THUMS 模型预测骨骼和器官损伤风险的额外能力。在目前第 4 版 THUMS 模型中,THUMS 家族成员包括 5 百分位女性、50 百分位男性、95 百分位男性、3 岁、6 岁和 10 岁儿童模型,上述模型均有坐姿和行人姿态版本。除了儿童模型外,这一系列 THUMS 模型均具备了详尽的细节,其中中型男性模型有 180 万个单元就可以证明。Golman 等(2015)使用 THUMS 4 模型获取了 T1、T12、第 4 肋骨和第 8 肋骨的骨骼加速度,与大多数尸体台车碰撞试验中上述位置安装的加速度传感器获取的数据一致。此外,研究将 THUMS 模型预测的胸部变形形态与使用"胸带"测量的胸部变形情况进行了比较,"胸带"是一种由多个应变片组成的条带,用于在碰撞试验中明确胸部轮廓。当使用模型预测肋骨骨折时,假定骨皮质和骨小梁的应变阈值分别为 0.89%和 13%。研究指出,模型预测的加速度数值位于实验数据的一个标准差内,唯一的例外是在刚性壁障台车碰撞试验的加速期间的下段脊柱。因此,研究人员建议,与那些更为复杂的、基于有限元模型获取的应力或应变的损伤预测指标相比,脊柱和肋骨的加速度已经足以预测胸部损伤。

为了促进研究思想和经验的交流,并进一步推动相关研究的开展,公开的 THUMS 用户大会于偶数年(2012 年、2014 年和 2016 年)在美国召开,于奇数年(2011 年、2013 年、2015 年和 2017 年)在欧洲召开。THUMS 模型的未来发展可能包括主动肌肉建模,因在主动安全时代需要在碰撞前了解乘员的确切位置。Iwamoto 等(2015)的研究阐述了在这方面进行的努力。有关肌肉建模的更多信息在第 11 章中进行描述。

Jansová 等(2015)等对弗吉尼亚大学开发的 GHBMC 胸部模型进行了细化,并将其用于由欧盟委员会共同资助的人体胸部和上肢(THOMO)项目的有限元模型的开发中。模型的胸廓由实体单元构成,包含约 49 000 个肋骨单元、10 400 个肋软骨单元和 1 720 个胸骨单元。此外,肺和心脏分别由 10 639 个和 3 380 个实体单元构成。对单元设置了 1.8%的塑性失效应变来模拟肋骨骨折。除为模拟肋骨骨折指定失效准则外,该模型还简单地对使用不同材料属性所产生各种影响进行了参数研究。

14.4.2.2 着重于主动脉压力和损伤的模型

如前所述,94%的外伤性主动脉破裂发生于峡部周围区域(Katyal 等,1997)。Shah 等(2007)从美国汽车采样系统(National Automotive sampling system, NASS)数据库中精心挑选了 4 个真实的主动脉损伤案例。其中包括 2 个侧面碰撞和 2 个正面碰撞案例,均可以很好地进行模拟。这是因为涉案车辆与乔治华盛顿大学国家碰撞分析中心(National Crash Analysis Center, NCAC)提供的有限元车辆模型数据库中某种车型相似(注意:此公共档案已不再可用),并且伤者体型很接近 50 百分位男性,故可以用 WSU 人体模型进行模拟。研究人员采用两步法对这 4 个案例进行重建。首先进行车-车碰撞模拟,直到车辆变形情况与事故调查报告中所描述的情况相匹配。随后将乘员模型与车辆模型整合,并将在上一步骤中获取的车辆最终碰撞情况作为加载条件进行模拟,以预测主动脉中高应力区域的位置。研究发现,在这些侧面碰撞中,主动脉峡部周围区域具有最高的应力和应变。

NASS 数据库中提供的信息在损伤部位和严重程度方面很有限。此外,许多车辆碰撞现场照片和车辆变形情况信息缺失。而碰撞损伤研究与工程网络(CIREN)数据库中数据包括详细的损伤部位和严重程度,以及 X 线、CT 和 MRI 等医学图像。Siegel 等(2004)报道了由其维护的主动脉损伤数据库。利用该数据库，Belwadi 等（2012）从 CIREN 数据库中筛选了 8 例靠近左侧的车辆侧向碰撞事故，事故中的死者均附有相应的尸检报告。研究人员使用 Shah 等（2007）报道的两步法来进行事故重建。由于 CIREN 数据库中包含 NASS 数据库中所没有的附加案件信息，故模拟所得车辆变形情况能够更好地与真实案例情况进行匹配，使事故重建结果更加准确。在所有重建的案例中，主动脉中的高应变区域与尸检报告和医学图像所反映的主动脉损伤部位高度匹配。在所有 8 个 CIREN 案例中，平均最大主应变峰值位于左锁骨下动脉远端的主动脉峡部区域，平均值为 22%，而主动脉中的最大压力平均值为 117 kPa。图 14.11 显示了 Belwadi 的研究中案例 4 中位于主动脉峡部周围的高应变区域。若对更多类似的案例进行重建，经过验证的人体模型有朝一日可用于设计对策，以减轻或消除因车辆碰撞所致主动脉破裂。

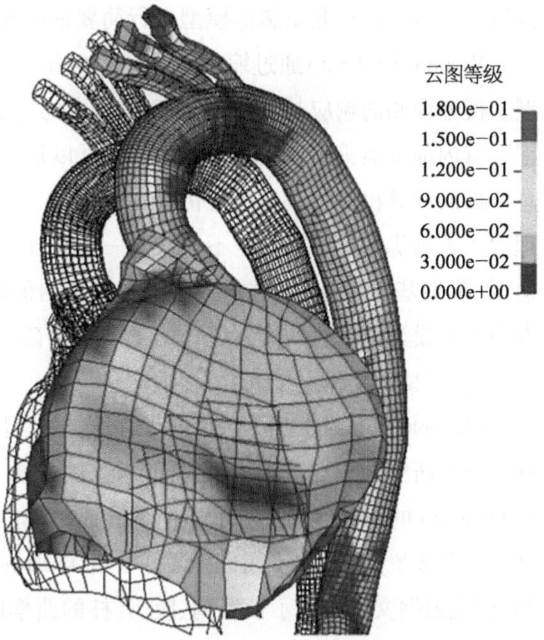

图 14.11　峰值形变时的运动学和主应变等值线图。未着色的线状网格表示未受撞击时的位置。

来源：Figure Courtesy of Dr. Aditya Belwadi, Children's hospital of Philadelpia。

Kim 等（2009）开发了一个患者特异性的、精细网格的 3D 有限元模型，含有主动脉和从主动脉弓发出的大动脉。将该模型与一个集总参数心脏模型相结合，以研究对血液流速、压力和血管壁动力学的影响。使用多域耦合技术将流入和流出边界条件与诸如集总参数心脏模型和动脉模型等模型耦合，以计算在主动脉瓣打开和关闭条件下的心室容积、心室压力、主动脉流量和主动脉压力。该模型预测，运动状态下主动脉壁上的剪切应力比静息状态下高得多。虽然这项涉及心动周期不同阶段血流的研究较 Belwadi 等（2012）报道的模型具有明显的进步，但该模型需要 260 万个单元来构建主动脉及其分支血管，仅仅这一需求就使得其在未来几年内能应用于损伤生物力学研究领域的设想显得不切实际。

14.4.2.3　年龄和性别特异性的模型

在美国，机动车事故每年造成大约 1 500 名 16 岁以下的儿童死亡（Durbin 和 Weinberg, 2011）。Lenard 和 Welsh（2001）根据欧洲损伤监测数据判断，与男性相比，女性乘员遭受重伤的概率更高。随着全球老年人口持续快速增长，老年人与损伤相关的发病率和死亡率显著增加（Kent 等，2005）。这些原因促使许多研究人员开发了年龄和性别特异性的人体胸部模型。其他关于对交通事故中弱势群体进行建模的内容将在第 17 章进行讨论。

14.4.2.3.1　儿童模型

Soni 等（2013）对 Myers 及其同事编辑的一本关于儿童损伤的著作中提及的儿童有限元模型及相关参考文献进行了回顾。随后，Brolin 等（2015）在一项关于车辆内儿童安全的研究中回顾了人体模型。本节将对儿童胸部模型进行简要回顾并阐述部分近期的研究进展。

Mizuno 等(2005)通过缩放 THUMS 50 百分位男性模型的方式开发了一个 3 岁儿童有限元模型。模型预测的响应与 Hybrid Ⅲ 3 岁假人的性能数据高度吻合。与物理假人不同,人体计算机模型含有内部脏器等解剖学细节。因此,可以通过使用此类模型获取有关内部器官损伤的详细信息。虽然计算机模型在使用上仍存在不足之处,但笔者指出,对研究而言使用人体模型比使用物理假人更具优势。因为孩子不仅仅是一个按比例缩小的成年人,Mizuno 等(2009)将一个新的骨盆模型(模型基于儿科个体的数据构建)整合到他们前期开发的 3 岁儿童模型中。新模型用于模拟专为儿童设计的各种约束系统作用下的乘员碰撞响应。与配备刚性脊柱的 Hybrid Ⅲ 3 岁假人相比,人体模型的动作更接近真人。

Okamoto 等(2003)开发了一个 6 岁儿童模型,其几何形状取自一名儿科志愿者的 MRI 扫描数据。该项研究的重点在于下肢损伤风险,因此研究中没有关于胸部区域的描述。Ito 等(2007)对上述 Okamoto 的下肢模型进行了进一步验证,并将其用于模拟真实事故中的行人碰撞。Lv 等(2015)基于一名 6 岁儿童的 CT 图像开发了一个详细的胸部和腹部模型。CT 扫描是在仰卧姿势下进行的,因此根据文献调整了模型胸、腹、脊柱的曲率以建立直立位模型。该模型根据力-压缩数据、黏性准则 V * C 的时间历程和 T4 的加速度进行了验证。Iwamoto 等(2007)也报道了一个 6 岁的 THUMS 模型,但该模型是由中型男性模型缩放而得,尚未进行验证。

Jiang 等(2014)基于从 9.5~10.5 岁儿童的临床 CT 和 MRI 扫描数据中获取的详细几何数据,开发了一个 10 岁儿童胸部模型(图 14.12)。模型的材料属性根据成人数据进行缩放。使用以最大速度 250 mm/s 进行心肺复苏(cardiopulmonary resuscitation, CPR)的真实案例数据(Maltese 等,2008)来验证胸部模型的刚度。在略微调整模型的几何形状用以更好地匹配普通 10 岁儿童胸部的外形并修改一些材料属性后,最终所得胸部模型的线性刚度仅比用 CPR 测量的平均胸部刚度低 0.1%。Jiang 等(2013)根据 Ouyang 等(2006)报道的实验数据进一步验证了该模型。Jiang 等(2014)关于模型开发和准静态验证的报道晚于该模型动态验证的报道(Jiang 等,2013),其原因是 2014 年报道的原文已于 2012 年电子出版,但印刷版直至 2014 年才出版。在实验测试中,5 具年龄在 5~12 岁之间的儿童尸体受到了速度为 5.9~6.5 m/s 的正面摆锤撞击。模型预测的力-挠度响应值大部分落在实验数据范围内。额外的验证由通过使用斜安全带的动态加载测试完成。这些测试是针对 7 岁女孩(Kent 等,2009)、6 岁女孩和 15 岁男孩(Kent 等,2011)进行的。使用 Murakami 等(2006)开发的方法来生成模拟斜安全带测试的加载条件。Jiang 及其同事开发的模型预测的力-挠度曲线与实验中前 25 mm 挠度获得的数据非常匹配,但在 35 mm 挠度后,模型预测的数据完全不在实验数据通道内。Zhu 等(2016)通过与密歇根大学合作,修改了这个 10 岁儿童的基线模型,形成了一个基于儿童个体的人体测量数据构建的具有个体特异性的模型。关于模型修改过程的更多信息见本书第 10 章。修改后的模型重建了 1 例肺损伤,与真实车祸中的肺损伤一致。对于该模型应采用更多的真实案例来进行测试,用以评估使用人体模型来预测损伤风险的准确性。

14.4.2.3.2 女性模型

Kimpara 等(2005)等通过整合 Kimpara 等(2002)报道的小体型女性完整人体安全模型(THUMS AF05)及 Wang(1995)和 Shah 等(2001)报道的韦恩州立大学人体胸部模型,开发了一个

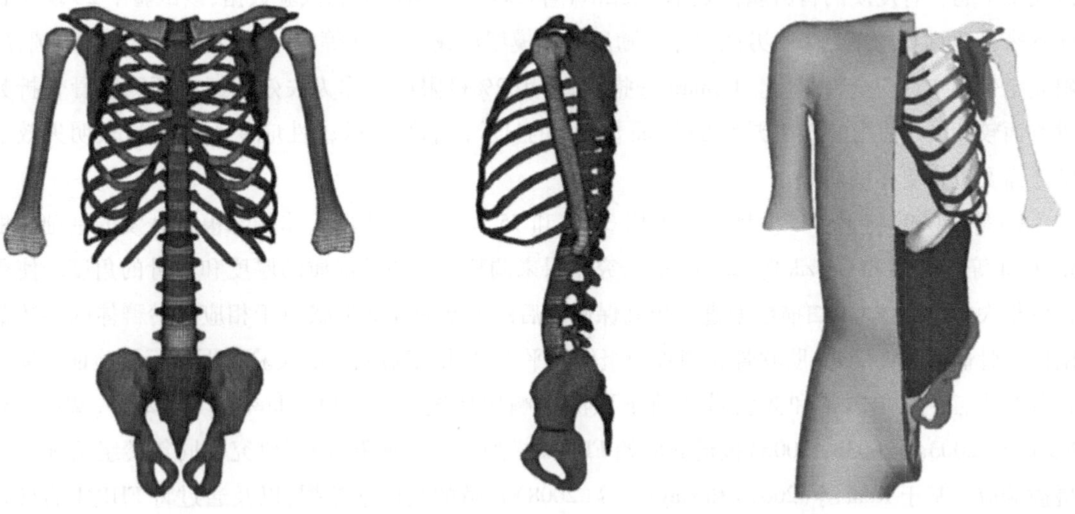

图 14.12 Jiang 等(2014)等开发的 10 岁儿童有限元模型,经许可转载。

新的 5 百分位女性胸部 3D 有限元模型。该研究的内容包括根据美国和欧洲公民表面人体测量学资源(Civilian American and European Surface Anthropometry Resource, CAESAR)数据库(Cerney 和 Adams, 2004)的数据在模型中构建与性别相关的肋骨形状和大小。然而,由于针对小体型女性的实验数据有限,性别和体型特异性模型的验证工作还远未完成。

Schoell 等(2015a)等将 GHBMC 模型修改为 4 个模型,分别代表 30 岁和 70 岁的男性和女性乘员。所有 4 个模型都针对正面正中碰撞和侧向碰撞场景进行了模拟。从几何学的角度来看,70 岁人群的模型的胸廓更圆、胸椎更后凸以及肋骨更水平。模型的材料属性未随年龄而进行变更。建模时仅将两个 70 岁模型的极限塑性应变下调,使其低于 30 岁模型的极限塑性应变。研究人员发现,改变极限塑性应变对模型最大冲击力和胸部压缩百分比的影响微弱。男性模型肋骨上旋程度大于女性模型,70 岁模型肋骨上旋程度大于 30 岁模型。因此,男性模型预测的肋骨骨折数量少于女性模型。这种几何特征还导致老年人胸部刚度增加,进而导致肋骨应变和骨折风险增加。

为了开发 GHBMC 小体型女性模型,Davis 等(2016)获得了一名 24 岁健康女性志愿者的医学图像和人体测量数据,该志愿者数据与 5 百分位的女性数据十分匹配。为了减少模型结构,如身体部位之间的接触面数量,这个新模型的区域网格均由同一个研究机构进行划分。新的 GHBMC F05 - O 模型由 981 个组件和 260 万个单元组成。根据 ISO/TS 18579 客观评价指标,模型预测数据与实验数据吻合度良好。正如预期的那样,在相同的载荷条件下,与 GHBMC 中等男性模型相比,F05 - O 模型预测的骨盆骨折发生率更高。然而,与男性模型相比,小型女性模型预测的肋骨骨折数量较少。笔者认为,小体型女性模型预测的肋骨骨折数量少可能与该模型是基于年轻健康女性的几何数据构建有关。真正的小型女性人群也包括老年人。正如 Kent 等(2005)所述,老年人的肋骨更加水平,与年轻人的胸廓相比,老年人的胸廓可以承受更多的力,并产生的骨折更多。

14.4.2.3.3 老年模型

Tamura 等(2005)修改了中等体型 THUMS 模型的材料属性,用来代表未明确年龄的老年男性。

该模型中肋骨骨皮质的材料属性是基于 Stitzel 等(2003)报道的动态试验数据,该试验中 23 块肋骨样本来自两具 61 岁和 67 岁男性尸体。随后对该模型加载了 Kent 等(2003b)报道的分布式、圆盘、斜安全带和 4 点安全带载荷。Tamura 等指出,使用 2%极限应变作为失效指标在预测肋骨骨折数量方面较 Stitzel 使用的方法更为准确,而 Stitzel 的试验的肋骨失效塑性应变为 8%,这表明失效准则还需要进行更多的研究。

Ito 等(2009)将 ESI H 模型作为本田 35 岁和 75 岁的中等体型人体胸部模型开发的基础。根据 Kent 等(2005)和 Gayzik 等(2008)的研究结果来调整模型中骨皮质的厚度和肋骨的角度。使用密歇根大学的人体 CT 扫描数据进一步确保修改后的模型的几何形状位于相应年龄群体的参数范围内。骨骼模型在肋骨、肋软骨和锁骨的组件水平中,根据年龄调整的实验数据进行了验证。模型在分布式、正中、单斜带和双斜带载荷下预测的响应情况良好。El - Jawahri 等(2010, 2012)对 Ruan 等(2003a, 2003b, 2006)报道的原始 FHBM 模型进行了加强,用于研究不同年龄组情况下的碰撞响应。基于 Kent 等(2005)和 Gayzik 等(2008)报道的几何学数据,以及通过将 FHBM 的材料属性和文献中报道的碰撞响应情况进行比较,El - Jawahri 等(2010)指出 FHBM 代表了 53~59 岁的中等体型男性。随后,对该基线模型进行几何形态上的修改,以代表 35 岁和 75 岁的中等体型男性。修改后的模型符合 Kent 和 Gayzik 的研究数据,称为 FHBM35 和 FHBM75 模型。根据文献数据对模型结构和材料属性进行了其他的更改。FHBM35 和 FHBM75 模型都根据在正面摆锤撞击和正面台车试验中获得的实验数据进行了验证。El - Jawahri 等(2012)使用相同的模型,根据从不同严重程度的斜向胸部撞击、侧向胸部撞击和斜向腹部撞击尸体实验中获得的数据对模型进行了验证。

日本汽车研究所(Japanese Automotive Research Institute, JARI)的 Antona - Makoshi 等(2015)报道了一个人种及年龄特异性的有限元模型,该模型的几何形状来自一名 71 岁日本男性尸体(身高 161 cm,体重 60 kg)的 CT 图像。提取该尸体右侧第 4、第 6 和第 7 肋骨水平的肋骨-肋软骨-胸骨样本,并在弗吉尼亚大学进行了剪切测试。加载条件旨在模拟胸骨在前后方向的运动。将从这些样本特异性测试中获得的材料属性赋予至有限元模型中。此外,根据文献报道的数据将模型的结构特性(如肋骨皮质厚度)和材料属性(如肋骨皮质的屈服应力)调整至特定年龄。随后将该模型用于模拟正面正中碰撞和正面台车试验,结果显示有限元模型模拟结果与真实实验数据之间具有良好的一致性。研究人员还对该个体特异性的模型进行了修改,用来代表一个年轻和年长的美国中型男性。研究人员使用缩放后的模型来模拟 Kent 等(2005)研究中的四种测试,即分布式、圆盘、斜安全带和 4 点安全带载荷。最后,研究人员进行了一系列参数化研究以评估年龄对模型预测响应的影响。研究结果表明,肋骨皮质厚度、力学性能和失效阈值对于模型预测响应的影响与文献报道一致。然而,由于肌肉和肋软骨的力学特性会显著影响胸廓的变形情况,故仍需进行更多的研究。

Schoell 等(2015a)报道的 70 岁男性和女性模型已于上一节中进行介绍,此处不再重复。Schoell 等(2015b)使用变形技术,将代表 24 岁中等体型男性的 GHBMC 模型进行缩放后,用以代表 65 岁男性。模型胸部的几何形状来自从 Wake Forest 放射学数据库中获取的 339 例临床胸部 CT 扫描数据。研究人员对模型进行了区域验证,以研究年龄对模型预测的骨折和损伤程度的影响。此外,研究还对变形后的 65 岁模型和中等体型男性 GHBMC 模型在模拟美国 NCAP 正面撞击情况下头部、颈部、胸部和下肢区域的损伤风险进行了比较。研究结果表明，与另一模型相比，65 岁模型预测到更高的 AIS 3 级及以上程度的胸部损伤发生率。

14.4.3 · 肋骨材料属性的选择

材料属性的选择是人体模型开发过程中最令人沮丧的难题之一。例如，科学文献中报道的软骨的杨氏模量范围为 20.7 MPa 至 3 GPa，肺的体积模量范围为 10 kPa 至 66 MPa。即使对于经过充分研究的肋骨皮质（与软组织相比）的材料属性，其杨氏模量的范围也达 2.5～12 GPa。尽管本章中介绍的所有模型都已针对某些涉及不同损伤程度的实验数据进行了模型局部和（或）整体验证，但仍无法明确什么材料属性适合年龄和性别特异性的胸部有限元模型。人体胸部由骨骼、软骨、韧带、肌肉和内部器官组成，是一个非常复杂的结构，当模型中一个组件的材料属性设定有误时，仍可通过对另一个组件材料属性的错误设定进行补偿。例如，Lizee 等（1998）报道的模型中，将肋骨皮质的杨氏模量设定为文献报道中最低值（E=2.5 GPa），但可通过将内脏器官设定为文献报道中最硬的材料属性（K=66 MPa）来对模型进行补偿。经过上述设定的模型预测的全局响应情况仍然能与实验数据很好地匹配。然而没有人能够保证模型内部响应情况的生物仿真度。

因此，需要获取更多的材料测试数据来提供合适的材料属性，用于严格验证模型预测的胸部响应情况。许多研究小组已经使用分层次的方法在组织器官、亚组件、全胸部和全身层次上验证其模型。不幸的是，很少有资助机构愿意提供大规模的资金来研究年龄和性别依赖的人体材料属性，以更准确地对人体胸部建模。没有这些数据，分层次的验证方法也只是表面上的好。在资助机构对该类研究的态度发生转变、模型开发收集到合适的数据之前，迄今开发的所有有限元模型充其量只是对人体受冲击后响应情况的合理近似。

14.5 总结

出于以下原因，没有对用于模型验证的尸体测试数据进行回顾性研究。首先，尽管目前可以得到的、可以用来推导材料属性和为模型验证提供数据的尸体实验数据非常缺乏，但实际上在大量出版物中有所涉及。不幸的是，大多数可用的实验数据并不是为有限元模型的开发而创建的。因此，上述实验数据中普遍缺乏对测试对象的详细描述。此外，由于尸体测试的高昂成本，以及由于伦理难题而难以获得尸体标本，大多数机构只能进行少量的尸体测试。因此，并不能通过对这些数据进行综合分析而为模型验证提供更好的响应数据通道。其次，由于文献报道的尸体实验涉及大量不同的测试条件，综述这些文献会占用太多空间。因此，以下仅提供一些一般性综述。

实验数据可按测试的身体部位及以下几种测试形式进行分类［如侧向肩部撞击和前侧肋骨（正中）撞击］。这些测试形式包括：

- 使用通用测试系统进行组件测试。
- 摆锤和撞击器撞击。
- 模拟安全带或安全气囊的撞击。
- 台车试验。

以下几项涉及对尸体标本进行详细测量的研究值得特别关注。Leport 等(2011)在肋骨上放置了 100 多个应变计并进行了撞击测试。Forman 等(2006)及 Pintar 等(1996, 1997)使用了由多个应变计制成的胸带在相同的测试条件下测量了多个实验对象的胸部轮廓线时间历程。Pintar 等(1996)测量了 5 具人类尸体的胸部轮廓线,这些尸体受到平面和球形接触面的侧向摆锤撞击,以及海德堡型台车试验。Pintar 等(1997)等报道了 26 例侧向撞击测试的结果,其中 15 例在威斯康星医学院进行,11 例与俄亥俄州立大学合作并在车辆研究和测试中心进行。然而,这两项研究结果中只呈现了少量的胸部变形模式。这其中部分原因是难以用绘制 2D 胸部变形通道来涵盖所有的测试结果。此外,Kemper 等(2005)使用了一种综合性方法,以大约 0.5 应变/s 的应变率来测试犬骨形肋骨皮质样本的张力。其主要目的是研究肋骨不同区域的材料属性是否存在差异。然而,研究发现不同年龄和肋骨不同区域的材料属性非常相似,但结构性能却大不相同。从积极的方面来说,这种测试方法非常全面,然而由于该研究只测试了 6 具尸体,其研究结果可能会被过度解读。

总之,在过去 20 年中,人类胸部建模取得了巨大进步。近期的模型在建模过程中已经考虑到了性别和年龄特异性的人体测量学数据。这些模型已经针对全局冲击响应(如脊柱加速度和胸部变形峰值)进行了验证,但因模型内部运动学情况未经严格验证,故不能保证这些模型完全正确。由于已经有可以将胸部轮廓线形变以时间函数方式呈现的实验方法,故现在已经有新的模型验证方法了。但是,这些方法仍然针对的是模型的外部数据。我们需要开发新的实验技术来获取心、肺和大血管等人体内部器官的运动学数据,以便进一步验证人体胸部有限元模型。

致谢

笔者在此感谢 Prashant Khandelwal 先生和 Anand Hammad 先生在科学文献检索方面提供的帮助。

参考文献

[1] AAAM, 2017. The Association for the Advancement of Automotive Medicine. https://www.aaam.org/abbreviated-injury-scale-ais/.

[2] AAST, 2017. The American Association for the Surgery of Trauma. http://www.aast.org/blunt-cardiac-injury.

[3] Antona-Makoshi, J., Yamamoto, Y., Kato, R., Sato, F., Ejima, S., Dokko, Y., Yasuki, T., 2015. Age-dependent factors affecting thoracic response: a finite element study focused on Japanese elderly occupants. Traffic Injury Prevention 16 (Suppl. 1), S66 – S74. http://dx.doi.org/10.1080/15389588.2015.1014552.

[4] Augenstein, J.S., Perdeck, E., Williamson, J., Stratton, J., Murtha, M., Sapnas, K., Digges, K., Malliaris, A.C., Lombardo, L., 1997. Heart Injuries among Restrained Occupants in Frontal Crashes. Society of Automotive Engineers (SAE) 1997 Transactions — Journal of Passenger Cars - V106 – 6, Paper No. 970392.

[5] Beck, T.J., Ruff, C.B., Scott Jr., W.W., Plato, C.C., Tobin, J.D., Quan, C.A., 1992. Sex differences in geometry of the femoral neck with aging: a structural analysis of bone mineral data. Calcified Tissue International 50, 24 – 29.

[6] Beck, T.J., Ruff, C.B., Bissessur, K., 1993. Age-related changes in female femoral neck geometry: implications for bone strength. Calcified Tissue International 53 (Suppl.), S41 – S46.

[7] Behr, M., Arnoux, P.J., Serre, T., Bidal, S., Kang, H.S., Thollon, L., Cavallero, C., Kayvantash, K., Brunet, C., 2003. A human model for road safety: from geometrical acquisition to model validation with radios. Computer Methods in Biomechanics and Biomedical Engineering 6 (4), 263 – 273.

[8] Bellemare, F., Jeanneret, A., Couture, J., 2003. Sex differences in thoracic dimensions and configuration. American Journal of

Respiratory and Critical Care Medicine 168 (3), 305 - 312.

[9] Belwadi, A., Siegel, J.H., Singh, A., Smith, J.A., Yang, K.H., King, A.I., 2012. Finite element aortic injury reconstruction of near side lateral impacts using real world crash data. ASME Journal of Biomechanical Engineering 134 (1), 011006.

[10] Bir, C., Viano, D., King, A.I., 2004. Development of biomechanical corridors of the thorax to blunt ballistic impacts. Journal of Biomechanics 37, 73 - 79.

[11] Bongiovanni, R., Spradley, M.K., 2012. Estimating sex of the human skeleton based on metrics of the sternum. Forensic Science International 219 (1 - 3), 290 - 296. http://dx.doi.org/10.1016/j.forsciint.2011.11.034.

[12] Brolin, K., Stockman, I., Andersson, M., Bohman, K., Gras, L.-L., Jakobsson, L., 2015. Safety of children in cars: a review of biomechanical aspects and human body models. International Association of Traffic and Safety Sciences 38, 92 - 102.

[13] Cacchione, R.N., Richardson, J.D., Seligson, D., 2000. Painful nonunion of multiple rib fractures managed by operative stabilization. The Journal of Trauma 48, 319 - 321.

[14] Carter, D., Spengler, D., 1978. Mechanical properties and composition of cortical bone. Clinical Orthopedics and Related Research 135, 192 - 217.

[15] Cavanaugh, J.M., Yoganandan, N., 2015. Thorax injury biomechanics. In: Yoganandan, N., et al. (Eds.), Accidental Injury: Biomechanics and Prevention. Springer Science+Business Media, New York, pp. 331 - 372. http://dx.doi.org/10.1007/978-1-4939-1732-7_13.

[16] Cerney, M.M., Adams, D.C., 2004. Sequestering size: the role of allometry and gender in digital human modelling. In: SAE Digital Human Modeling for Design and Engineering Symposium, June 15 - 17, 2004, Rochester, MI, SAE Paper No. 2004-01-2182. http://dx.doi.org/10.4271/2004-01-2182.

[17] Charpail, E., Trosseille, X., Petit, P., Laporte, S., Lavaste, F., Vallancien, G., 2005. Characterization of PMHS ribs: a new test methodology. Stapp Car Crash Journal 49, 183 - 198.

[18] Chen, H.-H., Guenther, D.A., 1988. Computer simulation and evaluation of the effect of padding on the thorax in the lateral impact. In: Proceedings of the 32nd Stapp Car Crash Conference, Atlanta, Georgia, USA, SAE Paper No. 881722. http://dx.doi.org/10.4271/881722.

[19] Cowper, G.R., Symonds, P.S., 1957. Strain Hardening and Strain Rate Effects in the Impact Loading of Cantilever Beams. Brown Univ. Applied Mathematics Technical Report No. 28.

[20] Currey, J.D., Brear, K., Zioupos, P., 1996. The effects of ageing and changes in mineral content in degrading the toughness of human femora. Journal of Biomechanics 29, 257 - 260.

[21] Davidsson, J., Carroll, J., Hynd, D., Lecuyer, E., Song, E., Trosseille, X., Eggers, A., Sunnevang, C., Praxl, N., Martinez, L., Lemmen, P., Been, B., 2014. Development of injury risk functions for use with the THORAX demonstrator; an updated THOR. In: IRCOBI Conference Proceedings, Paper No. IRC 14-41, pp. 359 - 376, September 10 - 12, 2014, Berlin, Germany.

[22] Davis, M.L., Koya, B., Schap, J.M., Gayzik, F.S., 2016. Development and full body validation of a 5th percentile female finite element model. Stapp Car Crash Journal 60, 509 - 544.

[23] Deng, Y.C., Kong, W., Ho, H., 1999. Development of a Finite Element Human Thorax Model for Impact Injury Studies. SAE Technical Paper 1999-01-0715. http://dx.doi.org/10.4271/1999-01-0715.

[24] Drake, R., Vogl, W., Mitchell, A.W.M., Tibbitts, R., Richardson, P., 2008. Gray's Atlas of Anatomy, second ed. Churchill Livingston Elsevier, ISBN 978-1-4557-4802-0.

[25] Durbin, D.R., Weinberg, S., 2011. Policy statement-child passenger safety. American Academy of Pediatric Dentistry 127, 788 - 793.

[26] El-Jawahri, R.E., Laituri, T.R., Ruan, J.S., Rouhana, S.W., Barbat, S.D., 2010. Development and validation of age-dependent FE human models of a mid-sized male thorax. Stapp Car Crash Journal 54, 407 - 430.

[27] El-Jawahri, R.E., Laituri, T.R., Kim, A.S., 2012. Further validation of age-dependent FE models of a mid-sized male thorax. SAE International Journal of Passenger Cars — Mechanical Systems 5 (1), 552 - 566. http://dx.doi.org/10.4271/2012-01-0582.

[28] Evans, F.G., 1976. Mechanical properties and histology of cortical bone from younger and older men. Anat Rec 185, 1 - 11.

[29] Forman, J., Lessley, D., Kent, R., Bostrom, O., Pipkorn, B., 2006. Whole-body kinematic and dynamic response of restrained PMHS in frontal sled tests. Stapp Car Crash Journal 50, 299 - 336.

[30] Fung, Y.-C., Tong, P., Patitucci, P., 1978. Stress and strain in the lung. ASCE Journal of the Engineering Mechanics Division 104, 201 - 223.

[31] Fung, Y.C., Yen, M.R., 1984. Experimental Investigation of Lung Injury Mechanisms. Topical Report. U.S. Army Medical Research and Development Command, Contract No. DAMD 17-82-C-2062. JAYCOR Inc., San Diego, CA.

[32] Gayzik, F.S., Hoth, J.J., Daly, M., Meredith, J.W., Stitzel, J.D., 2007. A finite element-based injury metric for pulmonary contusion: investigation of candidate metrics through correlation with computed tomography. Stapp Car Crash Journal 51, 189 - 209.

[33] Gayzik, F.S., Yu, M.M., Danelson, K.A., Slice, D.E., Stitzel, J.D., 2008. Quantification of age-related shape change of the human rib cage through geometric morphometrics. Journal of Biomechanics 41 (7), 1545 - 1554.

[34] Gayzik, F.S., Moreno, D., Geer, C., Wuertzer, S., Martin, R., Stitzel, J., 2011. Development of a full body CAD dataset for computational modeling: a multi-modality approach. Annals of Biomedical Engineering 39, 2568 - 2583.

[35] Golman, A.J., Danelson, K.A., Gaewsky, J.P., Stitzel, J.D., 2015. Implementation and validation of thoracic side impact injury prediction metrics in a human body model. Computer Methods in Biomechanics and Biomedical Engineering 18 (10), 1044 - 1055. http://dx.doi.org/10.1080/10255842.2013.869319.

[36] Granik, G., Stein, I., 1973. Human ribs: static testing as promising medical application. Journal of Biomechanics 6 (3), 237 - 240.

[37] Gray, H., 1973. In: Gross, C.M. (Ed.), The Gray's Anatomy, 29th American Edition. Lea and Febiger, Philadelphia.

[38] Guccione, J., McCulloch, A.D., Waldman, L., 1991. Passive material properties of intact ventricular myocardium determined from a cylindrical model. ASME Journal of Biomechanical Engineering 113, 42 - 55.

[39] Guo, X.E., Goldstein, S.A., 1997. Is trabecular bone tissue different from cortical bone tissue? Forma 12, 185 - 196.

[40] Hamilton, M.N., Chen, H.-H.F., Guenther, D.A., Cheng, P., 1988. Computer simulation of the child thorax. In: Proceedings of the 32nd Stapp Car Crash Conference, Atlanta, Georgia, USA, SAE Paper No. 881724. http://dx.doi.org/10.4271/881724.

[41] Haug, E., Choi, H.-Y., Robin, S., Beaugonin, M., 2004. Human models for crash and impact simulation. In: Handbook of Numerical Analysis, vol. Ⅻ. Elsevier Science & Technology, pp. 231 - 452. http://dx.doi.org/10.1016/s1570-8659(03)12004 - 2.

[42] Hayashi, S., Yasuki, T., Yamamae, Y., Takahira, Y., 2006. A study of side airbag effectiveness in reducing chest injury in car to car side impacts using a human FE model. In: Proc. of the IRCOBI, September 20 - 22, 2006, Madrid, Spain, pp. 397 - 400.

[43] Hayashi, S., Yasuki, T., Kitagawa, Y., 2008. Occupant kinematics and estimated effectiveness of side airbags in pole side impacts using a human FE model with internal organs. Stapp Car Crash Journal 52, 363 - 377.

[44] Hoffler, C.E., Moore, K.E., Kozloff, K., Zysset, P.K., Goldstein, S.A., 2000. Age, gender, and bone lamellae elastic moduli. Journal of Oethopaedic Research 18, 432 - 437.

[45] Huang, Y., King, A.I., Cavanaugh, J.M., 1994. Finite element modeling of gross motion of human cadavers in side impact. In: Proceedings of the 38th Stapp Car Crash Conference, Ft. Lauderdale, Florida, USA, SAE Paper No. 942207. http://dx.doi.org/10.4271/942207.

[46] Ito, O., Okamoto, M., Takahashi, Y., Mori, F., Meissner, M.U., Untaroiu, C.D., Crandall, J.R., 2007. Validation of a human FE lower limb model for a child pedestrian against accident data. In: Proceedings of the IRCOBI Conference, September 19 - 21, 2007, Maastricht, the Netherlands, pp. 367 - 370.

[47] Ito, O., Dokko, Y., Ohashi, K., 2009. Development of Adult and Elderly FE Thorax Skeletal Models. SAE Technical Paper 2009-01-0381, 2009. http://dx.doi.org/10.4271/2009-01-0381.

[48] Iwamoto, M., Kisanuki, Y., Watanabe, I., Furusu, K., Miki, K., Hasegawa, J., 2002. Development of a finite element model of the total human model for safety (THUMS) and application to injury reconstruction. In: Proceedings of the IRCOBI Conference, September 18 - 20, 2002, Munich, Germany.

[49] Iwamoto, M., Nakahira, Y., Tamura, A., Kimpara, H., Watanabe, I., Miki, K., 2007. Development of advance human models in THUMS. In: Proc. 6th European LS-dyna Users' Conference, pp. 47 - 56, May 29 - 30, 2007, Gothenburg, Sweden.

[50] Iwamoto, M., Nakahira, Y., Kimpara, H., 2015. Development and validation of the Total HUman model for safety (THUMS) toward further understanding of occupant injury mechanisms in precrash and during crash. Traffic Injury Prevention 16 (Suppl. 1), S36 - S48. http://dx.doi.org/10.1080/15389588.2015.1015000.

[51] Jansová, M., Hynčík, L., Čechová, H., Toczyski, J., Gierczycka-Zbrozek, D., Baudrit, P., 2015. Evaluation of human thorax FE model in various impact scenarios. Applied and Computational Mechanics 9 (1), 5 - 20.

[52] Jiang, B., Mao, H., Cao, L., Yang, K.H., 2013. Experimental Validation of Pediatric Thorax Finite Element Model under Dynamic Loading Condition and Analysis of Injury. SAE Technical Paper 2013-01-0456. http://dx.doi.org/10.4271/2013-01-0456.

[53] Jiang, B., Cao, L., Mao, H., Wagner, C., Marek, S., Yang, K.H., 2014. Development of a 10-year-old pediatric thorax finite element model validated against cardiopulmonary resuscitation data. Computer Methods in Biomechanics and Biomedical Engineering 52, 28 - 34. Epub available in 2012.

[54] Johnson, G.R., Cook, W.H., 1983. A constitutive model and data for metals subjected to large strains, high strain rates and high temperatures. In: Proceedings of the 7th International Symposium on Ballistics, the Hague, The Netherlands.

[55] Kalra, A., Saif, T., Shen, M., Jin, X., Zhu, F., Begeman, P.C., Millis, S., Yang, K.H., 2015. Characterization of human rib biomechanical responses due to three-point bending. Stapp Car Crash Journal 59, 1 - 18.

[56] Kalra, A., 2017. Development of an Elderly Female Torso Finite Element Model for Restrained System R&D Applications (Ph.D. dissertation). Wayne State University.

[57] Katyal, D., McLellan, B.A., Brenneman, F.D., Boulanger, B.R., Sharkey, P.W., Waddell, J.P., 1997. Lateral impact motor vehicle collisions: significant cause of blunt traumatic rupture of the thoracic aorta. The Journal of Trauma 42 (5), 769 - 772.

[58] Keaveny, T.M., Morgan, E.F., Yeh, O.C., 2003. Bone mechanics. In: Kutz, M. (Ed.), Standard Handbook of Biomedical Engineering & Design. McGraw-Hill Professional.

[59] Kemper, A.R., McNally, C., Kennedy, E.A., Manoogian, S.J., Rath, A.L., Ng, T.P., Stitzel, J.D., Smith, E.P., Duma, S.M., Matsuoka, F., 2005. Material properties of human rib cortical bone from dynamic tension coupon testing. Stapp Car Crash Journal 49, 199 - 230.

[60] Kemper, A.R., McNally, C., Pullins, C.A., Freeman, L.J., Duma, S., 2007. The biomechanics of human ribs: material and

structural properties from dynamic tension and bending tests. Stapp Car Crash Journal 51, 235 – 273.

[61] Kent, R., Lopez-Valdes, F.J., Lamp, J., Lau, S., Parent, D., Kerrigan, J., Lessley, D., Salzar, R., 2011. Characterization of the pediatric chest and abdomen using three post-mortem human subjects. In: Proceedings of the 22nd ESV. Paper Number 11 – 0394. June 13 – 16, 2011, Washington, D.C.

[62] Kent, R., Patrie, J., Benson, N., 2003a. The hybrid Ⅲ dummy as a discriminator of injurious and non-injurious restraint loading. In: Proceedings of the Association for the Advancement of Automotive Medicine, September 21 – 24, 2003, Lisbon, Portugal.

[63] Kent, R., Sherwood, C., Lessley, D., Overby, B., Matsuoka, F., 2003b. Age-related changes in the effective stiffness of the human thorax using four loading conditions. In: Proc. of International Research Council on the Biomechanics of Impact, September 25 – 26, 2003, Lisboon, Portugal.

[64] Kent, R., Lee, S.H., Darvish, K., Wang, S., Poster, C.S., Lange, A.W., Brede, C., Lange, D., Matsuoka, F., 2005. Structural and material changes in the aging thorax and their role in crash protection for older occupants. Stapp Car Crash Journal 49, 231 – 249.

[65] Kent, R., Salzar, R., Kerrigan, J., Parent, D., Lessley, D., Sochor, M., Luck, J.F., Loyd, A., Song, Y., Nightingale, R., Bass, C.R., Maltese, M.R., 2009. Pediatric thoracoabdominal biomechanics. Stapp Car Crash Journal 53, 373 – 401.

[66] Keyak, J.H., Meagher, J.M., Skinner, H.B., Mote Jr., C.D., 1990. Automated three-dimensional finite element modelling of bone: a new method. Journal of Biomedical Engineering 12 (5), 389 – 397.

[67] Kim, H.J., Vignon-Clementel, I.E., Figueroa, C.A., LaDisa, J.F., Jansen, K.E., Feinstein, J.A., Taylor, C.A., 2009. On coupling a lumped parameter heart model and a three-dimensional finite element aorta model. Annals of Biomedical Engineering 37 (11), 2153 – 2169. http://dx.doi.org/10.1007/s10439-009-9760-8.

[68] Kimpara, H., Iwamoto, M., Miki, K., 2002. Development of a small female FEM model. In: JSAE Spring Congress, Issue No. 59 – 02, pp.1 – 4, Paper No. 20025242 (in Japanese).

[69] Kimpara, H., Lee, J.B., Yang, K.H., King, A.I., Iwamoto, M., Watanabe, I., Miki, K., 2005. Development of a three-dimensional finite element chest model for the 5th percentile female. Stapp Car Crash Journal 49, 251 – 269.

[70] Kindig, M., Lau, A.G., Kent, R.W., 2011. Biomechanical response of ribs under quasi-static frontal loading. Traffic Injury Prevention 12 (4), 377 – 387.

[71] Ladd, A.J., Kinney, J.H., Haupt, D.L., Goldstein, S.A., 1998. Finite-element modeling of trabecular bone: comparison with mechanical testing and determination of tissue modulus. Journal of Orthopaedic Research: Official Publication of the Orthopaedic Research Society 16 (5), 622 – 628.

[72] Lardinois, D., Krueger, T., Dusmet, M., Ghisleta, N., Gugger, M., Ris, H.B., 2001. Pulmonary function testing after operative stabilisation of the chest wall for flail chest. European Journal of Cardio-Thoracic Surgery 20 (3), 496 – 501.

[73] Lenard, J., Welsh, R., 2001. A comparison of injury risk and pattern of injury between male and female occupants of modern European passenger cars. In: Proceedings of 2001 IRCOBI, October 10 – 12, 2001, Isle of Man, United Kingdom, pp. 15 – 26.

[74] Leport, T., Baudrit, P., Potier, P., Trosseille, X., Lecuyer, E., Vallancien, G., 2011. Study of rib fracture mechanisms based on the rib strain profiles in side and forward oblique impact. Stapp Car Crash Journal 55, 199 – 250.

[75] Li, Z., Kindig, M.W., Kerrigan, J.R., Untaroiu, C.D., Subit, D., Crandall, J.R., Kent, R.W., 2010a. Rib fractures under anterior-posterior dynamic loads: experimental and finite-element study. Journal of Biomechanics 43, 228 – 234.

[76] Li, Z., Kindig, M.W., Subit, D., Kent, R.W., 2010b. Influence of mesh density, cortical thickness and material properties on human rib fracture prediction. Medical Engineering & Physics 32, 998 – 1008.

[77] Liechty, J.D., Shields, T.W., Anson, B.J., 1957. Variations pertaining to the aortic arches and their branches with comments on surgically important types. Quarterly Bulletin of Northwest University Medical School 31 (2), 136 – 143.

[78] Lizee, E., Robin, S., Song, E., Bertholon, N., Coz, J.-Y.L., Besnault, B., Lavaste, F., 1998. Development of a 3D finite element model of the human body. In: Proceedings of the 42nd Annual Stapp Car Crash Conference, Tempe, Arizona, USA, SAE Paper No. 983152. http://dx.doi.org/10.4271/983152.

[79] Lotz, J.C., Cheal, E.J., Hayes, W.C., 1991. Fracture prediction for the proximal femur using finite element models: I. Linear analysis. Journal of Biomechanics Engineering 113 (4), 353 – 360.

[80] Lv, W., Ruan, J.S., Li, H.Y., Cui, S.H., He, L.J., 2015. Development and validation of a 6-year-old pedestrian thorax and abdomen finite element model and impact injury analysis. International Journal of Vehicle Safety 8 (4). http://dx.doi.org/10.1504/IJVS.2015.074378.

[81] Maltese, M.R., Castner, T., Niles, D., Nishisaki, A., Balasubramanian, S., Nysaether, J., Sutton, R., Nadkarni, V., Arbogast, K.B., 2008. Methods for determining pediatric thoracic force-deflection characteristics from cardiopulmonary resuscitation. Stapp Car Crash Journal 52, 83 – 105.

[82] Martin, R.B., Burr, D.B., Sharkey, N.A., Fyhrie, D.P., 2015. Skeletal Tissue Mechanics, second ed. Springer, ISBN 149393001X.

[83] McCalden, R.W., McGeough, J.A., Barker, M.B., Court-Brown, C.M., 1993. Age-related changes in the tensile properties of cortical bone. The relative importance of changes in porosity, mineralization, and microstructure. Journal of Bone and Joint Surgery — American Volume 75, 1193 – 1205.

[84] McCalden, R.W., McGeough, J.A., Court-Brown, C.M., 1997. Age-related changes in the compressive strength of cancellous bone:

the relative importance of changes in density and trabecular architecture. Journal of Bone and Joint Surgery 79A (3), 421-427.

[85] McCulloch, A. D., Omens, J. H., 1991. Non-homogeneous analysis of three-dimensional transmural finite deformation in canine ventricular myocardium. Journal of Biomechanics 24 (7), 539-548.

[86] Mizuno, K., Iwata, K., Deguchi, T., Ikami, T., Kubota, M., 2005. Development of a three-year-old child FE model. Traffic Injury Prevention 6, 361-371.

[87] Mizuno, K., Iwata, K., Namikiri, T., Tanaka, N., 2009. Comparison of human FE model and crash dummy responses in various child restraint systems. International Journal of Crash-worthiness 14, 139-149.

[88] Mohr, M., Abrams, E., Engel, C., Long, W.B., Bottlang, M., 2007. Geometry of human ribs pertinent to orthopedic chest-wall reconstruction. Journal of Biomechanics 40, 1310-1317.

[89] Morgan, E.F., Keaveny, T.M., 2001. Dependence of yield strain of human trabecular bone on anatomic site. Journal of Biomechanics 34 (5), 569-577.

[90] Mosekilde, L., Mosekilde, L., Danielsen, C.C., 1987. Biomechanical competence of vertebral trabecular bone in relation to ash density and age in normal individuals. Bone 8 (2), 79-85.

[91] Murakami, D., Kobayashi, S., Torigaki, T., Kent, R., 2006. Finite element analysis of hard and soft tissue contributions to thorax response: sensitivity analysis of fluctuations in boundary conditions. Stapp Car Crash Journal 50, 169-189.

[92] Niebur, G.L., Feldstein, M.J., Yuen, J.C., Chen, T.J., Keaveny, T.M., 2000. High-resolution finite element models with tissue strength asymmetry accurately predict failure of trabecular bone. Journal of Biomechanics 33, 1575-1583.

[93] Norman, T.L., Yeni, Y.N., Brown, C.U., Wang, Z., 1998. Influence of microdamage on fracture toughness of the human femur and tibia. Bone 23, 303-306.

[94] Oftadeh, R., Perez-Viloria, M., Villa-Camacho, J.C., Vaziri, A., Nazarian, A., 2015. Biomechanics and mechanobiology of trabecular bone: a review. Journal of Biomechanics Engineering 137 (1). http://dx.doi.org/10.1115/1.4029176.

[95] Okamoto, M., Takahashi, Y., Mori, F., Hitosugi, M., Madeley, J., Ivarsson, J., Crandall, J.R., 2003. Development of finite element model for child pedestrian protection. In: 18th ESV Conference, Nagoya, Japan.

[96] Ouyang, J., Zhao, W.D., Xu, Y.Q., Chen, W.S., Zhong, S.Z., 2006. Thoracic impact testing of pediatric cadaveric subjects. Journal of Trauma-injury Infection and Critical Care 61 (6), 1492-1500.

[97] Park, G., Kim, T., Crandall, J.R., Arregui-Dalmases, C., Luzon-Narro, J., 2013. Comparison of kinematics of GHBMC to PMHS on the side impact condition. In: Proceedings of the 2013 IRCOBI Conference, September 11-13, 2013 Gothenburg, Sweden, pp. 368-379.

[98] Pintar, F., Yoganandan, N., Sances, A., Eppinger, R., 1996. Instrumentation of human surrogates for side impact. In: Proceedings of the 40th Stapp Car Crash Conference, November 4-6, 1996; Albuquerque, NM, SAE Technical Paper 962412. http://dx.doi.org/10.4271/962412.

[99] Pintar, F., Yoganandan, N., Hines, M., Maltese, M., McFadden, J., Saul, R., Eppinger, R., Khaewpong, N., Kleinberger, M., 1997. Chestband analysis of human tolerance to side impact. In: Proceedigns of the 41st Stapp Car Crash Conference, November 13-14, 1997, Lake Buena Vista, FL, SAE Technical Paper 973320. http://dx.doi.org/10.4271/973320.

[100] Plank, G.R., Kleinberger, M., Eppinger, R.H., 1998. Analytical investigation of driver thoracic response to out of position airbag deployment. In: Proceedings of the 42nd Annual Stapp Car Crash Conference, November 2-4, 1998, Tempe, Arizona, SAE Paper No. 983165. http://dx.doi.org/10.4271/983165.

[101] Poulard, D., Kent, R.W., Kindig, M., Li, Z., Subit, D., 2015. Thoracic response targets for a computational model: a hierarchical approach to assess the biofidelity of a 50th-percentile occupant male finite element model. Journal of the Mechanical Behavior of Biomedical Materials 45, 45-64.

[102] Reilly, D.T., Burstein, A.H., 1975. The elastic and ultimate properties of compact bone tissue. Journal of Biomechanics 8, 393-405.

[103] Rho, J.Y., Ashman, R.B., Turner, C.H., 1993. Young's modulus of trabecular and cortical bone material: ultrasonic and microtensile measurements. Journal of Biomechanics 26 (2), 111-119.

[104] Roberts, S.B., Chen, P.H., 1970. Elastostatic analysis of the human thoracic skeleton. Journal of Biomechanics 3, 527-545.

[105] Robin, S., 2001. HUMOS: human model for safety — A joint effort towards the development of refined human-like car occupant models. In: Proc. of the 17th Int. Tech. Conf. on the Enhanced Safety of Vehicles, Amsterdam, The Netherlands, June 4-7, 2001, Paper Number 297.

[106] Roth, S., Torres, F., Feuerstein, P., Thoral-Pierre, K., 2013. Anthropometric dependence of the response of a Thorax FE model under high speed loading: validation and real world accident replication. Computer Methods and Programs in Biomedicine 110 (2), 160-170.

[107] Ruan, J., El-Jawahri, R., Chai, L., Barbat, S., Prasad, P., 2003a. Prediction and analysis of human thoracic impact responses and injuries in cadaver impacts using a full human body finite element model. Stapp Car Crash Journal 47, 299-321.

[108] Ruan, J., El-Jawahri, R., Chai, L., Barbat, S., Prasad, P., 2003b. Development and validation of a finite element human thorax-abdomen model for side impact. In: Proceedings of NAFEMS World Congress 2003, May 27-31, 2003, Orlando, FL.

[109] Ruan, J., El-Jawahri, R., Barbat, S., Prasad, P., 2006. Analysis and evaluation of the biofidelity of the human body FE model in

lateral impact simulations according to ISO-TR9790 procedures. Stapp Car Crash Journal 50, 491 – 508.

[110] Ruff, C.B., Hayes, W.C., 1988. Sex differences in age-related remodeling of the femur and tibia. Journal of Orthopaedic Research 6, 886 – 896.

[111] Sandoz, B., Laporte, S., Charpail, E., Trosseille, X., Lavaste, F., 2007. Influence of the velocity in human ribs response. Journal of Biomechanics 40 (Suppl. 2), S215.

[112] Schafman, M.A., 2015. Dynamic Structural Properties of Human Ribs in Frontal Loading (MS thesis). The Ohio State University.

[113] Schoell, S.L., Weaver, A.A., Vavalle, N.A., Stitzel, J.D., 2015a. Age- and sex-specific thorax finite element model development and simulation. Traffic Injury Prevention 16 (Suppl. 1), S57 – S65. http://dx.doi.org/10.1080/15389588.2015.1005208.

[114] Schoell, S.L., Weaver, A.A., Urban, J.E., Jones, D.A., Stitzel, J.D., Hwang, E., Reed, M.P., Rupp, J.D., Hu, J., 2015b. Development and validation of an older occupant finite element model of a mid-sized male for investigation of age-related injury risk. Stapp Car Crash Journal 59, 359 – 383.

[115] Schultz, A.B., Benson, D.R., Hirsch, C., 1974. Force-deformation properties of human ribs. Journal of Biomechanics 7 (3), 303 – 309.

[116] Schultz, J.M., Trunkey, D.D., 2004. Blunt cardiac injury. Critical Care Clinics 20 (1), 57 – 70.

[117] Schwartz, D., Guleyupoglu, B., Koya, B., Stitzel, J.D., Gayzik, F.S., 2015. Development of a computationally efficient full human body finite element model. Traffic Injury Prevention 16 (Suppl. 1), S49 – S56.

[118] Shah, C.S., Yang, K.H., Hardy, W., Wang, H.K., King, A.I., 2001. Development of a computer model to predict aortic rupture due to impact loading. Stapp Car Crash Journal 45, 161 – 182.

[119] Shah, C.S., Hardy, W.N., Yang, K.H., Van Ee, C.A., Morgan, R.M., Digges, K.H., 2007. Investigation of the traumatic rupture of the aorta (TRA) by simulating real-world accidents. In: Proceedings of the 2007 IRCOBI Conference, September 19 – 21, 2007, Maastricht, The Netherlands, pp. 349 – 359.

[120] Shen, W., Niu, Y., Mattrey, R.F., Fournier, A., Corbeil, J., Kono, Y., Stuhmiller, J.H., 2008. Development and validation of subject-specific finite element models for blunt trauma study. Journal of Biomechanical Engineering 130 (2), 021022. http://dx.doi.org/10.1115/1.2898723.

[121] Shi, X., Cao, L., Reed, M.P., Rupp, J.D., Hoff, C.N., Hu, J., 2014. A statistical human rib cage geometry model accounting for variations by age, sex, stature and body mass index. Journal of Biomechanics 47 (10), 2277 – 2285.

[122] Shigeta, K., Kitagawa, Y., Yasuki, T., 2009. Development of next generation human FE model capable of organ injury prediction. In: Proceedings of the Int. Tech. Conf. Enhanced Safety Vehicles, June 15 – 18, 2009, Stuttgart, Germany, Paper No. 09 – 0111.

[123] Siegel, J.H., Smith, J.A., Siddiqi, S.Q., 2004. Change in velocity and energy dissipation on impact in motor vehicle crashes as a function of the direction of crash: key factors in the production of thoracic aortic injuries, their pattern of associated injuries and patient survival. A crash injury research engineering network (CIREN) study. The Journal of Trauma 57 (4), 760 – 777.

[124] Snyder, B.D., Piazza, S., Edwards, W.T., Hayes, W.C., 1993. Role of trabecular morphology in the etiology of age related vertebral fractures. Calcified Tissue International 53S (1), S14 – S22.

[125] Solomon, E.P., Phillips, G.A., 1987. Understanding Human Anatomy and Physiology. Saunders, W.B. Company, Philadelphia.

[126] Soni, B.K., Kim, J.-E., Ito, Y., Wagner, C., Yang, K.H., 2013. Pediatric computational models. In: Crandall, J.R., Myers, B. S., Meaney, D. F., Schmidtke, S. Z. (Eds.), Pediatric Injury Biomechanics: Archive & Textbook. Springer. ISBN-13: 978 – 1461441533.

[127] Song, E., Trosseille, X., Baudrit, P., 2009. Evaluation of thoracic deflection as injury criterion for side impact using a finite elements thorax model. Stapp Car Crash Journal 53, 155 – 191.

[128] States, J.D., 1969. The abbreviated and the comprehensive research injury scales. In: Proceedings of the 13th STAPP Car Crash Conference, December 2 – 4, 1969; Boston, MA. SAE Technical Paper 690810. http://dx.doi.org/10.4271/690810.

[129] Stitzel, J.D., Cormier, J.M., Barretta, J.T., Kennedy, E.A., Smith, E.P., Rath, A.L., Matsuoka, F., 2003. Defining regional variation in the material properties of human rib cortical bone and its effect on fracture prediction. Stapp Car Crash Journal 47, 243 – 265.

[130] Subit, D., de Dios, E.D.P., Valazquez-Ameijide, J., Arregui-Dalmases, C., Crandall, J., 2011. Tensile material properties of human rib cortical bone under quasi-static and dynamic failure loading and influence of the bone microstucture on failure characteristics. arXiv: 1108.0390, available at: https://arxiv.org/abs/1108.0390.

[131] Tamura, A., Watanabe, I., Miki, K., 2005. Elderly human thoracic FE model development and validation. In: Proceedings of the 19th International Technical Conference on the Enhanced Safety of Vehicles, Washington DC.

[132] Tomasch, E., Kirschbichler, S., Sinz, W., Steffan, H., Darok, M., Dimai, H.P., Patsch, J., 2010. Methodology to predict thresholds for loading corridors of human ribs. In: Proceedings of the International Research Council on the Biomechanics of Injury Conference, September 15 – 16, 2010, Hanover, Germany, pp. 285 – 288.

[133] Townsend, P.R., Rose, R.M., Radin, E.L., 1975. Buckling studies of single human trabeculae. Journal of Biomechanics 8 (3 – 4), 199 – 201.

[134] Vavalle, N.A., Moreno, D.P., Rhyne, A.C., Stitzel, J.D., Gayzik, F.S., 2013. Lateral impact validation of a geometrically accurate

full body finite element model for blunt injury prediction. Annals of Biomedical Engineering 41 (3), 497 - 512. http://dx.doi.org/10.1007/s10439-012-0684-3.

[135] Vawter, D.L., 1980. A finite element model for macroscopic deformation of the lung. Journal of Biomechanical Engineering 102.

[136] Vezin, P., Verriest, J.P., 2005. Development of a set of numerical human model for safety. In: Proc. of the 19th Int. Tech. Conf. on the Enhanced Safety of Vehicles, Washington D.C. June 6 - 9, 2005, Paper Number (05-0163).

[137] Wang, H.-C., 1995. Development of Side Impact Finite Element Human Thoracic Model (Ph. D. Dissertation). Wayne State University, Detroit, MI.

[138] Wang, X., Shen, X., Li, X., Agrawal, M., 2002. Age-related changes in the collagen network and toughness of bone. Bone 31 (1), 1 - 7.

[139] Weaver, A.A., Schoell, S.L., Stitzel, J.D., 2014a. Morphometric analysis of variation in the ribs with age and sex. Journal of Anatomy 225, 246 - 261.

[140] Weaver, A.A., Schoell, S.L., Nguyen, C.M., Lynch, S.K., Stitzel, J.D., 2014b. Morphometric analysis of variation in the sternum with sex and age. Journal of Morphology 275, 1284 - 1299.

[141] Yang, K.H., Hu, J., White, N.A., King, A.I., Chou, C.C., Prasad, P., 2006. Development of numerical models for injury biomechanics research: a review of 50 years of publications in the Stapp Car Crash Conference. Stapp Car Crash Journal 50, 429 - 490.

[142] Yeni, Y.N., Brown, C.U., Wang, Z., Norman, T.L., 1997. The influence of bone morphology on fracture toughness of the human femur and tibia. Bone 21, 453 - 459.

[143] Yoganandan, N., Pintar, F., 1998. Biomechanics of human thoracic ribs. Journal of Biome-chanical Engineering 120 (1), 100 - 104.

[144] Zhu, F., Jiang, B., Hu, J., Wang, Y., Shen, M., Yang, K.H., 2016. Computational modeling of traffic related thoracic injury of a 10-year-old child using subject-specific modeling technique. Annals of Biomedical Engineering 44 (1), 258 - 271.

[145] Zioupos, P., Currey, J.D., Hamer, A.J., 1999. The role of collagen in the declining mechanical properties of aging human cortical bone. Journal of Biomedical Materials Research 45, 108 - 116.

15 碰撞场景的躯干下部建模

King H. Yang

Wayne State University, Detroit, Michigan, United States

15.1 引言及相应的人体解剖学

Hardy 等(2015)通过文献综述发现,尽管腹部相对于其他区域,损伤的发生率较低,但在发生重度损伤乃至致命性损伤的案例中,腹部损伤较其他区域损伤的发生率要高得多。此外,前排乘员比后排乘员更容易遭受腹部损伤;侧面撞击比正面撞击引起的腹部损伤率更高;虽然系安全带的乘员比未系安全带的乘员更安全,但配备卷收器的安全带比老标准的安全带提供的安全性更强。在车辆安装吸能式转向系统之前,大多数腹部损伤是由人体与转向系统碰撞所致,而人体与车内侧面内饰的碰撞是发生损伤的第二大原因。目前这种关系已经颠倒,侧面内饰已成为最重要的致伤物,其次是转向系统。此外,德国的研究表明,大约 1/5 的人-车碰撞受害者遭受腹部损伤,在所有 AIS 3 级及更高级别的损伤中,腹部损伤仅次于头部和下肢损伤。新车评估计划(New Car Assessment Programs, NCAP)是由全球的政府或消费者保护机构实施的计划,其任务是设定车辆性能要求并报告新车型的安全评级,该计划中缺乏评估腹部损伤风险的要求。理论上,若乘员的胸部和下肢需受到保护,其腹部也应当受到保护。几十年来,这种“平衡约束”概念一直主导着安全约束的设计。因此,大多数碰撞假人未配备测量腹部损伤风险的设备。

腹腔的上界是膈肌,下界是盆腔。腹腔内衬有保护性的腹膜,周围由脊柱和肌肉环绕。腹膜共有两层(壁层腹膜和脏层腹膜,两层腹膜之间的潜在空间称为腹膜腔),支撑着腹部器官。许多实体器官(如肝、脾和肾)和空腔器官(如胃、小肠和大肠、结肠、直肠和膀胱)都位于腹腔中。肝位于腹腔右上角,就在膈肌下方(图 15.1 上)。脾位于腹腔左上角,上缘低于肝。易于理解的是,肝损伤通常与腹部右侧撞击有关,而脾损伤则与腹部左侧撞击有关。肝和脾都受到肋骨的部分保护(图 15.1 下)。肾位于腹膜后,在腹膜后隙内。在竖直方向上,肾位置一般低于肝、脾。

碰撞所引起的腹部空腔器官最常见的损伤是撕裂伤、穿孔和破裂,这些损伤往往不如实体器官的损伤严重。Lee 和 Yang(2002)的报道指出,腹部实体器官损伤占所有腹部损伤的 35%,其中 32%的损伤为 AIS 3 级及以上。肝损伤最常见原因是人体与转向系统发生接触,而脾损伤最常见原因是人体与乘员舱左侧部件的接触。肾损伤往往不那么严重,因为它们位于腹部的后部区域,该区域受到脂肪层的保护。实体和空腔器官的损伤并不是唯一的腹部损伤;血管损伤,如腹主动脉、髂总动脉和下腔静脉损伤,同样令人关注。

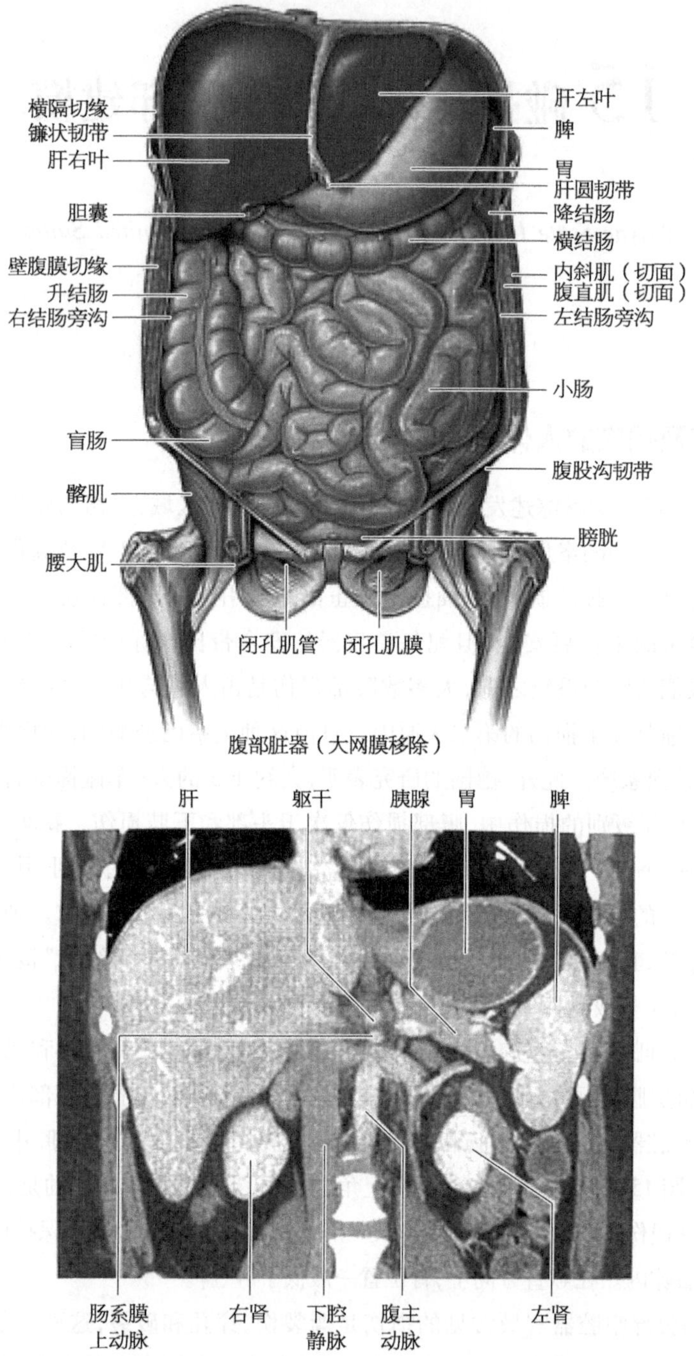

图 15.1 （上）：腹腔脏器（移除大网膜）。（下）：肋骨和椎体的截面比其他腹腔内容物更亮。

来源：Reproduced with permission from Drake, R., Vogl, W., Mitchell, A.W.M., Tibbitts, R., Richardson, P., 2008. Gray's Atlas of Anatomy, second ed. Elsevier, Churchill Livingston. ISBN：978-1-4557-4802-0。

15.2 损伤程度及经实验得出的材料属性

在机动车碰撞中,腹部损伤主要是由人体直接接触转向系统、仪表板、扶手、中控台、侧门和安全腰带等部件所致。与 14.2 节中描述的胸部损伤类似,腹部损伤也使用简明损伤量表(AIS)作为标准进行评估,根据损伤相对的"危及生命"的程度进行分级。与实体器官相连的腹部动、静脉的损伤被评为 AIS 3 级。肝和脾实质深度超过 3 cm 的撕裂伤评为 AIS 3 级。肝实质(指器官的主要组织)撕裂伤涉及 25%~75%的肝叶破裂评为 AIS 4 级。肝实质撕裂伤涉及超过 75%的肝叶破裂评为 AIS 5 级。脾撕裂伤涉及节段性或脾门血管并导致大血管离断的评为 AIS 4 级,而完全粉碎脾的撕裂伤评为 AIS 5 级。肾皮质撕裂伤深度不到 1.0 cm,且不伴有会导致尿液流入其他空腔的尿路损伤的评为 AIS 2 级,而同样的肾皮质撕裂伤不伴有集合管破裂或尿外渗的评为 AIS 3 级。肾实质撕裂伤延伸至皮、髓质和集合管的评为 AIS 4 级。最后,主要的胰腺撕裂伤和横断伴有胰管损伤的评为 AIS 3 级。

腹部器官共识性的损伤机制是直接受压。在正面碰撞中,未系安全带的乘员可能很快就会被仪表板或转向系统阻挡,同时身体的惯性继续挤压腹部。对于系安全带的乘员,当身体向前移动时,安全腰带可能会导致腹部局部受压。在侧向碰撞中,车内侧面结构(如门板、扶手)或中控台可能会阻挡腹部的移动,随后惯性引起的挤压也可能导致腹部损伤。然而,关于哪些参数(例如,脊柱加速度、腹部压缩深度、压缩速度)是预测腹部损伤的最佳指标的争论仍在继续。

Hardy 等(2015)认为不应将下段脊柱加速度作为腹部损伤的预测指标。尽管一些早期的研究表明在 L4 处测量的峰值加速度与动物实验中观察到的腹部损伤有很好的相关性,但后续的研究并未发现这种相关性。关于 Hardy 研究,笔者从几何学角度推断,在正面撞击中测量到脊柱加速度之前,腹部变形已经发生,因此其他损伤预测指标会比脊柱加速度更为重要。在同一项研究中,研究人员回顾了使用峰值压缩或峰值压缩百分比(可称为 C_{max} 或 C)或使用峰值冲击速度(V_{max} 或 V)作为腹部损伤预测指标的相关文献。尽管一些研究表明 C 和 V 是预测损伤的良好指标,但其他研究并未发现这种相关性。文献中报道的其他可能预测腹部损伤的参数包括最大速度和压缩的乘积[$V_{max} \times C_{max}$ 或$(V \times C)_{max}$]、最大力(F_{max})、最大冲击能量($F_{max} \times C_{max}$)及腹主动脉压力。

与人体所有组织结构一样,全局测量参数也是预测身体部位损伤风险的良好指标。但是,决定组织损伤风险的还是局部组织的变形。Melvin 等(1973)从麻醉的灵长类动物身上取出器官进行测试,并保留器官完整的脉管系统与母体相连,研究表明峰值压缩应变是肝、肾损伤程度的良好预测指标。对于有限元建模而言,使用组织级别的损伤阈值来预测组织损伤的风险非常容易。

Howes 和 Hardy(2012)使用从未冷冻过的腹部空腔器官取出的十字形样本,进行平均应变率为 72/s 的等双轴拉伸测试。研究人员指出,样本在周向和纵向上的应力-应变关系不同,失效应变约为 15%,失效应力范围在 2~4 MPa。此类研究可轻松为有限元建模提供材料属性和失效阈值。然而,该研究测试的样本数量太少,研究结果无法立即应用。对于腹部实体器官,表 15.1 和表 15.2 概述了 Hardy 等(2015)对分别从不同物种的肝和脾测试获得的数据所进行的回顾性分析所得的一些主要发现。强烈建议读者阅读 Hardy 等发表的文献综述,以便对概要的具体研究和论文进行详细了解。对于那些未包含在 Hardy 等的文献综述中的研究,汇总于表 15.3 中。

表 15.1 Hardy 等(2015)的回顾性分析中记载的肝的材料属性和失效参数

种属/年龄	测试类型	加载率	主要发现	参考文献
7 月龄猪肝实质	单轴拉伸	5 mm/min	σ_f 126 kPa, E 0.68 MPa, λ 1.26	Uehara(1995)
		500 mm/min	σ_f 205 kPa, E 1.19 MPa, λ 1.26	
牛肝包膜	单轴拉伸	—	σ_f 9.2 MPa, ε_f 35.6%	Hollenstein 等(2006)
牛肝实质	单轴拉伸	0.07/s	σ_f 52.5 kPa, ε_f 25%, 75℉和 98℉之间没有区别,冰冻会降低 ε_f	Santago 等(2009a, b)
猪和人的肝包膜-实质	单轴拉伸	准静态	σ_f 1.85 MPa, ε_f 32.6%, $\sigma_{f\text{-}true}$ 2.03 MPa, $\varepsilon_{f\text{-}true}$ 43.3%,人和猪之间没有区别	Brunon 等(2010)
人肝实质	单轴拉伸	0.01~10/s	σ_f 40.2 kPa、46.8 kPa、52.6 kPa、61.0 kPa, ε_f 0.34, 0.32, 0.30, 0.24 分别对应 0.01/s、0.1/s、1/s、10/s	Kemper 等(2010)
猪肝实质,冰冻后解冻	单轴压缩	0.005/s、0.05/s、0.5/s	σ_f 123.4 kPa、135.2 kPa、162.5 kPa 对应 0.005/s、0.05/s、0.5/s 在所有速率下 ε_f ~ 0.43	Tamura 等(2002)
牛肝实质	单轴压缩	0.01~3 000/s	σ_f 49.7 kPa、62.3 kPa、94.8 kPa、117.2 kPa、131.1 kPa 对应 0.01/s、0.1/s、1/s、10/s、100/s, ε_f ~ 0.6	Pervin 等(2011)
人肝实质	单轴压缩	0.01/s、0.1/s、1/s、10/s	σ_f 63.7 kPa、75.9 kPa、103.4 kPa、110.5 kPa, ε_f 0.94, 0.73, 0.61, 0.60 对应 0.01/s、0.1/s、1/s、10/s	Kemper 等(2013)

注:σ_f, 失效应力;$\sigma_{f\text{-}true}$, 真实失效应力;E, 杨氏模量;λ, 拉伸比;ε_f, 失效应变;$\varepsilon_{f\text{-}true}$, 真实失效应变。由于所有系列实验使用的样本量都很小,标准差很大使得没有必要去区分不同的应力定义,如本表中的工程应力、柯西应力和 Piola Kirchhoff 应力。同样,工程应变、Green-Lagrange 应变和柯西应变也没有区分的必要。

表 15.2 Hardy 等(2015)的回顾性分析中记载的脾脏的材料属性和失效参数

种属/年龄	测试类型	加载率	主要发现	参考文献
7 月龄猪脾实质	单轴拉伸	5 mm/min	σ_f 60 kPa, E 164 kPa, λ 1.59	Uehara(1995)
		500 mm/min	σ_f 101 kPa, E 272 kPa, λ 1.51	
人脾实质	单轴拉伸	0.01/s、0.1/s、1/s、10/s	σ_f 16.5 kPa、23.9 kPa、31.5 kPa、33.8 kPa, ε_f 0.26, 0.21, 0.19 和 0.18 对应 0.01/s、0.1/s、1/s、10/s	Kemper 等(2012)
人脾包膜			σ_f 43.6 kPa、46.1 kPa、68.4 kPa、65.3 kPa, ε_f 0.23, 0.20, 0.19 和 0.17 对应 0.01/s、0.1/s、1/s、10/s	
猪脾实质	单轴压缩	0.005/s、0.05/s、0.5/s	σ_f 107.5 kPa、114.6 kPa、146.3 kPa, ε_f 0.825, 0.809 和 0.834 对应 0.005/s、0.05/s、0.5/s	Tamura 等(2002)
人脾实质	单轴压缩	0.01/s、0.1/s、1/s、10/s	σ_f 20.7 kPa、25.3 kPa、32.3 kPa、39.1 kPa, ε_f 0.52、0.51、0.48、0.46 对应 0.01/s、0.1/s、1/s、10/s	Kemper 等(2011)

注:ε_f, 失效应变;λ, 拉伸比;σ_f, 失效应变。

表 15.3　其他文献报道的腹腔器官的材料属性和失效参数

种属/年龄	测试类型	加　载　率	主 要 发 现	参 考 文 献
兔肝和肾实质	拉伸	—	肝 σ_f 23.5 kPa,肾 σ_f 41.2 kPa,肝 ε_f 0.46,肾 ε_f 0.50	Yamada(1970)
人肾实质	拉伸	—	ε_f 0.46~0.62, 10~19 岁 σ_f 56.8 kPa, 60~79 岁 σ_f 39.2 kPa	
恒河猴	撞击实验	0.05 m/s、2.5 m/s、5 m/s	肾 ε_f 35%、43.3%、37.5%,肝 ε_f 53.5%、49%、48.9%,分别对应 0.05 m/s、2.5 m/s、5 m/s	Melvin 等(1973)
猪肾	压缩	—	径向压缩 σ_f 250 kPa,切向压缩 σ_f 180 kPa	Farshad 等(1999)
	拉伸	0.017 m/s	皮质 σ_f 45 kPa,包膜 σ_f 5 MPa	
		8.33 m/s	皮质 σ_f 130 kPa,包膜 σ_f 14.5 MPa	
	剪切	0.083 mm/s	表面朝上 25 kPa,表面朝下 30 kPa	
带包膜的猪肝和脾	单轴压缩	10 mm/min	肝 σ_f 123 kPa,脾 σ_f 100 kPa,均含包膜	Ishihara 等(2000)
猪肾	压缩	0.005/s、0.05/s、0.5/s	σ_f 135.1 kPa、175.5 kPa、214.8 kPa, ε_f 35.4%、35.8%、35.9%对应 0.005/s、0.05/s、0.5/s	Tamura 等(2002)
猪肾包膜	单轴拉伸	0.005~250/s	双线性模量, $E2 = 37.5\ln(\dot{\varepsilon}) + 19.2$ MPa, $\sigma_f = 2.24\ln(\dot{\varepsilon}) + 10.8$ MPa, $\varepsilon_f = -0.072\ln(\dot{\varepsilon}) + 0.44$	Snedeker 等(2005a)
人肾包膜	单轴拉伸	0.005/s	$E2 = 35.9$ MPa,猪 $E2 = 41.5$ MPa, σ_f 9 MPa, ε_f 33.4%	
猪肝包膜	单轴拉伸	0.1 mm/s	$E2 = 8.22$ 或 48.15 MPa 对应小应变和大应变, σ_f 9.82 MPa, ε_f 29.25%	Umale 等(2011)

注: $E2$, 基于双线性定义的二阶弹性模量; ε_f, 失效应变; σ_f, 失效应力。

其他几个研究小组报道的肾失效材料属性,以及一些肝和脾的材料属性并未包含在 Hardy 的研究中。部分测试结果汇总于表 15.3 中。

Miller(2000)根据 Melvin 等(1973)报道的压痕实验得出的实验数据,使用超黏弹性材料准则来拟合肝和肾的材料行为。如前所述,这一系列实验是从麻醉的恒河猴身上切除的器官上进行的,因此获得的数据与体内实验数据非常接近。与笔者早期对脑组织进行的研究相似,假定肝和肾为各向同性且几乎不可压缩。由于测试条件类似于单轴压缩实验,Miller 忽略了其他应力分量并指出:

$$\sigma_{zz} = \int_0^t \left\{ \sum_{i+j=1}^{N} C_{ij}(t-\tau) \frac{d}{d\tau} \left[\frac{\partial}{\partial \lambda_z} \left((J_1 - 3)^i (J_2 - 3)^j \right) \right] \right\} d\tau \tag{15.1}$$

其中 λ_z 是施加载荷后沿 z 方向的拉伸比, J_1 和 J_2 是第一和第二应变不变量(类似于 7.4.1 节中讨论的应力不变量), τ_k 是特征时间(参见式 15.2), N 是描述应变不变量的应变能函数中多项式的阶数, C_{ij} 表示为:

$$C_{ij} = C_{ij\infty} + \sum_{k=1}^{n} C_{ijk} e^{-1/\tau_k} \tag{15.2}$$

Miller(2000)进一步假设实验在恒定速度下进行,并选择了 0.002 s 的特征时间。从实验数据中,他发现指数的衰减项对慢速测试结果的影响很小。因此,只需要确定 $C_{10\infty} = C_{01\infty}$ 和 $C_{20\infty} = C_{02\infty}$,而在低速测试条件下所有其他项均假设为0。一旦确定了 $C_{10\infty}$ 和 $C_{20\infty}$,就可以使用最小二乘法计算中、高速测试结果的 C_{101} 和 C_{201}。Miller 报道的材料常数罗列于表 15.4 中。

表 15.4 使用 Miller(2000)报道的超黏弹性材料准则推导出恒河猴肝和肾的材料常数

低速(0.05 m/s)		
器官	$C_{10\infty} = C_{01\infty}$ (Pa)	$C_{20\infty} = C_{02\infty}$ (Pa)
肝	6 206	3 492
肾	898	26 368
中速和高速(2.5 m/s 和 5 m/s)		
器官	$C_{10\infty} = C_{01\infty}$ (Pa)	$C_{20\infty} = C_{02\infty}$ (Pa)
肝	57 413	9 730
肾	63 278	65 662

Tamura 等(2002)将他们取自猪实体器官的组织样本的实验数据,根据 Fung(1993)推导的准线性黏弹性(quasi-linear viscoelastic, QLV)理论进行拟合。QLV 理论使用阶梯状斜坡保持应变加载(图 15.2),假设应力历程表示为两个相互独立的时间和应变变量的乘积:简化松弛(弛豫)函数 $G(t)$ 和弹性响应 σ^e(瞬时应变 ε 引起的最大应力)为:

$$K(t, \varepsilon) = G(t)\, \sigma^e(\varepsilon) \tag{15.3}$$

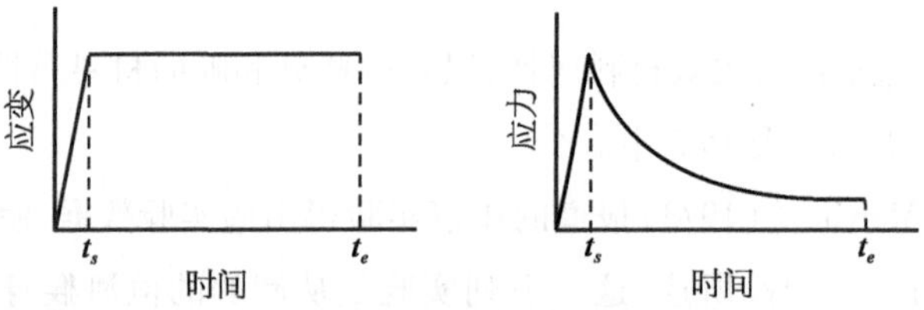

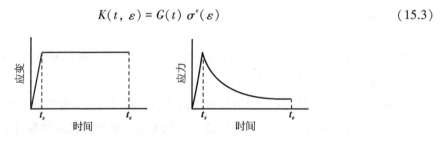

图 15.2 理论上的阶梯保持应变加载。在时间 t_s 到达峰值应变后,应力开始松弛。

松弛(弛豫)谱 $S(\tau)$ 可用无量纲常数 c 和两个时间常数 τ_1 和 τ_2 表示为:

$$\begin{aligned} &S(\tau) = c/\tau,\ \tau_1 \leqslant \tau \leqslant \tau_2 \\ &S(\tau) = 0,\ \tau < \tau_1 \text{ 且 } \tau < \tau_2 \end{aligned} \tag{15.4}$$

Fung(1993)进一步将 $G(t)$ 用 $S(\tau)$ 表示为

$$G(t) = \frac{1 + \int_0^\infty S(\tau)\, e^{-t/\tau} d\tau}{1 + \int_0^\infty S(\tau)\, d\tau} \tag{15.5}$$

解式(15.5),得到:

$$G(t)=\frac{1+c[I(t/\tau_2)-I(t/\tau_1)]}{1+c[\ln(\tau_2/\tau_1)]} \tag{15.6}$$

其中指数积分表示为:

$$I(z)=\int_z^{\infty}\frac{e^{-t}}{t}dt \tag{15.7}$$

经曲线拟合,式(15.7)可近似为:

$$\begin{aligned}G(t)&=-A\ln(t)+B\\A&=c/(c\ln\tau_2-c\ln\tau_1)\\B&=A(1/c-\gamma+\ln\tau_2)\end{aligned} \tag{15.8}$$

其中 $\gamma=0.5772$ 是欧拉常数。Tamura 等(2002)指出简化松弛函数的材料常数的大小如表 15.5 所示。

表 15.5　猪肝、肾和脾的简化松弛函数的材料常数

项　目	肝	肾	脾
c	0.355 3	0.325 4	0.424 4
τ_1(s)	0.030 7	0.032 0	0.007 9
τ_2(s)	570.5	458.0	261.9
A	0.079 1	0.079 1	0.078 3
B	0.678 9	0.682 1	0.575 9
R^2	0.998 7	0.999 7	0.992 7

Snedeker 等(2005a)使用式(15.9)将他们针对猪肾包膜获得的实验数据拟合到带有黏弹性松弛的、有 Prony 级数的、超弹性 Ogden 公式中。

$$\sigma(t)=\int_0^t\left\{\left[1-\sum_{k=1}^{n}g_k(1-e^{\frac{-(t-\tau)}{\tau_k}})\right]\times\frac{\partial\left(\frac{\partial U(\lambda_1)}{\partial\lambda_1}\right)}{\partial_\tau}\right\}d\tau \tag{15.9}$$

其中 λ_1 是载荷方向上的拉伸比,g_k 和 τ_k 是黏弹性松弛常数,n 是 Prony 级数的阶数。此外,应变能项 U 定义为:

$$U(\lambda_1)=\sum_{p=1}^{n}\frac{\mu_p}{\alpha_p}(-3+2\lambda_1^{(-\alpha_p/2)}+\lambda_1^{(\alpha_p)}) \tag{15.10}$$

其中 α_p 和 μ_p 是 Ogden 材料参数。使用一种类似于 Prange 和 Margulies(2002)所用的迭代曲线拟合程序来确定材料参数。最后根据 Cowper－Symonds 定律,使用式(15.11)乘以准静态应力-应变材料曲线。

$$\sigma(\varepsilon,\ \dot{\varepsilon}) = \sigma_0\left(\varepsilon\left[1 + \left(\frac{\dot{\varepsilon}}{D}\right)^{1/p}\right]\right) \tag{15.11}$$

其中 p 和 D 是根据经验确定的。表 15.6 显示了 Snedeker 等(2005a)报道的应用最小二乘法对实验数据拟合的材料常数。

表 15.6 使用带黏弹性松弛的 Ogden 超弹性材料准则拟合肾包膜实验结果

项　目	参数 1	参数 2
Ogden 参数	μ_1 = 0.2 MPa μ_2 = 4.2 MPa	α_1 = 15.0 α_2 = 7.5
Visco - Prony 参数	g_1 = 0.12 g_2 = 0.4 g_3 = 0.08 g_4 = 0.13	τ_1 = 0.005 s τ_2 = 0.001 s τ_3 = 0.1 s τ_4 = 5 s

Umale 等(2013)进行的实验对 12 个猪肾、5 个猪肝和 5 个猪脾施加了几种不同载荷。总体来说,研究发现肾的刚度最高,其次是肝,最后是脾。使用超弹性材料准则,诸如 LS - DYNA 材料库中内置的 Ogden 和 Mooney - Rivlin 模型,来拟合实验数据并找到符合准则的材料属性。关于这两个材料准则的详细信息可以在 LS - DYNA 理论手册(Hallquist, 2006)中找到。表 15.7 显示了从 Umale 的研究中获得的曲线拟合结果。使用这些数据,Umale 等(2017)开发了一个孤立肾模型,结果示模型预测的响应与实验数据相匹配。

表 15.7 Umale 等(2013)报道的与超弹性材料准则相关的材料常数

项　目	器　官	参数 1(MPa)	参数 2
Ogden 1 阶	脾	μ_1 = 1.038 9	α_1 = 5.692 4
Ogden 2 阶	脾	μ_1 = 0.035 4 μ_2 = 7.549 1	α_1 = 12.088 5 α_2 = 1.030 8
	肾包膜	μ_1 = 11.048 2 μ_2 = 80.536 4	α_1 = −4.670 7 α_2 = −0.710 8
Mooney - Rivlin 2 阶	肾皮质	C_{10} = 0.282 4 C_{20} = −0.295 0 C_{11} = 2.130 6	C_{01} = 0.288 6 MPa C_{02} = −2.308 0 MPa
	肝实质	C_{10} = −0.042 2 C_{20} = 4.672 3 C_{11} = 3.124 5	C_{01} = 0.041 4 MPa C_{02} = −7.601 2 MPa

表 15.4～表 15.7 概述了使用猪的器官进行实验所得出的符合各种材料准则的材料常数,分别为 Miller(2000)报道的肾和肝材料,Tamura 等(2002)报道的肾实质材料,Snedeker 等(2005a)报道的肾包膜材料,以及 Umale 等(2013)报道的肾、脾和肝材料。理论上,这些数据可以直接应用于有

限元腹部模型的开发。显而易见的问题是,不同研究得出的材料常数不同,即使材料准则相同的研究也是如此。此外,用于确定上述表格中所列材料常数的实验数据是从猪或其他动物中获得的,而基于人体样本的实验数据非常少。应该对人体样本进行更多的实验,从而使腹部有限元模型具有更高的可信度。

15.3 腹部计算模型

与第 14 章中叙述的内容类似,第 16 章将讨论腹部区域的骨性结构。由 L1～L5 椎骨组成的脊柱和相互连接的椎间盘是腹腔唯一的骨性结构。因此,为研究腹部的冲击响应和损伤阈值而开发的有限元模型不能是孤立的,需要与各自的胸部模型相连接。为了更好地理解腹部模型,我们需要了解与人体胸部模型开发相关的文献,正如第 14 章所述。

Lee 和 Yang(2001)开发了一个人体腹部模型,旨在与 Wang(1995)所开发的详细胸部模型的骨骼部分相连接,并与之前开发的骨盆和下肢模型相连接(图 15.3)。脊柱、大血管、皮肤和实体器官(肝、脾和肾)是根据可视人计划获得的图像进行精细建模。空腔器官(食管、胃、小肠和大肠、胆囊、胆管、输尿管、直肠和肾上腺)由三个"器官袋"表示,建模过程中采用了构建气囊的建模技术,使得模型可以很好地传递力和动量。每个"器官袋"内的初始压力设定为 1 个大气压。这种简化的建模方法通常认为可以接受,因为在 AIS 量表中的空腔器官损伤评级通常较低,并且在大多数情况下这些空腔器官的损伤部位并非关注的重点。研究人员使用非线性黏弹性材料准则来描述实体器官的材料行为。

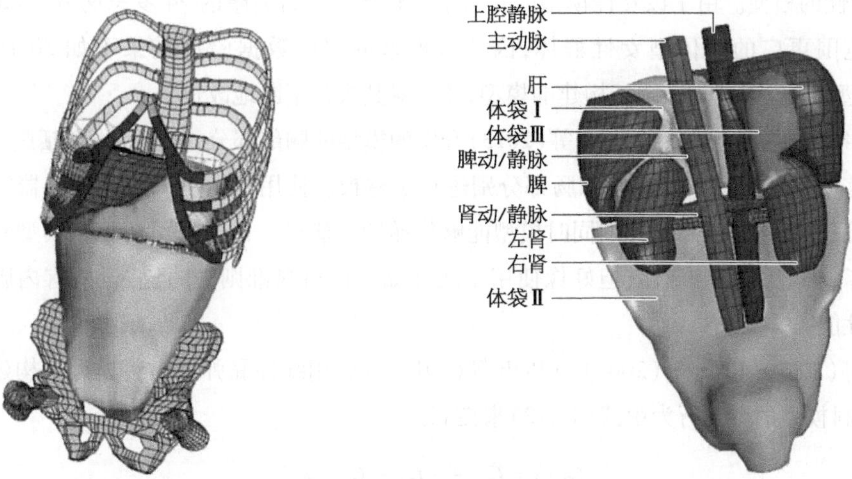

图 15.3 Lee 和 Yang(2001)开发的人体腹部有限元模型。

作为 HUMOS 项目的一部分,Behr 等(2003)报道了一个包括腹部在内的全身模型,其中肝、脾和肾以实体单元进行建模,而消化系统统一由一个腹部"器官袋"表示。使用滑动接触面及直接连接的弹簧单元来传递力和动量。所有腹部实体器官都使用线性黏弹性材料准则建模。

Ruan 等(2005)对由 Ruan 等(2003)报道的福特人体模型进行了加强,加强后的模型包含详细的腹部模型。实体器官(肝、脾和肾)根据它们各自的形状使用线性黏弹性材料准则建模,并假设所有实体器官的材料常数相同。其他腹部结构使用具有相同材料准则但不同材料常数的实体单元进行建模。

Snedeker 等(2007)开发了一个人体腹部模型,专门用于研究侧向撞击引起的肾损伤。腹部的几何学数据取自美国国家医学图书馆的可视女性人(Visible Woman)计划。所开发的腹部模型后来被缩放、转换后置入 50 百分位男性 THUMS 模型中。研究人员使用膜单元对所有的肾脏大血管进行建模,并用低剪切模量实体单元填充血管以表示血液。肾包膜的材料属性取自 Snedeker 等(2005b)基于高速测试实验获得的材料数据,该实验假设组织失效应力为 12 MPa。

作为 ESI 集团发起的 H 模型的一部分,Ondoková 和 Hynčík(2010)对他们所开发的 50 百分位男性模型 ROBBY 进行了更新,使其包含一个可形变的腹部。该模型的几何学数据来自可视人计划。实体器官使用线性黏弹性材料准则建模,而空腔器官则通过一组具有线性黏弹性行为的实体单元进行建模,或使用一个生物袋(内部装有流体的袋子)来表示,该生物袋源自一个具有恒定大气压的安全气囊模型。

Beillas 和 Berthet(2012)的报道简述了 GHBMC 腹部模型。由于报道提供的信息有限,已知该模型明确建模了实体器官,而空腔器官则使用"器官袋"法建模。使用接触界面在模型不同部分之间传递力和动量。作为 GHBMC 项目的一部分,Vavalle 等(2013)在使用侧向冲击实验数据对 GHBMC 全身模型进行验证的过程中,间接地对该腹部模型进行了验证。Vavalle 等(2015)根据 ISO/TS18571 标准对模型进行了进一步的验证。根据作用力数据进行腹部模型验证的整体评分为 0.72,较为合理,挠度评分较差,为 0.57。如 14.4.2 节中所述,Davis 等(2016)报道了 GHBMC 中代表 5 百分位女性的模型。由于该女性模型的几何学形状来自一名健康的 24 岁志愿者,该志愿者无法代表年龄范围更广的小体型女性群体,因此该模型的实验数据验证结果不如 50 百分位男性 GHBMC 模型。当然,这是一个新构建的模型,还应对其进行不断地改进。

在 14.4.2 节中曾经描述了 Roth 等(2013)开发的模型的胸部部分,该模型也包括腹部模型。腹部实体器官(肝、脾和肾),以及胃和肠都分别进行了建模。使用粒子法来填充这些器官之间的空隙,用以保证以大时间步长运算的同时模型能够传递冲击能量。目前尚不清楚该模型对每个腹部器官赋予了的材料准则和属性,但好像使用了线性黏弹性材料准则,并且假设所有内脏器官都具有相同的性能。

Behr 等(2003)、Ruan 等(2005)和 Roth 等(2013)都使用线性黏弹性材料模型来构建腹部实体器官,该材料模型的剪切行为由式(15.12)来控制。

$$G(t) = G_\infty + (G_0 - G_\infty) e^{-\beta t} \tag{15.12}$$

其中 G_0 和 G_∞ 是控制黏弹性响应的短时和长时剪切模量,β 是衰减因子。表 15.8 列出了 3 个研究组选择的常数。很明显,这些研究人员在各自的研究中选择了相同的材料属性来代表肝、脾和肾,但假设了截然不同的数值。由于所有模型都经常针对同样的实验数据进行验证,我们不禁想知道研究人员是如何得出如此不同的数值。一种可能的解释涉及已经讨论过的内容,即有限元模型的整体响应取决于模型中所有部件的材料属性。因此,对一个部件赋予较软的材料可以通过对别的部件赋予较硬的材料来补偿。这可以理解,因为大多数情况下,材料属性是从年幼的动物标本实验中获得,而人全身尸体实验通常是在年长的标本上进行。即使获得了特定年龄的人体材料属性,也需要以分层次的方法进行模型验证,以确保模型在组织、器官和全身水平上的准确性。

表 15.8 不同研究组选择线性黏弹性材料准则来表示腹部实体器官的材料属性

项　目	K (MPa)	G_0 (kPa)	G_1 (kPa)	Beta*	第一作者
肝、脾、肾	2.875	230	43.6	0.635/ms	Ruan
肝、脾、肾	0.001~0.25	36~54	27~40	1/ms	Behr
肝、脾、肾	744	67	65	0.1	Roth

注: * 衰减常数应该有与之相关的单位,但在一些出版物中并没有明确指出; K, 代表体积模量。

15.4 可用于模型验证的实验数据

与可用于胸部模型验证的数据集相比,可用于腹部模型验证的人尸体实验的数据集较少。由于尸体实验的高成本和标本获取的困难性,很少有系列实验能够满足在单项测试中有 10 个以上的样本。根据所进行的实验类型,以下内容概述了部分以人为实验对象的实验数据集。在将此类数据应用于模型验证之前,强烈建议读者先研究这些实验的详细内容。

15.4.1 · 正面刚性杆实验

Cavanaugh 等(1986)用一根直径 25 mm、长 381 mm 的窄铝棒分别对 12 具未防腐的尸体(8 名男性和 4 名女性)的 L1 水平(1 具尸体)和 L3 水平(11 具尸体)进行撞击,该水平位置接近方向盘边缘最低处。每个样本配备了 3 组安装在 T1、T12 和 L3 棘突上的三轴加速度传感器。尸体坐姿挺直,双腿伸直(即膝盖不弯曲),放置在可调高度的水平桌子上。以 4.87~13.01 m/s 的速度在前后方向上对尸体进行撞击。其中 8 具尸体被质量为 31.4 kg 的撞击器撞击,而另外 4 具尸体则被质量为 63.6 kg 的撞击器撞击。撞击发生后,尸体可自由向后移动。结果表明,腹部刚度与速度和质量有关。统计分析表明,腹部刚度是与撞击速度、动量和动能有关的函数。然而,力-挠度曲线中卸荷部分的冲击力数值直线下降。上述结果表明泡沫材料准则可能适用于构建腹部模型。

15.4.2 · 正面刚性杆、安全带和分布式载荷实验

Hardy 等(2001)进行了 11 次刚性杆活动靠背和 7 次刚性杆固定靠背的撞击实验、6 次前后方向的安全带拉力实验和 6 次模拟错位撞击的替代安全气囊实验。在实验对象 T1、L3 或 L4、T11、S1 或 S2 和胸骨上安装加速度传感器。L3 或 L4 处的加速度传感器用于下腹部撞击实验,T11 处的传感器用于上腹部撞击实验。

刚性杆实验使用直径为 25 mm、重量为 48 kg 的铝棒作为撞击器。尸体摆放为坐姿,双腿伸直,并通过有或无靠背支撑的金属线保持姿态挺直。撞击速度范围为 3~9.6 m/s。在活动靠背条件下,对第一具尸体进行了 2 次实验,而其余 9 具尸体只进行了 1 次撞击。4 项活动靠背实验针对 T11 水平(上腹部),而其他 7 项实验针对 L3 水平(中腹部)。7 具尸体在固定靠背条件下进行了实

验，所有实验都针对中腹部。为了避免撞击器在固定靠背实验中对尸体造成重大伤害，撞击器在侵入人体 200 mm 后即停止运动。

对 3 具尸体各进行了两次模拟人体与安全带接触的测试，安全带织带水平放置在腹部并直接向后拉，以使安全带与人体产生最大的相互作用，同时也使实验具备可重复性。峰值加载速度约为 3 m/s。4 项测试在 L3 水平进行，另外 2 项测试则针对髂前上棘下方的某处以模拟下腹部撞击。最后，使用替代安全气囊装置对 3 具尸体进行了 6 次测试，该装置根据标称冲击速度为 13 m/s 的近距离乘员安全气囊测试得到的响应数据而设计。

研究表明，对于在固定靠背情况下，刚性杆以 3 m/s 的速度对中腹部进行撞击，测得腹部刚度为 10 kN/m，对于 6 m/s 和 9 m/s 的活动靠背撞击，测得相应的腹部刚度分别为 21 kN/m 和 63 kN/m。对于安全带拉力实验，初始腹部刚度为 120 kN/m。研究人员还发现，中腹部区域的响应具有速率敏感性，但在上腹部区域时受到撞击时其黏弹性效应减弱。这些结果表明可以使用黏弹性材料准则对腹部进行建模。

Lamielle 等（2008）对 8 具未经防腐处理的尸体进行实验，尸体以坐姿摆放在具有直立固定靠背的座位上，其实验装置与前文中 Hardy 等（2001）的安全带实验中使用的装置相似。对 4 具尸体进行了安全带脱位实验，即安全带水平固定于髂嵴和第 12 肋骨之间。这种设置使用了高压缩率和中等程度的腹部侵入。其他 4 具尸体的安全腰带位置更低，初始位置在髂骨水平。这种设置使用中等程度的压缩率和高度的腹部侵入。记录安全带作用力、靠背作用力和腰带位移的时间历程，并使用 900 个照相目标点进行三维追踪以显示腹部形变模式（图 15.4）。在低速测试中，尸体腹部损伤评级在 AIS 2 级至 AIS 3 级之间，在高速测试中，腹部损伤评级在 AIS 2 级至 AIS 4 级。

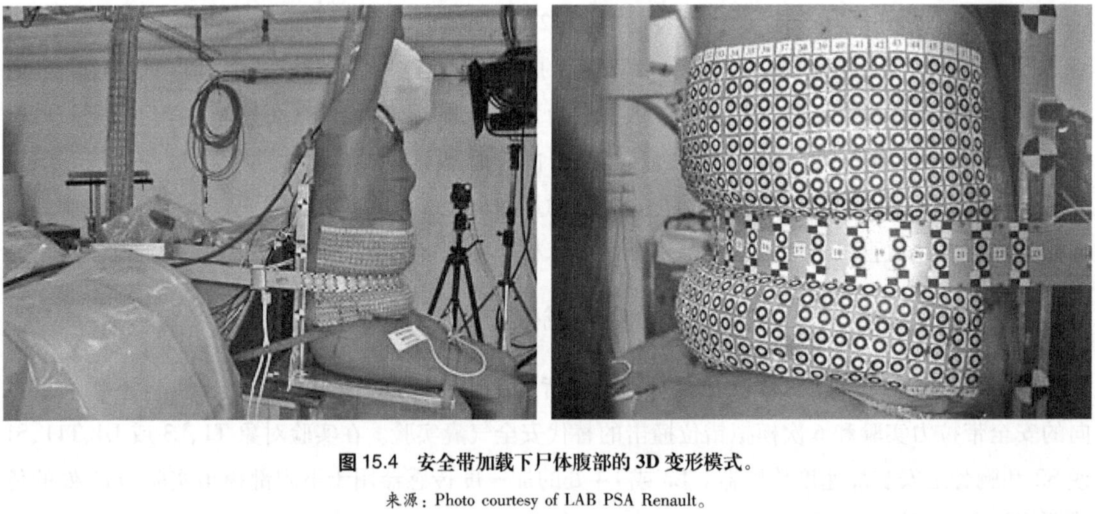

图 15.4　安全带加载下尸体腹部的 3D 变形模式。

来源：Photo courtesy of LAB PSA Renault。

腹部作用力、背部作用力、腹部侵入和安全带速度的时间历程数据可用于模型验证。还可获取腹部力-侵入曲线和详细的损伤情况。除了黏度造成的影响，研究人员还通过测量得到的力的大小证明了质量效应造成的影响。研究人员还提出了一种间接方法，将标记位置输入至对象特异性的有限元模型中，用以验证腹部损伤的位置和严重程度。

15.4.3 · 模拟腹部受到方向盘的正面撞击

Nusholtz 等(1985)报道了人尸体受可变形方向盘撞击后的胸腹部响应情况。尽管可以使用可变形方向盘重现真实的损伤案例,但使用有限元模型很难准确模拟相应的撞击场景。Nusholtz 和 Kaiker(1994)对 6 名人类实验对象(3 名男性和 3 名女性)进行了额外的测试,来研究以 45°角安装的刚性撞击器在撞击 L2 水平后的腹部响应,该撞击器模拟了方向盘下 1/3 部分对腹部的撞击。在这个系列实验中,撞击器(总质量为 18 kg)以 3.9~10.8 m/s 的初速度在前后方向撞击腹部区域。使用组合视频加速分析方法来确定挠度、挠度速率和挠度加速度,以便与几种基于假人制定的损伤指标进行比较。研究人员发现实验对象前 40 mm 的挠度没有显著差异,这意味着腹部的初始响应与速度无关(即没有速率敏感性)。此外,在侵入实验对象 80 mm 后出现的刚度增加可能是由于方向盘和胸廓下部结构之间发生接触所致。

15.4.4 · 侧向/斜向摆锤撞击

Viano(1989)对 14 具未经防腐处理的尸体进行了 44 次实验,并将获得的数据归一化为三种严重程度的撞击(4.3 m/s、6.7 m/s 和 9.5 m/s)。实验使用了一个直径为 150 mm、重量为 23.4 kg 的气动撞击器。尸体的 T1、T8、T12 和 S2 上的装有三轴加速度传感器。在实验前将实验对象绕重心旋转 60°角,撞击器瞄准尸体剑突下方 75 mm 处。研究指出,最好的损伤评价指标是黏性指标($V \times C$),其次是压缩比。对于 25%概率的严重损伤(AIS=4),胸部和腹部的 $V \times C$ 分别为 1.5 m/s 和 2 m/s。此外,AIS 4 级胸部和腹部损伤的最大压缩比分别为 38%和 44%。与 Cavanaugh 等(1986)发现的突然卸荷反应相反,本实验中加载和卸荷曲线类似于典型的黏弹性材料。

15.4.5 · 侧向跌落实验

Walfisch 等(1980)在模拟扶手(70 mm 长)上进行了自由落体跌落测试。实验包含两个跌落高度;7 具尸体从 1 m 高度跌落,4 具尸体从 2 m 高度跌落。研究人员在进行实验之前先对真实事故数据进行了研究,发现肝损伤在 AIS 4 级或更高,而其他腹部实体器官的损伤级别较低。由于肝位于腹腔右侧,因此本研究选择了该侧跌落。研究报道了经过归一化的力-挠度数据,该数据可用于腹部模型的验证。

15.4.6 · 侧向台车实验

海德堡式台车装置,最初由 Kallieris 等(1981)设计,用于几个系列的侧向台车测试。这个实验装置使用特氟龙工作台,使实验样本在台车停止后能以非常低的摩擦系数滑过座椅。用于测量刚性平壁与包括胸、腹、骨盆和腿在内的壁障的撞击过程中的力-时间历程曲线。后续的实验还包括肩壁障。

Kallieris 等(1981)使用带有刚性或软垫壁障的海德堡台车侧向实验装置,以 24 km/h 和 32 km/h的速度对 10 具未经防腐处理的新鲜尸体进行了实验。虽然这项研究的关注点不是腹部损伤,但报道的骨盆加速度和腹部损伤的严重程度数据可用于腹部模型的验证。实验样本上装备了连接于头部、胸部和骨盆的加速度传感器。每具尸体均进行了系统尸检,并提供了加速度时间历程数据。有趣的是,研究人员发现,虽然在相同的冲击条件下尸体的加速度响应情况非常相似,但损伤结果差异很大。鉴于实验对象存在个体差异,上述结论似乎是合理的。然而,使用有限元模型很难复制出这些损伤结果的差异,因为所用的尸体样本拥有年龄和尺寸特异性的材料属性及失效参数,上述材料属性具体未知,因此该实验数据不可用于模型验证。

Cavanaugh 等(1990a)使用海德堡式座椅固定装置对 12 具未经防腐处理的尸体以 6.7~10.5 m/s 的速度进行了台车侧向碰撞实验。每个样本都配备了安装于头部、胸部和骶骨的加速度传感器。拍摄高速视频用以计算躯干的压缩比。将从腹部和骨盆壁障测量所得力的大小相加作为骨盆作用力。实验使用了三种壁障: ① 平坦的刚性侧向壁障;② 具有 6″骨盆偏移的侧向壁障;③ 平坦的带填充物的侧向壁障。由于实验获得了大量数据,同一研究小组在另一篇论文中报道了实验所得的胸部相关数据(Cavanaugh 等,1990b)。9 m/s 的刚性侧向壁障、9 m/s 的 6″骨盆偏移侧向壁障实验测得平均峰值骶骨加速度分别为 80 g's 和 66 g's,在 6.7 m/s 和 9 m/s 的衬垫侧向壁障实验中分别为 50 g's 和 49 g's(译者注: 在文献原文中,g's 表示 g 的复数之意,即 80 g's 代表 80 倍 g)。实验测得的骨盆作用力-时间历程、骶骨压缩-时间历程和骶骨加速度峰值可用于模型验证。

Cavanaugh 等(1993)进一步对几个数据集进行了分析了并得出结论,骨盆具有最高的力耐受性,其次是肩部、腹部和胸部。研究人员建议填充物可以降低侧面碰撞引起的人体损伤风险,并建议在设计车门内饰时分别使用抗压强度为 27 psi、19~20 psi、14~17 psi 和 35~55 psi 的填充物来保护肩部、胸部和腹部和骨盆。

Pintar 等(1996)使用海德堡式台车进行实验,以确定尸体受到平面和圆形撞击器撞击时胸部轮廓的变化。该研究未报道加速度或作用力的数据。Pintar 等(1997)还报道了 26 例横向撞击实验结果。其中 15 例在威斯康星医学院(MCW)进行,11 例与俄亥俄州立大学合作并在车辆研究和测试中心(VRTC)进行。然而,在这两项研究中都只出现了少量胸部变形模式。

Maltese 等(2002)分析了使用海德堡式台车进行的 36 例横向撞击台车实验的结果。报道指出其实验数据已在 1997 年 Pintar 的研究中得到报道。但从 Pintar 仅报道了在 MCW 和 VRTC 进行的 26 例实验这一事实来看,Maltese 的研究中肯定增加了 10 例 Pintar 的研究中未报道的额外测试。事实上,Kuppa 等(2000)的报道称其总共进行了 34 次横向撞击台车实验,且 Kuppa 等(2003)进一步报道称总共进行了 42 次横向撞击台车实验。这些数据可以从 NHTSA 数据库中检索到并用于模型验证。

尽管所有实验均使用海德堡式台车进行,但撞击速度、壁障设置和填充物条件各不相同。MCW 和 VRTC 使用的 NHTSA 载荷壁障有三种: 胸、腹、骨盆壁障。而在海德堡大学进行的实验只使用了两种载荷壁障,即胸、骨盆壁障。Cavanaugh 等(1990a)的实验使用的韦恩州载荷壁障有肩部/上胸、下胸、腹部和骨盆壁障。NHTSA 载荷壁障不设置肩部接触,以更好地呈现人体肩部高于窗台情况下受到横向碰撞。

在 Maltese 的研究中,对来自 36 例实验的数据统一缩放,以代表中等体型男性的响应情况。研究绘制了胸部、腹部和骨盆的作用力-时间历程图。此外,实验还可以获得脊柱和骨盆的加速度-时间历程,以及胸部和腹部的挠度-时间历程。这些数据均可用于有限元腹部模型的验证。由于目前某些填充物材料属性仍然未知,难以对某些填充物实验进行模拟,但可以通过模拟足够数量的刚性壁障碰撞实验来对模型进行验证。

15.4.7 · 预紧器实验

现代的安全带配备有烟火式预紧器,可在车辆碰撞减速期间将安全带收紧到乘员身上,并且趋于向更高功率的设备发展。这些新型设备可以防止与车辆碰撞相关的人体损伤,但如果佩戴不当,它们有可能使乘员面临更大的安全带损伤风险。Trosseille 等(2002)测试了 6 具尸体,这些尸体的安全腰带放置位置不当,并模拟受到各种类型的烟火式预紧器点火。每具尸体都设置为挺直且背部固定的坐姿,安全腰带刚好位于髂嵴上方。对尸体施加 11~23 m/s 的对称或不对称的载荷。测量安全腰带的力-时间历程和运动学数据。Foster 等(2006)测试了 8 具尸体,尸体的安全腰带放置位置不当,模拟了 3 种不同的烟火式预紧器配置,尸体被设置为挺直且背部可活动的坐姿,双腿伸直或于股骨中段水平截肢(死后)。1 具尸体使用低速预紧器测试 2 次,3 具尸体使用中速预紧器测试 1 次,4 具尸体使用 2 个中速预紧器测试 1 次。Foster 等的研究除使用 Trosseille 研究中使用的仪器外,还监测了主动脉压。实验结果显示峰值侵入速度范围为 4.0~13.3 m/s,产生的峰值腹部作用力范围为 2.8~10.1 kN。峰值腹部挠度范围为 49~138 mm。用 2 个中速预紧器测试的 4 具尸体中有 3 具尸体的肝、脾、下腔静脉和肾发生损伤,其中 1 具尸体存在 AIS 2 级损伤,而另外 2 具尸体存在 AIS 3 级损伤。另两个使用低速和中速预紧器的测试未对尸体造成损伤。由于这两项研究中使用的预紧器的特性在很大程度上是未知的,因此很难将这些数据直接应用于模型验证。

15.5 总结

在过去的 20 年里,人体腹部有限元模型的开发取得了巨大进步。某些研究进行了器官水平的实验,所得数据经曲线拟合技术和数值优化程序后用于开发器官水平的有限元模型。尽管针对腹部有限元模型已有很多研究,但我们必须指出,在不同的有限元建模研究对腹腔器官赋予的材料属性存在很大差异,故仍需进行更深入的研究。如果有更多资源可用于开发年龄和性别特异性的器官模型,建议研究人员进行多场景实验设置。一些实验数据集可用于模型开发,另一些数据集可用于模型验证。上述努力将使我们在全身和胸-腹部模型中单独使用器官模型时更有信心。大多数腹部模型已经根据实验数据进行了整体验证。如前所述,如果一个模型通过了整体验证,那么它并不一定会对各个组成部分进行局部验证。Helfenstein - Didier 等(2016)报道了一种超快速超声成像技术,并用它来获取腹部撞击期间肝和结肠的运动情况。同样,LeRuyet 等(2016)使用相同的技术报道了在受到半球形撞击器的撞击或安全带作用下肝的运动情况。随着应用此类技术所获取的数据越来越多,预计将来构建的腹部有限元模型将更像真人,从而能用于开发更好的车辆约束系统。

致谢

笔者在此感谢 Prashant Khandelwal 先生和 Anand Hammad 先生在科学文献检索方面提供的帮助。

参考文献

[1] Behr, M., Arnoux, P.J., Serre, T., Bidal, S., Kang, H.S., Thollon, L., Cavallero, C., Kayvantash, K., Brunet, C., 2003. A human model for road safety: from geometrical acquisition to model validation with radios. Computer Methods in Biomechanics and Biomedical Engineering 6 (4), 263 - 273.

[2] Beillas, P., Berthet, F., 2012. Performance of a 50th percentile abdominal model for impact: effect of size and mass, 18th European Society of Biomechanics Conference, July 1 - 4, 2012, Lisbon, Portugal Journal of Biomechanics 45 (Suppl. 1), S83.

[3] Brunon, A., Bruyere-Garnier, K., Coret, M., 2010. Mechanical characterization of liver capsule through uniaxial quasi-static tensile tests until failure. Journal of Biomechanics 43, 2221 - 2227.

[4] Cavanaugh, J., Nyquist, G., Goldberg, S., King, A., 1986. Lower abdominal tolerance and response. In: Proceedings of the 30th Stapp Car Crash Conference, October 27 - 29, 1985, San Diego, CA. SAE Technical Paper 861878, pp. 41 - 63. http://dx.doi.org/10.4271/861878.

[5] Cavanaugh, J.M., Walilko, T.J., Malhotra, A., Zhu, Y., King, A.I., 1990a. Biomechanical response and injury tolerance of the pelvis in twelve sled side impacts. In: Proceedings of the 34th Stapp Car Crash Conference, November 4 - 7, 1990, Orlando, FL, SAE Technical Paper 902305. http://dx.doi.org/10.4271/902305.

[6] Cavanaugh, J.M., Walilko, T.J., Malhotra, A., Zhu, Y., King, A.I., 1990b. Biomechanical response and injury tolerance of the thorax in twelve sled side impacts. In: Proceedings of the 34th Stapp Car Crash Conference, November 4 - 7, 1990, Orlando, FL, SAE Technical Paper 902307. http://dx.doi.org/10.4271/902307.

[7] Cavanaugh, J., Huang, Y., Zhu, Y., King, A., 1993. Regional Tolerance of the Shoulder, Thorax, Abdomen and Pelvis to Padding in Side Impact. SAE Technical Paper 930435, 1993. http://dx.doi.org/10.4271/930435.

[8] Davis, M.L., Koya, B., Schap, J.M., Gayzik, F.S., 2016. Development and full body validation of a 5th percentile female finite element model. Stapp Car Crash Journal 60, 509 - 544.

[9] Drake, R., Vogl, W., Mitchell, A.W.M., Tibbitts, R., Richardson, P., 2008. Gray's Atlas of Anatomy, second ed. Elsevier, Churchill Livingston, ISBN 978-1-4557-4802-0.

[10] Farshad, M., Barbezat, M., Flueler, P., Schmidlin, F., Graber, P., Niederer, P., 1999. Material characterization of the pig kidney in relation with the biomechanical analysis of renal trauma. Journal of Biomechanics 32, 417 - 425.

[11] Foster, C.D., Hardy, W.N., Yang, K.H., King, A.I., Hashimoto, S., 2006. High-speed seatbelt pretensioner loading of the abdomen. Stapp Car Crash Journal 50, 27 - 51.

[12] Fung, Y.C., 1993. Biomechanics: Mechanical Properties of Living Tissues, second ed. Springer-Verlag, New York, Inc. ISBN: 0387979476.

[13] Hallquist, J.O., 2006. LS-DYNA Theory Manual. Livermore Software Technology Corporation, ISBN 0-9778540-0-0. http://ftp.lstc.com/anonymous/outgoing/jday/manuals/ls-dyna_theory_manual_2006.pdf.

[14] Hardy, W.N., Schneider, L.W., Rouhana, S.W., 2001. Abdominal impact response to rigid-bar, seatbelt, and airbag loading. Stapp Car Crash Journal 45, 1 - 32.

[15] Hardy, W.N., Howes, M.K., Kemper, A.R., Rouhana, S.W., 2015. Impact and injury response of the abdomen. In: Yoganandan, N., Nahum, A.M., Melvin, J.W. (Eds.), Accidental Injury, Biomechanics and Prevention, third ed. Springer, New York, pp. 373 - 435. http://dx.doi.org/10.1007/978-1-4939-1732-7_14.

[16] Helfenstein-Didier, C., Rongiéras, F., Gennisson, J.L., Tanter, M., Beillas, P., 2016. A new method to assess the deformations of internal organs of the abdomen during impact. Traffic Injury Prevention 17 (8), 821 - 826.

[17] Howes, M.K., Hardy, W.N., 2012. Material properties of the post-mortem colon in high-rate equibiaxial elongation. Biomedical Sciences Instrumentation 48, 171 - 178.

[18] Hollenstein, M., Nava, A., Valtorta, D., Snedeker, J.G., Mazza, E., 2006. Mechanical characterization of the liver capsule and parenchyma. In: Szekely, M.H.G. (Ed.), International Symposium on Biomedical Simulation 2006. Springer, Berlin/Heidelberg, pp. 150 - 158.

[19] Ishihara, T., Nakahira, Y., Furukawa, K., 2000. Measurement of the mechanical properties of the pig liver and spleen. Proceeding of JSME Conference Ⅱ, 209 - 210 (in Japanese).

[20] Kallieris, D., Mattern, R., Schmidt, G., Eppinger, R.H., 1981. Quantification of side impact responses and injuries. In: Proceedings of the 25th Stapp Car Crash Conference, San Francisco, CA, September 28 - 30, 1981, SAE Technical Paper 811009. http://dx.doi.org/10.4271/811009.

[21] Kemper, A.R., Santago, A.C., Stitzel, J.D., Sparks, J.L., Duma, S.M., 2010. Biomechanical response of human liver in tensile loading. Annals of Advances in Automotive Medicine 50, 15 - 26.

[22] Kemper, A.R., Santago, A.C., Sparks, J.L., Stitzel, J.D., Duma, S.M., 2011. Multi-scale biomechanical characterization of human liver and spleen. In: 22nd International Enhanced Safety of Vehicles Conference Proceedings, Paper No. 11 - 0195.

[23] Kemper, A.R., Santago, A.C., Stitzel, J.D., Sparks, J.L., Duma, S.M., 2012. Biomechanical response of human spleen in tensile loading. Journal of Biomechanics 45 (2), 348 - 355.

[24] Kemper, A.R., Santago, A.C., Stitzel, J.D., Sparks, J.L., Duma, S.M., 2013. Effect of strain rate on the material properties of human liver parenchyma in unconfined compression. Journal of Biomechanical Engineering 135 (10), 104503 - 104508.

[25] Kuppa, S., Eppinger, R., Maltese, M., Naik, R., Pintar, F., Yoganandan, N., Saul, R., McFadden, J., 2000. Assessment of thoracic injury criteria for side impact. In: Proceedings of the 2000 IRCOBI Conference, September 20 - 22, 2000, Montpellier, France, pp. 131 - 146.

[26] Kuppa, S., Eppinger, R., McKoy, F., Nguyen, T., Pintar, F., Yoganandan, N., 2003. Development of side impact thoracic injury criteria and their application to the modified ES-2 dummy with rib extensions (ES-2re). Stapp Car Crash Journal 47, 189 - 210.

[27] Lamielle, S., Vezin, P., Verriest, J.P., Petit, P., Trosseille, X., Vallancien, G., 2008. 3D deformation and dynamics of the human cadaver abdomen under seatbelt loading. Stapp Car Crash Journal 52, 267 - 294.

[28] Lee, J.B., Yang, K.H., 2001. Development of a finite element human abdomen model. Stapp Car Crash Journal 45, 79 - 100.

[29] Lee, J.B., Yang, K.H., 2002. Abdominal injury patterns in motor vehicle accidents: a survey of the NASS database from 1993 to 1997. Traffic Injury Prevention 3, 241 - 246.

[30] Le Ruyet, A., Berthet, F., Rongiéras, F., Beillas, P., 2016. Effect of abdominal loading location on liver motion: experimental assessment using ultrafast ultrasound imaging and simulation with a human body model. Stapp Car Crash Journal 60, 25 - 57.

[31] Maltese, M.R., Eppinger, R.H., Rhule, H.H., Donnelly, B.R., Pintar, F.A., Yoganandan, N., 2002. Response corridors of human surrogates in lateral impacts. Stapp Car Crash Journal 46, 321 - 351.

[32] Melvin, J.W., Stalnaker, R.L., Roberts, V.L., Trollope, M.L., 1973. Impact injury mechanisms in abdominal organs. In: 17th Stapp Car Crash Conference Proceedings, SAE Technical Paper No. 730968, pp. 115 - 126.

[33] Miller, K., 2000. Constitutive modelling of abdominal organs. Journal of Biomechanics 33, 367 - 373.

[34] Nusholtz, G., Kaiker, P., Huelke, D., Suggitt, B., 1985. Thoraco-abdominal response to steering wheel impacts. In: Proceedings of the 29th Stapp Car Crash Conference, October 9 - 11, 1985, Washington, DC, SAE Technical Paper 851737. http://dx.doi.org/10.4271/851737.

[35] Nusholtz, G.S., Kaiker, P.S., 1994. Abdominal response to steering wheel loading. In: Proceedings of the 14th ESV Conference; May 23 - 26, 1994, Munich, Germany.

[36] Ondoková, L., Hynčík, L., 2010. Abdominal finite element model for traffic accidents injury analysis. Transactions on Transport Sciences 3 (4), 169 - 178. http://dx.doi.org/10.2478/v10158-010-0023-z. Publisher Ministry of Transport, Czech Republic.

[37] Pervin, F., Chen, W., Weerasooriya, T., 2011. Dynamic compressive response of bovine liver tissues. Journal of the Mechanical Behavior of Biomedical Materials 4 (10), 76 - 84.

[38] Pintar, F., Yoganandan, N., Sances, A., Eppinger, R., 1996. Instrumentation of human surrogates for side impact. In: Proceedings of the 40th Stapp Car Crash Conference, November 4 - 6, 1996, Albuquerque, NM, SAE Technical Paper 962412. http://dx.doi.org/10.4271/962412.

[39] Pintar, F., Yoganandan, N., Hines, M., Maltese, M., McFadden, J., Saul, R., Eppinger, R., Khaewpong, N., Kleinberger, M., 1997. Chestband analysis of human tolerance to side impact. In: Proceedigns of the 41st Stapp Car Crash Conference, November 13 - 14, 1997, Lake Buena Vista, FL, SAE Technical Paper 973320. http://dx.doi.org/10.4271/973320.

[40] Prange, M.T., Margulies, S.S., 2002. Regional, directional, and age dependent properties of the brain undergoing large deformation. Journal of Biomechanical Engineering 124, 244 - 252.

[41] Roth, S., Torres, F., Feuerstein, P., Thoral-Pierre, K., 2013. Anthropometric dependence of the response of a Thorax FE model under high speed loading: validation and real world accident replication. Computer Methods and Programs in Biomedicine 110 (2), 160 - 170.

[42] Ruan, J., El-Jawahri, R., Chai, L., Barbat, S., Prasad, P., 2003. Prediction and analysis of human thoracic impact responses and injuries in cadaver impacts using a full human body finite element model. Stapp Car Crash Journal 47, 299 - 321.

[43] Ruan, J.S., El-Jawahri, R., Barbat, S., Prasad, P., 2005. Biomechanical analysis of human abdominal impact responses and injuries through finite element simulations of a full human body model. Stapp Car Crash Journal 49, 343 - 366.

[44] Santago, A.C., Kemper, A.R., McNally, C., Sparks, J.L., Duma, S.M., 2009a. The effect of temperature on the mechanical properties of bovine liver. Biomedical Sciences Instrumentation 45, 376 - 381.

[45] Santago, A.C., Kemper, A.R., McNally, C., Sparks, J., Duma, S.M., 2009b. Freezing affects the mechanical properties of bovine liver. Biomedical Sciences Instrumentation 45, 24 - 29.

[46] Snedeker, J.G., Niederer, P., Schmidlin, F.R., Farshad, M., Demetropoulos, C.K., Lee, J.B., Yang, K.H., 2005a. Strain-rate dependent material properties of the porcine and human kidney capsule. Journal of Biomechanics 38 (5), 1011 - 1021.

[47] Snedeker, J.G., Barbezat, M., Niederer, P., Schmidlin, F.R., Farshad, M., 2005b. Strain energy density as a rupture criterion for the kidney: impact tests on porcine organs, finite element simulation, and a baseline comparison between human and porcine tissues. Journal of Biomechanics 38, 993 - 1001.

[48] Snedeker, J.G., Barnstuble, B.B., Iaizzo, P.A., Farshad, M., Niederer, P., Schmidlin, F.R., 2007. A comprehensive renal injury

concept based on a validated finite element model of the human abdomen. Journal of Trauma 62 (5), 1240 - 1249.

[49] Tamura, A., Omori, K., Miki, K., Lee, J., Yang, K., King, A., 2002. Mechanical characterization of porcine abdominal organs. Stapp Car Crash Journal 46, 55 - 69.

[50] Trosseille, X., Le-Coz, J.-Y., Potier, P., Lassau, J.-P., 2002. Abdominal response to high-speed seatbelt loading. Stapp Car Crash Journal 46, 71 - 79.

[51] Uehara, H., 1995. A study on the mechanical properties of the kidney, liver, and spleen, by means of tensile stress test with variable strain velocity. Journal of Kyoto Prefectural University of Medicine 104 (1), 439 - 451.

[52] Umale, S., Chatelin, S., Bourdet, N., Deck, C., Diana, M., Dhumane, P., Soler, L., Marescaux, J., Willinger, R., 2011. Experimental in vitro mechanical characterization of porcine Glisson's capsule and hepatic veins. Journal of Biomechanics 44, 1678 - 1683.

[53] Umale, S., Deck, C., Bourdet, N., Dhumane, P., Solerb, L., Marescaux, J., Willinger, R., 2013. Experimental mechanical characterization of abdominal organs: liver, kidney & spleen. Journal of the Mechanical Behavior of Biomedical Materials 17, 22 - 33.

[54] Umale, S., Deck, C., Bourdet, N., Diana, M., Solerb, L., Willinger, R., 2017. Experimental and finite element analysis for prediction of kidney injury under blunt impact. Journal of Biomechanics 52 (8), 3551 - 3559.

[55] Vavalle, N.A., Moreno, D.P., Rhyne, A.C., Stitzel, J.D., Gayzik, F.S., 2013. Lateral impact validation of a geometrically accurate full body finite element model for blunt injury prediction. Annals of Biomedical Engineering 41 (3), 497 - 512. http://dx.doi.org/10.1007/s10439-012-0684-3.

[56] Vavalle, N.A., Davis, M.L., Stitzel, J.D., Gayzik, F.S., 2015. Quantitative validation of a human body finite element model using rigid body impacts. Annals of Biomedical Engineering 43 (9), 2163 - 2174.

[57] Viano, D., 1989. Biomechanical responses and injuries in blunt lateral impact. In: Proceedings of the 33rd Stapp Car Crash Conference, October 4 - 6, 1989, Washington, DC, SAE Technical Paper 892432. http://dx.doi.org/10.4271/892432.

[58] Wang, K., 1995. Development of a Side Impact Finite Element Human Thoracic Model. Ph.D. dissertation. Wayne State University.

[59] Walfisch, G., Fayon, A., Terriere, C., Rosey, J.P., Guillon, F., Got, C., Patel, A., Stalnaker, R.I., 1980. Designing of a dummy's abdomen for detecting injuries in side impact collisions. In: Proceedings of the IRCOBI Conference, September 9 - 11, 1980, Birmingham, UK, pp. 149 - 164.

[60] Yamada, H., 1970. Strength of Biological Materials. Williams & Wilkins Co., Baltimore.

16 碰撞场景的脊柱和四肢建模

King H. Yang
Wayne State University, Detroit, Michigan, United States

16.1 引言及相应的解剖学结构

将正常负荷加载在异常的骨骼(如骨质疏松)或将异常负荷(如机动车碰撞)加载在正常的骨骼都会导致骨折的发生。骨质疏松引起的骨折更多发生在老年人群体中,它不仅是一个医学问题,也是一个社会问题,美国每年相关的医疗费用超过 170 亿美元(Burge 等,2006)。虽然我们认识到骨量减少与骨折风险提升之间的强相关性,建议读者进一步深入研究这个主题,但本章内容仅限于异常负荷作用于正常骨骼所引起的骨折。

脊柱损伤,特别是涉及脊髓的损伤,是一种高患病率及高死亡率的严重创伤。Looby 和 Flanders(2011)估计 2008 年在美国大约有 25.9 万人患有脊髓损伤。约 42.1%的脊髓损伤与机动车碰撞事故有关。虽然脊髓损伤的发生频次不高,但每年直接医疗费用与生产力损失超过 970 亿美元(Berkowitz 等,1998)。脊柱骨折占所有骨折损伤的 3%~6%(Greenspan 等,2000)。Sekhon 和 Fehlings(2001)等根据发生部位将所有脊髓损伤进行分类,颈椎损伤占 55%,胸椎、腰椎和腰骶椎损伤各占 15%。

目前新型汽车上都安装了安全气囊,这项安全措施使事故死亡率大幅度下降。近年来上肢损伤变得更为普遍,上肢损伤虽然一般不会危及生命,但是可能导致长期残疾,这会显著降低受害者的生活质量。基于 CIREN 数据库,Conroy 等(2007)报道了 24.8%的人有上肢损伤。需要注意的是,CIREN 案例通常涉及的是发生在新型车辆上的 AIS 3 级及以上(或多个 AIS 2 级)损伤,这意味着碰撞必须相当严重才能出现在这个数据库中。在这个群体中,大约 1/2 的司机和 1/3 的前排乘客发生前臂骨折,安全气囊被认为是造成这些损伤的主要原因。在安全气囊展开的正面撞击中,仅 10%的驾驶员发生的骨折与安全气囊弹射有关。机动车事故中上肢损伤的另一个来源是部分抛出,也被称为手臂或手伸出窗的现象(Bakker 等,2013)。在这种情况下,上肢可能会与侧面撞击而来的车辆接触,或在翻滚时与地面接触,导致严重的脱套伤。

根据 Egol 等(2010)的研究表明,美国骨盆骨折的发病率约为每年每 10 万人中有 37 例。35 岁以下的男性骨盆骨折多于女性,而 35 岁以上的女性骨盆骨折多于男性。他将骨盆损伤分为低能量组和高能量组。低能量引起的骨盆损伤通常出现在年轻运动员的突然肌肉收缩(撕脱伤)、低损伤程度的跌倒、骑摩托车或骑马等行为中。而高能量的骨盆损伤常出现在机动车碰撞事故、汽车-行人碰撞事故和摩托车事故中。胸部和骨盆损伤是侧面撞击中最常见的两类损伤,主要的损伤机制是与侧门的接触(Samaha 和 Elliott, 2003)。据 Matsui 等(1998)报道,超过 10%的汽车-行人撞击事故中出现上肢和骨盆损伤。Hanna 和 Austin(2008)分析了 1 416 例摩托车事故中出现的 AIS 2 级以上骨盆损伤,骨盆骨折占所有病例的 62%,耻骨联合分离、骶骨骨折和脱位的发生率分别为 15%、14%和 9%。

与上肢损伤类似,下肢损伤可能不会危及生命,但与这些伤害相关的长期残疾和损伤可能会大大降低受害者的生活质量。对于发生严重车辆碰撞的车内人员,地板、脚盘、仪表盘、仪表板或膝盖支架的侵入会大大增加下肢受伤的风险。Thomas 等(1995)研究表明,下肢是第二常见的 AIS 2 级和更高级别损伤的部位,当脚踏板侵入 20 cm 时,脚踏板导致腿部受伤的风险增加 54%。

根据世界卫生组织(WHO, 2005)的数据,与道路交通事故有关的全球死亡人数中行人占比近 65%。下肢创伤是最常见的行人损伤,因为车辆前部和行人之间的碰撞初始位置通常发生在下肢区域。根据 Blince 等(2015)的研究,2010 年美国行人与自行车碰撞事故超过 1.3 万起,导致 5 123 人死亡、18.9 万人受伤,造成 160 亿美元的经济损失和 870 亿美元的综合损失,占所有经济损失的 7%,占所有社会损失的 10%(以综合损失衡量)。与上述损伤相关的不同骨性区域的解剖结构将在随后的章节中简要描述。

16.1.1 · 脊柱的解剖结构

脊柱的主要功能是支撑躯体的重量。图 16.1 显示整个脊柱由 33 个椎体组成:7 个颈椎(C1~C7)、12 个胸椎(T1~T12)、5 个腰椎(L1~L5)、骶骨(5 个骶椎融合)和尾骨(4 个尾椎融合)。在 C1 和 L5 之间,有软组织,如椎间盘、关节突关节、韧带和肌肉,共同维持脊柱的完整性。在直立站立位时,颈椎和腰椎前部弯曲(脊柱前凸),胸椎和骶骨矢状面向后弯曲(脊柱后凸)。

每个椎体的前部由一个圆柱形的椎体和上、下终板组成,覆盖了椎体的上下端。椎体后侧由椎弓根、椎板、棘突和横突、上下关节突和韧带组成,椎体后侧部分形成椎孔,保护其内部的脊髓。由于下面的椎骨需要比上面椎骨支撑更多的重量,因此椎体的尺寸从上到下逐渐增大。

第一颈椎(C1),又称寰椎,连接着颅骨和脊柱,通过它可以实现头部的点头运动("yes"运动)。第二颈椎(C2),又称枢椎,和 C1 一起形成了寰枢关节,可以使头部左右旋转("no"运动)。在 C3~L5 的每个椎体之间有两对关节突,它们是滑膜关节,用于引导和限制脊柱的运动。关节突在颈椎、胸椎和腰椎区域的方向不同。从侧面看,颈椎关节突约为 45°。胸椎关节突位于冠状面,腰椎关节突位于矢状面。由于关节突方向的不同,颈椎、胸椎和腰椎的运动学行为不同,导致它们对损伤模式和风险生物力学影响不同。

L5 下面连接的是骶骨。Krogman 和 Iscan(1962)指出,男性骶骨与女性相比,男性骶骨更长,更窄,弯曲的曲率更均匀,通常由 5 个以上骶椎组成,而女性骶骨的更短更宽,在第 2 和第 3 骶骨之间有明显的弯曲,通常由 5 个骶椎组成。脊柱的最后一段是尾骨,它由 3~5 个独立的或融合的尾椎骨组成。

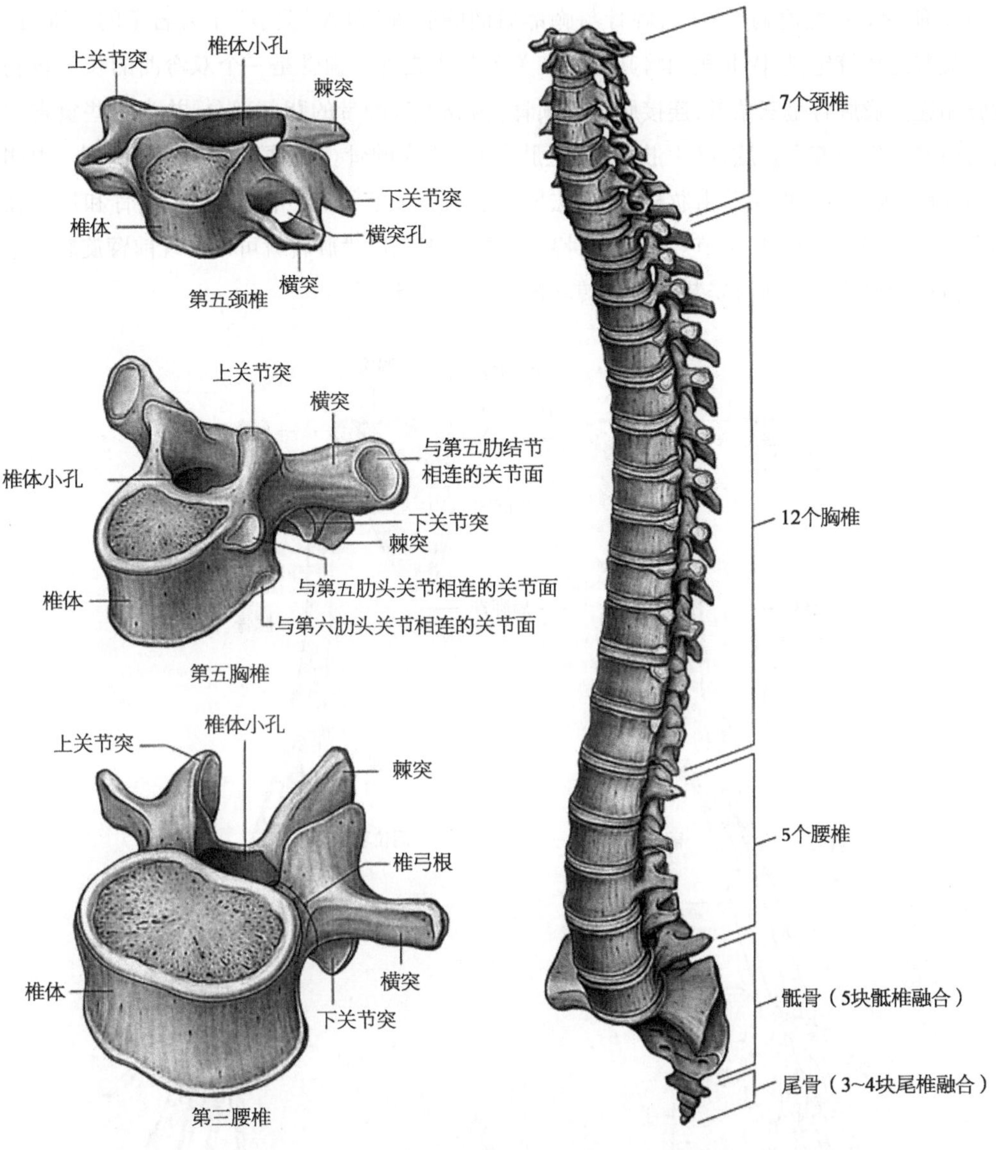

图 16.1　人类脊柱和典型的颈椎、胸椎、腰椎的斜位图。

来源：Reported with permission from Drake, R., Vogl, W., Mitchell, A.W.M., Tibbitts, R., Richardson, P. (Eds.), 2008. Gray's Atlas of Anatomy, second ed. Churchill Livingston Elsevier. ISBN：978-1-4557-4802-0。

椎间盘位于两个相邻的椎体之间。椎间盘的上、下分别由软骨底板包围。椎间盘的作用是限制椎体过度移动和吸收一些冲击能量。C1 和 C2 之间没有椎间盘。由于椎间盘内没有血管，因此营养物质必须通过终板扩散。椎间盘由纤维环和髓核组成。纤维环是一个由层板组成的多层同心结构，连接到终板。髓核由水合凝胶样物质组成。纤维环和髓核在一起就像一个充满压力的轮胎，一起抵抗压缩并吸收冲击能量。

16.1.2 · 上肢的解剖结构

肩胛带由 3 根骨头（锁骨、肩胛骨和肱骨）和 3 个关节（胸锁关节、肩锁关节和盂肱关节）组成，如图 16.2 所示。虽然肩胸关节(肩胛骨与胸部后面的肋骨)包含“关节”作为名字的一部分,但它不符合关节的传统定义,因此我们将其排除在关节列表之外。锁骨是一个双弯曲的长骨将胸骨与肩胛骨相连。肩胛骨呈三角形,连接肱骨和锁骨,构成了肩胛带的背部部分,并为一些负责肩部运动的肌肉群提供附着点。肱骨(上肢骨)是上肢最长、最大的骨。前臂由两根骨头组成:内侧尺骨较长,外侧称为桡骨。肘关节由肱桡关节、肱尺关节两个关节组成。在前臂中,桡骨和尺骨在近端和远端相互连接,称为桡尺关节。保持尺骨静止,桡骨围绕尺骨旋转就可以实现前臂旋转。手腕区域的类似运动允许我们执行安装灯泡或转动螺丝刀等任务。

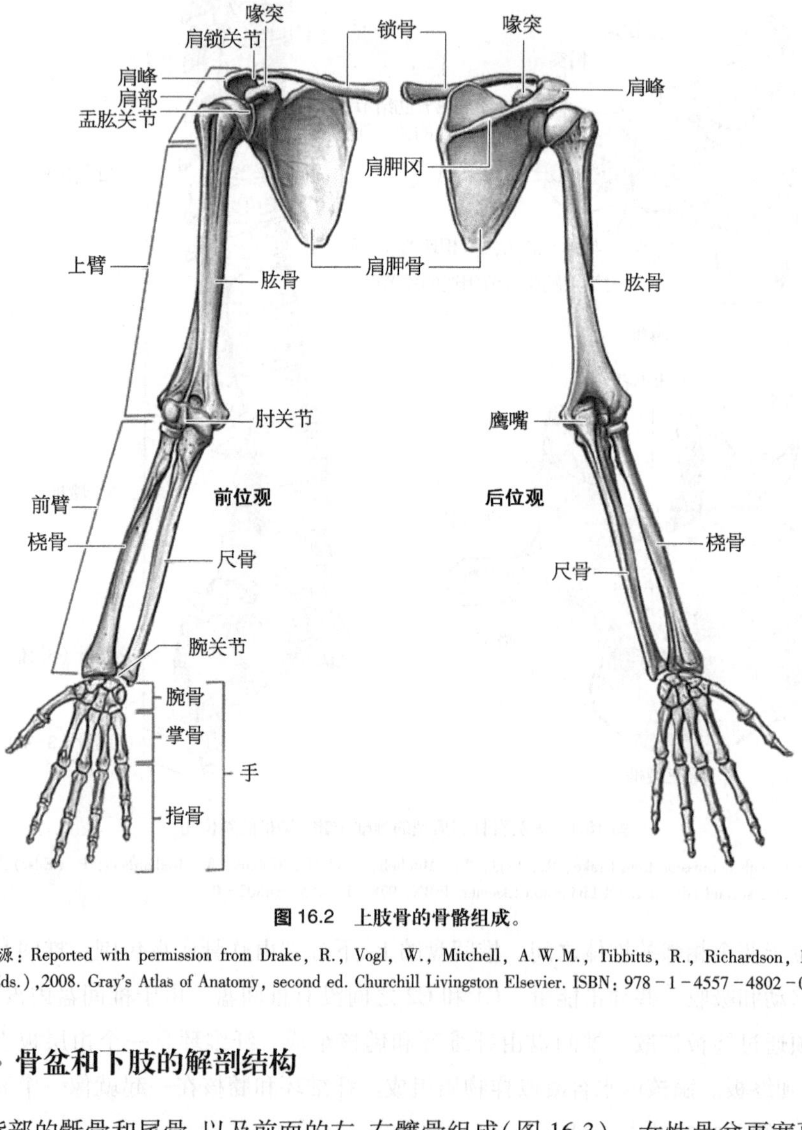

图 16.2 上肢骨的骨骼组成。

来源:Reported with permission from Drake, R., Vogl, W., Mitchell, A.W.M., Tibbitts, R., Richardson, P. (Eds.),2008. Gray's Atlas of Anatomy, second ed. Churchill Livingston Elsevier. ISBN:978－1－4557－4802－0。

16.1.3 · 骨盆和下肢的解剖结构

骨盆由背部的骶骨和尾骨,以及前面的左、右髋骨组成(图 16.3)。女性骨盆更宽更大,而男性骨盆更高更窄。髋骨由三个部分组成:髂骨(上部)、坐骨(下背部)和耻骨(下部和前部)。这三块骨在出生时由软骨分开,但在髋臼处逐渐融合在一起。左右耻骨之间是耻骨联合。髋关节是一个“球窝式”关节,其中髋臼是髋关节窝,股骨头是球。球和窝表面覆盖关节软骨,以实现光滑旋转。

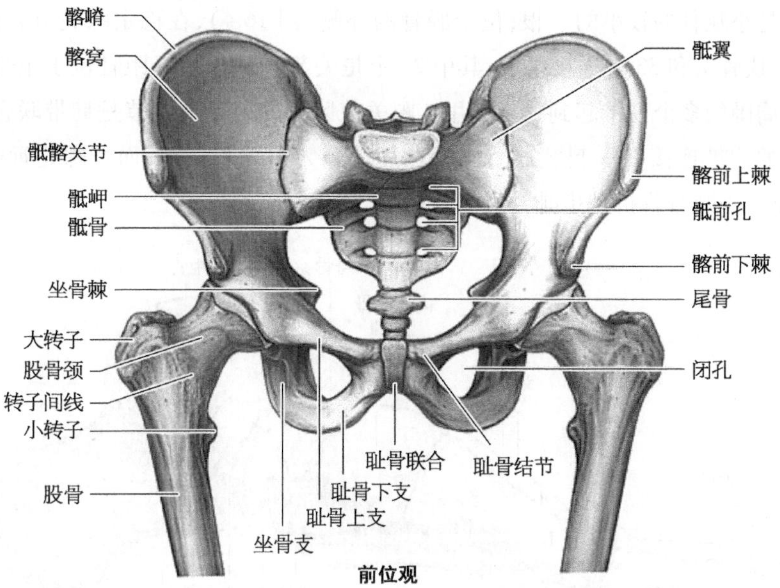

图 16.3　人骨盆与股骨近端示意图。

来源：Reproduced with permission from Drake, R., Vogl, W., Mitchell, A.W.M., Tibbitts, R., Richardson, P. (Eds.),2008. Gray's Atlas of Anatomy, second ed. Churchill Livingston Elsevier. ISBN：978－1－4557－4802－0。

股骨的近端区域由头部、颈部和两个骨性突起组成：大转子和小转子。股骨头与髋臼组成的关节在运动中十分光滑、摩擦很小。股骨颈向上部和内侧的方向延伸，从而增加了活动范围。大、小转子（图 16.3）是许多负责股骨运动肌肉的附着部位。

膝关节是身体中最大的关节，由股骨、胫骨、髌骨组成（图 16.4）。股骨和胫骨末端及髌骨背部都覆盖有关节软骨，用于保障膝关节的运动。髌骨可以增加股四头肌的力矩臂。通过这种机制，可以减少伸展膝盖所需的力。膝关节结构中有两个作为股骨和胫骨之间的减震器的楔形半月板，四条主要韧带，内侧和外侧副韧带（MCL 和 LCL）与前后交叉韧带（ACL 和 PCL），保障了膝关节的稳定性。侧韧带控制侧向运动，而交叉韧带控制膝盖的前后运动。此外，股四头肌肌腱连接四头肌和髌骨，髌韧带连接髌骨和胫骨。

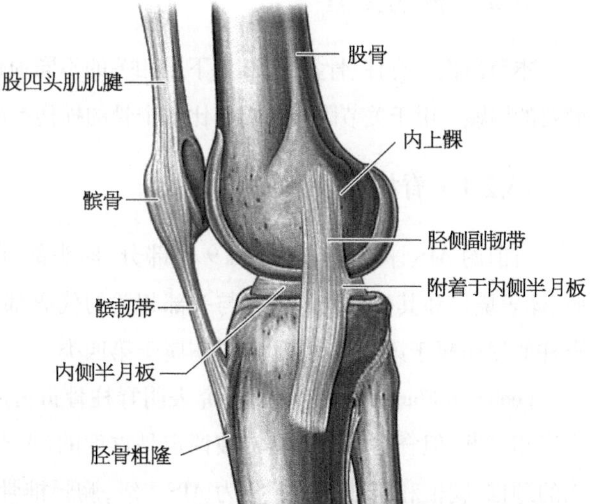

图 16.4　人类膝关节内侧观。

来源：Reproduced with permission from Drake, R., Vogl, W., Mitchell, A.W.M., Tibbitts, R., Richardson, P. (Eds.),2008. Gray's Atlas of Anatomy, second ed. Churchill Livingston Elsevier. ISBN：978－1－4557－4802－0。

踝关节由三块骨头组成：胫骨、腓骨和距骨。胫骨是两根小腿骨中较大、较强壮的一根，是身体的主要承重骨。胫骨负责许多日常活动（如行走、跑步和跳跃）所需的运动。腓骨是小腿骨的较小的一根,位于胫骨的外侧(图 16.4),在稳定踝关节方面起着重要作用。人足由 26 块骨头和 33 个连接组成,其中 20 个是关节(图 16.5)。距骨位于跟骨、胫骨和腓骨之间。踝关节周围的多个韧带起到稳定作用。踝关节区域的第二个关节是韧带联合关节,它由胫骨和腓骨之间的韧带连接在一起组成。胫骨在远端分为内踝和后踝,而外踝是远端腓骨的一部分。因此,常见的外踝骨骨折是指腓骨远端骨折。

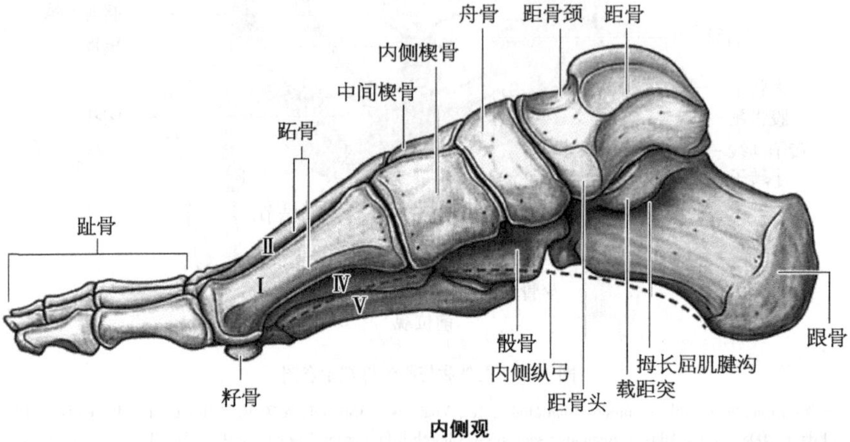

图 16.5 人足侧面观。

来源: Reproduced with permission from Drake, R., Vogl, W., Mitchell, A.W.M., Tibbitts, R., Richardson, P. (Eds.), 2008. Gray's Atlas of Anatomy, second ed. Churchill Livingston Elsevier. ISBN: 978-1-4557-4802-0。

16.2 损伤类型

本节讨论与脊柱、骨盆、上肢和下肢相关的不同损伤类型。16.2.1 节对脊柱和骨盆的损伤进行了简要的回顾。由于关节附近的损伤比单个骨的损伤更严重,16.2.2 节讨论了关节的损伤类型。

16.2.1 · 脊柱和骨盆损伤

目前的 AIS 评级系统可分为 9 个部分,即头部、面部、颈部、胸部、腹部和骨盆、脊柱、上肢、下肢、体表烧伤和其他创伤。所有与头部相关的代码都以 1 开头,与面部相关都以 2 开头等。因此,脊柱的损伤属于第五类,骨盆的损伤属于第四类。

Looby 和 Flanders(2011)的研究表明脊柱骨折占所有骨骼损伤的 3%~6%。虽然脊柱骨折的发生率相当低,但脊柱的损伤通常被评定是重度的(AIS 3 级)至危重的(AIS 5 级)。例如,无脊髓损伤的颈椎、胸椎和腰椎骨折评分为 AIS 3 级,胸腰椎骨折伴截瘫评分为 AIS 4 级;另一方面,颈椎损伤伴四肢瘫痪评分为 AIS 5 级,骨盆骨折包括耻骨支、髋关节、耻骨联合、骶骨和髂骨骨折,非移位和移位的单纯性骨盆骨折评分是 AIS 2 级和 AIS 3 级,骨盆多处骨折的评分为 AIS 4 级。

16.2.1.1 脊髓损伤类型

因为脊髓位于椎骨的内部,任何脊柱损伤都可能会产生严重的后果。脊髓损伤可以造成暂时性瘫痪、永久性瘫痪甚至死亡。脊髓损伤将影响损伤脊髓水平及以下的区域。在骨质疏松的患者中,由高能量创伤引起的脊柱骨折比低能量创伤引起的要更为严重。高能量的创伤来源包括枪击、煤矿底部爆炸、飞行员弹射、直升机事故、机动车事故、高坠、跳伞、接触性运动(如美式足球或冰球)及非接触性运动的事故(如体操、潜水)。大多数脊柱骨折位于颈椎和腰椎下段(L3~L5)。Magerl 等(1994)的研究表明 15%~20%的创伤性骨折发生在胸腰椎交界处(T11~L2,胸腰椎)。胸腰椎交界处容易受伤是因为它位于刚性胸椎和更具柔韧性的腰椎的连接部位。

脊柱骨折的分类通常基于力的方向及力作用于脊柱的力矩。Magerl 等(1994)提出了一种常见的损伤分类方法,即 AO/ASIF(Arbeitsgemeinschaft für Osteosynthesefragen/Association for the Study of Internal Fixation,国际内固定研究学会)法。在 AO 分类法中,脊柱被分为两部分:位于前侧的椎体和椎间盘,位于后侧的关节突、椎弓根、椎板、横突和棘突。基于上述分类方法,脊柱损伤可以按照损伤严重程度分类为:① A 型,压缩性损伤;② B 型,分离性损伤;③ C 型,旋转损伤。一些骨折类型如下。

轴向爆裂性骨折对脊柱前柱和脊柱后柱都会造成损伤。因为椎体后部的骨折碎片可以侵入到脊髓腔,这种骨折类型,特别是在颈椎轴向爆裂性骨折情形下,经常造成神经功能障碍。因为作用在轴向上,因此爆裂性骨折可以发生在几个层面。Bensch 等(2006)报道约 10%的爆裂性骨折病例发生了多发性爆裂性骨折。

屈曲压缩性骨折是一种发生在脊柱前柱的骨折,通常发生于骨质疏松症患者。这类骨折比较稳定,因为是它是逐渐形成的。楔形压缩骨折是由于在髓核中心前侧施加的压力造成的,导致椎体破坏变成楔形,而脊柱后柱可能保持完好。

除了偏心力进一步向前移动使脊柱前、后柱都处于张力状态之外,屈曲分离性骨折类似于楔形压缩性骨折。在这种骨折类型中,高能量使脊柱前、后柱在轴向上处于分离状态。这种类型的损伤被 Chance(1948)首次报道,称为 Chance 骨折。在正面碰撞时,躯干下半身被安全带约束,而上半身在屈曲时向前抛出。因此,在椎体前部会出现压缩性骨折,而在同一椎体水平的椎体和椎体后部均出现横行骨折。强制安装三点式安全带大大降低了 Chance 骨折发生率,但从高处坠落仍可能发生 Chance 骨折。由于身体的重心位于脊柱的前方,在 2 ft(1 ft = 30.48 cm)上的高处坠落后可以同时产生 Chance 骨折所需的压力和屈曲力矩。

当躯干上部突然向后移动时,如高速追尾时失去座椅背部的支撑,可能会发生过伸性骨折骨折。此类损伤情况可能导致脊柱前柱破裂和关节突、椎板、棘突骨折。Denis 和 Burkus(1992)报道的木材坠落到伐木工人的背部造成的损伤,是一种由于剪切力和伸展力矩共同造成的过伸性损伤。

旋转性骨折脱位是由上述加载机制与旋转力矩的增加造成的。随着旋转力矩的增加,韧带断裂,包括关节囊韧带断裂,可能导致椎体斜形骨折。Holdsworth(1963)描述的 Slice 骨折是由旋转力矩和剪切力共同导致的(图 16.6)。这种骨折类型可能发生在被重型卡车碰撞的受害者身上。

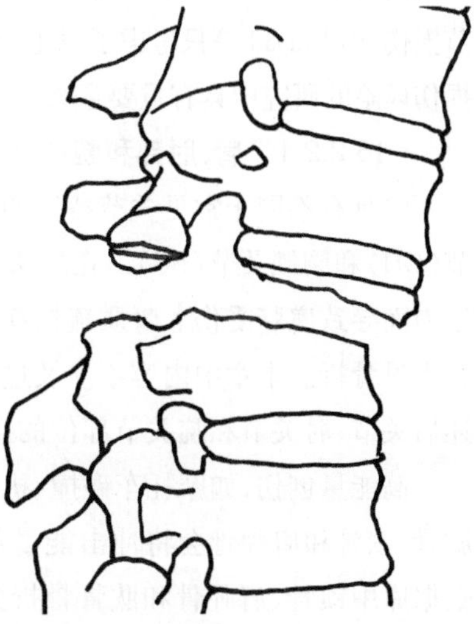

图 16.6　这张示意图展示了剪切力和转动力矩共同作用导致的 Slice 骨折。

16.2.1.2 骨盆损伤

非移位单纯骨盆骨折的评分为 AIS 2 级,移位骨盆骨折评分为 AIS 3 级,多发闭合性骨盆骨折评分为 AIS 4 级,多发开放性骨盆骨折评分为 AIS 5 级。一般并不经常采用 AIS 量表对骨盆损伤进行评分,因为该量表旨在确定因受伤而造成的“生命威胁”的程度。Younge - Burgess 分类是对骨盆骨折类型进行分类的常用方法,它基于损伤机制和损伤严重程度对骨盆骨折进行分类。通过这个方法,骨盆骨折可基于受力方向分为四类: ① 前后挤压型骨折;② 侧方挤压型骨折;③ 垂直剪切型骨折;④ 复合型骨折。每个分型可按照损伤严重程度进一步分为三个等级,三级表示最严重的损伤类型。另一个常见的分类方法为 Tile(2003)建立的 Tile 分类法。该方法用于评估骨折的稳定性,但由于这种分类系统的复杂性,本章中不再进一步讨论相关内容。骨盆骨折常伴有血管损伤,当骨盆移位时出血是导致死亡的一个主要原因。

16.2.2 · 上、下肢关节附近的损伤

治疗长骨骨折比在滑膜关节附近发生的损伤简单得多。由于 AIS 评级系统旨在对“生命威胁程度”的情况进行分级,但它经常低估了离开医院后身体损伤或活动受限的程度。一般来说,未发生移位的长骨骨折评分为 AIS 2 级,移位的单纯性长骨骨折评分为 AIS 3 级,截肢的评分为 AIS 4 级,而发生多处开放性骨折的评分为 AIS 5 级。

Prasad 等(2010)从 NASS - CDS 数据库中发现,加速度为 56 km/h 的正面碰撞中,系了安全带的乘客膝部-大腿-髋部(KTH)的 AIS 2 级损伤风险最大(14%),其次是 AIS 3 级胸部损伤(10.6%)、AIS 3 级头面部损伤(3.2%)和 AIS 3 级颈部或脊柱损伤(0.7%)。这里的加速度定义为车辆碰撞前和碰撞后之间的速度变化。在 20 世纪 70 年代,在事故重建分析中,它成为衡量事故严重程度的一种衡量标准。Weaver 等(2015)从 NASS - CDS 数据库发现,AIS 2 级下肢损伤发生率最高(24.6%),其次是 AIS 3 级胸伤(7.4%)、AIS 3 级头部损伤(1.8%)和 AIS 3 级脊柱损伤(0.7%)。对于下肢损伤,Prasad 等研究中的比例为 14.6%,而 Weaver 等研究为 24.6%,差异很大,这是因为 Weaver 等的研究还包括足部和踝关节损伤,而 Prasad 等只考虑了发生在 KTH 部位的损伤。这两项研究均表明,下肢损伤在机动车碰撞损伤风险的研究中具有重要意义,本节将阐述四肢关节附近的损伤类型。

16.2.2.1 肩、肘部和腕关节

除具有不同于常见关节特征的肩胛胸关节外,肩关节还有三个关节,即肩锁关节(AC)、盂肱关节(GH)和胸锁关节(SC)。在过头顶投掷的运动员可能会给盂肱关节(一个球窝关节)施加过度压力而导致肩膀受伤。骨质疏松症引起的肱骨近端骨折是继髋关节和桡骨远端骨折之后的第三大常见骨折。本章中内容不涉及过度使用造成的关节损伤和骨质疏松性骨引起的骨折,只简要阐述肩关节、肘关节和腕关节部位的撞击性损伤。

高能量创伤,如摩托车碰撞、机动车碰撞,或从高处坠落,都会导致肩部受伤。在侧面碰撞中,肱骨、锁骨和肩胛骨会将冲击能量传递到肩关节和胸腔。Yoganandan 等(2013)研究表明,CIREN 数据库中锁骨、肩胛骨和肱骨骨折分别占乘客损伤的 59%、15%和 15%,这一数据在 NASS 数据库中分别占 45%、16%和 6%。由此看来 CIREN 案例通常比 NASS 案例的事故严重程度更高。

大多数锁骨骨折发生在骨干中段,偶尔发生于胸廓或肩胛骨的连接处。肩胛骨骨折有时候会

多处骨折，虽然骨折可以发生在肩胛骨的任何部位，但肩胛骨体和肩胛骨颈是最常见的两个骨折部位。肱骨骨折通常发生肱骨受到直接碰撞时，如在侧面碰撞时来自门或外部固定物体（树或电线杆）与手臂之间的碰撞部位。

前臂（尺骨和桡骨）骨折可发生在任何部位。因为需要较大的力量才能使尺骨和桡骨发生骨折，高能量损伤常导致前臂尺、桡骨同时骨折。单独的尺骨骨折常发生于举起前臂进行自我防卫的过程中。单独的桡骨骨折发生在跌倒时直接用手支撑地面的过程中。当驾驶员安全气囊展开时会将前臂和手带入仪表盘、后视镜或挡风玻璃中，造成掌骨和指骨骨折。

在1997—2004年的使用CIREN数据库期间，Conroy等（2007）报道了机动车事故中上肢损伤的概率在1985—1995年有所上升。通过几项研究表明，尽管安全气囊可以防止更严重的损伤，但是它也可能会导致上肢受伤概率增加。对于已知座位的乘员，在安全气囊展开的情况下，28.8%的司机和21.7%的乘客遭受了至少AIS 2级严重程度的上肢损伤。表16.1列出了一些节选自Conroy研究中的关键骨骼和关节损伤的分布情况。

表16.1 驾驶员和前排外侧乘客骨性和关节损伤的分布（Conroy等，2007）

项目	AIS评分	司机（%）	前排乘客（%）
骨性损伤			
锁骨骨折	2	17.1	29.5
肩胛骨骨折	2	3.3	0.5
闭合性肱骨骨折	2	3.9	4.9
开放性、移位、粉碎性肱骨骨折	3	8.4	9.3
闭合性尺骨骨折	2	12.5	7.1
开放性、移位、粉碎性尺骨骨折	3	13.4	8.8
闭合性桡骨骨折	2	11.0	10.4
开放性、移位、粉碎性桡骨骨折	3	13	8.7
腕骨或掌骨骨折	2	9.7	13.7
关节骨折			
盂肱关节脱位*	2	0.6	0.5
肩锁关节脱位*	2	0.3	0.0
胸锁关节脱位	2	0.3	0.0
腕关节脱位	2	2.4	1.2

注：*代表样本量很小，数据分析基于GIREN数据库1997—2004年的数据。

16.2.2.2 髋关节

髋关节可以使大腿相对于骨盆屈曲和旋转。髋关节骨折通常依据骨折发生的部位来描述。因此，“髋臼骨折”一词是指髋臼（髋关节窝部分）的骨折。由于髋臼位于股骨内侧，因此髋臼骨折的发生率低于股骨骨折。同样,关节囊内骨折是指的是发生在髋关节囊内的骨折,关节囊内有滑膜液,可以降低股骨头和股骨颈在关节囊内的摩擦系数。此外,转子间骨折发生在小转子和大转子之间的区域,转子下骨折发生在小转子以下约60 mm之间。中段骨折发生在长骨的中段,股骨远端骨折用于描述股骨远端的骨折。

16.2.2.3 膝关节

膝关节可以使大、小腿之间进行旋转。运动损伤,如前交叉韧带断裂(ACL),在本节中将不作阐述。在机动车正面碰撞中,膝部、大腿和臀部(KTH)区域的受伤可能是前排乘客的膝部与仪表板之间接触所致,或后排乘客与前排座椅靠背间的接触所致。膝关节部位最常见的骨折是髌骨骨折。图16.7展示了在膝部前侧受到直接撞击时,髌骨通常最先发生骨折,因为髌骨是最先受到撞击的区域。在髌骨保持完整的案例中,它可能像斧头一样嵌入股骨远端,导致股骨髁嬖裂骨折或股骨远端骨折(图16.7B和图16.8)。当髌骨和股骨远端均完好无损时,股骨受到的压力和弯曲可能会导致股骨中断骨折(图16.7A)。股骨中段骨折由于旋转因素存在会出现斜形或螺旋状的外观(图16.9)。如果KTH的所有其他部分都保持完整,股骨近端可能会由于压力和弯曲的联合作用发生骨折。如果小腿受到撞击,膝关节中产生的剪切力可能会拉伸后交叉韧带并使其断裂(PCL)(图16.7C)。在车对行人的碰撞事故中,直接撞击膝盖外侧会导致内侧副韧带断裂(MCL)。外侧副韧带损伤(LCL)的发生率要低于其他膝关节损伤。

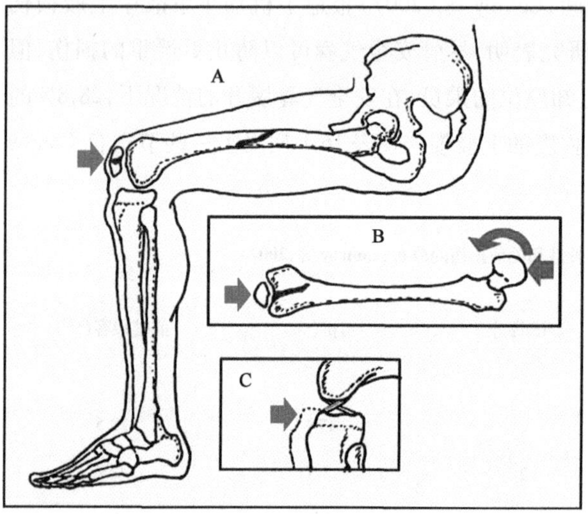

图16.7 (A) 髌骨直接受到撞击可能导致髌骨骨折或股骨中段骨折。(B) 髌骨完好,但可髌骨和股骨远端碰撞导致股骨髁嬖裂骨折或股骨近端骨折。(C) 膝关节以下的撞击可能导致后交叉韧带断裂。

股骨髁骨折

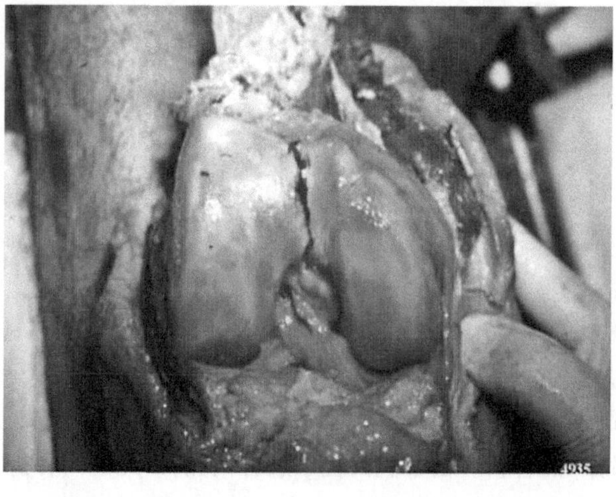

图16.8 Hayashi等(1996)报道了由在实验室模拟正面撞击引起的股骨髁骨折。

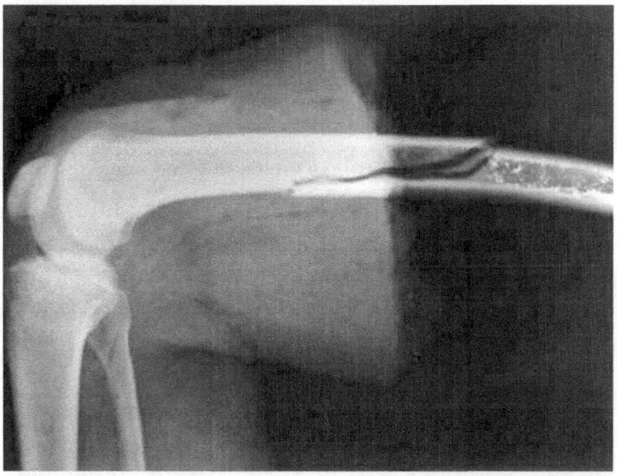

图 16.9 Hayashi 等(1996)报道了在实验室模拟正面撞击造成的股骨中段骨折。

16.2.2.4 踝关节

踝关节骨折可能涉及踝关节的一个或多个骨骼。踝关节骨折包括胫骨远端、腓骨远端、跟骨、距骨和踝部骨折。当踝部发生多处骨折时,踝部就会变得不稳定。基于瑞典由 Folksam 保险公司收集的数据,Parenteau 等(1996)的研究表明,在正面碰撞中有 76% 的概率造成 AIS 2~3 级足踝损伤,踝关节损伤在侧面碰撞中发生概率为 13%,翻车事故中为 8%。

Pilon 骨折即胫骨平台骨折,也被称为 Pylon 骨折。Pilon 是一个法语单词,意为“杵”,这是一种设计用来粉碎或敲击的工具。因此,Pilon 骨折是指远端胫骨的破碎或分裂,可能涉及也可能不涉及腓骨远端。Kitagawa 等(2008)通过在实验室中模拟 Pilon 骨折时发现这类骨折只有在通过跟腱主动拉伸时才会发生(图 16.10)。

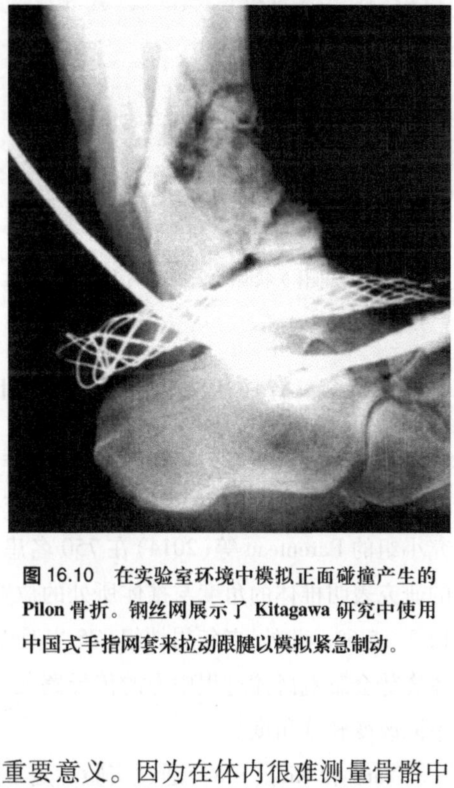

图 16.10 在实验室环境中模拟正面碰撞产生的 Pilon 骨折。钢丝网展示了 Kitagawa 研究中使用中国式手指网套来拉动跟腱以模拟紧急制动。

16.3 影响脊柱和四肢建模的因素

在研究和临床实践中,测定人体骨骼的机械应力具有重要意义。因为在体内很难测量骨骼中的应力,也无法做到无创测量。测定应力大小的唯一方法是使用个性化的有限元模型。本文在接下来的几个章节中概述了可能影响选择适当模型决策的因素。

16.3.1 椎骨中的骨皮质和骨小梁

如 14.3.2 节所述,骨骼通常分为两种类型:骨皮质和骨小梁。骨皮质分布于长骨的中段,松质骨的表面(壳),如长骨和椎骨的近端和远端。骨小梁,具有高度的多孔性和各向异性,常位于长骨近端和远端,以及椎体的骨皮质内部。

Nottestad 等(1987)发现女性胸腰椎体骨小梁中的钙含量 24.4%±4.5% 显著高于男性椎骨 18.8%±4.4%($P<0.001$)。此外,女性椎体中骨小梁含量的平均值为 41.8%,而男性为 33.5%。由于女性椎体骨折的发生率高于男性,这些研究结果表明骨皮质骨质疏松对椎体骨折有重要影响。Ritzel 等(1997)报道颈椎、胸椎、腰椎的平均骨皮质厚度分别为 285 μm、244 μm 和 290 μm,没有发现任何性别差异,但是骨皮质厚度通常会随着年龄的增长而减小。随着骨皮质厚度减小,骨皮质和骨小梁中均出现因骨质疏松引起的骨质丢失。

14.3.2 节中阐述了已发表文献中的材料属性,在这里不作重复阐述。上面的段落展示了由于性别和年龄差异而引起的骨骼形状差异。目前,椎骨中的骨皮质和骨小梁相关的性别和年龄差异性研究尚未应用于大多数人体有限元模型,在未来的人体有限元模型开发中需要考虑这个因素。

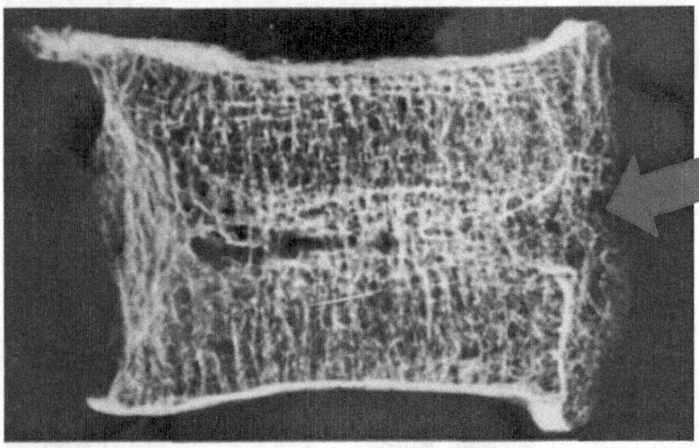

图 16.11　腰椎体矢状面图。箭头表示椎静脉离开椎体的后方区域。

血液通过动脉滋养椎骨,并通过椎体静脉流出。在血管与椎骨连接的位置存在应力集中区域,这增加了脊柱建模的复杂性。图 16.11 展示了腰椎中矢状面的 X 线片。椎体后部的薄弱结构在椎体受到轴向力加载时容易发生骨折。如果有限元模型中的网格尺寸越来越精细,建模脊柱时可能需要考虑椎体静脉的建模。

16.3.2・脊柱角度和椎间关节方向

Wang 等(2012)对 383 例患者的颈椎椎间关节的角度进行了分类,发现 C2~C7 椎间关节的角度随着年龄的增长发生了显著变化,男性椎体和女性椎体纵深和高度不同。密歇根大学的同一研究小组的 Parenteau 等(2014)在 750 名患者中也发现椎体角度随年龄和性别发生变化。Parenteau 的研究表明椎体的角度与椎体所处的位置有关。例如,T2 椎体角度为 −24.5°±8.9°,L1 椎体角度为 12.2°±5.6°。此外,老年男性组(75 岁及以上)的椎体角度是年轻男性组(16~29 岁)的 1.74 倍。人体姿势会影响碰撞过程中力的传导路径,因此在开发有限元人体模型时,应该根据年龄和性别的不同改变脊柱角度。

Yang 和 King(1984)通过实验确定了腰椎椎间关节承载轴向力的机制。因此,正常的椎间关节可以承载 3%~25%的轴向载荷,而患关节炎的关节可以承载高达 47%的轴向载荷。他们发现椎间关节的力学行为是非线性的。关节在压缩过程中可以视作一个刚性弹簧,因为力是通过下方关节面及其下方的椎弓峡部间的接触传递的。在张力状态下,只有囊韧带承受负荷。因此,腰椎需要详细建模,建模方式要符合椎间关节的力传导机制或应用非线性弹簧的建模方式。

16.3.3・应变率对长骨产生的影响

大多数研究人员将人类长骨材料属性归类为弹塑性材料。在 McElhaney(1966)报道的一项研究中,他对人类股骨进行了从准静态到 1 500/s 的应变测试,发现应变曲线(即弹性模量)随应变率的增加而增大。应变率增加后,弹性模量大幅增大。但是不同的应变率下剪切模量差异很小。目前,可用的材料本构可以模拟应变率效应(如 Cowpere - Symonds 模型),但没有能力模拟应变率依赖的弹性模量。图 16.12(左)展示了一个 Cowpere - Symonds 的模型下典型的应力应变曲线。通过图可以看到,通过屈服应力可以展示应变率效应,但弹性模量和剪切模量仍然保持不变。

开发新的材料本构需要耗费很多时间和资源,因此通过尝试使用现有的两种材料本构去模拟新材料本构是一种可行的办法。首先使用了 LS - DYNA 中的 MAT024 材料(分段线性塑性)以确定应力应变曲线的弹性部分,使用二乘法得到各应变率的最佳弹性性能。接下来,使用 LS - DYNA 的 MAT089 材料对弹性模量、屈服应力和剪切模量增加应变率依赖性。图 16.12(右)展示了使用这种方式的模拟结果的符合程度。McElhaney 研究中的方法需要进一步的研究,由于 McElhaney 的研究没有提供每个加载速率的标准差,故需要进行新的实验来确定他们所描述的现象是否正确。因此,在新的可以精确模拟人类长骨材料属性的材料本构出现之前可以暂时使用这个新方法。

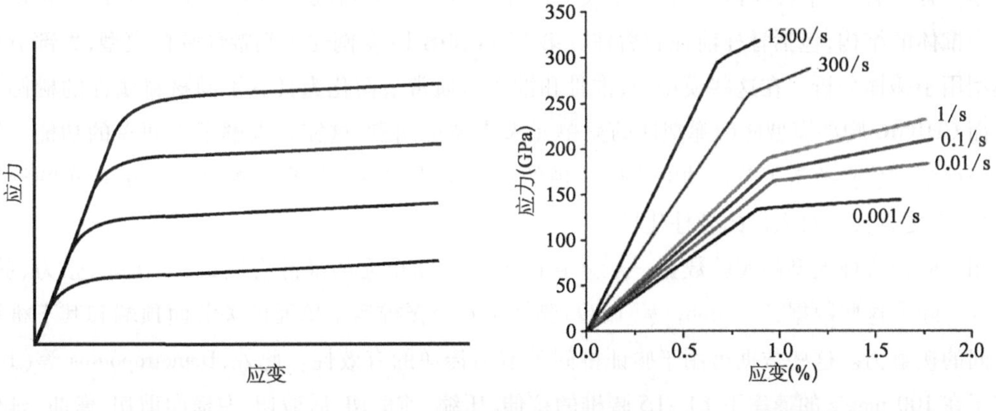

图 16.12　左图：使用 Cowpere - Symonds 应变率相关有限元模型在不同应变率下的典型模型预测的应力-应变曲线示意图。右图：LS - DYNA 中使用 MAT024 和 MAT089 组合模拟不同应变率下的应力-应变曲线。

16.4　脊柱和四肢有限元模型

许多有限元模型可以同时适用于隐式和显式求解器。这些模型应用于研究新设计的骨性植入物的影响、确定骨皮质和骨小梁的载荷分布、设计个人防护设备(如护腕)和其他医疗应用,在这些领域应用隐形求解器更具有优势。另一方面,在研究瞬时冲击响应和损伤阈值时通常使用显式求解器。本节将重点介绍一些临床上应用的经典模型和为碰撞相关研究而开发的模型。

16.4.1 · 脊柱模型

由于腰痛(low back pain, LBP)是西方社会普遍存在的医学问题,许多使用了隐式求解器脊柱有限元模型,用于研究髓核内的压力、骨皮质和骨小梁的承载能力、改变骨的几何形状对应力分布的影响,以及其他医学研究。大多数脊柱模型由运动单元组成,运动单元由两个相邻的椎体和它们之间的椎间盘组成。运动单元是通过将下位椎体固定在测试床上对上位椎体施加压力完成测试的，因此模型中的椎体运动限制很多，无法像在身体中一样进行自然运动，因此一些研究人员提出使用脊柱功能单位（functional spinal unit, FSU）来构建模型。FSU 由 3 个相邻的椎体和 2 个椎间盘组成。由 3 个节段组成的 FSU 使中间的椎体运动不受任何限制，更能反映人类脊柱的真实状态。

最近公开使用的脊柱限元模型大多是 20 多年前发表的改良版本，所以这里仅介绍了少数几个版本。Yang 和 King（1984）开发的模型描述了椎间关节载荷传递的机制，并认为腰痛的原因与关节囊有关。加拿大蒙特利尔工程学院的 Shirazi－Adl 教授的领导开发了许多运动单元模型，用于分析由压缩、扭转、剪切等因素引起的脊柱应力分布。Argoubi 和 Shirazi－Adl（1996）、Shirazi－Adl（1984, 1986a, 1986b）、Shirazi－Adl 和 Drouin（1987）将一些新的特征（如纤维环）逐渐添加到模型中。椎体腰部较窄，Cao 等（2001）发现，骨皮质承载的总负荷比例从上、下终板附近的 34%增加到椎体中腰区域附近的 63%。随着骨小梁的老化和骨质疏松，骨皮质需要承载更多载荷。这些研究结果强调了研究年龄相关的骨皮质厚度和性能的重要性。

据了解，目前还没有公开报道应用显式求解的独立、完整的脊柱模型，以用于损伤生物力学模拟。整个脊柱有 22 个椎间盘，使其过于灵活而无法进行直接测试。第 13 章详细阐述了颈椎模型和整个椎体的结构，包括脊柱前柱和后柱。第 14 章和第 15 章阐述了胸腰部脊柱模型，大部分胸腰部模型用于碰撞分析。在这些模型中，椎骨和椎间盘通常被简化为具有不同材料属性的椭圆圆柱体。而 GHBMC 胸部模型使用弹塑性的梁单元来模拟椎间盘，这完全误解了椎间盘的功能。极少数胸腹部模型包括负责关节运动的明确建模的后部结构。将来的脊柱模型需要更真实的脊柱后部结构，以更真实地对人体的脊柱建模。

用于验证脊柱模型的实验数据一般来自两节段运动单元的准静态测试，如压缩、张力、剪切、旋转等。除了这些数据，El－Bohy 等（1989）测量了 6 个腰椎运动单元的关节面顶端和其下椎弓峡部之间的接触力。这些数据可用于验证椎间关节力传递的有效性。此外，Demetropoulos 等（1998）测试了在 100 mm/s 的速率下 L1～L5 腰椎的拉伸、压缩、前剪切、后剪切、左横向剪切、弯曲、延伸和左横向弯曲的数据。与两单元运动单元的后剪切数据相比，L1～L5 腰椎样本中观察到的响应表现出相反的趋势。这种差异是对运动单元过度约束造成的，因为上位和下位的椎骨被刚性约束成一个运动单位。这组动态测试数据对于验证动态加载的腰椎模型非常有用。

16.4.2 · 上肢模型

下面介绍几个最近在医疗领域开发的有限元模型，远未涵盖有限元分析应用的各个领域。本章重点对有限元模型应用的多样性进行回顾分析。

16.4.2.1 医疗领域应用的上肢有限元模型

Varghese 等（2011）基于 CT 数据开发了 4 个长骨（肱骨、桡骨、股骨和胫骨）的有限元模型。用应变仪测试尸体长骨，并对尸体长骨在准静态条件下进行 3 点弯曲实验测试直到力加载最大至 1 kN，位移加载最大至 3 mm。然后测试了骨骼在轴向扭转下的失效。使用最小二乘方法来确定最符合模型预测实验数据的骨皮质的杨氏模量。接下来根据幂次定律给每个骨小梁单元分配单独的杨氏模量，同时根据 CT 密度值应用优化方法对每个单元进行插值。最后他们的模型预测结果与实验数据相符合。这种利用实验数据来确定材料属性，然后又声称该模型“可以准确捕捉到对弯曲和扭转的应变响应”的循环式验证方法，并不是验证有限元模型的正确方法。

Razfar 等(2016)建立了 5 种肱骨有限元模型来研究应力屏蔽的影响。这些模型基于 5 名患者的 CT 扫描数据开发。每个患者都有 3 种不同长度的全肩植入物：无茎(约 25 mm)、短茎(约 50 mm)和标准茎(约 100 mm)。应力屏蔽指的是由于附近更硬的种植体承受了大部分负荷，骨骼应力减少的现象。作者假设骨皮质的杨氏模量恒定，但使用了幂次定律基于定量 CT(QCT)测得的密度来计算单元与单元之间的弹性模量。模型以 3 个外展角度加载，并使用隐式有限元求解器 ABAQUS 来确定骨骼应力。研究发现，无茎植入物的设计能最好地模拟完整肱骨模型中观察到的骨皮质应力，但增加了骨小梁应力。

Gíslason 等(2010)根据体表和层厚方向的体素分辨率分别为 234 μm 和 750 μm 的 MRI 扫描数据开发了一个详细的手腕部模型。如图 16.13 所示，所有的腕骨、桡骨、尺骨、软骨和韧带都明确建模。刚性桡骨和尺骨的近端处于固定边界状态，而力沿掌轴方向传播。ABAQUS 显式求解器中的面面接触可以应用在每个关节面之间。该模型没有经过任何实验数据的验证，整个网格基于四面体单元构建。当模型用于碰撞分析时，四面体单元可能不是最佳的单元类型。

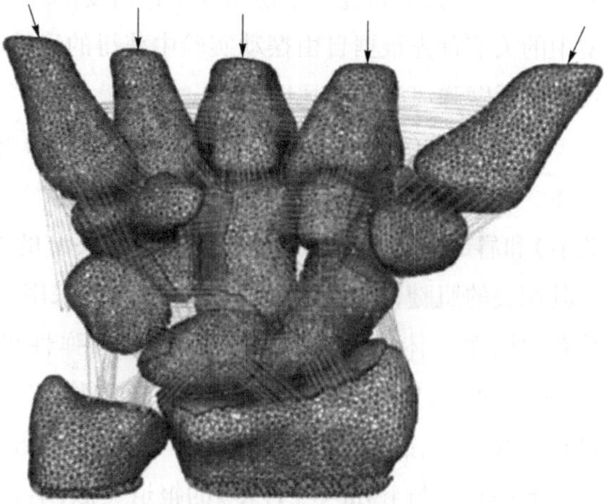

图 16.13　Gíslason 等(2010)开发的手腕有限元模型。

来源：Reproduced with permission from Gíslason, M. K., Stansfield, B., Nash, D. H. 2010. Finite element model creation and stability considerations of complex biological articulation: the human wrist joint. Medical Engineering & Physics 32, 523 – 531。

“骨重塑”是一个用来描述清除死亡骨(由破骨细胞吸收)和形成新骨(由成骨细胞生成)用来修复骨损伤过程的术语。虽然引发骨重塑过程的机制仍然未知，但研究人员认为它与骨内的应力分布有关。简单地说，随着骨重塑的进行，骨的几何形状和骨密度发生变化以适应应力的需求。Neuert 和 Dunning(2013)基于 microCT 扫描数据开发了一个恒定密度尺骨模型，用于研究骨重塑的影响。在模拟体内加载时，重塑过程完成后模型预测的骨密度与 microCT 测量的结果相似。此类模型对研究安装骨植入物后所致载荷屏蔽的影响很有意义。

最近有两个新开发的有限元模型用于研究桡骨远端骨折。Ural(2009)基于非线性骨折力学有限元法创建了 7 个理想化的桡骨有限元模型。作者发现几何形态的改变和材料属性都能对桡骨远端骨折造成影响。Burkhart 等(2014)在模拟自由落体条件下测试了 8 具尸体的月骨-舟状骨-桡骨样本，直至它们失效。这些样本分别用应变计和加速度计来收集应变和加速度-时间历程，以用于模型验证。对 8 具样本中的 1 具进行了 CT 扫描，扫描数据为开发有限元模型提供几何形状。使用 LS – DYNA 中基于 Cowper – Symonds 模型的汇总非线性弹塑性材料本构来代表骨皮质和骨小梁。作者发现，模型预测的骨折力和应变与平均实验数据值相差约 30%，但受伤的部位和严重程度吻合较好。在这两项研究中，Ural 模型使用的理想化几何形状和四面体单元不建议用于碰撞冲击响应研究。Burkhart 的研究没有这样的缺陷，但网格质量较差，且单区域的单元数目就达到 100 万个,目前还不适于进行整人模型的计算。

16.4.2.2 损伤生物力学领域应用的上肢有限元模型

如 16.2.2.1 节所述,安全气囊的引入导致了上肢受伤风险的增加。因此,很多上肢模型是为减少事故损伤风险而构建的。由于上臂和胸部的距离很近,侧边安全气囊的异位展开是最让人担心的问题。此外,如果驾驶员的手交叉放在方向盘上,展开的安全气囊可能会弹飞手和前臂,使它们与车内的物体(如车顶内部、挡风玻璃、其他人)碰撞而受伤。

Palaniappan 等(1999)构建了一个由肱骨、桡骨、尺骨、手和周围软组织组成的上肢有限元模型。笔者通过 Viewpoint 数据实验室获得几何形状数据,并使用弹性壳单元构建手臂骨骼和皮肤。盂肱关节、肘关节和腕关节使用 6 个自由度的球形关节建模,由旋转角度函数来规定关节力矩。模型中的关节首先根据自由摆动实验中获得的运动学数据进行校准,然后用于预测侧安全气囊异位展开时手臂弹飞受伤的风险。

Iwamoto 等(2000)开发了一个精细的肩部模型,并将其与 Wang(1995)开发的躯干模型合并成一体。肩部模型由 3 根骨(肱骨、肩胛骨和锁骨)、4 个关节(盂肱关节、肩锁关节、胸锁关节和肩胸关节)和肩部的其余部分组成。稳定这些关节的主要韧带、三角肌、肱二头肌、肱三头肌和肩袖肌及其相关的肌腱,也完整建模。这些软组织采用具有非线性各向同性黏性剪切和体积响应的非线性各向同性实体单元建模,如 Zener 型黏弹性模型。该模型通过一系列刚性平面冲击器实验(Bendjellal 等,1984)和海德堡横向台车实验(Cavanauah 等,1990a, 1990b, 1993)获得的实验数据进行了验证,包括刚性和衬垫实验。模拟锁骨预测的高应力区域与实验中观察到的大部分锁骨骨折区域一致。与 Irwin 等(1995)的报道类似,笔者从衬垫冲击的仿真实验数据中发现,适当的衬垫可以防止肩锁关节的脱位或分离。一个完整的肩锁关节可以使肩胛骨向外移动,胸骨向前移动,从而吸收能量,否则能量就会转移到胸部。

Van Rooij 等(2003)开发了一个上肢有限元模型(包括上臂、前臂和肩部),该模型作为欧洲人体安全模型(HUMOS)项目的一部分,用于开发 50 百分位的男性人体模型(Robins, 2001),人体模型的其余部分基于 MADYMO 开发。虽然长骨主要基于可变形的实体建模,但是长骨的两端基于刚体建模以保证骨与骨之间的关节连接能够正常运动。通过扭转刚度函数和弹簧阻尼器单元可以控制关节的运动范围。Kallieris 等(1997)根据准静态 3 点弯曲实验调整了肱骨模型的皮质厚度和屈服应力。Yamada(1970)通过准静态 3 点弯曲实验验证了肱骨和尺骨模型。Duma 等(1998)模拟了肱骨在仰卧位和俯卧位下前臂的动态 3 点弯曲实验。由于 Duma 的数据来自女性受试者,Van Rooij 和他的同事们在应用实验数据验证时先把手臂模型缩放到 5 百分位女性的大小。Hardy 等(1997)使用该模型进行前部气囊展开仿真实验。实验中出现的尺骨骨折的位置与模型预测的峰值应力超过骨屈服应力的位置相符合。

Park 等(2016)改良了 Vavalle 等(2013)和 Park 等(2014)先前报道的 50 百分位 GHBMC 男性人体肩部模型。这些修改包括将肩锁关节从直接连接改为球关节,并修改了肩部肌肉的材料属性。修改后模型的运动学响应与实际更相符,肩部峰值偏转误差值也从原来的 80%降低到 10%。

肩部周围的精细结构都需要在模型上有清晰的反映。人体肩部可以实现向前、向后、伸展、内收、剪切和旋转运动。虽然在将肩部简化为运动学关节时计算效率很高,但这种方法无法实现肩部的所有功能。目前许多实验数据都能够对模型进行验证。例如,WorldSID(2017)提供了一个可以整体验证胸部和肩部模型的实验数据。但是这些研究目前还无法做到在局部区域内用局部的运动学数据和形变数据来验证模型。将来仍需要使用新技术完成肩部模型的精确验证。

16.4.3 · 下肢模型

与16.4.2节相似,首先介绍了最近医学领域应用的下肢有限元模型,然后深入阐述应用于损伤生物力学研究的有限元模型。

16.4.3.1 医学领域应用的下肢有限元模型

Beillas等(2004)展示了膝关节单腿跳跃时的膝部软骨应力分布的时间历程。他们所使用的有限元模型是Beillas等(1999, 2001)报道的,之前用于高速碰撞仿真,下一节将对该模型进行介绍。由于Beillas的研究应用于医学领域中,因此本节介绍这个低速碰撞模型。直至今天为止,还没有直接的方法能够测量体内软骨的应力。Beillas的研究通过一个高速双平面X线系统采集单脚跳跃时股骨近端和胫骨远端的三维运动学数据。相关运动数据直接通过骨骼获取,不像常规步态分析时使用皮肤表面的标志物。应用运动学时间历程数据和地面反作用力作为有限元模型的输入条件来计算应力。这种方法可以从精确的运动学数据中计算体内应力分布数据,在临床上评估关节病和评估膝部治疗疗效中发挥重要作用。在随后的研究中,Beillas等(2007)评估了改变几个关键几何参数和材料属性对模型预测的胫、股响应结果的敏感性。结果显示,这些参数的变化对软骨响应具有很大的影响,但对整体运动学没有影响。这些数据促使人们需要开发个体特异性有限元模性,以尽量减少几何差异的影响。Papaioannou等(2008)进一步应用患者特异性的模型研究剧烈活动中膝关节体内半月板的负荷和位移。

Cheung等(2005)基于四面体单元开发了一个精细的人足踝有限元模型,包括足(骰骨、舟状骨、3个楔状骨、5个跖骨和14个趾骨组件)、胫骨远端和腓骨远端。骨和关节之间的接触面也明确定义。在该模型中使用超弹性材料本构研究糖尿病神经病变不同阶段的软组织硬化的影响,结果发现当软组织刚度增加了5倍时,足底和水平支撑面之间的总接触面积减少了47%。虽然本研究简单而直接,但它呈现了应用有限元模型研究足部相关医学问题的潜力。

Taddei等(2006)使用了13个应变计(7个在股骨颈部,4个在股近端骨干,2个股骨干中段)对右股骨进行了测试实验。实验分为5个载荷条件(居中,内收24°、外展3°、跖曲18°和背伸3°),最大载荷为800 N。在测试前进行CT扫描,并利用获得的图像自动生成10节点四面体单元组成的股骨有限元模型。笔者比较了两种几何形状相同的模型,但一种是同质的材料,另一种是根据CT值分配的非均匀材料属性的模型的仿真结果。笔者称非同质模型的表现优于同质模型,但线性相关系数(R^2)为0.91与0.89,微弱的数据差异难以佐证笔者的观点。

Phillips等(2007)开发了一个由42块肌肉(半个骨盆21块)和7块韧带组成的完整骨盆模型。所有的肌肉和韧带都使用弹簧单元进行建模,其刚度值来自文献。应用股骨头模拟器对模型加载载荷,并将模型预测结果与耻骨、髂骨上部、骶髂关节等固定边界条件约束的模型进行比较。毫不奇怪,两种不同边界条件的模型位移和应力分布有很大的不同。然而,他们从文献中采用的肌肉和韧带材料属性可能有助于对主动肌肉建模。

Majumder 等(2007)开发了一个精细的骨盆和股骨近端组成的有限元模型,模型由四面体单元组成,用来研究 3.17 m/s 速度下侧向跌落事故的应力分布。他们根据 CT 密度值应用幂次定律计算单元与单元间的杨氏模量。身体的其余部分根据已有的人体数据简化成弹簧和阻尼器。股骨大转子区域呈现高应力,这种方法可能在仰面跌倒和车辆侧面碰撞的仿真时也有意义。其中一个明显的缺点是本研究的结果无法与临床上股骨头、股骨颈和股骨转子间的骨折相印证。此外,汽车侧面碰撞中通常也会导致与大转子的直接接触而产生骨盆骨折,而不是股骨骨折。最后,笔者忽略了受试者跌倒前由于肌肉痉挛导致的自发性髋关节骨折的可能性(Yang 等,1996)。

Kiapour 等(2014)开发了一个从骨盆到足底的人体下肢有限元模型,模型主要由六面体单元组成。该模型的主要目的是重点研究膝关节前交叉韧带损伤的机制。为了减少计算时间,10 cm 以上的单元和在膝关节中心线以下部分定义为刚性。使用关节镜在半月板内侧和外侧放置 K 扫描传感器(Tekscan Inc., Boston, MA),计算胫骨接触力分布。类似地,他们用关节镜在前交叉韧带上放置一个特异的可变磁阻传感器(differential variable reluctance transducer, DVRT),同时沿着内侧副韧带表面放置了 3 个 DVRT。他们使用单纯力矩仪对 16 个下肢进行膝关节外展或胫骨前部剪切伴随或不伴随胫骨内旋的实验。此外,一个坠落实验固定装置用来模拟跳跃时的落地。该模型根据下肢运动学数据,韧带应变/应力和关节软骨压力进行验证。该研究为膝部软组织验证提供了一些实验数据。

如前面第 2 章所述,不建议开发主要以四面体单元为主体的有限元模型。使用这种类型的单元很容易自动划分网格,但它在进行高精度计算时效率较低。越来越多的逐个单元弹性模量法用于骨小梁建模研究中。如 14.3.2 节所述,QCT 值只能量化骨量,而无法衡量骨量的真正含义。因为骨连接对于不断变化的加载条件的响应比骨量更重要,所以当这种变化发生时,定义特定单元的材料属性不大可能产生更精准的结果。不建议使用此方法,除非骨小梁的单元方向已知。此外,骨皮质比骨小梁要硬得多,但不可能得到骨皮质的 QCT 数值,因为与体素长度相比,骨皮质的厚度太小。如果需要考虑材料的各向异性,比起骨小梁应该更重视骨皮质。

16.4.3.2 损伤生物力学领域应用的下肢有限元模型

16.4.3.2.1 骨盆模型

在汽车侧面碰撞中,需要重视侵入的车门与乘员侧面之间的相互作用,但提高该区域安全所需的关键加载机制尚未完全理解。研究人员提出一项提高侧面碰撞安全性的方法是让车门在接触胸部前接触刚度更强的骨盆。另一个骨盆损伤发生的场景是车辆与行人的碰撞。

因此,很多骨盆模型基于这些碰撞场景开发并用于仿真实验。本节将介绍一些独立的骨盆模型,将不会涉及那些整人模型中的骨盆模型。因此,像 Snedeker 等(2003)使用 THUMS 模型研究发动机罩几何形状与行人损伤风险,Snedeker 等(2005)根据尸体骨盆部位实验数据对模型进行验证等研究在本节中不作阐述。

Renaudin 等(1993)开发了一个使用 3D 壳单元并且杨氏模量为 3GPa 的人体骨盆模型。模型中缺少骨皮质外层和内层之间的骨小梁,因为笔者认为骨小梁的硬度要比骨皮质小很多,不需要对骨小梁进行建模。笔者建模时也没考虑躯干上部(头部、颈部、胸部和上肢),因为根据既往研究从躯干上部和骨盆之间的耦合运动在撞击 50 ms 后才开始出现。在骨盆和皮肤之间添加三维弹簧单元用于模拟骨盆周围的软组织。髋关节和膝关节用铰链单元表示。该模型根据在 INRETS 进行的静态测试数据、3.5 m/s 和 6.5 m/s 冲击器实验数据进行了验证。该模型的一大关键缺陷是耻骨联合关节和骶髂关节都定义为刚体;另外,将杨氏模量增加到 10 GPa 时仿真数据和实验数据的相关性将变差。

Plummer 等(1996)开发了一个半骨盆模型,模型使用 3D 实体单元,通过一系列的参数研究来评估骨盆骨折的阈值。从 CT 扫描的体素密度可以确定骨皮质的弹性模量为 17 GPa,而骨小梁弹性模量从 60~800 MPa。从大转子到髋臼方向动态加载一个线性增加的载荷,模拟股骨屈曲 90°屈曲的情况。研究表明该骨盆有限元模型可用于预测髋臼和耻骨支骨折。由于研究提供的图片只显示了骨盆的一个层面,因此尚不清楚笔者如何使用实体单元来同时代表骨皮质和骨小梁。此外,该模型不包括骨盆环的其余部分,也缺乏软组织。因此,很难将这个模型应用于现实世界的侧面碰撞案例中。

Besnault 等(1998)从 88 个骨盆中选取了 28 个关键尺寸的骨盆进行数据分析,分为三组:小体型女性($n=28$)、中等体型男性($n=34$)和大体型男性($n=26$)。笔者发现女性骨盆的双坐骨尺寸、上下开口宽度和耻骨弓角度均大于男性。他们用一种 Kriging 插值技术将预定义的参考网格生成三个人群的骨盆有限元模型。为了模拟 Guillemot 等(1997)的实验,这三个模型在髋臼处加载速度为 4 m/s 的 3.68 kg 坠落质量。骨皮质用带失效的弹塑性材料本构定义,骨折的失效应变定义为 0.7%。该研究表明小体型女性和大体型男性在模型响应数据上有 15%的差异。这项研究表明,女性和男性的盆骨形状不同,应该单独建模。

Kikuchi 等(2006)基于与 50 百分位的美国男性体型相仿的日本男性志愿者 CT 和 MRI 扫描数据构建了一个骨盆有限元模型。骶骨设定为刚体,因为骶骨骨折并不常见。这个骨盆模型与 Takahashi 等(2003)开发的下肢模型整合在一起,相关内容将在下一节中阐述。在应变达到阈值时,骨折用单元消除法来模拟。骨盆模型的验证应用了 Guillemot 等(1997)报道的耻骨联合准静态载荷和坠落实验。笔者在模型验证过程中采用了组件和子系统分层验证方法。

上述的骨盆模型均有不同程度的简化。Besnault 的研究表明,小体型女性模型与男性模特几何形状不同,甚至不同模型间骨皮质材料属性也不同(表 16.2)。此外,这些研究中没有考虑衰老引起的骨密度和材料属性的变化。为老年人开发的年龄特异性模型将随着医疗技术的进步而逐渐增多。正如 Kallieris(1981)、Cavanaugh(1990a)和 Maltese(2002)等报道的那样,目前的模型都没有使用高能量的台车实验、侧面碰撞测试数据进行验证,未来验证骨盆模型时应考虑这些情况。

表 16.2 四个骨盆模型中设定的骨皮质杨氏模量

参考文献	杨氏模量	备注
Renaudin 等(1993)	3 000	无骨小梁
Plummer 等(1996)	17 000	
Besnault 等(1998)	20 000	
Kikuchi 等(2006)	18 300	从应力应变曲线中推导而来

16.4.3.2.2　下肢模型

20 世纪 90 年代早期 Yang 和 Kajzer(1992)、Yang 等(1995)使用 CAL3D 和 MADYMO 等软件基于多刚体建模技术构建了下肢模型。这些模型旨在预测运动学数据、整体加速度、基于力的损伤机制及相应的损伤标准评价损伤程度,因此无法模拟骨折和韧带断裂。

Hayashi 等(1996)开发了一个膝部有限元模型,并使用它来模拟他们在实验中观察到的髌骨骨折、股骨髁骨折和股骨中段骨折。该模型包括股骨、髌骨、胫骨和膝关节区域的相关韧带。实验在四种条件下进行(刚性、50 psi 衬垫,100 psi 衬垫和 450 psi 衬垫的碰撞)。实验使用独立的、膝部 90°屈曲的尸体股骨远端-小腿样本。笔者通过线性回归方程比较实验中观测到的骨折和模型中预测的峰值应力区域的相关性,结果表明 90 psi(0.620 MPa)的蜂窝式衬垫是正面碰撞时保护膝关节的最佳选择。

Schuster 等(2000)回顾了 7 种下肢模型并将其分为四种类型: ① 刚体骨骼及设定的关节; ② 可变形骨骼及设定的关节;③ 刚体骨骼,并具有软组织和韧带连接;④ 可变形骨骼,并具有软组织和韧带连接。骨骼定义为刚体的模型只能用于研究软组织损伤,而具有可形变骨骼和软组织的模型计算成本更高。这七个模型的共同点是均无肌肉。Bedewi(1998)开发的模型只包括刚性骨骼。Wykowski 等(1998)开发的模型也只包括刚性骨骼,但存在可变形的韧带和半月板。Bendjaballah 等(1997)和 Li 等(1999)并没有对腓骨进行建模,两项研究均假设其他 3 根骨为刚体,并包括可变形韧带和半月板。上述四项研究中使用的模型只能用于模拟下肢整体的运动学,而不能用于预测骨折、韧带断裂或半月板撕裂。Bermond 等(1994)和 Yang 等(1997)开发的模型都包含股骨和胫骨,但它们都没有对腓骨和髌骨进行建模。为了弥补这些缺点,Schuster 等(2000)从 Viewpoint 数据库和可视男性人计划(美国国家医学图书馆)开发了一个可完全变形的下肢模型。该模型根据静态和动态测试进行了验证。静态测试为 3 点弯曲实验,限制单独的胫骨和股骨的两个端点,并在中间点施加力,测量力的大小和产生的挠度。前后方向和内外方向均需要进行此类测试。在动态加载实验中,对小腿外侧进行碰撞,测量并确定关节的剪切程度(膝关节形变的程度)。大多数的测试数据来自老年尸体实验。他们发现,对模型选择最能代表老年人群的材料属性可使模型预测结果与尸体实验数据的相关性最好。

Takahashi 等(2000)修改了工程工业仿真(Engineering Simulation for Industry, ESI)的 H 模型(包括坐姿和行人姿势的模型)。采用应变率相关的韧带性能和单元消除算法来模拟车-人事故中产生的韧带损伤和骨折。这个模型通过了准静态实验和动态实验数据的验证,验证数据包括冲击力、膝关节剪切位移和胫骨下部受内侧方向撞击时的膝关节侧向弯曲角度(Kajzer 等,1997,1999)。笔者使用验证后的模型研究行人碰撞事故中保险杆的高度和刚度对事故后果的影响。随后 Takahashi 等报道了另一个基于一名 35 岁的日本志愿者的 MRI 扫描数据重建的下肢模型,志愿者的体型和体重与 50 百分位的美国人(1.74 m 和 78 kg)相近。Kerrigan 等(2003)对这个模型进行了额外的验证。

Beillas 等(2001)基于 30 岁年轻男性 MRI 扫描数据构建了一个腿部模型,志愿者的体型与平均体型的美国男性(身高 1.72 m,体重 75 kg)相仿。测量了模型中的 20 个解剖部位的几何数据,与实际中的平均数值相符合。该模型通过 2 种准静态实验和 7 种动态测试进行了验证。测试数据包括 Kajzer 等(1990,1993)在进行横向冲击实验时获得的冲击力和腿部旋转角度的时间-历程数据、Hayashi 等(1996)报道的髌骨水平冲击实验数据及 Cheng 等(1984)报道的全身台车实验结果。

Dokko 等(2009)开发了两个包括从骨盆到足底的年龄特异性的下肢模型,分别代表 35 岁和 75 岁的男性群体。模型根据不同年龄的实际情况将材料属性和几何形态数据都作了一定的修正。除了根据前面提及的冲击实验进行验证之外,该模型还应用 Balasubramanian 等(2004)报道的膝部以下前后方向的剪切实验、Rupp 等(2002)的髋关节股骨轴向载荷实验及 Funk 等(2002)报道的单纯性的冲击实验进行验证。

2000 年以来的下肢模型包括可形变的股骨、胫骨、腓骨和髌骨。长骨的近端和远端建模时也包括骨小梁。这些模型之间的主要差异在足和踝关节区域。Beillas 等(1999)的腿部模型包含了一个之前发表的足和踝关节模型;Schuster 模型中包含了 Hybrid Ⅲ模型的足模型;Takahashi 的模型中未包含足模型。大多数研究人员在对模型动态验证时使用横向弯曲测试(Kajzer 等,1990, 1993, 1997, 1999)、髌骨冲击实验(Hayashi 等,1998)、Pilon 骨折实验(Kitagawa 等,1998)及前面提到的三个验证实验的测试结果。

劳伦斯利弗莫尔国家实验室(Lawrence Livermore National Laboratory, LLNL)在 NHSTA 的帮助下开发了一种简易的、网格粗糙的骨盆和腿部模型(Perfect 等,1997)。Silvestri(2008)、Silvestri 和 Ray(2009)后来修改了 Perfect 等开发的模型,在臀部周围增加了肌肉。该模型旨在研究股骨近端脱位和转子间骨折。此外,笔者还将该模型预测的 Von Mises 应力分布与 Rupp(2003)报道的股骨远端髁骨折进行了比较分析。

Kim 等(2005)根据 Beillas 等(2001)的研究的 CAD 数据开发了一个下肢模型。该下肢模型与 Shah 等(2001)的胸部模型、Shah 等(2004)的上肢模型、Lee 和 Yang 等(2001)的腹部模型整合成一个整人模型。"实验设计"被用于研究 8 种不同车辆内部设计变量的个体效应和组合效应,变量包括安全带负载限制力、安全带伸长比、预紧器入口数量、膝-膝支撑距离、膝关节支撑角、膝关节支撑物硬度、挡板角度、冲击速度。每个设计变量从科学文献中筛选出 2~3 个层级。该研究强调了人体有限元模型在车辆内部设计中的应用,安全工程师可以利用这些信息数据来设计一个更安全的车辆。

Ruan 等(2008)使用福特人体模型来进行车内配置研究,以将 KTH 部位的损伤风险降到最低。研究中膝关节角度的范围为屈曲 60°、90°、120°,髋关节角度范围为直立、外展 10°和内收 10°。结果表明,膝关节屈曲 60°情况下股骨和骨盆受到的冲击力、膝关节压力和 von Mises 应力最小,但 ACL 和 PCL 的相对位移最大。膝关节屈曲 90°条件下的结果趋势与膝关节屈曲 60°的条件下相反。该学者还发现髋关节外展时前交叉韧带位移最大,其次是站立位,内收时位移最小。本研究可为安全工程师在设计约束系统时提供一定的指导意见。

Untaroiu 等(2005)根据可视人计划中的几何数据构建了一个下肢模型。该模型采用准线性黏弹性(quasi-linear viscoelastic, QLV)理论对对韧带、皮肤和肌肉进行建模,该模型只有下肢部分,只能用于行人碰撞研究。Untaroiu 等(2013)基于年轻的健康男性的几何数据构建了另一个下肢模型,该模型成为 GHBMC 模型的一部分。该模型的韧带也基于 QLV 理论建模,但肌肉通过使用 LS-DYNA 中提供的橡胶或泡沫材料进行了简化。该下肢模型应用 Funk 等(2004)报道的股骨 3 点弯曲实验、Ivarsson(2009)报道的股骨干弯曲和压缩实验及 Untaroiu 等(2008)报道的联合轴向和弯曲实验的动态测试数据进行了验证。

Untaroiu 等(2013)的腿部模型与 Yue 和 Untaroiu(2014)的骨盆模型和足部模型整合成一个完整的骨盆-下肢(PLEX)模型,该模型是 GHBMC 项目的一部分。Kim 等(2014)在开发 GHMBC 骨盆模型时通过尸体 CT 扫描的方式确定了该区域的骨皮质厚度,该研究数据应用于确定模型骨盆骨皮质单元的厚度,该模型的足部是由 Shin 等(2012)开发的,下一节中介绍。由于模型的每部分在 Yue 和 Untaroiu(2014)的研究前就已经进行了验证,他们进一步基于三种工况获得的动态测试数据对 PLEX 模型进行了整体性验证:第一种情况是前后方向撞击胫骨模拟 PCL 损伤(Balasubramanian 等,2004);第二种情况是内外方向的 3 点弯曲实验以模拟门撞击大腿的情形(Kerrigan 等,2004);第三种情况是正面的 KTH 实验用来模拟髌骨受到冲击的情形(Rupp 等,2002)。该学者指出模型预测响应数据与实验数据相符,但仍需在车辆碰撞中进行整人模型的验证。

16.4.3.2.3 *足部模型和踝部模型*

足或脚踝受伤会削弱人的行动能力,并可能导致长期残疾。了解该部位运动学规律和损伤机制对预防和减轻这类损伤具有重要意义。目前已经开发了几个足部和踝部有限元模型用于足部和踝部损伤的生物力学研究。

Tannous 等(1996)开发了一个从胫骨/腓骨中段到足的小腿有限元模型,模拟了正常状态和足背屈时加载轴向载荷时的情况。骨的几何数据来自 Viewpoint 数据实验室。模型中包括 7 条踝关节韧带、3 条支持带和 3 层足底软组织。骨性结构和足底软组织由六面体单元组成,而踝部韧带、骨间膜和支持带由膜单元组成。根据足底载荷数据对模型进行验证,模型预测的加速度-时间历程和力-时间历程与实验数据匹配度很高。

Beaugonin 等(1996)开发了一个足部和踝部有限元模型,与 Tannous 模型相比该模型的细节较少,可用于模拟内翻和外翻加载。该模型的几何数据源自所有的足骨、胫骨和腓骨远端骨表面数据的均值。该研究假设骨组织为刚体,并通过在骨表面放置壳单元来实现刚体建模,因为该研究的重点是模拟软组织的响应。该模型根据背屈状态下受到撞击的实验数据进行验证。Beaugonin(1997)后来用可形变的六面体骨小梁单元和四边形骨皮质单元取代了刚性壳单元,因为足和踝关节区域的骨骼(跟骨、距骨、舟状骨、骰骨、腓骨和胫骨踝部)经常受到损伤。他们没有将骨小梁实体单元和骨皮质壳单元以共节点方式连接,而是在骨皮质和骨小梁网格节点之间使用了一个计算成本更高的连接面。该学者实验非线性接触弹簧单元来提供约 2 mm 的足底衬垫以模拟足底区域的皮肤和脂肪组织。使用与早期模型相同的实验数据对模型进行验证。Kitagawa 等(1998)使用改良的 Beaugonin 模型来研究 Pilon 骨折的机制。Kitagawa 等(1998)的研究表明由碰撞点到足跖面的综合压缩载荷和跟腱的肌肉收缩可以引发 Pilon 骨折。胫骨/距骨交界处的压迫在胫骨内踝内表面产生高拉应力,从而引发 Pilon 骨折。

Beillas 等(1999)基于一个男性志愿者的 CT 扫描数据开发了一个足部和踝部有限元模型,志愿者的身高和体重与 50 百分位男性相似。使用 CT 数据可以更清楚地获得骨和关节面的几何数据,并能更准确地预测应力和应变。模型的三维几何是基于 150 层 0.8 mm 层厚的 CT 扫描数据构建的,模型和文献中的几何数据相差不超过 15%。与以前的模型相似,所有肌腱和肌肉中只对跟腱建模。由于骨的形变通常可以忽略不计,所有的骨结构都建模为刚体。骨表面的载荷分布以 6 mm 的滑动界面间隙来代表软骨层。此外,足部和踝部韧带用 200 个非线性弹簧单元建模,并根据各自胶原纤维的方向进行分组。在没有足底垫数据的情况下,在具有非线性界面的刚性跟骨上添加一个简单的弹性衬垫。作者还进行了一系列的参数化研究,以确定不同的韧带刚度对模型的整体行为的影响。研究结果表明,在短暂的动态轴向实验中,韧带的刚度可以忽略不计。在内翻、外翻和背屈实验中韧带的刚度与踝关节的刚度成正比。韧带刚度对模型整体行为的影响说明了理解材料属性在模型推广应用中的重要性。

Iwamoto 等(2000b, 2005)开发了一个踝关节/足部有限元模型,并将其整合进 THUMS1.61 版本的小腿模型中。修改后的小腿模型用于建立 Pilon 骨折的量化损伤指标。作者通过实体单元代替壳单元的方式重新划分胫骨骨皮质的网格,并使用可视人计划的 CT 数据来获得骨皮质厚度。作者使用一种包含应变率效应的材料本构来定义胫骨骨皮质的材料属性和失效。在修改完材料本构和材料属性之后,作者根据纵向和横向单轴压缩实验和拉伸载荷实验中获得的实验数据对模型进行了验证,根据动态横向冲击实验对整个小腿模型进行了验证。通过使用单元消除法,该模型预测出的跟骨和 Pilon 骨折区域与文献中报道的骨折区域相似。模型用于确定车内足底空间侵入撞击的速度和幅度,以及踏板侵入冲击力对踝部骨骼损伤的影响。

Shin 等(2012)开发了一个包含足部、踝关节和小腿远端的模型,该模型是 GHBMC 模型的构成部分,用于研究车辆碰撞过程中踝关节和距下关节的损伤机制。因此,该模型中只有胫骨、腓骨、距骨和跟骨以可形变的骨骼方式建模。其他骨骼,如跖骨和趾骨则定义为刚体。肌肉模型根据 QLV 理论建模,而足跟衬垫使用超弹性材料本构建模。该模型根据前足撞击、轴向旋转、背屈和组合载荷(外旋、背屈和轴向压缩)实验数据进行了验证。经过验证的模型用于模拟踩制动踏板时踝部受到内、外旋载荷的情形,作者发现韧带破坏是此类情形下损伤的主要来源。

16.4.3.2.4 儿童模型

第 14 章和第 15 章介绍了一些儿童整人模型,第 17 章将进一步介绍儿童模型的发展历程。一些儿童模型直接将成人模型的几何数据按照比例缩放来建模。但儿童并不是缩放的成年人,这些模型并没有考虑到儿童特有的解剖特征,可能无法真实反映儿童的冲击响应。因此,本节只回顾两类儿童模型。

Okamoto 等(2003)获取了一名 6 岁儿童志愿者的 MRI 扫描数据,该儿童身高为 1.11 m,体重为 19.5 kg。进行 MRI 成像扫描前志愿者已经签署了知情同意书。和 6 岁儿童的世界平均身高和体重(1.15 m 和 20.4 kg)相比,这个志愿者体型略小。基于儿童特殊性,磁共振扫描被分为 11 次进行,11 个身体区域各扫描 1 次,每次扫描时间不超过 10 min,其体素大小范围在(0.5×0.5×1.5)mm~(1.17×1.17×4)mm。该研究获得的几何数据用于开发初步的儿童行人模型,但该模型没有进行行为学测试。Ito 等(2007)基于 Okamoto 等的 MRI 扫描数据构建了精细的下肢有限元模型。作者首先使用一个 6 岁的 MADYMO 多面体人体模型重建了一起速度为 41 km/h 的车辆和行人之间的碰撞事故。多面体模型是指 MADYMO 软件中一种基于刚体或可变形实体特殊建模技术构建的模型,它与脊柱建模部分所阐述的关节面无关。这种技术使用小曲面片来表示外部轮廓,提供了更准确的几何数据。但面片没有定义质量，面片存在的作用是当面片与其他物体接触时可以计算出合适大小的冲击力。

从一系列仿真实验的最优解中出现了三个最终的接触点：① 头部与引擎盖和挡风玻璃连接处的接触；② 髋关节与引擎盖顶部的接触；③ 下肢与保险杠的接触。作者将该下肢模型和简化的上半身模型整合成一个整人模型，并将 MADYMO 模型中产生的碰撞加载条件作为有限元模型的输入条件。仿真结果表明，保险杠的刚度值改变 10%，对模型预测的整体运动学和下肢损伤风险的影响可以忽略不计。模型预测的高应力区域与案件中受害者所遭受的损伤位置匹配，但还需要更多的真实案例来进一步验证模型的有效性。

Shen 等（2015）基于 Mao 等（2014）研究中的几何数据构建了一个能够代表 10 岁儿童 PLEX 模型的有限元模型。该整人几何数据来自密歇根儿童医院获得的一些（10±0.5）岁儿童的临床 CT 数据。数据的另一个来源是密歇根大学国际汽车医学中心（International Center of Automotive Medicine, ICAM），并将数据库中 56 名年龄相近的受试者数据进行了归一化处理。10 岁儿童模型的身高和体重分别为 1.40 m 和 33.9 kg。该模型基于现有的儿童实验数据和对来自成人测试结果的缩放数据进行了验证。在股骨远端和胫骨近端生长板位置的实体单元层所设定的参数使用了生长板特有的材料属性。在相同的冲击条件下，与其他模型相比，具有生长板的模型在膝关节区域更早出现骨折且损伤形态发生了变化。但生长板设定的材料属性和失效标准是基于文献中发表的实验数据，未来还需要更多的研究来更好地揭示碰撞条件对生长板的影响。

16.5 总结

开发骨骼有限元模型比开发软组织模型更容易，因为骨骼模型几何形状更容易获得。在碰撞事故中通常不需要考虑主动肌力的影响，因为人体反应时间通常比大多数碰撞事故要长，但仍需考虑被动肌肉的影响。Dhaliwal 等（2002）使用一个自由运动的摆锤对志愿者、尸体的小腿肌肉，以及 Hybrid Ⅲ假人的腿部进行了低速撞击测试，对尸体和 Hybrid Ⅲ模型的小腿进行后侧和外侧冲击测试。测试时志愿者的肌肉分为紧张和放松两种状态。研究发现外侧冲击比后侧撞击的力-挠度响应更强。假人的响应与志愿者响应在外侧撞击时表现相似，而在后向撞击实验时存在显著差异。后侧撞击产生的差异归因于 50 百分位的 Hybrid Ⅲ模型的腿中存在一个气腔。研究表明肌肉张力会影响响应数据，特别是在后侧撞击时尤为明显，而尸体组的响应与肌肉放松状态下的志愿者组响应相似。这些测试数据可基于逆向工程方法计算材料本构和相关的材料常数。

读者可能会觉得本章并没有提供足够的细节来开发脊柱、上肢和下肢模型。第一，这不是本章的目的所在，本章的目的是提供关键的相关文献供读者参考。第二，即使是骨组织，文献中的材料属性差异依旧很大。因此，未来仍需要大量的测试实验研究。因此，模型开发人员可以根据性别和年龄更精确地选择材料属性。第三，人尸体实验通常没有考虑到模型验证，因此也无法获取详细的尸体人体解剖学数据。更为重要的是，只有少数样本能够在相同的实验条件下进行验证。如果未来能获得所有测试的几何数据，那么可以像第 10 章中描述的那样应用逆向工程的方法构建样本特异性的模型并更精确地获得材料属性。模型开发者在阅读文献资料时需要注意上述内容，从而实现实验设置的准确复制。

在有限元模型的开发过程中出现了很多重复的努力。共享模型并将它们作为所有用户的通用工具是一个相对较新的概念,目前与 GHBMC 和 HUMOS 项目的相关人员正在贯彻这个概念。此外,THUMS 模型和 H 型模型也提供了商业化的购买方式。即使大家在共享模型时付出了巨大努力,开展明确用于模型的验证碰撞实验比开发更多年龄和体型特异性的模型更为重要。如果没有高质量的验证实验数据支撑,有限元人体模型就永远无法达到可以精准重建人类行为的水平。

致谢

感谢 Prashant Khandelwal 和 Anand Hammad 在文献检索方面的帮助。

参考文献

[1] Argoubi, M., Shirazi-Adl, A., 1996. Poroelastic creep response analysis of a lumbar motion segment in compression. Journal of Biomechanics 29 (10), 1331 - 1339.

[2] Bakker, A., Moseley, J., Friedrich, J., 2013. Vehicle factors and outcomes associated with hand-out-window motor vehicle collisions. Journal of Trauma and Acute Care Surgery 74 (2), 687 - 691.

[3] Balasubramanian, S., Beillas, P., Belwadi, A., Hardy, W.N., Yang, K.H., King, A.I., 2004.Below knee impact responses using cadaveric specimens. Stapp Car Crash Journal 48, 71 - 88.

[4] Beaugonin, M., Haug, E., Cesari, D., 1996. A numerical model of the human ankle/foot under impact loading in inversion and eversion. In: Proceedings of the 40th Stapp Car Crash Conference, November 4 - 6, 1996, Albuquerque, NM, SAE Technical Paper 962428. http://dx.doi.org/10.4271/962428.

[5] Beaugonin, M., Haug, E., Cesari, D., 1997. Improvement of numerical ankle/foot model: modeling of deformable bone. In: Proceedings of the 41st Stapp Car Crash Conference, November 13 - 14, 1997, Lake Buena Vista, FL, SAE Technical Paper 973331. http://dx.doi.org/10.4271/973331.

[6] Bedewi, P.G., 1998. The Biomechanics of Human Lower Extremity Injury in the Automotive Crash Environment. Ph.D. dissertation. George Washington University.

[7] Beillas, P., Lavaste, F., Nicolopoulos, D., Kayventash, K., Yang, K.H., Robin, S., 1999. Foot and ankle finite element modeling using CT-scan data. In: Proceedings of the 43rd Stapp Car Crash Conference, October 25 - 27, 1999, San Diego, CA, pp. 171 - 184.

[8] Beillas, P., Begeman, P.C., Yang, K.H., King, A.I., Arnoux, P.J., Kang, H.S., Kayvantash, K., Brunet, C., Cavallero, C., Prasad, P., 2001. Lower limb: advanced FE model and new experimental data. Stapp Car Crash Journal 45, 469 - 493.

[9] Beillas, P., Papaioannou, Y., Tashman, S., Yang, K.H., 2004. A new method to investigate in-vivo knee behavior using a finite element model of the lower limb. Journal of Biomechanics 37, 1019 - 1030.

[10] Beillas, P., Lee, S.W., Tashman, S., Yang, K.H., 2007. Sensitivity of the tibio-femoral response to finite element modeling parameters. Computer Methods in Biomechanics and Biomedical Engineering 10 (3), 209 - 221.

[11] Bendjaballah, M.Z., Shirazi-Adl, A., Zukor, D.J., 1997. Finite element analysis of human knee joint in varus-valgus. Clinical Biomechanics 12 (3), 139 - 148.

[12] Bendjellal, F., Walfisch, G., Fayon, A., Tarriere, C., 1984. APR Biomechanical Data (Nanterre, France).

[13] Bensch, F.V., Koivikko, M.P., Kiuru, M.J., Koskinen, S.K., 2006. The incidence and distribution of burst fractures. Emergency Radiology 12 (3), 124 - 129.

[14] Berkowitz, M., O'Leary, P.K., Kruse, D.L., Harvey, C., 1998. Spinal Cord Injury: An Analysis of Medical and Social Costs. Demos Medical Publishing, New York. ISBN: 188879917X.

[15] Bermond, F., Ramet, M., Bouquet, R., Cesari, D., 1994. A finite element model of the pedestrian leg in lateral impact. In: Proceedings of the 14th ESV Conference, May 1994, Munich, Germany, pp. 199 - 209.

[16] Besnault, B., Lavaste, F., Guillemot, H., Robin, S., Coz, Le, J.-Y, 1998. A parametric finite element model of the human pelvis. In: Proceedings of the 42nd Stapp Car Crash Conference, November 2 - 4, 1998, Tempe, AZ, SAE Technical Paper No. 983147.

[17] Blincoe, L.J., Miller, T.R., Zaloshnja, E., Lawrence, B.A., 2015. The Economic and Societal Impact of Motor Vehicle Crashes. Report No. DOT HS 812 013. National Highway Traffic Safety administration, Washington, DC.

[18] Burge, R., Dawson-Hughes, B., Solomon, D., Wong, J., King, A., Tosteson, A., 2006. Incidence and economic burden of osteoporosis-related fractures in the United States, 2005 - 2025. Journal of Bone and Mineral Research 22, 465 - 475.

[19] Burgess, A.R., Eastridge, B.J., Young, J.W., Ellison, T.S., Ellison Jr., P.S., Poka, A., Bathon, G.H., Brumback, R.J., 1990.

Pelvic ring disruptions: effective classification system and treatment protocols. Journal of Trauma 30 (7), 848-856.

[20] Burkhart, T.A., Quenneville, C.E., Dunning, C.E., Andrews, D.M., 2014. Development and validation of a distal radius finite element model to simulate impact loading indicative of a forward fall. Journal of Engineering in Medicine 228 (3), 258-271.

[21] Cao, K.D., Grimm, M.J., Yang, K.H., 2001. Load sharing within a human lumbar vertebral body using the finite element method. Spine 26 (12), e253-e260.

[22] Cavanaugh, J.M., Walilko, T.J., Malhotra, A., Zhu, Y., King, A.I., 1990a. Biomechanical response and injury tolerance of the pelvis in twelve sled side impacts. In: Proceedings of the 34th Stapp Car Crash Conference, November 4-7, 1990, Orlando, FL, SAE Technical Paper 902305. http://dx.doi.org/10.4271/902305.

[23] Cavanaugh, J.M., Walilko, T.J., Malhotra, A., Zhu, Y., King, A.I., 1990b. Biomechanical response and injury tolerance of the thorax in twelve sled side impacts. In: Proceedings of the 34th Stapp Car Crash Conference, November 4-7, 1990, Orlando, FL, SAE Technical Paper 902307. http://dx.doi.org/10.4271/902307.

[24] Cavanaugh, J., Huang, Y., Zhu, Y., King, A., 1993. Regional Tolerance of the Shoulder, Thorax, Abdomen and Pelvis to Padding in Side Impact. SAE Technical Paper 930435, 1993. http://dx.doi.org/10.4271/930435.

[25] Chance, G.Q., 1948. Note on a type of flexion fracture of the spine. The British Journal of Radiology 21, 452-453.

[26] Cheng, R., Yang, K.H., Levine, R.S., King, A.I., 1984. Dynamic impact loading of the femur under passive restrained condition. In: SAE Transactions, vol. 93, pp. 859-876. Paper no. 841661.

[27] Cheung, J.T.-K., Zhang, M., Leunga, A.K.-L., Fan, Y.B., 2005. Three-dimensional finite element analysis of the foot during standing—a material sensitivity study. Journal of Biomechanics 38, 1045-1054.

[28] Conroy, C., Schwartz, A., Hoyt, D.B., Brent Eastman, A., Pacyna, S., Holbrook, T.L., Vaughan, T., Sise, M., Kennedy, F., Velky, T., Erwin, S., 2007. Upper extremity fracture patterns following motor vehicle crashes differ for drivers and passengers. Injury 38 (3), 350-357.

[29] Demetropoulos, C., Yang, K.H., Grimm, M., Khalil, T., King, A.I., 1998. Mechanical properties of the cadaveric and hybrid Ⅲ lumbar spines. In: Proceedings of the 42nd Stapp Car Crash Conference, November 2-4, 1998, Tempe, AZ, SAE Technical Paper 983160. http://dx.doi.org/10.4271/983160.

[30] Denis, F., Burkus, J.K., 1992. Shear fracture-dislocations of the thoracic and lumbar spine associated with forceful hyperextension (lumberjack paraplegia). Spine 17, 156-161.

[31] Dhaliwal, T.S., Beillas, P., Chou, C.C., Prasad, P., Yang, K.H., King, A.I., 2002. Structural response of lower leg muscles in compression: a low impact energy study employing volunteers, cadavers and the hybrid Ⅲ. Stapp Car Crash Journal 46, 229-243.

[32] Dokko, Y., Ito, O., Ohashi, K., 2009. Development of Human Lower Limb and Pelvis FE Models for Adult and the Elderly Lower Leg Models. SAE Technical Paper 2009-01-0396, 2009. http://dx.doi.org/10.4271/2009-01-0396.

[33] Drake, R., Vogl, W., Mitchell, A.W.M., Tibbitts, R., Richardson, P. (Eds.), 2008. Gray's Atlas of Anatomy, second ed. Churchill Livingston Elsevier, ISBN 978-1-4557-4802-0.

[34] Duma, S., Crandall, J., Hurwitz, S., Pilkey, W., 1998. Small female upper extremity interaction with a deploying side airbag. In: Proceedings of the 42nd Stapp Car Crash Conference, November 2-4, 1998, Tempe, AZ, SAE Technical Paper 983148. http://dx.doi.org/10.4271/983148.

[35] Egol, K.A., Koval, K.J., Zuckerman, J., 2010. Handbook of Fractures. Lippincott Williams and Wilkins, Philadelphia, PA. ISBN:1605477605.

[36] El-Bohy, A.A., Yang, K.H., King, A.I., 1989. Experimental verification offacet load transmission by direct measurement of facet lamina contact pressure. Journal of Biomechanics 22 (8-9), 931-941.

[37] Funk, J.R., Tourret, L.J., Crandall, J.R., 2000. Experimentally produced tibial plateau fractures. In: Proceedings of the 2000 International IRCOBI Conference on the Biomechanics of Impact, September 20-22, 2000, Montpellier, France.

[38] Funk, J.R., Kerrigan, J.R., Crandall, J.R., 2004. Dynamic bending tolerance and elastic-plastic material properties of the human femur. Annual proceedings. Association for the Advancement of Automotive Medicine 48, 215-233.

[39] Gíslason, M.K., Stansfield, B., Nash, D.H., 2010. Finite element model creation and stability considerations of complex biological articulation: the human wrist joint. Medical Engineering & Physics 32, 523-531.

[40] Greenspan, A., Chapman, M.W., Duprey, L., 2000. Orthopedic Radiology. A Practical Approach. Lippincott Williams & Wilkins, Philadelphia. ISBN:078171589X.

[41] Guillemot, H., Besnault, B., Robin, S., Got, C., Le Coz, J.Y., Lavaste, F., Lassau, J.-P., 1997. Pelvis injuries in side impact collisions: a field accident analysis and dynamic tests on isolated pelvis bones. In: Proceedings of the 41st Stapp Car Crash Conference, November 13-14, 1997, Lake Buena Vista, FL, SAE Paper No. 973322.

[42] Hanna, R., Austin, R., 2008. Lower-extremity Injuries in Motorcycle Crashes. DOT report no. HS 810 982. National Highway Traffic Safety Administration. ISBN:1492772097.

[43] Hardy, W.N., Schneider, L.W., Reed, M.P., Ricci, L.L., 1997. Biomechanical investigation of airbag-induced upper-extremity injuries. In: SAE International Congress, SAE Technical Paper 973325. http://dx.doi.org/10.4271/973325.

[44] Hayashi, S., Choi, H.-Y., Levine, R.S., Yang, K.H., King, A.I., 1996. Experimental and analytical study of knee fracture

mechanism in a frontal knee impact. In: Proceedings of the 40th Stapp Car Crash Conference, November 4 - 6, Albuquerque, NM, SAE Technical Paper 962423. http://dx.doi.org/10.4271/962423.

[45] Holdsworth, F., 1963. Fractures, dislocations, and fracture-dislocations of the spine. Journal of Bone & Joint Surgery 45, 6 - 20.

[46] Irwin, A., Walilko, T., Cavanaugh, J., Zhu, Y., King, A., 1993. Displacement responses of the shoulder and thorax in lateral sled impacts. In: Proc. 39th Stapp Car Crash Conference, November 8 - 10, 1995, San Diego, CA, SAE Technical Paper 933124. http://dx.doi.org/10.4271/933124.

[47] Ito, O., Okamoto, M., Takahashi, Y., Mori, F., Meissner, M., Untaroiu, C., Crandall, J.R., 2007. Validation of a human FE lower limb model for a child pedestrian against accident data. In: Proceedings of the 2007 IRCOBI Conference, September 19 - 21, 2007, Maastricht, The Netherlands.

[48] Ivarsson, B.J., Genovese, D., Crandall, J.R., Bolton, J., Untaroiu, C., Bose, D., 2009. The tolerance of the femoral shaft in combined axial compression and bending loading. Stapp Car Crash Journal 53, 251 - 290.

[49] Iwamoto, M., Miki, K., Mohammad, M., Nayef, A., Yang, K.H., Begeman, P.C., King, A.I., 2000a. Development of a finite element model of the human shoulder. Stapp Car Crash Journal 44, 281 - 297.

[50] Iwamoto, M., Tamura, A., Furusu, K., Kato, C., Miki, K., Hasegawa, J., Yang, K.H., 2000b. Development of a Finite Element Model of the Human Lower Extremity for Analyses of Automotive Crash Injuries. SAE Technical Paper 2000-01-0621, 2000. http://dx.doi.org/10.4271/2000-01-0621.

[51] Iwamoto, M., Miki, K., Tanaka, E., 2005. Ankle skeletal injury predictions using anisotropic inelastic constitutive model of cortical bone taking into account damage evolution. Stapp Car Crash Journal 49, 133 - 156.

[52] Kallieris, D., Mattern, R., Schmidt, G., Eppinger, R.H., 1981. Quantification of side impact responses and injuries. In: Proceedings of the 25th Stapp Car Crash Conference, San Francisco, CA, Sep. 28 - 30, 1981, SAE Technical Paper No. 811009. http://dx.doi.org/10.4271/811009.

[53] Kallieris, D., Rizzetti, A., Mattern, R., Jost, S., Priemer, P., Unger, M., 1997. Response and vulnerability of the upper arm through side airbag deployment. In: Proceedings of the 41st Stapp Car Crash Conference, November 13 - 14, 1997, Lake Buena Vista, FL, pp. 101 - 110.

[54] Kajzer, J., Cavallero, C., Ghanouchi, S., Bonnoit, J., Ghorbel, A., 1990. Response of the knee joint in lateral impact: effect of shearing loads. In: Proc. IRCOBI International Conference on the Biomechanics of Impacts, September 12 - 14, 1990, Bron, France, pp. 293 - 304.

[55] Kajzer, J., Cavallero, C., Bonnoit, J., Morjane, A., Ghanouchi, S., 1993. Response of the knee joint in lateral impact: effect of bending moment. In: Proceedings of the IRCOBI Conference, September 8 - 10, 1993, Eindhoven, The Netherlands.

[56] Kajzer, J., Schroeder, G., Ishikawa, H., Matsui, Y., Bosch, U., 1997. Shearing and Bending Effects at the Knee Joint at High Speed Lateral Loading. SAE Technical Paper 973326. http://dx.doi.org/10.4271/973326.

[57] Kajzer, J., Matsui, Y., Ishikawa, H., Schroeder, G., Bosch, U., 1999. Shearing and Bending Effects at the Knee Joint at Low Speed Lateral Loading. SAE Technical Paper 1999-01-0712. http://dx.doi.org/10.4271/1999-01-0712.

[58] Kerrigan, J.R., Bhalla, K.S., Madeley, N.J., Funk, J.R., Bose, D., Crandall, J.R., 2003. Experiments for Establishing Pedestrian-impact Lower Limb Injury Criteria. SAE Technical Paper 2003-01-0895. http://dx.doi.org/10.4271/2003-01-0895.

[59] Kerrigan, J.R., Drinkwater, D.C., Kam, C.Y., 2004. Tolerance of the human leg and thigh in dynamic latero-medial bending. International Journal of Crashworthiness 9, 607 - 623.

[60] Kiapour, A., Kiapour, A.M., Kaul, V., Quatman, C.E., Wordeman, S.C., Hewett, T.E., Demetropoulos, C.K., Goel, V.K., 2014. Finite element model of the knee for investigation of injury mechanisms: development and validation. Journal of Biomechanical Engineering 136 (1), 011002.

[61] Kikuchi, Y., Takahashi, Y., Mori, F., 2006. Development of a Finite Element Model for a Pedestrian Pelvis and Lower Limb. SAE Technical Paper 2006-01-0683. http://dx.doi.org/10.4271/2006-01-0683.

[62] Kim, Y.H., Kim, J.E., Eberhardt, A.W., 2014, EPub 2012. A new cortical thickness mapping method with application to an in vivo finite element model. Computer Methods in Biomechanics and Biomedical Engineering 17 (9), 997 - 1001.

[63] Kim, Y.S., Choi, H.H., Park, Y.J., Lee, J.B., Yang, K.H., King, A.I., 2005. Numerical investigation of interactions between the knee-thigh-hip complex with vehicle interior structures. Stapp Car Crash Journal 49, 85 - 115.

[64] Kitagawa, Y., Ichikawa, H., King, A.I., Levine, R.S., 1998. A severe ankle and foot injury in frontal crashes and its mechanism. In: Proceedings of the 42nd Stapp Car Crash Conference, November 2 - 4, 1998, Tempe, Arizona, SAE Technical Paper 983145. http://dx.doi.org/10.4271/983145.

[65] Krogman, W.M., Iscan, M.Y., 1962. The Human Skeleton in Forensic Medicine. Charles C. Thomas publisher, LTD, Springfield, IL. ISBN:0398052247.

[66] Lee, J.B., Yang, K.H., 2001. Development of a finite element human abdomen model. Stapp Car Crash Journal 45, 79 - 100.

[67] Li, G., Gil, J., Kanamori, A., Woo, S.L., 1999. A validated three-dimensional computational model of a human knee joint. Journal of Biomechanical Engineering 121 (6), 657 - 662.

[68] Looby, S., Flanders, A., 2011. Spine trauma. Radiologic Clinics of North America 49 (1), 129 - 163. http://dx.doi.org/10.1016/j.

rcl.2010.07.019.

[69] Magerl, F., Aebi, M., Gertzbein, S.D., Harms, J., Nazarian, S., 1994. A comprehensive classification of thoracic and lumbar injuries. European Spine Journal: Official Publication of the European Spine Society, the European Spinal Deformity Society, and the European Section of the Cervical Spine Research Society 3, 184-201.

[70] Majumder, S., Roychowdhury, A., Pal, S., 2007. Simulation of hip fracture in sideways fall using a 3D finite element model of pelvis-femur-soft tissue complex with simplified representation of whole body. Medical Engineering & Physics 29, 1167-1178.

[71] Maltese, M.R., Eppinger, R.H., Rhule, H.H., Donnelly, B.R., Pintar, F.A., Yoganandan, N., 2002. Response corridors of human surrogates in lateral impacts. Stapp Car Crash Journal 46, 321-351.

[72] Mao, H., Holcombe, S., Shen, M., Jin, X., Wagner, C.D., Wang, S.C., Yang, K.H., King, A.I., 2014. Development of a 10-year-old full body geometric dataset for computational modeling. Annals of Biomedical Engineering 42 (10), 2143-2155.

[73] Matsui, Y., Ishikawa, H., Sasaki, A., 1998. Validation of pedestrian upper legform impact test-reconstruction of pedestrian accidents. In: ESV 16th Conference, Windsor, Ontario, Canada, May 31-June 4, 1998, Paper Number 98-S lo-O-05.

[74] McElhaney, J.H., 1966. Dynamic response of bone and muscle tissue. Journal of Applied Physiology 21 (4), 1231-1236.

[75] Neuert, M., Dunning, C.E., 2013. Determination of remodeling parameters for a strain-adaptive finite element model of the distal ulna. Proceedings of the Institution of Mechanical Engineers. Part H, Journal of Engineering in Medicine 227 (9), 994-1001.

[76] Nottestad, S.Y., Baumel, J.J., Kimmel, D.B., Recker, R.R., Heaney, R.P., 1987. The proportion of trabecular bone in human vertebrae. Journal of Bone and Mineral Research 2 (3), 221-229.

[77] Okamoto, M., Takahashi, Y., Mori, F., Hitosugi, M., Madeley, J., Ivarsson, J., Crandall, J.R., 2003. Development of finite element model for child pedestrian protection. In: Proceedings of the 18th ESV, May 19-22, 2003, Nagoya, Japan, Paper No. 151.

[78] Palaniappan, P.J., Wipasuramonton, P., Begeman, P.C., Tanavde, A.S., Zhu, F., 1999. A three-dimensional finite element model of the human arm. In: Proceedings of the 43rd Stapp Car Crash Conference, October 25-27, 1999, San Diego, CA, SAE Paper No. 99SC25.

[79] Papaioannou, G., Nianios, G., Mitrogiannis, C., Fyhrie, D., Tashman, S., Yang, K.H., 2008. Patient-specific knee joint finite element model validation with high-accuracy kinematics from biplane dynamic roentgen stereogrammetric analysis. Journal of Biomechanics 41 (12), 2633-2638.

[80] Parenteau, C.S., Viano, D.C., Lövsund, P., Tingvall, C., 1996. Foot-ankle injuries: influence of crash location, seating position and age. Accident; Analysis and Prevention 28 (5), 607-617.

[81] Parenteau, C.S., Zhang, P., Holcombe, S., Wang, S., 2014. Characterization of vertebral angle and torso depth by gender and age groups with a focus on occupant safety. Traffic Injury Prevention 15 (1), 66-72.

[82] Park, G., Kim, T., Crandall, J., Svendsen, A., Saunders, N., Markusic, C., 2014. Evaluation of Biofidelity of Side Impact Computational Surrogates (ES-2re, WorldSID, GHBMC). SAE Technical Paper 2014-01-0541. http://dx.doi.org/10.4271/2014-01-0541.

[83] Park, G., Kim, T., Panzer, M.B., Crandall, J.R., 2016. Validation of shoulder response of human body finite-element model (GHBMC) under whole body lateral impact condition. Annals of Biomedical Engineering 44 (8), 2558-2576.

[84] Perfect, S.A., Weiss, J.A., Schauer, D.A., 1997. Finite element modeling of the human anatomic pelvis and leg. In: Final Report Submitted from the Lawrence Livermore National Laboratory to NHTSA.

[85] Phillips, A.T.M., Pankaj, P., Howie, C.R., Usmani, A.S., Simpson, A.H.R.W., 2007. Finite element modelling of the pelvis: inclusion of muscular and ligamentous boundary conditions. Medical Engineering & Physics 29, 739-748.

[86] Plummer, J.W., Bidez, M.W., Alonso, J., 1996. Parametric finite element studies of the human pelvis: the influence of load magnitude and duration on pelvic tolerance during side impact. In: Proceedings of the 40th Stapp Car Crash Conference, November 4-6, Albu-querque, NM, SAE Technical Paper No. 962411.

[87] Prasad, P., Mertz, H.J., Dalmotas, D.J., Augenstein, J.S., Digges, K., 2010. Evaluation of the field relevance of several injury risk functions. Stapp Car Crash Journal 54, 49-72.

[88] Razfar, N., Reeves, J.M., Langohr, D.G., Willing, R., Athwal, G.S., Johnson, J.A., 2016. Comparison of proximal humeral bone stresses between stemless, short stem, and standard stem length: a finite element analysis. Journal of Shoulder and Elbow Surgery 25 (7), 1076-1083.

[89] Renaudin, F., Guillemot, H., Lavaste, F., Skalli, W., Lesage, F., Pecheux, C., 1993. A 3D finite element model of pelvis in side impact. In: Proceedings of the 37th Stapp Car Crash Conference, November 7-8, 1993, San Antonio, TX, SAE Technical Paper No. 933130.

[90] Ritzel, H., Amling, M., Posl, M., Hahn, M., Delling, G., 1997. The thickness of human vertebral cortical bone and its changes in aging and osteoporosis: a histomorphometric analysis of the complete spinal column from thirty-seven autopsy specimens. Journal of Bone and Mineral Research 12 (1), 89-95.

[91] Robin, S., 2001. HUMOS: human model for safety — a joint effort towards the development of refined human-like car occupant models. In: Proc. of the 17th Int. Tech. Conf. on the Enhanced Safety of Vehicles, Amsterdam, The Netherlands, June 4-7, 2001, Paper Number 297.

[92] Ruan, J.S., El-Jawahri, R., Barbat, S., Rouhana, S.W., Prasad, P., 2008. Impact response and biomechanical analysis of the knee-thigh-hip complex in frontal impacts with a full human body finite element model. Stapp Car Crash Journal 52, 505 – 526.

[93] Rupp, J.D., Reed, M.P., Van Ee, C.A., Kuppa, S., Wang, S.C., Goulet, J.A., Schneider, L.W., 2002. The tolerance of the human hip to dynamic knee loading. Stapp Car Crash Journal 46, 211 – 228.

[94] Rupp, J., 2003. Test Reports NB450L-NB341L/R. University of Michigan Transportation Research Institute (UMTRI), Ann Arbor, MI. Discretionary Cooperative Agreement in Support of Biomechanical Research — KTH Injury Investigations.

[95] Samaha, R.R., Elliott, D.S., 2003. NHTSA side impact research: motivation for upgraded test procedures. In: Proceedings of the 18th Conference on the Enhanced Safety of Vehicles (ESV), Nagoya, Japan, May 19 – 22, 2003, Paper 492.

[96] Schuster, P.J., Chou, C.C., Prasad, P., Jayaraman, G., 2000. Development and validation of a pedestrian lower limb non-linear 3-D finite element model. Stapp Car Crash Journal 44, 315 – 334.

[97] Sekhon, L.H., Fehlings, M.G., 2001. Epidemiology, demographics, and pathophysiology of acute spinal cord injury. Spine 26 (24 Suppl.), S2 – S12.

[98] Shah, C., Yang, K.H., Hardy, W.N., Wang, H.K., King, A.I., 2001. Development of a computer model to predict aortic rupture due to impact loading. Stapp Car Crash Journal 45, 161 – 182.

[99] Shah, C., Lee, J.B., Hardy, W.N., Yang, K.H., 2004. A partially validated finite element whole-body human model for organ level injury prediction. In: Proceedings of 2004 ASME International Mechanical Engineering Congress and Exposition (IMECE), IMECE 2004 – 61844, November 13 – 20, 2004, Anaheim, CA.

[100] Shen, M., Zhu, F., Mao, H., Fan, H.N., Mone, N., Sanghavi, V., Jin, X., Kalra, A., Chou, C.C., Yang, K.H., 2015. Finite element modeling of 10 year-old child pelvis and lower extremities with growth plates for pedestrian protection. International Journal of Vehicle Safety 8 (3), 263 – 286.

[101] Shin, J., Yue, N., Untaroiu, C., 2012. A finite element model of the foot and ankle for auto-motive impact applications. Annals of Biomedical Engineering 40, 2519 – 2531.

[102] Shirazi-Adl, A., Shrivastava, S.C., Ahmed, A.M., 1984. Stress analysis of the lumbar disc-body unit in compression, a three-dimensional nonlinear finite element study. Spine 9 (2), 120 – 134.

[103] Shirazi-Adl, A., Ahmed, A.M., Shrivastava, S.C., 1986a. Mechanical response of a lumbar motion segment in axial torque alone and combined with compression. Spine 11 (9), 914 – 927.

[104] Shirazi-Adl, A., Ahmed, A.M., Shrivastava, S.C., 1986b. A finite element study of a lumbar motion segment subjected to pure sagittal plane moments. Journal of Biomechanics 19 (4), 331 – 350.

[105] Shirazi-Adl, A., Drouin, G., 1987. Load-bearing role of facets in a lumbar segment under sagittal plane loadings. Journal of Biomechanics 20 (6), 601 – 613.

[106] Silvestri, C., 2008. Development and Validation of a Knee-thigh-hip LS-DYNA Model of a 50th Percentile Male. Ph.D. dissertation. Worcester Polytechnic Institute.

[107] Silvestri, C., Ray, M.H., 2009. Development of a finite element model of the knee-thigh-hip of a 50th percentile male including ligaments and muscles. International Journal of Crash-worthiness 14 (2), 215 – 229.

[108] Snedeker, J.G., Muser, M.H., Walz, F., 2003. Assessment of pelvis and upper leg injury risk in car-pedestrian collisions: comparison of accident statistics, impactor tests and a human body finite element model. Stapp Car Crash Journal 47, 437 – 457.

[109] Snedeker, J.G., Walz, F.H., Muser, M.H., Lanz, C., Schroeder, G., 2005. Assessing femur and pelvis injury risk in car-pedestrian collisions: comparison of full body PMTO impacts, and a human body finite element model. In: Proceedings of the 19th ESV Conference, June 6 – 9, 2005, Washington, DC, Paper No. 05 – 103.

[110] Taddei, F., Cristofolini, L., Martelli, S., Gill, H.S., Viceconti, M., 2006. Subject-specific finite element models of long bones: an in vitro evaluation of the overall accuracy. Journal of Biomechanics 39, 2457 – 2467.

[111] Takahashi, Y., Kikuchi, Y., Konosu, A., Ishikawa, H., 2000. Developmentand validation of the finite element model for the human lower limb of pedestrians. Stapp Car Crash Journal 44, 335 – 355.

[112] Takahashi, Y., Kikuchi, Y., Mori, F., Konosu, A., 2003. Advanced FE lower limb model for pedestrian. In: Proceedings of the 18th ESV Conference, May 19 – 22, 2003, Nagoya, Japan, Paper Number 218.

[113] Tannous, R., Bandak, F.S., Toridis, T.G., Eppinger, R.H., 1996. A three-dimensional finite element model of the human ankle: development and preliminary application to axial impulsive loading. In: Proceedings of the 40th Stapp Car Crash Conference, November 4 – 6, 1996, Albuquerque, NM, SAE Technical Paper 962427. http://dx.doi.org/10.4271/962427.

[114] Thomas, P., Charles, J., Fay, P., 1995. Lower limb injuries - the effect of intrusion, crash severity and the pedals on injury risk and injury type in frontal collisions. In: Proceedings of the 39th Stapp Car Crash Conference, November 8 – 10, 1995, San Diego, CA, SAE Technical Paper 952728. http://dx.doi.org/10.4271/952728.

[115] Tile, M., 2003. Fractures of the Pelvis and Acetabulum, third ed. Lippincott, Williams, and Wilkins, Philadelphia, PA.

[116] Untaroiu, C., Darvish, K., Crandall, J., Deng, B., Wang, J.T., 2005. A finite element model of the lower limb for simulating pedestrian impacts. Stapp Car Crash Journal 49, 157 – 181.

[117] Untaroiu, C.D., Ivarsson, B.J., Genovese, D., Bose, D., Crandall, J.R., 2008. Biomechanical injury response of leg subjected to

dynamic combined axial and bending loading. Biomedical Sciences Instrumentation 44, 141 - 146.

[118] Untaroiu, C., Yue, N., Shi, J., 2013, ePUB 2012. A finite element model of the lower limb for simulating automotive impacts. Annals of Biomedical Engineering 41 (3), 513 - 526.

[119] Ural, A., 2009. Prediction of Colles' fracture load in human radius using cohesive finite element modeling. Journal of Biomechanics 42, 22 - 28.

[120] van Rooij, L., Bours, R., van Hoof, J., Mihm, J.J., Ridella, S.A., Bass, C.R., Crandall, J.R., 2003. The development, validation and application of a finite element upper extremity model subjected to air bag loading. Stapp Car Crash Journal 47, 55 - 78.

[121] Varghese, B., Short, D., Penmetsa, R., Goswami, T., Hangartner, T., 2011. Computed-tomography-based finite-element models of long bones can accurately capture strain response to bending and torsion. Journal of Biomechanics 44, 1374 - 1379.

[122] Vavalle, N.A., Moreno, D.P., Rhyne, A.C., Stitzel, J.D., Gayzik, F.S., 2013. Lateral impact validation of a geometrically accurate full body finite-element model for blunt injury prediction. Annals of Biomedical Engineering 41, 497 - 512.

[123] Wang, K., 1995. Development of a Side Impact Finite Element Human Thoracic Model. Ph.D. dissertation. Wayne State University.

[124] Wang, N.C., Holcombe, S., Kohoyda-inglis, C., Wang, S.C., 2012. Morphomic analysis of cervical facet angles. In: Proceedings of the JSAE Annual Congress, May 23, 2012, Paper No. 20125158, pp. 15 - 18.

[125] Weaver, A.A., Talton, J.W., Barnard, R.T., Schoell, S.L., Swett, K.R., Stitzel, J.D., 2015. Estimated injury risk for specific injuries and body regions in frontal motor vehicle crashes. Traffic Injury Prevention 16 (Suppl. 1), S108 - S116.

[126] WHO, 2005. World Report on Road Traffic Injury Prevention. http://www.who.int/violence_injury_prevention/publications/road_traffic/world_report/en/.

[127] WorldSID TG N398 report, 2017. Biofidelity. http://www.worldsid.org/Documentation/TG% 20N398%20Biofidelity%2020050331.pdf.

[128] Wykowski, E., Sinnhuber, R., Appel, H., 1998. Finite element model of human lower extremities in a frontal impact. In: Proceedings of the 25th IRCOBI Conference, September 16 - 18, 1998, Gothenburg, Sweden, pp. 101 - 116.

[129] Yamada, H., 1970. In: Evans, F.G. (Ed.), Strength of Biological Materials. Williams and Wilkins, Baltimore.

[130] Yang, J., Kajzer, J., 1992. Computer simulation of impact response of the human knee joint in car-pedestrian accidents. In: Proceedings of the 36th Stapp Car Crash Conference, November 2 - 4, 1992, Seattle, WA, SAE Technical Paper 922525. http://dx.doi.org/10.4271/922525.

[131] Yang, J., Kajzer, J., Cavallero, C., Bonnoit, J., 1995. Computer simulation of shearing and bending response of the knee joint to a lateral impact. In: Proceedings of the 39th Stapp Car Crash Conference, November 8 - 10, 1995, San Diego, CA, SAE Technical Paper 952727. http://dx.doi.org/10.4271/952727.

[132] Yang, J.K., Wittek, A., Kajzer, J., 1997. Finite element model of the human lower extremity skeletal system in lateral impact. In: Proc. of the 24th IRCOBI Conference, pp. 377 - 388.

[133] Yang, K.H., King, A.I., 1984. Mechanism of facet load transmission as a hypothesis for lowback pain. Spine 9 (6), 557 - 565.

[134] Yang, K.H., Shen, K.L., Demetropoulos, C.K., King, A.I., Kolodziel, P., Levine, R., Fitzgerald Jr., R., 1996. Relationship between loading conditions and fracture patterns of the proximal femur. ASME Journal of Biomechanical Engineering 118, 575 - 578.

[135] Yoganandan, N., Stadter, G.W., Halloway, D.E., Pintar, F.A., 2013. Injury patterns to other body regions and load vectors in nearside impact occupants with and without shoulder injuries. In: Proceedings of the 57th Annual Scientific Conference of the Association for the Advancement of Automotive Medicine, Quebec City, QC, Canada, September 22 - 25, 2013, pp. 133 - 144.

[136] Yue, N., Untaroiu, C., 2014. A numerical investigation on the variation in hip injury tolerance with occupant posture during frontal collisions. Traffic Injury Prevention 15 (5), 513 - 522.

17 弱势受试者的建模

Xin Jin

Wayne Sfate University, Detroit, Michigan, United States

17.1 引言及背景

汽车安全研究领域的“弱势受试者”一词包括儿童、老年人和肥胖乘员，他们比中年和中等身材的乘员面临更加严重的损伤和死亡风险（Brolin 等，2015；Kent 等，2005b；Morris 等，2003；Rupp 等，2013）。其关键原因是，目前的汽车安全设计主要基于有限种类和尺寸的碰撞测试假人，没有考虑到乘员间的人体测量学和人员构成的差异。此外，人体形态、碰撞响应和损伤阈值会随着年龄的增长而变化（Yamada 和 Evans，1970）。目前的假人不能代表这种变化，无法指导安全设计来有效地保护这些弱势群体。为了扩大碰撞安全范围以保护所有的汽车乘员，对弱势受试者的建模将有助于弥合已有知识和为弱势群体设计更有效的安全设备的知识之间的差距。

一般来说，为特定群体开发具有生物仿真度的有限元模型涉及以下四个方面的挑战（图 17.1）。

（1）几何特征：人体解剖学和人体测量学的知识。这包括 3D 体表轮廓，以及骨骼的大小、形状和方向。

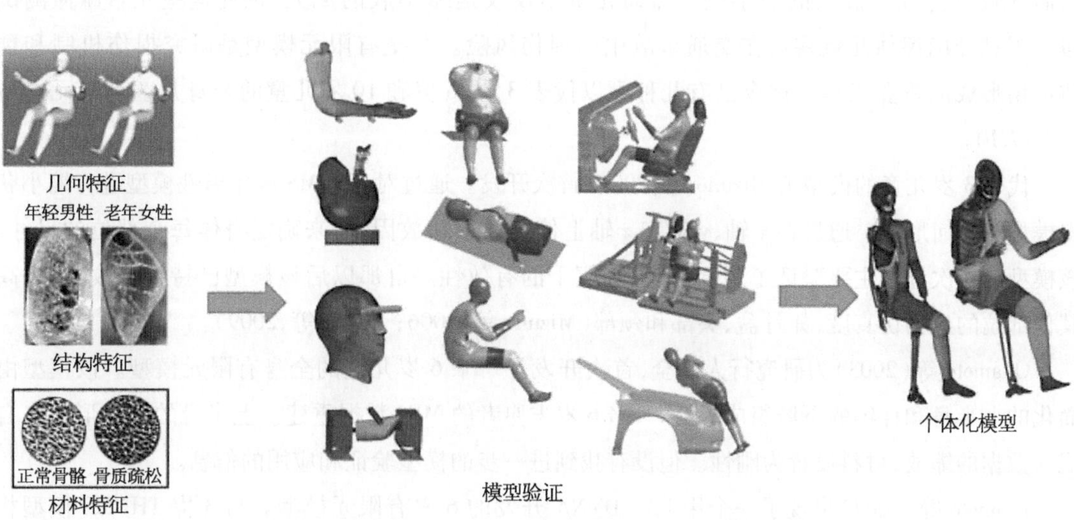

图 17.1　为特定人群开发具有生物仿真度的有限元模型的关键因素。

（2）结构特征：描述组织如何组成解剖结构和器官的内部特征。这包括人类有限元模型中骨皮质和软组织的横截面积。

（3）材料属性：通过力学和材料科学确定的材料本构性能。

（4）模型验证：对比模型预测结果与实验生物力学响应反应和损伤测量结果，以验证模型的程序。

几何结构、结构特征和材料特征是影响损伤风险的三大因素（Kent 等，2005a）。它们决定了个体在冲击生物力学中的力学性质。验证模型的有效性可以确保这些性质将在有限元模型中得到真正的体现，并帮助确定一些在科学文献中可能无法获得的特征。

下文将以 CHARM（协作人类高级研究模型）的开发作为例子，展示开发弱势受试者有限元模型的一般程序。CHARM 由韦恩州立大学与丰田合作安全研究中心（Toyota Collaborative Safety Research Center, CSRC）合作开发。共构建了两个弱势受试者模型：一名 10 岁儿童和一名 70 岁女性（分别被称为 CHARM-10 和 CHARM-70F）。模型开发的第一步是人体测量学调查，基于几何特征和结构特征数据集进行，以确保所建模型能很好地代表人群均值特征。其次，采用多块网格划分策略，以获得良好的网格质量和改变网格密度的灵活性。最后，对不同加载条件下获得的数据进行组件和全身水平的验证，以最终确定材料本构参数，并评估模型的生物仿真度。

17.2 儿童受试者建模

17.2.1 · 引言

在全球范围内造成儿童伤亡的一个主要威胁是道路交通事故。根据美国疾病控制和预防中心（Arbogast 和 Durbin, 2013）的数据，道路交通事故是造成美国儿童死亡和残疾的主要原因。尽管车祸中的儿童安全问题得到越来越多的关注，但用于儿童碰撞安全评估的碰撞测试假人仅仅是成人假人的缩小版。然而儿童不仅仅是缩小版的成人，因此这些儿童碰撞测试假人很难准确评估儿童乘员在交通事故中的损伤风险。儿童有限元模型是研究损伤机制和预防损伤形成的重要工具。迄今已有几种可以代表 3 岁、6 岁和 10 岁儿童的全身儿童有限元模型（表 17.1）。

代表 3 岁儿童的模型由 Mizuno 等（2005）首次开发。通过对 THUMS 成年男性模型进行缩小获得模型的几何形状。通过在 x 轴、y 轴和 z 轴上使用线性缩放因子，来确定身体每个部位的尺寸。该模型的首次开发主要验证了颈部、脊柱和躯干的有效性。自那以后该模型已持续修改，以提高其他部位的生物仿真度，如骨盆、头部和颈部（Mizuno 等，2006；Zhang 等，2009）。

Okamoto 等（2003）为研究行人安全，首次开发了一个 6 岁儿童的全身有限元模型。该模型由简化的上半身和详细的下肢组成，根据一名 6 岁志愿者的 MRI 数据重建。上半身的几何形状来自成人数据的缩放，材料设置为刚性。但没有找到进一步的模型验证和应用的信息。

Iwamoto 等（2007）呈现了一个用 LS-DYNA 开发的 6 岁有限元模型。与 3 岁 THUMS 模型相似，6 岁模型也是从 THUMS 成年男性模型缩放得到的。缺乏验证模型的细节资料。

表 17.1 儿童全身有限元模型

作者	Mizuno 等（2005）	Okamoto 等（2003）	Iwamoto 等（2007）	Meng 等（2017）	Li 等（2017）	Shen 等（2016）
年龄	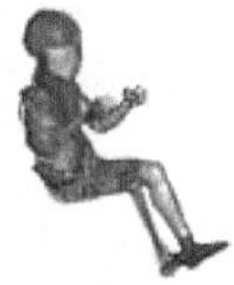 3	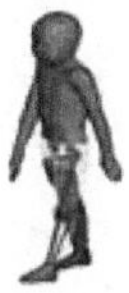 6	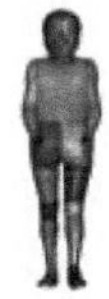 6	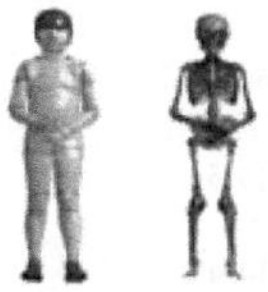 6	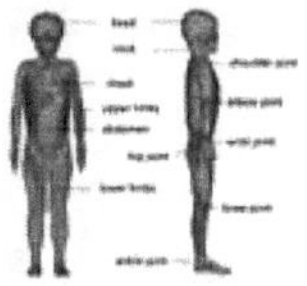 6	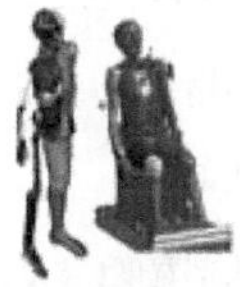 10
几何特征	• 由 THMUS 模型缩放而来 • 身高：99.5 cm • 体重：16.6 kg	• 简化的上躯干 • 身高：110.9 cm • 体重：19.5 kg	• 从 THUMS 模型缩放 • 身高：116 cm • 体重：n/a	• 从 GHBMS 模型缩放 • 身高：117 cm • 体重：23.9 kg	• 来自 CT 扫描的详细几何形状 • 身高：113.5 cm • 体重：20 kg	• 详细的几何形状从 CT 和 MRI 扫描而来 • 身高：140.1 cm • 体重：35.0 kg
单元	• 65 947 个节点 • 102 661 个单元	• 不可用	• 大约 6 万个节点 • 80 000 个单元	• 538 743 个节点 • 834 734 个单元	• 1 050 835 个节点 • 1 339 386 个单元	• 949 311 个节点 • 1 678 610 个单元
求解器	LS－DYNA	PAM－CRASH	LS－DYNA	LS－DYNA	LS－DYNA	LS－DYNA

最近，Meng 等（2017）通过缩小现有的 GHBMC 模型，开发了一个 6 岁的行人模型。验证主要集中于骨盆和下肢。该模型可用于调查行人事故的损伤机制，从而设计和部署旨在专门保护儿童行人的汽车装置。

2017 年，Li 等展示了一个基于 6 岁行人所开发的全身有限元模型，模型基于 CT 图像，具有详细的解剖特征。作者对模型主要部位进行了验证，包括头部、颈部、胸部、腹部和下肢。虽然大部分验证工作都是用中文书写的，但该模型有望成为研究儿童损伤机制和评估碰撞安全设备的有用工具。

CHARM－10 是为了填补大龄儿童数值模型的空白（Shen 等，2016）。模型主要的开发和验证工作发表在科学文献中（Dong 等，2013，2015；Jiang 等，2013；Jiang 等，2014；Shen 等，2015）。CHARM－10 的开发过程，包括了几何制备、网格生成、组装和初步验证。

17.2.2 · 几何形状和结构特征

Mao 等（2014）已经报道了 CHARM－10 几何结构的开发过程。开发分两个阶段进行。第一阶段是通过 CT 和 MRI 扫描人体创建几何形状的初始数据集。收集的图像数据来自密歇根儿童医院，包括 12 名 9.5～10.5 岁的儿童。然后，根据 Snyder 等（1977）报道的 10 岁儿童的体表的平均尺寸，将收集的几何形状进行缩放，其中平均身高 1.377 m，平均体重 33.1 kg。在第二阶段，使用额外的来自 94 名受试者（每个身体部位有 5～29 名受试者）的影像数据集，验证和调整骨骼部分的尺寸。受试者的平均身高为 1.403 m，平均体重为 37.6 kg。表 17.2 比较了最终的 CHARM－10 模型的几何形状与参考文献受试者的统计几何形状的差异。目前的 CHARM－10（站立位）的身高和体重为 1 401 mm 和分别为 35.0 kg。

表 17.2 计算机辅助设计(CAD)与 Snyder 等(1977)报道的体表人体测量学数据的比较

身 体 部 位	平均值(cm)	标准差(cm)	测量值(cm)	与均值(cm)的差	误差(%)
总身高	137.7	6.3	140.1	2.4	1.7
头围	52.4	1.6	51.0	−1.4	−2.7
头部高度	19.5	0.9	18.3	−1.2	−6.2
头部宽度(宽度)	14.4	0.5	14.5	0.1	0.7
头部长度(深度)	18.6	0.6	18.4	−0.2	−1.1
颈围	27.9	1.9	28.9	1.0	3.6
颈部外侧宽度	8.4	0.7	8.7	0.3	3.6
肩肘长度	28.6	1.6	28.2	−0.4	−1.4
胸围(腋窝水平)	67.6	5.7	67.6	0.0	0.0
胸宽(腋窝水平)	21.1	2.1	22.2	1.1	5.2
胸宽(宽度)	21.1	2.1	22.2	1.1	5.2
肩宽	33.1	2.6	32.7	−0.4	−1.2
肩锁长度	14.9	1.0	13.3	−1.7	−11.4
上臂周长	20.4	2.6	18.9	−1.5	−7.4
肩峰径向长度	25.6	1.9	25.1	−0.5	−2.0
上臂深度	6.4	1.1	6.6	0.2	3.3
茎突径向长度	20.3	1.5	20.0	−0.3	−1.6
前臂周长	19.6	1.7	17.9	−1.7	−8.6
前臂宽度	6.3	0.8	6.1	−0.2	−2.9
腰宽	21.9	2.8	23.1	1.2	5.5
大转子处臀宽	24.2	1.7	25.8	1.6	6.6
大腿上周长	42.1	5.3	41.2	−0.9	−2.1
大腿上部深度	12.8	2.4	12.8	0.0	0.0
胫腓骨长度(胫骨高度)	36.4	2.3	36.3	−0.2	−0.4
小腿高度	27.8	2.6	28	0.2	0.7
小腿周长	27.7	2.6	28.2	0.5	1.8
小腿深度	8.7	0.9	9.7	1.0	11.5
踝关节周长	18.5	1.9	18.4	−0.1	−0.8
踝关节宽度	4.9	0.6	5.2	0.3	6.3
内踝点高度	5.4	0.9	5.8	0.4	7.4
脚长	21.6	1.3	21.7	0.1	0.5

续 表

身体部位	平均值(cm)	标准差(cm)	测量值(cm)	与均值(cm)的差	误差(%)
脚宽	8.3	0.6	9.1	0.8	9.6
胸上点高度	111.5	5.2	116.8	5.3	4.8
大转子高度	71.3	4.4	71.7	0.4	0.6
髂棘点(骨盆)高度	83.6	4.6	83.9	0.3	0.4

除了根据体表测量数据验证整个 CAD 集外，作者还使用文献中报道的儿童体内几何数据进一步验证 CHARM - 10 CAD 数据的准确性。这些几何数据包括内脏器官（表 17.3）、颈椎间盘高度、手/手腕、骨盆、股骨和胫骨（Deligeorgis 等，1973；Konus 等，1998；Markisz 等，1987）。

表 17.3　CAD 和文献报道的内部器官之间的比较

组　件	文献数据		CHARM - 10		
	均值	参考文献	测量值	与均值的差	误差(%)
肝——垂直跨度	14~15 cm	Markisz 等(1987)和 Deligeorgis 等(1973)	14.6 cm	在范围内	N/A
肝——体积	2 900~3 000 cm^3	Markisz 等(1987)和 Deligeorgis 等(1973)	2 970 cm^3	在范围内	N/A
脾——体积	150~160 cm^3	Markisz 等(1987)	154 cm^3	在范围内	N/A
右肾——横径	3.5 cm	Konus 等(1998)	3.5 cm	0	0
右肾——纵径	8.2 cm	Konus 等(1998)	8.2 cm	0	0
左肾——横径	4.0 cm	Konus 等(1998)	4.0 cm	0	0
左肾——纵径	8.5 cm	Konus 等(1998)	8.6 cm	0.1	1.2

为了使 CHARM - 10 能代表儿童颅骨的结构特征，我们与密歇根大学国际汽车医学中心进行了一项合作研究，以获得各区域颅骨厚度变化的动态描述。如图 17.2A 所示，通过参考平面在头骨周围生成一个“头带”环，根据这些“头带”环，测量并绘制了颅骨不同区域的厚度图（图 17.2B）。基于 5 个儿童头部测量的平均厚度：额骨为（5.5±0.7）mm，顶骨为（6.0±0.6）mm，颞骨为（3.6±0.2）mm，枕骨为（5.1±0.8）mm。

使用商业可用的图像处理软件，Mimics（ver. 10，Materialise，Leuven，Belgium）构建身体主要部位的表面轮廓，并组装成全身 CAD 模型（图 17.3）。因为一些结构在临床影像中缺乏清晰度，比如韧带，是基于解剖信息所描述的附着位置和起源（Gray，1918；Moore 等，2011）进行建模的。关于 CAD 数据处理的详细描述，请参见第 9 章。

17.2.3 · 网格生成

通过网格划分过程，将 CHARM - 10 的 CAD 模型进一步转换为网格单元。ANSYS ICEM CFD（ver. 12.1，ANSYS，Canonsburg，PA）软件基于多块网格方案划分六面体网格。该方案旨基于几何

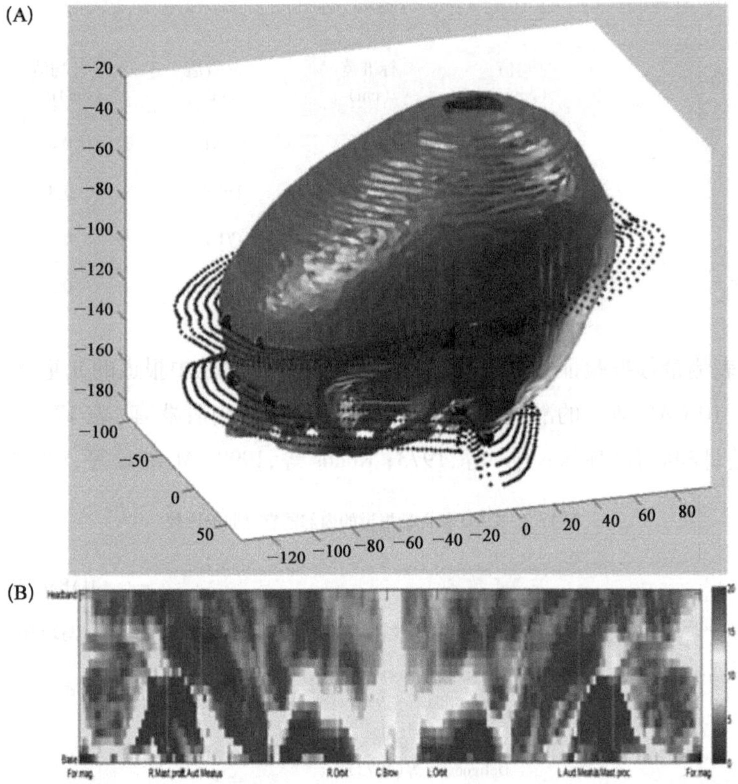

图 17.2　生成的“头带”环(A)和厚度图(B),以获得 10 岁儿童颅骨的厚度分布。单位: mm。

来源: Adapted from Mao, H., Holcombe, S., Shen, M., Jin, X., Wagner, C.D., Wang, S.C., Yang, K.H., King, A. I., 2014. Development of a 10-year-old full body geometric dataset for computational modeling. Annals of Biomedical Engineering 42, 2143 - 2155。

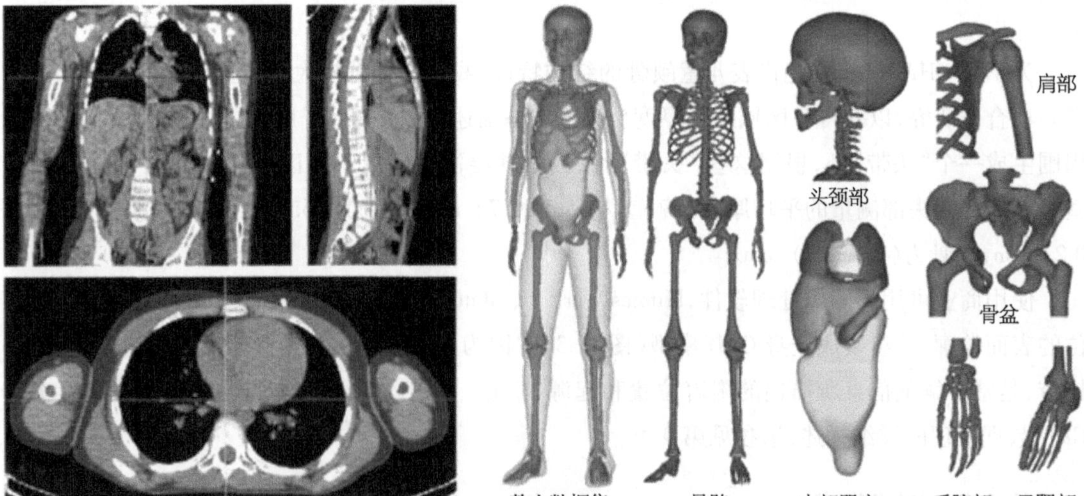

图 17.3　由 CT 扫描数据生成的 CAD 模型。

来源: Adapted from Mao, H., Holcombe, S., Shen, M., Jin, X., Wagner, C.D., Wang, S.C., Yang, K.H., King, A.I., 2014. Development of a 10-year-old full body geometric dataset for computational modeling. Annals of Biomedical Engineering 42, 2143 - 2155。

网格细分(即块)和映射技术,在三维空间中生成规则的六面体单元(Shivanna 等,2010)。该方法可以通过改变块的参数来改变网格大小。应用 HyperMesh(ver. 10.0, Altair, Troy, MI)的四面体网格工具,对一些复杂的软组织空腔用四面体网格进行封闭和填充。使用 LS - DYNA(ver. 971, LSTC, Livermore, CA)进行有限元模拟和分析。

主要的开发工作分为三个平行的子任务:头颈部、胸部和上肢(躯干)、骨盆和下肢(PLEX)的子模型。在完成组件级别的验证后,将这些子模型集成为整体的行人模型。确定整体网格质量的常用标准如下:雅可比值大于 0.3,长宽比小于 5.0,翘曲度小于 50°,歪斜度小于 60°。

17.2.4 · 材料属性的测定

当我们开发一个针对特定年龄和性别的人体全身模型时,该特定人群的材料属性在很大程度上可能是无法获得的。为了最大限度地利用有限的实验数据,我们推导了一种系统的确定材料属性的方法。该方法包括采用文献中报道的材料属性进行初始模拟,然后使用与现有实验数据一致的有限元模型响应对材料属性进行优化。以 CHARM - 10 为例,文献中有儿童的材料属性,直接采用;当成人到儿童材料属性的缩放准则可靠时,采用成人材料属性进行缩放;当只有一个可用值范围时,通过一组优化过程以匹配验证目标。身体各组成成分的材料属性取自公开文献(Dong 等,2013, 2015; Jiang 等,2013, 2014; Shen 等,2015)。表 17.4 简要总结了模型中的材料模型及其参数值。

表 17.4 材料模型和参数的总结

组　件	材料模型	单 元 属 性	材 料 参 数	参 考 文 献
骨皮质:颈椎	具有幂律的弹性塑性	壳单元,$t = 0.265$ mm	$E = 13.44$ GPa, $k = 355$ MPa, $N = 0.277$	Currey(2004)
骨皮质:肋骨、胸骨	弹性塑性	壳单元,$t = 0.57$ mm	$E = 6.48$ GPa; $\sigma_Y = 64.6$ MPa	文献值范围
骨皮质:骨盆	弹性塑性	壳单元,$t = 1.6$ mm	$E = 12.24$ GPa; $\sigma_Y = 150$ MPa	Kim 等(2013)
骨皮质:下肢长骨	弹性塑性	骨骺处壳单元,骨干处实体单元	E: 从 0.854 GPa(股骨头)到 14.9 GPa(胫骨干)	Takahashi 等(2000)、Untaroiu 等(2005)
骨小梁:颈椎	具有幂律的弹性塑性	实体单元	$E = 241$ MPa, $k = 5.73$ MPa, $N = 0.274$	Kopperdahl 和 Keaveny (1998)
骨小梁:肋骨、胸骨	弹性塑性	实体单元	$E = 252.4$ MPa, $\sigma_Y = 3.52$ MPa	文献值范围
骨小梁:骨盆	弹性塑性	实体单元	$E = 44.8$ MPa, $\sigma_Y = 7.5$ MPa	Kim 等(2013)
骨小梁:下肢长骨	弹性塑性	实体单元	E: 250 MPa(股骨远端)到 770 MPa(股骨头)	Takahashi 等(2000)、Untaroiu 等(2005)
软骨:关节突关节面	弹性	实体单元	$E = 10$ MPa	Yamada 和 Evans (1970)
软骨——肋软骨	弹性	实体单元	$E = 3.3$ MPa	文献值范围
软骨——耻骨联合	超弹性	实体单元	Mooney-Rivlin 参数: $G = 0.5$ MPa, $C_{10} = 0.05$ MPa, $C_{01} = 0.2$ MPa, $C_{11} = 0.25$ MPa	Li 等(2006)

续 表

组　　件	材料模型	单 元 属 性	材 料 参 数	参 考 文 献
生长板：颈椎 颈椎终板	弹性	实体单元	E = 25 MPa	Cohen 等(1992)
	具有幂律的弹性塑性	壳单元, t = 0.45 mm	E = 4.48 GPa, k = 118 MPa, N = 0.277	Kopperdahl 和 Keaveny(1998)
椎间盘髓核	流体	实体单元	K = 1.72 GPa	Yang 等(1998)
肺	肺组织	实体单元	K = 50 MPa, $C = 3.88 \times 10^{-7}$, α = 5.85, β = − 3.21, $C_1 = 1.265 \times 10^{-8}$, C_2 = 2.71	Ito 等(2009)、Shah 等(2001)
心	黏性弹性	实体单元	K = 2.6 MPa, G_0 = 0.44 MPa, G_∞ = 0.15 MPa	
皮肤	弹性	膜单元, t = 1 mm	E = 1.0 MPa	Yue 等(2011)
颈椎韧带	非线性	杆单元	应用了加载曲线	Ghazal 等(1985)
骨盆韧带	线性	杆单元	应用了拉伸常数	Bechtel(2001)、Hewitt 等(2001)

17.2.5 · 模型验证

本模型已在组件和全身水平上完成了验证。组件水平的验证首先是针对现有的儿童死后人体实验(pediatric postmortem human subjects, PMHS)结果进行。必要时,使用额外的按特定比例准则缩放的成人数据。完成组件级的验证后,在汽车-行人冲击模拟中验证了 CHARM - 10(站立位),以确保模型在严苛的加载条件下具有稳健性。

表 17.5 描述了验证相关内容,包括加载条件、受试者数据和所参考的文献。更多关于验证子模型的细节可以参考已发表的论文(Dong 等,2013, 2015; Jiang 等,2013, 2014; Shen 等,2015 年; Zhou 等,2016)。

表 17.5　模型组件及全身级别验证的总结

身体部位	加　载　条　件		测试的受试者	参 考 文 献
头部	额部碰撞	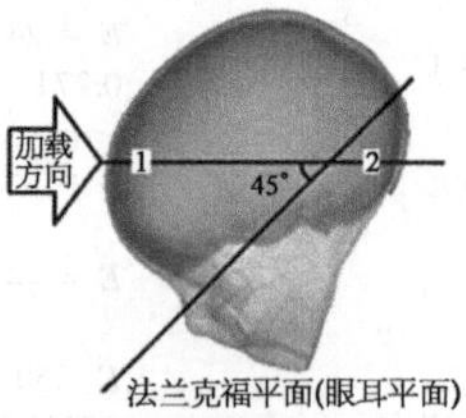	成人 PMHS	Nahum 等(1977)
	跌落测试	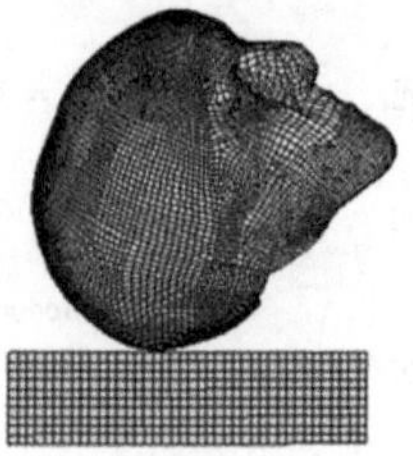	儿童 PMHS	Loyd(2011)

续 表

<table>
<tr><th>身体部位</th><th colspan="2">加 载 条 件</th><th>测试的受试者</th><th>参 考 文 献</th></tr>
<tr><td>头部</td><td>双侧挤压</td><td>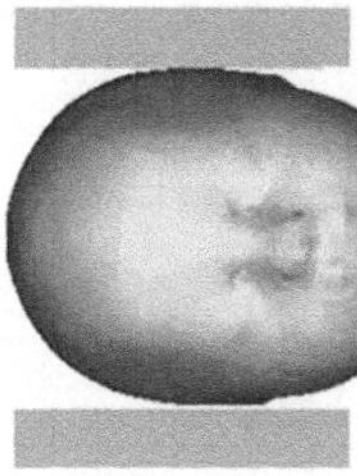</td><td>儿童 PMHS</td><td></td></tr>
<tr><td></td><td>节段拉伸、前屈、后伸</td><td>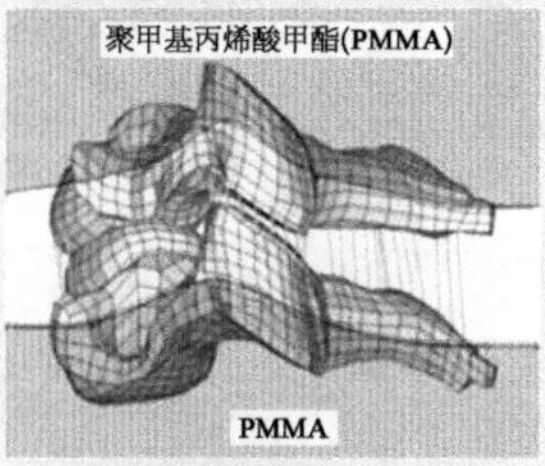
</td><td>儿童 PMHS、成人 PMHS(缩放)</td><td>Luck(2012)、Luck 等(2008)、Luck 等(2013)、Nightingale 等(2007)</td></tr>
<tr><td>颈部</td><td>拉伸、前屈、后伸</td><td>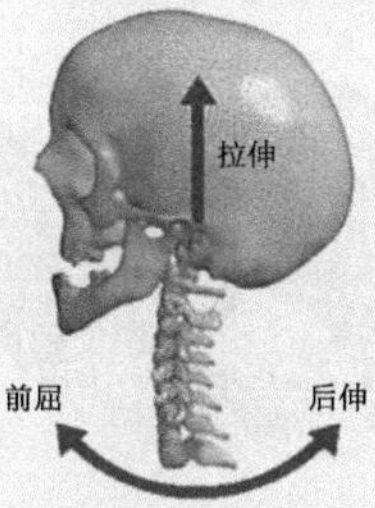
</td><td>儿童 PMHS</td><td>Luck(2012)和 Ouyang 等(2005)</td></tr>
<tr><td></td><td>有主动肌肉的拉伸、前屈、后伸</td><td>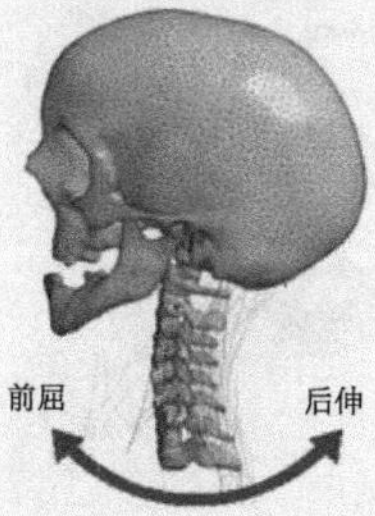
</td><td>儿童 PMHS</td><td>Dibb(2011)和 Panzer 等(2011)</td></tr>
<tr><td>胸部</td><td>心肺复苏(前后挤压)</td><td>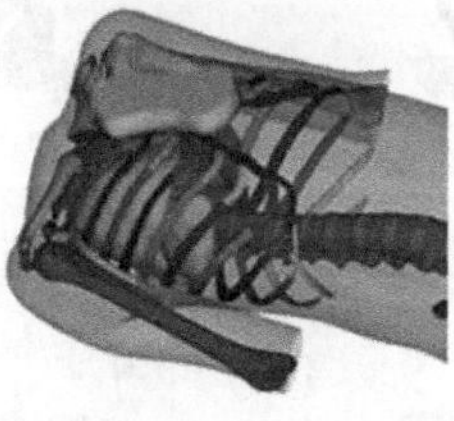</td><td>儿童患者</td><td>Maltese 等(2008)</td></tr>
</table>

续 表

身体部位	加载条件		测试的受试者	参考文献
胸部	前侧摆锤撞击	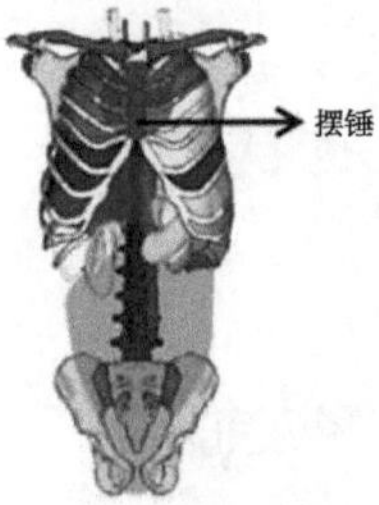	儿童 PMHS	Ouyang 等(2006)
	安全带加载	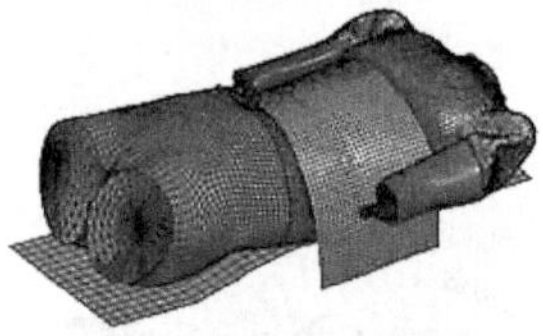	儿童 PMHS	Kent 等(2011)和 Kent 等(2009)
腹部	安全带加载	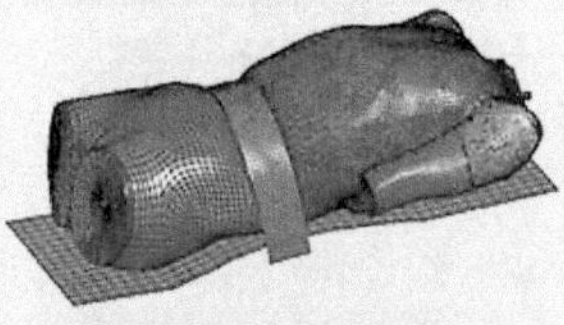	儿童 PMHS	Kent 等(2011)和 Kent 等(2009)
骨盆部	侧面平板撞击	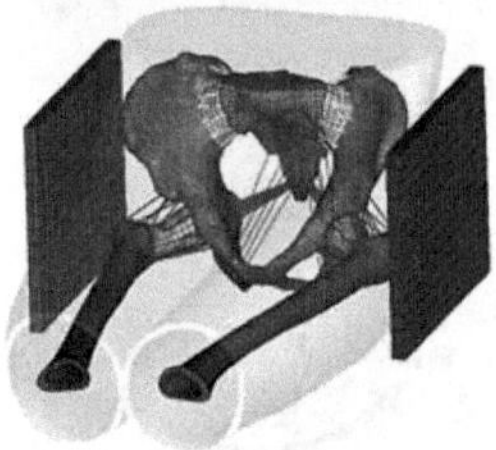	儿童 PMHS	Ouyang 等(2003b)
骨盆带	侧面撞击髋臼	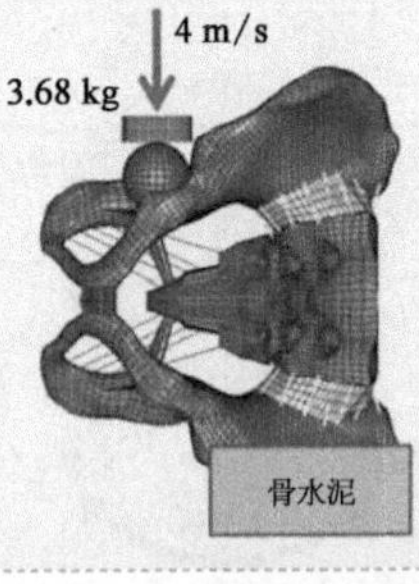	成人 PMHS(结果缩放)	Guillemot 等(1997)
股骨、胫骨、腓骨	3 点弯曲	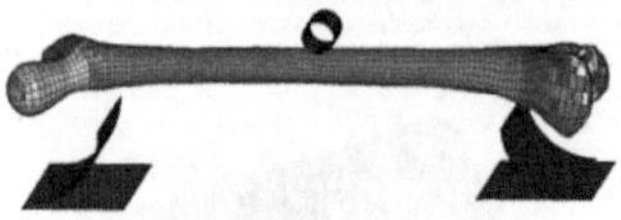	儿童 PMHS	Ouyang 等(2003a)
大腿、小腿	3 点弯曲(动态)	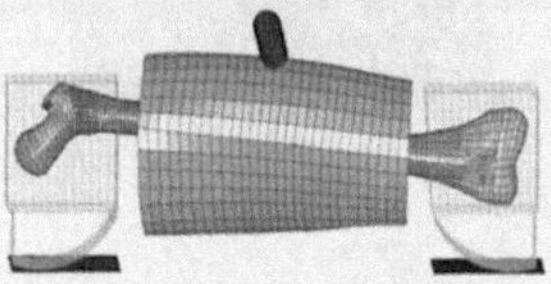	成人 PMHS(结果缩放)	Kerrigan 等(2004)

续 表

身体部位	加载条件		测试的受试者	参考文献
膝关节	4 点弯曲(动态)	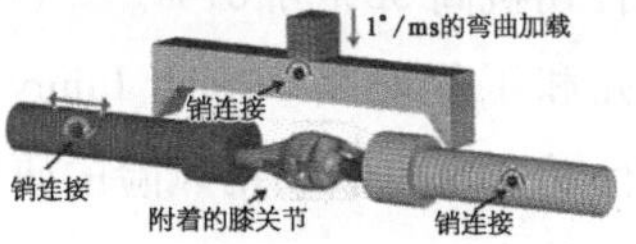	成人 PMHS(结果缩放)	Bose 等(2004)
乘员	低速、高速	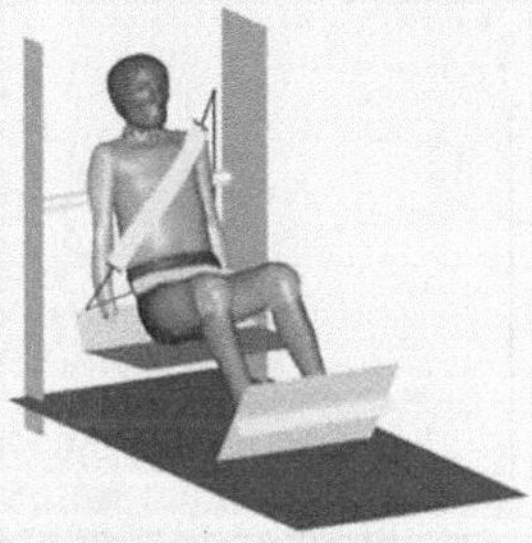	儿童志愿者、儿童尸体	Arbogast 等(2009)和 Ash 等(2009)
行人	车-行人碰撞	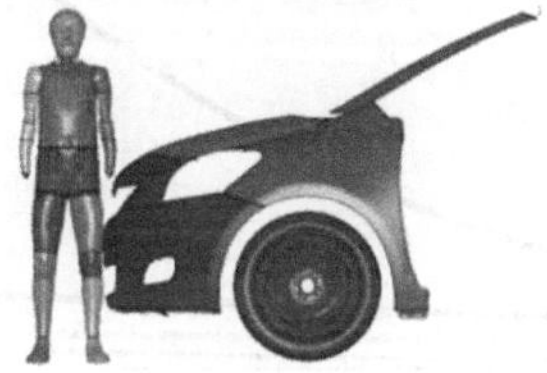	多刚体	—

17.2.6 · 小结

为了填补大龄儿童数值模型的空白,我们开发了两个代表 10 岁儿童行人和乘员的有限元模型。我们细致地进行了人体测量学调查,以确保良好的几何结构和结构特征。采用多块网格策略生成网格,以确保高网格质量和更改网格密度的灵活性。通过组件和全身水平的验证来核准模型的生物仿真度。这两个 CHARM - 10 模型可以作为进一步改进模型和应用于损伤预防的基线模型。

17.3 老年女性受试者的建模

17.3.1 · 引言

除了儿童乘员和行人外,交通事故中的另一个弱势人群是老年女性。美国国家公路交通安全管理局(NHTSA)对死亡分析报告系统(FARS)数据库进行了现场数据分析(1975—2010 年)。该研究表明了老年女性乘员的脆弱性。类似的身体损伤,70 岁女性的平均死亡率是 21 岁女性的 3.87~5.67 倍(NHTSA, 2013)。研究还显示,虽然老年女性司机(65~74 岁)与同年龄组的老年男性司机的风险相似,但老年女性乘客的死亡风险高于老年男性乘客。

在英国的一项研究中,对涉及损伤的事故进行了统计分析,Lenard 和 Welsh(2001)报道认为前排的女性乘客比男性司机更为脆弱,尤其是在正面碰撞胸部骨骼损伤时。Roberts 和 Compton(1993)建立了 ΔV(碰撞前后的速度向量差)与 20 000 多起事故的损伤之间的关系。结果发现,女性 AIS 3 级损伤的中位数水平为 38 km/h,男性为 44 km/h。Bose 等(2011)对年龄、质量、BMI 分类、ΔV 等不同因素进行了多变量回归分析。在这项分析中,他们发现,在类似的碰撞条件下,女性司机的胸部和脊柱受伤的风险分别比男性司机高 38%和 67%。

Wang(2008)使用碰撞损伤研究和工程网络(Crash Injury Research and Engineering Network, CIREN)对 60 岁及以上的老年人进行了 AIS 3+级损伤风险的研究。结果显示,老年人群中胸部、下肢和上肢的损伤风险较高,如图 17.4 所示。

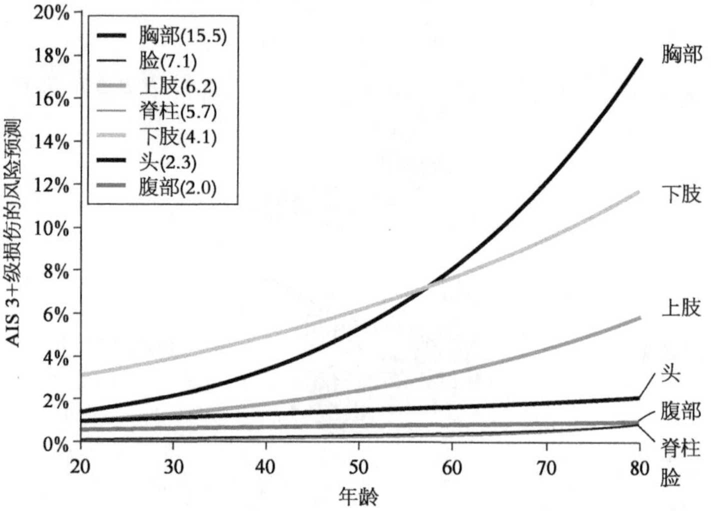

图 17.4　佩戴安全带的驾驶员以 30 mi/h(48 km/h)的速度前侧碰撞,不同的身体、不同年龄组的 AIS 3+级损伤的风险预测。

来源:Report by Wang, S., *2008*. Elderly Occupants: Injury Risks and Pattern. http://crashedu.org/articulate/elderly_ed/Part*1*/player.html。

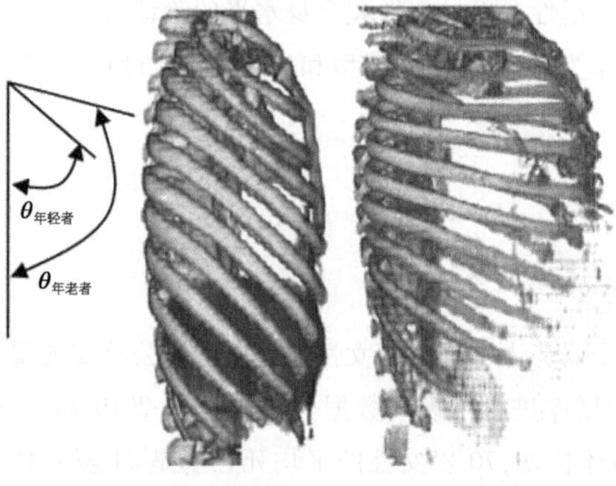

图 17.5　肋骨角度随年龄和性别相关的变化:17 岁女性(左)和 64 岁男性(右)。

来源:右图 Adapted from Kent, R., Lee, S.H., Darvish, K., Wang, S., Poster, C.S., Lange, A.W., Brede, C., Lange, D., Matsuoka, F., 2005b. Structural and materialchanges in the aging thorax and their role in crash protection for older occupants. Stapp Car Crash Journal 49, 231-249。

从上述所有研究中可以清楚地看出,车祸中老年女性的损伤风险与年轻人甚至老年男性的损伤风险均不同。造成这种差异的原因可能是年龄和性别不同,它们对身体不同部位的损伤阈值的改变起着重要作用。所有直接影响损伤风险的三类因素(即几何、结构和材料属性)都可能受到年龄和性别的影响。例如,肋骨角度(从后肋最顶点到前肋最顶点)随着年龄和性别的变化而变化(图 17.5;Bellemare 等,2003 年;Gayzik 等,2008 年;Kent 等,2005 年 b)。Kalra 等(2015)报道了肋骨骨皮质厚度的结构变化与年龄和性别的关系。此外,年龄和性别对骨皮质和骨松质杨氏模量变化的交互作用,已得到一些研究的报道

(Nalla 等,2004; Riggs 等,2004)。迫切需要制定不同的策略来研究这些脆弱人群的损伤阈值和预防措施。

现有的唯一老年女性建模研究是由 Iwamoto 等(2013)发表的。它由 5 百分位的成年女性 THUMS 模型修改而来(THUMS AF05,图 17.6 所示),有主动肌肉响应。该模型身高为 152 cm,体重为 46 kg。模型节点和单元总数分别约为 14 万和 24 万。将低强度骨骼部位的材料属性输入到模型中,以代表老年人。使用前侧撞击的尸体实验数据对该老年 AF05 模型的胸部和腹部进行了验证。通过一低速、追尾碰撞对头、颈部进行了验证。作者没有报道进一步的模型验证或应用。

CHARM - 70F 是第一个为老年女性乘客和行人开发的全身有限元模型。CHARM - 70F 的开发和验证工作,包括几何制备、网格生成和人群特异性验证,将在下述章节中描述。

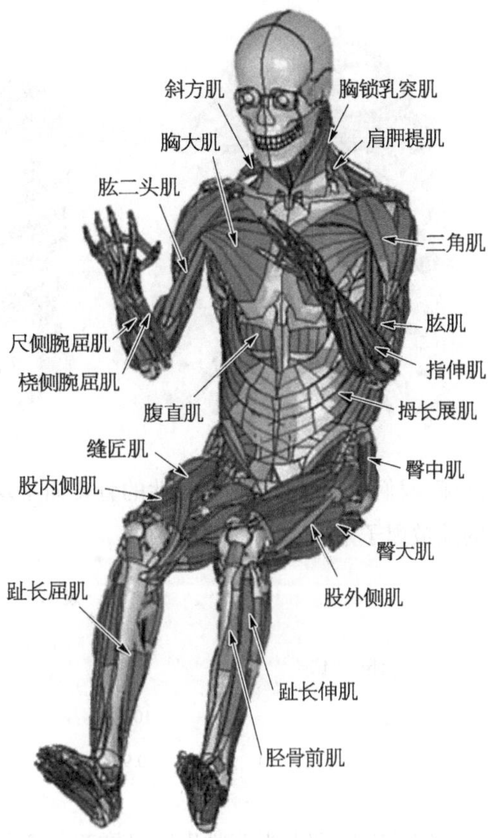

图 17.6 由 Iwamoto 等(2013)开发的小型老年女性有限元模型。

17.3.2 · 几何形状和结构特征

根据美国疾病控制和预防中心(Fryar 等,2016)发表的人体测量参考数据,确定 50 百分位老年女性的身高和体重分别为 160.2 cm 和 73.3 kg。然后从一名身高和体重相似的老年女性 PMHS 的 CT 扫描图像中提取骨骼的几何数据。此外,检索在线数据库(www.cancerarchieve.net)得到内脏器官几何形状的 CT 比对数据,包括心脏、肺、肝、肾、胰腺、脾、胆囊、主动脉、腔静脉和腹部其他组织。最后,在密歇根大学交通研究所(University of Michigan Transportation Research Institute, UMTRI)Reed 等(2013)报道的人体测量研究开发的数据库中获得驾驶位和站立位人体体表曲面的模型。

为了确保通过 CT 扫描构建的骨骼几何特征能代表真实的总体平均水平,我们根据 Shi 等(2014)的一项研究进行了调整。该研究开发了一个考虑年龄、性别、身高和 BMI 等变化的统计模型,来定义人类胸廓的平均几何形状。图 17.7 显示了 PMHS CT 扫描的几何特征与统计模型之间的差异。分段胸廓几何的深度约小 5%,宽度约小 10%。我们调整了最终的胸廓几何形状,以匹配报道的统计模型。调整时内脏器官与胸廓一起缩放。

骨皮质厚度的结构特征在碰撞响应中起着关键作用。主要骨骼的皮质厚度,如颅骨和长骨,直接从 CT 扫描中获得。然而,老年女性肋骨的皮质厚度平均小于 1 mm,很难从临床分辨率的 CT 扫描中确定。此外,据报道,肋骨骨皮质的平均厚度随着结构长度而变化(Li 等,2010; Mohr 等,2007)。Weaver 等(2014)基于 339 名受试者的 CT 扫描,对肋骨大小和形状的变化进行了形态学分析,但没有报道对骨皮质厚度随年龄和性别变化的详细分析。通过与维克森林大学的 Weaver 博士

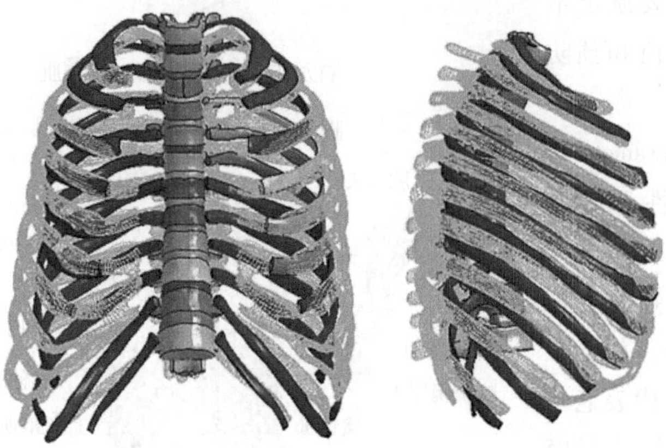

图 17.7 分段几何模型[红色(打印版为灰色)]与 Shi 等(2014)开发的统计学模型之间的比较。

交流,我们得出结论,70 岁女性的骨皮质平均厚度为 0.83 mm,厚度的总体分布可通过表 17.6 所示的缩放因子来确定。

表 17.6 材料模型和参数的总结

部 位	后侧	后外侧	外侧	前外侧	前侧
缩放因子	100%	126.83%	134.15%	102.44%	74.39%
设定的骨皮质厚度(mm)	0.91	1.15	1.21	0.94	0.68

CHARM - 70F 平均骨皮质厚度的总体分布见图 17.8。此外,在相邻节段的连接处分配平均的节点厚度,以避免由于皮质厚度的突然变化而导致的应力集中。

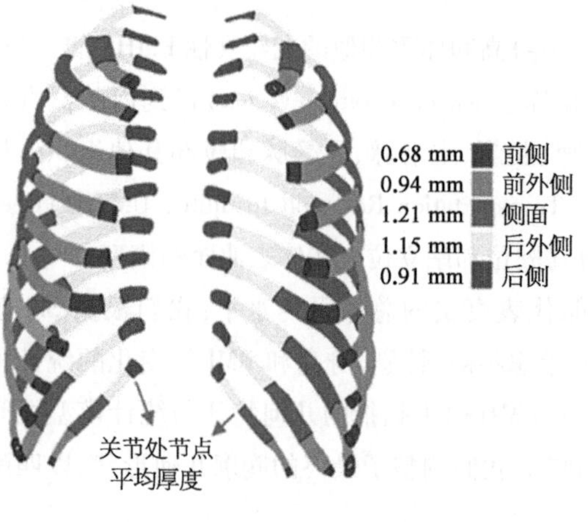

图 17.8 老年女性胸廓的平均骨皮质厚度分布。

17.3.3 · 网格的生成和材料属性的确定

使用 ANSYS ICEM(ANSYS Inc., Canonsburg, PA),这是一种基于多块网格方案生成六面体网格的前处理器,对 CHARM - 70F 划分六面体有限元网格。使用关节位置的标志点和身体不同部位的关键识别点,如肩胛骨、肘关节、肩部和耻骨联合,将骨骼网格与体表曲面组装为一体。如图 17.9

所示，最终的 CHARM－70F 模型有站立和驾驶两种姿势，确定整体网格质量的标准与 CHARM－10 的标准相同。该模型的常规信息见表 17.7。

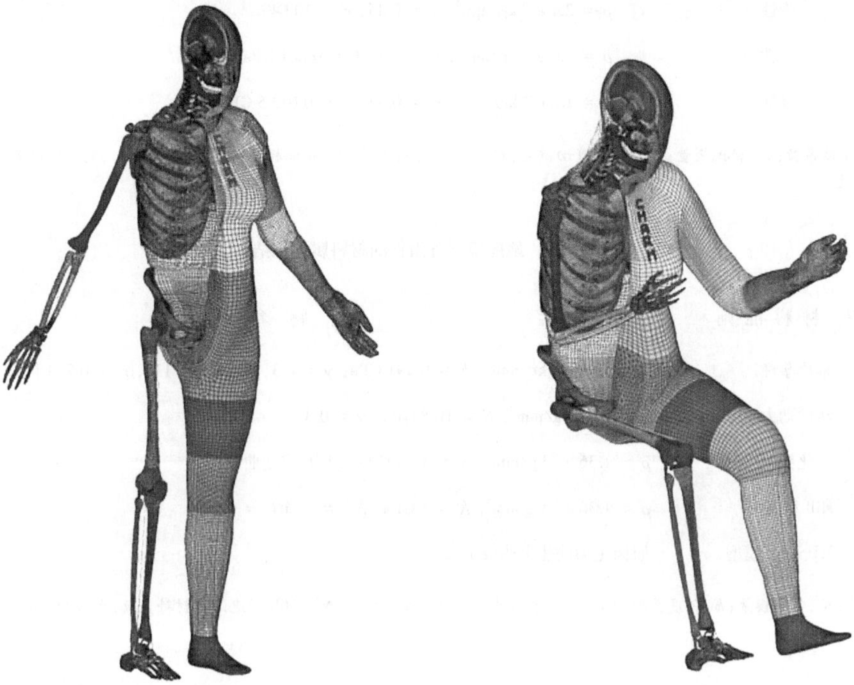

图 17.9　最终的站立姿势和驾驶姿势的 CHARM－70F 有限元模型。

表 17.7　70 岁模型的常规信息

组件数	节点数	单元数	时间步长
582	870 943	1 506 193	$1.03e^{-4}$ ms

模型中的材料属性最初来自已发表的文献（Fice 等，2011；Li 等，2010；Mao 等，2013；Yamada 和 Evans，1970；Yang 等，2006；Yue 等，2011）。根据组件级别的验证，对材料参数和失效标准进行了调整（参见 17.3.4 节）。表 17.8～17.12 总结了主要人体部位的材料模型和参数。

表 17.8　头部模型使用的材料属性总结

组　件	材料模型	材　料　参　数	失效标准
外层皮肤	弹性	$\rho = 1.1\,e^{-6}\,kg/mm^3$, $\gamma = 0.45$, $E = 0.01$ GPa	—
颈部皮肉	黏性软组织	$\rho = 1.0\,e^{-6}\,kg/mm^3$, $K = 0.1$ GPa Mooney－Rivlin 参数：$C_1 = C_2 = 9\,e^{-5}$ GPa	—
上颌骨	分段线性塑性	$\rho = 2.1\,e^{-6}\,kg/mm^3$, $\gamma = 0.25$, $E = 3$ GPa, $\sigma_Y = 0.4$ GPa	$\varepsilon_{max} = 0.009\,1$
额部	简化橡胶/泡沫	$\rho = 1.0\,e^{-6}\,kg/mm^3$, $\gamma = 0.35$, $K = 0.1$ GPa	—
脑组织	黏性弹性	$\rho = 1.0\,e^{-6}\,kg/mm^3$, $G_0 = 6\,e^{-6}$ GPa, $G_\infty = 5\,e^{-7}$ GPa, $K = 2.19$ GPa	—

续 表

组　件	材料模型	材 料 参 数	失效标准
颅骨	弹性	$\rho = 2.1\,e^{-6}\,kg/mm^3$, $\gamma = 0.45$, $E = 10\,GPa$	—
窦腔	弹性	$\rho = 1.0\,e^{-6}\,kg/mm^3$, $\gamma = 0.3$, $E = 0.001\,GPa$	—
大脑镰、软脑膜	弹性	$\rho = 1.0\,e^{-6}\,kg/mm^3$, $\gamma = 0.35$, $E = 0.012\,5\,GPa$	—

注: C_1、C_2,超弹性系数; E,杨氏模量; G_0,短时剪切模量; G_∞,长时剪切模量; K,体积模量; γ,泊松比; ε_{max},失效时的最大主应变; ρ,密度; σ_Y,屈服强度。

表 17.9　颈部模型各组件的材料属性总结

组　件	材 料 准 则	材 料 参 数
骨松质	幂律塑性	$\rho = 1.09\,e^{-6}\,kg/mm^3$, $E = 0.291\,GPa$, $\gamma = 0.3$, $k = 0.007\,118$, $K = 0.274\,1$
骨皮质	塑性动力学	$\rho = 2\,e^{-6}\,kg/mm^3$, $E = 16.8\,GPa$, $\gamma = 0.3$
椎间盘	简化橡胶/泡沫	$\rho = 1.36\,e^{-6}\,kg/mm^3$, $K = 1.72\,GPa$, 应力-应变曲线
髓核	Hill 型泡沫	$\rho = 1.36\,e^{-6}\,kg/mm^3$, $K = 1\,GPa$, $N^* = 2$, $MU = 0.1$
肌肉	MUSCLE 模型	肌肉主动性能由曲线定义

注: E, 杨氏模量; K,体积模量; k,强度系数; km, 线性体积模量; MU,阻尼系数; N^*, Hill 型泡沫的材料常数; N,硬化系数; γ,泊松比; ρ,密度。

表 17.10　胸部组装模型的各组件的材料属性总结

组　件	材料准则	材 料 参 数
椎骨/肋骨骨松质	弹性塑性	$\rho = 1.1\,e^{-6}\,kg/mm^3$, $E = 0.04\,GPa$, $\sigma_y = 0.002\,GPa$, $E_{tan} = 0.01\,GPa$
椎骨/肋骨骨皮质	弹性塑性	$\rho = 1.8\,e^{-6}\,kg/mm^3$, $E = 9.8\,GPa$, $\sigma_y = 0.08\,GPa$, $E_{tan} = 1.35\,GPa$
胸椎椎间盘	弹性	$\rho = 1.1\,e^{-6}\,kg/mm^3$, $E = 0.036\,4\,GPa$, $\gamma = 0.4$
动脉、肋间肌、静脉	弹性	$\rho = 1.2\,e^{-6}\,kg/mm^3$, $E = 0.001\,GPa$, $\gamma = 0.45$
软骨	弹性	$\rho = 1.1\,e^{-6}\,kg/mm^3$, $E = 0.05\,GPa$, $\gamma = 0.35$
胰腺	弹性	$\rho = 1.1\,e^{-6}\,kg/mm^3$, $E = 0.03\,GPa$, $\gamma = 0.45$
锁骨韧带	弹性	$\rho = 1.1\,e^{-6}\,kg/mm^3$, $E = 0.104\,GPa$, $\gamma = 0.45$
胃	弹性流体	$\rho = 1.0\,e^{-6}\,kg/mm^3$, $K = 1.4\,GPa$
胆囊	弹性流体	$\rho = 1.0\,e^{-6}\,kg/mm^3$, $K = 2.2\,GPa$
血	弹性流体	$\rho = 1.0\,e^{-6}\,kg/mm^3$, $K = 2.2\,GPa$
肺	弹性流体	$\rho = 1.0\,e^{-6}\,kg/mm^3$, $K = 1.4\,GPa$
心	心组织	$\rho = 1.0\,e^{-6}\,kg/mm^3$, $P = 3.48\,GPa$
脾	黏性泡沫	$\rho = 1.1\,e^{-6}\,kg/mm^3$, $E_i = 9.8\,e^{-5}\,GPa$, $E_v = 0.008\,5\,GPa$, $\gamma = 0.45$
肝	黏性弹性	$\rho = 6.0\,e^{-7}\,kg/mm^3$, $G_0 = 2.3\,e^{-4}\,GPa$, $G_\infty = 4.3\,e^{-5}\,GPa$, $K = 2.87\,e^{-3}\,GPa$, $\beta = 0.635\,/ms$

续 表

组　件	材料准则	材 料 参 数
间隙软组织	软组织	ρ = 1.1 e^{-7} kg/mm^3, C_1 = 7.2 e^{-6} GPa, C_2 = 8.5 e^{-6} GPa, K = 0.01 GPa
皮肉	简化橡胶/泡沫	ρ = 1.06 e^{-6} kg/mm^3, 阻尼系数=0.1, K = 0.5 GPa, 应力-应变曲线
肠	弹性	ρ = 1.1 e^{-6} kg/mm^3, E = 0.03 GPa, γ = 0.45
肱骨骨小梁	弹性塑性	ρ = 1.0 e^{-6} kg/mm^3, E = 0.001 GPa, σ_y = 0.07 GPa
肱骨骨皮质	弹性塑性	ρ = 1.8 e^{-6} kg/mm^3, E = 14 GPa, σ_y = 0.1 GPa

注：C_1、C_2，超弹性系数；E，杨氏模量；E_i，初始杨氏模量；E_{tan}，剪切模量；E_v，黏性杨氏模量；G_0，短时剪切模量；G_∞，长时剪切模量；K，体积模量；β，衰减常数；σ_y，屈服应力；P，压力；γ，泊松比；ρ，密度。

表 17.11　腰部各组件的材料属性总结

组　件	材 料 模 型	杨氏模量(GPa)	泊 松 比
椎体骨皮质	弹性	12	0.3
椎体骨小梁	弹性	0.100	0.2
脊椎后部皮质	弹性	12	0.3
脊椎后部小梁	弹性	3.5	0.25
髓核	不可压缩弹性流体	0.001	0.499
纤维环	织物	0.357~0.550	0.3
终板	弹性	0.023	0.4

表 17.12　骨盆及下肢各组件的材料属性总结

组　件	材 料 模 型	材 料 参 数	失 效 标 准
长骨骨皮质	分段线性塑性	ρ = 2 e^{-6} kg/mm^3, γ = 0.3, E = 17 GPa, σ_Y = 134 MPa	ε_{max} = 0.01
骨盆骨皮质	分段线性塑性	ρ = 2 e^{-6} kg/mm^3, γ = 0.29, E = 17 GPa, σ_Y = 800 MPa	ε_{max} = 0.02
长骨骨小梁	塑性动力学	ρ = 1.1 e^{-6} kg/mm^3, γ = 0.3, E = 0.44 GPa, σ_Y = 9 − 2.5 MPa(股骨头)和 5.3 MPa(股骨远端)	—
骨盆骨小梁	分段线性塑性	ρ = 1.6 e^{-6} kg/mm^3, γ = 0.495, E = 0.07 GPa, σ_Y = 10 MPa	ε_{max} = 0.022
骶髂关节和髋臼软骨	超弹性	ρ = 1.6 e^{-6} kg/mm^3, γ = 0.495, C_{10} = 0.05 GPa, C_{01} = 0.2 GPa, C_{11} = 0.25 GPa	—
膝部韧带	弹性	ρ = 1.1 e^{-6} kg/mm^3, γ = 0.22, E = 0.345 GPa, σ_Y = 29.8 MPa	—
骨盆韧带	离散梁	ρ = 1.2 e^{-6} kg/mm^3, E = 250 MPa	—
骨盆部皮肉	带黏性的软组织	ρ = 0.73 e^{-6} kg/mm^3, K = 20 MPa, C_1 = C_2 = 10 kPa	—
下肢皮肉	软组织	ρ = 1.3 e^{-7} kg/mm^3, C_1 = C_2 = 10 kPa	—

注：C_1、C_2，超弹性系数；C_{10}、C_{01}、C_{11}，超弹性系数；E，杨氏模量；K，体积模量；γ，泊松比；ε_{max}，失效时的最大主应变；ρ，密度；σ_Y，屈服强度。

17.3.4 · 模型验证

在组件和全身水平上对模型进行验证,以确保模型碰撞响应的生物仿真度。值得注意的是,所有用于验证 CHARM - 70F 的实验数据均来自老年女性 PMHS 实验。PMHS 的年龄在 60~80 岁。当文献中报道了 PMHS 的身高和体重时,我们也对碰撞响应数据进行了标准化处理。表 17.13 总结了验证的数据,包括身体部位、加载条件、验证目标和参考研究。

表 17.13　CHARM - 70F 模型的组件及全身验证的总结

身体部位	加载条件		验证目标	参考研究
	线性碰撞	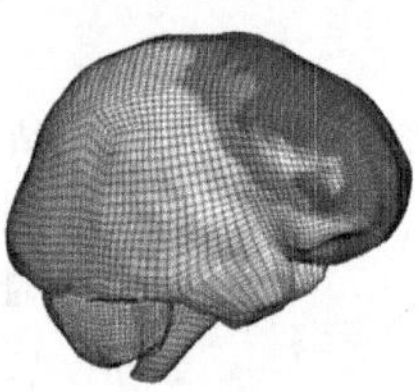	颅内不同部位的压力	Nahum 等(1977)
头部	面部碰撞	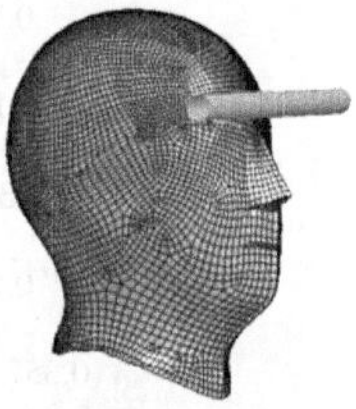	撞击力及骨折	Allsop(1988)
	旋转	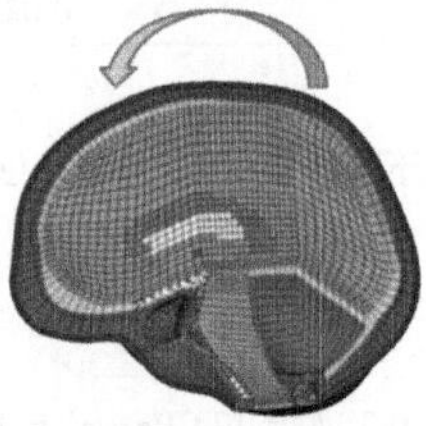	脑/颅相对运动	Hardy 等(2007)
	轴向压缩	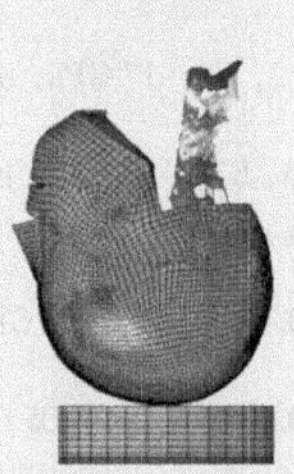	撞击力	Nightingale 等(1996)
颈部				
	挥鞭样加载	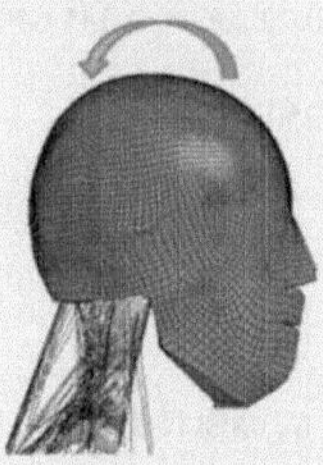	头部运动学	Deng 等(2000)

续 表

身体部位	加载条件	验证目标	参考研究
胸部	前侧摆锤高速撞击 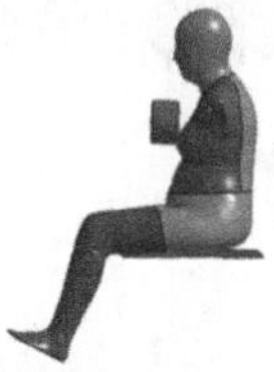	胸部刚度、作用力峰值、最大压缩量	Kroell 等(1971)
	安全带及钝性圆盘的低速挤压 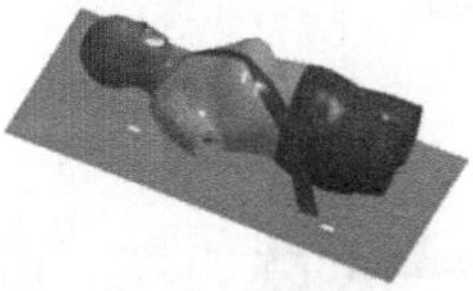	胸部刚度	Kent 等(2005b)
	胸廓的挤压加载 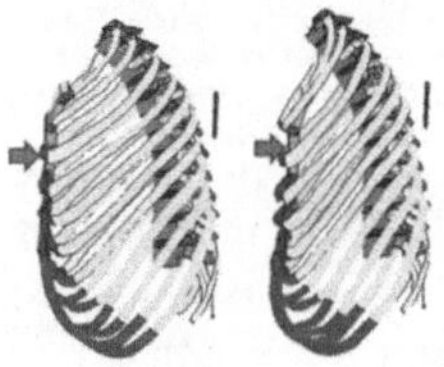	胸廓骨笼的刚度	Vezin 和 Berthet(2009)
	侧面摆锤高速撞击 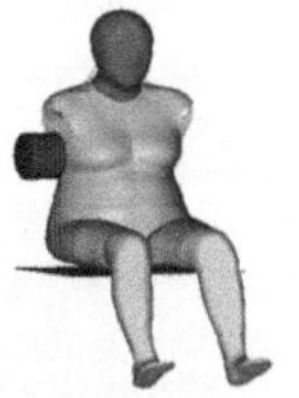	胸部刚度、作用力峰值、最大压缩量	Talantikite 等(1998)
腹部	刚性条侵入 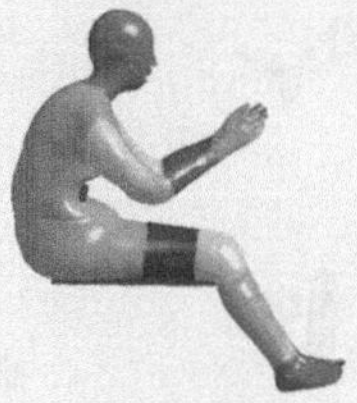	腹部刚度、作用力峰值、最大压缩量	Cavanaugh 等(1986)
骨盆	髋臼侧面撞击 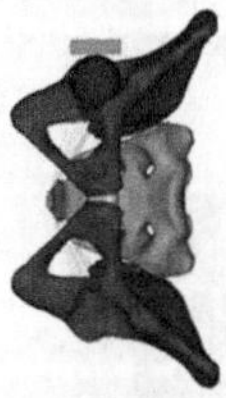	作用力峰值和位移	Guillemot 等(1997)
	侧面摆锤撞击 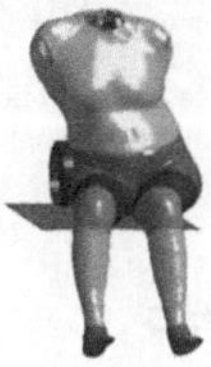	作用力峰值	Ramet 和 Cesari(1979)

续 表

身体部位	加 载 条 件		验证目标	参 考 研 究
腰椎	前屈和后伸	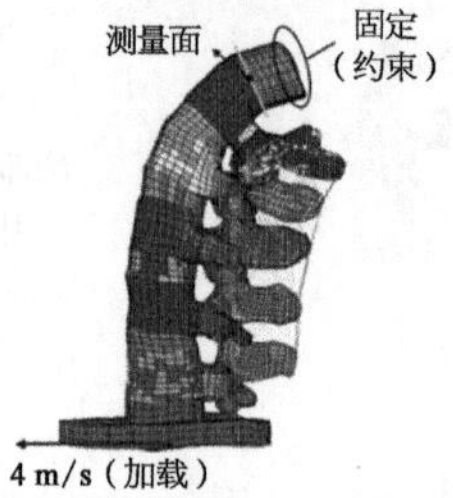	弯曲刚度	Demetropoulos 等（1998）
下肢长骨	股骨 3 点弯曲	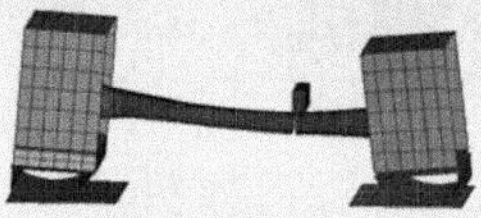	力-挠度响应和股骨骨折	Kerrigan 等（2003）
	胫骨撞击	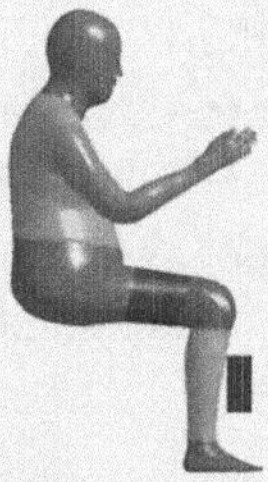	撞击力峰值	Viano 等（1978）
膝关节	膝关节支撑撞击	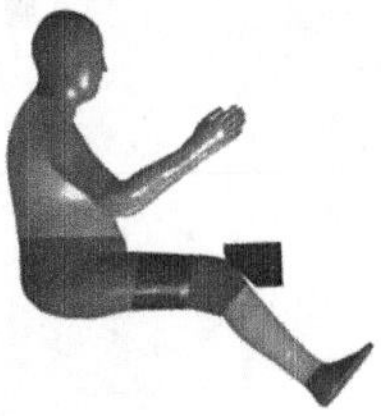	撞击力峰值	Viano 等（1978）
	膝部-大腿-髋部结构的撞击	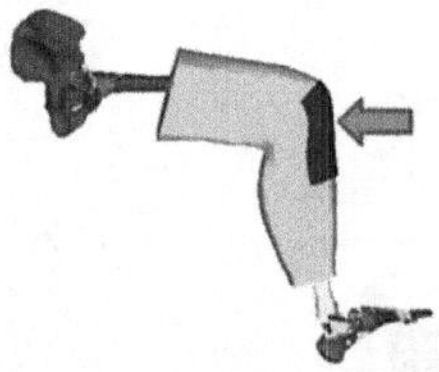	撞击力时间历程	Rupp 等（2002）
上肢长骨	肱骨 3 点弯曲	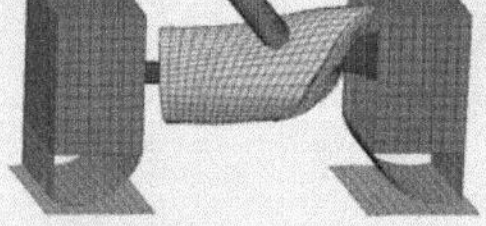	弯矩极值	Duma 等（1999）
	前臂 3 点弯曲	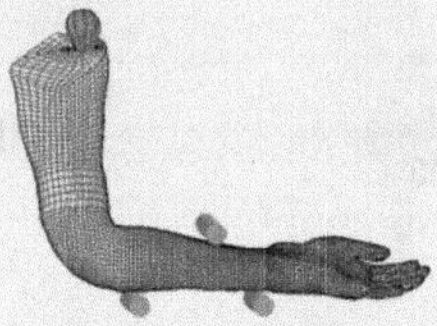	撞击力和应变的时间历程	

续 表

身体部位	加 载 条 件	验证目标	参 考 研 究
整体	前向台车实验 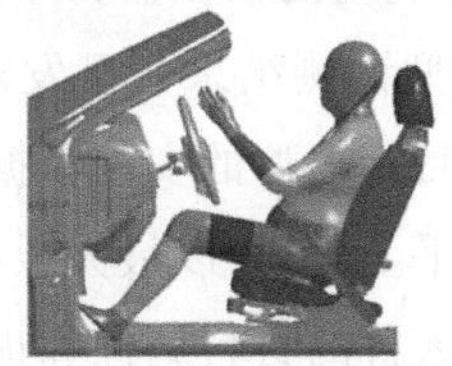	安全带作用力，模型的稳定性	Petitjean 等(2002)
	侧向台车实验 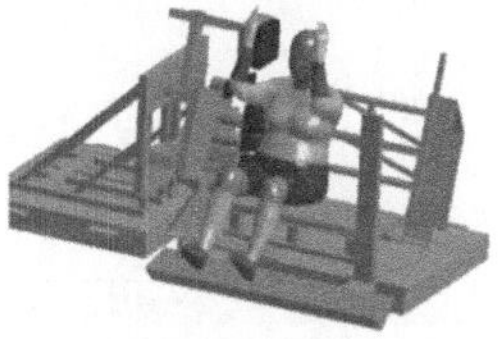	撞击力，模型的稳定性	Wood 等(2014)
	车-行人碰撞 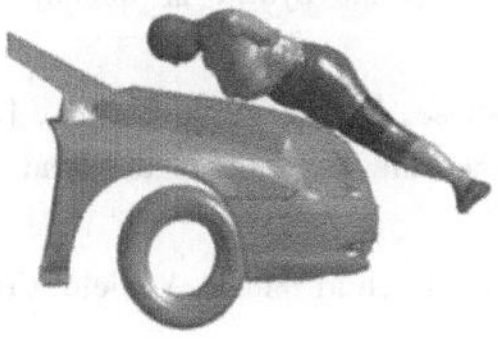	人体运动学，模型的稳定性	Kerrigan 等(2008)

17.3.5 · 小结

本节描述了两个全身有限元模型的开发，它们是平均大小的 70 岁女性的站立和驾驶姿势模型。开发的两个阶段包括模型开发和模型验证。

在模型开发阶段，获得 CT 扫描图像和体表平均几何形状，以确保几何特征能够代表平均老年女性。长骨皮质的结构特征来自 CT 扫描。通过对年龄和性别对肋骨皮质厚度影响的研究，定义肋骨的皮质厚度分布。老年女性的材料属性最初取自文献，并根据组件水平的模型验证做了进一步调整。

在组件和全身水平上进行模型的验证。对主要的身体节段进行组件级的验证，包括头部、颈部、胸部、腹部、腰椎、骨盆和上肢/下肢。对每个身体节段进行了全面的文献调研，以搜寻对老年女性 PMHS 所进行的测试。采用 CHARM－70F 模型进行仿真，并将仿真得到的预测结果与文献综述中的实验数据进行对比分析。在全身水平上，站姿行人和坐姿乘员模型都得到了验证。具体来说，使用行人模型来模拟车-行人碰撞事件，并将预测的运动学响应与文献结果进行了定性比较。将乘员模型与带肩/腰安全带的简化车辆模型组装在一起，以模拟正面碰撞测试。横向碰撞响应通过台车实验进行了验证。在组件和全身水平的模拟中，模型显示出良好的计算稳定性，并与实验结果吻合。

17.4 总结

有关儿童和老年女性建模的相关文献揭示了研究这些弱势群体损伤机制和预防措施的工具

不足。本章以CHARM模型的开发为例,演示了开发一个弱势受试者模型的一般程序。在开发这些模型的过程中,经常碰到的问题是几何特征、结构特征或材料属性无法表征特定人群的特点。特别是对于儿童受试者,关于材料属性和碰撞响应的数据极为罕见。通过结合逆向工程和优化算法,给出了克服这些局限的方法。最后,将模型预测结果与已发表的损伤阈值和其他碰撞实验响应结果进行比较。这些验证数据要么直接从目标人群的实验数据中提取,要么根据可用的实验结果进行缩放。验证程序需要在组件和全身水平上进行,以最大限度地提高有限元模型预测的碰撞响应结果的生物仿真度。虽然目前缺乏特定人群的材料属性和损伤阈值,可能会阻碍有限元模型做出最有用的预测结果,但随着对保护弱势群体的关注的增加,最终我们的知识将增加,促进实验研究,以获得更好的建模数据。

参考文献

[1] Allsop, D., 1988. Facial impact response: a comparison of the hybrid Ⅲ dummy and human cadaver. Stapp Car Crash Journal 139-155.

[2] Arbogast, K.B., Balasubramanian, S., Seacrist, T., Maltese, M.R., Garcia-Espana, J.F., Hopely, T., Constans, E., López-Valdés, F.J., Kent, R.W., Tanji, H., 2009. Comparison of kinematic responses of the head and spine for children and adults in low-speed frontal sled tests. Stapp Car Crash Journal 53, 329-372.

[3] Arbogast, K. B., Durbin, D. R., 2013. Epidemiology of Child Motor Vehicle Crash Injuries and Fatalities, Pediatric Injury Biomechanics. Springer, pp. 33-86.

[4] Ash, J., Sherwood, C., Abdelilah, Y., Crandall, J., Parent, D., Kallieris, D., 2009. Comparison of anthropomorphic test dummies with a pediatric cadaver restrained by a three-point belt in frontal sled tests. In: Proceedings of the 21st International Technical Conference on the Enhanced Safety of Vehicles (ESV). Stuttgart, Germany.

[5] Bechtel, R., 2001. Physical characteristics of the axial interosseous ligament of the human sacroiliac joint. The Spine Journal: Official Journal of the North American Spine Society 1, 255-259.

[6] Bellemare, F., Jeanneret, A., Couture, J., 2003. Sex differences in thoracic dimensions and configuration. American Journal of Respiratory and Critical Care Medicine 168, 305-312.

[7] Bose, D., Bhalla, K., Rooij, L., Millington, S., Studley, A., Crandall, J., 2004. Response of the Knee Joint to the Pedestrian Impact Loading Environment (SAE Technical Paper).

[8] Bose, D., Segui-Gomez, M., Crandall, J.R., 2011. Vulnerability of female drivers involved in motor vehicle crashes: an analysis of US population at risk. American Journal of Public Health 101, 2368-2373.

[9] Brolin, K., Stockman, I., Andersson, M., Bohman, K., Gras, L., Jakobsson, L., 2015. Safety of children in cars: a review of biomechanical aspects and human body models. IATSS Research 38, 92-102.

[10] Cavanaugh, J.M., Nyquist, G.W., Goldberg, S.J., King, A.I., 1986. Lower Abdominal Tolerance and Response.

[11] Chazal, J., Tanguy, A., Bourges, M., Gaurel, G., Escande, G., Guillot, M., Vanneuville, G., 1985. Biomechanical properties of spinal ligaments and a histological study of the supra-spinal ligament in traction. Journal of Biomechanics 18, 167-176.

[12] Cohen, B., Chorney, G.S., Phillips, D.P., Dick, H.M., Buckwalter, J.A., Ratcliffe, A., Mow, V.C., 1992. The microstructural tensile properties and biochemical composition of the bovine distal femoral growth plate. Journal of Orthopaedic Research: Official Publication of the Orthopaedic Research Society 10, 263-275.

[13] Currey, J.D., 2004. Tensile yield in compact bone is determined by strain, post-yield behaviour by mineral content. Journal of Biomechanics 37, 549-556.

[14] Deligeorgis, D., Yannakos, D., Doxiadis, S., 1973. Normal size of liver in infancy and childhood. Archives of Disease in Childhood 48, 790-793.

[15] Demetropoulos, C.K., Yang, K.H., Grimm, M.J., Khalil, T.B., King, A.I., 1998. Mechanical Properties of the Cadaveric and Hybrid Ⅲ Lumbar Spines.

[16] Deng, B., Begeman, P.C., Yang, K.H., Tashman, S., King, A.I., 2000. Kinematics of human cadaver cervical spine during low speed rear-end impacts. Stapp Car Crash Journal 44, 171-188.

[17] Dibb, A.T., 2011. Pediatric Head and Neck Dynamic Response: A Computational Study. Duke University.

[18] Dong, L., Li, G., Mao, H., Marek, S., Yang, K.H., 2013. Development and validation of a 10-year-old child ligamentous cervical

spine finite element model. Annals of Biomedical Engineering 41, 2538 - 2552.

[19] Dong, L., Mao, H., Li, G., Yang, K.H., 2015. Investigation of pediatric neck response and muscle activation in low-speed frontal impacts. Computer Methods in Biomechanics and Biomedical Engineering 18 (15), 1680 - 1692.

[20] Duma, S.M., Schreiber, P.H., McMaster, J.D., Crandall, J.R., Bass, C.R., Pilkey, W.D., 1999. Dynamic injury tolerances for long bones of the female upper extremity. Journal of Anatomy 194 (Pt 3), 463 - 471.

[21] Fice, J.B., Cronin, D.S., Panzer, M.B., 2011. Cervical spine model to predict capsular ligament response in rear impact. Annals of Biomedical Engineering 39 (8), 2152 - 2162.

[22] Fryar, C.D., Gu, Q., Ogden, C.L., Flegal, K.M., 2016. Anthropometric reference data for children and adults: United States, 2011 - 2014. Vital Health Statistics 3.

[23] Gayzik, F.S., Yu, M.M., Danelson, K.A., Slice, D.E., Stitzel, J.D., 2008. Quantification of age-related shape change of the human rib cage through geometric morphometrics. Journal of Biomechanics 41, 1545 - 1554.

[24] Gray, H., 1918. Gray's anatomy of human body. In: Bartleby.com, 20 edition ed. Lea & Febiger, Philadelphia.

[25] Guillemot, H., Besnault, B., Robin, S., Got, C., Le Coz, J., Lavaste, F., Lassau, J.-P., 1997. Pelvis Injuries in Side Impact Collisions: A Field Accident Analysis and Dynamic Tests on Isolated Pelvis Bones (SAE Technical Paper, Orlando, Florida, USA).

[26] Hardy, W., Foster, C.D., Mason, M.J., Yang, K.H., King, A.I., Tashman, S., 2007. Investigation of head injury mechanisms using neutral density technology and high-speed biplanar X-ray. Stapp Car Crash Journal 45, 337 - 368.

[27] Hewitt, J., Guilak, F., Glisson, R., Vail, T.P., 2001. Regional material properties of the human hip joint capsule ligaments. Journal of Orthopaedic Research: Official Publication of the Orthopaedic Research Society 19, 359 - 364.

[28] Ito, O., Dokko, Y., Ohashi, K., 2009. Development of Adult and Elderly FE Thorax Skeletal Models. SAE International.

[29] Iwamoto, M., Nakahira, A., Tamura, A., Kimpara, H., Watanabe, I., Miki, K., 2007. Development of advance human models in THUMS. In: 6th European LS-DYNA Users' Conference. Gothenburg, Sweden.

[30] Iwamoto, M., Nakahira, Y., Kimpara, H., Min, K., 2013. Development of a finite element model of 5th percentile female with multiple muscles and its application to investigation on impact responses of elderly females. In: 23rd International Technical Conference on the Enhanced Safety of Vehicles (ESV).

[31] Jiang, B., Cao, L., Mao, H., Wagner, C., Marek, S., Yang, K.H., 2014. Development of a 10-year-old paediatric thorax finite element model validated against cardiopulmonary resuscitation data. Computer Methods in Biomechanics and Biomedical Engineering 17, 1185 - 1197.

[32] Jiang, B., Mao, H., Cao, L., Yang, K.H., 2013. Experimental Validation of Pediatric Thorax Finite Element Model under Dynamic Loading Condition and Analysis of Injury (SAE Technical Paper).

[33] Kalra, A., Saif, T., Shen, M., Jin, X., Zhu, F., Begeman, P., Yang, K.H., Millis, S., 2015. Characterization of human rib biomechanical responses due to three-point bending. Stapp Car Crash Journal 59, 113 - 130.

[34] Kent, R., Henary, B., Matsuoka, F., 2005a. On the fatal crash experience of older drivers. Annual Proceedings/Association for the Advancement of Automotive Medicine 49, 371 - 391.

[35] Kent, R., Lee, S.H., Darvish, K., Wang, S., Poster, C.S., Lange, A.W., Brede, C., Lange, D., Matsuoka, F., 2005b. Structural and material changes in the aging thorax and their role in crash protection for older occupants. Stapp Car Crash Journal 49, 231 - 249.

[36] Kent, R., Lopez-Valdes, F.J., Lamp, J., Lau, S., Parent, D., Kerrigan, J., Lessley, D., Salzar, R., 2011. Characterization of the pediatric chest and abdomen using three post-mortem human subjects. In: Proceedings of the 22nd International Technical Conference on the Enhanced Safety of Vehicles (ESV). Washington, DC, US.

[37] Kent, R., Salzar, R., Kerrigan, J., Parent, D., Lessley, D., Sochor, M., Luck, J.F., Loyd, A., Song, Y., Nightingale, R., 2009. Pediatric thoracoabdominal biomechanics. Stapp Car Crash Journal 53, 373 - 401.

[38] Kerrigan, J.R., Bhalla, K.S., Madeley, N.J., Funk, J.R., Bose, D., Crandall, J., 2003. Experiments for establishing pedestrian-impact lower limb injury criteria (SAE Technical Paper). In: 2003 SAE World Congress.

[39] Kerrigan, J.R., Crandall, J.R., Deng, B., 2008. A comparative analysis of the pedestrian injury risk predicted by mechanical impactors and post mortem human surrogates. Stapp Car Crash Journal 52, 527 - 567.

[40] Kerrigan, J.R., Drinkwater, D.C., Kam, C.Y., Murphy, D.B., Ivarsson, B.J., Crandall, J.R., Patrie, J., 2004. Tolerance of the human leg and thigh in dynamic latero-medial bending. International Journal of Crashworthiness 9, 607 - 623.

[41] Kim, J.E., Hsieh, M.H., Soni, B.K., Zayzafoon, M., Allison, D.B., 2013. Childhood obesity as a risk factor for bone fracture: a mechanistic study. Obesity 21, 1459 - 1466.

[42] Konus, O.L., Ozdemir, A., Akkaya, A., Erbas, G., Celik, H., Isik, S., 1998. Normal liver, spleen, and kidney dimensions in neonates, infants, and children: evaluation with sonography. American Journal of Roentgenology 171, 1693 - 1698.

[43] Kopperdahl, D.L., Keaveny, T.M., 1998. Yield strain behavior of trabecular bone. Journal of Biomechanics 31, 601 - 608.

[44] Kroell, C.K., Schneider, D.C., Nahum, A.M., 1971. Impact Tolerance and Response of the Human Thorax (SAE Technical Paper).

[45] Lenard, J., Welsh, R., 2001. A comparison of injury risk and pattern of injury for male and female occupants of moden European passenger cars. In: Proceedings of the 2001 IRCOBI Conference on the Biomechanics of Impact, 10 - 12 October, Isle of Man.

[46] Li, H., Lv, W., Cui, S., He, L., Ruan, S., Wang, C., 2017. Development and application of a six-year-old child pedestrian finite element model. In: SB3C 2017 Summer Biomechanics, Bioengineering & Biotransport Conference, Tucson, Arizona.

[47] Li, Z., Alonso, J.E., Kim, J.E., Davidson, J.S., Etheridge, B.S., Eberhardt, A.W., 2006. Three-dimensional finite element models of the human pubic symphysis with viscohyperelastic soft tissues. Annals of Biomedical Engineering 34, 1452 - 1462.

[48] Li, Z., Kindig, M.W., Kerrigan, J.R., Untaroiu, C.D., Subit, D., Crandall, J.R., Kent, R.W., 2010. Rib fractures under anterior — posterior dynamic loads: experimental and finite-element study. Journal of Biomechanics 43 (2), 228 - 234.

[49] Loyd, A.M., 2011. Studies of the Human Head from Neonate to Adult: An Inertial, Geometrical and Structural Analysis with Comparisons to the ATD Head. Duke University.

[50] Luck, J.F., 2012. The Biomechanics of the Perinatal, Neonatal and Pediatric Cervical Spine: Investigation. Duke University.

[51] Luck, J.F., Nightingale, R.W., Loyd, A.M., Prange, M.T., Dibb, A.T., Song, Y., Fronheiser, L., Myers, B.S., 2008. Tensile mechanical properties of the perinatal and pediatric PMHS osteoligamentous cervical spine. Stapp Car Crash Journal 52, 107 - 134.

[52] Luck, J.F., Nightingale, R.W., Song, Y., Kait, J.R., Loyd, A.M., Myers, B.S., Cameron, R., Bass, D., 2013. Tensile failure properties of the perinatal, neonatal, and pediatric cadaveric cervical spine. Spine 38, E1 - E12.

[53] Maltese, M.R., Castner, T., Niles, D., Nishisaki, A., Balasubramanian, S., Nysaether, J., Sutton, R., Nadkarni, V., Arbogast, K.B., 2008. Methods for determining pediatric thoracic force-deflection characteristics from cardiopulmonary resuscitation. Stapp Car Crash Journal 52, 83 - 105.

[54] Mao, H., Zhang, L., Jiang, B., Genthikatti, V.V., Jin, X., Zhu, F., Makwana, R., Gill, A., Jandir, G., Singh, A., Yang, K. H., 2013. Development of a finite element human head model partially validated with thirty five experimental cases. Journal of Biomechanical Engineering 135 (11), 111002.

[55] Mao, H., Holcombe, S., Shen, M., Jin, X., Wagner, C.D., Wang, S.C., Yang, K.H., King, A.I., 2014. Development of a 10-year-old full body geometric dataset for computational modeling. Annals of Biomedical Engineering 42, 2143 - 2155.

[56] Markisz, J.A., Treves, S.T., Davis, R.T., 1987. Normal hepatic and splenic size in children: scintigraphic determination. Pediatric Radiology 17, 273 - 276.

[57] Meng, Y., Pak, W., Guleyupoglu, B., Koya, B., Gayzik, F.S., Untaroiu, C., 2017. A finite element model of a six-year-old child for simulating pedestrian accidents. Accident Analysis and Prevention 98, 206 - 213.

[58] Mizuno, K., Iwata, K., Deguchi, T., Ikami, T., Kubota, M., 2005. Development of a three-year-old child FE model. Traffic Injury Prevention 6, 361 - 371.

[59] Mizuno, K., Iwata, K., Namikiri, T., Tanaka, N., 2006. Comparison of human FE model and crash dummy responses in various child restraint systems. In: International Crashworthiness Conference, Athens, Greece.

[60] Mohr, M., Abrams, E., Engel, C., Long, W.B., Bottlang, M., 2007. Geometry of human ribs pertinent to orthopedic chest-wall reconstruction. Journal of Biomechanics 40, 1310 - 1317.

[61] Moore, K.L., Agur, A.M.R., Dalley, A.F., 2011. Essential Clinical Anatomy, fourth ed. Lip-pincott Williams & Wilkins, Baltimore, MD.

[62] Morris, A., Welsh, R., Hassan, A., 2003. Requirements for the crash protection of older vehicle passengers. Annual Proceedings/ Association for the Advancement of Automotive Medicine 47, 165 - 180.

[63] Nahum, A.M., Smith, R., Ward, C.C., 1977. Intracranial Pressure Dynamics during Head Impact (SAE Technical Paper).

[64] Nalla, R.K., Kruzic, J.J., Kinney, J.H., Ritchie, R.O., 2004. Effect of aging on the toughness of human cortical bone: evaluation by R-curves. Bone 35, 1240 - 1246.

[65] NHTSA, 2013. Traffic Safety Facts 2011 Data — Children. Government Report, May 2013 ed., Washington, DC.

[66] Nightingale, R.W., Chancey, V.C., Ottaviano, D., Luck, J.F., Tran, L., Prange, M., Myers, B.S., 2007. Flexion and extension structural properties and strengths for male cervical spine segments. Journal of Biomechanics 40, 535 - 542.

[67] Nightingale, R.W., McElhaney, J.H., Richardson, W.J., Myers, B.S., 1996. Dynamic responses of the head and cervical spine to axial impact loading. Journal of Biomechanics 29, 307 - 318.

[68] Okamoto, M., Takahashi, Y., Mori, F., Hitosugi, M., Madeley, J., Ivarsson, J., Crandall, J.R., 2003. Development of finite element model for child pedestrian protection. In: Proceedings of the 18th International Technical Conference on the Enhanced Safety of Vehicles (ESV). Nagoya, Japan.

[69] Ouyang, J., Zhao, W., Xu, Y., Chen, W., Zhong, S., 2006. Thoracic impact testing of pediatric cadaveric subjects. Journal of Trauma and Acute Care Surgery 61, 1492 - 1500.

[70] Ouyang, J., Zhu, Q., Zhao, W., 2003a. Biomechanical character of extremity long bones in children and its significance. Chinese Journal of Clinical Anatomy 21, 620 - 623.

[71] Ouyang, J., Zhu, Q., Zhao, W., Xu, Y., Chen, W., Zhong, S., 2003b. Experimental cadaveric study of lateral impact of the pelvis in children. Academic Journal of the First Medical College of PLA 23, 397 - 401, 408.

[72] Ouyang, J., Zhu, Q., Zhao, W., Xu, Y., Chen, W., Zhong, S., 2005. Biomechanical assessment of the pediatric cervical spine under bending and tensile loading. Spine 30, E716 - E723.

[73] Panzer, M.B., Fice, J.B., Cronin, D.S., 2011. Cervical spine response in frontal crash. Medical Engineering & Physics 33,

1147 – 1159.

[74] Petitjean, A., Lebarbe, M., Potier, P., Trosseille, X., Lassau, J.P., 2002. Laboratory reconstruction of real world frontal crash configuration using the hybrid Ⅲ and THOR dummies and PMHS. Stapp Car Crash Journal 46.

[75] Ramet, D., Cesari, D., 1979. Experimental study of pelvis tolerance in lateral impact. In: International IRCOBI Conference on the Biomechanics of Impacts. SAE Technical Papers, Goteborg, Sweden, pp. 243 – 249.

[76] Reed, M.P., Ebert, S.M., Hallman, J.J., 2013. Effects of driver characteristics on seat belt fit. Stapp Car Crash Journal 57, 43 – 57.

[77] Riggs, B.L., Melton 3rd, I.L.J., Robb, R.A., Camp, J.J., Atkinson, E.J., Peterson, J.M., Rouleau, P.A., McCollough, C.H., Bouxsein, M.L., Khosla, S., 2004. Population-based study of age and sex differences in bone volumetric density, size, geometry, and structure at different skeletal sites. Journal of Bone and Mineral Research 19, 1945 – 1954.

[78] Roberts, V.L., Compton, C., 1993. The Relationship between Delta Vand Injury. SAE Technical Paper 933111.

[79] Rupp, J.D., Flannagan, C.A., Leslie, A.J., Hoff, C.N., Reed, M.P., Cunningham, R.M., 2013. Effects of BMI on the risk and frequency of AIS 3+ injuries in motor-vehicle crashes. Obesity 21, E88 – E97.

[80] Rupp, J.D., Reed, M.P., Van Ee, C.A., Kuppa, S., Wang, S.C., Goulet, J.A., Schneider, L.W., 2002. The tolerance of the human hip to dynamic knee loading. Stapp Car Crash Journal 46, 211 – 228.

[81] Shah, C.S., Yang, K.H., Hardy, W., Wang, H.K., King, A.I., 2001. Development of a computer model to predict aortic rupture due to impact loading. Stapp Car Crash Journal 45, 161.

[82] Shen, M., Mao, H., Jiang, B., Zhu, F., Jin, X., Dong, L., Ham, S.J., Palaniappan, P., Chou, C.C., Yang, K.H., 2016. Introduction of Two New Pediatric Finite Element Models for Pedestrian and Occupant Protections. SAE Technical Paper 2016-01-1492.

[83] Shen, M., Zhu, F., Mao, H., Fan, H., Mone, N., Sanghavi, V., Jin, X., Kalra, A., Chou, C.C., Yang, K.H., 2015. Finite element modeling of 10-year-old child pelvis & lower extremities with growth plates for pedestrian protection. International Journal of Vehicle Safety 8, 268 – 286.

[84] Shi, X., Cao, L., Reed, M.P., Rupp, J.D., Hoff, C.N., Hu, J., 2014. A statistical human rib cage geometry model accounting for variations by age, sex, stature and body mass index. Journal of Biomechanics 47 (10), 2277 – 2285.

[85] Shivanna, K.H., Tadepalli, S.C., Grosland, N.M., 2010. Feature-based multiblock finite element mesh generation. Computer-aided Design 42, 1108 – 1116.

[86] Snyder, R., Schneider, L., Owings, C., Reynolds, H., Golomb, H., Schork, A., 1977. Anthro-pometry of Infants, Children, and Youths to Age 18 for Product Safety Design. Final Report, Consumer Product Safety Commission Report, Ann Arbor Michigan.

[87] Takahashi, Y., Kikuchi, Y., Konosu, A., Ishikawa, H., 2000. Development and validation of the finite element model for the human lower limb of pedestrians. Stapp Car Crash Journal 44, 335 – 355.

[88] Talantikite, Y., Bouguet, R., Ramet, M., Guillemot, H., Robin, S., Voiglio, E., 1998. Human thorax behaviour for side impact-Influence of impact mass and velocities. In: Conference on the Enhanced Safety of Vehicles.

[89] Untaroiu, C., Darvish, K., Crandall, J., Deng, B., Wang, J.T., 2005. A finite element model of the lower limb for simulating pedestrian impacts. Stapp Car Crash Journal 49, 157 – 181.

[90] Vezin, P., Berthet, F., 2009. Structural characterization of human rib cage behavior under dynamic loading. Stapp Car Crash Journal 53, 93 – 125.

[91] Viano, D.C., Culver, C.C., Haut, R.C., Melvin, J.W., Bender, M., Culver, R.H., Levine, R.S., 1978. Bolster Impacts to the Knee and Tibia of Human Cadavers and an Anthropomorphic Dummy.

[92] Wang, S., 2008. Elderly Occupants: Injury Risks and Pattern. http://crashedu.org/articulate/elderly_ed/Part1/player.html.

[93] Weaver, A.A., Schoell, S.L., Stitzel, J.D., 2014. Morphometric analysis of variation in the ribs with age and sex. Journal of Anatomy 225, 246 – 261.

[94] Wood, L.K., Miller, C.S., Madura, N.H., Reed, M.P., Schneider, L.W., Klinich, K.D., Rupp, J.D., 2014. Response and tolerance of female and/or elderly PMHS to lateral impact. Stapp Car Crash Journal 58, 523 – 563.

[95] Yamada, H., Evans, F.G., 1970. Strength of Biological Materials. Williams & Wilkins, Baltimore.

[96] Yang, K.H., Zhu, F., Luan, F., Zhao, L., Begeman, P.C., 1998. Development of a finite element model of the human neck. Stapp Car Crash Journal 42, 195 – 205.

[97] Yang, K.H., Hu, J., White, N.A., King, A.I., Chou, C.C., Prasad, P., 2006. Development of numerical models for injury biomechanics research: a review of 50 years of publications in the Stapp Car Crash Conference. Stapp Car Crash Journal 50, 429 – 490.

[98] Yue, N., Shin, J., Untaroiu, C.D., 2011. Development and Validation of an Occupant Lower Limb Finite Element Model. SAE Technical Paper, p. 1128.

[99] Zhang, W., Kapoor, T., Altenhof, W., Howard, A., Mizuno, K., 2009. Implementation of Child Biomechanical Neck Behaviour into a Child FE Model.

[100] Zhou, Z., Jiang, B., Cao, L., Zhu, F., Mao, H., Yang, K.H., 2016. Numerical simulations of the 10-year-old head response in drop impacts and compression tests. Computer Methods and Programs in Biomedicine 131, 13 – 25.

18 爆炸建模及其对人体/动物的效应

Feng Zhu

Embry-Riddle Aeronautical University, Daytona Beach, Florida, United States

18.1 基本爆炸物理学

当炸药在空气中爆炸时,迅速膨胀的气体会压缩周围的空气并以超音速向外移动。爆炸产物的快速膨胀产生了致密、高温且速度不连续的冲击波,紧随其后的是高速流动的空气风,简称爆炸风。典型的冲击波压力-时间曲线如图18.1A所示,其中 t_a 是冲击波到达的时间,P_s 是冲击波的峰值压力,P_a 是环境大气压力。这种不连续的压力上升表现在 t_a 时刻从 P_a 到 P_s 的阶跃性增高,随后压力呈近似指数衰减,直到压力下降到时间 t_a+t_d 时刻的环境压力水平。典型的自由场冲击波压力-时间历程可用式(18.1)描述,也称为修正的Friedlander方程(Baker等,1983)。

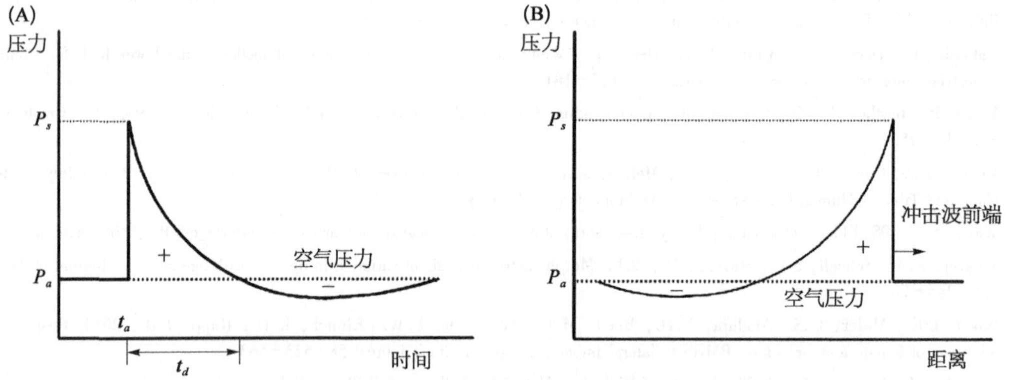

图18.1 典型冲击波压力曲线(A:压力-时间关系;B:压力-距离关系)。

$$P_t=(P_s-P_a)\left[1-\frac{t-t_a}{t_d}\right]e^{-(t-t_a)/\theta} \tag{18.1}$$

t_d 是正压的持续时间,θ 是时间衰减常数。需要注意的是,P_s 的范围非常大,核爆炸超压峰值可达到数个GPa,而简易爆炸装置(improvised explosive devices, IED)超压峰值一般不超过200 kPa。除了 P_s 和 t_a,冲击波另一个重要致伤参数是超压冲量,通过冲击波超压对持续时间积分得到,如式(18.2)所示。

$$I_s = \int_{t_a}^{t_a+t_d} P(t)\,dt \tag{18.2}$$

$P(t)$ 是冲击波超压的时间函数。

图 18.1B 展示了冲击波压力在某特定时刻随距离的变化趋势,在冲击波前端高压致密波后紧跟着一个呈指数衰减的稀疏波,也称为卸载波。

18.2 数字仿真中的冲击波数字建模策略

18.2.1 · 直接定义冲击波脉冲时间曲线

直接定义如图 18.1A 中描绘的冲击波脉冲时间-历程曲线是模拟爆炸载荷最直接和简单的方法,但这种方式并没有考虑载荷与结构的耦合效应,如结构的曲率变化、冲击波反射等。因此,这种冲击载荷仿真精度有时难以令人满意。

18.2.2 · 使用爆炸压力函数定义爆炸载荷

爆炸载荷也可以很方便地使用爆炸压力函数进行计算,如美国陆军开发的 ConWep(1991),该函数可以在板的顶面产生非均匀载荷。使用该爆炸函数进行冲击波的建模适用于以下两种情况:第一,空中球形炸药自由爆炸;第二,地面半球状炸药爆炸。该函数需要输入的参数包括等效 TNT 当量、爆炸类型(地面或空气)、爆炸位置和冲击波作用的表面性质。压力计算公式如下所示:

$$P(\tau) = P_r \cdot \cos^2\theta + P_i \cdot (1 + \cos^2\theta - 2\cos\theta) \tag{18.3}$$

P_i 是入射压力,P_r 是反射压力,θ 是入射角度,定义为冲击波波阵面和目标表面切线的夹角。可以看出,ConWep 通过考虑冲击波的入射角来计算反射压力值,并将其应用于目标表面。它以增量方式调整入射角,从而考虑了爆炸期间表面旋转对压力载荷的影响。ConWep 的缺点是不能模拟类似薄片或棱柱爆炸所产生的集中冲击载荷,此外,该函数还忽略了环境因素产生的影响。

18.2.3 · 将炸药建模为一种材料

上述冲击波建模方法仅仅考虑了压力变化,在这一部分将探讨通过炸药的材料本构进行显式建模。当炸药被引爆时,它的体积会显著膨胀,并与其他结构相互作用,而后计算得到爆炸产物与结构之间的接触力。炸药爆炸过程由三个参数控制:爆点位置、炸药燃烧速度和炸药几何形状。

炸药爆炸的材料本构建模方法通常采用 Jones - Wilkinse - Lee(JWL)状态方程(EOS)进行描述,JWL 方程如下所示(Baker 等,1983):

$$P = A\left(1 - \frac{\omega\rho}{R_1\rho_0}\right)e^{-R_1\frac{\rho_0}{\rho}} + B\left(1 - \frac{\omega\rho}{R_2\rho_0}\right)e^{-R_2\frac{\rho_0}{\rho}} + \frac{\omega\rho^2}{\rho_0}E_{m0} \tag{18.4}$$

P 为爆炸压力,ρ 为爆炸物密度,ρ_0 为初始爆炸物密度,A、B、R_1、R_2、ω 和 E_{m0} 为材料常数,它们与炸药类型有关,均可通过炸药手册进行查询。

爆炸冲击波在空气或水等流体介质中的传播可以用多材料随机 Lagrangian - Eulerian(MMALE)公式描述。MMALE 将网格变形嵌入到材料,以克服传统的 Lagrangian 方法在大变形分析中的困难,同时,克服了 Eulerian 方法在处理多材料相互作用或移动边界方面的困难。该方法结合了 Lagrangian 和 Eulerian 方法的最佳特性,并允许在计算过程中以任意和预定义的方式连续调整任何材料区域内的网格,从而提供连续和自动的重新分区能力。因此,MMALE 方法适合流体流动分析,特别是当材料应变率大且有显著的工况条件,如高速气流和爆炸产物的体积膨胀(Souli 等,2000)。MMALE 方程式允许同一节点赋予多种材料(如爆炸产物、空气和水)。例如,图 18.2 为通过 MMALE 方法模拟的流固耦合模型(Sevagan 等,2013),可见同一网格中包含了头部模型、冲击波波阵面(红色和黄色区域的边界)和空气(蓝色区域)。

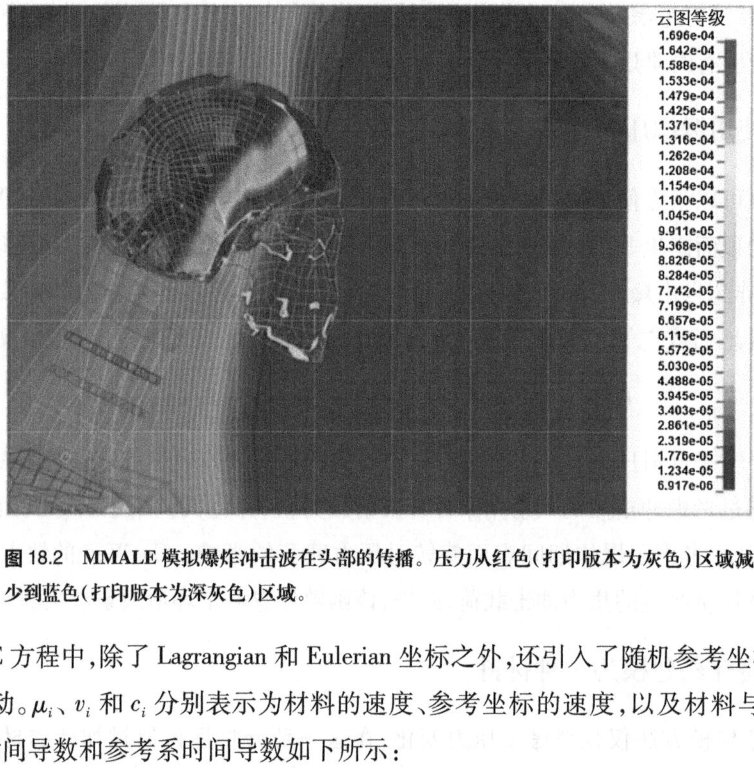

图 18.2 MMALE 模拟爆炸冲击波在头部的传播。压力从红色(打印版本为灰色)区域减少到蓝色(打印版本为深灰色)区域。

在 MMALE 方程中,除了 Lagrangian 和 Eulerian 坐标之外,还引入了随机参考坐标系,并且该参考坐标独立运动。μ_i、v_i 和 c_i 分别表示为材料的速度、参考坐标的速度,以及材料与网格之间的相对速度,材料时间导数和参考系时间导数如下所示:

$$\frac{\partial F(X_i,t)}{\partial t}=\frac{\partial F(\xi_i,t)}{\partial t}+c_i\frac{\partial F(x_i,t)}{\partial x_i},\ c_i=u_i-v_i \tag{18.5}$$

F 是特定的物理参数,X_i、ξ_i 和 x_i 分别是 Lagrangian 坐标、参考坐标和 Eulerian 坐标。MMALE 公式的整个空间域 Ω_x 的质量、动量和能量守恒控制方程如下:

$$\frac{\partial\rho}{\partial t}+c_i\frac{\partial\rho}{\partial x_i}+\rho\frac{\partial u_i}{\partial x_i}=0 \tag{18.6}$$

$$\rho\left(\frac{\partial u_i}{\partial t}+c_j\frac{\partial u_i}{\partial x_j}\right)=\frac{\partial\sigma_{ij}}{\partial x_j}+\rho f_i \tag{18.7}$$

$$\rho\left(\frac{\partial e}{\partial t}+c_i\frac{\partial e}{\partial x_i}\right)=\sigma_{ij}\frac{\partial u_i}{\partial x_j}+\rho f_i u_i \tag{18.8}$$

ρ 是密度；f_i 是单位质量的作用力；σ_{ij} 是柯西应力张量；e 是单位质量的内能。

当冲击波到达物体表面时，就会发生流体与固体的相互作用。爆炸冲击波能量通过流固耦合(fluid-structure interaction, FSI)传递给物体，其作用力可以通过 ALE/Lagrangian 耦合算法计算。这种耦合方法可以将 Lagrangian 模型植入 ALE 流体中，从而使得固体和流体元素共存于同一空间，这一技术为解决涉及流固耦合的复杂问题提供了极大的灵活性。在这种方法中，相互作用力被视为连接流体节点和固体节点的虚拟非线性弹簧，如图 18.3 所示，弹簧的刚度由材料属性和载荷条件决定。

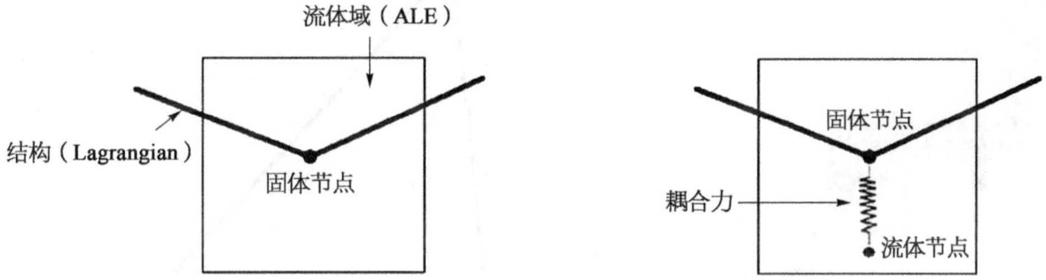

图 18.3 ALE/Lagrangian 耦合算法原理。

18.3 冲击波致人体损伤的模拟——案例研究

这一部分将通过案例研究展示冲击波仿真的应用及其对动物或人体的损伤效应，如前所述，数值模拟是对物理实验的有效补充，用于研究极端载荷条件下的损伤响应。数字模拟结果具有很高的重复性，且可以获得一些难以通过实验测量的参数。例如，应力、应变和能量传递规律，这些参数通常用作量化损伤严重程度的指标。

公开的文献和医学报告表明，在空气冲击波载荷下，身体最易受伤的部位包括头部、肺和下肢。本章中，以下肢和头部为例，展示了这一领域的相关建模工作，重点介绍了建模技术，并对损伤力学响应进行了简要讨论。损伤机制和阈值的详细信息不属于本章讨论的范围，但可在相关文献中进行查询。

18.3.1 · 案例 1——下肢爆炸冲击的损伤模拟

下肢的爆炸损伤通常由地雷爆炸引起，包括常规地雷爆炸和反坦克地雷爆炸。当一个人踩到常规地雷时，冲击波能量会在几微秒内直接传递到下肢，并将人体组织毁伤，这种下肢损伤机制已经十分明确，本章不再讨论。本章关注的重点是在反坦克地雷爆炸对乘员下肢损伤的风险评估。反坦克地雷爆炸后冲击能量迅速传递到车底，并对乘员的下肢施加高载荷，从而造成乘员伤害。目前对垂直冲击载荷致下肢损伤的认识主要来源于民用车辆碰撞环境，这与反坦克地雷爆炸的载荷工况有很大不同。如果没有正确的认识，就无法设计出有效的防护装置，以减轻地雷和简易爆炸装置爆炸对乘员下肢的伤害。

地雷爆炸冲击对舱室乘员下肢的冲击作用过程可以分为两个阶段，即爆炸冲击与舱室底板相互作用，以及舱室与乘员下肢的相互作用。由于下肢没有与爆炸冲击波进行直接的相互作用，因此可以进行简化模拟。舱室乘员下肢的载荷可以通过在底板施加垂直向上的冲击速度或加速度脉冲实现，这个时间历程是可以通过实验测量。在垂直冲击载荷下已验证过的乘员有限元模型（Dong 等，2013）如图 18.4（A）所示，其中大腿是水平的，小腿与大腿之间夹角为 θ。如图 18.4（B）所示，载荷曲线近似为冲击速度与时间的三角形脉冲，冲击速度在 1 ms 时达到峰值，脉冲总持续时间为 10 ms。

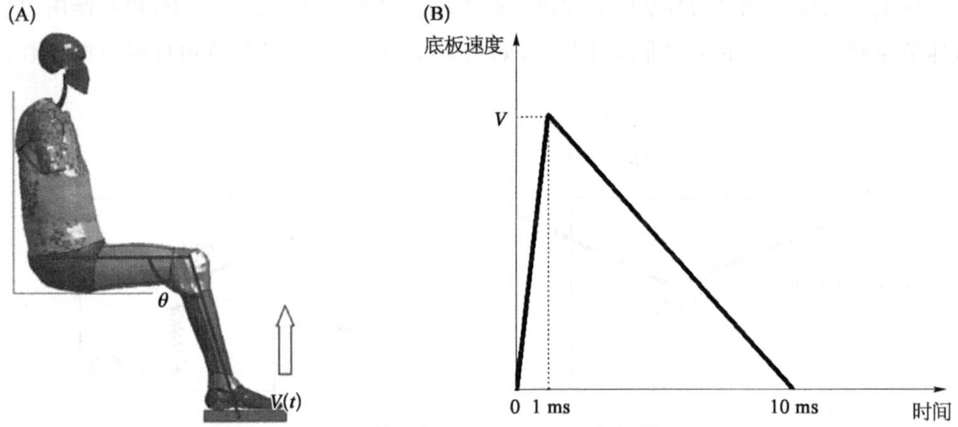

图 18.4 （A）用有限元士兵模型研究不同腿部姿态的影响；（B）舱室底板冲击速度-时间曲线。

本研究通过有限元模拟仿真探讨两种典型姿势（θ = 60° 和 θ = 120°）的下肢力学响应，从而分析 θ 为钝角和锐角两种姿态对下肢应力集中和骨折形态的影响。图 18.5 显示了在两种情况下模型预测的主应力分布，结果表明，当 θ = 60° 时，拉应力集中部位包括股骨下侧、胫骨前侧和足部小骨；而 θ = 120° 时，拉应力集中部位包括股骨下侧、胫骨后侧和足部小骨。

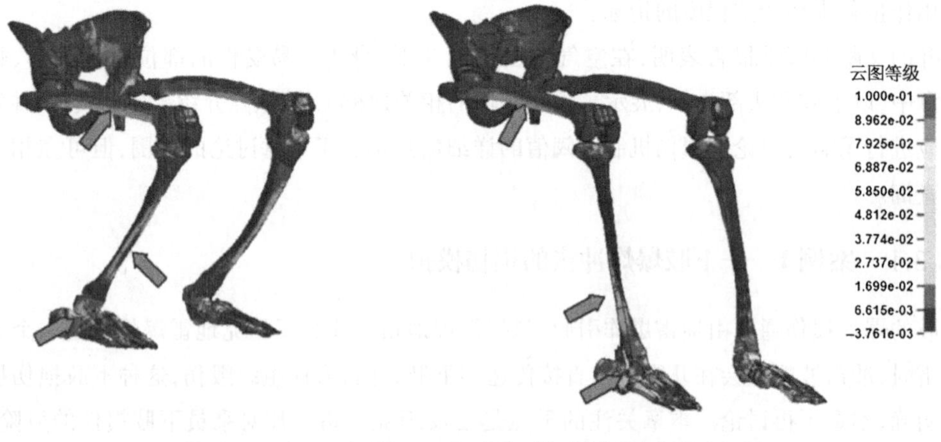

图 18.5 θ 为 60°（左）和 120°（右）条件下的下肢主应力分布（GPa）。

上述两种腿部姿态的胫骨骨折模式预测结果如图 18.6 所示，结果表明，胫骨骨折在 θ = 60° 时发生在前侧，而在 θ = 120° 时骨折发生在胫骨后侧，胫骨骨折位置与图 18.5 中的拉应力集中部位保持一致。这一发现表明，在垂直冲击载荷条件下，胫骨的断裂行为取决于其动态拉伸强度。

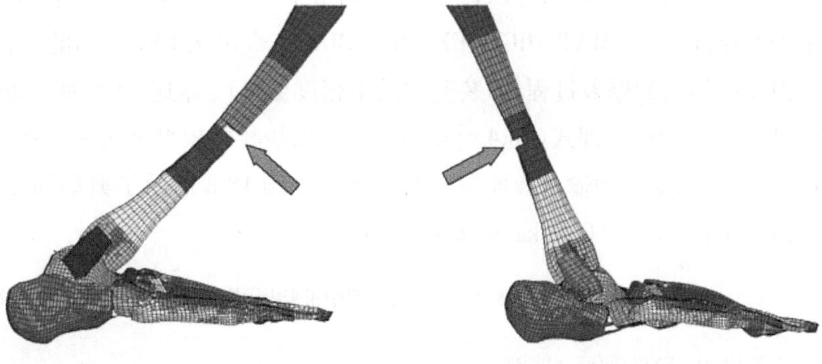

图 18.6 模型预测胫骨骨折（左：$\theta = 60°$；右：$\theta = 120°$）

18.3.2 · 案例 2——爆炸冲击致脑损伤模拟

由于简易爆炸装置的普遍使用，爆炸冲击颅脑损伤已成为当前中东冲突下的代表性创伤（DePalma 等，2005），爆炸冲击的创伤性脑损伤（traumatic brain injury，TBI）受害者往往出现复杂的神经-精神症状，如行动不便、言语障碍、运动功能障碍、瘫痪、特殊感官缺陷和功能障碍，以及情绪障碍等。由于脑冲击伤与爆炸作用直接相关，故脑冲击伤属于原发性损伤，而非继发性损伤。与爆炸碎片损伤相比，原发性脑冲击伤的研究相对较少，其损伤机制仍不明确。

前期 Zhu 等（2010；2012a；2013）开发了一系列头部有限元模型，如简化的头部替代模型、鼠头和猪头模型等，以研究爆炸冲击伤的力学响应，并测试数据验证结果。在这些研究中，通过激波管产生冲击波。在实验室开展的激波管冲击实验可以较好地控制冲击波的发生。激波管包括高压段和致伤段，高压段使用高压气体或炸药来产生冲击波；致伤段用于放置头部模型。典型的激波管实验如图 18.7 所示。有关激波管设计和建模技术的更详细介绍参见 Zhu 等（2012b）的论文。

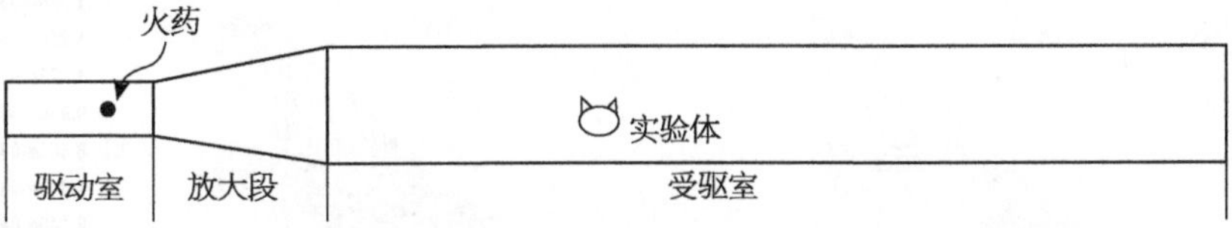

图 18.7 典型激波管示意图。

本研究使用 18.2.3 节中描述的 MMALE 方法模拟爆炸冲击波在激波管内的产生和传播，以及冲击波与头部的相互作用，采用 8 节点任意 Lagrangian - Eulerian（ALE）六面体单元模拟圆柱形激波管的空气域。激波管内气体用 LS - DYNA 中的 9 号 * MAT_NULL 材料模型定义（Hallquist，1998），并用线性多项式状态方程描述理想气体随压力变化的热力学状态，气体被假定为相邻粒子间没有剪切力行为的理想状态。因此，Gamma 准则状态方程可用来描述模型中气体的边界条件和初始热力学条件，于是，激波管中的压力可由线性方程计算，如式 18.9 所示：

$$P = (\gamma - 1)\,\rho_0\,E_0 \tag{18.9}$$

空气比热（γ）= 1.4，ρ_0 是气体的相对密度，单位参考体积的初始能量（E_0）= 2.5 bar（1 bar = 100 kPa）。

球形炸药可以方便地用 INITIAL_VOLUME_FRACTION_GEOMETRY 关键字建模，该参数定义了一个炸药的体积分数,可以占据 ALE 网格中的某些区域,即激波管的空气部分。用 LS - DYNA 中的 8 号材料 (* MAT_HIGH_EXPORT_BURN) 来定义 TNT 炸药的材料属性,它允许用 3 个参数来模拟高能炸药的爆轰过程,即装药的质量密度 (ρ_M)、爆速 (V) 和 Chapman - Jouget 压力 (P)。同样,JWL 状态方程[即式(18.4)]需要用爆炸燃烧材料模型来定义。在 LS - DYNA 中进行模拟仿真计算,炸药和空气的输入参数如表 18.1 所示。图 18.8 展示了典型的炸药爆轰和体积膨胀过程,爆炸是由 TNT 当量为 0.48 kg 的球形炸药产生的。

表 18.1 状态方程中用来表示炸药装药的材料属性和参数

* MAT_HIGH - EXPLOSIVE - BURN		
RO(kg/m³)	D(m/s)	PCJ(GPa)
1.63	6 930	27

* EOS_JWL						
A	B	R_1	R_2	OMEG	E_0(GPa)	V_0
374	3.23	4.15	0.95	0.30	7.0	1.0

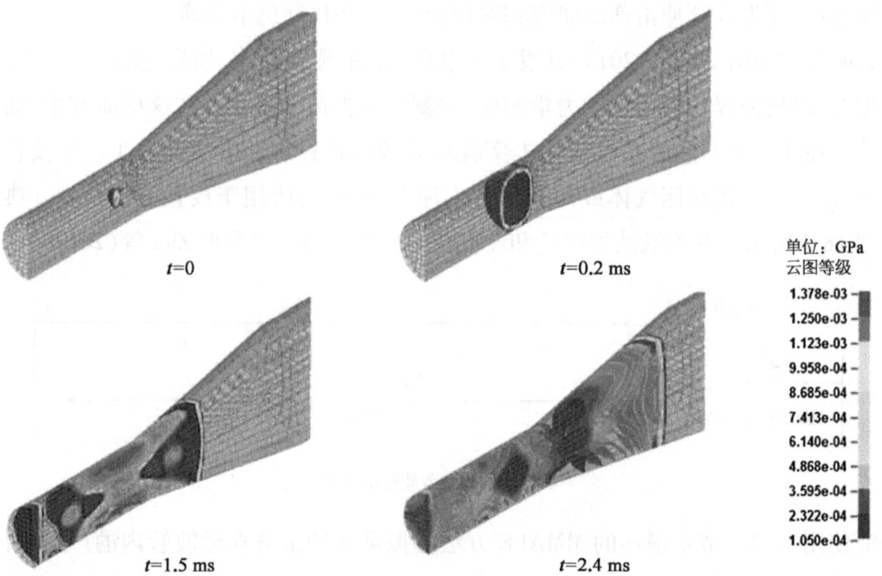

图 18.8 模型模拟了激波管中的爆炸过程。

本研究基于猪头的 CT 和 MRI 扫描图像建立了猪头有限元模型,它包括白质(胼胝体、中脑和脑干)、灰质(海马、皮质、嗅球和小脑)和脑脊液,不同组成部位的连接通过共节点实现,该模型的详细建模过程详见 Zhu 等(2013)的论文。

冲击波与猪头部之间的相互作用使用 18.2.3 节中描述的 ALE/Lagrangian 耦合算法进行计算,具体通过 LS - DYNA 中的 * CONSTRAINT_LAGRANGE_IN_SOLID 关键词设置罚函数来进行耦合计算(Hallquist, 1998),定义爆炸冲击波 ALE 或 Eulerian 实体(如爆炸物和空气的混合物)为主接触面,头部 Lagrangian 实体(如头部模型)为从接触面。

该方法基于 ALE 或 Eulerian(流体)节点与界面上的 Lagrangian(固体)节点之间的距离,以及流体和固体结构的材料属性来计算相互作用力。控制卡片中的所有参数均使用默认值,激波管初始未填充空间采用初始压力与环境压力相等的方式进行模拟,激波管的尺寸固定为该区域。模拟结果表明,在接触面处未出现能量耗散或较大滑移能,所有模拟的沙漏能量不到总能量的 5%。

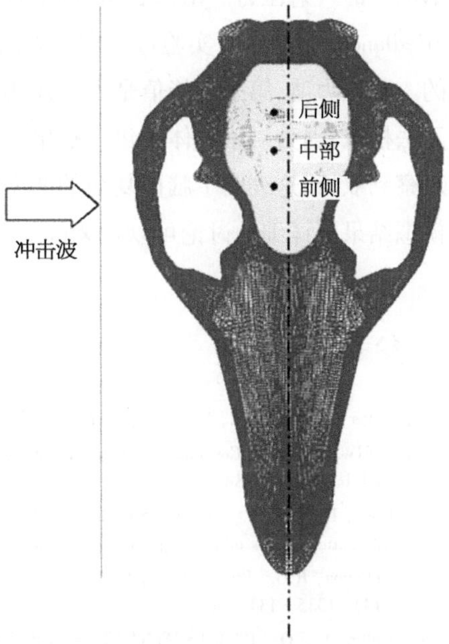

图 18.9 激波管内猪头部的爆炸载荷示意图。

猪头部模型放置于激波管模型中,在 TNT 当量为 0.48 kg 的条件下进行模拟,实验条件与生物激波管实验保持一致,载荷作用方向也相同,如图 18.9 所示。猪头部右侧面对冲击波波阵面,然后对脑组织右半球前、中、后三个位置(图 18.9 中用黑点标记)的颅内压(intracranial pressures, ICP)仿真预测和实验测量结果进行比对,压力传感器布放点距离头部中线约 10 mm,同时,放置于硬脑膜下约 10 mm。

图 18.10 显示了模拟仿真和实验的 ICP 比较,以及头

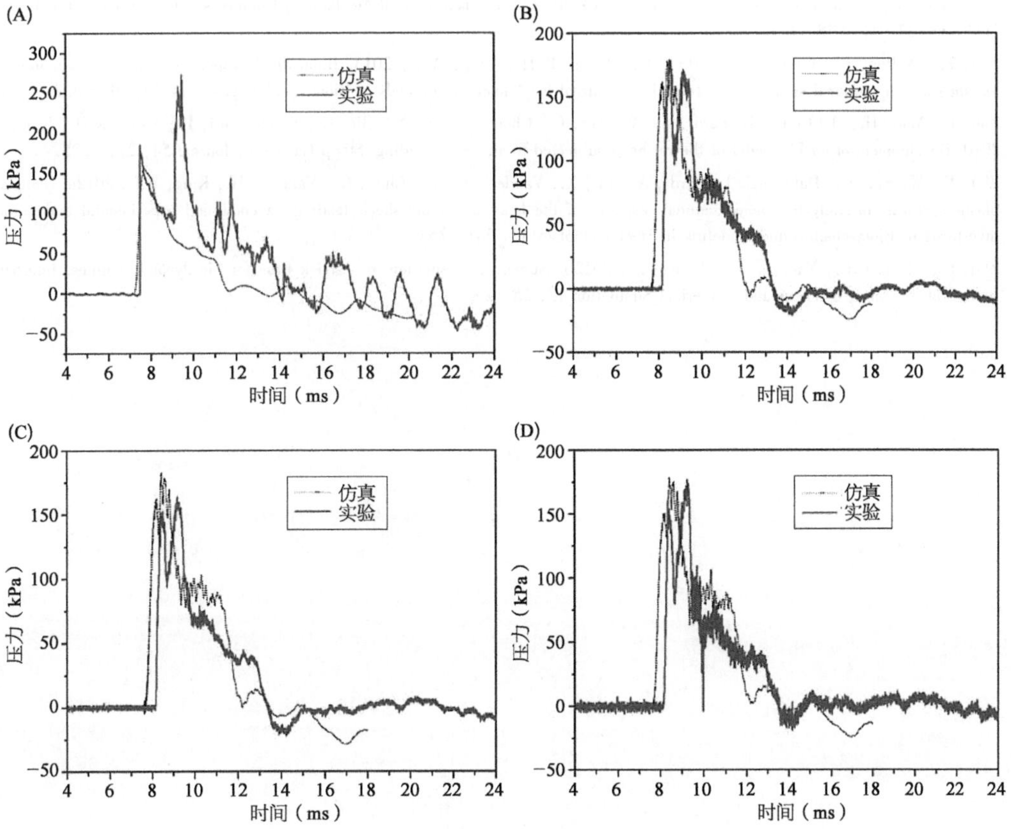

图 18.10 模型预测的颅内压与实验数据的比对。

部前面的入射压力。结果表明,模型预测的压力曲线与实验结果具有相似的形状特征,均表现为Friedlander类曲线。实验过程中测得的入射压力波和ICP呈现出两个峰值。对于头部前方记录到的入射压力波,第一个峰值是入射压力波,第二个峰值是由猪身体的反射波引起的。第二个峰值无法模拟,因为对猪身体的建模超出了本研究的范围。而在图18.10B~D中,在ICP曲线上也可以观察到双峰,这表明了脑内复杂的波反射及相互作用,有限元模型很好地捕捉到了这一特征,关于模拟结果更详细的讨论可以在Zhu等(2013)的研究中找到。

参考文献

[1] Baker, W., Cox, P., Westine, P., Kulesz, J., Strehlow, R., 1983. Explosion Hazards and Evaluation. Elsevier, New York.

[2] CONWEP, 1991. Conventional Weapons Effects Program, Version 2.00. US Army Engineer Waterways Experimental Station, Vicksburg, MS, USA.

[3] Dong, L., Zhu, F., Jin, X., Suresh, M., Jiang, B., Sevagan, G., Cai, Y., Li, G., Yang, K.H., 2013. Blast effect on the lower extremities and its mitigation: a computational study. Journal of the Mechanical Behavior of Biomedical Materials 28, 111-124.

[4] DePalma, R.G., Burris, D.G., Champion, H.R., Hodgson, M.J., 2005. Blast injuries. The New England Journal of Medicine 352 (13), 1335-1341.

[5] Hallquist, J.O., 1998. LS-DYNA Theoretical Manual. Livermore Software Technology Co., Livermore, CA.

[6] Souli, M., Ouahsine, A., Lewin, L., 2000. ALE formulation for fluid-structure interaction problems. Computer Methods in Applied Mechanics and Engineering 190, 659-675.

[7] Sevagan, G., Zhu, F., Jiang, B., Yang, K.H., 2013. Numerical simulations of the occupant head response in an infantry vehicle under blunt impact and blast loading conditions. Proceedings of the Institution of Mechanical Engineers, H, Journal of Engineering in Medicine 227 (7), 778-787.

[8] Zhu, F., Skelton, P., Chou, C.C., Mao, H., Yang, K.H., King, A.I., 2013. Biomedical responses of a pig head under blast loading: a computational simulation. International Journal for Numerical Methods in Biomedical Engineering 29, 392-407.

[9] Zhu, F., Mao, H., Dal Cengio Leonardi, A., Wagner, C., Chou, C., Jin, X., Bir, C., Vande Vord, P., Yang, K.H., King, A.I., 2010. Development of an FE model of the rat head subjected to air shock loading. Stapp Car Crash Journal 54, 211-225.

[10] Zhu, F., Wagner, C., Dal Cengio Leonardi, A., Jin, X., Vande Vord, P., Chou, C., Yang, K.H., King, A.I., 2012a. Using a gel/plastic surrogate to study the biomechanical response of the head under air shock loading: a combined experimental and numerical investigation. Biomechanics and Modeling in Mechanobiology 11, 341-353.

[11] Zhu, F., Chou, C.C., Yang, K.H., Wang, Z., 2012b. Numerical simulation of a shock tube for bio-dynamic studies. International Journal of Nonlinear Sciences and Numerical Simulation 13, 25-29.

结 束 语

为了验证空腔效应与对冲性脑损伤相关的假说，Chan 于 1974 年发表了轴对称有限元人体头部模型，自此以后，人体模型的开发取得了实质性的进展。本书中很多先进的局部和全身模型就说明了这一点。在一定程度上，这归功于计算机软件和硬件技术的进步，对材料属性和组织水平失效准则和阈值的更好理解，也有助于人体有限元建模的改进。随着人体建模技术的不断发展，研究人员对模拟结果和实验数据差异的定量分析的要求越来越高，用于针对志愿者和人体实验数据的模型验证准确度已经从定性描述（如良好、一致）转变为定量描述（如 CORA 评级为0.86）。我们相信，只有那些经过严格验证的模型才能对提高汽车、飞机和医疗领域的安全性起到实质性的作用。

人体建模的发展方向可能包括对特定对象的参数化建模（第 10 章）、主动肌肉建模（第 11 章）和统计建模（如本书中未描述的随机和蒙特卡罗类型的建模）领域。当模拟仿真和实验结果存在差异时，模型开发人员往往难以判断差异是由于人体模型和实验对象的几何差异，还是由于材料准则的定义不适当，以及材料属性的不适当假设造成的。特定个体参数化建模至少能够消除其中一个影响因素，即由于个体几何不同产生的差异。由于人体的大小和形状各不相同，统计建模方法可能有助于安全工程师找到适合人群整体保护的策略。或者，约束系统可提供个性化配置，从而更好地保护每个人，而不是目前“一刀切”地适合所有人群的方案。目前，用于仿真的计算速度和基于结果的统计分析工具仍在不断改进中。最后，主动肌肉建模可以更好地表征碰撞前乘员的位置和姿势，在真实世界的损伤案例重建过程中，具有主动肌肉仿真的模拟将提供更准确的乘员运动学、动力学和损伤预测结果。

本书的讨论还远远不够完整，然而，对于人体有限元模型开发和使用感兴趣的新手，他们可能会发现这些讨论的内容足够丰富，从而帮助他们对该领域面临的问题有全面认识，以推进这一领域发展。这些人体有限元模型已经用于理解碰撞的力学响应和损伤机制推断，并为车辆的安全措施改进设计提供帮助。然而，大多数人体模型只进行了整体的验证，这是远远不够的，因为几个错误假设的组合也可能产生较好的整体响应。如果模型缺乏详细的力学验证，则不能用于预测局部组织损伤。

我们期望高仿真度的人体模型开发能够持续下去，直到这些模型能够准确地预测损伤的位置和严重程度。然而,实现这个目标还有几个亟待解决的技术问题,比如前期我们多次提到的硬组织和软组织的材料属性差异,其中一些差异可以用年龄和性别差异进行解释;而另一些则可能归因于在模型开发过程中的不同程度简化。人体组织,尤其是软组织,由多种各向异性的复杂材料组成,材料属性具有应变率相关性,在载荷作用下可发生较大的变形。同时,在撞击过程中,不同的内脏会相互作用,但这种相互作用并未彻底研究,许多现象在传统工程学科中也并不常见。因此,我们需要更多的生物工程师和机械工程师共同努力研究相关的本构方程,以便更准确地对人体器官和软组织进行建模。我们还需要更多的实验生理学家参与,从而保证模型内部结构相互作用的建模方法,比传统的简单"滑动接触界面"方法更准确。

除了人体建模的技术问题外,研究团队还需要更多的政府和工业赞助商来资助人体建模过程中所需要的基础实验工作。我们认为,资助开发更多不同尺寸、姿势和年龄的人体模型并不会对人体建模这一领域有实质性推动,这只会创造更多的人体模型,这也间接反映了当前模型的根本缺陷,如缺乏特定年龄和性别的材料属性。因此,这些新模型同样具有现有模型的不确定性。当然,我们也理解资助大规模实验研究并不是大多数资助机构优先考虑的问题,在这个两难困境未得到解决之前,我们只能期待更多的基础实验论文发表,哪怕只有一些微小的进步,因为偶尔也会有些新的实验数据可用于模型验证。

不可否认我们面临的艰巨任务,就是如何努力让人体模型变得更好。首先需要人体所有关键部位的低速、中速和高速冲击力学响应数据,以确定真实的本构关系和不同性别与年龄的材料属性。此外,建模人员还需要获取组织损伤阈值以准确评估损伤风险。而且,需要继续加强更全面的人体组织器官及全身水平的生物力学研究,以验证现有的和未来的模型。

许多模型已经通过人体实验室数据进行了严格的验证以最大可能确保预测结果的真实可靠。为了更好地理解损伤生物力学机制,实验室研究通常是在简单的实验条件下进行的。例如,部分海德堡台车实验为对实验对象的横向冲击,类似地,前部正中冲击实验则直接纯正面冲击实验对象以获得数据。然而,这些碰撞情景在现实损伤案例中几乎不可能发生,我们需要更全方位的撞击测试数据,以使人体模型在模拟真实事故时更具稳健性。最后,经过实验室数据验证的人体模型在用于预测真实损伤之前,我们还需要获得足够数量的具有详细信息的真实碰撞事故案例,通过重建这些案例,证明人体模型预测的损伤位置和严重程度与真实案例损伤一致时,我们才最终可以宣称人体有限元模型具有很好的仿真度。

目前,部分团队使用人体模型重建了许多真实案例的损伤过程。例如,Franklyn 等(2005)通过碰撞 4 辆与实际案例相同的汽车,重建了 4 例真实案例的头部损伤过程。首先,利用碰撞假人获得了头部运动学时间-历程数据,并将其加载到人体头部有限元模型以预测了颅脑损伤的位置和严重程度。类似地,Belwadi 等(2012)重建了 8 例 CIREN 数据库中的侧面碰撞事故案例,并观察到了不同程度的主动脉破裂,主要分两步重建损伤过程。首先,通过使用合适的车辆模型,并调整碰撞位置、方向和速度,从而获取事故案例中车辆的运动学过程,直到车辆模型变形模式与案例车辆损坏模式一致。其次,车辆的最终运动学时间-历程作为输入来定义人体有限元模型的加载工况,结果显示该模型能准确预测主动脉破裂的位置和严重程度,与 CIREN 案例中的实际损伤表现相符。最后,Zhu 等(2016)基于案例受害者的人体测量数据,开发了一个代表 10 岁儿童的数字模型,并用它重建了一起车辆碰撞树木造成人体肺损伤的 CIREN 案例,案例的重建方法如上所述,重建结果预测的肺损伤与真实案例损伤相符。这例典型的事故重建研究结果表明,使用人体模型来研究真实事故伤害具有可行性,并值得继续努力。

最后,随着 NHTSA 在 2010 年 7 月 14 日宣布将 Vince 和 Larry 在碰撞测试中所穿的假人服装退役,并存放于史密森尼美国国家历史博物馆(Smithsonian National Museum Of American History)中,我们希望有一天也能让所有物理碰撞假人退役,取而代之的是更精确的人体有限元模型。但在那之前,我们要向那些已经捐献或将会捐献遗体用于损伤生物力学研究的人表示衷心感谢,如果没有他们的无私奉献,我们永远不可能开发出碰撞测试假人,这些假人在碰撞安全防护中发挥了重要作用。此外,我们也可能永远无法完成本书讨论涉及的人体组件和整人模型的开发。

参考文献

[1] Belwadi, A., Siegel, J.H., Singh, A., Smith, J.A., Yang, K.H., King, A.I., 2012. Finite element aortic injury reconstruction of near side lateral impacts using real world crash data. ASME Journal of Biomechanical Engineering 134 (1), 011006.

[2] Chan, H.S., 1974. Mathematical model for closed head impact. In: Proceedings of the 18th Stapp Car Crash Conference, December 4 – 5, 1974, Ann Arbor, Michigan, SAE Technical Paper No. 741191.

[3] Franklyn, M., Fildes, B., Zhang, L., Yang, K.H., Sparke, L., 2005. Analysis of finite element models for head injury investigation: reconstruction of four real-world impacts. Stapp Car Crash Journal 49, 1 – 32.

[4] Zhu, F., Jiang, B., Hu, J., Wang, Y., Shen, M., Yang, K.H., 2016, EPub 2015. Computational modeling of traffic related thoracic injury of a 10-year-old child using subject-specific modeling technique. Annals of Biomedical Engineering 44, 258 – 271.

彩色插页

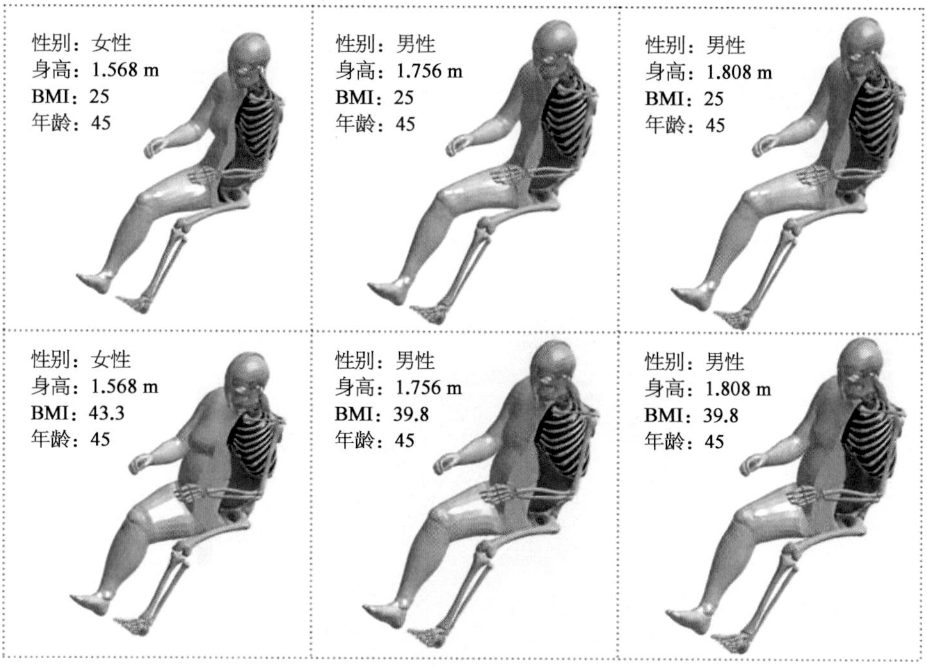

图 10.9　在较广泛的身材和 BMI 范围内，通过变换得到的 6 个人体模型。

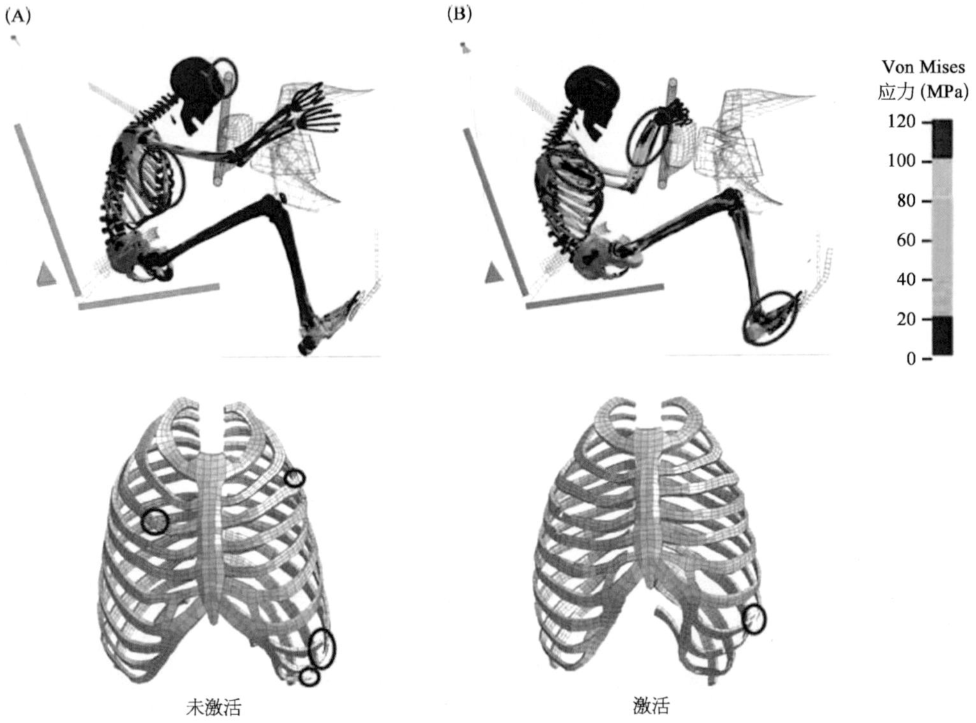

图 11.21　有、无肌肉激活条件下损伤结果的比较。(A) 无肌肉激活(四处肋骨骨折)；(B) 有肌肉激活(一处肋骨骨折)。

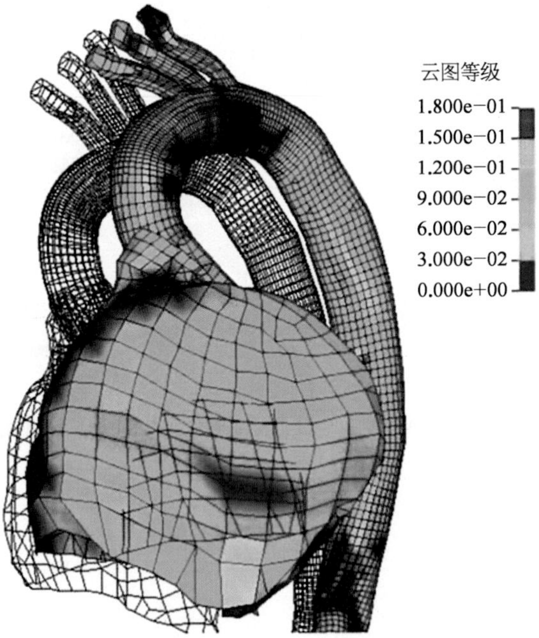

图 14.11　峰值形变时的运动学和主应变等值线图。未着色的线状网格表示未受撞击时的位置。

来源：Figure Courtesy of Dr. Aditya Belwadi, Children's hospital of Philadelpia。

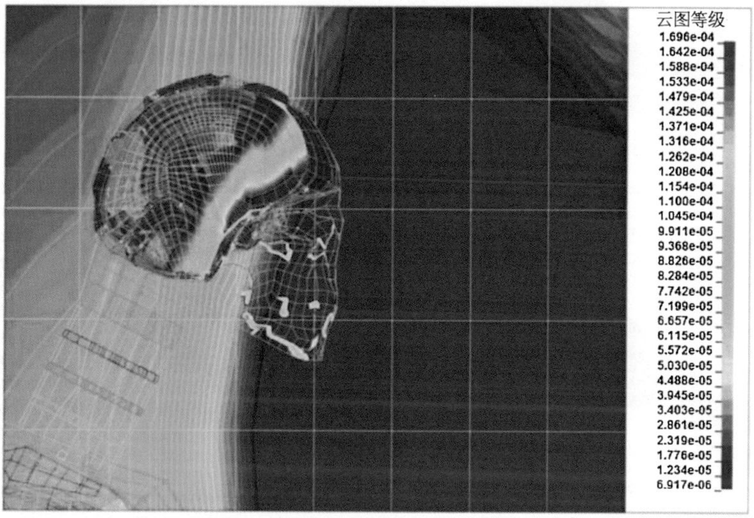

图 18.2　MMALE 模拟爆炸冲击波在头部的传播。压力从红色(打印版本为灰色)区域减少到蓝色(打印版本为深灰色)区域。

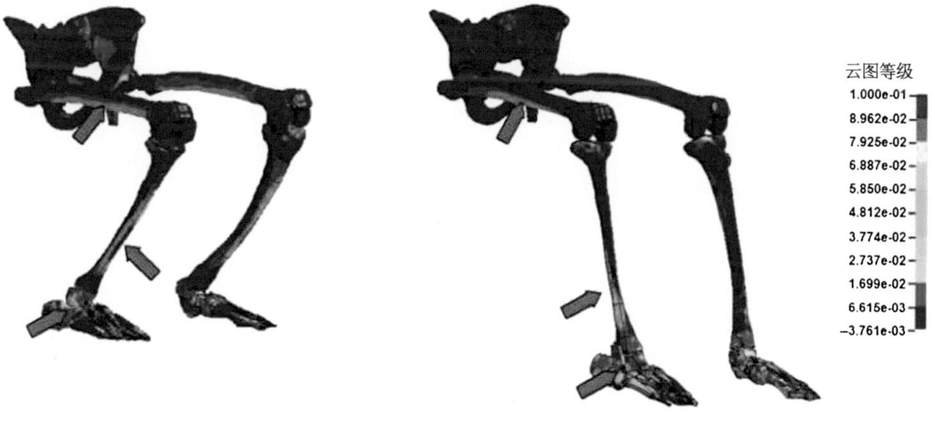

图 18.5　θ 为 60°(左)和 120°(右)条件下的下肢主应力分布(GPa)。

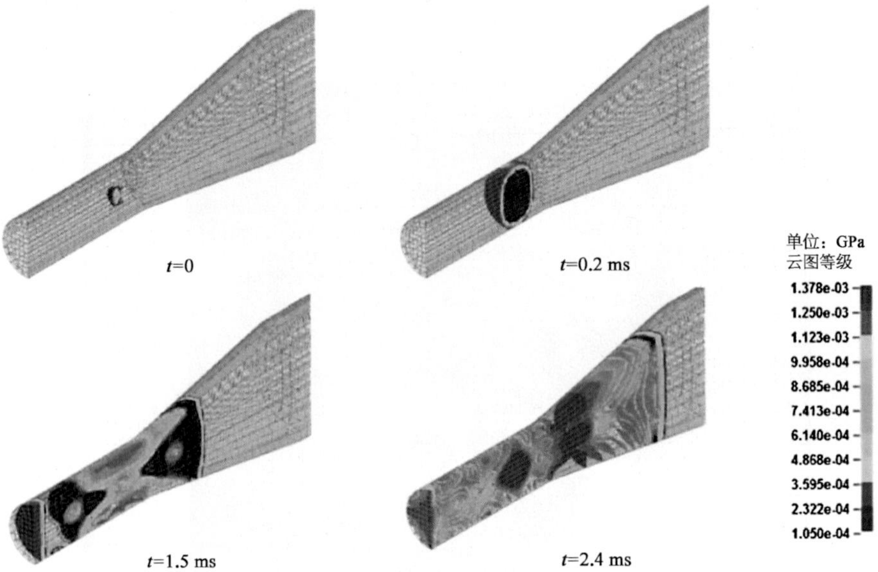

图 18.8　模型模拟了激波管中的爆炸过程。